M. Groß, C. Keller, D. Steinker (Hrsg.)

Fachpflege Palliative Care

Martin Groß, Christine Keller,
Dorothee Steinker (Hrsg.)

Fachpflege Palliative Care

1. Auflage

Mit Beiträgen von: Florian Bernhardt, Münster; Tobias Brentle, Dachau; Dr. med. Thomas Demmer, Oldenburg; Lena Eliaß, Oldenburg; Anke Fasse, Breklum; Inge Fresenborg, Oldenburg; Prof. Dr. med. Eckhard Frick SJ, München; Dr. phil. Theresa Grimm, Oldenburg; Dr. med. Martin Groß, Bad Tennstedt; Nadja Heiermann, Oldenburg; Donatha Hornemann, Kronau; Tanja Jandl, Kiefersfelden; Christine Keller, Glonn; Prof. Dr. med. Sylvia Kotterba, Leer; Prof. Dr. med. Philipp Lenz, Münster; Prof. Dr. med., Dr. rer. nat. (USA) Andreas S. Lübbe, Lübeck; Imke Rathmann, Oldenburg; Janina Runkel, Rotenburg (Wümme); Natalie Scheer-Pfeifer, Bereldange (Luxemburg); Svea Schüßler, Frankfurt (Oder); RA Thorsten Siefarth, München; Rainer Simader, Wien; Dorothee Steinker, Rastede; Merle Stulken, Hatten; Alexandra Wessel, Stuhr; Andreas Wille, Oldenburg; Nils Wommelsdorf, Jork/Hamburg; Apl. Prof. Dr. med. Andreas Zieger, Oldenburg

ELSEVIER

Elsevier GmbH, Bernhard-Wicki-Str. 5, 80636 München, Deutschland
Wir freuen uns über Ihr Feedback und Ihre Anregungen an kundendienst@elsevier.com

ISBN 978-3-437-25571-7
eISBN 978-3-437-05433-4

Aus Gründen der Barrierefreiheit sind die Bilder in elektronischen Ausgaben dieses Buches mit Alt-Text-Beschreibungen (Alternativ-Text) versehen, die von Elsevier bereitgestellt werden. Mehr Informationen erhalten Sie unter https://www.elsevier.com/about/accessibility.

Bücher und Zeitschriften, die von Elsevier veröffentlicht werden, entsprechen den geltenden Produktsicherheitsanforderungen. Für etwaige Bedenken oder Fragen zur Produktsicherheit wenden Sie sich bitte an unseren autorisierten Vertreter, Elsevier B.V., productsafety@elsevier.com.

Elsevier nimmt eine neutrale Position in Bezug auf territoriale Meinungsverschiedenheiten oder Zuständigkeitsansprüche in seinen veröffentlichten Inhalten ein, einschließlich Landkarten und institutionellen Zugehörigkeiten.

Wichtiger Hinweis: Die medizinischen Wissenschaften unterliegen einem sehr schnellen Wissenszuwachs. Der stetige Wandel von Methoden, Wirkstoffen und Erkenntnissen ist allen an diesem Werk Beteiligten bewusst. Sowohl der Verlag als auch die Autorinnen und Autoren und alle, die an der Entstehung dieses Werkes beteiligt waren, haben große Sorgfalt darauf verwandt, dass die Angaben zu Methoden, Anweisungen, Produkten, Anwendungen oder Konzepten dem aktuellen Wissensstand zum Zeitpunkt der Fertigstellung des Werkes entsprechen.
Der Verlag kann jedoch keine Gewähr für Angaben zu Dosierung und Applikationsformen übernehmen. Es sollte stets eine unabhängige und sorgfältige Überprüfung von Diagnosen und Arzneimitteldosierungen sowie möglicher Kontraindikationen erfolgen. Jede Dosierung oder Applikation liegt in der Verantwortung der Anwenderin oder des Anwenders. Die Elsevier GmbH, die Autorinnen und Autoren und alle, die an der Entstehung des Werkes mitgewirkt haben, können keinerlei Haftung in Bezug auf jegliche Verletzung und/oder Schäden an Personen oder Eigentum, im Rahmen von Produkthaftung, Fahrlässigkeit oder anderweitig übernehmen.
Obwohl alle Werbemittel mit ethischen (medizinischen) Standards übereinstimmen, stellt die Erwähnung in dieser Publikation keine Garantie oder Anerkennung der Qualität oder des Wertes dieses Produkts oder der Aussagen der Herstellerfirmen dar.

Für die Vollständigkeit und Auswahl der aufgeführten Medikamente übernimmt der Verlag keine Gewähr.

Geschützte Warennamen (Warenzeichen) werden in der Regel besonders kenntlich gemacht (®). Aus dem Fehlen eines solchen Hinweises kann jedoch nicht automatisch geschlossen werden, dass es sich um einen freien Warennamen handelt.

Bibliografische Information der Deutschen Nationalbibliothek
Die Deutsche Nationalbibliothek verzeichnet diese Publikation in der Deutschen Nationalbibliografie; detaillierte bibliografische Daten sind im Internet über https://www.dnb.de abrufbar.

26 27 28 29 30 5 4 3 2 1

In ihren Veröffentlichungen verfolgt die Elsevier GmbH das Ziel, genderneutrale Formulierungen für Personengruppen zu verwenden. Um jedoch den Textfluss nicht zu stören sowie die gestalterische Freiheit nicht einzuschränken, wurden bisweilen Kompromisse eingegangen. Selbstverständlich sind **immer alle Geschlechter** gemeint.

Planung: Martina Lauster; Projektmanagement: Dagmar Wiederhold
Redaktion: Ulrike Frühwald, Hamburg; Christine Keller, Glonn
Bildredaktion und Rechteklärung: Katja Sieger-Schauer, München
Herstellung: Hildegard Graf, Germering
Satz: Thomson Digital, Noida/Indien
Druck und Bindung: Drukarnia Dimograf Sp. z o. o., Bielsko-Biała/Polen
Umschlaggestaltung: SpieszDesign, Neu-Ulm
Titelfotografie: © colourbox.de

Aktuelle Informationen finden Sie im Internet unter **www.elsevier.de**

Vorwort

Ein Vorwort zu schreiben, ist eine schwierige Aufgabe, erst recht, wenn es um ein Buch zu einem so facettenreichen Thema wie Palliative Care geht. Man könnte mit den historischen Wurzeln des Fachs zu beginnen, bis hin zu Hippokrates Lehren und religiösen Geboten in Bezug auf die Fürsorge für Schwerstkranke. Doch dafür wird in diesem Buch an anderer Stelle genug Platz sein. Besser scheint es uns, darüber zu schreiben, wie wir selbst zu Palliative Care stehen und warum wir uns entschieden haben, dieses Buch zu schreiben.

Wir sind seit vielen Jahren mit der Beratung und Begleitung von Menschen und deren Angehörigen befasst, die chronisch, lebensbedrohlich oder lebensverkürzend krank und in ihrer Teilhabe beeinträchtigt sind. Wir haben dabei immer wieder das Wunder erleben dürfen, dass diese Menschen eine gute Lebensqualität behalten oder erlangen konnten. Auch, wenn dies nur bedingt der Fall war, haben wir Dankbarkeit erlebt.

In der Palliative Care tätig zu sein, bereitet uns Freude und hat unseren Blick auf Medizin, Pflege und Therapie nachhaltig verändert. Natürlich müssen auch hier die wissenschaftlichen Grundlagen des Fachs und die existierenden Leitlinien beachtet werden, aber wir können nur sinnvoll beraten und begleiten, wenn wir bereit sind, die Menschen, um die es geht, in und mit ihrer Persönlichkeit und ihrem ganz individuellen Weg genau kennenzulernen. Aus der Freude an dieser Tätigkeit entstand die Idee zum Schreiben dieses Buches dann wie selbstverständlich, und nach wenigen Gesprächen miteinander und mit dem Elsevier Verlag stand fest: Wir machen das.

Einiges möchten wir allerdings der Leserin, dem Leser von *Fachpflege Palliative Care* mit an die Hand geben. Die Palliative Care befindet sich in einem dramatischen Wandel: Die Bedeutung von Palliative Care wächst parallel zur Leistungsfähigkeit der kurativen Medizin. Palliative Care erobert so zunehmend ihren Platz in Fachbereichen, die auf den ersten Blick als im Widerspruch zu Palliative Care stehend wahrgenommen werden, wie der Intensivmedizin und der Rehabilitation. Zudem ist in den letzten Jahren deutlich geworden, dass Palliative Care nicht nur in der Sterbebegleitung ihren Platz hat, sondern zeitgerecht im Krankheitsverlauf angeboten werden soll. Zunehmend gewinnen auch nichtonkologische internistische Erkrankungen, neurologische Erkrankungen und geriatrische Erkrankungen an Bedeutung in der Palliativmedizin. Im Zuge des gesellschaftlichen Wandels und der Diversität geraten der Umgang mit Behinderung, Kultur, Religion und Spiritualität verstärkt in den Fokus. Diesem Wandel trägt unser Buch Rechnung.

Fachpflege Palliative Care bezieht zudem die zehn interdisziplinäre Kernkompetenzen der Palliativversorgung der European Association for Palliative Care (EAPC) ein. Zu Beginn der Kapitel wird auf diese Bezug genommen.

Das Buch will Pflegende und andere Berufsgruppen in der Palliative Care in ihrer täglichen Arbeit unterstützen, weshalb uns praxisnahe Inhalte wichtig waren. Es eignet sich für die Ausbildung in Pflege wie auch die Weiterbildung in der Palliative Care gleichermaßen, sowohl für Lehrende als auch Lernende.

Wir bedanken uns bei allen Autorinnen und Autoren, die mit großer Fachkompetenz und Einsatz ihr Kapitel geschrieben haben. Großer Dank gebührt auch allen Kolleginnen und Kollegen, Patientinnen und Patienten und An- und Zugehörigen, von denen wir so vieles lernen durften.

Wir bedanken uns auch bei Frau Lauster, Frau Kopp und Frau Wiederhold vom Elsevier Verlag und Frau Frühwald als Redakteurin, die uns von der Idee bis zum fertigen Buch hilfreich und tatkräftig zur Seite standen.

Wir wünschen viel Freude und Inspiration beim Lesen unseres Buchs.

Bad Tennstedt, Glonn, Rastede, im September 2025
Martin, Groß, Christine Keller und Dorothee Steinker

Mitwirkende

Martin Groß, Dr. med. (Herausgeber)
Facharzt für Neurologie sowie Intensiv-, Palliativ-, Schlaf- und Notfallmediziner; seit Oktober 2025 Ärztlicher Direktor und Zentrumsleiter Neurologie der MEDIAN Klinik Bad Tennstedt; zuvor Chefarzt am Evangelischen Krankenhaus Oldenburg, dort Leitung der Klinik für Neurologische Intensivmedizin und Frührehabilitation und des Interdisziplinären Palliativzentrums; Veröffentlichung diverser Fachbücher und Artikel zu den Themen Palliativmedizin, Beatmungsmedizin und Rehabilitation bei neurologischen Erkrankungen; Mitautor diverser Leitlinien, z.B. der S2k-Leitlinie „Palliativmedizinische Versorgung neurologischer Erkrankungen"; designierter Präsident der Deutschen Interdisziplinären Gesellschaft für Außerklinische Beatmung und Intensivversorgung (DIGAB) e.V.

Christine Keller (Herausgeberin)
M.A. Systemische Beratung, Krankenschwester, Lehrerin für Pflegeberufe, Wundexpertin ICW e.V., Qualitätsberaterin für Einrichtungen in Gesundheitswesen, Heilpraktikerin (Psychotherapie), Systemische Beraterin; seit 2004 in der außerklinischen Intensivpflege: sechs Jahre als Krankenschwester, seit 2010 selbstständige Dozentin und Trainerin, v.a. in Kursen für außerklinische Intensivpflege und für Atemtherapeuten, Wachkomatherapeuten und Praxisanleiter; als Qualitätsmanagementbeauftragte und Wundexpertin Beratung von Pflegediensten; Studium der Bildungswissenschaften an der Fernuniversität Hagen; Masterstudium Systemische Beratung an der TU Kaiserslautern; seit Jahren als Autorin und Redakteurin tätig.

Dorothee Steinker (Herausgeberin)
Krankenschwester; Weiterbildung Palliative Care; Fortbildungen zu Themen wie Schmerz, Palliative Sedierung und Aromatherapie; langjährige Leiterin einer Palliativ Station und einer Neuro- Palliativ-Ambulanz; seit mehreren Jahren als Autorin tätig

Florian Bernhardt
Arzt und Wissenschaftlicher Mitarbeiter in der Zentralen Einrichtung Palliativmedizin und der Medizinischen Klinik A: Hämatologie, Hämostaseologie, Onkologie und Pneumologie am Universitätsklinikum Münster; Sprecher der Jungen Deutschen Gesellschaft für Palliativmedizin (Junge DGP)

Tobias Brentle
Gesundheits- und Krankenpfleger; Pflegerische Leitung eines SAPV-Teams für Kinder und Jugendliche

Thomas Demmer, Dr. med.
Facharzt für Anästhesiologie, Palliativmedizin, Notfallmedizin, Ernährungsmedizin

Lena Eliaß, M. A.
Musiktherapeutin, Musikwissenschaftlerin; tätig in der Neurologischen Frührehabilitation im Evangelischen Krankenhaus Oldenburg

Anke Fasse
Pastorin und Pastoralpsychologin, Ethikberaterin im Gesundheitswesen; 2017–2024 Krankenhausseelsorgerin am Evangelischen Krankenhaus Oldenburg

Inge Fresenborg
Psychologische Psychotherapeutin (kognitive Verhaltenstherapie), klinische Neuropsychologin (GNP), Supervisorin (GNP, DGSF), Organisationsberaterin, Referentin (Fachhochschule, Physiotherapieschule)

Eckhard Frick SJ, Prof. Dr. med.
Jesuit, Facharzt für Psychiatrie und für Psychotherapeutische Medizin, lehrt Anthropologische Psychologie an der Hochschule für Philosophie München, Inhaber der Professur für Spiritual Care und psychosomatische Gesundheit an der Klinik und Poliklinik für Psychosomatische Medizin und Psychotherapie des TUM Klinikums der Technischen Universität München, zweiter Vorsitzender der Internationalen Gesellschaft für Gesundheit und Spiritualität

Theresa Grimm, Dr. phil.
Wissenschaftlerin; Lehrbeauftragte an der Fakultät VI – Medizin und Gesundheitswissenschaften der Carl von Ossietzky Universität Oldenburg

Nadja Heiermann
Gesundheits- und Krankenpflegerin, Bachelor Pflegemanagement, Palliativ Care Fachkraft, Teamleitung HNO im Evangelischen Krankenhaus Oldenburg

Donatha Hornemann, M. Sc.
Physiotherapeutin und Atmungstherapeutin mit neurologischem Schwerpunkt

Tanja Jandl
Verantwortliche Pflegefachkraft, Praxisbegleiterin für Basale Stimulation® in der Pflege, Fachkraft und Multiplikatorin für Palliative Care und Hospizarbeit, Fachtherapeutin für Neurologie und Wachkoma, Pain Nurse, Zertifizierte Kursleitung Letzte Hilfe, MediAkupress in Ausbildung; selbstständige Dozentin und Trainerin

Sylvia Kotterba, Prof. Dr. med.
Fachärztin für Neurologie, Intensivmedizin, Palliativmedizin, Geriatrie, Schlafmedizin, Physikalische Therapie und Balneologie; Trainerin K3 für Klinische Ethikkomitees (AEM); Chefärztin der Klinik für Geriatrie, seit September 2024 Ärztliche Direktorin des Klinikums Leer gGmbH

Philipp Lenz, Prof. Dr. med.
Internist, Gastroenterologe, Palliativmediziner; Leiter der Zentralen Einrichtung Palliativmedizin am Universitätsklinikum Münster (UKM)

Andreas S. Lübbe, Prof. Dr. med., Dr. rer. nat. (USA)
Facharzt für Innere Medizin, Hämatologie, Onkologie, Palliativmedizin, Sozialmedizin und Rehabilitationswesen; ehem. Ärztlicher Direktor MZG-Westfalen, Bad Lippspringe und Chefarzt (1996-2023); Honorarprofessor Universität Targu Mures, Medical Campus Hamburg; Fachbuchautor

Imke Rathmann, B. Sc.
Akademische Sprachtherapeutin, FEES-Ausbilderin, TKM-Ausbilderin; seit September 2016 tätig als Logopädin im evangelischen Krankenhaus Oldenburg

Janina Runkel, B.Sc.
staatl. anerkannte Logopädin; FEES-Ausbilderin und TKM-Ausbilderin; freie Dozentin; tätig in der Neurologie und Intensivstation am Agaplesion Diakonieklinikum Rotenburg Wümme

Natalie Scheer-Pfeifer
seit 2000 an ALS erkrankt, invasiv beatmet und Vorstandsvorsitzende von „Wäertvollt Liewen e.V." in Luxemburg

Svea Schüßler
Kunsttherapeutin, M.A. (Palliativstation, Kinder- und Jugendpsychosomatik), Systemische Familientherapeutin i.A., Multifamilientherapeutin, Dozentin und Autorin

Thorsten Siefarth, RA
Rechtsanwalt, Dozent und Autor; spezialisiert auf Pflegerecht

Rainer Simader
Leiter der Bereiche Bildung und Diversität bei HOSPIZ ÖSTERREICH, Dachverband von Palliativ- und Hospizeinrichtungen; Vorstandsmitglied Österreichische Palliativgesellschaft; Physiotherapeut; Autor, Herausgeber; produziert die Talkshow „Sterben ist das Allerletzte"

Merle Stulken
Ergotherapeutin, M. Sc. Neurorehabilitation, Dozentin im Gesundheitswesen, Bereichsleiterin im Therapiezentrum des Evangelischen Krankenhauses Oldenburg

Alexandra Wessel
Gelernte Notariatsfachangestellte, zuletzt tätig als Personalfachangestellte bei der Isolierfirma KAEFER; Anfang 2019 erste Krankheitszeichen, Mitte 2020 Diagnose ALS, Anfang 2023 Luftröhrenschnitt und Anlage PEG, seit Mitte 2023 komplett bewegungsunfähig

Andreas Wille
Registrierte Pflegekraft, Pflegedienstleiter Evangelisches Krankenhaus Oldenburg

Nils Wommelsdorf
Krankenpfleger, Dozent, Autor und Herausgeber, Podcaster (Schmerz. Der Podcast.), Pain Nurse (Spezielle Schmerzpflege/ European Diploma in Pain Nursing); Pflegefachperson für Palliative Care und Praxisanleiter in der SAPV (Goldbach PalliativPflegeTeam, Hamburg)

Andreas Zieger, Apl. Prof. Dr. med.
Facharzt für Neurochirurgie, Rehabilitationswesen; bis 2015 Ärztlicher Leiter der Neurologischen Frührehabilitation am Evangelischen Krankenhaus Oldenburg, ehem. Mitglied im Lehrkörper der CVO Universität Oldenburg

KoMPaC	kompetenzbasierte berufsgruppenunabhängige Matrix zur Erstellung von Curricula für die Weiterbildung curricularer Bildungsinhalte in Palliative Care/Palliativmedizin
konv.	konventionell
KPE	komplexe physikalische Entstauungstherapie
KPS	Karnofsky Performance Status Scale
KUSS	Kindliche Unbehagens- und Schmerzskala
KVT	kognitive Verhaltenstherapie
KVT-PG	kognitive Verhaltenstherapie für prolongierte Trauer
LGBTQ*/LGBTQ+	Lesbian, Gay, Bisexual, Transgender, Queer (lesbisch, schwul, bisexuell, transgender, queer); der Stern/das Pluszeichen steht für weitere Geschlechtsidentitäten
lig.	Lignum (Holz)
LiN®	Lagerung in Neutralstellung
LiS	Locked-in-Syndrom
LPV	lymphologischer Kompressionsverband
M.	Musculus (Muskel)
MAS FH	Master of Advances Studies Fachhochschule
MCS	Minimally Conscious State (minimaler Bewusstseinszustand)
MedBG	Medizinalberufegesetz
MIDOS	Minimales Dokumentationssystem für Palliativpatienten
Min.	Minute
MIO	maligne intestinale Obstruktion
MLD	manuelle Lymphdrainage
MLL	myeloische lymphatische Leukämie
MM	multiples Myelom
mMRC	Modified Medical Research Council Dyspnea
MN	Motoneuron
MNTX	Methylnaltrexoniumbromid
MPD	spezialisierte mobile Palliative Care
MRSA	Methicillin-resistenter Staphylococcus aureus
MRT	Magnetresonanztomografie, -gramm
MUST	Malnutrition Universal Screening Tool
N.	Nervus (Nerv)
NAFLD	Non-Alcoholic Fatty Liver Disease (nicht alkoholische Fettlebererkrankung)
NCLC	Non-Small Cell Lung Cancer (nicht kleinzelliges Lungenkarzinom)
NET	neuroendokriner Tumor
NHL	Non-Hodgkin-Lymphom
NIV	Noninvasive Ventilation (nicht invasive Beatmung)
NNFR	neurologisch-neurochirurgische Frührehabilitation
NNM	Neutral-Null-Methode
NPC	Neuropalliative Care
NRS	numerische Ratingskala; Nutritional Risk Screening
NSAR	nicht steroidale Antirheumatika
NYHA	New York Heart Association
OIC	opioidinduzierte Obstipation
ONS	orale Nahrungssupplementation
OPG	Österreichische Palliativgesellschaft
OPS	Operationen- und Prozedurenschlüssel
PALMA	Patienten-Anweisung für lebenserhaltende Maßnahmen
PAMORA	peripherer μ-Opioidrezeptor-Antagonist
pAVK	periphere arterielle Verschlusskrankheit
PBA	palliativmedizinisches Basisassessment
PCA	Patient-Controlled Analgesia (patientenkontrollierte Analgesie)
PCF	Peak Cough Flow (Hustenstoß)
pCO_2	Kohlendioxidpartialdruck
PCT	Palliative Care Team
PEG	perkutane endoskopische Gastrostomie
PEJ	perkutane endoskopische Jejunostomie
PEP	Positive Exspiratory Pressure (positiver Ausatemdruck)
per.	Percarpium (Fruchtschale)
PflAPrV	Pflegeberufe-Ausbildungs- und -Prüfungsverordnung
PflBG	Pflegeberufegesetz
PGD	Prolonged Grief Disorder (anhaltende Trauerstörung)

PIR	postisometrische Relaxation
PKD	palliativer Konsillardienst
p. m.	post mortem (nach Eintreten des Todes)
PMD	palliativmedzinischer Dienst
PMU	Paracelsus Medizinische Universität
PNF	propriozeptive neuromuskuläre Fazilitation
pO_2	Sauerstoffpartialdruck
PPC	pädiatrische Palliative Care
PPCN CH	Pädiatrisches Palliative Care Netzwerk Schweiz
prMS	periphere repetitive Magnetstimulation
PST	palliative Sedierungstherapie
PStG	Personenstandsgesetz
PVV	pädiatrische Palliativversorgung
QS	Querschnittssyndrom
RAC	Réflexe Auriculo Cardiaque (vaskuläres autonomes Signal)
rad.	Radix (Wurzel)
ram.	Ramus (Zweig)
res. dest.	Resina destillata (destilliertes Harz)
RINV	Radiootherapy-induced Nausea and Vomiting (radiotherapieinduzierte Übelkeit und Erbrechen)
RTW	Rettungswagen
SAPPV	spezialisierte ambulante pädiatrische Palliativversorgung
SAPV	spezialisierte ambulante Palliativversorgung
SAPV-RL	Spezialisierte Ambulante Palliativversorgungs-Richtlinie
SAS	Smiley-Analog-Skala
SBFI	Staatssekretariat für Bildung, Forschung und Innovation
SCLC	Small Cell Lung Cancer (kleinzelliges Lungenkarzinom)
SDM	Shared Decisison Making (gemeinsame Entscheidungsfindung)
Sek.	Sekunde
SGB	Sozialgesetzbuch
SGPMP	Schweizerische Gesellschaft für Palliative Medizin, Pflege und Begleitung
SHT	Schädel-Hirn-Trauma
SIADH	Syndrom der inadäquaten ADH-Sekretion
SMA	spinale Muskelatrophie
SMD	Spastic Movement Disorder (spastisches Syndrom)
SNRI	Selective Serotonin Noradrenalin Reuptake Inhibitors (selektive Serotonin-Noradrenalin-Wiederaufnahmehemmer)
SOC	Sense of Coherence (Kohärenzgefühl)
SpNQ®	Spiritual Needs Questionnaire
SRW	Syndrom reaktionsloser Wachheit
SSRI	Selective Serotonin Reuptake Inhibitors (selektive Serotonin-Wiederaufnahmehemmer)
SSPC	spezialisierte stationäre Palliative Care
STAI	State-Trait Anxiety Inventory
Std.	Stunde
StGB	Strafgesetzbuch
strob.	Strobilus (Zapfen)
TENS	transkutane elektrische Nervenstimulation
THC	Tetrahydrocannabinol
TIPSS	transjugulärer intrahepatischer portosystemischer Stent-Shunt
TL	Teelöffel
TNM	Tumor, Nodulus (Lymphknoten), Metastase
TPG	Transplantationsgesetz
Tr.	Tropfen
TT	Therapeutic Touch
UE	Unterrichtseinheit
UK	unterstützte Kommunikation
UV	ultraviolett
V. a.	Verdacht auf
VAS	Visuelle Analogskala
VFSS	Videofluoroscopic Swallowing Study (Videofluoroskopie)
VK	Vitalkapazität
VRS	visuelle Ratingskala
WHO	World Health Organization (Weltgesundheitsorganisation)
Wound-QoL	Questionnaire on Quality of Life with Chronic Wounds
WG	Wohngemeinschaft
WS	Wildsammlung
ZDF	Zweites Deutsches Fernsehen
ZNS	zentrales Nervensystem
ZOPA	Zurich Observation Pain Assessment
ZVR	Zentrales Vorsorgeregister

Abbildungsnachweis

Der Verweis auf die jeweilige Abbildungsquelle befindet sich bei allen Abbildungen im Werk am Ende des Legendentextes in eckigen Klammern. Alle nicht besonders gekennzeichneten Grafiken und Abbildungen © Elsevier GmbH, München.

A400 Reihe Pflege konkret, Elsevier/Urban & Fischer

E273 Mir MA. Atlas of Clinical Diagnosis. 2. Aufl., Philadelphia: Elsevier Saunders, 2003

E355-026 Goldman L, Schafer AJ. Goldman-Cecil Medicine, 26. Aufl., Elsevier, 2020

E375-002 Cooper K, Gosnell K. Foundations and adult health nursing, 8. Aufl., Elsevier, 2019

E402 Drake RL et al. Gray's Anatomy for Students, 1. Aufl., Elsevier Churchill Livingstone, 2005

E402-004 Drake RL et al. Gray's Anatomy for Students, 4. Aufl., Elsevier, 2020

E435 Walsh TD et al. Palliative Medicine. 1. Aufl., Philadelphia: Elsevier Saunders, 2009

E695 Anderson SK. The practice of Shiatsu. 1. Aufl., Mosby, 2007

E752 Talley S, O'Connor NJ. Clinical Examination: A Systematic Guide to Physical Diagnosis, 5. Aufl., Churchill Livingstone/Elsevier, 2005

E1143-C Shiland BJ. Medical Assistant: Digestive System, Nutrition, Financial Management and First AidR—Module C, 2nd Edition, Elsevier Inc.

E1441 Büssing A. (2024). Spiritual Care – standardisierte Erfassung von existenziellen und spirituellen Bedürfnissen und ihre Implementierung in Versorgungseinrichtungen. Springer, Berlin, Heidelberg

F210-038 Hoogendijk EO et al. Frailty: implications for clinical practice and public health. Lancet. 2019;394(10206):1365–1375. doi:10.1016/S0140-6736(19)31786-6

F239-003 Hui D, Bruera E. The Edmonton Symptom Assessment System 25 Years Later: Past, Present, and Future Developments. J Pain Symptom Manage. 2017;53(3):630–643. doi:10.1016/j.jpainsymman.2016.10.370

F484 Häfner M. Conventional colonoscopy: technique, indications, limits. Eur J Radiol. 2007;61(3):409–414. doi:10.1016/j.ejrad.2006.07.034

F516 Radbruch L et al. Validation of the German version of the Brief Pain Inventory. J Pain Symptom Manage. 1999;18(3):180–187. doi:10.1016/s0885-3924(99)00064-0

F759-007 Mahler DA, Wells CK. Evaluation of clinical methods for rating dyspnea. Chest. 1988;93(3):580–586. doi:10.1378/chest.93.3.580

F780-008 Lütz A et al. Die Nursing Delirium Screening Scale (Nu–DESC). Anästhesiol Intensivmed Notfallmed Schmerzther 2008; 43(2): 98–102. DOI: 10.1055/s-2008-1060551

G175 Hacker NF et al. Hacker and Moore's Essentials of Obstetrics and Gynecology, 5. Aufl., Elsevier/Saunders, 2009

G832 Nydahl P et al. Basale Stimulation. 7. Aufl., Urban & Fischer/Elsevier, 2020

G979 Groß M. Neurologische Beatmungsmedizin, 1. Aufl., Springer-Verlag, 2020

G1139-002 Neville RW, Damm DD, Allen CM, Chi AC. Oral and Maxillofacial Pathology, 5. Aufl., Elsevier, 2024

H531-001 Spathis A, Booth S, Moffat C et al. The Breathing, Thinking, Functioning clinical model: a proposal to facilitate evidence-based breathlessness management in chronic respiratory disease. NPJ Prim Care Respir Med. 2017;27(1):27. Published 2017 Apr 21. doi:10.1038/s41533-017-0024-z

J748-212 AdobeStock/Godong Photo

J787 Colourbox.com

J787-143 Colourbox.com/Dmitrii Shironosov

J787-146	Colourbox.com/Syda Productions
J787-149	Colourbox.de/Mohammed Anwarul Kabir Choudhury
J787-153	Colourbox.com/Tinnakorn Jorruang
J787-166	Colourbox.com/Ewgenij Wais
J787-182	Colourbox.de/#81162
J787-183	Colourbox.de/Peopleimages.com
J787-190	Colourbox.com/#821
J787-197	Colourbox.com/Angel Cortijo Nieto
J787-221	Colourbox.com/#81285
J787-230	Colourbox.com/Roksana Bashyrova
J787-231	Colourbox.com/Francesco Sgura
J787-232	Colourbox.com/Fichter Liliana
J787-234	Colourbox.com/Olena Latkun
J787-235	Colourbox.com/#232729
J787-236	Colourbox.com/#257659
J787-237	Colourbox.com/#260835
J787-241	Colourbox.com/Kyrylo Ryzhov
J787-248	Colourbox.com/#246329
J787-249	Colourbox.com/#2408
J787-250	Colourbox.com/#19776
J787-251	Colourbox.com/#80024
J787-261	Colourbox.com/Evgeniy Sergeev
J787-262	Colourbox.com/#1765
K115	Andreas Walle, Hamburg
K157	Werner Krüper, Steinhagen
K353	Jeanette Isfahanian, München
K413	Kathrin Menke
L126	Dr. med. Katja Dalkowski, Buckenhof
L138	Martha Kosthorst, Borken
L141	Stefan Elsberger, Planegg
L143	Heike Hübner, Berlin
L157	Susanne Adler, Lübeck
L190	Gerda Raichle
L215	Sabine Weinert-Spieß, Neu-Ulm
L234	Helmut Holtermann, Dannenberg
L255	Irina Kart, Berlin
L264	Claudia Flüss, München
L271	Matthias Korff, München
L337	Stefan Spitzer – Medical Illustrator, Frankfurt a. Main
M123	Prof. Dr. med. Thomas Dirschka, Wuppertal
M158	Dr. Karl-Ludwig Krämer, Frankfurt a. Main
M205	Peter Nydahl, Kiel
M235	Dr. Dr. med. Jürgen Luxem, Aschaffenburg
M614	Prof. Dr. Wolfgang Rüther, Hamburg
M703	Dr. Johannes Wüller
M845	Christine Keller, Glonn
M874	Dr. med. Wolfgang Brauer, Freiburg
M997	Prof. Dr. Dr. med. Gerhard Litscher, Graz
M1103	PD Dr. Maggie Banys-Paluchowski, Hamburg
M1157	Marlene Hager, Heidelberg
M1420	Oliver Gerlach, Erlangen
M1441	Donatha Hornemann, Kronau
M1442	Nils Wommelsdorf, Jork
M1582	Tanja Jandl, Kiefersfelden
M1567	Svea Schüssler, Frankfurt
O166	Maren Asmussen-Clausen, Tinglev (DK)
O216	R. Michel, Huglfing
O597	Monika Scharrenbroich
O647	Dr. med. Lars Töpfer, Berlin
O712	Jan Lingemann, jan@pixelfresser.de
P210	Prof. Dr. Beate Krenek, Wien (A)
P1029	Manuela Pelz, Markt Erlbach
P1196	Dr. med. Natalia Krawczyk, Düsseldorf
P1280	Prof. Dr. päd. Andreas Fröhlich, Kaiserlautern
R229	Forbes. Farbatlas Innere Medizin. Urban & Fischer/Elsevier, 2008
R232	Mayatepek E. Pädiatrie, 1. Aufl., Urban & Fischer/Elsevier, 2007
R246	Gruber G, Hansch A. Kompaktatlas Blickdiagnosen in der Inneren Medizin, 2. Aufl., Elsevier/Urban & Fischer, 2009
R299	Dirschka T, Hartwig R, Oster-Schmidt C. Klinikleitfaden Dermatologie, 3. Aufl., Elsevier/Urban & Fischer, 2011
R391	Staubach et al. Kurzlehrbuch Viererband kleine operative Fächer: Urologie, Augenheilkunde, HNO, Orthopädie, 4.Aufl., Elsevier/Urban & Fischer, 2008
R490	Gruber G, Hansch A. Blickdiagnosen Innere Medizin, 2. Aufl., Elsevier/ Urban & Fischer, 2024
S700-T872	M. Uder aus Paulsen/Waschke. Sobotta Atlas der Anatomie. 25. A. 2022 © Elsevier GmbH
T409	Fotosammlung des Dr. von Haunerschen Kinderspitals, München
T440	St. Christopher's Hospice, London (GB)
T888	Klinik und Poliklinik für Kinder- und Jugendmedizin, München

T937 Dr. med. Mathias Gerth, Universitätsmedizin Mainz
T1116 Balthasar Kinder- und Jugendhospiz, Olpe
T1532 Klara Hospiz Marl gGmbH – (Fotograf: Markus Stera), Marl
T1534 Univ.-Prof. Dr. med. Arndt Büssing – www.spiritualneeds.net
T1540 PD Dr. Carsten Klein, Palliativmedizinische Abteilung in der Anästhesiologischen Klinik, Universitätsklinikum Erlangen und Friedrich-Alexander-Universität Erlangen-Nürnberg
T1545 Hospiz Kieler Förde gGmbH, Kiel
U136 F. Hoffmann-La Roche AG, Basel
V090 Smiths Medical Deutschland GmbH, Kirchseeon
V105 Atmos Medizintechnik GmbH & Co. KG, Lenzkirch
V154 JOBST GmbH, Emmerich
V220 PAUL HARTMANN AG, Heidenheim
V384 Wehrfritz GmbH, Bad Rodach
V420 Teleflex Medical GmbH, Fellbach
V482 Flexicare (Group) Limited, UK
V492 abavo GmbH, Buchloe
V536 WGP-Produktdesign, Ellerau
V724 WILAmed GmbH, Kammerstein
V731 Kapitex Healthcare Limited, Kapitex House, Wetherby (GB)
V1066 KlangWerkstatt Bernhard Deutz, Berlin
W193-024 © Statistisches Bundesamt (Destatis), Wiesbaden 2025 – Schwerbehindertenquote in Deutschland, 2024
W193-025 © Statistisches Bundesamt (Destatis), Wiesbaden 2025 – Häufigste Todesursachen in Deutschland nach Krankheiten, 2023
W193-06 © Statistisches Bundesamt (Destatis), Wiesbaden – Bevölkerung Deutschlands bis 2060, 2025
W345 HOSPIZ ÖSTERREICH, Dachverband der Palliativ- und Hospizeinrichtungen, Wien (A)
W881-008 Leitlinienprogramm Onkologie (Deutsche Krebsgesellschaft, Deutsche Krebshilfe, AWMF): Palliativmedizin für Patienten mit einer nicht-heilbaren Krebserkrankung, Langversion 2.2, 2020, AWMF-Registernummer: 128/001OL, https://www.leitlinienprogramm-onkologie.de/leitlinien/palliativmedizin/ (abgerufen am: 06.08.2023)
W917 American Heart Association, Inc., Dallas (US)
W1201 Koordinierungsstelle für Hospiz- und Palliativversorgung in Deutschland, Berlin
W1347 palliative.ch – Schweizerische Gesellschaft für Palliative Medizin, Pflege und Betreuung, Bern (CH)
X221-052 Krebs in Deutschland für 2019/2020. 14. Ausgabe. Robert Koch-Institut (Hrsg) und die Gesellschaft der epidemiologischen Krebsregister in Deutschland e.V. (Hrsg). Berlin, 2023
X416 Ehrengut-Verlag, Aichach

Fehler gefunden?

An unsere Inhalte haben wir sehr hohe Ansprüche. Trotz aller Sorgfalt kann es jedoch passieren, dass sich ein Fehler einschleicht oder fachlich-inhaltliche Aktualisierungen notwendig geworden sind.

Sobald ein relevanter Fehler entdeckt wird, stellen wir eine Korrektur zur Verfügung. Mit diesem QR-Code gelingt der schnelle Zugriff.

https://else4.de/978-3-437-25571-7

Wir sind dankbar für jeden Hinweis, der uns hilft, dieses Werk zu verbessern. Bitte richten Sie Ihre Anregungen, Lob und Kritik an folgende E-Mail-Adresse: kundendienst@elsevier.com

Inhaltsverzeichnis

KAPITEL

1 Grundlagen der Palliative Care

1.1 Geschichte, Grundbegriffe und Prinzipien der Palliative Care gestern und heute

Dorothee Steinker, Christine Keller

„Die medizinischen Möglichkeiten der Lebensverlängerung sind so gewaltig erweitert worden, dass die früher einmal sinnvolle Regel, immer alles zu tun, um das Leben eines Menschen zu erhalten, nicht mehr sinnvoll ist.“ [1, S. 261] So beschrieb der deutsche Philosoph **Robert Spaemann** das Dilemma der modernen Medizin schon vor Jahren. Tatsächlich ermöglicht es der medizinische Fortschritt nicht nur, Leben zu verlängern, mithilfe intensivmedizinischer Maßnahmen kann auch der Sterbeprozess herausgezögert werden. *„Die Verführung durch die Macht des Machbaren in Kombination mit der Anwendung eines übertriebenen*

Fürsorgeprinzips kann so weit gehen, dass Menschen um ihren natürlichen Tod betrogen werden bzw. ihnen ein würdiges Sterben gänzlich verwehrt wird" [1, S. 261] – freilich immer unter den Aspekten der freien Willensbestimmung und der Autonomie des Betroffenen (➤ 1.6.2).

Die moderne Medizin steht also mehr denn je im Spannungsfeld zwischen Leben und Sterben: einerseits den Patienten stets eine Behandlung zu ermöglichen und andererseits die Position der Palliativmedizin zu beachten, die die Lebensqualität von Patienten mit schwerwiegenden chronischen und unheilbaren Erkrankungen und am Ende des Lebens und ihrer und Familien verbessern möchte.

Palliativmedizin und -pflege werden heute häufig als **neue Disziplin** beschrieben. Ein Blick in die Geschichte zeigt aber, dass der Gedanke der Palliation sehr alt ist und Ärzte schon immer beschäftigte. In früheren Jahrhunderten und Jahrtausenden gab es für kaum eine Erkrankung einen kurativen Ansatz. Stets ging es darum, Leiden zu verringern, Schlimmeres zu verhindern, Menschen in ihrer Krankheit zu begleiten oder sie von der Gesellschaft abzusondern, um vermeintliche Ansteckungen zu vermeiden.

1.1.1 Geschichte der Palliative Care

Im Rahmen dieses Kapitels kann die **Geschichte der Palliative Care** nur in groben Zügen dargestellt werden. Sie geht zurück bis in die Antike: Griechische Schriften belegen, dass bereits damals über das medizinische Ethos diskutiert und zwischen akuten und chronischen Krankheiten unterschieden wurde. Zu berücksichtigen ist dabei, dass die Aussagen in solchen Schriften immer unter dem Aspekt des Gesundheitsbegriffs der entsprechenden Kultur und Zeit gesehen werden müssen.

Auch bei **Hippokrates von Kos** (um 460–370 v. Chr., Arzt, Begründer der Viersäftelehre) findet sich eine palliative Grundhaltung. Für ihn und nach seiner Lehre ausgebildete Ärzte spielte insbesondere die Prognose einer Erkrankung eine wichtige Rolle. Hippokrates riet von der Behandlung ab, wenn diese mit großer Wahrscheinlichkeit zum Tod des Patienten führen würde oder dessen Zustand als unheilbar eingestuft wurde. In diesen Fällen sollten nur noch unterstützende und lindernde Maßnahmen zum Einsatz können. Die hippokratischen Ärzte leisteten auch eine Art Sterbebegleitung; in den entsprechenden Schriften [2] ist u. a. von tröstenden Worten, beruhigenden Medikamenten und Beseitigung störender Umstände die Rede.

In den **Weltreligionen** findet man die Kranken- und Sterbebegleitung als wichtiges Gebot, und bis heute wecken Begriffe aus dem palliativen Kontext oft religiöse Assoziationen.

DEFINITION

Hospiz (lat. *hospitium* = Gastfreundschaft, Herberge): Früher wurden darunter von Klöstern betriebene Einrichtungen zur Betreuung von Pilgern, Kranken und Sterbenden, aber auch von Armen verstanden. Heute bezeichnet der Begriff eine eigenständige Einrichtung mit familiärem Charakter und i. d R. acht bis 16 Plätzen. Sie haben den Auftrag, für Menschen in der letzten Lebensphase eine palliativ-pflegerische und palliativ-medizinische Versorgung zu erbringen, wenn dies in der häuslichen Umgebung nicht möglich ist. Die räumliche und personelle Ausstattung ist den speziellen Anforderungen angepasst.

Die Gründung von **Hospizen** kann als Anfang der Hospiz- und Palliativbewegung gesehen werden. Ihre Geschichte lässt sich bis zu den Anfängen des Christentums im Römischen Reich zurückverfolgen. Vor allem für Reisende und Pilger, aber auch für kranke und sterbende Menschen gab es die Möglichkeit, in Klöstern kostenlos versorgt zu werden.

Ab dem 4. Jh. übernahmen immer mehr christliche Orden die Aufgabe von Hospizen. Namen, die hier unbedingt genannt werden müssen, sind **Franz von Assisi** (1181 oder 1182–1226, Sohn wohlhabender Eltern, Begründer des Ordens der Franziskaner, die freiwillig in Armut leben und sich um kranke Menschen kümmern) und **Elisabeth von Thüringen** (1207–1231, ungarische Prinzessin und deutsche Landgräfin, die sich schon als junge Frau in den Dienst von Kranken und Bedürftigen stellte – nicht nur finanziell, sondern auch durch praktisches Tun).

Ab etwa dem 12. Jh. entstanden immer mehr **Pflegeorden,** u. a. Malteser, Johanniter, Vinzentinerinnen und Barmherzige Brüder, die bis heute im Dienst kranker Menschen stehen. Daneben fanden sich Frauen auch in nicht klösterlichen Lebensgemeinschaften zusammen, z. B. die **Beginen,** um sich ebenfalls der Kranken- und Altenpflege zu widmen.

1

MERKE

Eine spannende Reise in die Geschichte der Palliativmedizin bietet dieses Buch: Stollberg M. Die Geschichte der Palliativmedizin. Medizinische Sterbebegleitung von 1500 bis heute. Frankfurt/M.: Mabuse, 2022.

1.1.2 Geschichte der Palliative Care im 20 Jh.

Organisation der Palliative Care in Deutschland, Österreich und der Schweiz ➤ 1.2

Anfang und Mitte des 20. Jh.s rückte die Begleitung sterbender Menschen zunehmend in den Hintergrund. Die bahnbrechenden Errungenschaften in Medizin und Pflege legten den Fokus auf Heilung und ein möglichst langes Leben. Sterben passte nicht in das Konzept einer modernen Medizin, in der alles möglich erscheint. Und auch die Pflegenden richteten sich mehr auf das Wiederherstellen der Gesundheit und der Selbstständigkeit ein, als dem Sterben in Würde einen Platz zu geben.

Anfang der 1960er-Jahre gelang zwei Frauen eine nachhaltige Veränderung in der Begleitung und Betreuung von sterbenden Menschen: Cicely Saunders und Elisabeth Kübler-Ross.

Cicely Saunders (1918–2005, englische Krankenschwester, Sozialarbeiterin, Ärztin) thematisierte die unzureichende Behandlung sterbender Menschen anhand folgender Fakten:

- Obwohl die meisten Menschen gerne in ihrer vertrauten Umgebung sterben wollen, findet Sterben aber überwiegend in Krankenhäusern oder Pflegeheimen statt.
- Die Medizin begreift Sterben und Tod als therapeutischen Misserfolg.
- Die technische Medizin bedroht menschliche Nähe und Zuwendung für Sterbende.

1967 gründete Saunders in Sydenham bei London das **St. Christopher's Hospice** (➤ Abb. 1.1). Dort erhielten unheilbar kranke und sterbende Menschen eine spezielle ärztliche Behandlung und pflegerische Betreuung, insbesondere auch emotionale, spirituelle und soziale Unterstützung. Die Einrichtung gilt bis heute als Modell der modernen Hospiz- und Palliativbewegung. Von hier aus verbreitete sich die Hospizidee in über 80 Länder.

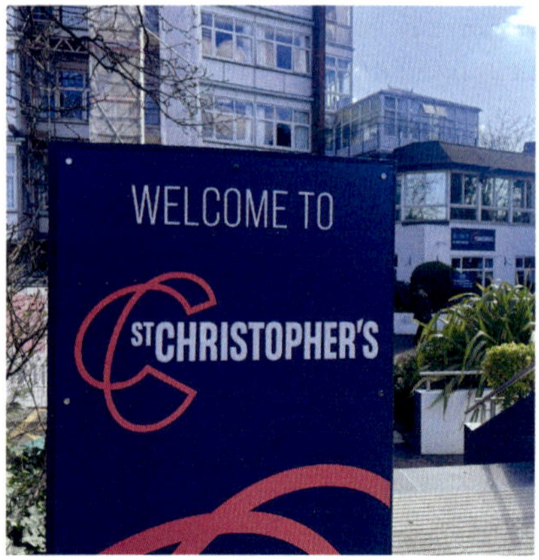

Abb. 1.1 Das St. Christopher's Hospice in London, das als das erste seiner Art gilt und für den Beginn der modernen Hospiz- bzw. Palliativbewegung steht. [T440]

Elisabeth Kübler-Ross (1926–2004, schweizerisch-amerikanische Psychiaterin und Sterbeforscherin) beschäftigte sich während ihres beruflichen Lebens mit der Begleitung Sterbender. 1969 wurde ihr Buch „Interviews mit Sterbenden" veröffentlicht, ihre **fünf Phasen des Sterbens** (➤ 1.10.1) sind vielen Medizinern und Pflegefachpersonen bekannt, auch wenn diese heute als überholt gelten. Mit ihrer Arbeit brachte Kübler-Ross maßgeblich das Thema Sterben in die Öffentlichkeit.

DEFINITION

Palliative Care (lat. *palliare* = umhüllen, mit einem Mantel bedecken): Im deutschsprachigen Raum meist mit **Pallivativversorgung** oder abhängig von Schwerpunkt und Blickrichtung auch als **Palliativpflege** oder **Palliativmedizin** übersetzt (in diesem Buch werden die Begriffe synonym verwendet). Palliative Care ist ein Konzept zur Behandlung, Fürsorge und Versorgung von Menschen mit lebensbedrohlichen Erkrankungen und bezieht auch die An- und Zugehörigen mit ein. Im Mittelpunkt steht die Unterstützung auf körperlicher, psychischer, sozialer und spiritueller Ebene mit dem Ziel, eine bestmögliche Lebensqualität für die Betroffenen zu erreichen. Inwieweit Palliative Care auf Menschen mit einer stark eingeschränkten verbleibenden Lebenserwartung fokussiert sein sollte, wird aktuell diskutiert.

1990 erkannte die Weltgesundheitsorganisation (WHO) die **Palliative Care** als eigenständiges Fachgebiet und Betreuungskonzept an und veröffentlichte eine erste Definition von Palliative Care [5]. 2002 aktualisierte die WHO ihre Definition:

„Palliativmedizin/Palliative Care ist ein Ansatz zur Verbesserung der Lebensqualität von Patienten und ihren Familien, die mit Problemen konfrontiert sind, welche mit einer lebensbedrohlichen Erkrankung einhergehen. Dies geschieht durch Vorbeugen und Lindern von Leiden durch frühzeitige Erkennung, sorgfältige Einschätzung und Behandlung von Schmerzen sowie anderen Problemen körperlicher, psychosozialer und spiritueller Art. Palliativmedizin:

- *Ermöglicht Linderung von Schmerzen und anderen belastenden Symptomen*
- *Bejaht das Leben und erkennt Sterben als normalen Prozess an*
- *Beabsichtigt weder die Beschleunigung noch Verzögerung des Todes*
- *Integriert psychologische und spirituelle Aspekte der Betreuung*
- *Bietet Unterstützung, um Patienten zu helfen, ihr Leben so aktiv wie möglich bis zum Tod zu gestalten*
- *Bietet Angehörigen Unterstützung während der Erkrankung des Patienten und in der Trauerzeit*
- *Beruht auf einem Teamansatz, um den Bedürfnissen der Patienten und ihrer Familien zu begegnen, auch durch Beratung in der Trauerzeit, falls notwendig*
- *Fördert Lebensqualität und kann möglicherweise auch den Verlauf der Erkrankung positiv beeinflussen*
- *Kommt frühzeitig im Krankheitsverlauf zur Anwendung, auch in Verbindung mit anderen Therapien, die eine Lebensverlängerung zum Ziel haben, wie z. B. Chemotherapie oder Bestrahlung, und schließt Untersuchungen ein, die notwendig sind um belastende Komplikationen besser zu verstehen und zu behandeln.“* [6]

MERKE

Nicht nur ein Konzept für Sterbende

Die WHO-Definition stellt klar, dass auch Patienten mit chronischen, lebensbedrohlichen, aber nicht per se lebenslimitierenden Erkrankungen zur Zielgruppe der Palliative Care gehören, und erweiterte damit das Spektrum palliativ zu versorgender Erkrankungsbilder erheblich.
War Palliative Care ursprünglich für weit fortgeschrittene Tumorerkrankungen gedacht, gilt sie heute gleichermaßen für Menschen mit fortgeschrittener Herzinsuffizienz, Parkinson, Demenz, Leberzirrhose, chronischer Niereninsuffizienz, fortgeschrittener COPD, neuromuskulären Erkrankungen u. a. (➤ Kap. 2).

1971 strahlte das ZDF den Film „Noch 16 Tage. Eine Sterbeklinik in London“ aus. 6 Mio. Menschen sahen den Film über das St. Christopher's Hospice in London, der die Hospizidee nach Deutschland brachte. Sie konnte sich jedoch nur schwer durchsetzen, und vor allem die christlichen Kirchen lehnten sie ab. Sterbende in spezielle Abteilungen „abzuschieben“, war für viele undenkbar. Erst nach und nach kam es bei den Kirchen und in der Bevölkerung zu einem Umdenken, und es setzte sich die Erkenntnis durch, dass unheilbar kranke und sterbende Menschen eine besondere medizinische und darüber hinausgehende Begleitung brauchen. Der Begriff „Sterbeklinik“ wich nach langer Diskussion dem Wort „Hospiz“.

Unbeabsichtigt trug auch **Julius Hackethal** (1921–1997, deutscher Chirurg, Befürworter der aktiven Sterbehilfe) zur Etablierung der Hospizidee bei, als er öffentlich bekannt gab, seiner Mutter eine tödliche Spritze verabreicht zu haben. Auch hatte er einer Frau, deren Gesicht durch Krebs entstellt war, Zyankali besorgt. Die Frau nahm das Gift selbst ein und verstarb daran.

Diese in Fachkreisen, in der Politik, den christlichen Kirchen und in der Gesellschaft heftig geführten Debatten, u. a. auch zur Tötung auf Verlangen und der Beihilfe zum Suizid, bildeten letztendlich eine der Grundlagen der heutigen Palliativversorgung – das Bewusstsein für eine menschenwürdige Begleitung von schwerkranken und sterbenden Menschen setzte sich durch.

1980 wurde die **Deutsche Gesellschaft für Humanes Sterben (DGHS)** gegründet. Die DGHS ist die älteste und größte Bürgerrechts- und Patientenschutzorganisation in Deutschland und setzt sich für die Selbstbestimmung am Lebensende ein, indem Menschen auch im Sterben ihren Willen durchsetzen und ihre Würde bewahren können. Auch beim Patientenverfügungsgesetz (in Kraft seit 2009, ➤ 1.4.1) wirkte sie maßgeblich mit und hilft bei dem Erstellen und Durchsetzen von Patientenverfügungen. Auf politischer Ebene setzt sich die DGHS für ein umfassendes Recht auf selbstbestimmtes Sterben ein, entsprechend dem Urteil des Bundesverfassungsgerichts von 2020 (Abschaffung des § 217 StGB, Verbot der Suizidhilfe, ➤ 1.4.1) und vermittelt ihren Mitgliedern eine Freitodbegleitung (Suizidassistenz). Als eingetragener Verein finanziert sich die DHGS über Mitgliedsbeiträge und Spenden.

1988 wurde die **European Association for Palliative Care (EAPC)** gegründet. Sie setzt sich seitdem für die Förderung und Entwicklung der Pallativversorgung in Europa ein. Mitglieder sind viele nationale Palliativorganisationen, aber auch Einzelmitglieder. In verschiedenen EAPC-Gruppen werden die Ziele und Inhalte von Palliative Care beständig weiterentwickelt und durch die EAPC in der EU-Gesundheits- und Forschungspolitik vertreten und aktiv mitgestaltet. Die EACP respektiert die kulturelle und politische Vielfalt ihr Mitglieder, veranstaltet jährlich einen Kongress in einem Mitgliedsland und verfasste die Kompetenzbeschreibungen für die „Kompetenzbasierte berufsgruppenunabhängige Matrix zur Erstellung von Curricula für die Weiterbildung curricularer Bildungsinhalte in Palliative Care/Palliativmedizin (KoMPaC)" [19], die die Kernkompetenzen für Fort- und Weiterbildungen in der Palliative Care beschreibt.

Die Bundesarbeitsgemeinschaft Hospiz, aus der später der **Deutsche Hospiz- und Palliativverband (DHPV)** hervorging, wurde 1992 gegründet. Der DHPV vertritt die Belange schwerstkranker und sterbender Menschen und ist die bundesweite Interessensvertretung der Hospizbewegung sowie zahlreicher Hospiz- und Palliativeinrichtungen (über 1.290 Hospiz- und Palliativdienste und -einrichtungen, in denen sich mehr als 141.500 Menschen ehrenamtlich, bürgerschaftlich und hauptamtlich engagieren). Der DHPV ist gemeinsam mit der Bundesärztekammer und der Deutschen Gesellschaft für Palliativmedizin Träger der „Charta zur Betreuung schwerstkranker und sterbender Menschen in Deutschland" [16]. Als Mitglied der EAPC engagiert sich der DHPV auch auf europäischer Ebene für die Belange schwerstkranker und sterbender Menschen. In der Vergangenheit setzte er sich u. a. für die Verankerung der Hospizversorgung und der spezialisierten ambulanten Palliativversorgung (SAPV, ➤ 1.2.1) im SBG V ein und verhalf dem individuellen Rechtsanspruch auf eine menschenwürdige Sterbebegleitung zum Durchbruch.

Die **Deutsche Gesellschaft für Palliativmedizin (DGP)** wurde 1994 gegründet. Sie ist eine wissenschaftliche Fachgesellschaft mit Mitgliedern aus Medizin, Pflege und weiteren Berufsgruppen mit dem Ziel, bei schwereren Erkrankungen für weitgehende Linderung der Symptome und Verbesserung der Lebensqualität zu sorgen. Die DPG will Ärzte und andere Berufsgruppen zur gemeinsamen Arbeit und zum Aufbau und Fortschritt der Palliativmedizin vereinen, um eine bestmögliche Versorgung der Patienten zu erreichen. Dazu gehören u. a. Aus- und Fortbildungen, Entwicklung von Standards für die Ausbildung und Qualitätssicherung in der Palliativmedizin, Auseinandersetzung mit ethischen Fragestellungen, wissenschaftliche Untersuchungen und Öffentlichkeitsarbeit.

2015 trat das **Gesetz zur Verbesserung der Hospiz- und Palliativversorgung in Deutschland (Hospiz- und Palliativgesetz,** ➤ Abb. 1.2) in Kraft. Damit wurde die Palliativversorgung Bestandteil der gesetzlichen Krankenversorgung (SBG V). Zudem wurde die finanzielle Ausstattung von Kinder- und Erwachsenenhospizen verbessert, und ambulante Hospizdienste erhalten mehr Zuschüsse für Sach- und Personalkosten. Ebenso gibt es mehr finanziellen Spielraum für die Trauerbegleitung von Angehörigen. Die Sterbebegleitung ist nun Bestandteil der sozialen Pflegeversicherung (SGB XI). Pflegeeinrichtungen müssen Kooperationsverträge mit Haus- und Fachärzten abschließen. Ärzte, die sich daran beteiligen, erhalten eine zusätzliche Vergütung. Außerdem werden Pflegeeinrichtungen zur Zusammenarbeit mit ambulanten Hospizdiensten verpflichtet und müssen die Kooperation mit vernetzten Hospiz- und Palliativangeboten künftig transparent machen. Krankenhäuser können für eigenständige Palliativstationen krankenhausindividuelle Entgelte mit den Kostenträgern vereinbaren.

1.1.3 Palliative-Care-Modelle

Palliativmedizinische Modelle haben sich immer wieder verändert – ausgehend von der Frage: „Wann beginnt Palliative Care?" Aktuell gibt es drei grundsätzliche **Palliative-Care-Modelle:**

- **Dichotomes** (griech. *dicha* = zweifach, zweigeteilt) **Modell** (➤ Abb. 1.3): Kurative und palliative Medizin sind zeitlich voneinander abgegrenzt. Grundlegend anwendbar ist das Modell in der Onkologie: Zunächst findet eine kurative Tumortherapie statt bis zu einem bestimmten Zeitpunkt, an dem deutlich wird, dass die Krebserkrankung so weit fortgeschritten ist, dass nicht mehr von Heilung ausgegangen werden kann. Hier beginnt Palliative Care.

- **Überlappendes Modell:** Dieses Modell ist bei vielen chronischen Erkrankungen, z. B. COPD, Leberzirrhose, anwendbar (➤ Abb. 1.3). Kurative Medizin und Palliative Care finden zeitgleich statt, wobei am Anfang einer Erkrankung die kurativen Behandlungsaspekte überwiegen, am Ende der Erkrankung die palliativen. Der Übergang von kurativen zu palliativen Maßnahmen ist ein übergangsloser Prozess.
- **Individuell-integratives Modell:** Ist bei langsam verlaufenden oder chronischen lebensbedrohlichen oder lebensbegrenzenden Erkrankungen anzuwenden. Beide Konzepte (Kuration und Palliation) bestehen möglicherweise über lange Zeiträume nebeneinander (➤ Abb. 1.3). Zu Beginn der Erkrankung stehen kurative und lebensverlängernde Maßnahmen – trotz chronischer Erkrankung – im Fokus, während gleichzeitig Symptome behandelt werden. Der Schwerpunkt der Maßnahmen variiert im individuellen Verlauf einer Erkrankung. Zum Lebensende – oft erst nach Jahren oder Jahrzehnten – wird die klassische Palliative Care notwendig.

1.1.4 Grundsätze der Palliative Care

Schmerz als komplexes Geschehen ➤ 3.3.1

Die vier Säulen der Hospiz- und Palliativarbeit/Palliative Care

Palliativmedizin, palliative Pflege, Hospizarbeit oder hospizliche Begleitung – all diese Begrifflichkeiten lassen sich unter dem Oberbegriff **Palliative Care**

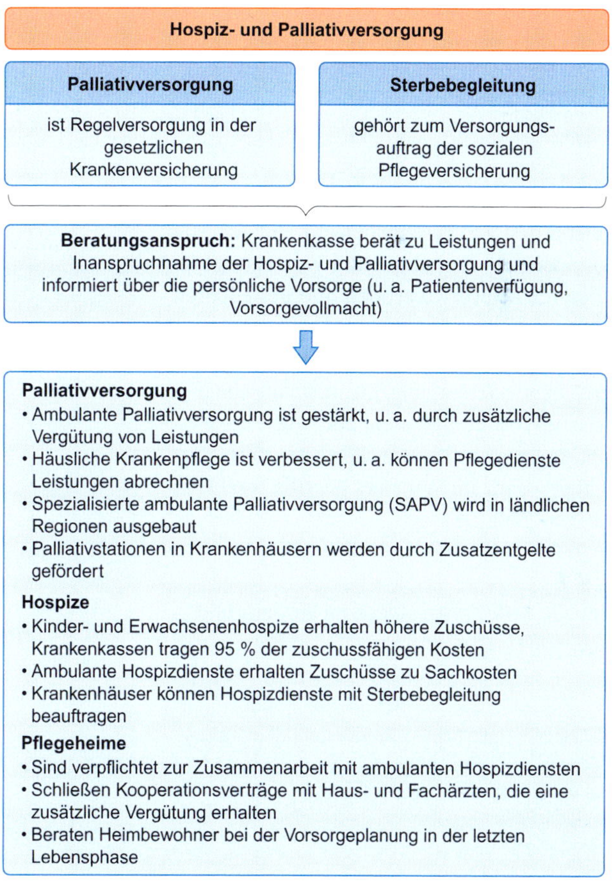

Abb. 1.2 Die wichtigsten Inhalte des Hospiz- und Palliativgesetzes, das die Rahmenbedingungen für schwerstkranke und sterbende Menschen deutlich verbesserte. [L143]

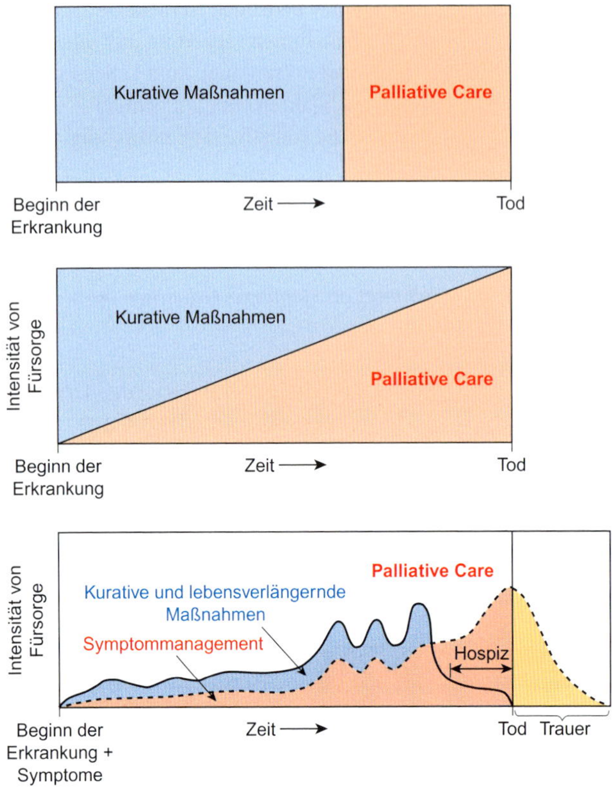

Abb. 1.3 Palliative-Care-Modelle: oben das dichotome, in der Mitte das überlappende Modell. Beide Modelle enden mit dem Tod des Patienten. Unten das individuell-integrative Modell, bei dem Palliative Care mit der Begleitung der trauernden Angehörigen über den Tod hinausgeht. [L143]

zusammenfassen und beschreiben einzelne Aspekte einer umfassenden Begleitung und Versorgung von Menschen mit schwerwiegenden und unheilbaren Erkrankungen und am Lebensende (➤ 1.1.2).

Menschen mit schweren Erkrankungen brauchen eine umfassende Versorgung, die medizinische und pflegerische Notwendigkeiten, aber auch die psychischen, sozialen und spirituellen Bedürfnisse berücksichtigt – ganz im Sinne des Begriffs Total Pain (➤ 3.3.1, ➤ Abb. 1.4).

MERKE

Individuelle Bedürfnisse stehen im Vordergrund

Ganzheitliche Betreuung sieht die körperlichen, psychischen, sozialen und spirituellen Bedürfnisse schwerkranker und sterbender Menschen und ihrer An- und Zugehörigen gleichermaßen. Palliative Care ist immer:
- Palliativmedizinische Betreuung
- Palliativpflegerische Unterstützung
- Psychosoziale Begleitung
- Spirituelle Begleitung

Für alle Begleitenden gilt:
- Wahrheit und Offenheit gegenüber dem betroffenen Menschen: Nur wer hinreichende Informationen hat, kann Entscheidungen für sein Leben treffen. In welcher Detailtiefe die Informationen gegeben werden, ist mit den Betroffenen zu besprechen.
- Orientierung geben: Die Betroffenen dürfen nicht mit verwirrenden medizinischen Fakten allein gelassen werden, sie brauchen eine individuell angepasste Aufklärung.
- Autonomie und Patientenwille: Willensäußerungen wie der schriftlich formulierte oder der mutmaßliche Wille sind zu beachten und zu respektieren, solange keine strafrechtlichen Konsequenzen berührt werden und Maßnahmen nicht von vornherein schädigend oder nicht zielführend sind.
- Je weiter die Erkrankung voranschreitet und das Sterben naht, umso mehr Nähe und Zuwendung braucht der Betroffene und umso mehr treten „technische" Maßnahmen (z. B. tägliche Standard-Körperpflege, Positionierungen nach Standard) in den Hintergrund

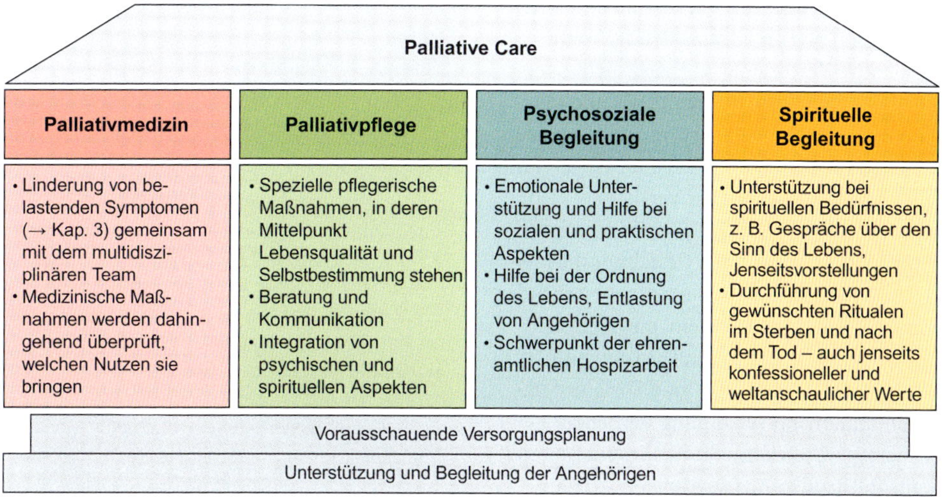

Abb. 1.4 Die vier Säulen der Palliative Care, bezugnehmend auf die vier Dimensionen von Total Pain. [L143]

(= Low Tech, High Touch/Person). Ausnahme: chronisch kritisch Kranke, z. B. mit amyotropher Lateralsklerose *(= High Tech, High Touch).*

- Anwendung einer Gesprächsführung, die u. a. gekennzeichnet ist durch:
  - Aktives Zuhören und Empathie, manchmal auch einfaches Dasein
  - Der Patientensituation (z. B. Bildungsniveau, kultureller Hintergrund, aktuelle medizinische Situation) angepasste Sprache und Sprachstil
  - Zulassen und Aushalten von Gesprächspausen
  - Verzicht auf Gesprächsfloskeln wie „Es wird alles gut", „Haben Sie Vertrauen"
  - Offenes Ansprechen der Gefühle des Patienten, Verbalisierung wahrnehmbarer Ängste
  - Beachtung nonverbaler Kommunikation wie Mimik und Gestik

Leitlinien für die Hospiz- und Palliativarbeit

Cicely Saunders formulierte 1997 Basisprinzipien für die Palliative Care. Diese finden sich in vielen nationalen Leitlinien wieder.

Die **Leitlinien für die Hospiz- und Palliativarbeit** sind als Präambel der Satzung der **Bundesarbeitsgemeinschaft Hospiz zur Förderung von ambulanten, teilstationären und stationären Hospizen und Palliativmedizin** vorangestellt und als Leitsätze formuliert:

1. Im Mittelpunkt der Hospiz- und Palliativarbeit stehen der schwerstkranke und sterbende Mensch jeden Alters und die ihm Nahestehenden. Sie benötigen gleichermaßen Aufmerksamkeit, Fürsorge und Wahrhaftigkeit. Die Hospiz- und Palliativarbeit richtet sich nach den Bedürfnissen und Rechten der schwerstkranken und sterbenden Menschen, ihrer Angehörigen und Freunde. Einbezogen sind insbesondere auch die Belange von Kindern.
2. Die Hospizbewegung betrachtet das menschliche Leben von seinem Beginn bis zu seinem Tod als ein Ganzes. Sterben ist Leben – Leben vor dem Tod. Im Zentrum stehen die Würde des Menschen am Lebensende und der Erhalt größtmöglicher Autonomie. Voraussetzung hierfür sind die weitgehende Linderung von Schmerzen und Symptomen schwerster lebensbeendender Erkrankungen durch palliativärztliche und -pflegerische Versorgung sowie eine psychosoziale und spirituelle Begleitung der Betroffenen und Angehörigen. Diese lebensbejahende Grundidee schließt Tötung auf Verlangen und Beihilfe zur Selbsttötung aus.
3. Sterben zu Hause oder in der gewohnten Umgebung zu ermöglichen, ist die vorrangige Zielperspektive der Hospiz- und Palliativarbeit. Der Ausbau ambulanter Strukturen, die Knüpfung regionaler Netzwerke und eine enge Zusammen-

arbeit unterschiedlicher Professionen und Ehrenamtlicher sind hierfür Voraussetzung. Wenn eine palliative Versorgung zu Hause nicht oder nur begrenzt möglich ist, stehen voll- und teilstationäre Einrichtungen in Form von Hospizen und Palliativstationen – ggf. auch im Wechsel mit ambulanter Versorgung – zur Verfügung.

4. Die Einrichtungen der Hospiz- und Palliativversorgung in ihren vielfältigen Gestaltungsformen sind damit wesentliche Bausteine im bestehenden Gesundheits- und Sozialsystem, die in enger Kooperation mit den anderen Diensten und Einrichtungen des Gesundheits- und Sozialsystems eine kontinuierliche Versorgung sterbender Menschen gewährleisten. Sie bedürfen insoweit der entsprechenden Absicherung im sozialen Leistungsrecht.
5. Zur Hospiz- und Palliativarbeit gehört als ein Kernelement der Dienst Ehrenamtlicher. Sie sollen gut vorbereitet, befähigt und in regelmäßigen Treffen begleitet werden. Durch ihr Engagement leisten sie einen unverzichtbaren Beitrag zur Teilnahme der Betroffenen und der ihnen Nahestehenden am Leben des Gemeinwesens und tragen dazu bei, die Hospizidee in der Gesellschaft weiter zu verankern.
6. Schwerstkranke und sterbende Menschen und ihre Angehörigen, die der Versorgung und Begleitung bedürfen, brauchen professionelle Unterstützung durch ein multidisziplinäres Team, dem Ärzte, Pflegefachpersonen, Seelsorger, Mitarbeitende des Sozialdienstes, Ehrenamtliche u. a. angehören. Für diese Tätigkeit benötigen sie spezielle Kenntnisse und Erfahrungen in der medizinischen, pflegerischen, sozialen und spirituellen Begleitung und Versorgung. Dies setzt eine sorgfältige Aus-, Fort- und Weiterbildung entsprechend den jeweiligen Qualifizierungsstandards, fortgesetzte Supervision und Freiräume für eine persönliche Auseinandersetzung mit Sterben, Tod und Trauer voraus.
7. Zur Sterbebegleitung gehört im notwendigen Umfang auch die Trauerbegleitung.

MERKE

Aussagen von Cicely Saunders

Die Hospiz- und Palliativbewegung führt heute viele Aussagen von Cicely Saunders an, die prägnant formulierte, was Palliative Care ist und welche Haltung sie sich von den Begleitern wünscht. Diese Zitate lassen sich nicht alle eindeutig auf Originalquellen zurückführen. Es ist denkbar, dass es sich dabei teilweise um sinngemäße Übersetzungen oder Zusammenfassungen handelt.

- *Es geht nicht darum, dem Leben mehr Tage zu geben, sondern den Tagen mehr Leben.*
- *Du zählst, weil du du bist. Und du wirst bis zum letzten Augenblick deines Lebens eine Bedeutung haben.*
- *Du bist wichtig, weil du eben du bist. Du bist bis zum letzten Augenblick deines Lebens wichtig, und wir werden alles tun, damit du nicht nur in Frieden sterben, sondern auch bis zuletzt leben kannst.*
- *Dem Tod ins Auge zu sehen, bedeutet auch, dem Leben ins Auge zu sehen. Sich mit dem einen auseinanderzusetzen, bedeutet gleichzeitig, viel über das andere zu lernen.*
- *Wir können nicht einmal sagen: „Ich verstehe dich", weil wir es nicht wirklich verstehen. Wir können nur sagen: „Ich werde nicht weglaufen".*
- *Hör niemals auf zuzuhören. Deine Patienten werden dir sagen, was sie brauchen.*
- *Wichtig ist unsere Fähigkeit zuzuhören. Jemand, der stirbt, will oft nicht hören, was wir sagen, sondern er möchte vielmehr, dass wir hören, was er zu sagen hat.*

Charta zur Betreuung schwerstkranker und sterbender Menschen in Deutschland

Die **Charta zur Betreuung schwerstkranker und sterbender Menschen in Deutschland** [16] setzt sich für Menschen ein, die aufgrund einer fortschreitenden, lebensbegrenzenden Erkrankung mit Sterben und Tod konfrontiert sind. Sie entstand durch eine internationale Initiative, die als Budapest Commitments auf dem 10. Kongress der European Association for Palliative Care (EAPC) 2007 vereinbart wurde. Damals nahmen 18 Länder diesen Gedanken auf. In Deutschland übernahmen die Deutsche Gesellschaft für Palliativmedizin (DGP), der Deutsche Hospiz- und Palliativverband (DHPV) und die Bundesärztekammer (BÄK) 2008 die Trägerschaft für den nationalen Charta-Prozess.

In den **fünf Leitsätzen** der Charta sind Aufgaben, Ziele und Handlungsbedarfe formuliert, um die Betreuung schwerstkranker und sterbender Menschen zu verbessern. Im Mittelpunkt steht dabei immer der betroffene Mensch (➤ Abb. 1.5).

Seit Veröffentlichung der Charta im September 2010 ist es gelungen, viele weitere Akteure in den

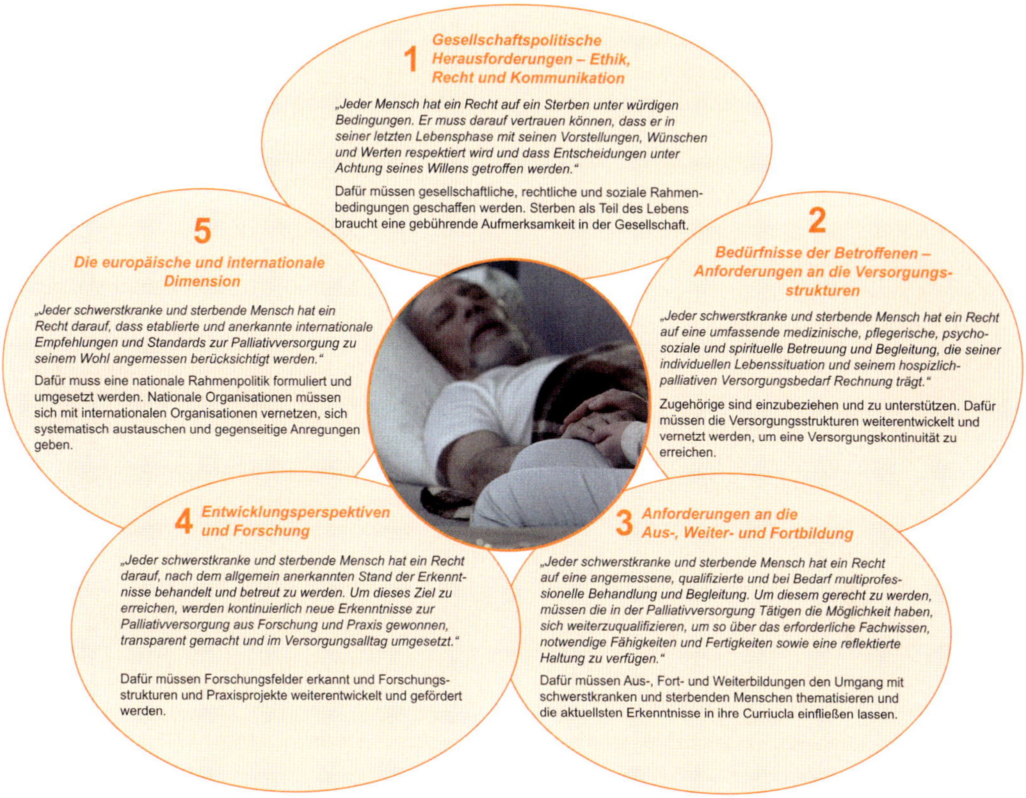

Abb. 1.5 Auszüge aus den fünf Leitsätzen der Charta zur Betreuung schwerstkranker und sterbender Menschen und notwendige Voraussetzungen für deren Unterstützung. [W1201, L143, J787]

Prozess einzubeziehen, die gesellschaftliche Auseinandersetzung mit den existenziellen Phänomenen Sterben, Tod und Trauer zu fördern und die Ziele der Charta stärker im öffentlichen Bewusstsein zu verankern. 2.963 Organisationen und Institutionen sowie 32.141 Einzelpersonen (Stand 5/2024) – darunter auch zahlreiche Politiker aller Ebenen – setzten sich bisher mit ihrer Unterschrift für die Charta und ihre weitere Umsetzung ein. [16]

Die fünf Leitsätze wurden um **Handlungsempfehlungen** erweitert. Diese beruhen auf drei grundsätzlichen Zielen, deren Umsetzung in einer nationalen Strategie angestrebt wird:

1. Eine in ganz Deutschland bedarfsgerechte, für alle Betroffenen zugängliche Hospiz- und Palliativversorgung mit hoher Qualität
2. Eine in ganz Deutschland gesicherte Finanzierung einer qualitativ hochwertigen Hospiz- und Palliativversorgung in Krankenhäusern, Pflegeeinrichtungen, anderen Wohnformen sowie in der häuslichen Umgebung
3. Eine auf wissenschaftlicher Grundlage und Qualitätssicherung beruhende Hospiz- und Palliativversorgung zum Wohle der Betroffenen [17]

1.1.5 Palliative Care heute

Aktuell ist die **Palliative Care** geprägt durch die Fortschritte in der Schmerztherapie, Symptomkontrolle und den Erkenntnissen von den elementaren Bedürfnissen schwer Kranker und Sterbender sowie deren Angehörigen. Wiederentdeckt bzw. weiterentwickelt wurden Themenbereiche und Begriffe wie Kommunikation, Ethik, Mitmenschlichkeit, Beziehung, multidisziplinäre Teamarbeit.

Erst seit etwa 35 Jahren hat das Sterben in unserer Gesellschaft wieder einen öffentlichen Platz und wurde enttabuisiert. In der Medizin und der Pflege fanden und finden immer wieder Bemühungen statt, das Sterben wieder ins Leben zu integrieren oder gleichsam „zurückzuholen". Vielen engagierten und mutigen Menschen ist es zu verdanken, dass Palliative Care für alle, die damit einmal in Berührung gekommen sind, ein lebendiges, spürbares und erfahrbares Konzept geworden ist. Organisationen und Verbände tragen Sorge dafür, dass Palliative Care auch politisch anerkannt und „lebensfähig" bleibt und wächst.

Auch erschließt die Palliative Care immer neue Themenfelder, die bisher als gegensätzlich zu ihren Prinzipien gesehen wurden, allen voran finden die Schnittstellen zwischen Palliative Care und Intensivmedizin sowie Rehabilitation zunehmend Beachtung. Weiterhin kommt es in der Palliative Care zu einer Ausweitung, da die Palliativversorgung bei nichtonkologischen und chronischen Krankheitsbildern sowie Behinderungen an Bedeutung gewinnt.

Und schließlich ist die deutsche Gesellschaft multikulturell und multireligiös, was neue Herausforderungen an die Palliativversorgung stellt. Hier sind auch Wissenschaft und Forschung gefordert, bestehende Konzepte zu erweitern.

LITERATUR

1. Spaemann R. Person ist der Mensch selbst. In: Thomas H (Hrsg.). Menschlichkeit der Medizin. Herford: BusseSeewald, 1993.
2. Stejskal J. Ansätze der Palliativmedizin in der hippokratischen Tradition. Imago Hominis. 2011; 18(2): 113–120. Aus: www.imabe.org//imagohominis/imagohominis-2/2011/ansaetze-der-palliativmedizin-in-der-hippokratischen-tradition (letzter Zugriff: 30.4.2025).
3. Saunders C. Hospiz und Begleitung im Schmerz. Wie wir sinnlose Apparatemedizin und einsames Sterben vermeiden können. Freiburg im Breisgau: Herder 1993.
4. Radbruch L et al. Redefining Palliative Care-A New Consensus-Based Definition. Journal of Pain and Symptom Management. 2020; 60(4): 754–764.
5. World Health Organization (WHO). Cancer pain relief and palliative care. WHO Technical Report Series 804. 1990. Aus: https://iris.who.int/bitstream/handle/10665/39524/WHO_TRS_804.pdf?sequence=1&isAllowed=y (letzter Zugriff: 30.4.2025).
6. World Health Organization (WHO). WHO Definition of Palliative Care 2002. Aus: www.dgpalliativmedizin.de/images/stories/WHO_Definition_2002_Palliative_Care_englisch-deutsch.pdf (letzter Zugriff: 30.4.2025).
7. Kränzle S, Schmid U, Seeger C (Hrsg.). Palliative Care – Praxis, Weiterbildung, Studium, 6. A. Berlin: Springer, 2018.
8. Deutsche Gesellschaft für Humanes Sterben. Über uns. 2025. Aus: www.dghs.de/ueber-uns (letzter Zugriff: 30.4.2025).
9. Deutscher Hospiz- und Palliativverband e.V. (DHPV). Der Verband. 2025. Aus: www.dhpv.de/ueber-uns_der verband.html (letzter Zugriff: 30.4.2025).
10. Deutsche Gesellschaft für Palliativmedizin. Die Deutsche Gesellschaft für Palliativmedizin. 2025. Aus: www.dgpalliativmedizin.de/allgemein/ueber-uns.html (letzter Zugriff: 30.4.2025).
11. Bundesministerium für Gesundheit. Hospiz- und Palliativgesetz. 2017. Aus: www.bundesgesundheitsministerium.de/service/gesetze-und-verordnungen/guv-18-lp/hospiz-und-palliativgesetz.html (letzter Zugriff: 30.4.2025).
12. Institut für Wissen in der Wirtschaft. Hospiz- und Palliativgesetz: Diese Leistungen verbessern sich. 2015. Aus: www.iww.de/sr/vorsorge/heimpflegebetreuung-hospiz-und-palliativgesetz-diese-leistungen-verbessern-sich-f91336 (letzter Zugriff: 30.4.2025).
13. Lanken PN et al. An Official American Thoracic Society Clinical Policy Statement: Palliative Care for Patients with Respiratory Diseases and Critical Illnesses. American Journal of Respiratory and Critical Care Medicine. 2007; 177(8): S. 912–927. Aus: www.atsjournals.org/doi/10.1164/rccm.200605-587ST (letzter Zugriff: 30.4.2025).
14. Deutscher Hospiz- und Palliativverband e.V. Die Dimensionen der Hospiz- und Palliativarbeit. 2025. Aus: www.dhpv.de/themen_palliativecare.html (letzter Zugriff: 30.4.2025).
15. Deutscher Hospiz- und Palliativverband e.V. Leitsätze. Beschluss der Mitgliederversammlung vom 5.10.2007. Aus: www.dhpv.de/files/public/ueber-uns/Leitsätze.pdf (letzter Zugriff: 30.4.2025).
16. Charta zur Betreuung schwerstkranker und sterbender Menschen in Deutschland. Die Charta. 2024. Aus: www.charta-zur-betreuung-sterbender.de/die-charta.html (letzter Zugriff: 30.4.2025).
17. Deutsche Gesellschaft für Palliativmedizin, Deutscher Hospiz- und Palliativverband e.V. (Hrsg.). Charta zur Betreuung schwerstkranker und sterbender Menschen in Deutschland. Handlungsempfehlung im Rahmen einer Nationalen Strategie. 2017. Aus: www.charta-zur-betreuung-sterbender.de/files/dokumente/220207_Handlungsempfehlung_online.pdf (letzter Zugriff: 30.4.2025).
18. Groß M, Demmer T. Interdisziplinäre Palliativmedizin. Heidelberg: Springer, 2021.
19. Deutsche Gesellschaft für Palliativmedizin (DGP) (Hrsg.). Kompetenzbasierte berufsgruppenunabhängige Matrix zur Erstellung von Curricula für die Weiterbildung curricularer Bildungsinhalte in Palliative Care/Palliativmedizin (KoMPaC). Bonn: PalliaMed, 2017. Aus: www.dgpalliativmedizin.de/images/KoMPaC_webversion.pdf (letzter Zugriff: 28.5.1025).

1.2 Organisation der Palliative Care in Deutschland, Österreich und der Schweiz

Nils Wommelsdorf (1.2.1, 1.2.3), Rainer Simader (1.2.2)

1.2.1 Organisation der Palliative Care in Deutschland

Geschichte der Palliative Care ➤ 1.1.1
Leistungsansprüche ➤ 1.4.2

Die Entwicklung der **Palliative Care in Deutschland** ist in ➤ 1.1.2 und in ➤ Tab. 1.1 dargestellt.

Ab Mitte der 1990er-Jahre wurde die Arbeit der palliativen und hospizlichen Initiativen, die bis daher größtenteils auf Spenden und ehrenamtliches Engagement angewiesen waren, durch Gesetze und Rahmenvereinbarungen ins Leistungsspektrum der gesetzlichen Krankenversicherung aufgenommen.

Mit der **spezialisierten ambulanten Palliativversorgung (SAPV)** ab 2007 und der **allgemeinen ambulanten Palliativversorgung (AAPV)** ab 2017 gibt es nun in allen pflegerischen Settings palliative Versorgungsmöglichkeiten.

Ambulante Hospizdienste (AHD)

DEFINITION

Ambulante Hospizdienste (AHD): Einrichtungen, die ehrenamtliche Sterbebegleitung im Haushalt der betroffenen Person, in der Familie, in stationären Pflegeeinrichtungen, in Einrichtungen der Eingliederungshilfe für behinderte Menschen, in der Kinder- und Jugendhilfe und im Krankenhaus erbringen.

Ambulante, ehrenamtliche Hospizdienste bildeten von Anfang an die Basis nahezu aller weiteren Einrichtungen und Versorgungsformen. Doch während die Vorläufer der heutigen Hospizdienste noch unklar in ihrer Ausrichtung waren, sind Struktur, Aufgaben und Finanzierung heute klar geregelt:

- Ehrenamtliche qualifizierte Mitarbeiter begleiten sterbende Menschen im Rahmen einer

Tab. 1.1 Zeitlicher Verlauf der Hospiz- und Palliativbewegung in Deutschland.

Jahr	
1967	Cicely Saunders gründet das St. Christopher's Hospice in Sydenham bei London
1971	Ausstrahlung des ZDF-Films „Noch 16 Tage – Eine Sterbeklinik in London" am 10. Juni, der große Kritik der christlichen Kirchen hervorruft
1978	Hospizbegleitung in der Klinik („Zeit Oase") in Halle/Saale, DDR
1983	Erste Palliativstation („Station für palliative Therapie") an der Chirurgischen Universitätsklinik Köln
1984	Erste ambulante Hospizdienste (BRD): • Ambulanter Hausbetreuungsdienst an der Chirurgischen Universitätsklinik Köln • Initiative „Sitzwache in Pflegeheimen" (Stuttgart)
1986	• Erstes Hospiz in der BRD („Haus Hörn") in Aachen • Erster ambulanter Hospizdienst der DDR in Halle/Saale
1989	1. Hospizkongress der DDR in Halle/Saale
1992	Gründung der Bundesarbeitsgemeinschaft Hospiz, später: Deutscher Hospiz- und PalliativVerband e.V. (DHPV)
1993	Erstes Tageshospiz Deutschlands in Halle/Saale
1994	Gründung der Deutschen Gesellschaft für Palliativmedizin e.V. (DGP)
1996	§ 39a SGB V Stationäre und ambulante Hospizleistung – Finanzierungsgrundlage der Hospizarbeit
2007	§ 37b SGB V Spezialisierte ambulante Palliativversorgung – Rechtsanspruch auf SAPV
2010	Veröffentlichung der „Charta zur Betreuung schwerstkranker und sterbender Menschen in Deutschland"
2015	Gesetz zur Verbesserung der Hospiz- und Palliativversorgung in Deutschland (Hospiz- und Palliativgesetz, HPG)
2017	§ 87 Abs. 1b SGB V Vereinbarung zur besonders qualifizierten und koordinierten palliativ-medizinischen Versorgung – Regelung der allgemeinen ambulanten Palliativversorgung (AAPV)

individuellen Sterbe- und Trauerbegleitung (➤ Abb. 1.6).
- Die Begleitung wird durch eine hauptamtliche Koordinationsfachkraft organisiert, die durch die Krankenkassen finanziert wird.
- Hospizdienste erbringen keine pflegerischen, hauswirtschaftlichen oder medizinisch-therapeutischen Leistungen.

Hospizdienste sind bis heute am Aufbau von Hospizen und Palliativstationen beteiligt, aber auch Kooperationspartner der ambulanten Palliativversorgung.

Die Struktur als ehrenamtliche Vereine beruht auf dem ursprünglichen Ziel, den „Tod in die Mitte der Gesellschaft" zurückzubringen. In Deutschland sind mittlerweile über 1.500 Hospizdienste aktiv, 230 auch im Bereich der Versorgung von Kindern, Jugendlichen und jungen Erwachsenen. Mehr als 120.000 Menschen engagieren sich ehrenamtlich, bürgerschaftlich und hauptamtlich in ambulanten Hospizdiensten [3, 8].

Hospize

Die Gründung eigenständiger **Hospize** (➤ 1.1.1) war von Anfang an ein Ziel der Hospizbewegung. Bis heute gibt es spezielle Vorgaben für Hospize, damit sie sich von der Versorgung in der Klinik am Lebensende absetzen: Hospize dürfen nur pflegerisch geleitet werden, keinen direkten Zugang zu einer Klinik haben und auch kein Personal mit einer Klinik austauschen. Die Häuser dürfen lediglich 8–16 Betten für ihre Gäste, wie die dort betreuten Menschen genannt werden, bereitstellen. Die 260 deutschen Hospize halten durchschnittlich zehn Betten vor und können voll- oder teilstationär (z. B. als Tageshospiz) organisiert sein. Das heißt, es gibt in der Bundesrepublik ca. 2.500 Hospizbetten, die zu durchschnittlich 80 % ausgelastet sind und eine Verweildauer des Gastes von durchschnittlich 22 Tagen haben [8].

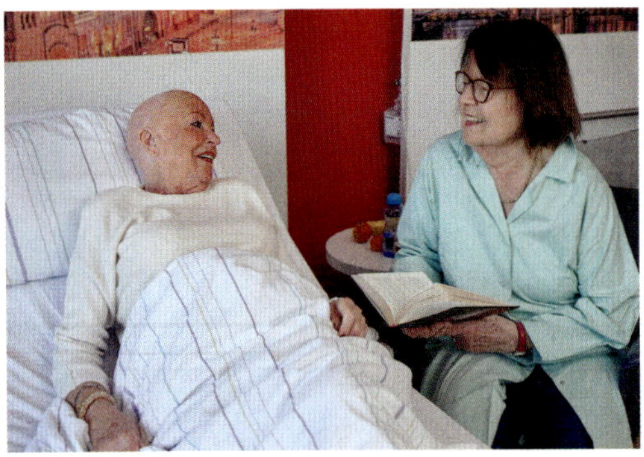

Abb. 1.6 Ehrenamtliche, insbesondere Frauen, waren und sind eine tragende Säule im Bereich der Palliative Care. [K115]

Die räumliche und personelle Ausstattung der Hospize ist an die speziellen Anforderungen angepasst. Der Personalschlüssel für die pflegerische Betreuung ist hoch, die ärztliche Versorgung wird durch ansässige Praxen und die spezielle palliativmedizinische Betreuung durch Mediziner im Rahmen der spezialisierten ambulanten Palliativversorgung (SAPV) erbracht.

Voraussetzung für die Aufnahme ist, dass die Gäste an einer fortschreitenden Erkrankung leiden, bei der eine Heilung ausgeschlossen ist. Zu den weiteren Voraussetzungen zählen u. a., dass eine palliativpflegerische Behandlung notwendig oder vom Betroffenen gewünscht wird, die voraussichtliche Lebenserwartung auf Tage, Wochen oder wenige Monate beschränkt ist, eine Krankenhausbehandlung im Sinne von § 39a SGB V nicht erforderlich ist und die Betreuungsanforderung die Möglichkeiten der bisher Betreuenden übersteigt.

Hospizaufenthalte wurden 1997 ins SGV V aufgenommen und 2015 durch das Hospiz- und Palliativgesetz überarbeitet. 95 % der Kosten für die stationäre Hospizversorgung werden von der Kranken- und Pflegekasse übernommen. Lediglich 5 % ihrer Kosten müssen Hospize durch Spenden aufbringen, wobei aufgrund von Spenden oder Zuwendungen keine vorrangige Behandlung erfolgen darf. Für die Betroffenen selbst fallen keine Kosten an.

Kinder- und Jugendhospize

Prinzipiell sind Hospize für **Kinder, Jugendliche** und **junge Erwachsene** nicht anders strukturiert. Auch sie können eine voll- oder teilstationäre Versorgung bieten (➤ Abb. 1.7). Doch im Unterschied zu den Hospiz- und Palliativangeboten für Erwachsene werden die Bezugspersonen auf Wunsch schon ab der Diagnose und nicht nur in der letzten Lebensphase durch die palliativen Angebote begleitet. Oft leben die erkrankten Kinder und ihre Zugehörigen viele Jahre mit ihrer Grunderkrankung und der Prognose, das Erwachsenenalter nicht zu erleben. Die Kinder und ihre Familien können wiederkehrend und zeitlich begrenzt

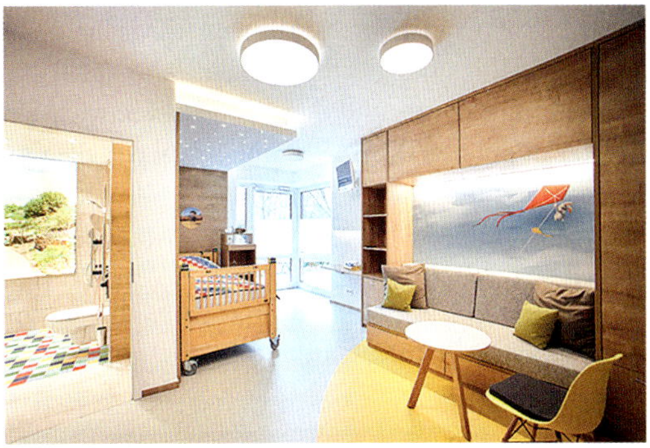

Abb. 1.7 Zimmer in einem Kinderhospiz. Die räumliche Ausstattung ist auf die speziellen Bedürfnisse schwer kranker und sterbender Kinder und deren Bezugspersonen angepasst. Kinderhospize nehmen Kinder auch zeitlich begrenzt auf, um die Eltern vorübergehend zu entlasten. [T116, K413, O712]

in ein Kinder- oder Jugendhospiz aufgenommen werden. Dort soll dem Umfeld eine Ruhepause verschafft werden, um Kraft für die Pflege des Kindes zu Hause zu schaffen. Der Aufenthalt in einem Kinderhospiz ist auf 4 Wochen befristet, in der Regel wohnen Familien 10–14 Tage dort.

Für die begleitenden Zugehörigen ist der Aufenthalt in der Regel kostenfrei, in einigen Hospizen müssen sich die Eltern an Unterkunft und Verpflegung beteiligen. Die Krankenkasse übernimmt 95 % des Tagessatzes, die Pflegekasse die Pflegeleistungen, und die restlichen 5 % der Kosten trägt das Hospiz aus Fördergeldern, öffentlichen Zuschüssen, Spenden und Mitgliedsbeiträgen.

Palliativstationen und palliativer Konsiliardienst in den Kliniken

DEFINITION

Palliativstation: Station/Abteilung in einem Krankenhaus, auf die schwerstkranke Menschen aufgenommen werden, die nicht zu Hause oder in einer stationären Pflegeeinrichtung behandelt werden können. Ziel ist, sowohl körperliche als auch psychosoziale Beschwerden so weit zu lindern, dass eine Entlassung möglich ist. Die durchschnittliche Verweildauer liegt bei 10–14 Tagen. An- und Zugehörige werden so weit wie möglich mit eingebunden.
Palliativer Konsillardienst (PKD), palliativmedizinischer Dienst (PMD), interdisziplinärer Palliativdienst (IPD): Team aus spezialisierten Pflegefachpersonen (z. B. mit Weiterbildung Palliative Care oder Pain Nurse, ➤ 1.3), Medizinern und Psychologen (z. B. mit psychoonkologischer Qualifikation) und anderen Berufsgruppen, das von anderen Stationen für schwerstkranke Menschen mit körperlichen als auch psychosozialen Symptomen angefordert werden kann. Oft von den Palliativeinheiten aus organisiert.

In Deutschland gibt es rund 350 **Palliativstationen** oder **Palliativeinheiten** in Krankenhäusern, vier davon für Kinder- und Jugendliche. Das heißt, ca. 15 % der 2.000 Krankenhäuser haben eine Palliativstation. Diese Stationen sind in der Regel wohnlicher eingerichtet (➤ Abb. 1.8) und haben einen höheren Personalschlüssel als andere Stationen, Mitarbeitende haben häufig eine palliative Zusatzqualifikation. Die Mitglieder des dort tätigen interprofessionellen Teams kommen aus der Pflege, Medizin, Physiotherapie, Psychologie, Musik- und Kunsttherapie, Seelsorge und dem Ehrenamt.

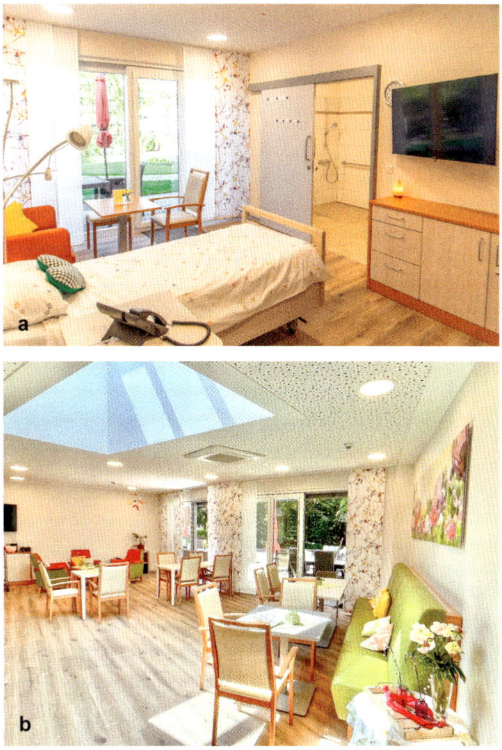

Abb. 1.8 Eine Palliativstation unterscheidet sich sichtbar von anderen Stationen. Die Zimmer, meist Einzelzimmer, sind wohnlicher gestaltet (a). Meist gibt es einen schönen Aufenthaltsbereich mit Küchenzeile für Betroffene und Zugehörige, Terrasse (b) und einen Raum der Stille zum Abschiednehmen. [T1532]

1

Palliativstationen sind den anderen Einheiten der Klinik gleichgestellt, aber enger an Hospiz- oder andere Besuchsdienste angebunden. Im Gegensatz zu anderen Einrichtungen der Palliativversorgung sind Palliativstationen als Übergangseinrichtungen konzipiert, bis die weitere Versorgung in der Häuslichkeit, anderen Pflegeeinrichtungen oder einem Hospiz möglich und organisiert ist. Zudem können hier eskalierte Belastungssituationen, z. B. nicht beherrschbare Schmerzen und andere Symptome, stabilisiert werden, die beispielsweise in der SAPV in einer stationären Pflegeeinrichtung auftreten.

Die Finanzierung von Palliativstationen und Konsiliardiensten wurde durch das **Hospiz- und Palliativgesetz (HPG)** von 2015 deutlich verbessert (➤ 1.1.2). Auch bestimmte Einzelleistungen können von den Kliniken direkt verhandelt werden. Ein Großteil der Leistungen muss jedoch auch hier durch Spenden und ehrenamtliches Engagement erbracht werden. Die Betroffenen selbst müssen nur die kliniktypischen Zuzahlungen (10 Euro/Tag) aufbringen.

Ambulante Palliativversorgung

Spezialisierte ambulante Palliativversorgung (SAPV)

DEFINITION

Spezialisierte ambulante Palliativversorgung (SAPV): Leistung der gesetzlichen Krankenversicherung (SGB V) für Menschen, die an einer fortschreitenden und so weit fortgeschrittenen Erkrankung leiden, dass ihre Lebenserwartung begrenzt ist und die eine besonders aufwendige Versorgung benötigen. Die SAPV ist in der „Richtlinie zur Verordnung von spezialisierter ambulanter Palliativversorgung (SAPV-RL)" [6] geregelt.

Der Anspruch auf **spezialisierte ambulante Palliativversorgung (SAPV)** besteht für Versicherte mit „besonders aufwendiger Versorgung" in allen Wohnformen, also neben der eigenen Häuslichkeit auch als ambulante Leistung in Pflegeheimen, Wohngruppen und betreuten Wohngemeinschaften für ältere Menschen sowie als fachmedizinische Leistung in den Hospizen.

SAPV soll die Lebensqualität und die Selbstbestimmung schwerstkranker Menschen erhalten, fördern und verbessern und ihnen ein menschenwürdiges Leben bis zum Tod in ihrer vertrauten häuslichen oder familiären Umgebung ermöglichen. Dabei spielt die Einbindung der An- und Zugehörigen eine wichtige Rolle. Zudem soll die SAPV eine Krankenhauseinweisung verhindern.

MERKE

Voraussetzungen für eine spezialisierte ambulante Palliativversorgung

Die Voraussetzungen sind in der Richtlinie zur Verordnung von spezialisierter ambulanter Palliativversorgung (SAPV-RL) geregelt, zuletzt geändert im Dezember 2022. Demnach haben Versicherte Anspruch auf SAPV, wenn

- sie an einer fortschreitenden Erkrankung leiden,
- Heilung ausgeschlossen ist,
- die Lebenserwartung auf Tage, Wochen oder wenige Monate begrenzt ist,
- eine besonders aufwendige Versorgung (z. B. häufig wechselnde Symptome, verschiedene Symptome mit komplexer Behandlung)

notwendig ist.

Spezialisierte ambulante Palliativversorgung kann an unterschiedlichen Orten erbracht werden:

- Im Haushalt des schwerstkranken Menschen oder seiner Familie
- In stationären Pflegeeinrichtungen
- In Einrichtungen der Eingliederungshilfe für behinderte Menschen
- In Einrichtungen der Kinder- und Jugendhilfe
- An weiteren Orten, an denen sich der schwerstkranke Mensch in vertrauter häuslicher oder familiärer Umgebung dauerhaft aufhält und diese Versorgung zuverlässig erbracht werden kann, wenn und soweit nicht andere Leistungsträger zur Leistung verpflichtet sind
- In stationären Hospizen (Teilleistung)

SAPV wird ärztlich verordnet. Je nach Bedarf kann die SAPV für alle Leistungen der ambulanten Krankenbehandlung verordnet werden, z. B auch. für Beratung, Anleitung und Begleitung sowohl der beteiligten Dienste aus Pflege und Medizin als auch für Betroffene und Zugehörige. Hinzu kommt eine 24-stündige pflegerisch-medizinische Rufbereitschaft und eine deutlich weniger restriktive Budgetierung der verordnungsfähigen Medikamente (z. B. Cannabinoide) und beschleunigte Genehmigung von Leistungen (z. B. Pflegegradeinstufung, Hilfsmittel).

Ist die Entlassung aus einer Klinik möglich und eine SAPV erforderlich, kann diese im Rahmen des Entlassmanagements – in der Regel längstens für 7 Tage – verordnet werden.

Aufgabe des Medizinischen Dienstes ist zu überprüfen, ob die medizinischen Voraussetzungen für die Verordnung von SAPV vorliegen. Basis der Beurteilung ist die „Begutachtungsanleitung – Richtlinie des GKV-Spitzenverbandes

Spezialisierte ambulante Palliativversorgung (SAPV) und stationäre Hospizversorgung" [7].

Erbracht wird SAPV durch **Palliative-Care-Teams (PCT),** auch **SAPV-Teams** genannt, die aus qualifizierten Pflegefachpersonen (➤ 1.3) und medizinischem Fachpersonal unter Beteiligung der ambulanten Hospizdienste bestehen. Mittlerweile sind in Deutschland 403 SAPV-Teams tätig [8].

Spezialisierte ambulante pädiatrische Palliativversorgung (SAPPV)

Für Kinder, Jugendliche und junge Erwachsene sind wie auch in der stationären Palliativversorgung (Kinderhospize, s. oben) spezielle Strukturen erforderlich, um die außergewöhnlich belastende Prognose in jungen Jahren und auch die häufig über einen langen Zeitraum versorgenden und psychisch belasteten An- und Zugehörigen umfassend zu betreuen.

Für die **spezialisierte ambulante pädiatrische Palliativversorgung (SAPPV)** gelten die gleichen rechtlichen Vorgaben wir für die SAPV, die Zugangsmöglichkeiten sind aber deutlich erweitert und umfassen auch lebensbedrohliche Erkrankungen oder Behinderungen, für die kurative Therapien existieren, aber ein Therapieversagen häufig oder ein vorzeitiger Tod wahrscheinlich ist.

Die Einteilung der Krankheiten, die eine SAPPV erfordern, erfolgt gemäß der **Association for Children with Life Threatening or Terminal Conditions and their Families (ACT),** heute **Together for Short Lives** [21] in vier Gruppen (➤ 2.2.1). Den Krankheitsbildern entsprechend kann eine SAPPV auch über Jahre und trotz ggf. kurativer Behandlungen erbracht werden. Das Leistungsspektrum entspricht grundsätzlich dem der SAPV, die Zusammenarbeit mit Kinderhospizen nimmt einen hohen Stellenwert ein, um auch eine pflegerische Entlastung für den Kreis der Versorgenden ermöglichen zu können.

Allgemeine ambulante Palliativversorgung (AAPV)

DEFINITION

Allgemeine ambulante Palliativversorgung (AAPV): Ambulante Versorgung als Bindeglied zwischen der „Standardversorgung" durch ambulante Pflegedienste, stationäre Pflegeeinrichtungen, Kliniken und den spezialisierten Leistungen wie SAPV und Hospiz gedacht.

Die **allgemeine ambulante Palliativversorgung (AAPV)** wurde 2017 für die ambulante Palliativmedizin und als Leistung Nr. 24a für die ambulante Pflege festgeschrieben und ist bisher flächendeckend kaum verfügbar. Sie ist nach Stabilisierung durch die SAPV sinnvoll, wenn die Versorgung aufwendiger als in der „Grundversorgung" ist, jedoch keine spezialisierte ambulante Palliativversorgung notwendig ist. Die Übergänge sind recht unscharf.

Die AAPV fließt normalerweise mit der üblichen häuslichen Pflege zusammen, setzt aber darauf, Beschwerden und Schmerzen frühzeitig zu erkennen, vorzubeugen und zu lindern. Ihr Fokus liegt auf einer adäquaten Versorgung in der eigenen Häuslichkeit. Die Palliativbetreuung übernehmen der Haus- oder Facharzt sowie der bisherige ambulante Pflegedienst. Aus diesem Grund fallen keine gesonderten abrechenbaren Kosten an.

Um eine AAPV erbringen zu können, sollte der ambulante Pflegedienst über palliativmedizinisch geschulte Pflegefachpersonen verfügen und eng mit dem Haus- oder Facharzt zusammenarbeiten, um die notwendigen Maßnahmen gemeinsam zu koordinieren.

Palliativversorgung in der stationären Langzeitpflege

In der **stationären Langzeitpflege** wird die spezialisierte Palliativversorgung durch die **Palliative-Care-Teams der SAPV (SAPV-Teams)** erbracht. Eine Einweisung in ein Hospiz aus der Langzeitpflege heraus ist nach den Begutachtungsleitlinien des Medizinischen Dienstes üblicherweise nicht nötig, die Verlegung in ein Hospiz ist somit immer eine Einzelfallentscheidung.

Eine wachsende Zahl älterer Menschen wohnt am Ende ihres Lebens in einer stationären Pflegeeinrichtung. Die Implementierung von Hospizkultur und Palliativkompetenz in diesen Einrichtungen ist daher von grundlegender Bedeutung. Es ist Aufgabe von Politik, Gemeinwesen und Einrichtungsträgern, die dafür erforderlichen finanziellen und personellen Mittel aufzubringen und bereitzustellen.

1

In den Einrichtungen selbst soll durch die **gesundheitliche Versorgungsplanung für die letzte Lebensphase** *(Advance Care Planning,* ➤ 1.8.4*)* auch vor dem Eintreten des Sterbeprozesses über die medizinisch-pflegerische Versorgung und Betreuung in der letzten Lebensphase beraten werden. Mit der Verabschiedung des Hospiz- und Palliativgesetzes (HPG) 2015 ist Advance Care Planning verstärkt in den Fokus stationärer Pflegeeinrichtungen getreten. Seither können zugelassene Pflegeeinrichtungen den versicherten Personen eine gesundheitliche Versorgungsplanung für die letzte Lebensphase anbieten (§ 43 SGB XI). Diese Leistung wird von den Krankenkassen vergütet.

Fort- und Weiterbildung ➤ 1.3.1

MERKE

Hilfreiche Adressen

- **Deutscher Hospiz- und PalliativVerband e.V. (DHPV),** www.dhpv.de
- **Deutsche Gesellschaft für Palliativmedizin e.V. (DGP),** www.dgpalliativmedizin.de

1.2.2 Organisation der Palliative Care in Österreich

Entwicklung und Ziele

In Österreich ist die Hospiz- und Palliativversorgung seit 1993 kontinuierlich in der Weiterentwicklung und inzwischen gut ausgebaut. **Hospiz Österreich,** der Dachverband der über 400 österreichischen Hospiz- und Palliativeinrichtungen, sichert die Qualität der Versorgung von schwer kranken und sterbenden Menschen und deren An- und Zugehörigen. Seine Grundidee und Ziele sind, Hospiz- und Palliativbetreuung für alle, die sie benötigen, erreichbar, leistbar und in guter Qualität verfügbar zu machen.

Diesen Ansatz unterstützen die abgestufte Hospiz- und Palliativversorgung für Erwachsene (➤ Abb. 1.9) und die für Kinder, Jugendliche und junge Erwachsene (➤ Abb. 1.10). In diesen Modellen werden die in Österreich zur Verfügung stehenden Einrichtungen und Angebote definiert. Die Gesundheit Österreich GmbH erarbeitete gemeinsam mit Experten **Qualitätskriterien,** die spezialisierte Hospiz- und Palliativeinrichtungen bezüglich räumlicher und personeller Ausstattung und auch hinsichtlich der Qualifizierung der Mitarbeitenden erfüllen müssen.

Spezialisierte Hospiz- und Palliativversorgung

Die spezialisierten Angebote für erwachsene Patienten und deren An- und Zugehörige **(Palliativstationen, mobile Palliativteams** sowie **ehrenamtliche Hospizbegleitungen)** sind flächendeckend gut verankert. **Stationäre Hospize** und **Tageshospize** (teilambulante Einrichtungen), also Angebote, die Patienten einen tageweisen oder längeren Aufenthalt bis zum Versterben ermöglichen, sind je nach Bundesland unterschiedlich gut ausgebaut. Hier ist weiterer Bedarf vorhanden. Dies gilt auch für **palliative Konsiliardienste** in Krankenhäusern. Dennoch steht Österreich bezüglich der spezialisierten Hospiz- und Palliativangebote sehr gut dar. Pro 100.000 Einwohner stehen 3,68 Palliativ- und Hospizeinrichtungen zur Verfügung [11]. Damit liegt Österreich im europäischen Raum an erster Stelle. Die ersten Palliativambulanzen, die allerdings noch nicht in der abgestuften Hospiz- und Palliativversorgung definiert sind, sind aktuell am Entstehen.

Für **Kinder, Jugendliche** und **junge Erwachsene** stehen in Summe 39 Einrichtungen zur Verfügung. In allen Bundesländern gibt es ehrenamtliche Hospizbegleitung und in acht von neun Bundesländern auch mobile Kinder-Palliativteams. Die stationäre Versorgung ist noch weiter auszubauen. In fünf Bundesländern stehen Kinderhospizbetten zur Verfügung, es gibt ein stationäres Kinderhospiz und ein stationäres Kinderhospiz mit psychosozialer Ausrichtung. Darüber hinaus können Angebote zur Tages- und Wochenendbetreuung in Anspruch genommen werden (Stand: Juni 2025).

Hospizkultur und Palliative Care in der Grundversorgung

Laut österreichischer Datenerhebung zu Hospiz und Palliative Care haben etwa 15–20 % der in Österreich sterbenden Menschen im Lauf ihrer Erkrankung Kontakt mit spezialisierten Hospiz- und Palliativeinrichtungen und -angeboten [12]. Die Mehrzahl der Patienten stirbt allerdings in Einrichtungen der

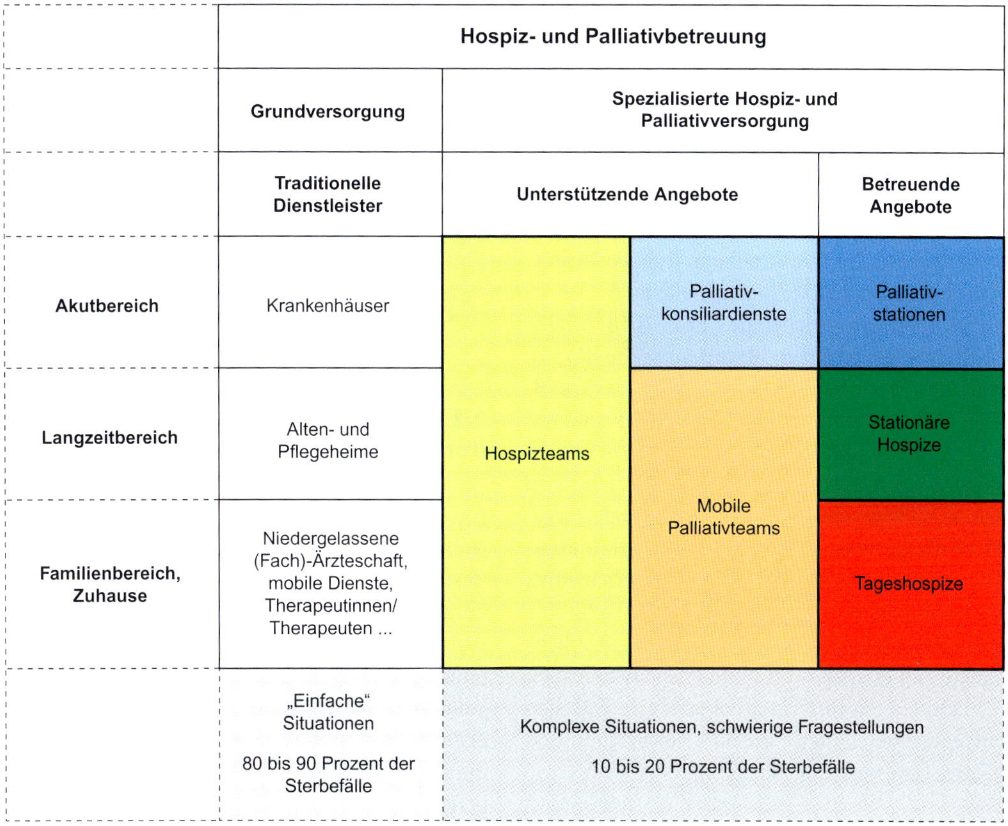

Abb. 1.9 Abgestufte Hospiz- und Palliativversorgung für Erwachsene in Österreich. (Dachverband Hospiz Österreich, www.hospiz.at) [W345/L143]

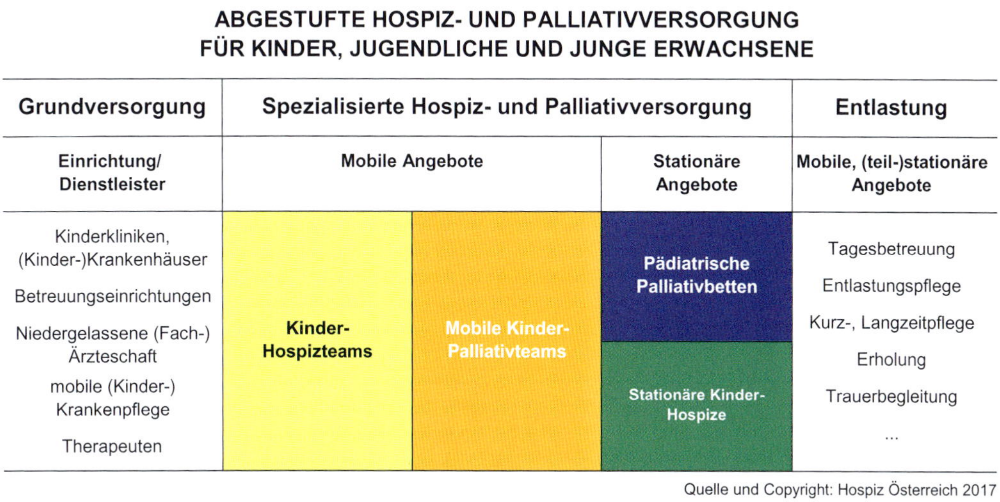

Abb. 1.10 Abgestufte Hospiz- und Palliativversorgung für Kinder, Jugendliche und junge Erwachsene in Österreich. (Dachverband Hospiz Österreich, www.hospiz.at) [W345]

1

Grundversorgung bzw. begleitet von Menschen, die in der Grundversorgung tätig sind. Zu den Einrichtungen gehören z. B. Alten- und Pflegeeinrichtungen oder Krankenhäuser. Zu Hause Sterbende werden oft von Hausärzten, mobilen Pflegediensten, 24-Stunden-Betreuungen und mobilen therapeutischen Berufsgruppen begleitet. Wichtig ist daher, dass auch in Krankenhäusern, Alten- und Pflegeeinrichtungen und in der mobilen Hauskrankenpflege die Hospizkultur und Palliative Care Einzug halten.

Es gibt ein österreichweites Projekt für Alten- und Pflegeeinrichtungen, damit auch die dort zu pflegenden Menschen nach Palliative-Care-Grundsätzen betreut werden. Die Einrichtungen sind angehalten, ihre Strukturen dahingehend zu verändern. Seit 2009 haben fast 200 der ca. 800 österreichischen Alten- und Pflegeheime und zahlreiche mobile Pflegedienste diesen zwei- bis dreijährigen Fortbildungs- und Organisationsentwicklungsprozess durchlaufen und annähernd 15.000 Personen haben bereits eine 40-stündige Weiterbildung absolviert [13]. Ähnliche Projekte gibt es auch für mobile Pflegedienste. Seit 2024 läuft ein Pilotprojekt an oberösterreichischen Krankenhausabteilungen, wie dort Hospizkultur und Palliative Care Einzug halten kann.

Finanzierung von Hospiz- und Palliativleistungen

Seit 2022 gibt es in Österreich das **Hospiz- und Palliativfondsgesetz (HosPalFG).** Danach werden die Kosten für Hospiz- und Palliativleistungen zu je einem Drittel vom Bund, von den Bundesländern und der Sozialversicherung getragen. Im Rahmen dieses neuen Gesetzes wurden auch Qualitätskriterien (Bildung der Mitarbeitenden, relevante Berufsgruppen und Ausstattung der Einrichtungen) neu verhandelt Diese Qualitätskriterien wurden Ende 2022 veröffentlicht und sind für spezialisierte Hospiz- und Palliativeinrichtungen bindend [14].

Fort- und Weiterbildung in Österreich ➤ 1.3.2

MERKE

Hilfreiche Adressen

- **Dachverband Hospiz Österreich,** www.hospiz.at: allgemeine Informationen zu Hospiz- und Palliativversorgung, Finden von Hospiz- und Palliativeinrichtungen, Broschüren für An- und Zugehörige u. a.
- **Österreichische Palliativgesellschaft (OPG),** www.palliativ.at: interdisziplinäre wissenschaftliche Fachgesellschaft mit z. B. Informationen zu Arbeitsgruppen, Fortbildungen, Kongressen, Leitlinien und für Spezialisten relevante Themen.
- **Universitätslehrgang Palliative Care,** www.ulg-palliativecare.at: Informationen zum Universitätslehrgang (Level I–III). Die erste Stufe (Basislehrgang) ist die Grundvoraussetzung für die Arbeit in der spezialisierten Hospiz- und Palliativversorgung.

1.2.3 Organisation der Palliative Care in der Schweiz

Die Bestrebung, Hospiz- und Palliativstrukturen zu etablieren, ging in der Schweiz von Fachpersonen im Gesundheitswesen aus, die sich gegen eine alleinige kurative Sichtweise wandten. 1975 wurde in Montréal die erste Spitalabteilung für Palliativpflege eröffnet und 1988 die Schweizerische Gesellschaft für Palliative Medizin, Pflege und Begleitung (SGPMP) gegründet, die heute als **palliative.ch** schweizweit die meisten Akteure verbindet und Informationen bereitstellt. Sie veröffentlichte 2001 die erste nationale Strategie für Palliative Care (Freiburger Manifest) und 2006 die medizinisch-ethischen Richtlinien der Palliative Care.

Es gibt in der Schweiz wenig Abgrenzung zu der seit 1942 erlaubten Freitodbegleitung (Suizidassistenz), die meist durch Freiwillige der Organisationen Dignitas und EXIT durchgeführt wird. Die meisten Schweizer begrüßen die Möglichkeit eines selbstbestimmten Sterbens. So ist die schweizweit tätige Organisation **palliacura** (früher: Stiftung für Schweizerische EXIT-Hospize) eine Initiative des Vereins EXIT. palliacura fördert Institutionen, die auf dem Gebiet der palliativen Medizin und Pflege tätig sind, sowie Forschungs- und Ausbildungsprojekte im den Bereichen Palliativmedizin und Sterbehilfe und setzt sich für die bessere Ausbildung von Ärzten und Pflegefachpersonen in der Palliative Care ein.

Durch die **Nationale Strategie Palliative Care 2010–2012** und **Nationale Strategie 2013–2015** wurde die Palliativarbeit auch in der Schweiz zu einer Pflichtleistung der Krankenkassen mit Unterstützung der Landesinstitutionen.

Spezialisierte stationäre Palliative Care (SSPC)

Die **spezialisierte stationäre Palliative Care (SSPC)** und damit die Akutversorgung erfolgt in der Schweiz vollstationär im Spital/Akutspital oder teilstationär im Ambulatorium. Der Versorgungsauftrag ist hier in der Regel die Sicherung der weiteren Versorgung. Die personelle Ausstattung ist besser und das stationäre Umfeld wohnlicher als auf anderen Stationen. Die Kosten werden durch die Krankenversicherungen mit einer Selbstbeteiligung für 14 Tage abgedeckt, danach müssen sie von den Betroffenen selbst getragen werden. Insgesamt existieren 34 Palliativstationen in der Schweiz [18].

Spezialisierte mobile Palliative-Care-Dienste (MPD)

Die **spezialisierte mobile Palliative Care (MPD)** wird durch mobile Palliativdienste durchgeführt, die unterschieden werden in

- palliative spitalinterne Konsiliardienste und
- mobile, ambulante spitalexterne Palliativdienste.

Von den 20 MPD der Schweiz arbeiten jeweils sechs Dienste entweder im Spital oder extern, die anderen acht in beiden Settings gleichzeitig [18]. Diese MPD sind mit fachweitergebildeten Mitarbeitenden multiprofessionell organisiert und unterstützen bzw. ergänzen außerhalb der Spitäler die ambulanten Dienste der Standardversorgung (Spitex), ärztliche Praxen und die Langzeitpflege.

Palliativversorgung im Hospiz und in der Langzeitpflege

Hospize sind auch in der Schweiz pflegerisch geleitete Einrichtungen, in die Menschen aus der Häuslichkeit, dem Spital oder anderen Einrichtungen überwiesen werden können. Die Kosten werden zum Teil von den Krankenversicherungen und staatlichen Organisationen übernommen. Die Selbstbeteiligung ist jedoch hoch, da die Hospize als Langzeitpflegeeinrichtungen gelten und auch häufig in diese integriert sind. Die sog. Hotelleriekosten sind wie in der deutschen Langzeitpflege privat zu tragen. Durch eine Mitgliedschaft im **Dachverband Hospize Schweiz** mit monatlichen Beiträgen kann die Selbstbeteiligung vermieden werden.

Die spezialisierte ambulante Palliativversorgung in den Langzeitpflegeeinrichtungen wird auch durch die mobilen palliativen Dienste (s. oben) erbracht. Die MPD versorgen die Betroffenen zur Unterstützung und Stabilisation der dortigen Versorgung.

Pädiatrische Palliative Care (PPC)

Die **pädiatrische Palliative Care (PPC)** wird wie folgt sichergestellt:

- In der Schweiz existieren insgesamt drei Kinderspitäler, aber keine Kinderhospize. Die pädiatrische stationäre Palliativversorgung wird somit durch die Spitäler erbracht.
  Ambulant werden Kinder, Jugendliche und junge Erwachsene mit ihren Familien durch sechs pädiatrische Palliativdienste (Kinderspitex) versorgt, die wie die spezialisierten mobilen Palliativdienste multiprofessionell organisiert sind.

Fort- und Weiterbildung in der Schweiz ➤ 1.3.3

MERKE

Hilfreiche Adressen

- **palliative.ch,** www.palliative.ch: Die Organisation engagiert sich in allen Bereichen der Palliative Care, sowohl für Betroffene als auch für berufliche Akteure.
- **Dachverband Hospize Schweiz,** www.hospize.ch: Engagiert sich für alle Menschen, die ein Hospiz brauchen, und setzt sich für die qualitative und nachhaltige Entwicklung der Hospize in der Schweiz ein.
- **Pädiatrisches Palliative Care Netzwerk Schweiz (PPCN CH),** www.palliative.ch/de/was-wir-tun/netzwerke/ppcn: Netzwerk aus allen Fachrichtungen und Institutionen von Palliative Care mit dem Ziel, die palliativen Angebote für Kinder und Jugendliche auszudehnen.

Palliative Care in Liechtenstein

Liechtenstein ist als Kleinstaat mit weniger als 40.000 Einwohnern in den Möglichkeiten einer spezialisierten Palliativversorgung nachvollziehbarerweise eingeschränkt. Das Land hält in drei Kliniken (Spitälern) 89 Betten für die Palliativversorgung vor, in den sieben

1

Langzeitpflegeeinrichtungen sind es 311 Plätze [20]. Der landesweit tätige Verein **Palliativ-Netz Liechtenstein** bringt die verschiedenen Akteure (Hospizdienste, Pflegeeinrichtungen, Kliniken, Ärztekammer und Kirche) zusammen.

In der ambulanten Palliativversorgung und Hospizversorgung kooperiert Liechtenstein hauptsächlich mit der Schweiz, wobei die Zahl der Menschen aus Liechtenstein in den Hospizen im einstelligen Bereich liegt und mit hoher Selbstbeteiligung belastet ist. Das zusätzliche Engagement der Einrichtungen erfolgt ehrenamtlich oder ist durch Spenden finanziert, Betroffene können zudem die Kostenübernahme für spezielle Leistungen bei der Regierung beantragen.

MERKE

Hilfreiche Adresse

Palliativ-Netz Liechtenstein, www.palliativ-netz.li: 2012 gegründeter Verein, der die palliativen Strukturen in Lichtenstein fest und dauerhaft im Gesundheitswesen verankern will. Er arbeitet auf der politischen, medizinisch-pflegerischen Ebene und unterstützt Betroffene und ihre Angehörigen.

LITERATUR

1. Heinrich Pera Hospiz. Hospizgeschichte in Halle. Aus: www.hospiz-halle.de/unser-haus/geschichte (letzter Zugriff: 20.5.2024).
2. Sozialgesetzbuch V, § 39a, Abs. 2. www.gesetze-im-internet.de/sgb_5/__39a.html (letzter Zugriff: 1.5.2025).
3. Deutscher Hospiz- und PalliativVerband. Ambulante Hospizarbeit. Aus: www.dhpv.de/themen_ambulante-hospizarbeit.html (letzter Zugriff: 20.5.2024).
4. Deutscher Hospiz- und PalliativVerband. Stationäre Hospize. Aus: www.dhpv.de/themen_teil-stationaere-hospize.html (letzter Zugriff: 20.5.2024).
5. Deutscher Hospiz- und PalliativVerband. Kinder- und Jugendhospizarbeit. Aus: www.dhpv.de/themen_kinder-jugend-hospizarbeit.html (letzter Zugriff: 20.5.2024).
6. Gemeinsamer Bundesausschuss (G-BA). Richtlinie des Gemeinsamen Bundesausschusses zur Verordnung von spezialisierter ambulanter Palliativversorgung (Spezialisierte Ambulante Palliativversorgungs-Richtlinie/SAPV-RL). 2022. Aus: www.g-ba.de/richtlinien/64 (letzter Zugriff: 20.5.2024).
7. Medizinischer Dienst des Spitzenverbandes Bund der Krankenkassen, GKV-Spitzenverband. Spezialisierte ambulante Palliativversorgung (SAPV) und stationäre Hospizversorgung. Begutachtungsanleitung Richtlinie des GKV-Spitzenverbandes nach § 282 SGB V. 2019. Aus: www.gkv-spitzenverband.de/media/dokumente/krankenversicherung_1/hospiz_palliativversorgung/20190213_BGA_SAPV_und_stationare_Hospizversorgung_final.pdf (letzter Zugriff: 20.5.2024).
8. Deutscher Hospiz- und PalliativVerband. Zahlen zur Hospiz- und Palliativarbeit. Aus: www.dhpv.de/zahlen_daten_fakten.html#:~:text=Es gibt 403 Teams der,%2C Stand 03.03.2023 (letzter Zugriff: 20.5.2024).
9. Deutscher Hospiz- und PalliativVerband. Stationäre Pflegeeinrichtungen. Aus: www.dhpv.de/themen_stationaere-pflegeeinrichtungen.html (letzter Zugriff: 20.5.2024).
10. Gesundheit Österreich GmbH, Bundesministerium für Gesundheit. Abgestufte Hospiz- und Palliativversorgung für Erwachsene. 2014. Aus: www.hospiz.at/wordpress/wp-content/uploads/2016/05/broschuere_hospiz-_und_palliativversorgung_1_12_2014.pdf (letzter Zugriff: 20.5.2024).
11. Garralda E et al. EAPC Atlas of Palliative Care in Europe 2025. Vilvoorde: EAPC Press. Aus: https://dadun.unav.edu/entities/publication/b7868dba-dcdb-40a8-bf30-72c1635b6e18 (letzter Zugriff: 4.6.2025).
12. Hospiz Österreich (Hrsg.). Hospiz- und Palliative Care in Österreich 2020. Datenbericht der spezialisierten Hospiz- und Palliativeinrichtungen, der Bildungsarbeit sowie der Projekte in der Grundversorgung. 2021. Aus: www.hospiz.at/wordpress/wp-content/uploads/2022/02/HOSPIZ_datenerhebung_12-21_202112.pdf (letzter Zugriff: 29.5.2025).
13. Hospiz Österreich. HPC in Alten- Und Pflegeheimen. 2024. Aus: www.hospiz.at/fachwelt/hospiz-und-palliative-care-in-der-grundversorgung/hpc-in-alten-und-pflegeheimen (letzter Zugriff: 20.5.2024).
14. Gesundheit Österreich GmbH. Arbeiten im Rahmen der Umsetzung des Hospiz- und Palliativfondsgesetzes. 2025. Aus: https://goeg.at/umsetzung_hospalfg (letzter Zugriff: 4.6.2025).
15. Hospiz- und Palliativfondsgesetz sowie Änderung des Allgemeinen Sozialversicherungsgesetzes, des Gewerblichen Sozialversicherungsgesetzes, des Bauern-Sozialversicherungsgesetzes und des Beamten-Kranken- und Unfallversicherungsgesetzes (NR: GP XXVII RV 1290 AB 1332 S. 143. BR: 10882 AB 10905 S. 938.). 2022.
16. Palliaruca. Was ist palliacura? Aus: https://palliacura.ch/ (letzter Zugriff: 20.5.2024).
17. Bundesamt für Gesundheit und Schweizerische Konferenz der kantonalen Gesundheitsdirektorinnen und -direktoren. Nationale Strategie Palliative Care 2013–2015. Bern: Bundesamt für Gesundheit (BAG), 2012. Aus: www.bag.admin.ch/dam/bag/de/dokumente/nat-gesundheitsstrategien/strategie-palliative-care/nationale-strategie.pdf.download.pdf/07_D_Nationale_Strategie_Palliative_Care_2013-2015.pdf (letzter Zugriff: 20.5.2024).
18. Knupp R, Benninger E, Gurtner Vontobel R. Schweizerischer Bericht zu den Palliative-Care-Versorgungsstrukturen 2021. Daten der zertifizierten Institutionen (2021). 2022. Aus: www.palliative.ch/public/dokumente/was_ist_palliative_care/palliative_care_schweiz/palliative.ch_Strukturdaten_2021_Bericht_D.pdf (letzter Zugriff: 20.5.2024).

19. palliative.ch. Interdisziplinäre Weiterbildung. Aus: www.palliative.ch/de/was-wir-tun/bildung-und-weiterbildung/interdisziplinaere-weiterbildung (letzter Zugriff: 20.5.2024).
20. Liechtensteinische Landesverwaltung. Gesundheitsversorgung. 2024 Aus: www.statistikportal.li/de/themen/gesundheit/gesundheitsversorgung (letzter Zugriff: 20.5.2024).
21. Together for Short Lives. A Guide to Children's Palliative Care. Supporting babies, children and young people with life-limiting and life-threatening conditions and their families. 4th ed. 2018. Aus: www.togetherforshortlives.org.uk/app/uploads/2018/03/TfSL-A-Guide-to-Children's-Palliative-Care-Fourth-Edition-5.pdf (letzter Zugriff: 28.5.2025).

1.3 Aus-, Fort- und Weiterbildung

Nadja Heiermann, Andreas Wille

10. Kernkompetenz nach EAPC

Selbstgewahrsein und fortlaufende professionelle Entwicklung

- Fortlaufende Weiterbildung und Entwicklung sind Grundvoraussetzung für die Arbeit in der Palliative Care.
- Ein Teil der persönlichen Entwicklung und des Lernprozesses ist dem Selbstgewahrsein gewidmet, d. h. dem Verständnis der eigenen Grenzen, um rechtzeitig andere einzubinden, wenn das im Interesse von Patienten und deren An- und Zugehörigen ist.
- Mitarbeitende in der Palliative Care wissen um die Belastungen und kennen Wege zur Stärkung der Belastungsfähigkeit und der Regeneration sowie zur Vermeidung eines Burn-outs.
- Mitarbeitende in der Palliative Care kennen Fort- und Weiterbildungsmöglichkeiten in diesem Bereich und nutzen diese.

Zusammenarbeit der Berufsgruppen ➤ 1.5

DEFINITION

Ausbildung, Berufsausbildung: Ausbildung in einem staatlich anerkannten oder geregelten Ausbildungsberuf. Es gelten bundeseinheitliche Rechtsvorschriften, die im Berufsbildungsgesetz (BBiG) und der Handwerksordnung (HwO) festgeschrieben sind. Die Ausbildung muss nach der jeweiligen Ausbildungsordnung erfolgen und ist in der Regel dual, d. h., sie findet im Betrieb und in der Berufsschule statt.
Fortbildung: Qualifizierung, um sich im ausgeübten Beruf fortzubilden. Die vorhandene Qualifikation soll erhalten, erweitert oder auf dem neuesten Stand gehalten werden, um auch zukünftig die Position erfolgreich ausfüllen zu können. Meist kürzerer Fortbildungszeitraum und geringere Stundenzahl.
(Berufliche) Weiterbildung: Zusätzliche Qualifizierung, die den beruflichen Handlungsspielraum über die bisherige Ausbildung hinaus erweitert. Meist längere Qualifizierung bzw. größere Stundenzahl (Monate bis Jahre), schließt häufig mit einer Prüfung ab.
Die Begriffe Weiter- und Fortbildung werden nicht trennscharf verwendet.

Die Versorgung schwerstkranker und sterbender Menschen im palliativen Kontext fordert ein hohes Maß an spezifischer Professionalität und damit die Bereitschaft, sich in diesem Bereich fort- und weiterzubilden. Akteure in der Palliative Care benötigen für die ganzheitliche Arbeit am und mit dem Patienten, dessen Zu- und Angehörigen sowie die multidisziplinäre Arbeit im Team spezielles Fachwissen und Fertigkeiten.

In Deutschland, Österreich und Schweiz ist die **Fort- und Weiterbildung** in der **Palliative Care** ein fester Bestandteil und Voraussetzung für die Palliativversorgung.

1.3.1 Aus-, Fort- und Weiterbildung in Deutschland

Die Deutsche Gesellschaft für Palliativmedizin (DGP) und der Deutsche Hospiz- und Palliativverband (DHPV) betonen in der **Charta zur Betreuung schwerstkranker und sterbender Menschen** (➤ 1.1.5), dass jeder Mensch ein Recht auf ein Sterben unter würdigen Bedingungen hat. **Leitsatz 3 der Charta** befasst sich mit den Anforderungen an die Aus-, Weiter- und Fortbildung. Damit wird die Qualifizierung und Qualitätssicherung der Fachkräfte der beteiligten Berufsgruppen gesichert, um den besonderen Anforderungen der palliativen Arbeit gerecht zu werden.

MERKE

Charta zur Betreuung schwerstkranker und sterbender Menschen – Leitsatz 3

Anforderungen an die Aus-, Weiter- und Fortbildung

Jeder schwerstkranke und sterbende Mensch hat ein Recht auf eine angemessene, qualifizierte und bei Bedarf multiprofessionelle Behandlung und Begleitung. Um diesem gerecht zu werden, müssen die in der Palliativversorgung Tätigen die Möglichkeit haben, sich weiter zu qualifizieren, um so über das erforderliche Fachwissen, notwendige Fähigkeiten und Fertigkeiten sowie eine reflektierte Haltung zu verfügen. Für diese Haltung bedarf es der Bereitschaft, sich mit der eigenen Sterblichkeit sowie mit spirituellen und ethischen Fragen auseinanderzusetzen. Der jeweils aktuelle Erkenntnisstand muss in die Curricula der Aus-, Weiter- und Fortbildung einfließen. Dies erfordert in regelmäßigen Zeitabständen eine Anpassung der Inhalte.

Wir werden uns dafür einsetzen, dass der Umgang mit schwerstkranken und sterbenden Menschen thematisch differenziert und spezifiziert in die Aus-, Weiter- und Fortbildung der Beteiligten in den verschiedensten Bereichen integriert wird. [1]

Ziel der Weiterbildungsangebote im Bereich der Palliative Care ist, sich im geschützten Rahmen den Themen Sterben, Tod und Trauer zu stellen und die fachliche Kompetenz zu erweitern. Die Auseinandersetzung mit der eigenen psychischen Belastung sowie der Umgang mit spirituellen Fragestellungen geben Sicherheit, um in zukünftigen Situationen ganzheitlich und individuell vorgehen zu können.

Palliative Care in der Ausbildung zur Pflegefachfrau/-mann

In § 5 Ausbildungsziel Abs. 2 des Pflegeberufegesetzes (PflBG) für die **Ausbildung zur Pflegefachfrau, Pflegefachmann** ist die Begleitung Sterbender formuliert. In Anlage 2der Ausbildungs- und Prüfungsverordnung (PflAPrV) (Kompetenzen für die staatliche Prüfung zur Pflegefachfrau, Pflegefachmann) werden u. a. folgende Kompetenzen gefordert:

„Die Absolventinnen und Absolventen […]

- I. 3d) *gestalten einen individualisierten Pflegeprozess bei schwerstkranken und sterbenden Menschen aller Altersstufen in verschiedenen Handlungsfeldern und integrieren die sozialen Netzwerke in das Handeln“*
- I. 3e) *begleiten und unterstützen schwerstkranke Menschen aller Altersstufen sowie nahe Bezugspersonen in Phasen des Sterbens, erkennen und akzeptieren deren spezifische Bedürfnisse und bieten Unterstützung bei der Bewältigung und Verarbeitung von Verlust und Trauer an“*
- I. 3 f.) *informieren schwerstkranke und sterbende Menschen aller Altersstufen sowie deren Angehörige zu den spezifischen Schwerpunkten aller Versorgungsangebote“* [2]

Das bedeutet, Palliative Care nimmt im Rahmen der Pflegeausbildung einen großen theoretischen wie praktischen Stellenwert ein, wenngleich ein Einsatz in einem Hospiz oder auf einer Palliativstation nicht vorgeschrieben ist. Angehende Pflegefachpersonen werden aber in den meisten pflegerischen Handlungsfeldern mit chronischer Krankheit, Sterben und Tod konfrontiert und deshalb in der Ausbildung darauf vorbereitet.

Fort- und Weiterbildungen in der Palliative Care

Die **Fort- und Weiterbildungen in der Palliative Care** richten sich an verschiedene Professionen und Gruppen (Ehrenamtliche, Hospizbegleiter, Palliativmediziner, Pflegefachpersonen, therapeutische Berufe etc.), die sich in diesem Bereich spezialisieren wollen. Entsprechend müssen die Anforderungsprofile in der Gestaltung der Weiterbildungen differenziert werden – auch aufgrund der Vorausbildungen. Übergeordnet richten sich folgende Inhalte an alle Professionen:

- Kenntnisse, Erfahrungen, Fertigkeiten in der Gesprächsführung sowie die Beratung und Unterstützung von Schwerstkranken, Sterbenden und deren Zu- und Angehörigen
- Prophylaxe und Wahrnehmung von Überlastungssyndromen, Integration existenzieller und spiritueller Aspekte, Indikationsstellung für kurative und palliative Maßnahmen wie Schmerz- und Symptombehandlung
- Psychosoziale Begleitung, Arbeiten im multiprofessionellen Team
- Im Besonderen der Umgang und die Auseinandersetzung mit Sterben, Tod und Trauer und den dazugehörigen kulturellen Dimensionen

Die Deutsche Gesellschaft für Palliativmedizin (DGP) ist als wissenschaftliche Fachgesellschaft daran interessiert, einheitliche Qualitätsstandards für die Versorgung von schwerstkranken und sterbenden Menschen zu erstellen, auch indem sie Fort- und Weiterbildungsangebote zertifiziert. Ebenso ist der Deutsche Hospiz- und Palliativverband (DHPV) an der Erstellung von Curricula für Fort- und Weiterbildungen beteiligt. Die Curricula der spezifischen Weiterbildungen wurden u. a. für folgende Berufsgruppen erarbeitet:

- Pflegefachpersonen
- Therapeutische Berufsgruppen
- Psychologen
- Psychosoziale Berufsgruppen
- Ärzte

Sie bauen auf der Basis der qualifizierten Berufsausbildung auf. So entsprechen diese „den gesetzlichen Anforderungen der ambulanten und stationären Hospizarbeit und Palliativmedizin gemäß §§ 39 a I S.4, II S.6, 132d i. V. m. §37b SGB V“ [3, S. 2].

Mithilfe der kompetenzbasierten, berufsgruppenunabhängigen **Matrix zur Erstellung von Curricula für die Weiterbildung in Palliative Care/Palliativmedizin (KoMPaC)** werden unterschiedliche Bildungsniveaus abgebildet und gemeinsame Kompetenzen der unterschiedlichen Professionen dargestellt (➤ Abb. 1.11).

MERKE

Deutscher Qualifikationsrahmen (DQR) für lebenslanges Lernen

Der DQR beschreibt auf acht Niveaus fachliche und personelle Kompetenzen, die in der allgemeinen, der beruflichen und der hochschulischen Bildung erworben werden können:

- **Fachkompetenz** (Fähigkeit und Bereitschaft, Aufgaben- und Problemstellungen eigenständig, fachlich

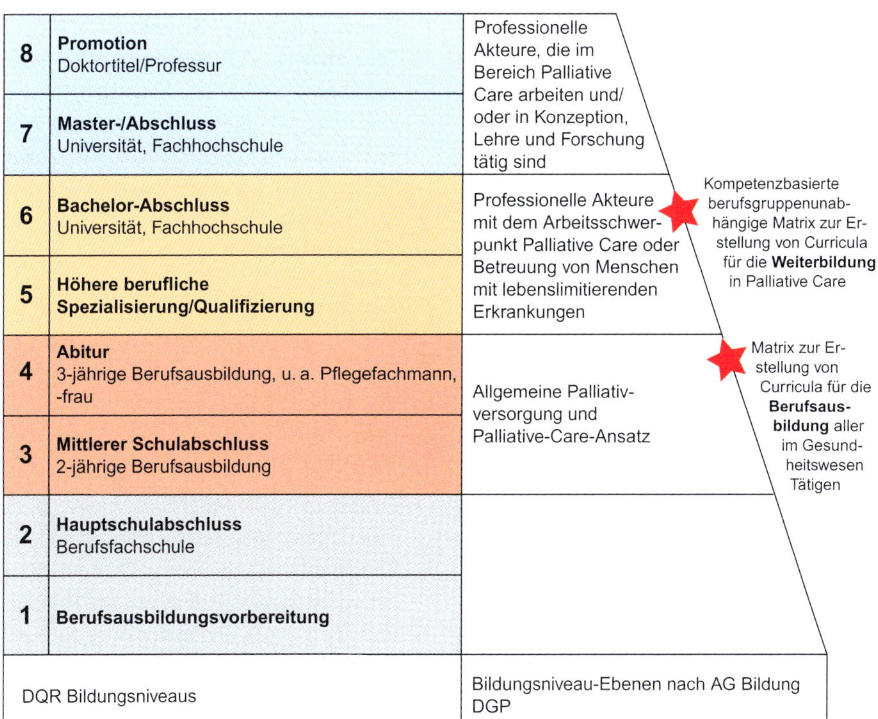

Abb. 1.11 Kompetenzbasierte berufsgruppenunabhängige Matrix zur Erstellung von Curricula für die Weiterbildung in Palliative Care/Palliativmedizin (KoMPaC, mod. nach Deutsche Gesellschaft für Palliativmedizin [4]). Die Matrix orientiert sich am Deutschen Qualifikationsrahmen (DQR) für lebenslanges Lernen als auch an der European Association of Palliative Care (EAPC). [L143]

angemessen, methodengeleitet zu bearbeiten und das Ergebnis zu beurteilen) – unterteilt in:
– Wissen/Kenntnisse (in der Tiefe und Breite)
– Fertigkeiten (= Wissen anwenden und Know-how einsetzen, um Aufgaben auszuführen und Probleme zu lösen); sowohl kognitive Fertigkeiten (logisches, intuitives und kreatives Denken) als auch praktische Fertigkeiten (Geschicklichkeit und Verwendung von Methoden, Materialien, Werkzeugen)

- **Personale Kompetenzen** (Fähigkeit und Bereitschaft, sich weiterzuentwickeln und das eigene Leben beständig und verantwortlich im jeweiligen sozialen, kulturellen bzw. beruflichen Kontext zu gestalten) – unterteilt in:
  – Sozialkompetenz (Fähigkeit und Bereitschaft, zielorientiert mit anderen zusammenzuarbeiten, deren Interessen und soziale Situationen zu erfassen, sich mit ihnen rational und verantwortungsbewusst auseinanderzusetzen und zu verständigen sowie die Arbeits- und Lebenswelt mitzugestalten, u. a. Teamfähigkeit, Führungsfähigkeit, Mitgestaltung und Kommunikation)
  – Selbstständigkeit (Fähigkeit und Bereitschaft, eigenständig und verantwortlich zu handeln, eigenes und das Handeln anderer zu reflektieren und die eigene Handlungsfähigkeit weiterzuentwickeln, u. a. Eigenständigkeit, Verantwortungsübernahme, Reflexivität, Lernbereitschaft)

Durch den DQR können Bildungseinrichtungen, Anbieter von Fort- und Weiterbildungen Curricula, Lehrpläne, Prüfungsordnungen etc. bei der Bund-Länder-Koordinierungsstelle DQR einreichen und die Aus-, Fort- und Weiterbildung einem Niveau zuordnen lassen.

Die **zehn interdisziplinären Kernkompetenzen der Palliativversorgung** sind im „Weißbuch" der **European Association for Palliative Care (EAPC)** beschrieben: www.dgpalliativmedizin.de/images/KoMPaC_webversion-ÜA.PDF. Diese richten sich vor allem an Fachpersonen, die einen Palliative-Care-Ansatz bei ihrer Arbeit verfolgen oder im Bereich der allgemeinen Palliativversorgung arbeiten.

Dreistufiges Programm der Aus- und Weiterbildung nach EAPC

Die EAPC benennt ein **dreistufiges Rahmenprogramm** der Aus- und Weiterbildung:

1. **Palliative-Care-Ansatz:** Umsetzung von Palliative-Care-Methoden und Prozeduren in Einrichtungen, die nicht auf Palliative Care spezialisiert sind. Er ist z. B. bedeutsam für Hausärzte und Teams in Krankenhäusern und Pflegeeinrichtungen. Der Palliative-Care-Ansatz kann in der Grundausbildung in Gesundheits-, Therapie-, sozialen und Pflegeberufen oder im Rahmen von kontinuierlichen Fortbildungen vermittelt werden.
2. **Allgemeine Palliativversorgung:** Diese wird von professionellen Kräften der Grundversorgung und Spezialisten erbracht, die Menschen mit lebenslimitierenden Erkrankungen behandeln, aber auch von Fachkräften, die häufiger an einer Palliativversorgung beteiligt sind (z. B. Onkologen, Pflegefachpersonen auf onkologischen Stationen, Fachpersonen in der Geriatrie), deren Hauptfokus aber nicht die Palliative Care ist – sie brauchen ein Basiswissen in Palliative Care. Dieses wird – abhängig von der Berufsgruppe – im Rahmen der beruflichen Grundausbildung oder einer postgraduierten Weiterbildung erworben oder im Rahmen der kontinuierlichen Fort- und Weiterbildung. Sie benötigen einen Basiskurs Palliative Care für Pflegende (➤ Abb. 1.1).
3. **Spezialisierte Palliativversorgung:** Sie wird von Diensten erbracht, deren Hauptaktivität die Palliativversorgung ist, d. h., diese Dienste versorgen Menschen mit komplexen und schwierigen Bedürfnissen. Die dort tätigen Fachpersonen benötigen eine höhere Ebene der Ausbildung in Palliative Care, die auf einem postgraduierten Niveau gelehrt oder durch berufliche Weiterbildung erreicht und durch kontinuierliche Fortbildung erhalten wird. Der Abschluss lautet „Fachkraft Palliative Care" (➤ Abb. 1.1).

Qualitätskriterien für die Umsetzung der Curricula beziehen sich auf die Rahmenbedingungen und Kursleitung:

- Erfahrene Kursleitung: Diese muss u. a. über eine abgeschlossene Berufsausbildung im jeweiligen Berufsfeld und mindestens über eine Basisqualifikation im Bereich Palliative Care/Palliativmedizin und Praxiserfahrung in der Hospizarbeit, der Palliative Care oder Palliativmedizin verfügen.
- Teilnahme in Präsenz.
- Sechsmonatige Kursdauer mit mehrteiligen Kursangeboten (120–160 Unterrichtseinheiten).
- Zwischen den Unterrichtseinheiten erfolgt die Umsetzung des Gelernten.

Es gibt auch Basiskurse von je 40 Unterrichtseinheiten, die maximal in zwei Teile gesplittet werden sollten, damit der Prozess der Gruppendynamik ermöglicht werden kann.

Bildungswege in der Palliative Care

➤ Abb. 1.12 zeigt die verschiedenen Bildungswege in der Palliative Care in Deutschland.

Weitere Professionalisierungsmöglichkeiten in der Hospiz- und Palliativversorgung wie ein Diplom oder auch Masterstudiengänge in Palliative Care werden angestrebt oder sind schon umgesetzt. So soll wissenschaftliches Arbeiten in die palliative Versorgung integriert und disziplinübergreifend als auch berufsgruppenspezifisch weiterentwickelt werden. Diese Qualifikationsangebote sind bislang rechtlich nicht verpflichtend, werden allerdings den Anforderungen und dem Weg der Akademisierung der Profession gerecht.

Die Bildungsmöglichkeiten in der Palliativversorgung und Hospizarbeit umfassen auch die Ebene **außerhalb einer beruflichen Grundqualifizierung.** So vermitteln diese Bildungsangebote ohne berufsqualifizierenden Abschluss Themen des palliativen Kontexts und befähigen die Teilnehmenden beispielsweise für das Ehrenamt.

Sonstige Angebote ohne berufsqualifizierenden Abschluss:

- Grund- und Aufbau-Kurse für die ehrenamtliche Sterbebegleitung – Hospizbegleiter/-in
- Letzte-Hilfe-Kurse
- Palliativbegleiter/-in

Anforderungen an die Qualifikation von Leistungserbringern in der Palliativversorgung gemäß S3-Leitlinie

Die „Erweiterte S3-Leitlinie Palliativmedizin für Patienten mit einer nicht heilbaren Krebserkrankung“

7 8	**Studium** Aufbau	**Diplom Palliative Care/Palliativmedizin**		**Masterstudiumgang** Palliative Care		**Und andere ...**				
6 5	**Weiterbildung** fach-/professionsspezifisch	**Fallseminare Palliativmedizin** (alternativ 6 Mon. bei Weiterbildern)	**Palliative Care für Pflegefachberufe**	**Pädiatrische Palliativversorgung**	**Palliative Care für Soziale Arbeit**	**Palliative Care für therapeutische Berufsgruppen**	**Palliative Care für Psychologen**	**Palliative Care – Weiterbildung in der Assistenz und Pflege von Menschen mit intellektueller, komplexer und/oder psychischer Beeinträchtigung**	**Vertiefungs-Module** inter-, transprofessionell	**Kursleiter** **Moderator** Curriculum Palliative Praxis
	Basiswissen Palliative Care	40 Std. Weiterbildung		Modul 1 Palliative Care multiprofessionell		• Palliative Care für bestimmte Zielgruppen • Modul 1: Palliative Care spezifisch für bestimmte Zielgruppen • Modul 1: Pädiatrie • Sensibilisierungsmodule inter-, transprofessionell				
4 3	**Ausbildung/Grundstudium**	**Ärzte**		**Pflegefachpersonen** Rahmenpläne nach § 53 PflBG		**Physiotherapeuten** **Sozialarbeiter Sozialpädagogen**		**Seelsorger** **Logopäden**	**Psychologen** **Ergotherapeuten**	**Kunsttherapeuten** **Andere**
DQR*	Bildungswege in der Palliative Care/Palliativmedizin AG Bildung DGP									

Abb. 1.12 Aus-, Fort- und Weiterbildungsmöglichkeiten in der Palliativversorgung in Deutschland (mod. nach Deutsche Gesellschaft für Palliativmedizin [5]). *DQR steht hier für die Bildungsniveaus des Deutschen Qualitätsrahmens. [L143]

[8] definiert die Basis- und die spezialisierte Qualifikation, damit für Leistungserbringer in der Palliativversorgung mehr Klarheit besteht (➤ Abb. 1.12).

- **Basisqualifikation Palliative Care:** Sie ist für Pflegefachpersonen und andere Mitarbeitende gedacht, die Menschen in der letzten Lebensphase betreuen, z. B. in der Onkologie. In 40 UE werden Basiskenntnisse vermittelt, um Menschen am Lebensende hilfreich und achtsam betreuen und begleiten zu können. Die benötigten Kenntnisse werden in der Ausbildung als auch in einer Fortbildung erworben, u. a. durch Kurse unterschiedlicher Länge, aber auch durch mehrjährige Berufserfahrung im Umgang mit schwerstkranken und sterbenden Patienten erworben. Das Resultat ist eine Basis an Wissen sowie die benötigte Haltung und Fertigkeiten in der Palliativmedizin für die allgemeine Palliativversorgung (APV).
- **Spezialisierte Qualifikation:** In Weiterbildungen für die verschiedenen Berufsgruppen wird mehr theoretisches Wissen erworben. Zusätzlich wird eine mindestens einjährige Tätigkeit in der SPV gefordert, um sich vertiefende palliativmedizinische Kenntnisse, Fertigkeiten und Haltungen, gepaart mit praktischer Erfahrung anzueignen. Die Weiterbildung **Palliative Care für Pflegefachberufe** wird mit 160 Unterrichtseinheiten (UE) angeboten oder in ein (multiprofessionelles) Basismodul mit 40 UE und eine (pflegespezifischen) Erweiterung mit zusätzlichen 120 UE unterteilt. Die Themen werden typischerweise in Blockwochen unterrichtet, die über mindestens 6 Monate verteilt sind. Nur Kurse mit dieser Struktur werden durch die Deutsche Gesellschaft für Palliativmedizin (DGP) zertifiziert und sind Voraussetzung für die Arbeit in der SAPV oder als Leitung eines Hospizes.

Abrechnungsrelevant für Krankenhäuser mit einer spezialisierten stationären palliativmedizinischen Komplexbehandlung *(OPS 8-98e)* ist, dass zumindest die pflegerische Leitung die Weiterbildung in Palliative Care vorzuweisen hat. Darüber hinaus können sich Palliativstationen von der DGP zertifizieren lassen, um nachzuweisen, dass sie die Patienten nach spezifischen und normierten Vergaben versorgen. Voraussetzung ist, dass in jeder Schicht qualifizierte Pflegefachpersonen arbeiten und mehr als 75 % der Pflegefachkräfte über die Qualifikation Palliative Care verfügen [9].

Fachkräfte mit Fort- und Weiterbildung sind im Kontext der Palliativversorgung maßgeblich. Zum Beispiel in der spezialisierten ambulanten Palliativversorgung (SAPV, ➤ 1.2.1). Zu einem spezialisierten interdisziplinären Team (➤ 1.5.1) gehören ausschließlich Palliativ-Ärzte und Pflegefachpersonen mit einer Weiterbildung „Palliative Care".

Inzwischen gibt es auch die Möglichkeit, ein **Masterstudium** im Bereich Palliative Care zu machen. Abhängig von der Hochschule sind die Schwerpunkte und Inhalte unterschiedlich gesetzt, und auch die Zugangsvoraussetzungen können von Hochschule zu Hochschule variieren.

1.3.2 Fort- und Weiterbildung in Österreich

Im österreichischen Gesundheits- und Sozialsystem wurde 1999 systematisch die Hospiz- und Palliativversorgung verankert. Demnach wurde ab 2001 ein flächendeckender Aus- und Aufbau von Palliativstationen in Akutkrankenhäusern vereinbart. Ziel war und ist, die Hospiz- und Palliativbetreuung möglichst breit in der Gesundheitsversorgung zu verankern und damit den notwendigen Bedarf zu decken. Unterstützend sollen spezialisierte Betreuungsangebote in komplexen und schwierigen Situationen die Grundversorgung erweitern.

Hospiz Österreich, der Dachverband der Palliativ- und Hospizeinrichtungen, hat den Auftrag, **die Fort- und Weiterbildung in Österreich** mit dem Ziel Wissensvermittlung *(Knowledge)* auf evidenzbasiertem Niveau und aktuelle Forschungsergebnisse zu diskutieren und weiterzuentwickeln. Der Erwerb von in den Praxisalltag umsetzbaren Fähigkeiten *(Skills)* im Bereich der Symptomlinderung, Befähigung, Rehabilitation sowie Kommunikation und ethische Fragen stehen dabei im Vordergrund. Ein weiteres Ziel ist die Auseinandersetzung mit der eigenen Haltung, dem Aushalten von Ohnmacht, Leid und Trauer, aber auch die Aufrechterhaltung von Selbstachtsamkeit und Hoffnung *(Attitude)* bei der Begleitung von schwer kranken Menschen.

Österreich orientiert sich an dem dreistufigen Bildungskonzept der EAPC (➤ 1.3.1) von 2013 und setzt das Konzept wie folgt um (➤ Abb. 1.13):

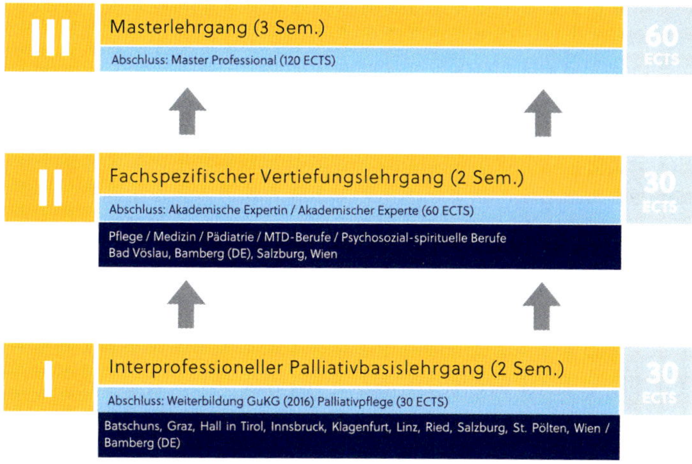

Abb. 1.13 Aufbau der Qualifizierung in Palliative Care in Österreich. [W345]

- Im Gesundheitswesen sind Hospiz und Palliative Care in den Lehrplänen der **Berufsausbildungen** verankert. Etabliert ist die Palliativpflege in der gehobenen Gesundheits- und Krankenpflegeausbildung bereits mit 20 Wochenstunden pro Ausbildungsjahr.
- **Basis-Weiterbildung für Fachpersonen – Interprofessioneller Palliativbasislehrgang (Level I):** Der Lehrgang richtet sich an Fachpersonen, die in der Grundversorgung tätig sind, mit einem berufsbegleitenden, multiprofessionellen Konzept, in dem Ärzte, Pflegefachpersonen, Seelsorger, Psychologen, Mitglieder der therapeutischen Berufe und Ehrenamtskoordinatoren gemeinsam lehren und lernen. Der interdisziplinäre Austausch und die Vernetzung sind wichtige Kurselemente.

MERKE

Basis-Weiterbildung

Ärzte können die Weiterbildung mit dem Diplom „Palliativmedizin" (70 Std.), Pflegefachpersonen mit der Weiterbildung „Palliative Care" (168 Std. und 40 Std. externes Praktikum) abschließen.
Die wichtigsten Ziele der Weiterbildung sind interdisziplinärer Austausch, Vernetzung, kompetenter Umgang mit Sterben und Trauer sowie die Reflexion persönlicher und beruflicher Erfahrungen.

- **Spezialisierte Ausbildung zum Fachexperten in Palliative Care – bis auf Master-Niveau:** Bei diesem dreistufigen, modularen Masterstudiengang wird der Interprofessionelle Palliativbasislehrgang als Level I angerechnet. Bei der weiteren Spezialisierung zum Fachexperten für Palliative Care (Level II) bzw. zum Master (Level III) stehen die evidenzbasierte Wissensvermittlung und Kompetenzerweiterung für hochkomplexe Betreuungssituationen, aber auch Leitungsverantwortung, ethische und kommunikative Herausforderungen sowie die Einführung in das selbstständige wissenschaftliche Arbeiten im Vordergrund. Das Masterstudium Palliative Care wird von Hospiz Österreich, der Paracelsus Medizinischen Universität (PMU) Salzburg und dem Bildungs- und Konferenzzentrum St. Virgil Salzburg gemeinsam organisiert.

MERKE

Akademischer Experte Palliative Care

Level II wird innerhalb von zwei Semestern (30 ECTS) absolviert. Die Berufsgruppen und Fachbereiche studieren teilweise getrennt (Lehrgänge für diplomierte Gesundheits- und Krankenpflegepersonen, Mediziner, interprofessioneller Lehrgang für Palliative Care in der Pädiatrie, interprofessioneller Lehrgang für psychosozial-spirituelle Berufe und Palliative Care für gehobene medizinisch-therapeutisch-diagnostische Gesundheitsberufe). Nach Absolvierung von Level I und Level II kann die Bezeichnung „Akademischer Experte" geführt werden.
Level III wird während weiterer drei Semester absolviert, die Absolventen erhalten den akademischen Abschluss Master Professional.

1

- Ehrenamtliche Hospizbegleiter in Österreich werden nach dem Curriculum von Hospiz Österreich in mindestens 80 Unterrichtseinheiten Theorie und 40 Std. Praktikum ausgebildet. Es gibt auch ein Aufbaucurriculum für ehrenamtliche Kinder-Hospizbegleiter und eines für die Hospizbegleitung von Menschen mit komplexer Behinderung. Ein österreichweites Curriculum für Trauerbegleitung wurde 2014 von der Bundesarbeitsgemeinschaft Trauerbegleitung erarbeitet.

1.3.3 Fort- und Weiterbildung in der Schweiz

Für die Schweiz formulierte das Bundesamt für Gesundheit (BAG) und das Staatssekretariat für Bildung, Forschung und Innovation (SBFI) nationale Leitlinien für Palliative Care und schuf so die Basis für die Erarbeitung des Grundlagenpapiers „Palliative Care und Bildung", das die Entwicklung eines einheitlichen gesamtschweizerischen Verständnisses für Palliative Care zu entwickeln fördern soll. Dabei wurden auch die Rahmenbedingungen des schweizerischen Bildungssystems berücksichtigt, sodass ein stufengerechtes Konzept – abgestimmt auf den Bedarf und die Kompetenzen sowie die Aufgabenteilung innerhalb der Praxis der Fachpersonen aller Bildungsstufen – erstellt wurde.

MERKE

„Alle Fachpersonen und Freiwilligen, die Patientinnen und Patienten in palliativen Situationen betreuen und behandeln, sollten über allgemeine Palliative-Care-Kompetenzen verfügen. Die Ausprägung und Tiefe der Kompetenzen sind für die jeweiligen Aus- und Weiterbildung der verschiedenen Berufe und der Freiwilligen stufen- und bedarfsgerecht anzupassen. Fach- und gruppenspezifische Aspekte sind dabei mit einzubeziehen." [13]

Auch die Schweiz hat das Ziel, die interdisziplinäre und interprofessionelle Zusammenarbeit und das gemeinsame Verständnis von Palliative Care zu stärken. Im Nationalen Bildungskonzept „Palliative Care und Bildung" werden die Bildungsziele und die zu erwerbenden Kompetenzen genannt – die Kernkompetenzen sind die der EAPC (➤ 1.3.1):

- Palliativmedizin ist in der ärztlichen Aus- und Weiterbildung bzw. in der forschungsbezogenen Lehre im Medizinalberufegesetz (MedBG) als Aus- und Weiterbildungsziel verankert.
- Das Modell **„Bildungsabschlüsse Palliativpflege Schweiz"** stellt die verschiedenen Bildungslevel dar und wie sie sich in das bestehende System einfügen (➤ Abb. 1.14). Es wendet sich an Pflegefachpersonen und verantwortliche Personen in Institutionen der Palliative Care (u. a. palliative Grundversorgung, spezialisierte Versorgung, Leitungspersonen) und sieht drei Bildungsabschlüsse/Level vor:
  - **Basic Level:** Der **A2-Abschluss in der Palliative Care** richtet sich an Pflegende (Sekundarstufe als auch Tertiärstufe A und B) und umfasst 40 Lernstunden in Präsenz. Seit 2016 ist dieser Abschluss in der Grundausbildung Pflege HF integriert, d. h., diplomierte Pflegefachpersonen (Tertiärstufe B) verfügen nach der Grundausbildung über einen A2-Abschluss in Palliative Care. Diplomierte Pflegefachpersonen können sich in 80 Lernstunden (50 % Präsenz, 50 % Selbststudium) und Kompetenznachweis bis zum Level „Intermediate" oder direkt zu „Advanced" weiterbilden.
  - **Intermediate Level:** Voraussetzung ist ein Pflegediplom mit Tertiärstufe A oder B. Mit einem Abschluss dieser Stufe arbeiten Pflegefachpersonen im ambulanten oder stationären Bereich in der Grundversorgung oder spezialisierten Palliative-Care-Versorgung. Bei angestrebter Fach- oder Führungskompetenz muss die Pflegefachperson je nach Funktion mindestens einen **B2-Abschluss** oder ein **CAS-Abschluss (Certificate of Advanced Studies,** 10–15 ECTS) vorlegen. Beide Abschlüsse sind auf der gleichen Stufe, haben aber unterschiedliche Kompetenzprofile. Pflegefachpersonen, die in der spezialisierten Palliative Care als fachliche Führung oder fachverantwortlich tätig sind, müssen mindestens die **HFP (Höhere Fachprüfung Pflege)** oder das **DAS (Diploma of Advanced Studies)** vorweisen. Die beiden Abschlüsse unterscheiden sich auch in den Anforderungen des Kompetenzniveaus.
  - **Advanced Level:** Dieses Level wird der Tertiärstufe A zugeordnet, d. h., der **MAS FH (Master**

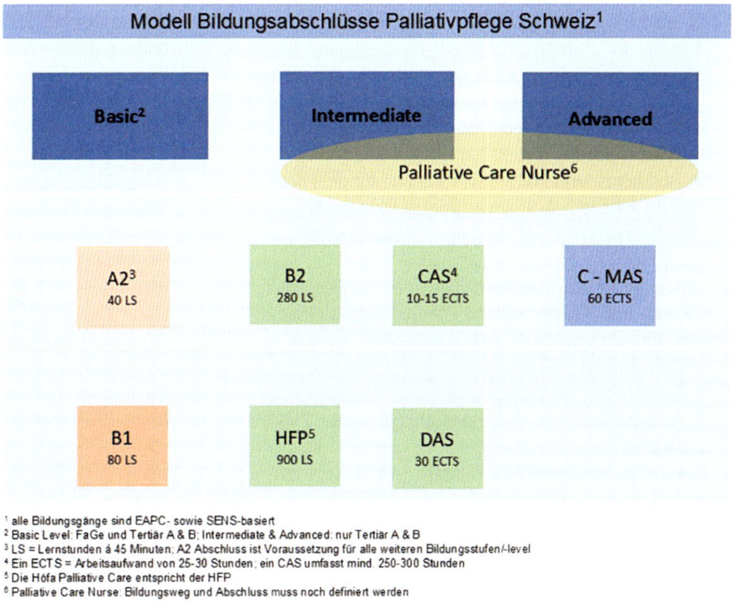

Abb. 1.14 Die Bildungsabschlüsse in Palliativpflege in der Schweiz. [W1347]

of Advanced Studies Fachhochschule) in Palliative Care bildet den Abschluss Level C. Hier werden im Rahmen der hochschulischen Weiterbildung umfassende Fertigkeiten und Kenntnisse vermittelt. Die erworbenen Kompetenzen müssen in einer MAS-Abschlussarbeit nachgewiesen werden. Pflegefachpersonen, die sich in diesem Bereich weitergebildet haben, arbeiten gleichermaßen in der Grund- und spezialisierten Palliative-Care-Versorgung.

MERKE

Seitens der Schweizer Fachgesellschaft palliative.ch wird – analog zur Spezialisierung in der Palliativmedizin – für Pflegefachpersonen der Titel **Palliative Care Nurse** vorbereitet. Der Titel soll an definierte Vorgaben wie Berufs- und Praxiserfahrung sowie theoretische Weiterbildung und reflektierte Praxis gebunden sein.

Qualitätsmerkmal für Palliativstationen

Ähnlich wie in Deutschland kann sich eine Palliativstation in der Schweiz zertifizieren lassen. Das Zertifikat nennt sich **Qualität in Palliative Care** für den Versorgungsbereich spezialisierte stationäre Palliative Care (SSPC). Hier werden die Patienten von einem interprofessionellen und spezialisierten Palliative-Care-Team versorgt. Voraussetzungen sind:

- Das ärztliche Personal muss eine abgeschlossene Weiterbildung mit dem interdisziplinären Schwerpunkt Palliativmedizin haben.
- Die pflegerische Leitung benötigt die anerkannte Zusatzqualifikation „Spezialisierte Palliative Care" mit mindestens zweijähriger Erfahrung in der Palliativversorgung.
- Von den diplomierten Pflegefachpersonen müssen mindestens 50 % mit mindestens einjähriger Berufserfahrung und einer anerkannten Zusatzqualifikation (B1, B2, CAS/DAS/MAS sowie HöFa Onko und Höfa PallCare) arbeiten. Voraussetzung ist auch, dass davon mindestens eine pro Schicht anwesend ist.
- Unter den restlichen Pflegefachpersonen soll sich pro Schicht mindestens eine mit sechsmonatiger Berufserfahrung und Kenntnissen der palliativen Pflege befinden (ein Mindestniveau von A2 oder B1 wird empfohlen).
- Ansonsten können nur diplomierte Fachpersonen mit zweijähriger Berufserfahrung und Kenntnissen der allgemeinen Palliative Care in diesem Bereich arbeiten.

LITERATUR

1. Deutsche Gesellschaft für Palliativmedizin, Deutscher Hospiz- und Palliativverband e.V. (Hrsg.). Charta zur Betreuung schwerstkranker und sterbender Menschen in Deutschland. Die Charta – Leitsatz 3. 2024. Aus: www.charta-zur-betreuung-sterbender.de/die-charta_leitsaetze_3.html (letzter Zugriff: 30.4.2025).
2. Ausbildungs- und Prüfungsverordnung für die Pflegeberufe, Anlage 2. Aus: www.gesetze-im-internet.de/pflaprv/BJNR157200018.html (letzter Zugriff: 30.4.2025).
3. Deutsche Gesellschaft für Palliativmedizin, Deutscher Hospiz- und Palliativverband e.V. Qualitätsanforderungen für Basisqualifikationen in Palliative Care und Palliativmedizin. 2018. Aus: www.dhpv.de/files/public/broschueren/2018_Qualitaetsanforderungen_Basisqualifikationen_PalliativeCare.pdf (letzter Zugriff: 30.4.2025).
4. Deutsche Gesellschaft für Palliativmedizin. Kernkompetenzen in der Palliativversorgung. 2018. Aus: www.dgpalliativmedizin.de/weiterbildung/kernkompetenzen-in-der-palliativversorgung.html (letzter Zugriff: 30.4.2025).
5. Bundesministerium für Bildung und Forschung. Der Deutsche Qualifikationsrahmen für lebenslanges Lernen. 2025. Aus: www.dqr.de/dqr/de/home/home_node.html (letzter Zugriff: 30.4.2025).
6. Deutsche Gesellschaft für Palliativmedizin. Bildungswege für Palliativversorger:innen. 2018. Aus: www.dgpalliativmedizin.de/weiterbildung/bildungswege-fuer-palliativversorger-innen.html (letzter Zugriff: 30.4.2025).
7. LMU Klinikum. Mildred Scheel Diplom – Lernen im Verbund. 2025. Aus: www.lmu-klinikum.de/christophorus-akademie/fort-und-weiterbildung/mildred-scheel-diplom/c754dcbd535506fc (letzter Zugriff: 30.4.2025).
8. Deutsche Krankenhausgesellschaft et al. (Hrsg.). Erweiterte S3-Leitlinie Palliativmedizin für Patienten mit einer nicht-heilbaren Krebserkrankung. Langversion 2.2. 2020. Aus: www.leitlinienprogramm-onkologie.de/fileadmin/user_upload/Downloads/Leitlinien/Palliativmedizin/Version_2/LL_Palliativmedizin_Langversion_2.2.pdf (letzter Zugriff: 30.4.2025).
9. Deutsche Gesellschaft für Palliativmedizin. DGP Zertifizierung und Anerkennung von Palliativstationen. 2018. Aus: www.dgpalliativmedizin.de/neuigkeiten/zertifizierung.html (letzter Zugriff: 30.4.2025).
10. Deutsche Gesellschaft für Palliativmedizin. Spezialisierte ambulante Palliativversorgung (SAPV). 2018 Aus: www.dgpalliativmedizin.de/allgemein/sapv.html (letzter Zugriff: 30.4.2025).
11. Bundesministerium Soziales, Gesundheit, Pflege und Konsumentenschutz. Hospiz- und Palliativversorgung in Österreich. 2024. Aus: www.sozialministerium.at/Themen/Gesundheit/Gesundheitssystem/Gesundheitssystem-und-Qualitaetssicherung/Planung-und-spezielle-Versorgungsbereiche/Hospiz--und-Palliativversorgung-in-Oesterreich.html#Entwicklung Der Hospiz- und Palliativversorgung in Österreich (letzter Zugriff: 30.4.2025).
12. Hospiz Österreich – Hospiz und Palliative Care. Bildungsarbeit. 2024. Aus: www.hospiz.at/fachwelt/bildung (letzter Zugriff: 30.4.2025).
13. Bundesamt für Gesundheit BAG, Schweizerische Konferenz der kantonalen Gesundheitsdirektorinnen und -direktoren GDK und palliative ch. Allgemeine Palliative Care. Empfehlungen und Instrumente für die Umsetzung. 2015. Aus: www.bag.admin.ch/dam/bag/de/dokumente/nat-gesundheitsstrategien/strategie-palliative-care/grundlagen/allgemeine/allg-pc-empfehlungen.pdf.download.pdf/allg-pc-empfehlungen-und-instrumente-fuer-die-umsetzung.pdf&ved=2ahUKEwjvnp7X6_MAxWjgf0HHcv9F0cQFnoECBYQAQ&usg=-AOvVaw38suqk5o5Y6aRPu_Hn6rIYf (letzter Zugriff: 30.4.2025).
14. Bundesamt für Gesundheit BAG und Staatsekretariat für Bildung, Forschung und Innovation SBFI. Nationales Bildungskonzept „Palliative Care und Bildung". 2012. Aus: www.sbfi.admin.ch/dam/sbfi/de/dokumente/nationales_bildungskonzeptpalliativecareundbildung.pdf.download.pdf/nationales_bildungskonzeptpalliativecareundbildung.pdf (letzter Zugriff: 30.4.2025).
15. Qualitépalliative. Spezialisierte stationäre Palliative Care (SSPC). 2025. Aus: www.qualitepalliative.ch/de/zertifizierung/kriterien/spezialisierte-stationaere-palliative-care (letzter Zugriff: 30.4.2025).
16. Qualitépalliative. Spezialisierte stationäre Palliative Care (SSPC) – Referenzdokument/Strukturkriterien spezialisierte stationäre Palliative Care. Version 3.3. 2020. Aus: www.qualitepalliative.ch/public/qualitepalliative/dokumente/zertifizierung/kriterien/Referenzdokument_Strukturkriterien_spezialisierte_stationaere_Palliative_Care_3.3.pdf (letzter Zugriff: 30.4.2025).

1.4 Rechtliche Grundlagen

Thorsten Siefarth

7. Kernkompetenz nach EAPC

Auf die Herausforderungen der klinischen und ethischen Entscheidungsfindung in Palliative Care reagieren

- Professionell Tätige in der Palliative Care verfügen u. a. über Wissen zu Patientenverfügung, Vorsorgevollmacht und Betreuungsverfügung. Sie kennen auch die rechtlichen Grundlagen der Sterbebegleitung, des Sterbenlassens oder der Beihilfe zur Selbsttötung.
- Sie können Patienten, An- und Zugehörige allgemein beraten, z. B. zur Patientenverfügung und Vorsorgevollmacht, auch über mögliche Leistungen.

Die Tatsache, dass Palliative Care ein ganzheitliches Versorgungskonzept mit den verschiedensten Facetten ist, bringt mit sich, dass sie an sehr vielen Stellen mit dem deutschen Rechtssystem verflochten ist. In diesem Kapitel werden die Rechtsbereiche herausgegriffen, die im Rahmen der Palliative Care von besonderer Bedeutung sind. Dabei liegt der Schwerpunkt eindeutig auf der Palliativpflege mit dem Ziel, Pflegefachpersonen in diesem Bereich zu stärken und sie zu **rechtssicherem Verhalten** zu befähigen.

Palliative Care im deutschen Rechtssystem

Klassischerweise unterteilt sich das deutsche Rechtssystem in **öffentliches Recht** (Staat gegen Bürger im Über-unter-Ordnungsverhältnis) und **Zivilrecht** (Bürger gegen Bürger auf gleicher Ebene). Zum öffentlichen Recht gehören insbesondere Straf-, Verwaltungs- und Sozialrecht.

Palliative Care knüpft an fast sämtliche klassische Rechtsgebiete an, z. B. ans **Strafrecht,** was die Sterbehilfe angeht, oder ans **Verwaltungsrecht.** Dort finden sich Regelungen zum Arzneimittel-, Hygiene- oder Medizinprodukterecht. Im **Sozialrecht** geht es z. B. um Ansprüche gegenüber den Kassen auf palliative Versorgung. Auch im Bereich des **Zivilrechts** gibt es viele Themen, die einen Bezug zu Palliative Care haben: Betreuung, Patientenverfügung, Vorsorgevollmacht oder Nottestament.

Selbstbestimmungsrechte

In Art. 1 der „Charta zur Betreuung schwerstkranker und sterbender Menschen in Deutschland" (➤ 1.1.5) heißt es gleich zu Beginn: *„Jeder Mensch hat ein Recht auf ein Sterben unter würdigen Bedingungen. Er muss darauf vertrauen können, dass er in seiner letzten Lebensphase mit seinen Vorstellungen, Wünschen und Werten respektiert wird und dass Entscheidungen unter Achtung seines Willens getroffen werden"* [1, S. 6]. Die Wahrung der **Menschenwürde** ist also die oberste Maxime für die palliative Versorgung. Das steht im Einklang mit dem wohl elementarsten Grundrecht der deutschen Verfassung. In Art. 1 Abs. 1 GG heißt es: „Die Würde des Menschen ist unantastbar." Im engen Zusammenhang damit spielt das Recht auf **freie Entfaltung der Persönlichkeit** (Art. 2 Abs. 1 GG) eine wichtige Rolle. Auch bei schwersten Krankheiten oder gar am Ende des Lebens bestimmt der zu pflegende Mensch selbst und frei, wie er (medizinisch-pflegerisch) behandelt werden will. Jeder Mensch hat das Recht auf die Behandlung, die er sich wünscht. Ebenso wie auf den Verzicht auf Behandlung.

Wichtige Selbstbestimmungsrechte in der deutschen Rechtsordnung sind vor allem die Rechtsfähigkeit, die Geschäftsfähigkeit und die Einwilligungsfähigkeit, aber auch die Ehe- und die Testierfähigkeit.

Rechtsfähigkeit

DEFINITION

Rechtsfähigkeit: Fähigkeit, Rechtsgeschäfte selbstständig vollwirksam vorzunehmen.

Die **Rechtsfähigkeit** einer natürlichen Person **beginnt** nach § 1 BGB mit der **Vollendung der Geburt.** Auch eine Person, die im Wachkoma liegt, ist rechtsfähig. Es kommt nicht darauf an, ob der Mensch seine Rechte *selbst* ausüben kann. Ist er dazu nicht mehr in der Lage, so muss ein Vertreter für ihn tätig werden (z. B. ein Betreuer).

Die Rechtsfähigkeit einer natürlichen Person **endet** mit deren **Tod.** In Anlehnung an das Transplantationsgesetz wird darunter der endgültige, nicht behebbare Ausfall der Gesamtfunktion des Großhirns, des Kleinhirns und des Hirnstamms verstanden (Gesamthirntod). Selbst über den Tod hinaus kann es „rechtliche Nachwirkungen" geben. Werden beispielsweise Verstorbene verunglimpft, so kann dies Ansprüche auf Unterlassung und Schadensersatz auslösen. Inhaber dieser Ansprüche sind dann die Erben. Auch die Schweigepflicht von Pflegefachpersonen überdauert den Tod des zu pflegenden Menschen.

Geschäftsfähigkeit

DEFINITION

Geschäftsfähigkeit: Fähigkeit, sich durch ein Rechtsgeschäft wirksam zu binden.

Bei der Geschäftsfähigkeit werden grundsätzlich drei Stufen unterschieden:

- **Geschäftsunfähig** sind zum einen Kinder im Alter von bis zu 6 Jahren. Außerdem Volljährige, die unter einer andauernd krankhaften Störung der Geistestätigkeit leiden (§ 104 BGB). Das ist z. B. bei fortgeschrittener Demenz der Fall. Bloße Willensschwäche oder leichte Beeinflussbarkeit reichen jedoch nicht aus. Notfalls muss ein Gericht die Geschäftsunfähigkeit klären.
- Wer 7–17 Jahre alt ist, gilt als **beschränkt geschäftsfähig.** Hier ist eine Einwilligung der Erziehungsberechtigten notwendig (§ 107 BGB).
- Mit 18 Jahren gilt man als **voll geschäftsfähig.**

Wer **geschäftsunfähig** ist, für den müssen Vertreter handeln. Für Kinder sind das in der Regel die Eltern, für Erwachsene Bevollmächtigte oder Betreuer. Eine Sondervorschrift enthält § 105a BGB. Danach kann ein Volljähriger, der geschäftsunfähig ist, „Geschäfte des täglichen Lebens" rechtswirksam abschließen – auch ohne Einwilligung seines Bevollmächtigten oder Betreuers, z. B. beim Einkauf von Lebensmitteln oder Zeitschriften.

VORSICHT

Wird von einem Betreuungsgericht eine (rechtliche) **Betreuung** angeordnet, dann hat das *keine* Auswirkungen auf die Geschäftsfähigkeit! Entweder der Betreute ist aufgrund krankhafter Störung der Geistestätigkeit geschäftsunfähig, oder er ist es nicht. Das Betreuungsgericht kann einem Menschen die Geschäftsfähigkeit nicht entziehen (früher Entmündigung). Allerdings kann das Betreuungsgericht bei bestimmten Gefahrenlagen einen sogenannten **Einwilligungsvorbehalt** anordnen (§ 1825 BGB): Dann gilt der Betreute als beschränkt geschäftsfähig. In diesem Fall muss der Betreuer seine Einwilligung zu den Rechtsgeschäften des Betreuten erteilen.

Einwilligungsfähigkeit

DEFINITION

Einwilligungsfähigkeit: Fähigkeit, in die Verletzung eigener Rechtsgüter einzuwilligen bzw. dies abzulehnen.

In der Pflege geht es meist weniger um den Abschluss von Rechtsgeschäften und die dazu notwendige Geschäftsfähigkeit. Relevanter ist vielmehr die **Einwilligung** in pflegerische Maßnahmen. Und damit kommt die Einwilligungsfähigkeit ins Spiel. Denn unser Rechtssystem versteht jedes noch so harmlose pflegerische Tun als einen Eingriff in die Integrität des zu pflegenden Menschen und damit als eine Verletzung seiner Rechtsgüter. Allerdings kann der Eingriff gerechtfertigt sein (und die Haftung ausschließen). Der wichtigste Rechtfertigungsgrund in der Pflege ist die Einwilligung. Allerdings muss der zu pflegende Mensch dazu einwilligungsfähig sein.

Grundsätzlich gilt: **Einwilligungsfähig** ist, wer

- Art, Bedeutung und Tragweite (Risiken) der Maßnahme erfassen,
- eine Abwägung vornehmen und
- seine Entscheidung danach ausrichten kann.

Das ist für jede Situation gesondert zu beurteilen. Ein zu pflegender Mensch kann bezüglich grundpflegerischer Maßnahmen (wie Waschen oder Haarpflege) durchaus einwilligungsfähig sein. Ganz anders kann es aussehen, wenn es um die Änderung der Medikation geht.

Genau wie bei der Geschäftsfähigkeit hat auch bei der Einwilligungsfähigkeit die Einsetzung eines **Betreuers** keine Auswirkungen. Wer vor der Betreuung einwilligungsfähig war, der ist es auch nach der Einsetzung eines Betreuers.

MERKE

Beurteilung der Einwilligungsfähigkeit

Die Rechtsprechung erkennt an, dass Pflegefachpersonen die Einwilligungsfähigkeit eines zu pflegenden Menschen beurteilen dürfen. Nötigenfalls sollten sie sich ihre Einschätzung ärztlich bestätigen lassen (Dokumentation!). Außerdem ist die Beurteilung in regelmäßigen Abständen zu wiederholen.

Exkurs: Wirksamkeit einer Einwilligung

Damit eine Einwilligung wirksam ist, müssen folgende Voraussetzungen erfüllt sein:

- **Verfügungsbefugnis:** Der zu pflegende Mensch muss über das Rechtsgut (Körper, Gesundheit, Freiheit, Geheimnisschutz usw.) verfügen dürfen. Beim Waschen, aber auch bei einer Injektion oder gar einer Operation ist dies unproblematisch. *Gegenbeispiel:* Niemand darf einwilligen, dass ein anderer ihn tötet, das Leben ist insoweit nicht verfügbar.

- **Einwilligungsfähigkeit:** Der Einwilligende muss die natürliche Einsichts- und Urteilsfähigkeit besitzen, um die Maßnahme und den Rechtsverzicht erfassen zu können.
- **Rechtzeitigkeit:** Die Einwilligung muss vor der medizinisch-pflegerischen Maßnahme erteilt werden.
- **Aufklärung:** Nur eine „aufgeklärte Einwilligung" ist wirksam.
- **Erkennbarkeit:** Die Einwilligung muss zwar nicht unbedingt mündlich oder schriftlich erklärt werden, sie muss aber nach außen erkennbar sein. *Beispiel:* Ein zu pflegender Mensch kooperiert, wenn er gewaschen oder wenn ihm Essen eingegeben wird. Damit macht er aus den Umständen heraus sein Einverständnis deutlich *(konkludent).* Notfalls reicht auch die mutmaßliche Einwilligung. Die entscheidende Frage ist: Wie würde der zu pflegende Mensch bei objektiver Würdigung aller Umstände entscheiden, wenn er dies könnte? Es geht dabei nicht darum, was objektiv vernünftig ist, sondern was Wunsch und Wille des zu pflegenden Menschen ist.
- **Freiwilligkeit** und **Ernstlichkeit:** Die Willenserklärung muss ernstlich und frei von Willensmängeln sein. Kommt die Einwilligung aufgrund einer Täuschung zustande, so ist sie unwirksam. *Beispiel:* Eine Pflegefachperson unterstützt einen zu pflegenden Menschen beim Trinken von Tee. Sie behauptet, dieser diene der Beruhigung, in Wirklichkeit wirkt er jedoch abführend.

Liegen alle Voraussetzungen für eine wirksame Einwilligung vor, dann ist die medizinisch-pflegerische Maßnahme gerechtfertigt. Das bedeutet aber auch: Wird die Einwilligung entzogen (was jederzeit möglich ist), dann muss die Maßnahme sofort beendet werden – und sei der Wunsch des zu pflegenden Menschen auch noch so unverständlich. Wer nicht essen möchte, wer Medikamente nicht nehmen mag, ja sogar, wer sterben möchte, dessen Wille ist zu respektieren. Schon gar nicht darf getrickst werden. Zwangsmaßnahmen sind nur ausnahmsweise zulässig – und auch nur mit gerichtlichem Genehmigungsbeschluss.

Wichtig ist außerdem, dass Ehe-/Lebenspartner oder Angehörige grundsätzlich nicht anstelle des zu pflegenden Menschen zur Einwilligung befugt sind. Es sei denn, sie sind Bevollmächtigte oder Betreuer. Allerdings gibt es seit 2023 ein **Notvertretungsrecht** für Partner. Die Ehegatten dürfen sich nach § 1358 BGB gegenseitig vertreten, also auch dann, wenn keine Vollmacht vorliegt. Allerdings nur in Angelegenheiten der Gesundheitssorge. Und nur, wenn der Ehepartner aufgrund eines Notfalls nicht selbst handeln kann. Dieses Notvertretungsrecht gilt nicht nur für Rechtsgeschäfte, sondern auch für die Einwilligung in ärztliche Untersuchungen und Eingriffe und für freiheitsentziehende Maßnahmen. Außerdem ist es auf 6 Monate beschränkt.

Ehefähigkeit

DEFINITION

Ehefähigkeit: Die Fähigkeit, rechtswirksam eine Ehe zu schließen.

Auch gegen Ende des Lebens kann sich ein Mensch noch wünschen, eine Ehe einzugehen. Unter anderem auch, um den Lebenspartner abzusichern.

MERKE

Die Schließung einer Ehe ist häufig, gerade im späten Stadium des Lebens, ein ganz besonderer Herzenswunsch eines zu pflegenden Menschen. Die Pflege sollte deswegen alles unternehmen, um dieses Ziel zu erreichen. Selbst dann, wenn nicht mehr alle Formalitäten in der Kürze der Zeit erfüllt werden können. Denn schon die Hochzeitsfeier als solche kann für alle Beteiligten ein sehr bewegendes Ereignis sein.

Die Eheschließung muss auf jeden Fall zivilrechtlich, also standesamtlich erfolgen. Im Notfall kann diese innerhalb von 24 Stunden durchgeführt werden. Dafür gibt es Notdienste. Wenn die Ehepartner es wünschen, sollte auch eine kirchliche Hochzeit ermöglicht werden.

Voraussetzung für eine wirksame Eheschließung ist die Ehefähigkeit.

Grundsätzlich gilt: Wer geschäftsfähig ist, ist auch ehefähig. Allerdings können auch Menschen eine Ehe eingehen, die geistig stark abgebaut haben. Entscheidend ist, ob die Heiratswilligen verstehen, was es bedeutet, eine Ehe zu schließen. Ob sie also das Wesen der Ehe begreifen und insoweit eine freie Willensbestimmung treffen können.

Stellt sich nach der Ehe heraus, dass keine Ehefähigkeit vorlag, so kann sie aufgehoben werden. Dazu muss ein Antrag bei Gericht gestellt werden (§ 1313 BGB). Der Antrag kann z. B. von einem Ehepartner (oder sogar dessen Betreuer) oder von einer Behörde gestellt werden (§ 1316 BGB).

Testierfähigkeit

DEFINITION

Testierfähigkeit: Die Fähigkeit, rechtswirksam ein Testament zu errichten, zu ändern oder zu verwerfen.

Wer ein eigenhändiges Testament, ein Testament vor dem Notar oder ein Nottestament vor drei Zeugen errichten will (➤ 1.4.3), muss in jedem Fall testierfähig sein. Eine volljährige Person, die geschäftsfähig ist, gilt grundsätzlich als testierfähig (§ 2229 BGB). Doch kann auch ein Minderjähriger, der mindestens 16 Jahre alt ist, ein Testament errichten. Allerdings muss er dazu einen Notar einschalten (§ 2247 Abs. 4 BGB). Eine Einwilligung der Eltern ist nicht notwendig.

Testierunfähigkeit liegt vor, wenn die testierende Person die Tragweite ihrer Entscheidung nicht erkennt und ihren Willen nicht frei von Einflüssen Außenstehender bilden und äußern kann (§ 2229 Abs. 4 BGB). Eine **faktische Testierunfähigkeit** liegt vor, wenn der Erblasser sich weder durch sprachliche noch durch schriftliche Mittel verständigen kann. Ist er immerhin noch in der Lage zu sprechen, so kommt das notarielle oder das Dreizeugentestament infrage (➤ 1.4.3).

1.4.1 Patientenverfügung

Die Patientenverfügung ist gerade in der palliativen Pflege ein wichtiges Mittel, mit dem die zu pflegenden Menschen ihren Willen zum Ausdruck bringen können. Es handelt sich bei einer solchen Verfügung um nichts anderes als eine (vorweggenommene) **Einwilligung** in bestimmte medizinisch-pflegerische Maßnahmen bzw. um einen (vorweggenommenen) Entzug dieser Einwilligung.

Eine Patientenverfügung wird für solche Situationen verfasst, in denen der Betroffene seinen Willen nicht mehr (wirksam) erklären kann. Es handelt sich also um eine sogenannte **Vorausverfügung.**

MERKE

Der aktuell geäußerte Wille zählt!

Wenn der zu pflegende Mensch in einer aktuellen Situation seinen Willen noch kundtun kann (und auch einwilligungsfähig ist), dann kommt die Patientenverfügung nicht zum Tragen. Gleiches gilt, wenn der zu pflegende Mensch bestimmten Inhalten seiner Patientenverfügung widerspricht. Die (ältere) Patientenverfügung ist insofern irrelevant.

Wirksamkeitsvoraussetzungen

Die Voraussetzungen einer **wirksamen Patientenverfügung** sind (§ 1827 BGB):

- Volljährigkeit und Einwilligungsfähigkeit der verfügenden Person (Geschäftsfähigkeit ist nicht unbedingt notwendig)
- Schriftliche Abfassung
- Eigenhändige Unterschrift oder notariell beglaubigtes Handzeichen
- Frei verantwortliche Erklärung ohne Druck von außen
- Errichtung für den Fall der Einwilligungsunfähigkeit
- Enthält Einwilligung zu Untersuchungen des Gesundheitszustands, Heilbehandlungen oder ärztlichen Eingriffen (die zum Zeitpunkt der Erklärung noch nicht feststehen) – oder Entzug der Einwilligung (Untersagung)

Im Internet gibt es viele Vorlagen für Patientenverfügungen. Eine besonders gute stammt vom Bayerischen Justizministerium und ist in der Broschüre „Vorsorge für Unfall, Krankheit und Alter“ enthalten. Diese kann für wenig Geld im Buchhandel erworben oder kostenlos heruntergeladen werden: www.bestellen.bayern.de. Ihr Inhalt ist für ganz Deutschland gültig. Neben Erläuterungen enthält die Broschüre sowohl ein Formular für eine Patientenverfügung als auch für eine Vorsorgevollmacht und eine Betreuungsverfügung. Sehr informativ ist auch die Website des Bundesjustizministeriums; u. a. ist dort ein Online-Tool „Patientenverfügung“ eingestellt: www.bundesgesundheitsministerium.de/patientenverfuegung.html.

Verbindlichkeit und Widerruf

Liegt eine wirksame Patientenverfügung vor, dann ist sie für alle Beteiligten – also für Ärzte, Pflegefachpersonen, Angehörige u. a. – **absolut verbindlich.** Sie ist Ausdruck des Selbstbestimmungsrechts des Verfügenden.

MERKE

Die Patientenverfügung ist **unabhängig von Art und Stadium einer Erkrankung** wirksam. Es muss keine Krankheit vorliegen, die einen nicht mehr umkehrbaren tödlichen Verlauf genommen hat (§ 1827 Abs. 3 BGB).

Eine Patientenverfügung ist allerdings hinfällig, wenn sie **widerrufen** wurde. Dazu muss keine bestimmte Form eingehalten werden (§ 1827 Abs. 1 BGB). Dies bedeutet: Die verfügende Person hat die Patientenverfügung zwar schriftlich niederzulegen, kann sie aber mündlich widerrufen.

Umsetzung der Patientenverfügung

Für die Umsetzung der Patientenverfügung ist zunächst wichtig: Zuständig ist allein der **Betreuer.** Nur er ist dazu berufen, den Willen des zu pflegenden Menschen zu ermitteln und ihn durchzusetzen. Ist noch kein Betreuer bestellt (und gibt es auch keinen Vorsorgebevollmächtigten), dann muss zunächst vom Gericht ein Betreuer eingesetzt werden. Diese Einsetzung können Angehörige, Ärzte oder auch Pflegefachpersonen bei Gericht anregen.

Das im folgenden beschriebene **Verfahren** (§§ 1827 f. BGB) gilt sowohl für Bevollmächtigte als auch Betreuer. Der Einfachheit halber wird nachfolgend nur der Betreuer genannt. Außerdem greift das Verfahren nur dann, wenn sich der Betroffene nicht mehr (rechtswirksam) äußern kann.

1. Schritt: Ermittlung ärztlich empfohlener Maßnahmen

Das Ärzteteam prüft zunächst, welche ärztlichen Maßnahmen für den zu pflegenden Menschen indiziert sind. Infrage kommen z. B. Untersuchungen, Heilbehandlungen oder ärztliche Eingriffe. Das Ärzteteam bespricht sein Behandlungsangebot mit dem Betreuer.

2. Schritt: Abgleich mit dem Patientenwillen

Nun muss der Betreuer (für die aktuelle Situation) den Willen des zu pflegenden Menschen ermitteln und prüfen, ob dieser Wille die empfohlenen ärztlichen Maßnahmen deckt. Der Gesetzgeber hat zwei Fälle bedacht:

- **Liegt eine Patientenverfügung vor,** so zieht der Betreuer deren Inhalt zurate und prüft, ob die Festlegungen auf die aktuelle Lebens- und Behandlungssituation zutreffen.
- **Liegt keine (wirksame) Patientenverfügung vor** oder passt die Patientenverfügung nicht zur aktuellen Situation, so hat der Betreuer den Willen des zu pflegenden Menschen anderweitig festzustellen. Er kann z. B. andere Dokumente hinzuziehen, aus denen sich der Wille des zu pflegenden Menschen ermitteln lässt. Selbst eine formell unwirksame Patientenverfügung kann noch Aussagekraft haben. Etwa wenn sie aus Versehen nicht unterschrieben wurde, aber eine ausführliche handschriftliche persönliche Stellungnahme enthält. Auch frühere mündliche Äußerungen hat der Betreuer zu beachten. Wenn es keine ausdrücklichen (schriftlichen oder mündlichen) Willensbekundungen gibt, dann muss der Betreuer den mutmaßlichen Willen auf andere Weise ermitteln. Er hat nach konkreten Anhaltspunkten zu forschen, also z. B. nach früheren mündlichen oder schriftlichen Äußerungen, ethischen oder religiösen Überzeugungen und sonstigen persönlichen Wertvorstellungen des Patienten. Der Betreuer muss jeden Aspekt heranziehen.

Gleich, welchen Weg der Betreuer beschreitet: Er ist grundsätzlich verpflichtet, bei seinen Ermittlungen **Angehörige und sonstige Vertrauenspersonen einzuschalten.** Allerdings kann er darauf verzichten, wenn die dadurch eintretenden Verzögerungen zu groß werden.

3. Schritt: Umsetzung

Schließlich muss der Betreuer dem Willen des zu pflegenden Menschen (z. B. gegenüber dem multiprofessionellen Team) Ausdruck und Geltung verschaffen. Bei ungefährlichen Maßnahmen müssen diese umgesetzt werden. Anders sieht es bei **gefährlichen Maßnahmen** aus. Diese liegen z. B. dann vor, wenn der Patient sterben könnte, weil lebensverlängernde Maßnahmen beendet werden sollen. Für derartige Maßnahmen ist nach § 1829 Abs. 1 und 2 BGB das Betreuungsgericht einzuschalten. Allerdings gibt es eine Besonderheit: Wurde das zuvor geschilderte Verfahren eingehalten, so muss, wenn ärztliches Team und Betreuer die Maßnahme übereinstimmend für erforderlich halten, **keine** Genehmigung des Betreuungsgerichts eingeholt werden. Nur wenn Betreuer und Ärzte unterschiedlicher Ansicht sind, hat der Betreuer beim Betreuungsgericht eine Entscheidung zu veranlassen. Daraus wird deutlich: Der Betreuer entscheidet zwar – entsprechend dem Patientenwillen – über die ärztliche Maßnahme, das **ärztliche Team** hat aber ein **Vetorecht** und kann eine gerichtliche Entscheidung erzwingen. Hinzukommt: Obwohl es im Gesetz nicht ausdrücklich vorgesehen ist, kann auch das pflegerische Team dem Betreuungsgericht mitteilen, dass es die Entscheidung von Betreuer und Arzt für bedenklich hält. Das Gericht wird auch in diesem Fall den plausibel vorgetragenen Einwänden nachgehen.

Trotz dieser Verfahrensregelung bleibt meist ein gravierendes **Problem:** Wie stellt der Betreuer zweifelsfrei fest, dass die Festlegungen in der Patientenverfügung tatsächlich auf die vorliegende Lebens- und Behandlungssituation zutreffen? Schwierigkeiten bereiten vor allem ungenaue Angaben in einer Patientenverfügung, z. B. wenn pauschal angegeben ist: „Ich möchte keine Apparatemedizin." Wichtig sind deswegen möglichst konkrete und eindeutige Formulierungen. Am besten schreibt die verfügende Person persönliche Wertvorstellungen und zugrunde liegende Gedanken auf und fügt ihre Erklärung der Patientenverfügung bei. Schließlich ist es gerade bei der palliativen Pflege unumgänglich, rechtzeitig einen Kommunikationsprozess einzuleiten, in dessen Verlauf der Umgang mit Fragen des Lebens und Sterbens möglichst weitgehend geklärt werden (➤ 1.7.2).

Vertretung durch Bevollmächtigte oder Betreuer

Aus den vorangehenden Abschnitten wurde deutlich: Zu pflegende Menschen gestalten ihr Leben und damit auch die pflegerische Versorgung selbstbestimmt. Allerdings kann nicht jeder seinen Willen in die Tat umsetzen, etwa krankheitsbedingt oder weil die körperlichen Fähigkeiten dazu fehlen. In diesem Fall benötigt die betroffene Person eine andere, die für ihn handelt. Das Recht gibt dazu zwei Möglichkeiten: Entweder der zu pflegende Mensch bestimmt selbst einen **Bevollmächtigten** (gewillkürte Vertretung, §§ 164 ff. BGB), oder ein Gericht setzt für ihn einen **Betreuer** ein (gesetzliche Vertretung, §§ 1814 ff. BGB). In beiden Fällen handelt es sich um eine Stellvertretung. Wichtigster Unterschied: Der Betreuer wird gerichtlich kontrolliert, der Bevollmächtigte nicht.

Private Bestimmung eines Bevollmächtigten

Wer die Einsetzung eines Betreuers verhindern will, der kann dadurch vorsorgen, indem er selbst einen Stellvertreter bestimmt (Sperrwirkung für eine Betreuung). Dazu muss er dieser Person Vertretungsmacht einräumen. Das geschieht durch eine Vollmacht.

Die **Form einer Vollmacht** ist gesetzlich nicht vorgeschrieben. Sie kann grundsätzlich auch mündlich erteilt werden oder sich konkludent (aus den Umständen heraus) ergeben. Eine schriftliche Vollmachtsurkunde ist also an sich nicht erforderlich, wenn auch dringend ratsam. Nur in wenigen Ausnahmefällen muss eine Vollmacht eine besondere Form haben (insbesondere die Beglaubigung oder notarielle Beurkundung). Das ist im Rahmen der Pflege jedoch nicht relevant.

Wird eine Vollmacht nur für ein einzelnes Geschäft erteilt, so handelt es sich um eine **Spezialvollmacht.** Eine **Generalvollmacht** bezieht sich auf alle Geschäfte (für die eine Vertretung zulässig ist). Die sogenannte **Vorsorgevollmacht** wird meist als Generalvollmacht erteilt. Mit einer Besonderheit: Eine normale Vollmacht gilt nur für den Abschluss von Rechtsgeschäften. Bei einer Vorsorgevollmacht darf der Bevollmächtigte darüber hinaus Entscheidungen im gesundheitlichen und höchstpersönlichen Bereich treffen und diesbezüglich Einwilligungen erteilen oder entziehen.

Die Vorsorgevollmacht kann jederzeit ohne Einhaltung einer Form **widerrufen** werden. Wenn der Vollmachtgeber jedoch nicht mehr geschäftsfähig ist, dann scheidet diese Möglichkeit aus. In diesem Fall muss das Betreuungsgericht eingeschaltet werden.

VORSICHT

Möglichkeiten bei Missbrauch einer Vorsorgevollmacht

Was tun, wenn der Bevollmächtigte die Vollmacht nicht zum Wohl des zu pflegenden Menschen einsetzt? In diesem Fall kann gerichtlich ein Kontrollbetreuer eingesetzt werden. Der Bevollmächtigte darf dann weiter wie bisher handeln, der Kontrollbetreuer überprüft ihn allerdings im Hintergrund. Das kann so weit gehen, dass der Kontrollbetreuer dem Bevollmächtigten die Vollmacht entzieht. Außerdem gibt es die Möglichkeit, dass bereits das Betreuungsgericht die Vollmacht (vorläufig) aussetzen kann. Das pflegerische Team bzw. die Unternehmensleitung kann also beim Verdacht auf Missbrauch das Betreuungsgericht informieren und die Einsetzung eines Kontrollbetreuers sowie die vorläufige Aussetzung der Vollmacht anregen.

Gerichtliche Einsetzung eines Betreuers

Wenn eine **Betreuung** notwendig ist, dann gilt es vor allem, den Betroffenen handlungsfähig zu machen und ihn zu beschützen. Das sind die beiden vorrangigsten Ziele des Betreuungsrechts. Dabei ist immer darauf zu achten, dass die Selbstbestimmungsrechte des Betreuten so weit wie möglich erhalten bleiben. Das bedeutet:

- Kann der Betroffene noch selbst handeln, dann ist ihm das weiterhin in vollem Umfang möglich (soweit das seine Geschäfts- bzw. Einwilligungsfähigkeit noch erlaubt).
- Wird der Betreuer für den Betreuten tätig, so muss er dessen Wünsche und seinen Willen beachten und umsetzen.

Voraussetzungen für die Einsetzung eines Betreuers sind:

- Volljährigkeit des Betroffenen
- Psychische Krankheit oder körperliche, geistige, seelische Behinderung
- Unfähigkeit zur Aufgabenerledigung
- Erforderlichkeit
- Betreuung entspricht dem Willen des Betroffenen

Der Grundsatz der **Erforderlichkeit** ist von entscheidender Bedeutung für das Ob und Wie einer Betreuung. So darf eine Betreuung z. B. erst gar nicht angeordnet werden, wenn anderweitige Hilfen ausreichend sind (z. B. Unterstützung bei der Pflege sowie hauswirtschaftlicher Versorgung). Oder wenn es eine Vorsorgevollmacht gibt (Sperrwirkung der Vollmacht). Außerdem ist ein Betreuer nur für solche Aufgabenkreise einzusetzen, für die es unbedingt notwendig ist (möglichst keine Betreuung für alle Aufgabenkreise).

Außerdem kommt eine Betreuung nur dann infrage, wenn der Betroffene es will. Es gibt also keine Betreuung, die einem Menschen aufgezwungen wird. Problematisch wird es jedoch dann, wenn der Betroffene keinen freien Willen mehr bilden kann. In diesem Fall ist eine Betreuung zwar möglich, allerdings nur unter strengen Voraussetzungen (insbesondere muss sie zum Wohl des Betroffenen wirklich notwendig sein).

MERKE

Betreuungsverfügung

Betroffene können für den Fall vorsorgen, dass das Gericht einen Betreuer einsetzen muss. Dazu sollten sie (frühzeitig) eine Betreuungsverfügung verfassen. Darin können sie Wünsche für die Person des Betreuers aufnehmen und Vorgaben für die Durchführung der Betreuung machen.

Die Selbstbestimmungsrechte der Betroffenen werden außerdem dadurch abgesichert, dass Betreuer bei besonders schwerwiegenden Entscheidungen eine **gerichtliche Genehmigung** einholen müssen. Das ist insbesondere in folgenden Fällen vom Gesetz zwingend vorgesehen:

- Risikoreiche ärztliche Maßnahmen (§ 1829 BGB), vor allem solche, bei denen zu befürchten ist, dass die betreute Person aufgrund der Maßnahme stirbt oder einen dauerhaften, schwerwiegenden Schaden erleidet
- Unterbringung oder freiheitsentziehende Maßnahmen (§ 1831 BGB)
- Aufgabe der Mietwohnung (§ 1833 BGB)
- Etliche Vermögensangelegenheiten, die der Betreuer für die betreute Person regelt (§ 1854 BGB).

AUS DER PRAXIS

Schwierigkeiten mit dem Betreuer

Herr Lahm ist Betreuer von Frau Wiener, die in einem Hospiz versorgt wird. Seine Arbeit lässt jedoch zu wünschen übrig. Er ist kaum erreichbar. Das ist vor allem dann ärgerlich, wenn wichtige Entscheidungen anstehen. Außerdem teilt Herr Lahm Frau Wiener nur unzureichend Taschengeld zu. Zu Besuch kommt er nur, wenn es unbedingt sein muss – und ist dann ganz schnell wieder weg. Was kann Frau Wiener tun? Was das pflegerische Team?

1

Wenn Frau Wiener etwas gegen Herrn Lahm, ihren Betreuer, unternehmen will, dann sollte sie bei Gericht eine Kontrolle beantragen. Aber auch das pflegerische Team kann eine Überprüfung anregen. Dazu sind die notwendigen Informationen (möglichst schriftlich und möglichst detailliert) an das Gericht zu übersenden. Die Möglichkeiten des Gerichts:

- Zunächst wird das Gericht, wenn ihm die geschilderten Fakten plausibel erscheinen, von Herrn Lahm eine Stellungnahme verlangen.
- Besteht daraufhin Handlungsbedarf, so wird das Gericht Herrn Lahm – als mildeste Maßnahme – beraten. Es kann aber auch eine Weisung erteilen. Wird die Weisung nicht befolgt, kann es zu deren Durchsetzung sogar Zwangsgelder festsetzen.
- Führen Maßnahmen im Rahmen der Aufsicht nicht zum Ziel, so wird das Gericht überlegen, ob bestimmte Aufgabenkreise entzogen und ggf. an einen neuen Betreuer übertragen werden. Womöglich wird es Herrn Lahm die komplette Betreuung entziehen und ggf. einen neuen Betreuer einsetzen.
- Eventuell liegen auch Gründe vor, die Betreuung insgesamt aufzuheben.
- Notfalls trifft das Betreuungsgericht selbst eine Entscheidung (für die eigentlich Herr Lahm zuständig wäre). Das ist aber nur dann möglich, wenn die Gesundheit oder das Leben von Frau Wiener auf dem Spiel stehen.

Werden trotz einer Entscheidung des Gerichts immer noch Mängel bei der Betreuung festgestellt, dann bleibt dem pflegerischen Team nichts anderes übrig, als erneut eine Eingabe zu machen. Denn Rechtsmittel gegen gerichtliche Entscheidungen hat das pflegerische Team nicht. Eine wiederholte Eingabe ist vor allem dann ratsam, wenn neue Tatsachen oder Erkenntnisse vorliegen. Wichtig ist auf jeden Fall, dem Gericht so viele Informationen wie möglich mitzuteilen.

Sterbehilfe

Palliative Care steht für die Behandlung, Pflege und Betreuung schwerstkranker und sterbender Menschen sowie die Begleitung ihrer Angehörigen. Dabei tauchen immer wieder Fragen zur **Sterbehilfe** auf.

VORSICHT

Der Begriff **Euthanasie** („gutes Sterben") ist mit dem Begriff Sterbehilfe fast deckungsgleich, wird aber wegen der verharmlosenden Bedeutung und des Missbrauchs in der Zeit des Nationalsozialismus in Deutschland nicht mehr verwendet.

Bei der Sterbehilfe werden drei (straflose) Formen abgegrenzt

- Im Rahmen der **passiven Sterbehilfe** wird auf lebensverlängernde Maßnahmen, z. B. Beatmung, Ernährung oder Wiederbelebung, verzichtet. Oder diese Maßnahmen werden abgebrochen. Der Begriff ist insofern etwas irreführend, weil an sich gar keine Sterbehilfe stattfindet, sondern dem natürlichen Gang des Lebens (und damit auch des Sterbens) freier Lauf gelassen wird („Hilfe beim Sterben" oder „Sterbenlassen").
- Bei **indirekter Sterbehilfe** wird der zu pflegende Mensch – mit seinem Einverständnis – nur noch schmerzlindernd behandelt (Palliativmedizin). Der (verfrühte) Tod tritt als Nebenfolge ein. Auch diese Form der Sterbehilfe ist nach der Rechtsprechung straflos, weil der Wunsch nach einem Tod in Würde und Schmerzfreiheit vom Grundrecht auf Menschenwürde gedeckt ist. Dementsprechend bleibt auch die durch hoch dosierte Schmerzmittel verursachte Lebensverkürzung ohne Strafe. Gleiches gilt bei der Verabreichung von Opiaten (häufig in der terminalen Phase).
- Schließlich ist auch die **Beihilfe zum Suizid** straffrei. Hintergrund: Das deutsche Strafrecht sieht die Strafbarkeit von Beihilfehandlungen überhaupt nur dann vor, wenn es eine strafbare Haupttat gibt. Da der Suizid aber nicht strafbar ist, kann auch die Beihilfe dazu nicht bestraft werden. Wer also eine letale Substanz auf dem Nachttisch bereitstellt, die sich die suizidwillige Person dann eigenständig verabreicht, bleibt straffrei.

Allerdings hat die Rechtsprechung bislang eine – schwer verständliche – Einschränkung gemacht: Wenn die suizidwillige Person das **Bewusstsein verloren** hat, dann „springt" die Tatherrschaft auf den Gehilfen über. Jetzt wird er zum Garanten dafür, dass der Tod verhindert wird. Handelt er nicht, so macht er sich wegen Totschlags durch Unterlassen strafbar. Konsequenz: Will der Helfer straffrei bleiben, so sollte er sich nach der Beihilfehandlung von der suizidwilligen Person entfernen. Allerdings gibt es inzwischen Urteile des Bundesgerichtshofs, die eine Umkehr der Rechtsprechung eingeläutet haben. Danach dürfen Helfer den Sterbeprozess bis zum Ende begleiten, was ein Wunsch vieler Suizidwilliger und ihrer Angehörigen ist.

Keinesfalls darf der Helfer aber so weit gehen, dass er das todbringende Mittel selbst verabreicht. Das wäre **aktive Sterbehilfe.** Der Gesetzgeber hat der besonderen Lage des Täters aber immerhin Rechnung getragen und **Tötung auf Verlangen** nach § 216 StGB mit einer geringeren Strafe bedroht.

Problematisch bei dieser Unterscheidung, vor allem bei der Abgrenzung zwischen passiver und aktiver Sterbehilfe, ist, dass oftmals vielerlei aktive und passive Handlungen erfolgen. Das wird besonders beim **Behandlungsabbruch** bzw. der Behandlungsbegrenzung deutlich (s. Kasten).

AUS DER PRAXIS

Aktive oder passive Sterbehilfe?

Eine Frau lag über 5 Jahre im Wachkoma. Ihre Tochter kämpfte jahrelang dafür, dass ihre Mutter, so wie sie es sich gewünscht hatte, sterben durfte. Auch der behandelnde Arzt hielt die lebensverlängernden Maßnahmen für medizinisch nicht mehr angezeigt. Da das Pflegeheim die Einstellung der Ernährung ablehnte, trennte die Tochter den Schlauch zur PEG ihrer Mutter durch, was zu deren Tod führte. Auf den ersten Blick handelt es sich um aktives Tun – was als aktive Sterbehilfe strafbar ist. Der Bundesgerichtshof entschied jedoch auf straffreie Sterbehilfe (BGH, Urteil vom 25. Juni 2010, Az. 2 StR 454/09.).

Nach dem Urteil müssen folgende Kriterien erfüllt sein, um die Strafbarkeit auszuschließen:

- Die betroffene Person leidet an einer lebensbedrohlichen Erkrankung und ihr Weiterleben ist von medizinischen Maßnahmen zur Verlängerung oder Erhaltung des Lebens abhängig (z. B. künstliche Ernährung oder Beatmung).
- Die Lebensverkürzung beschränkt sich auf die lebensverlängernde oder -erhaltende Maßnahme. Das kann ein Unterlassen einer lebenserhaltenden Behandlung oder ihr Abbruch sein sowie Handlungen in Form der indirekten oder passiven Sterbehilfe (s. oben), nicht jedoch beispielsweise die Verabreichung eines tödlichen Medikaments, da dies nicht in Zusammenhang mit der Behandlungsmaßnahme steht, sondern eine gänzlich andere Maßnahme darstellt.
- Der Behandlungsabbruch entspricht dem tatsächlichen oder mutmaßlichen Willen der betroffenen Person.
- Der Handelnde muss sich vom Willen der betroffenen Person aufgrund der objektiv vorliegenden Kriterien überzeugt haben und dementsprechend überzeugt sein, deren Willen umzusetzen.

Im Kern gilt: Wenn es rechtlich zulässig ist, auf Wunsch des Betroffenen eine bestimmte Behandlung zu unterlassen, dann muss das ebenfalls bei einer nicht (mehr) gewollten Behandlung gelten. Wie genau die lebensverlängernde Maßnahme unterlassen oder abgebrochen wird, spielt dabei keine Rolle. Schon gar nicht, ob es „aktiv" oder „passiv" geschieht.

Der BGH weist in seinem Urteil auch darauf hin, dass diese Grundsätze nicht nur für Ärzte, Betreuer oder Bevollmächtigte, sondern auch für bei der Behandlung hinzugezogenen Hilfspersonen gelten. Mit anderen Worten: Auch Pflegefachpersonen dürfen unter den zuvor erläuterten Bedingungen medizinisch-pflegerische Maßnahmen durchführen, die der Sterbehilfe dienen.

MERKE

Richtiger Umgang mit Wünschen nach Sterbehilfe

Das pflegerische Team sollte sich, insbesondere in der Palliativ- und Hospizversorgung, darüber verständigen, wie es mit Wünschen nach Sterbehilfe umgeht. Dabei helfen die „Empfehlungen der Deutschen Gesellschaft für Palliativmedizin zum Umgang mit dem Wunsch nach Suizidassistenz in der Hospizarbeit und Palliativversorgung" [2]. Dort wird u. a. ein vierstufiges Konzept erläutert, wie die Pflege auf den Wunsch nach Sterbehilfe reagieren kann:

1. Wahrnehmen und Erkennen solcher Wünsche
2. Verstehen oder Akzeptieren der Ursachen und Funktionen des Todeswunschs
3. Angebot der palliativen Begleitung und Beratung
4. Suizidprävention

Neben der Frage nach der Beteiligung des pflegerischen Teams an der Sterbehilfe stellt sich auch das Problem: Müssen Pflegefachpersonen womöglich einen **Suizid verhindern?** Sind sie z. B. verpflichtet einem zu pflegenden Menschen, der eine letale Menge an Medikamenten ansammelt, diese wegzunehmen? Diese Frage ist grundsätzlich zu verneinen. Vorausgesetzt, der zu pflegende Mensch handelt frei verantwortlich, ist einsichts-, steuerungs- und urteilsfähig. Jeder hat das verfassungsmäßig garantierte Recht auf Suizid. Allerdings: Das pflegerische Team darf die suizidwillige Person nicht sich selbst überlassen. Auch in diesem Fall lässt sich das o. a. Vier-Stufen-Konzept anwenden. Insbesondere geht es darum, den Suizidwunsch zu erkennen, seine Ursachen zu verstehen und Beratung und Hilfestellung anzubieten.

Selbst wenn in einem Unternehmen ein Konsens zum Umgang mit Sterbehilfe gefunden wird, muss letzten Endes jeder einzelne Mitarbeitende, ob Teil des ärztlichen oder des pflegerischen Teams, eine eigene (ethische) Entscheidung treffen, inwieweit er bei der Sterbehilfe mitwirken will. Das Recht unterstützt immerhin dadurch, indem es den Rahmen für eine straffreie Sterbehilfe absteckt.

1.4.2 Palliativversorgung und Sozialrecht

Das Sozialrecht steuert das System der sozialen Sicherung. Diese Aufgabe erledigt es vor allem durch die Gewährung von Leistungsansprüchen und durch die Sicherstellung einer ausreichenden Infrastruktur. Das gilt auch für den Pflegebereich, insbesondere bei der palliativen Versorgung. Dazu trat 2015 das **Gesetz zur Verbesserung der Hospiz- und Palliativversorgung (Hospiz- und Palliativgesetz, HPG)** in Kraft. Zwar gab es auch schon zuvor in diesem Bereich gesetzliche Regelungen. Insbesondere im SGB V (gesetzliche Krankenversicherung) und SGB XI (soziale Pflegeversicherung). Mit dem HPG wurde aber ein entscheidender Schritt nach vorn getan. Der Gesetzgeber leitete damit vielfältige Maßnahmen in die Wege, um die medizinische, pflegerische, psychologische und seelsorgerische Versorgung von Menschen in der letzten Lebensphase zu verbessern. Zum einen durch neue und erweiterte Leistungsansprüche, zum anderen durch die Förderung des flächendeckenden Ausbaus der Palliativ- und Hospizversorgung.

So wurde mit dem HPG zunächst die Palliativversorgung in der Regelversorgung der gesetzlichen Krankenversicherung verankert, ebenso wie die spezialisierte Palliativversorgung. Auch wurden Maßnahmen zur Palliativversorgung in Pflegeeinrichtungen und Krankenhäusern ergriffen. So wurde die Sterbebegleitung ausdrücklicher Bestandteil des Versorgungsauftrags der sozialen Pflegeversicherung. Nicht zuletzt müssen seither Pflegeheime ihren Bewohnern eine Versorgungsplanung zur individuellen und umfassenden medizinischen, pflegerischen, psychosozialen und seelsorgerischen Betreuung in der letzten Lebensphase anbieten können. Darüber hinaus wurden viele Anreize und Verpflichtungen gesetzt, damit die Akteure und Berufsgruppen verstärkt miteinander kooperieren. Mittlerweile wurden dazu etliche Rahmenvereinbarungen verabschiedet. Auch für das Zusammenwirken von professioneller und ehrenamtlicher Betreuung gibt es seither neue Angebote.

Leistungsansprüche

Aus Sicht der zu pflegenden Menschen stehen neben einer ausreichenden Versorgungslandschaft zunächst die Leistungsansprüche im Vordergrund. Die wichtigsten Leistungsansprüche bei palliativer Versorgung regelt das **SGB V** (gesetzliche Krankenversicherung). Diese Regelungen werden durch das **SGB XI** (soziale Pflegeversicherung) insofern ergänzt, als Versicherte bei der pflegerischen Versorgung einen Anspruch auf Sterbebegleitung haben. Das findet jedoch im Rahmen der üblichen Leistungsansprüche statt. Wer z. B. einen Anspruch auf stationäre Langzeitpflege nach § 43 SGB XI hat, der hat auch einen Anspruch auf Sterbebegleitung. Darüber hinaus kommen begleitende Ansprüche gegenüber weiteren Sozialleistungsträgern, also auf Grundlage anderer Sozialgesetzbücher infrage, z. B. der Anspruch auf eine Erwerbsminderungsrente gegenüber den Rentenversicherungsträgern.

Die nachfolgend erläuterten **Leistungsansprüche** aus dem SGB V werden im Rahmen der palliativen Versorgung in drei Bereiche eingeteilt – je nach Versorgungsbedarf (➤ 1.2.1):

- Leistungsansprüche bei **normalem Versorgungsbedarf** (Basisversorgung): allgemeine ambulante Palliativversorgung Stufe I (AAPV I)
- Leistungsansprüche bei **besonderem Versorgungsbedarf:** allgemeine ambulante Palliativversorgung Stufe II (AAPV II)
- Leistungsansprüche bei **besonders aufwendigem Versorgungsbedarf:** spezialisierte ambulante Palliativversorgung (SAPV)

Leistungen der allgemeinen ambulanten Palliativversorgung

Reicht bei der palliativen Versorgung der **normale Versorgungsbedarf** aus **(AAPV I)**, ergeben sich für die sozialrechtlichen Leistungsansprüche keine Besonderheiten. Je nach Versorgungssetting hat die versicherte Person einen Anspruch auf ärztliche Behandlung, häusliche Krankenpflege, Haushaltshilfen, Versorgung mit Arznei-, Verband-, Heil- und Hilfsmitteln, stationäre Langzeitpflege oder auf Leistungen zur medizinischen Rehabilitation.

Wer palliativ versorgt wird, benötigt beispielsweise spezielle Medikamente. Darauf hat er, wie jeder andere nicht palliativ zu versorgende Versicherte, einen Anspruch nach § 33 SGB V. Oder: Zum Anspruch auf die übliche Krankenbehandlung „gehört auch die palliative Versorgung des Versicherten" (§ 27 Abs. 1 SGB V).

Ein weiteres Beispiel: Muss bzw. kann der Versicherte in der häuslichen Umgebung versorgt werden, dann hat er einen Anspruch auf Leistungen der häuslichen Krankenpflege. Auch hier ergeben sich bei der Basisversorgung keine Besonderheiten. In § 37 Abs. 2b SGB V heißt es: „Die häusliche Krankenpflege [...] umfasst auch die ambulante Palliativversorgung." Wie bei anderen Versorgungslagen auch, muss ein Arzt die jeweils notwendigen Leistungen verordnen und die Kasse muss das entsprechend den in § 37 SGB V geregelten Voraussetzungen genehmigen. Leistungen der häuslichen Krankenpflege für einen palliativ zu versorgenden Menschen stellen insofern Leistungen wie alle anderen dar. Gleichwohl sollten nur solche ambulanten Pflegedienste diese Leistungen übernehmen, deren Beschäftigte eine palliativmedizinische Fortbildung absolviert und erweiterte Kenntnisse im Palliativbereich haben.

Liegt hingegen ein **besonderer Versorgungsbedarf** vor **(AAPV II),** kommen zusätzliche bzw. ergänzende Leistungsansprüche infrage. So wurde durch das HPG im Bereich der häuslichen Krankenpflege nach § 37 SGB V eine neue Leistungsart eingeführt: Symptomkontrolle bei Palliativpatientinnen oder Palliativpatienten (Nr. 24 der Anlage zur Häuslichen Krankenpflege-Richtlinie). Die Symptomkontrolle muss insbesondere notwendig sein bei Schmerzsymptomatik, Übelkeit, Erbrechen, pulmonalen oder kardialen Symptomen sowie Obstipation. Auch die Wundkontrolle und -behandlung bei exulzerierenden Wunden zählen dazu, ebenso wie die Krisenintervention z. B. bei Krampfanfällen, Blutungen oder akuten Angstzuständen.

Bei dieser Leistungsart handelt es sich um eine sogenannte **Komplexleistung.** Das bedeutet: Der Versicherte hat zum einen Anspruch auf die eigentliche Symptomkontrolle und zum anderen auf eine Vielzahl damit zusammenhängender behandlungspflegerischer Maßnahmen.

Die Details zur Verordnung, Dauer, zum Genehmigungsverfahren sowie zur Zusammenarbeit zwischen Verordnenden und Leistungserbringern sind in der **Richtlinie zur Verordnung von häuslicher Krankenpflege** (Häusliche Krankenpflege-Richtlinie, HKP-RL) des Gemeinsamen Bundesausschusses festgehalten. Damit ein Leistungserbringer, z. B. ein ambulanter Pflegedienst, mit den Kassen abrechnen darf, muss er einen entsprechenden Versorgungsvertrag abschließen (§ 132 d Abs. 4 SGB V).

MERKE

Zahlungsverpflichtung der Kassen

Ambulante Pflegedienste sollten darauf achten, dass die ärztliche Verordnung für die häusliche Krankenpflege spätestens am 4. Tag ab dem Verordnungsdatum der Krankenkasse vorliegt. Lehnt die Kasse dann die Leistung ab, muss sie trotzdem die Kosten bis zum Datum der Entscheidung übernehmen. Dadurch sind Pflegedienste abgesichert, die unverzüglich nach der ärztlichen Verordnung die Versorgung übernehmen, obwohl noch keine Entscheidung der Krankenkasse ergangen ist.

Leistungen bei spezialisierter ambulanter Palliativversorgung

Liegt ein **besonders aufwendiger Versorgungsbedarf** vor, so kommt die **spezialisierte ambulante Palliativversorgung (SAPV,** ➤ 1.2.1**)** zum Tragen. Auch in diesem Fall haben Versicherte die – zu ihrer jeweiligen Situation passenden – Leistungsansprüche. Da der Versorgungsbedarf jedoch besonders aufwendig ist, tritt mit § 37b SGB V ein besonderer Leistungsanspruch, nämlich auf SAPV, hinzu.

Notwendig ist die Verordnung durch einen Vertrags- oder einen Krankenhausarzt. Der Krankenhausarzt kann die Verordnung in der Regel für 7 Tage ausstellen, niedergelassene Ärzte unbegrenzt.
Anspruchsberechtigt sind gesetzlich Versicherte,

- die an einer nicht heilbaren, fortschreitenden und weit fortgeschrittenen Erkrankung leiden, die

eine begrenzte Lebenserwartung zur Folge hat, und
- die eine besonders aufwendige Versorgung benötigen, die zu Hause oder in stationären Pflegeeinrichtungen erbracht werden kann.

Der Bedarf an besonders aufwendiger Versorgung besteht dann, wenn anderweitige ambulante Maßnahmen nicht ausreichend sind (also z. B. durch einen Hausarzt, einen ambulanten Pflegedienst oder einen ambulanten Hospizdienst). Das wird insbesondere dann der Fall sein, wenn ein komplexes Symptomgeschehen vorliegt, das die besonderen Kompetenzen eines interdisziplinären Teams erforderlich macht (Palliative-Care-Team).

Die SAPV umfasst die ambulante Krankenbehandlung, Koordination und Beratung, Anleitung und Begleitung. Nicht erfasst werden Pflegeleistungen im Rahmen der Pflegeversicherung (für die gelten die Leistungsansprüche nach dem SGB XI). Die SAPV kann dem jeweiligen aktuellen Versorgungsbedarf entsprechend als Beratungsleistung, Koordination der Versorgung, additiv unterstützende Teilversorgung oder vollständige Versorgung erbracht werden.

Leistungen der SAPV werden grundsätzlich durch Palliativteams in der häuslichen oder familiären Umgebung erbracht. Dazu zählen auch Einrichtungen der Eingliederungshilfe für behinderte Menschen und der Kinder- und Jugendhilfe. Die SAPV kann aber ebenso in stationären Pflegeeinrichtungen erfolgen, ausnahmsweise auch in Hospizen. Damit ein Leistungserbringer, z. B. ein auf SAPV spezialisierter Pflegedienst, mit den Kassen abrechnen darf, muss er mit diesen einen entsprechenden Vertrag abschließen (§ 132 d SGB V).

Stationäre und ambulante Hospizleistung

Neben der ambulanten Versorgung haben Versicherte auch einen Anspruch auf eine **stationäre bzw. teilstationäre palliative Versorgung** (§ 39a SGB V). Kranken- und Pflegekassen zahlen einen Zuschuss in Höhe von 95 % des mit dem jeweiligen Hospiz vereinbarten tagesbezogenen Bedarfssatzes. Der Anteil der Pflegekasse richtet sich nach dem Pflegegrad des Versicherten und wird in gleicher Höhe wie bei vollstationärer Pflege bezahlt. Den Rest übernimmt die Krankenkasse. Der Hospizträger kommt für die verbleibenden 5 % durch Spenden auf.

Voraussetzungen für den Anspruch sind u. a.: Der Versicherte bedarf keiner Krankenhausbehandlung und eine ambulante Versorgung scheidet aus. Zum Leistungsumfang gehört neben der medizinisch-pflegerischen Versorgung auch, dass der ambulante Hospizdienst den Versicherten durch entsprechend ausgebildete Fachkräfte palliativ-pflegerisch beraten muss.

Hospiz- und Palliativberatung durch die Krankenkassen

Völlig unabhängig von dem Versorgungsbedarf (ob normal, besonders oder besonders aufwendig), haben Versicherte Anspruch auf individuelle Beratung und Hilfestellung durch die Krankenkasse zu Leistungen der Hospiz- und Palliativversorgung (§ 39b SGB V). Der Anspruch umfasst auch die Erstellung einer Übersicht, aus der die Ansprechpersonen der regional verfügbaren Beratungs- und Versorgungsangebote hervorgehen.

Auf Verlangen des Versicherten sind Angehörige und andere Vertrauenspersonen an der Beratung zu beteiligen. Im Auftrag des Versicherten kann die Krankenkasse sogar die Leistungserbringer und mitwirkende Einrichtungen über die wesentlichen Beratungsinhalte und Hilfestellungen informieren.

Gesundheitliche Versorgungsplanung für die letzte Lebensphase

Beratungen in der Palliative Care ➤ 1.8.4

Stationäre Pflegeeinrichtungen und Einrichtungen der Eingliederungshilfe für Menschen mit Behinderungen können eine **gesundheitliche Versorgungsplanung** für die letzte Lebensphase anbieten (§ 132 g Abs. 1 SGB V). Die Finanzierung erfolgt für gesetzlich Versicherte über die Krankenkasse. Die Inanspruchnahme durch die Versicherten ist freiwillig.

Die Versicherten sollen über die medizinisch-pflegerische Versorgung und Betreuung in der letzten Lebensphase **beraten** werden. Dabei werden ihnen zusätzlich Hilfen und Angebote der Sterbebegleitung aufgezeigt. Ziel ist es, es den Versicherten zu ermöglichen, ihre Vorstellungen über medizinisch-pflegerische Abläufe in der letzten Lebensphase zu entwickeln und mitzuteilen.

Details über die Inhalte und Anforderungen der Versorgungsplanung sind auf www.gkv-spitzenverband.de → Pflegeversicherung → Richtlinien, Vereinbarungen, Formulare zu finden. Ergänzend gibt es einen Fragen-Antworten-Katalog zur Umsetzung.

1.4.3 Errichtung oder Änderung eines Testaments

Gerade in der Palliativpflege kann es passieren, dass zu pflegende Menschen, insbesondere wenn der Tod unmittelbar bevorsteht, noch ein Testament errichten oder ändern wollen. In dieser Situation können und dürfen Pflegende zwar nicht (inhaltlich) beraten, sie sind aber durchaus berechtigt, bei den Formalien zu helfen.

VORSICHT

Zurückhaltung bei unüberlegten Entscheidungen

Zu pflegenden Menschen können gegen Ende ihres Lebens zu unüberlegten Entscheidungen neigen. Insofern sollten Pflegende vorsichtig und sensibel beim Wunsch nach Testamentserrichtung oder -änderung sein. Es kann sich um einen schwierigen Balanceakt zwischen dem zu respektierenden Selbstbestimmungsrecht des zu pflegenden Menschen und der pflegerischen Fürsorge handeln.

Es gibt ordentliche und außerordentliche Testamente. Ordentliche Testamente werden vor einem Notar oder privat errichtet (§ 2231 BGB). Bei den außerordentlichen Testamenten handelt es sich um **Nottestamente** (§§ 2249 ff. BGB). Sie werden entweder vor dem Bürgermeister, drei Zeugen oder auf hoher See errichtet. Für die Pflege ist das Dreizeugentestament relevant. In jedem Fall muss der zu pflegende Mensch testierfähig sein (➤ 1.4.1).

Zunächst kommt für den zu pflegenden Menschen das **ordentliche private Testament** infrage. Voraussetzungen:

- Volljährigkeit.
- Kennzeichnung als letztwillige Verfügung (am besten durch „Testament" als Überschrift).
- Eigenhändige und komplett handschriftliche Errichtung durch den zu pflegenden Menschen.
- Eigenhändige Unterschrift (am besten mit Vor- und Nachnamen auf jeder Seite).
- Angabe von Ort und Zeit der Errichtung sind hilfreich, aber für die Wirksamkeit nicht notwendig.

Wenn ein privates Testament ausscheidet, z. B. weil der zu pflegende Mensch nicht mehr eigenhändig schreiben kann, dann kommt ein öffentliches Testament vor dem Notar infrage. Gleiches gilt für Minderjährige.

Scheidet auch das notarielle Testament aus, so ist das **Dreizeugentestament** (§ 2250 BGB) eine Option. Der Verfügende errichtet sein Testament weder eigenhändig noch vor dem Notar, sondern vor drei Zeugen. Die Voraussetzungen:

- Nahe Todesgefahr der testierwilligen Person.
- Ein Notar ist nicht mehr erreichbar.
- Drei Zeugen wirken von Anfang an und vollständig an der Testierung mit.
- Der Testierende erklärt seinen letzten Willen mündlich.
- Niederschrift (durch einen Zeugen).
- Vorlesen der Niederschrift (vor allen drei Zeugen), Genehmigung durch den Testierenden und möglichst dessen Unterschrift.

Die nahe Todesgefahr muss lediglich nach Überzeugung der drei Zeugen bestehen. Ob der Testierende dann noch länger weiterlebt, ist unerheblich.

Zunächst muss versucht werden, einen **Notar** (telefonisch) zu erreichen. Will sich kein Notar zum zu pflegenden Menschen begeben, so können sich **drei Zeugen** bei diesem versammeln und dessen letzten Willen aufnehmen. Ein Zeuge schreibt mit. Alle Zeugen müssen sich von Anfang bis Ende auf die Erklärung konzentrieren. Es ist unbedingt darauf zu achten, dass bestimmte Personen **nicht** als Zeuge infrage kommen, z. B. der Ehe- oder Lebenspartner und die mit ihm in gerader Linie Verwandten. Auch der Testierende selbst zählt nicht als Zeuge. Darüber hinaus sind Personen, bei denen ein Interessenkonflikt bestehen könnte, ausgeschlossen. Ebenso Minderjährige und Personen, die geisteskrank oder geistesschwach sind oder nicht hinreichend sehen, hören, sprechen oder schreiben können (also z. B. andere Patienten).

Wurde der letzte Wille vollständig aufgenommen, so wird er ins Reine geschrieben. Schließlich kommen alle wieder zusammen, um dem Testierenden das Niedergeschriebene vorzulesen. Dabei müssen wieder alle drei Zeugen anwesend sein. Abschließend muss der Testierende das Vorgelesene genehmigen. Wenn möglich, sollte er unterschreiben. Dabei ist das Stützen seiner Hand möglich. Notfalls geht es aber auch ohne die Unterschrift des Testierenden.

Das Nottestament verliert seine **Wirksamkeit** nach 3 Monaten, wenn der Verfügende dann noch am Leben ist. Bei naher Todesgefahr kann erneut ein Dreizeugentestament errichtet werden.

1.4.4 Versorgung nach dem Tod

Umgang mit dem Verstorbenen ➤ 1.10.2

DEFINITION

Leichenschau: Untersuchung des Körpers eines toten Menschen (Leiche) zur Feststellung des Todes und zur Bestimmung der Todesursachen und -umstände. Muss unverzüglich (d. h. ohne schuldhafte) und darf nur von einem approbierten Arzt durchgeführt werden.
Totenschein (Todesbescheinigung): Dokument, das von dem Arzt ausgestellt wird, der die Leichenschau durchgeführt hat. Er ist Voraussetzung für die Ausstellung der Sterbeurkunde durch das zuständige Standesamt.
Sterbeurkunde: Amtliches Dokument (Personenstandsurkunde), die vom Standesamt ausgestellt wird zum Nachweis des Todes einer Person.

Ist ein zu pflegender Mensch verstorben, dann sind zunächst dessen **Vitalzeichen** zu überprüfen und das Ergebnis in der Dokumentation (mit genauer Uhrzeit) zu vermerken. Ebenso ist zu kontrollieren, ob (sichere) **Todeszeichen** (s. unten) vorliegen. Bestätigt sich der Tod, so muss unverzüglich ein Arzt zur **Leichenschau** angefordert werden.

Erst nach der ärztlichen Feststellung des Todes darf die medizinische Versorgung (z. B. eine Infusion) eingestellt werden. Nach der Leichenschau wird der **Leichnam versorgt.** Dazu darf die Leiche zu Hause, im Krankenhaus oder einer stationären Pflegeeinrichtung aufgebahrt werden (in den meisten Bundesländern für eine Dauer von maximal 36 Std.). Wenn der Verstorbene zum Todeszeitpunkt an einer meldepflichtigen Krankheit litt oder gelitten haben könnte, sind besondere Hygienemaßnahmen zu treffen.

Gibt es keine nächsten Angehörigen, so informiert die Leitung des Unternehmens das **Standesamt** über den Tod und am besten auch das **Nachlassgericht.** Das Standesamt stellt die **Sterbeurkunde** aus. Sie wird – häufig als beglaubigte Kopie – u. a. benötigt, damit der Bestatter die Beerdigung eines Verstorbenen anmelden und durchführen darf, zur Abmeldung bei der Krankenkasse, zur Beantragung von Hinterbliebenenrente, zur Kündigung von Versicherungen, Mitverträgen usw., zur Beantragung eines Erbscheins beim Nachlassgericht.

Findet sich ein Testament, so ist dieses unverzüglich beim Nachlassgericht abzugeben.

DEFINITION

Todesursache: Medizinische Ursache, die zum Tod geführt hat.
Todesart: Art und Weise wie der Tod eingetreten ist. Unterschieden in

- **Natürliche Todesart:** Der Tod ist aufgrund biologischer oder pathophysiologischer Prozesse wie Herzinfarkt, Nierenversagen, eines weit fortgeschrittenen Tumors oder von Alterungsprozessen eingetreten. Es gibt keine Fremd- oder Gewalteinwirkung.
- **Nicht natürliche (unnatürliche) Todesart:** Der Tod wurde durch äußere Einwirkung oder Fremdeinwirkung verursacht. Dazu zählen:
  - Unfälle, z. B. Verkehrsunfälle, häusliche Unfälle (Sturz, Stromschlag usw.), Sportunfälle, Ertrinken, Verbrennungen, Vergiftungen, Unfälle mit Schusswaffen, Blitzschlag, Tierbisse
  - Suizid
  - Vorsätzliche oder fahrlässige Tötungsdelikte
  - (Verdacht auf) medizinische Behandlungsfehler

Unklare/Ungeklärte Todesart: Im Rahmen der Leichenschau ist nicht eindeutig feststellbar, ob der Tod auf einer natürlichen oder nicht natürlichen Ursache beruht. Das ist der Fall, wenn weder klare Hinweise auf eine natürliche Todesart noch auf äußere Einwirkungen vorliegen, u. a. bei plötzlichen Todesfällen von Kindern und Erwachsenen, auch bei unklaren Todesfällen im klinischen Setting mit unklarer Wechselwirkung zwischen einer Erkrankung und einem medizinisch-pflegerischen Eingriff.

Falls eine unnatürliche Todesart nicht ausgeschlossen werden kann, ist auch die Polizei bzw. die Staatsanwaltschaft zu informieren.

In rechtlicher Hinsicht sind noch weitere Maßnahmen wichtig:

- Die Pflegedokumentation ist abzuschließen.
- In einem Krankenhaus oder einer stationären Pflegeeinrichtung sind die Gegenstände der verstorbenen Person zusammenzupacken, am besten durch zwei Personen. Insbesondere bei Wertgegenständen sollte eine Liste erstellt werden. Keinesfalls darf ehemaliges Eigentum des Ver-

storbenen, und sei es auch noch so klein und unbedeutend, weggegeben werden.
- Auch Medikamente sind zu sichern. Sie gehören ebenfalls zur Erbmasse.
- Hilfsmittel sind einzusammeln, ggf. zu desinfizieren, zu beschriften und zu sichern.
- Wurden Wünsche der verstorbenen Person zum Verhalten nach ihrem Versterben protokolliert (Kleidung, Versorgung des Körpers usw.), so sind diese umzusetzen.

Feststellung des Todes

Das deutsche Recht hat auf eine gesetzliche Definition des Todes verzichtet. Allerdings hilft das Transplantationsgesetz (TPG) aus. Dort wird für eine Organentnahme neben weiteren Voraussetzungen der **Gesamthirntod** eines Menschen vorausgesetzt (§ 3 Abs. 2 Nr. 2 TPG): der endgültige, nicht behebbare Ausfall der Gesamtfunktion des Großhirns, des Kleinhirns und des Hirnstamms. Darauf wird auch in anderen Rechtsbereichen zurückgegriffen.

Die **Todesfeststellung** muss von einem Arzt vorgenommen werden. Dies und die näheren Details sind in jedem Bundesland gesondert geregelt.

Leichenschau

In sämtlichen Bundesländern ist vorgesehen, dass ein Arzt eine **Leichenschau** durchzuführen hat. Dabei sind der Tod, der Todeszeitpunkt, die Todesart und die Todesursache festzustellen. Jeder Arzt ist zur Leichenschau verpflichtet (Notärzte sind teilweise ausgenommen).

Die Leichenschau muss in der Regel von den Hinterbliebenen veranlasst werden, hilfsweise von denjenigen, in deren Räumen oder auf deren Grundstücken der Tod eingetreten oder die Leiche (oder Totgeburt) aufgefunden worden ist. Stirbt die Person zu Hause, muss der Hausarzt verständigt werden. Bei Sterbefällen in einer psychiatrischen Klinik, einem Krankenhaus, einer stationären Pflegeeinrichtung oder einer vergleichbaren Einrichtung hat die Leitung die Durchführung der Leichenschau zu veranlassen. Letztere muss unverzüglich erfolgen, damit im Falle eines unnatürlichen Tods oder Scheintods nicht wertvolle Zeit verloren geht. Die Leichenschau hat **grundsätzlich am Leichenfundort** zu erfolgen.

Die amtliche **Todesbescheinigung (Totenschein)** darf nur erteilt werden, nachdem eine sorgfältige Leichenschau an der unbekleideten Leiche (oder Totgeburt) unter Einbeziehung der gesamten Körperoberfläche einschließlich des Rückens, der behaarten Kopfhaut und aller Körperöffnungen durchgeführt wurde. Mindestens eines der drei sicheren Todes(kenn)zeichen muss zuverlässig nachgewiesen sein:
- Totenflecke
- Todesstarre
- Fäulnisveränderungen

Im klinischen Bereich kann dieses Verfahren durch die Hirntoddiagnostik ersetzt werden (insbesondere als Vorbereitung einer Organtransplantation). Auf Verlangen der Ärzte, welche die Leichenschau vorgenommen haben, sind die Angehörigen der Heilberufe, welche den Verstorbenen behandelt haben, zur Auskunft über ihre Befunde verpflichtet. Bei Anhaltspunkten für einen nicht natürlichen Tod (nach sicherer Feststellung des Todes) muss die Leichenschau abgebrochen werden und die Strafverfolgungsbehörden (Polizei, Staatsanwaltschaft) informiert werden. Gleiches gilt, wenn die Todesart ungeklärt ist.

Wenn die Leiche eingeäschert werden soll, muss zwingend eine zweite Leichenschau erfolgen.

Todesanzeige

Der **Tod** eines Menschen muss dem Standesamt, in dessen Zuständigkeitsbereich er gestorben ist, spätestens am dritten auf den Tod folgenden Werktag **angezeigt** werden (§§ 28 ff. PStG). Meldepflichtig sind Personen (§ 29 PStG) oder Einrichtungen (§ 30 PStG).

In einer stationären Pflegeeinrichtung oder im Krankenhaus ist der Träger für die Anzeige zuständig. Sie muss schriftlich erfolgen. Wurde der Verstorbene ambulant versorgt, dann muss zunächst die Person, die mit dem Verstorbenen in häuslicher Gemeinschaft gelebt hat, die Anzeige machen. Gibt es sonst niemanden, hat unter Umständen der ambulante Pflegedienst bzw. seine Mitarbeitenden das Standesamt zu informieren (zumindest mündlich bzw. telefonisch).

Bestattung

In Deutschland wird das **Bestattungswesen** vor allem von Landesbestimmungen geregelt. Dazu gehören die Bestattungsgesetze (und deren Durchführungsver-

1

ordnungen), Friedhofsgesetze und Leichenverordnungen der Bundesländer. Auf kommunaler Ebene treten Friedhofsordnungen ergänzend hinzu.

Grundsätzlich gilt: Der tote menschliche Körper ist ein Leichnam, der totenfürsorgebedürftig ist. Gewohnheitsrechtlich ist anerkannt, dass die nahen Angehörigen für die Totenfürsorge zuständig sind, diese also organisieren müssen – entsprechend ihrer verwandtschaftlichen Nähe zum Verstorbenen.

Ein Betreuer ist nie zur Organisation der Bestattung verpflichtet (allein schon deswegen, weil die Betreuung mit dem Tod des Betreuten endet). Bei einem Bevollmächtigten kommt es darauf an, ob die Vollmacht über den Tod hinaus gilt. Findet sich kein Angehöriger, so übernimmt in der Regel die Ordnungsbehörde die Bestattung – auch dann, wenn ein zuständiger Angehöriger sich weigert.

VORSICHT

Krankenhäuser und stationäre Pflegeeinrichtungen haben nie die Kosten der Bestattung zu tragen. Gleiches gilt für Pflegedienste. Kümmert sich niemand um den Toten, dann ist es am besten, das Ordnungsamt der Gemeinde zu informieren. Dieses veranlasst dann alles Weitere. Ein Pflegedienst sollte möglichst niemals selbst ein Bestattungsunternehmen einschalten. Ansonsten droht ihm, dass er als Auftraggeber gilt und für die Kosten einstehen muss.

LITERATUR

1. Deutsche Gesellschaft für Palliativmedizin, Deutscher Hospiz- und Palliativverband e.V., Bundesärztekammer (Hrsg.). Charta zur Betreuung schwerstkranker und sterbender Menschen in Deutschland. Berlin: 2010. Aus: www.dgpalliativmedizin.de/images/stories/Charta-08-09-2010 Erste Auflage.pdf (letzter Zugriff: 1.5.2025).
2. Deutsche Gesellschaft für Palliativmedizin (Hrsg.). Empfehlungen der Deutschen Gesellschaft für Palliativmedizin zum Umgang mit dem Wunsch nach Suizidassistenz in der Hospizarbeit und Palliativversorgung. Berlin: 2021. Aus: www.dgpalliativmedizin.de/images/211213_Broschuere_Suizidassistenz_100dpi.pdf (letzter Zugriff: 1.5.2025).
3. Bundesministerium für Gesundheit. Hospiz- und Palliativgesetz. 2017. Aus: www.bundesgesundheitsministerium.de/service/begriffe-von-a-z/h/hospiz-und-palliativgesetz.html (letzter Zugriff: 1.5.2025).
4. Bundesverband Deutscher Bestatter. Bestattungsgesetz: Bestattungsrecht der einzelnen Bundesländer. 2025. Aus: www.bestatter.de/wissen/beerdigung-und-bestattung/bestattungsgesetz-bestattungsrecht (letzter Zugriff: 1.5.2025).

Weiterführende Literatur

Bundesministerium der Justiz. Vorsorgevollmacht. 2022. www.bmj.de/SharedDocs/Downloads/DE/Service/Formulare/Vorsorgevollmacht.html.

Bundesministerium für Gesundheit. Patientenverfügung. 2025. www.bundesgesundheitsministerium.de/patientenverfuegung.html.

Meine Patientenverfügung. Welche Vorsorgedokumente benötigen Sie? www.xn--meinepatientenverfgung-9lc.de/vorsorgedokumente.

1.5 Zusammenarbeit der Berufsgruppen

Nadja Heiermann, Andreas Wille

8. Kernkompetenz nach EAPC

Umfassende Versorgungskoordination und interdisziplinäre Teamarbeit […] umsetzen

- Für die Wahrung der Kontinuität der Patientenversorgung sind klare Zuordnungen zu spezifischen Rollen und Funktionen der Teammitglieder in der Palliative Care sowie die Regelung der Schlüsselverantwortung notwendig.
- An- und Zugehörige sind miteinzubeziehen.
- Die Bedeutung von Ehrenamtlichen wird von den Professionen anerkannt.
- Diese Anforderungen setzen Wissen und Fertigkeiten, Sozial- und Selbstkompetenz bei allen Beteiligten voraus.

9. Kernkompetenz nach EAPC

Interpersonelle und kommunikative Fähigkeiten angemessen in Bezug auf Palliative Care entwickeln

- Eine effektive Kommunikation ist grundlegend für die Anwendung und Umsetzung der Palliative-Care-Prinzipien.
- Alle professionellen Akteure brauchen eine aufmerksame und reflektierte Kommunikation, insbesondere beim Überbringen schlechter Nachrichten, in unklaren Umständen, bei großen Belastungen und starken Emotionen.

- Eine deutliche Verständigung und Feedback sind Basis einer erfolgreichen interprofessionellen und interdisziplinären Zusammenarbeit.

Geschichte der Palliative Care im 20. Jh. ➤ 1.1.2

Palliativstationen (➤ 1.2.1) als Einrichtungen, die sich auf die Betreuung und Versorgung von Menschen in ihrer letzten Lebensphase spezialisiert haben, wurden im zweiten Schritt der Hospizbewegung an Krankenhäuser angebunden. Im Gegensatz zum Hospiz bieten Krankenhäuser für diese Patientengruppe spezielle medizinische Interventionsmöglichkeiten zur besseren Symptomkontrolle und -linderung. Doch allein dieser Umstand wird einer patientenzentrierten Versorgung nicht gerecht. Die Patienten benötigen eine umfassende Versorgung, die nicht nur die medizinische Behandlung, sondern auch die psychosoziale Betreuung sowie die Einbeziehung der Angehörigen einschließt. Für eben diese spezielle Versorgung spielt die **interdisziplinäre Zusammenarbeit** eine zentrale Rolle.

1.5.1 Das interdisziplinäre Team

DEFINITION

Multiprofessionalität: Verschiedene Berufsgruppen arbeiten in Teams zusammen. Die Art der Zusammenarbeit der Berufsgruppen wird mit den Begriffen Interdisziplinarität, Multidisziplinarität und Transdisziplinarität beschrieben. Die Definition dieser Konzepte ist nicht einheitlich, sie werden stetig beforscht und weiterentwickelt.
Interdisziplinarität: Fächerübergreifende Arbeitsweise von mehreren unabhängigen Professionen. Methoden, Maßnahmen und Lösungsprozesse entstehen in der Zusammenarbeit von Vertretern der verschiedenen Professionen mit einem gemeinsamen Ziel, die bestmöglichen Begleitung von Menschen in palliativen Lebenssituationen zu ermöglichen. Ein reines Nebeneinander der verschiedenen Berufsgruppen reicht nicht aus, vielmehr werden die verschiedenen Perspektiven integriert.
Multidisziplinarität: Experten aus verschiedenen Disziplinen bringen ihre spezifischen Kenntnisse und Fähigkeiten „nebeneinander" ein, ohne sie gegenseitig zu integrieren wie bei der Interdisziplinarität.
Transdisziplinarität: In der transdisziplinären Zusammenarbeit sind die Grenzen zwischen den Berufsgruppen durchlässig: Wissen, Fähigkeiten und Entscheidungsfindung werden geteilt. Die Arbeit konzentriert sich auf bestehende Probleme, den Einbezug von Patienten, ihrer Familien und der Gemeinschaft, in der sie leben.
Achtung: Im täglichen Sprachgebrauch werden diese Begriffe nicht trennscharf verwendet und meist im Sinne von Interdisziplinarität verwendet.

Da die palliative Arbeit den Patienten in den Mittelpunkt stellt, müssen die Berufsgruppen aufeinander abgestimmt arbeiten, gemeinsam Lösungsstrategien entwickeln und ihre Perspektiven miteinander verbinden. Das erfordert einen regelmäßigen Austausch aller in der Patientenbegleitung tätigen Berufsgruppen (➤ Abb. 1.15).

Das **interdisziplinäre Team** besteht aus:

- Pflegefachpersonen
- Ärzten: Hausarzt, (niedergelassenen) Fachärzten, Ärzten auf Palliativstationen
- (Niedergelassenen) Therapeuten: Physiotherapeuten, Logopäden, Ergotherapeuten, Musik- und Kunsttherapeuten
- Psychologen
- Mitarbeitenden im Sozialdienst: Case-Manager, Pflegeberater, Sozialarbeiter u. a.
- SAPV-Team
- Hospizdienst
- Seelsorgern
- Ehrenamtlich Mitarbeitenden

Die Zusammenarbeit umfasst sowohl die medizinische als auch die psychosoziale Betreuung der Patienten und deren Zu- und Angehörigen und trägt somit zur Optimierung der Versorgung bei.

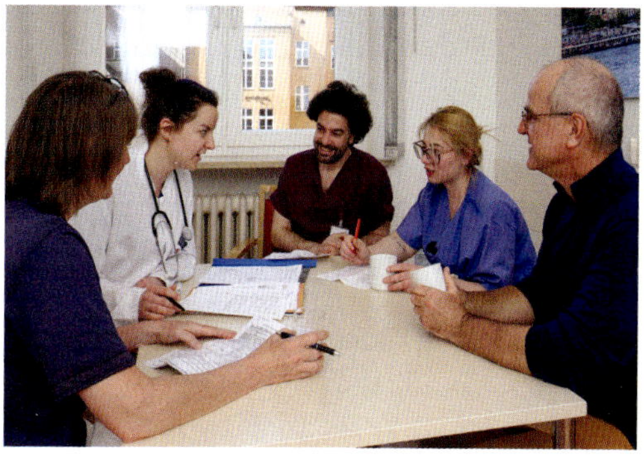

Abb. 1.15 Eine offene, wertschätzende und respektvolle Zusammenarbeit der verschiedenen Professionen ist Voraussetzung, damit Patienten in palliativen und Lebensendsituationen bestmöglich versorgt und begleitet werden können. [K115]

Pflegefachpersonen spielen eine entscheidende Rolle in der interdisziplinären Zusammenarbeit auf der Palliativstation, im SAPV-Team und im Hospiz. Sie betreuen die Patienten rund um die Uhr und sind für die Durchführung der ärztlichen Anordnungen sowie als erste Ansprechpartner für den Betroffenen und seine An- und Zugehörigen für die psychosoziale Betreuung zuständig.

Die **Ärzte** auf einer Palliativstation, in der SAPV und im Hospiz haben die Aufgabe, die medizinische Behandlung an die jeweiligen Bedürfnisse anzupassen und zu koordinieren, und sind für die Schmerztherapie sowie die Symptomkontrolle verantwortlich. Die **therapeutischen Mitarbeitenden** behandeln die Patienten physio- und ergotherapeutisch sowie logopädisch – sowohl stationär als auch im ambulanten Umfeld.

Auf einer Palliativstation betreuen **Psychologen** die Patienten sowie deren Angehörige und begleiten sie bei der Bewältigung der emotionalen Belastungen, während **Mitarbeitende des Sozialdiensts** bei der Organisation der häuslichen Versorgung und der Beantragung von Hilfsmitteln und Leistungen unterstützen.

MERKE

SAPV-Teams sind für die ambulante Versorgung von Palliativpatienten zuständig und arbeiten eng mit den Palliativstationen zusammen, um eine nahtlose Versorgung der Patienten sicherzustellen (➤ 1.2.1).

Hausärzte, Fachärzte, andere Krankenhäuser oder andere Stationen desselben Krankenhauses, ambulante Pflegedienste, SAPV-Teams und Hospizdienste spielen eine wichtige Rolle bei der Einweisung von Patienten auf eine Palliativstation. Auch wird mit ihnen die Überleitung in die häusliche Umgebung geplant.

1.5.2 Voraussetzungen für die Zusammenarbeit der Berufsgruppen

MERKE

Fokus auf den Bedürfnissen des Patienten

Die organisatorischen Aspekte der palliativen Versorgung fokussieren sich auf die Bedürfnisse und das Umfeld des Patienten.

Die Zusammenarbeit der verschiedenen Berufsgruppen in einem Team erfordert klar definierte spezifische und gemeinsame Verantwortungsbereiche der Expertengruppen, um Kompetenz- und Verantwortungsstreitigkeiten zu vermeiden. Solche Konflikte können sowohl die Effektivität als auch die Zusammenarbeit untergraben. Beides ist jedoch für die Patientenversorgung in diesem Bereich unerlässlich. Synergien zur optimalen Betreuung der anvertrauten Patienten können durch gemeinsame Reflexion der Arbeit, z. B. im Rahmen der Supervision (➤ 1.11.4), erzielt werden.

Die **Zusammenarbeit der verschiedenen Berufsgruppen** erfordert:

- Klare Kommunikation im interdisziplinären Team und Koordinierung aller Maßnahmen.
- Regelmäßige Teammeetings (➤ Abb. 1.15), um den aktuellen Zustand jedes Patienten zu besprechen, die Behandlung zu koordinieren und sich gegenseitig zu unterstützen.
- Gemeinsame Festlegung von Zielen und Prioritäten der Patientenversorgung sowie eine ständige Überprüfung und Anpassung der Maßnahmen.
- Gemeinsame Dokumentation, um konsistente und genaue Informationen für die Behandlung und Pflege der Patienten bereitzustellen. Die Dokumentation muss so strukturiert sein, dass sie leicht verständlich und für alle Teammitglieder zugänglich ist, und wichtige Aspekte wie Medikation, Symptomkontrolle, psychosoziale Betreuung, Fortschritte und Rückschläge sowie die Einbindung der Angehörigen umfassen. Eine gemeinsame Dokumentation hilft, mögliche Kommunikationsprobleme zu minimieren und die Patientenversorgung zu verbessern.

Fachliche und persönliche Kompetenzen

MERKE

Eine optimale situationsgerechte palliative Versorgung kann nicht durch einzelne Menschen bzw. eine Berufsgruppe erfolgen, sie bedarf des gemeinschaftlichen Handelns.

Für optimale Ergebnisse für den Patienten und seine An- und Zugehörigen fließen die **fachlichen** und **persönlichen Fähigkeiten** und Perspektiven der einzelnen Teammitglieder in die gemeinsame Arbeit ein.

Erforderliche Kompetenzen aller Teammitglieder in palliativen Versorgungskontexten sind:

- Teamgeist/-fähigkeit: Bereitschaft, mit anderen in einem Team in Beziehung zu treten, mit ihnen zusammenzuarbeiten und sich für gemeinsame Ziele zu engagieren
- Fachliche Fähigkeiten: Bereitschaft, die fachlichen Fähigkeiten beständig zu erweitern, Wissen und Fertigkeiten einzubringen, an Aufgaben- und Problemstellungen eigenständig zu arbeiten und das Ergebnis zu beurteilen
- Positives Menschenbild: Bereitschaft anzuerkennen, dass alle Menschen
  - neugierige, interessierte und soziale Wesen sind,
  - bereit sind, Verantwortung zu übernehmen,
  - gewährte Handlungsspielräume wahrnehmen,
  - nach Sinn, Selbsterfüllung und Selbstverwirklichung streben,
  - sich zugunsten von Zielen einbringen, zu denen sie sich verpflichtet fühlen
- Bereitschaft, mit Patienten, Zu- und Angehörigen zu interagieren
- Kommunikationsfähigkeit: Bereitschaft, die eigenen Standpunkte offen, klar und verständlich darzustellen, zu diskutieren, Sachverhalte zu erklären, anderen aktiv zuzuhören, respektvoll zu sein und sich an gemeinsam getroffene Absprachen zu halten
- Flexibilität und Einfallsreichtum: Bereitschaft, sich an individuelle Situationen anzupassen, von Standards abzuweichen und neugierig und kreativ zu denken, um in der jeweiligen Situation die bestmögliche Lösung für den Betroffenen zu finden
- Stabilität und Ausgeglichenheit: Fähigkeit, auch in schwierigen Situationen die Fassung und eine unvoreingenommene Haltung zu bewahren
- Professioneller Umgang mit Emotionen wie Wut, Schmerz, Trauer, dem Sterbeprozess sowie weiteren komplexen und herausfordernden Situationen
- Hohes Maß an Empathie: Fähigkeit und Bereitschaft, die Gefühle, Gedanken, Motive und Persönlichkeitsmerkmale einer anderen Person zu erkennen, zu verstehen und nachzuempfinden

Selbstverständlich besitzt jedes Teammitglied individuelle Fähigkeiten und Persönlichkeitsmerkmale, die es patientenbezogen einbringen kann. Wenn jedes Teammitglied seine individuellen Stärken ins interdisziplinäre Team einbringt, dann kann das Bestmögliche für Patienten in palliativen Lebenssituationen erreicht werden – das ist das Ziel der interdisziplinären Zusammenarbeit. Zu den notwendigen Kompetenzen gehört auch, dass jedes Teammitglied seine eigenen Fähigkeiten reflektiert und kontinuierlich durch Fort- und Weiterbildungen (➤ 1.3) erweitert.

MERKE

Ziel ist die Optimierung der Lebensqualität des Patienten über lange Zeiträume. Dazu muss innerhalb des Behandlungsteams eine weitgehende Einigung über den möglichen Lebensweg erzielt werden.

1.5.3 Einbeziehung der An- und Zugehörigen

Begleitung von An- und Zugehörigen ➤ 1.9

Das **Einbeziehen der An- und Zugehörigen** auf einer Palliativstation und anderen palliativen Versorgungssettings ist ein wichtiger Bestandteil der interdisziplinären Zusammenarbeit. Hierbei geht es vor allem darum, die Angehörigen an der Behandlung und Betreuung der Patienten zu beteiligen und sie bei der Bewältigung ihrer eigenen Belastungen zu unterstützen (➤ Abb. 1.16).

Das interdisziplinäre Team arbeitet eng mit den Angehörigen zusammen und informiert sie regelmäßig über den Zustand des Patienten sowie über die geplante Behandlung und Versorgung. Hierbei ist es wichtig,

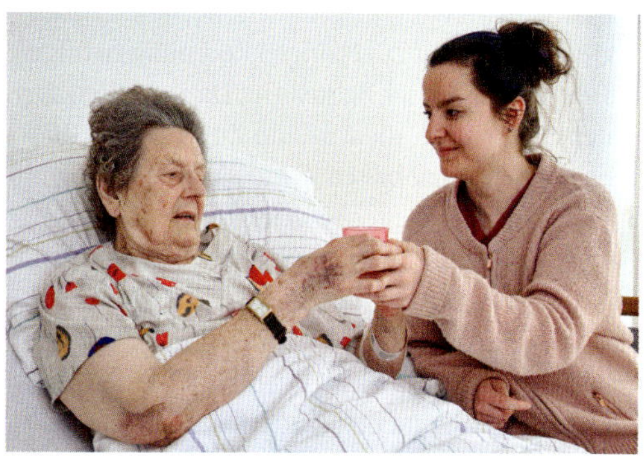

Abb. 1.16 An- und Zugehörige haben eine zentrale Rolle in palliativen Lebenssituationen. Sie stellen eine wertvolle Ressource bei der Unterstützung der Patienten dar, brauchen aber auch Beratung, Beistand und Trost. [K115]

auf die individuellen Bedürfnisse und Wünsche der Angehörigen einzugehen und sie ebenso wie den Patienten, sofern dies möglich ist, in Entscheidungen mit einzubeziehen. Um die An- und Zugehörigen zu entlasten, vermitteln Ärzte und Pflegefachpersonen ihnen den Kontakt zu Psychologen oder Seelsorgern als Beistand, Mitarbeitende des Sozialdiensts können durch die Organisation der häuslichen Hospiz- und Palliativpflege unterstützen.

1.5.4 Struktur und Organisation

Organisation der Palliative Care in Deutschland, Österreich und der Schweiz ➤ 1.2

Palliativstationen und Hospize

Struktur

Die **Struktur** auf einer Palliativstation oder in einem Hospiz umfasst Räumlichkeiten, Treffpunkte, die technische und personelle Ausstattung sowie die Organisation der Kontaktmöglichkeiten aller Beteiligten.

Räumlichkeiten sollten eine ruhige und entspannende Atmosphäre ausstrahlen und den Bedürfnissen der Patienten sowie deren An- und Zugehörige gerecht werden. Dazu gehört z. B., dass die Zimmer ausreichend groß und als Einzelzimmer belegt sind, um den verschiedenen Versorgungssituationen bzw. familiären Bedürfnissen gerecht zu werden (Rooming-in, Abschied nehmen usw.). Die Einrichtung muss nicht nur der Patientenversorgung, sondern auch den Bedürfnissen der An- und Zugehörigen Rechnung zu tragen, z. B. durch Ruhesessel, Beistellbett. Dazu gehören auch Aufenthaltsräume, die An- und Zugehörigen Rückzugsmöglichkeiten bieten sowie die Versorgung mit Speisen und der „Kaffee zwischendurch".

Eine angemessene **Personalbemessung** ist ebenfalls von großer Bedeutung für Palliativstationen und Hospize. Die Mitarbeitenden müssen ausgebildet und erfahren sein, um den Bedürfnissen der Patienten sowie deren An- und Zugehörigen gerecht werden zu können. Hierbei spielt auch die Schaffung von Arbeitsbedingungen eine Rolle, die es den Mitarbeitenden ermöglicht, sich auf die Pflege und Betreuung der Patienten zu konzentrieren. Die Personalpläne müssen den besonderen Aufwand der Versorgung von Palliativpatienten berücksichtigen.

Selbstverständlich werden die einschlägigen **Fort- und Weiterbildungen** für das interdisziplinäre Team genutzt, z. B. die Zusatzqualifikation Palliativmedizin für Fachärzte und Palliative Care für Pflegefachpersonen, Fortbildungen für Therapie und komplementäre Behandlungsprinzipien (u. a. Aromatherapie, Kinesiologie, Fußreflexzonenmassage, Ohrakupunktur). Mittlerweile gibt es auch Weiterbildungen in Palliative Care für therapeutische und andere Berufsgruppen.

Fort- und Weiterbildung ➤ 1.3

Darüber hinaus sind die **Kontaktmöglichkeiten** palliativer Leistungserbringer extern transparent zu halten, d. h., dass die Palliativstation bzw. das Hospiz jederzeit telefonisch zu erreichen ist und interne Abläufe und Anfragen entsprechend systematisch bearbeitet werden. Kontaktiert z. B. ein ambulanter Pflegedienst die Palliativstation, da die häusliche Versorgungssituation dekompensiert, müssen die internen Abläufe es ermöglichen, dass der Fragende eine klare Aussage zu potenziellen Versorgungsmöglichkeiten oder im besten Fall ein Zeitfenster zur stationären Aufnahme mit allen dafür erforderlichen Schritten erhält.

Organisation

Eine optimale Versorgung auf der Palliativstation erfordert eine engmaschige Zusammenarbeit und Abstimmung zwischen den verschiedenen Disziplinen, wozu klare Absprachen, regelmäßige Besprechungstermine und eine gemeinsame Grundhaltung notwendig sind.

So ist das Etablieren von **interdisziplinären Fallbesprechungen** (➤ 1.11.4) bei denen die verschiedenen Fachbereiche gemeinsam die Therapieplanung und -durchführung besprechen und koordinieren, auf Palliativstationen und für den Palliativdienst, alternativlos. Diese Besprechungen haben regelmäßig (entsprechend *OPS 8-982/8-98e/8-98h*) stattzufinden und werden ärztlich geleitet.

Ein weiterer wichtiger Aspekt ist die klare **Definition der Zuständigkeiten und Verantwortlichkeiten** der einzelnen Fachbereiche. Dafür sind auch Schnittstellen zwischen den Disziplinen zu identifizieren und entsprechende Abstimmungen zu treffen. Ziel ist die gemeinsame, patientenorientierte Grundhaltung in der Versorgung und in der Interaktion mit Angehörigen. Die **Anerkennung** der Kompetenzen und die **Wertschätzung** der Rolle, die anderen Disziplinen zukommt, tragen zu einer erfolgreichen Zusammenarbeit bei.

MERKE

Die **gemeinsame Struktur** im Gegensatz zu Handlungen auf Zuruf bildet den Schlüssel zum Erfolg. Die Organisation der interdisziplinären Zusammenarbeit auf einer Palliativstation und in anderen palliativen Versorgungskontexten erfordert also eine klare Strukturierung und Abstimmung. Regelmäßige Besprechungen und eine gemeinsame Grundhaltung tragen dazu bei, eine erfolgreiche und optimale Versorgung der Patienten sicherzustellen.

Palliativdienst, Palliativteams und palliativmedizinische Konsile

In Krankenhäusern verbessern ein **Palliativdienst,** dessen Strukturen in *OPS 8-98h* vorgegeben sind, multiprofessionell zusammengesetzte und organisierte **Palliativteams** oder **palliativmedizinische Konsile** die Integration von Palliative Care. Sie bilden eine Schnittstelle zur Palliativstation, falls vorhanden, und stellen ein Angebot der Palliativstation für alle Stationen des gesamten Krankenhauses dar, um die Beratung und Unterstützung der Patienten und deren Angehörigen zu verbessern. Der palliativmedizinische Konsildienst wird insbesondere bei schwierigen Entscheidungen, bei schwer zu behandelnden Schmerzen und Luftnot, bei Einleitung einer palliativen Sedierung oder zur Einschätzung des Patientenzustands hinzugezogen.

1.5.5 Ergänzende Studien

Es gibt zahlreiche **Studien** zur Wirksamkeit und Effektivität von interdisziplinären Palliativteams und deren Zusammenarbeit, z. B.:

- Eine Studie von Higginson et al. aus dem Jahr 2016 ergab, dass die Zusammenarbeit im interdisziplinären Palliativteam zu einer signifikanten Verbesserung der Lebensqualität von Patienten führt und die Zufriedenheit der Angehörigen erhöht [10].
- Eine Metaanalyse von Bakitas et al. von 2015 zeigte, dass die Einbindung von interdisziplinären Palliativteams in die Versorgung von Patienten mit einer lebensbegrenzenden Erkrankung zu einer signifikanten Verbesserung der Lebensqualität und der Reduktion von Symptomen wie Schmerzen, Atemnot und Depression führt [11].
- Eine weitere Studie von Hearn et al. (2019) ergab, dass die Zusammenarbeit im interdisziplinären Palliativteams die Zufriedenheit von Patienten und Angehörigen erhöht [12].
- Die systematische Übersichtsarbeit von Seow et al. (2018) zeigte, dass interdisziplinäre Palliativteams in der Lage sind, die Versorgung von Patienten in der häuslichen Umgebung zu verbessern und deren Zufriedenheit sowie die der Angehörigen zu erhöhen [13].
- Groeneveld et al. konnten in ihrer Studie von 2020 aufzeigen, dass die Zusammenarbeit im interdisziplinären Palliativteam dazu beitragen kann, die Kommunikation zwischen den verschiedenen Berufsgruppen zu verbessern und die Koordination von Pflege und Therapie zu erleichtern [14].

Diese Studien verdeutlichen die Vorteile und die Bedeutung der Zusammenarbeit im interdisziplinären Palliativteam. Eine gut koordinierte Zusammenarbeit zwischen den verschiedenen Berufsgruppen und die gemeinsame Dokumentation sind entscheidend für eine effektive und qualitativ hochwertige Versorgung von Patienten mit einer lebensbegrenzenden Erkrankung.

LITERATUR

1. Körner M. Analysis and development of multiprofessional teams in medical rehabilitation. GMS Psychosocial Medicine. 2008; 5(3). Aus: www.egms.de/static/de/journals/psm/2008-5/psm000046.shtml (letzter Zugriff: 30.4.2025).
2. van Bewer V. Transdisciplinarity in Health Care: A Concept Analysis. Nursing Forum. 2017; 52(4): 339–347.
3. Stiehl K. Das interdisziplinäre Palliativteam: Herausforderungen und Chancen. Zeitschrift für Palliativmedizin. 2008; 9(4): 156–161.
4. Bruera E, Hui D. Modelle der Palliativversorgung für Patienten mit Krebs. Zeitschrift für klinische Onkologie. 2010; 28(23): 3823–3831.
5. Deutsche Krankenhausgesellschaft et al. Erweiterte S3-Leitlinie Palliativmedizin für Patienten mit einer nicht heilbaren Krebserkrankung. Langversion 2.2. 2020.

Aus: www.leitlinienprogramm-onkologie.de/fileadmin/user_upload/Downloads/Leitlinien/Palliativmedizin/Version_2/LL_Palliativmedizin_Langversion_2.2.pdf (letzter Zugriff: 30.4.2025).
6. Aulbert E, Nauck F, Radbruch L (Hrsg.). Lehrbuch der Palliativmedizin. 3. A. Stuttgart: Schattauer, 2015.
7. Radbruch L, Payne S. Weißbuch über Standards und Normen für die Hospiz- und Palliativversorgung in Europa: Teil 2. Zeitschrift für Palliativmedizin. 2011; 12(6): 260–270.
8. Gomes B, Higginson IJ. Where people die (1974–2030): past trends, future projections and implications for care. Palliative Medicine. 2008; 22(1): 33–41.
9. Meißner A, Bardenheuer H, Borasio GD. Palliativ-Care-Teams. In: Müller-Busch H (Hrsg.). Handbuch Palliativmedizin. Berlin: Springer, 2012. S. 1077–1085.
10. Higginson IJ, Evans CJ, Grande G. Preston-Modell für die Palliativversorgung: Ansichten von Patienten, Betreuern, Angehörigen der Gesundheitsberufe und Beauftragten. BMJ unterstützende und palliative Pflege. 2016; 6(3), 369–377.
11. Bakitas M et al. Early Versus Delayed Initiation of Concurrent Palliative Oncology Care: Patient Outcomes in the ENABLE III Randomized Controlled Trial. Journal of Clinical Oncology. 2015; 33(13), 1438–1445.
12. Hearn J, Higginson IJ, Koffman J. Entwicklung und Validierung des patientenberichteten Ergebnismaßes der integrierten Palliativversorgungs-Ergebnisskala (PROM-IPCOS). BMJ unterstützende und palliative Pflege. 2019; 9(2): e26.
13. Seow H et al. Die Nutzung von mehr häuslichen Pflegediensten am Lebensende ist mit niedrigeren stationären Pflegekosten verbunden: Eine bevölkerungsbasierte Studie in Ontario, Kanada. Zeitschrift für Palliativmedizin. 2018; 33(2): 76–84.
14. Groeneveld EI et al. Multidisziplinäre Versorgungsteams für Patienten mit fortgeschrittener Erkrankung: Ein Überblick über Übersichtsarbeiten. Zeitschrift für Palliativmedizin. 2020; 34(6): 731–745.

1.6 Moral, Ethik und Würde in der Palliativmedizin mit Blick auf Pflegende

Andreas S. Lübbe

7. Kernkompetenz nach EAPC

Auf die Herausforderungen der klinischen und ethischen Entscheidungsfindung in Palliative Care reagieren

- Eine umfassende Palliativversorgung erfordert eine Auseinandersetzung mit anspruchsvollen ethischen Fragestellungen. Dafür müssen professionell Tätige die notwendigen Kompetenzen erlangen.
- Neben rechtlichen Grundlagen kennen die professionellen Akteure u. a. die vier medizinethischen Prinzipien und können diese in unterschiedlichen Situationen anwenden.
- Sie können die Perspektive, Wünsche und Bedürfnisse von Patienten und deren An- und Zugehörigen in Entscheidungsfindungen einbeziehen und wissen um die Bedeutung gemeinsam getroffener Entscheidungen.
- Professionelle Akteure können die ethischen Prinzipien im eigenen Wertegefüge einordnen.

9. Kernkompetenz nach EAPC

Interpersonelle und kommunikative Fähigkeiten angemessen in Bezug auf Palliative Care entwickeln

- Eine effektive Kommunikation ist grundlegend für die Anwendung und Umsetzung der Palliative-Care-Prinzipien.
- Alle professionellen Akteure müssen aufmerksam und reflektiert kommunizieren können, insbesondere beim Überbringen schlechter Nachtrichten, in unklaren Situationen, bei großen Belastungen und unter starken Emotionen.
- Eine deutliche Verständigung und Feedback sind die Basis einer erfolgreichen interprofessionellen und interdisziplinären Zusammenarbeit.

1.6.1 Moralisches Handeln in Gesundheitsberufen

Hintergründe und Wandel im Gesundheitssystem

Pflegende gaben und geben verschiedene Gründe an, warum sie ihren Beruf gewählt und ergriffen haben:

- Gutes tun
- Den Hilflosen dienen
- Kranken beistehen

Dies sind altruistische (selbstlose, uneigennützige) Motive.

Vor etwa 30 Jahren gab es Deutschland eine andere Medizin, in deren Rahmen weniger Leistungen erbracht wurden und Pflegefachpersonen mehr Zeit für die zu Pflegenden hatten. Doch das Gesundheitssystem hat sich in der Zwischenzeit gewandelt. Entscheidungsträger waren der Meinung, in der Medizin und der Pflege müsse Geld verdient werden. Der Wettbewerb sollte entscheiden, welche medizinische Leistung wie lange und an welcher Stelle erbracht wird. Die Folge war und ist eine fatale Zuteilung von Geldern zugunsten technisch-apparativer Leistungen und zulasten von Zeit und Zuwendung für kranke und alte Menschen – und die Vernachlässigung anderer wichtiger Bereiche wie Prävention und öffentliches Gesundheitswesen. Die Auswirkungen sind:

- Eine enorme Leistungsverdichtung und Personalknappheit im Pflegebereich.
- Ein gestiegener Anspruch an die Pflegefachpersonen, in kürzerer Zeit allem und allen gerecht zu werden: den Patienten und ihren Angehörigen, den Ärzten, den immer höher werdenden Standards, den wirtschaftlichen Geboten.
- Pflegefachpersonen sind zerrissen zwischen Pflege und Zuwendung, also dem Dienst am Menschen, und anderen Aufgaben wie Organisation der Station, Dokumentation und sozialkompetentem Interagieren, auch mit jenen Zeitgenossen, die kritisieren, beleidigen, beschimpfen oder in anderer Weise herausfordern.

Fragen, die sich insbesondere den Pflegefachpersonen, aber auch den Verantwortlichen und Leitungspersonen stellen, sind:

- Wie lange kann das noch gut gehen?
- Wie können mit diesen Rahmenbedingen junge Menschen für den Pflegeberuf gewonnen, ja begeistert werden?
- Ist es nur damit getan, die Vergütung zu erhöhen oder die Personalausstattung in den Einrichtungen zu verbessern? Oder bedarf es einer neuen Identitätsfindung, einer Überprüfung der eigentlichen Aufgaben dieses schönen und einzigartigen Berufs?
- Wie soll sich eine Pflegefachperson verhalten, die von allen Seiten unter Druck gesetzt wird und dennoch das Beste erreichen und ihren Ansprüchen gerecht werden will?
- Wie gehen Pflegefachperson mit unerträglichen Situationen um? Wie setzen sie ihre pflegerischen Interessen gegen wirtschaftliche Vorgaben durch?
- Wie können Pflegefachpersonen dem ärztlichen Personal besser verdeutlichen, dass mehr zu Gesundung eines Menschen gehört, als lediglich die Krankheit in den Blick zu nehmen?
- Wie können Pflegefachpersonen verdeutlichen, dass kranke und alte Menschen mehr als eine leitliniengerechte Medizin brauchen, die in Anbetracht der gesamten biopsychosozialen Umstände im Einzelfall mitunter nicht die beste ist? Denn Pflegende bekommen oft mehr mit vom Patienten – von seinem Leid, seinen Wünschen und Sehnsüchten, von seinen Abneigungen und Ängsten – als das ärztliche Personal.

AUS DER PRAXIS

Belastungen im Pflegealltag

Tagtäglich kommen Pflegefachpersonen in ihrem Beruf an ihre Grenzen und fragen sich, wer sie auffängt, welche Arten der professionellen Hilfe es gibt, wenn einen Situationen nicht loslassen und eine stetige seelische Belastung darstellen. Dabei sind es nicht immer schwerstkranke und sterbende Patienten, die belasten, sondern auch vermeintlich alltägliche Pflegesituationen, wie

- einen vollkommen fremden Menschen waschen, der einem vielleicht noch nicht einmal sympathisch ist,
- eine belegte und übel riechende Wunde fachgerecht versorgen,
- einen schwergewichtigen und schwitzenden Patienten in der Nacht allein positionieren,
- einen Patienten begleiten, der häufig klingelt, weil er das Alleinsein nicht erträgt.

Selbstfürsorge ➤ 1.11

Was ist gutes Handeln in Pflege und Medizin?

Zur Beantwortung dieser Frage braucht es ein Gerüst an Grundlagen, es bedarf gewisser Prinzipien, an denen sich Akteure im Gesundheitswesen orientieren können. Und sie fordert von jedem Einzelnen eine Haltung, mit der er vor sich selbst und vor anderen bestehen kann. Eine Haltung, die ethisch begründbar ist.

Seit Beginn der Menschheitsgeschichte versuchen Menschen zu begründen, nach welchem Prinzip und

1

aus welcher Quelle heraus jene Handlungen erfolgen, die mehrheitlich als gut und richtig oder schlecht und falsch bewertet werden. Die Formulierung des obersten ethischen Grundsatzes, des Prinzips der **Moral,** fiel dabei – je nach Epoche, Kultur und religiösen/spirituellen Einflüssen – unterschiedlich aus.

Der Philosoph **Arthur Schopenhauer** (1788–1860) hielt in seinen „Grundlagen der Moral" (1840) mehrere prägende Ideen fest, die eine Richtung vorgeben können:

„Verletze niemanden, vielmehr hilf allen, soweit du kannst" [zit. n. 1] – ein Anspruch, an dem man jedoch auch zugrunde gehen kann, denn er kann niemals erfüllbar sein. Schopenhauer entwickelte eine Ethik des Mitleids, die viele Ähnlichkeiten mit der modernen Sorgeethik aufweist. Weniger aus Prinzipien und Regeln, sondern mehr aus der Teilnahme an der Verwundbarkeit und dem Leiden des Mitmenschen entspringen Handlungen von moralischem Wert, meint er. Schopenhauer war vom Buddhismus beeinflusst und sah im Mitleiden ein Mysterium der Identifikation mit dem Leid anderer. *„Moral predigen ist leicht, Moral begründen schwer"* [zit. n. 3], sagt Schopenhauer, und man darf ergänzen: Moral verwirklichen fällt oftmals sogar noch schwerer.

1.6.2 Ethik in Medizin und Pflege

DEFINITION

Moral (lat. *mos* = Sitte): Wörtlich bedeutet Moral „die Sitte betreffend" und bezeichnet den Teil der Handlungskonventionen, deren Befolgung im zwischenmenschlichen Miteinander in der jeweiligen zeitlichen Epoche als gut oder richtig und deren Nichtbefolgung als schlecht und falsch bewertet wird.

Ethik (griech. *ethike* = sittliches Verständnis): Theorie der Beurteilung und Begründung sittlichen Verhaltens. Disziplin der Philosophie, die moralische Prinzipien, Werte, Tugenden, Geltungsansprüche, Forderungen etc. untersucht, formuliert und begründet.

Tugend: Kraft des Einzelnen, der Stimme seines Gewissens zu folgen und sittliche Normen oder Grundsätze zu verwirklichen.

Ethos (griech. *ethos* = Charakter, Sinnesart): Sittliche Praxis.

Etikette: Etablierte Sitte innerhalb der Gesellschaft oder einer gesellschaftlichen Gruppe.

Die **Prinzipienethik** (steht für verschiedene Ethik-Modelle) wird idealerweise von einer **Tugendethik** (und einer Sozial- und Kulturethik) ergänzt. Der Philosoph **Immanuel Kant** (1724–1804) bestimmt deswegen Tugend als Stärke in der Selbstbeherrschung und Selbstüberwindung in Ansehung der moralischen Gesinnung. Tugend ist dabei nicht abhängig von Begabung oder Klugheit, sondern kann gelehrt, gelernt und gelebt werden.

Auch wenn Welt- und Menschenbilder jeweils ihrem Zeitgeist entsprachen, so lassen sich bis heute allgemeingültige und überzeitliche Prinzipien, Werte und Strukturen erkennen. Im europäischen Mittelalter bilden sich

- die **klassischen Tugenden** Gerechtigkeit, Weisheit, Tapferkeit und Bescheidenheit sowie
- die **christlichen Tugenden** Glauben, Liebe und Hoffnung

heraus. Sie galten und gelten für die Kranken wie für die Helfenden. In angemessenem Verständnis sind sie zeitlos.

Barmherzigkeit gilt als eine der Haupttugenden und wichtigsten Pflichten der Weltreligionen Judentum, Christentum, Islam, Buddhismus und Hinduismus sowie des Bahaitums und anderer Religionen. „Verzweifelte trösten" und „Sterbenden beistehen" gehören zu den geistigen Werken der Barmherzigkeit, die Pflege der Kranken und die Beerdigung der Toten zu den körperlichen. Der plötzliche und unerwartete Tod galt übrigens in der Antike und im Mittelalter im Gegensatz zu heute als schlechter und hässlicher Tod, vor dem die Götter oder Gott die Menschen bewahren möge.

MERKE

Die medizinische Entwicklung der letzten hundert Jahre war, wie auch zuvor, stets mit Chancen und Risiken verbunden. Extrakorporale Befruchtung, pränatale Diagnostik, die Verteilung von Leistungen *(Allokation),* Organtransplantation, Intensiv- und Notfallmedizin (Priorisierung), Therapieverzicht, Aspekte der sogenannten Sterbehilfe wie auch Aspekte der Forschung an gesunden und kranken Menschen ließen die Ethik in der Medizin manifest und unverzichtbar werden (➤ Abb. 1.17).

Das eigene Gewissen (nach Kant ein „innerer Gerichtshof"), aus dem sich eine Pflicht ergibt [4], und die individuelle Moral reichen in der Medizin offensichtlich nicht aus, um allgemeingültige und akzeptierte Grundlagen zu schaffen, denn die Menschen sind zu verschieden und der jeweilige „innere Gerichtshof" zu unterschiedlich. Notwendig sind daher ethische Analysen und ethische Entscheidungen auf Grundlage allgemeingültiger Prinzipien sowie Aufklärung und Ausbildung, Institutionen und Gesetze.

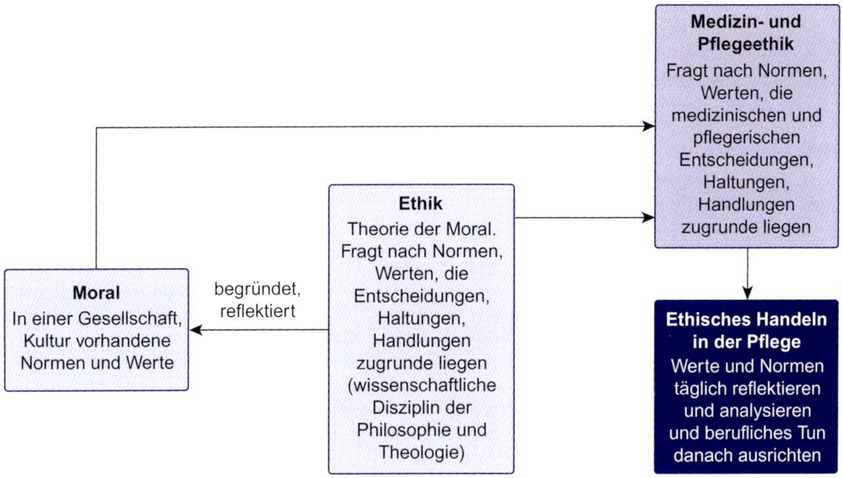

Abb. 1.17 Moral, Ethik, Medizin- und Pflegeethik und wie sie miteinander in Beziehung stehen. [L143]

Ethos und Ethik oder die sittliche (moralische) Einstellung und das Verhalten auf der einen und die ethische Begründung auf der anderen Seite sind zwar aufeinander bezogen, aber nicht identisch. Moralisieren ist nicht ethische Reflexion, und Moralapostel sind keine Ethiker. Die Begründung sittlichen oder moralischen Verhaltens kann abweichend ausfallen und sich an unterschiedlichen Normen und Werten orientieren.

Würde

DEFINITION

Würde (hergeleitet von „Wert"):

1. Rang innerhalb einer Wertehierarchie, eine Art Vorrangstellung von Personen, die Achtung gebietet („Würdenträger").
2. In diesem Kontext: Menschenwürde, die an ein Dasein geknüpft ist und die jeden Menschen von einem anderen Lebewesen unterscheiden soll – eine Art „innere Ehre".

Ob man etwas dafür tun, sich also Würde verdienen muss, wird unterschiedlich gesehen. **Aristoteles** (384–322) schien der Auffassung zu sein, dass man sich **Würde** verdienen muss. **Immanuel Kant** trat dagegen dafür ein, dass Würde unveräußerlich, unverletzlich sei und sich auch auf nicht einwilligungsfähige und auf maximale Hilfe angewiesene Personen beziehen könne. Er knüpft die Würde jedoch an die Vernunft, zu der nur der Mensch fähig sei [4, 5], und **Friedrich Schiller** (1759–1805) definiert sie als „erhabene Gesinnung" *(„Beherrschung der Triebe durch die moralische Kraft ist Geisteskraft und Würde heißt ihr Ausdruck in der Erscheinung"* [6, S. 119]).

In der Medizinethik ist umstritten, ab welchem Zeitpunkt dem heranwachsenden Kind (mit der Befruchtung, mit der Einnistung in die Gebärmutter, mit dem schlagenden Herzen oder mit der Geburt) Würde zuteilwerden darf oder kann. Dies ist relevant, denn mit der Zuteilung von Würde ist ein (mehr oder weniger ausgeprägter) Schutz verknüpft.

Harvey Max Chochinov (geb. 1958) stellt in seinem **Würde-Modell** [5] bei unheilbarer Erkrankung krankheitsbezogene Aspekte in den Vordergrund, die die Würde beeinflussen, u. a. den Grad der Unabhängigkeit und das Maß der Symptomlast, aber auch die Aufrechterhaltung von Rollen und Autonomie und Kontrolle (➤ Abb. 1.18).

Giovanni Maio (geb. 1964) weist auf verschiedene Auslegungen der Menschenwürde hin, die konzeptionell weiterhelfen, um die konkrete Auslegung der Würde im Einzelfall besser einordnen und anwenden zu können [10]:

- Instrumentalisierungsverbot: Man wird dem Menschen nicht gerecht, würde man ihn in den Dienst fremder Zwecke stellen.
- Zur Berücksichtigung der Menschenwürde gehört aber auch das Erniedrigungsverbot.

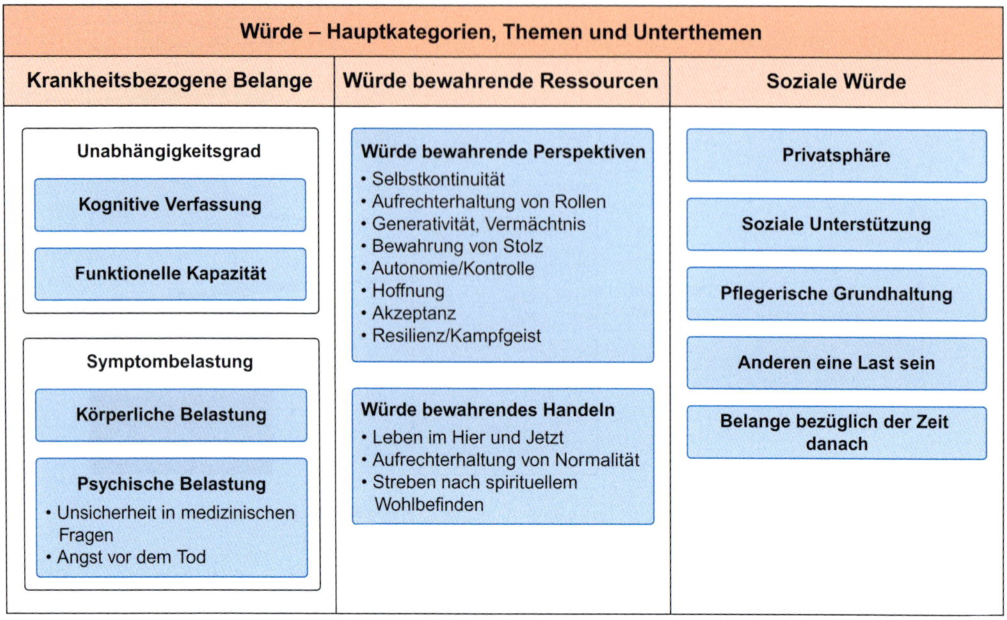

Abb. 1.18 Das Würde-Modell von Chochinov. [L143]

- Zum Dritten wird der Begriff im Ensemble fundamentaler Menschenrechte genannt.

Vier ethische Grundprinzipien

In der Medizin hat sich die Gegenüberstellung der **vier ethischen Grundprinzipien** etabliert, die von den amerikanischen Bioethikern **Tom Beauchamp** (1939–2025) und **James Franklin Childress** (geb. 1940) 1979 begründet wurden.

Mithilfe dieser Grundprinzipien können sich Ärzte und weitere Akteure im Gesundheitswesen im praktischen Alltag orientieren und im Einzelfall Elemente des **bioethischen Quartetts** gegeneinander abgrenzen und bewerte:

1. Nutzen *(Beneficence)*
2. Schadensvermeidung *(Non-Maleficence)*
3. Autonomie *(Autonomy)*
4. Gerechtigkeit *(Justice)*

Aus europäischer Sicht wird das „bioethische Quartett" in bestimmten Situationen ergänzt durch:

- Tugend *(Virtue)*
- Würde *(Dignity)*

MERKE

Die vier ethischen Grundprinzipien sind besonders auf den ärztlichen Tätigkeitsbereich ausgerichtet und auf die ärztliche Entscheidungsgrundlage im Einzelfall (Mikroebene). Die Belange von Pflegefachpersonen finden weder in der theoretischen Betrachtung des ethischen Quartetts noch in seiner praktischen Ausgestaltung eine angemessene Berücksichtigung.

Nachfolgend wird das „bioethische Quartett" daher erstmalig systematisch in die **pflegerische Praxis** übertragen.

Nutzen, Schadensvermeidung und Autonomie

Eine wichtige Aufgabe in der Grund- und Behandlungspflege ist die **Stiftung von Integrität.**

- Pflege ist ein Heilen im Krank- und Gebrechlich-Sein.
- Pflege ist die Ermöglichung einer den ganzen Menschen betreffenden körperlichen Geborgenheit.
- Die Pflege möchte den im Kranksein oft als fremd empfundenen Körper wieder zum vertrauten Körper machen.

Ihr Ziel ist es, wie Maio [10] formuliert, Versehrte auf eine neue Ganzheit hin auszurichten, auch dort, wo keine Heilung mehr möglich ist. Eine Besonderheit der Pflege ist die **leibliche Interaktion.** Sie drückt sich durch Körperkontakt aus, und zwar auch an Stellen, die für Fremde tabu sind. Pflegende haben es ständig mit Grenzüberschreitungen zu tun und befinden sich an der Grenze der Tabuverletzung, an der Grenze des Zumutbaren, an der Grenze der Scham und des Ekels, an der Grenze der eigenen Betroffenheit. Und zugleich befinden sie sich oft an der Grenze der persönlichen Erfüllung, weil sie einen exklusiven Zugang zu Menschen haben, die überaus dankbar dafür sind, dass man diese Grenzen überwindet. So befinden sich Pflegende in einem steten **Wechselspiel zwischen Nähe und Distanz,** zwischen Offenheit und Verschlossenheit, zwischen Vertrautheit und Fremdbleiben, zwischen Erlaubnis (die Grenze der Intimität zu durchbrechen) und Verbot (die Schamgrenze nicht zu übertreten). Im beiderseitigen Austausch kommt es auf Taktgefühl, situative Kreativität, sinnliches Begreifen, erfahrungsgeleitete Erkenntnis und ganzheitliches Verstehen an. All dies stellt höchste Herausforderungen an die **Gestaltung des zwischenmenschlichen Geschehens,** die unbezahlbar, kaum messbar und vor allem nicht lapidar ins Dienstgeschehen einzukalkulieren sind. Es ist aller Ehren wert!

Trotz dieser Besonderheiten müssen Pflegende auch ethische Prinzipien berücksichtigen und im Einzelfall konkret anwenden. Denn jeder klassische pflegerische Eingriff – und sei er noch so sinnvoll und damit indiziert – verursacht neben Nutzen zugleich auch einen Schaden.

MERKE

In der Medizin und Pflege gibt es keinen Nutzen ohne Schaden.

AUS DER PRAXIS

Umpositionierung zur Dekubitusprophylaxe

Eine schwer kranke und bettlägerige Patientin kann sich nicht mehr aus eigener Kraft von einer Seite zur anderen drehen. Es gehört zum pflegerischen Standard, die Schwerkranke in regelmäßigen Abständen, alle paar wenige Stunden umzupositionieren, um Druckgeschwüren vorzubeugen.

Der **Nutzen der Maßnahme** (erstes bioethische Prinzip) besteht also in der Verhinderung von etwas Schlimmem. Leider ist die Umpositionierung für die Patientin mit großen Unannehmlichkeiten verbunden. Sie muss mitten in der Nacht geweckt werden, und die Umpositionierung versursacht ihr jedes Mal starke Schmerzen, **fügt ihr also einen Schaden zu.** Dabei sieht das zweite bioethische Prinzip eigentlich vor, Schaden zu vermeiden. Die Pflegenden befinden sich in einem **ethischen Dilemma** (Wertekonflikt), den es zu lösen gilt. Was können sie tun?

- Sie sprechen mit der Patientin darüber, argumentieren und begründen die Maßnahme.
- Sie setzen die Maßnahme ins Verhältnis (hoher Nutzen, geringer Schaden) und bitten die Patientin um ihre Einwilligung. Denn es gilt in der Medizin: Keine Maßnahme darf umgesetzt werden, ohne dass die betroffene Person eingewilligt hat.
- Das Recht eines Menschen, eine Maßnahme abzulehnen, berührt das dritte bioethische Prinzip, die **Autonomie (Selbstbestimmungsrecht).** Dabei müssen die moralisch und rechtlich vorgeschriebenen Bedingungen eingehalten werden:
  - Ist die Patientin in der Lage, frei und ohne Zwang zu entscheiden?
  - Ist sie in der Lage, zu verstehen und zu kommunizieren? Dies setzt aufseiten der Pflegenden eine professionelle Kommunikationskompetenz voraus.

Es ist gut und richtig, dass Patienten Maßnahme ablehnen können. Lehnen sie jedoch eine medizinisch-pflegerisch sinnvolle Maßnahme ab – in diesem Fall die notwendige Umpositionierung –, dann müssen sie die Konsequenzen tragen, also vermutlich einen Dekubitus und die damit verbundenen Schmerzen und anderen Komplikationen.

Es gibt Ausnahmen, denn medizinisch-pflegerische Indikationen sind nicht immer klar und eindeutig. Oft gibt es Spielräume, und die Pflegefachperson ist aufgefordert, gemeinsam mit dem Patienten die beste Lösung zu erreichen. Es ist also – im Gegensatz zur nicht palliativmedizinischen Pflege – ganz besonders Flexibilität gefragt. **Kompromisse müssen gefunden werden** zwischen den professionellen Pflegestandards und dem, was der kranken Person besonders guttut und was sie sich wünscht. Gesetze werden außer Kraft gesetzt, tägliche Anpassungen sind gefordert.

Aus Sicht der Pflegefachperson kommt also darauf an, **die beste Indikation zu stellen,** die ein Patient kaum ablehnen kann, weil er erkennt, dass das Beste für ihn gewollt wird. Daher brauchen Pflegefachpersonen eine genaue Kenntnis der zu pflegenden Person und ihrer biopsychosozialen Bedingungen, um die Indikationsstellung zu finden. Aus diesem Grund fällt in der Palliative Care die Entscheidung nicht selten gegen eine Umpositionierung. Dafür nimmt die Pflegefachperson das Dekubitusrisiko bewusst in Kauf, weil eine sehr begrenzte Lebenszeitprognose (vielleicht im Bereich von wenigen Tagen bis Wochen) besteht und sie die längerfristigen Folgen einer

1

unzureichenden Positionierung als unwahrscheinlich eingestuft hat. Stattdessen entscheidet sie im Sinne einer guten Lebensqualität, die Nachtruhe der Patientin nicht zu stören und Schmerzexazerbationen zu vermeiden. Die Indikation wird also im Lichte der Gesamtsituation angepasst, dem Nicht-schaden-Wollen wird eine höhere Bedeutung eingeräumt als dem scheinbaren Nutzen einer erst langfristig wirksamen präventiven Maßnahme.

AUS DER PRAXIS

Das Recht auf Verwahrlosung

Ein 65-jähriger Mann ohne festen Wohnsitz wird mit fortgeschrittenem und nicht mehr heilbarem Krebsleiden auf die Palliativstation aufgenommen. Schon nach kurzer Zeit fällt den Pflegenden ein unangenehmer Körpergeruch auf. Der Mann hat sich wahrscheinlich längere Zeit nicht gewaschen. Seine Bezugspflegekraft spricht ihn darauf an, doch er weigert sich, Körperhygiene zu betreiben. Können Pflegende den hilfebedürftigen Menschen zur Körperpflege zwingen?
Dazu sind grundsätzliche Fragen zu klären:

- Wen stört der unangenehme Geruch eigentlich? Den Patienten? Wahrscheinlich weniger.
- Sind die Pflegenden für den Patienten da, oder soll sich der Patient nach den Pflegenden richten? Wenn ja, in welchem Ausmaß?
- Gehört Körperhygiene zu einer Krankenhausbehandlung? Hat der Patient die Pflicht, sich zu waschen? Ist es die Aufgabe der Pflegefachpersonen, dafür zu sorgen, dass die kranke Person Körperhygiene betreibt, wenn sie es nicht will oder nicht so will, wie die Pflegenden meinen, dass es angebracht wäre?
- Gibt es medizinische Gründe für die Körperhygiene?

Es gibt gewiss noch mehr Aspekte, doch die **Autonomie** (das Selbstbestimmungsrecht) und die **Würde** des Mannes, die **Unantastbarkeit seiner Integrität,** lassen vermuten, dass dem Einfluss der Pflegenden in einer Einrichtung Grenzen gesetzt sind. Das heißt, die Einstellung des kranken Mannes ist zu respektieren, so schwer es fällt. Menschen haben ein Recht auf Verwahrlosung.
Und doch darf die Frage aufkommen, was ein solches Verhalten mit Pflegenden, Ärzten, Raumpflegern und anderen macht, die sich mit dem Mann leibhaftig auseinandersetzen müssen.

- Darf sich eine in einer Gesundheitseinrichtung angestellte Person weigern, Maßnahmen auszuführen, weil sie sich vor etwas oder vor jemandem ekelt?
- Wie weit geht die professionelle Pflicht, wo hört die Toleranz auf?

Das muss am Ende jede Einrichtung, jedes Team, jede Einheit für sich klären. Doch diese Punkte zeigen auf, welchen Einflüssen und welchem Druck Pflegefachpersonen und andere im Gesundheitswesen Tätige ausgesetzt sein können.

Gerechtigkeit

Das Prinzip der **Gerechtigkeit** hat in den letzten Jahren in allen Bereichen der Medizin an Bedeutung gewonnen. Gerechtigkeit kann aus mehreren Blickwinkeln betrachtet werden. Ein klassischer nimmt die Verteilung von Leistungen, die durch eine Solidargemeinschaft ermöglicht werden, in den Fokus:

- Sollte jeder kranke Mensch im Einzelfall alles erhalten, was medizinisch möglich ist?
- Soll jeder, der intensivmedizinisch behandelt werden könnte, diese Versorgung erhalten, unabhängig davon, wie viele Betten zur Verfügung stehen und welche anderen Patienten das gleiche Anrecht auf dieses Bett besitzen?
- Oder zieht man Grenzen, wie es im deutschen Sozialgesetzbuch der Fall ist? Nach dem SGB sind Leistungen wirtschaftlich zu erbringen und sollen angemessen sowie zweckmäßig sein und das Maß des Notwendigen nicht überschreiten.

Diese Fragen stellen sich für Pflegefachpersonen nicht. Sie müssen vielmehr im Stationsalltag ständig entscheiden, welcher Patient wie viel und welche Art der Zuwendung erhält. Pflegefachpersonen haben sich zwar an professionelle Standards zu halten, doch in welchem Maß dies erfolgt, mit wie viel Zeit und Zuwendung, hängt von den Rahmenbedingungen ab, u. a. von Stationsbesetzung, Stationsbelegung, Notfällen, Tagesform.

Vielleicht hilft Pflegefachpersonen auch ein innerer Kompass, das Gewissen, ein Gefühl, nach dem sie entscheiden, wer die meiste Zuwendung erhält. Oder soll die Person, die am lautesten ruft, als erste versorgt werden?
Es gibt:

- Ausgleichende Gerechtigkeit
- Zuteilende Gerechtigkeit
- Legale Gerechtigkeit

Und darüber hinaus:

- Freiheitsmodelle, bei denen das Maximum an Freiheit der Maßstab für Entscheidungen ist
- Effizienzmodelle, bei denen ein gutes Kosten-Nutzen-Verhältnis erzielt werden muss
- Das Fairnessmodell, nach dem diejenigen die größte Aufmerksamkeit erhalten, denen es am schlechtesten geht

Gerecht zu sein, mag ein Wunschtraum sein. Doch ohne sich zuvor festzulegen, auf welches Modell von Gerechtigkeit man sich beziehen möchte, bedeutet, dass inhaltlich noch nichts entschieden wurde.

Das bioethische Quartett in der Medizin

Auch bei jeder ärztlichen Entscheidung – Diagnostik wie Therapie betreffend –, stehen die medizinische Indikation und der Patientenwille im potenziellen Dissens (Meinungsverschiedenheit).

- Auf der einen Seite stellt der Arzt auf Grundlage seines Wissens, seiner Fähigkeiten und Erfahrung und auf Grundlage medizinischer Leitlinien eine angezeigte medizinische Entscheidung (Indikation) für oder gegen eine Maßnahme.
- Zur Umsetzung der medizinischen Entscheidung gehört jedoch unbedingt der Patientenwille, der nach (angemessener) Aufklärung eine sinnige oder unsinnige Indikationsstellung verwerfen darf, also die vom Arzt getroffene medizinische Maßnahme ablehnen kann.

Ein guter Arzt ist der, der seine Entscheidungen – was im Einzelfall medizinisch zu tun oder zu lassen ist – unter Berücksichtigung der Persönlichkeit des Patienten fällt. Das bedeutet, der Arzt muss biopsychosoziale Bedingungen, religiöse Bindung, kulturellen Hintergrund u. a. in seine Entscheidung mit einbeziehen, um für die kranke Person das Bestmögliche zu erreichen.

Und er wäre vielleicht ein noch besserer Arzt, wenn er häufiger die Pflegefachpersonen in seine Entscheidungen mit einbeziehen würde, denn die Stellung der besten (medizinischen) Indikation ist bekanntlich alles andere als einfach. Doch wie häufig wird das in der Realität beherzigt?

AUS DER PRAXIS

Die beste Indikation finden

Der Zustand eines 78-jährigen Mannes mit fortgeschrittenem Lungenkrebs und vorangegangenen onkologischen Behandlungen verschlechtert sich dramatisch. Er wird kreislaufinsuffizient und hat hohes Fieber. Für das weitere Vorgehen gibt es verschiedene Möglichkeiten, also unterschiedliche Indikationsstellungen:

1. Um sein Leben (unter allen Umständen) zu erhalten, wird der Patient auf die Intensivstation verlegt. Dort wird er künstlich beatmet und erhält kreislaufunterstützende Infusionen sowie ein entsprechendes Monitoring.
2. Der Patient bleibt auf der onkologischen Normalstation und wird mit Antibiotika, weiteren Medikamenten und Blutkonserven versorgt und bedarfsorientiert gepflegt.
3. Bei dem Patienten wird eine Therapiezieländerung vorgenommen. Er erhält ein rein palliativmedizinisches Vorgehen zur Symptomkontrolle und wird in einem entsprechenden palliativen Kontext umsorgt.

In diesem und ähnlichen Fällen muss der Nutzen einer Maßnahme (so sollte es sein) gegen den potenziellen Schaden abgewogen werden. Selbst das Nichts-Tun, um theoretisch jeden Schaden zu vermeiden, mag im Einzelfall eine Kontraindikation sein, weil so die kranke Person wahrscheinlich nicht das Beste bekommt, was sie bekommen könnte. In all diesen Fällen (Ausnahme: Nichteinwilligungsfähigkeit, z. B. bei einer Notfallsituation) stellt ein medizinischer Eingriff eine Körperverletzung dar, wenn der Patient nicht zuvor angemessen aufgeklärt und seine Einwilligung in die Maßnahme gegeben hat.

Im obigen Fall müssen die drei Möglichkeiten mit dem Patienten besprochen werden. Ihm müssen Nutzen und Schaden dargelegt werden, um dann gemeinsam mit ihm die beste Entscheidung zu treffen. Ist das nicht möglich, bedarf es der Erhebung des mutmaßlichen Willens. Wenn auch das nicht möglich ist, wird über einen richterlichen Beschluss eine Person benannt, die mit den Ärzten Abwägungen vornimmt und Entscheidungen trifft.

Einwilligung des Patienten

Besonders herausfordernd sind Situationen, in denen weder der mutmaßliche Wille erhoben werden kann noch ein Betreuer oder Vorsorgebevollmächtigter bestimmt ist.

MERKE

Es ist nicht nur gesetzlich vorgeschrieben, sondern auch etablierte medizinische Praxis und ein moralisches Gebot, den Willen des Patienten zu eruieren und sich daran zu orientieren, was er mutmaßlich wollen würde – auch wenn es schwerfällt, an diese Informationen zu gelangen, und erst recht, wenn von ärztlicher Seite kein Zweifel an der Indikationsstellung besteht.

MERKE

Der Wille der Betroffenen ist alles andere überragend. Das bedeutet jedoch nicht, dass sich Patienten ihre Diagnostik oder Therapie wünschen, also die Indikation selber stellen können. Das ist und bleibt eine ärztliche Aufgabe.

Die **Autonomie,** also das Selbstbestimmungsrecht (➤ 1.4.1), der Patienten ist heute in dem Maß wichtig, wie sie früher gerade nicht berücksichtigt wurde.

1

Noch vor 30 Jahren war es üblich, Menschen mit Krebs ihre Diagnose zu verheimlichen. In bestimmten (religiösen, sozialen) Kreisen und Gruppen ist es noch heute so, dass nur bestimmte Informationen über die Krankheit und zur Therapie weitergeleitet werden dürfen oder sollten, um die kranke Person zu schützen.

Wie weit die Autonomie heutzutage reichen kann, zeigt die Entscheidung des Bundesverfassungsgerichts aus dem Jahr 2020 [8], nach der jeder erwachsene Mensch in Deutschland, ob gesund oder krank, bei einem Suizid staatliche Hilfe in Anspruch nehmen darf. Er besitzt also ein Recht darauf, bei seinem Suizid unterstützt zu werden. Die Begründung: Weil der Staat dafür zuständig ist, sich um das Leben und die Freiheit seiner Bürger zu kümmern, sei es auch seine Pflicht, sie bei der selbst getroffenen Entscheidung, ihrem Leben ein Ende zu setzen, zu unterstützen. Der Tod gehöre zum Leben mit dazu. Wie diese höchstrichterliche Entscheidung konkret ausgestaltet werden soll, steht noch aus. In Österreich sind diesbezüglich bereits Entscheidungen getroffen worden.

AUS DER PRAXIS

Behandlungsbegrenzung als beste Indikation

Bei einer 73-jährigen Patientin mit fortgeschrittenem Krebsleiden und vielen vorausgegangenen Behandlungen besteht durch die mögliche Gabe eines neuen Arzneistoffs eine geringe Chance auf ein Ansprechen des Tumors. Um das Medikament verabreichen zu können, müsste die Patientin zu Untersuchungen einbestellt werden und unerwünschte Arzneimittelwirkungen ertragen. Einem geringen Nutzen steht hier also ein potenziell nicht unerheblicher Schaden gegenüber.

Die Patientin kann sich nun für die Therapie entscheiden oder dagegen. In jedem einzelnen Fall (und erst recht bei einer scheinbar unausgewogenen Situation) müssen alle Beteiligten sorgfältig zwischen den Prinzipien Nutzen und Schaden abwägen.

1.6.3 Sorgeethik

DEFINITION

Sorgeethik *(Care-Ethik, Ethik der Achtsamkeit):* Handeln im Kontext von Medizin und Ethik unter Beachtung der Bedürfnisse und Belange kranker und alter Menschen.

In Zeiten, in denen sich die Aufgaben für Ärzte und Pflegefachpersonen mehren und in denen zugleich die personelle Ausstattung immer dürftiger wird, kommt es oft nur noch darauf an, Löcher zu stopfen und Personalstellen zu besetzen, wenn sich die entfernteste Möglichkeit dazu bietet. Auf die Qualität der Arbeit, die Ausbildung der einzelnen Akteure, die menschlichen Fähigkeiten und Kompetenzen kommt es erst in zweiter Linie an, wenn überhaupt. Wenn man aber Medizin und Pflege lediglich als Verrichtungsdisziplin betrachtet, deren Leistung sich in der Aufsummierung vorgefertigter Vollzüge bemisst, dann berücksichtigt man nur einen Teil ihrer Bestimmung. Die Identität der Medizin und Pflege spiegelt sich nicht in einem zweckrationalen Verrichten von Tätigkeiten, weil dadurch nicht das zum Ausdruck gebracht wird, worauf es in der Medizin und Pflege vor allem ankommt: die **Sorge.** Medizin wird erst dann zur guten Medizin bzw. Pflege erst dann zur guten Pflege, wenn sich in ihr eine **Kultur der Sorge** manifestiert.

Die **Sorgeethik** hat ihren Ursprung in den entwicklungspsychologischen Untersuchungen von **Carol Gilligan** (geb. 1936) zur ethischen Urteilsbildung bei Menschen mit weiblichem Geschlecht. Gilligan entdeckte, dass Mädchen und Frauen moralische Dilemmata anders lösen als Jungen und Männer, indem sie nicht so sehr auf juristische Weise allgemeine Grundsätze auf einen Fall anwendeten, sondern in narrativer Weise mehr Anteilnahme und Beziehung zwischen den involvierten Personen zu stiften suchten. Die feministische Philosophie nahm diesen Ansatz auf und bezeichnete die „andere Stimme", die moralische Erfahrung von Frauen, die in der männlich dominierten Geschichte vernachlässigt wurden, als Sorgeethik. Weniger Gesetze, weniger männliche Tugenden, weniger Verträge zwischen kämpfenden egoistischen Individuen und weniger abstrakte Argumente sind Ursprünge und Prinzipien der Moral als die Erfahrung von Fürsorge: die Anteilnahme am Wohl und Wehe des anderen und der tätige praktische Einsatz, um dessen Leiden zu lindern und Wohlergehen zu fördern. Die Philosophin **Nel Noddings** (1929–2022) diskutierte das Prinzip Fürsorge im Gegensatz zur herkömmlichen „männlichen" Moral ausführlich.

Sorge

Sorge beginnt dort, wo es einer Person wirklich um etwas geht. Wenn es einer Pflegefachperson wirklich

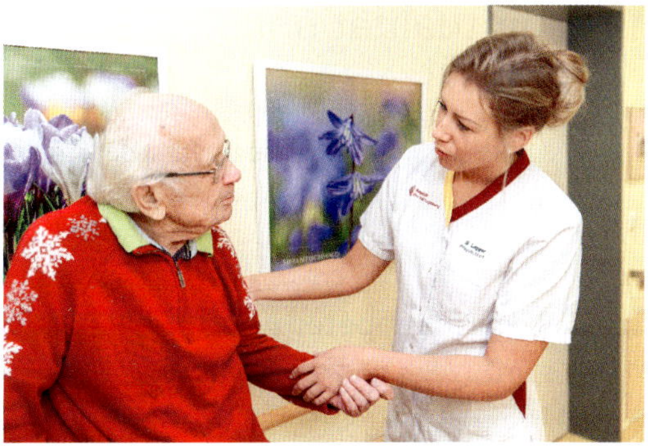

Abb. 1.19 Pflege ist mehr als nur die körperliche Versorgung von Patienten. Sie beinhaltet auch sie Sorge, also den Wunsch, alles zu tun, damit es dem kranken Menschen auf allen Ebenen besser geht. [K157]

wichtig ist, dass es der zu pflegenden Person gut geht, sie sich wohlfühlt, dann achtet sie wirklich auf alles, was darauf Einfluss hat: den Geruch und die Temperatur im Zimmer, auf dem Teller zurückgelassene Essensreste, auf verbale und nonverbale Äußerungen.

Es ist also die Barmherzigkeit, der aus dem Herzen kommende wahrhaftige Wunsch und das Erreichenwollen, dass es dem kranken Menschen in seiner misslichen Lage besser geht (➤ Abb. 1.19). Dies macht Sorge aus.

- Lässt sich Sorge verordnen? Schön wäre es, wenn dieses Bewusstsein, diese Triebfeder vorhanden wäre.
- Wie geht man mit einem Kollegen um, dem man ansieht, dass es ihm an der Sorge, an dieser wirklichen inneren Bereitschaft fehlt? Mit jemandem, dem das Schicksal des Hilfebedürftigen irgendwie gleichgültig ist, dem es an Herzenswärme und Mitmenschlichkeit mangelt? Einrichtungen und Teams können es sich heutzutage oft nicht leisten, solche Personen zu versetzen.
- Und wie ist es mit der Kritikfähigkeit der Sorglosen bestellt oder mit der Bereitschaft, als Vorgesetze an dieser Stelle Verantwortung zu übernehmen?

Dies sind schwierige, ja oft nicht erkannte oder bewusst vor sich hergeschobene Themenkomplexe.

MERKE

Sorge ist nur dann echte Sorge, wenn sie vom anderen her gedacht wird. Das setzt ein Verinnerlichen der Situation des anderen voraus. Teilweise kann dies gelehrt, gelernt und trainiert werden, auch die Reaktion auf Mängel diesbezüglich. Es wäre den Aufwand wert, denn ein Teil der Sorgeethik ist in der heutigen Zeit verloren gegangen.

Sorge ist ein Zusammengehen, ein Mitgehen mit dem anderen für eine gewisse Zeit bis dahin, dass man eine Art Schicksalsgemeinschaft, eine Wollensgemeinschaft wird. Sorge hat somit den Charakter des Teilens, des Gemeinsamen. Das bedeutet, dass beide Seiten offen sein müssen für das, was kommt.

Sorge lässt sich nicht im Vorfeld konkret ausgestalten. Sie lebt davon, die Unmittelbarkeit ernst zu nehmen, die besondere Situation einer Verschlechterung des Zustands miteinander zu erleben und zu bewältigen. Durch die Verbindung mit der anderen, fremden Person, zeigt sich, dass Sorge weder eine Schublade noch eine Schablone ist. Der Medizinethiker Giovanni Maio formulierte dies trefflich in Kapitel 13 seines Lehrbuchs [10].

Sorge bedingt das sich Auf-den-anderen-Menschen-Einlassen, was u. U. Zeit kostet. Zeit, die nicht verfügbar ist bzw. für diese zutiefst menschlichen und daher besonders wertvollen Bereiche nicht erübrigt werden soll. Auch das Konzept der narrativen Medizin, bei der während des Krankheitsverlaufs ein Kapitel nach dem anderen aus dem Leben des anderen zu einer zunehmend kompletten (aber niemals vollständigen) Geschichte dieser Person zusammengesetzt wird, erfordert Zeit und die Bereitschaft, sich auf eine fremde Person einzulassen, die in Not ist, weil sie krank geworden ist.

1.6.4 Fazit

Ethische Grundlagen bieten ein gutes Handlungsgerüst, um praktisch in Medizin und Pflege arbeiten zu können. Sie ermöglichen jedem, eine eigene Haltung zu zeigen und denjenigen gegenüber zu verteidigen, die andere Interessen verfolgen, als den anvertrauten Patienten in all ihren Bedürfnissen gerecht zu werden. Somit sei jeder Pflegefachperson gewünscht, wachsam zu bleiben, um Konflikte wahrzunehmen und anzusprechen, kritisch zu sein, um Verbesserungen zu erwirken und Dilemmata zu begegnen, und Haltung zu bewahren, auch in schwierigen Situationen.

Danksagung

Wichtige Anregungen und Kommentare habe ich meiner Frau, Dipl.-Psych. Irmela Lübbe, zu verdanken.

1

LITERATUR

1. Schroth J. Texte und Materialien zur Ethik. 2025. Aus: www.ethikseite.de/prinzipien/zschop.html (letzter Zugriff: 3.6.2025).
2. Heller A, Schuchter P (Hrsg.). Praxis Palliative Care: Autonomie und Sorge. Jahresheft 4. 2014.
3. Arthur-Schopenhauer-Studienkreis. Arthur Schopenhauer. Moralphilosopie und Metaphysik. 2025. Aus: www.arthur-schopenhauer-studienkreis.de/Moralphilosophie/moralphilosophie.html (letzter Zugriff: 3.6.2025).
4. Kant I. Kants Gesammelte Schriften. Herausgegeben von der Preussischen Akademie der Wissenschaften. Berlin: 1900 ff.
5. Chochinov HM, McClement E, Kredentser MS. Dignity and palliative end-of-life care. In: Cherny NI et al. (ed.). Oxford Textbook of Palliative Medicine. 5. ed. Oxford: University Press, 2015. pp. 306–313.
6. Schiller F. Sämtliche Werke. Herausgegeben von Klaus L. Berghahn. Stuttgart: Reclam, 1971.
7. Grossmann A. Würde. In: Historisches Wörterbuch der Philosophie. Basel: Schwabe. Aus: www.schwabeonline.ch/schwabe-xaveropp/elibrary/start.xav?start=-%2F%2F%2A%5B%40attr_id%3D%27hwph_product-page%27%5D#/text/verw.wurde?_ts=1748944394890 (letzter Zugriff: 3.6.2025).
8. Bundesverfassungsgericht. Verbot der geschäftsmäßigen Förderung der Selbsttötung verfassungswidrig. Pressemitteilung 12/2020. Aus: www.bundesverfassungsgericht.de/SharedDocs/Pressemitteilungen/DE/2020/bvg20-012.html (letzter Zugriff: 3.6.2025).
9. Weber S, Weber M, Mai S. Würde bei unheilbarer Erkrankung – Würdeverlust und Leiden am Lebensende begegnen. Zeitschrift für Palliativmedizin. 2022; 23(3): 153–167.
10. Maio G. Mittelpunkt Mensch. Lehrbuch der Ethik in der Medizin. Stuttgart: Schattauer, 2017.
11. Lübbe AS. Für ein gutes Ende. Von der Kunst, Menschen an ihrem Lebensende zu begleiten. Möglichkeiten der Palliativmedizin. Paderborn: Bonifatius, 2019.
12. Beauchamp T, Childress JF. Principles of biomedical ethics. New York: Oxford, 1989.
13. Lübbe AS. Fortschrittsfalle Medizin. Wie wir hineingeraten und wieder herauskommen. Tübingen: dgvt, 2019.
14. Maio G. Sorgerationalität als identitätsstiftendes Moment der Palliativmedizin. Zeitschrift für Palliativmedizin. 2017; 18(4): 175–178.
15. Gilligan C. In a Different Voice. Harvard: Harvard University Press, 1982. Deutsche Ausgabe: Die andere Stimme. Lebenskonflikte und Moral der Frau. München: dtv, 1996.
16. Noddings N. Caring. A feminine Approach to Ethics and Moral Education. Berkeley: University of California Press, 1984.
17. Lübbe A, Gieseler F. Das LUEBECK-Modell, ein wissensgeneriertes Werkzeug zur verbesserten palliativmedizinischen Begleitung. Praxis Palliative Care. 2022; 56: 1–12.

1.7 Spiritualität und Religiosität

Martin Groß, Eckhard Frick (1.7.1), Anke Fasse (1.7.2)

1.7.1 Spiritual Care

5. Kernkompetenz nach EAPC

Den spirituellen und existentiellen Bedürfnissen des Patienten gerecht werden

- Spiritualität ist ein bedeutender Bestandteil der Palliative Care, denn lebenslimitierende Erkrankungen bringen für die Betroffenen und ihre An- und Zugehörigen auch existenzielle Sinnfragen mit sich.
- Das multiprofessionelle Team kann spirituelle, existenzielle und religiöse Bedürfnisse mit in den Behandlungsplan integrieren und entsprechende Gesprächsangebote machen.
- Es respektiert unterschiedliche Lebenswelten und -kulturen, kulturelle Werte und Normen sowie individuelle Bedürfnisse. Gleichzeitig kann es Trauer- und Verlustprozesse begleiten und unterstützen.
- Alle Mitglieder des multiprofessionellen Teams reflektieren ihre persönliche Haltung zu Spiritualität, Endlichkeit und Lebenssinn sowie ihre persönlichen Werte.

In the final instance, spiritual care has only one ambition; to help the individual human being through crisis.

Nissen et al. 2021 [26, S. 1]

DEFINITION

Spiritualität nach *der European Association for Palliative Care (EAPC):* Die dynamische Dimension des menschlichen Lebens, die Bezug dazu hat, in welcher Weise Individuen oder Gemeinschaften Sinn, Ziel und Transzendenz erfahren, suchen und ausdrücken und in welcher sie sich mit dem Moment, mit sich selbst, mit anderen, mit der Natur und mit dem Bedeutungsvollen und Heiligen verbinden [39] (➤ Abb. 1.20).

Religiosität: Das Ausmaß des Glaubens und des Praktizierens einer Religion.

Seelsorge: […] *„meist ein persönliches Gespräch unter vier Augen, in dem Menschen ihre Sorgen und Nöte vortragen und Lebens- oder Glaubenshilfe erfahren"* [32]. Auch Gebete und Segenshandlungen können Teil der Seelsorge sein. Speziell hierfür ausgebildete Seelsorgende unterliegen der Schweigepflicht oder dem noch strengeren Beichtgeheimnis. Der Begriff „Seelsorge" entstammt der christlichen Tradition. Somit liegt der traditionellen Seelsorge das christliche, ganzheitliche Menschenbild zugrunde. In dieser Haltung ist eine seelsorgende Begleitung Menschen anderer Religionen und Weltanschauungen möglich. Die Krankenhausseelsorge als Teil der Palliativversorgung hat das System Krankenhaus im Blick, zu dem neben den Patienten die Angehörigen und Mitarbeitenden selbst gehören. Seelsorge ist von psychotherapeutischem Handeln zu unterscheiden.

Spiritualität umfasst den Umgang mit existenziellen Herausforderungen, auf persönliche Werte gründende Haltungen sowie religiöse Überzeugungen. Sie fördert die Organisation und den Zusammenhalt von Gruppen, und ihre kulturellen Wurzeln führen weit zurück in die Vergangenheit.

In der Palliative Care spielen **zwei Aspekte der Spiritualität** eine herausragende Rolle:

- Spirituelles Leid und
- Spiritualität als Ressource

Während die Definition der WHO von Palliative Care (➤ 1.1.2) die Aufgabenstellung, spirituelles Leid zu lindern, klar benennt, wird Spiritualität als Ressource noch immer unterschätzt. Patienten in beiden Aspekten zu fördern, ist die Aufgabe von Spiritual Care. Sie umfasst *„die Sorge um spirituelle Themen, Nöte, Fragen und Ressourcen"* [12].

Der Begriff ist eng verwandt mit dem Begriff der **Seelsorge,** der dem Kontext der christlichen Kirche entstammt. Auch kirchliche Seelsorgende leisten Spiritual Care in der Palliativversorgung.

MERKE

Die Aufgabe von Spiritual Care ist, spirituelles Leid und Nöte wahrzunehmen, ihnen Raum zu geben und sie so zu verarbeiten **sowie** Spiritualität als Ressource in existenziellen Lebenssituationen zu nutzen.
Spiritual Care ist ein fundamental wichtiger therapeutischer Zugang, für den alle Mitglieder des Palliativteams eine Grundkompetenz brauchen.

Spiritual Care in verschiedenen Fachgebieten

Spiritual Care ist nicht nur ein essenzieller Bestandteil der Palliativversorgung, sondern gewinnt in vielen medizinischen **Fachbereichen** an Bedeutung.

- In der Intensivmedizin dient Spiritual Care dazu, Stress bei Patienten und Angehörigen abzumildern. Nach Einschätzung des Fachpersonals führt Spiritual Care zu einer Verbesserung der Versorgungsqualität in der Intensivmedizin.
- Für Krebspatienten ist spirituelles Wohlbefinden eine zentrale Komponente der Lebensqualität und reduziert die Symptomlast, die Hoffnungslosigkeit und den Wunsch, das Sterben zu beschleunigen, sodass Spiritual Care als grundsätzlicher Baustein der Therapie bei diesen Patienten angesehen werden kann.
- Das Vorliegen unbefriedigter spiritueller Bedürfnisse wurde bei verschiedensten Gruppen nachgewiesen wie z. B. bei Müttern früh und krank geborener Kinder, Adoleszenten mit chronischen körperlichen oder seelischen Erkrankungen oder sogar Notfallpatienten.
- Auch für Patienten mit amyotropher Lateralsklerose und ihre Angehörigen hat Spiritualität eine hohe Bedeutung.

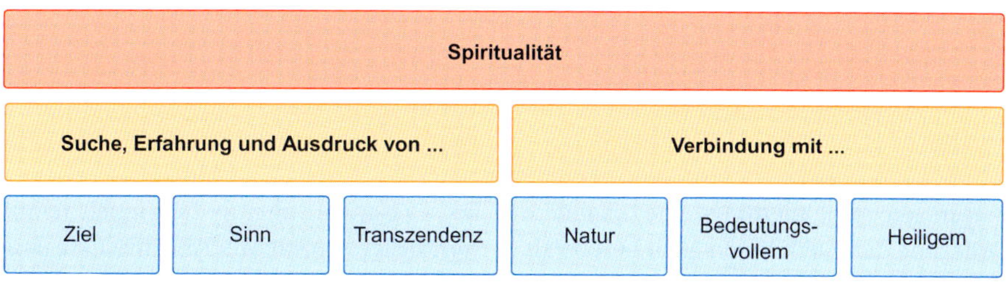

Abb. 1.20 Was ist Spiritualität? [L143]

1

MERKE
Spiritual Care hat eine übergeordnete Bedeutung als Querschnittsaufgabe aller therapeutischen Berufe, unabhängig von Fachgebiet, Berufsgruppe, Stadium der Erkrankung und weitestgehend auch vom Alter der Patienten. Spiritualität darf nicht erst im Endstadium von Erkrankungen mitgedacht werden, vielmehr ist sie zeitgerecht zu integrieren. Spiritual Care ist in allen Fachbereichen, in denen Patienten mit lebensbedrohlichen und lebenslimitierenden Erkrankungen versorgt werden, unabdingbar. Ein aktuelles Positionspapier [2] fordert daher auch die stärkere Implementierung von Religiosität und Spiritualität in die medizinische Lehre.

Spiritual Care in der Palliativversorgung

Kirchliche Seelsorgende leisten **Spiritual Care in der Palliativversorgung** nicht nur auf Palliativstationen, vielmehr begleiten sie als Krankenhausseelsorgende Menschen in der letzten Lebensphase und trauernde Angehörige im gesamten Krankenhaus. Aufgrund der Bedeutung von Spiritual Care sind sie wichtige Mitglieder des Palliativteams, und es ist wünschenswert, dass sie auch an den wöchentlichen Teamkonferenzen teilnehmen.

Die Begleitung durch Seelsorgende ist auch für nicht religiöse Menschen möglich und kann hilfreich sein. Die Pluralität der Religionen und Weltanschauungen legt es nahe, bei Bedarf auf ein interreligiöses Netzwerk zurückgreifen zu können.

Wünschenswert ist, dass alle Mitglieder des Palliativteams mit den Grundprinzipien der Spiritual Care vertraut sind. Dementsprechend verdeutlicht die EAPC den Schulungsbedarf in Spiritual Care für alle Mitglieder des Palliativteams in einem Positionspapier [4, 6]. Schließlich stellen die unterschiedlichen Konzepte der einzelnen Mitglieder des Palliativteams in Bezug auf Religion und Spiritualität eine Chance für gelingende Spiritual Care dar.

Der Einsatz strukturierter Instrumente erleichtert das Erfassen spiritueller Bedürfnisse. Ein Beispiel ist der **Spiritual Needs Questionnaire (SpNQ®).**

Der Kulturen und Sprachen übergreifende Einsatz dieser Instrumente stellt allerdings eine besondere Herausforderung dar. Sie können auch bereits als Beginn des Prozesses von Spiritual Care verstanden werden. Von Nissen et al. [26] wurde 2021 das **Modell zur Implementierung von Spiritual Care mit fünf ineinander übergehenden Phasen** vorgestellt, um den Erfahrungsaustausch zu verbessern, die praktische Umsetzung im Alltag zu erleichtern und den individuellen Bedürfnissen der Patienten gerecht zu werden:

1. Identifikation spiritueller Bedürfnisse und Ressourcen
2. Verständnis der spezifischen Bedürfnisse des Patienten
3. Entwicklung des individuellen Spiritual-Care-Behandlungsplans unter Einbezug von Seelsorge und Gesundheitsberufen
4. Durchführung von Spiritual Care (➤ Abb. 1.21)
5. Evaluation erfolgter Spiritual Care

Zu berücksichtigen sind dabei weltliche, spirituelle und religiöse Aspekte.

1.7.2 Palliative Care in den Religionen und Weltanschauungen

Zwei Gründe tragen maßgeblich zur Vielfalt der **Religionen** in Deutschland bei. Erstens ist die Religionsfreiheit in Artikel 4 des Grundgesetzes festgelegt, und zweitens ist Deutschland ein Einwanderungsland. Daher sind in Deutschland nicht nur die drei großen monotheistischen Weltreligionen (Christentum, Islam, Judentum), sondern auch viele andere verschiedene Religionen und Weltanschauungen vertreten. Allerdings bilden die Menschen, die sich keiner Religion zugehörig fühlen, mittlerweile die größte Gruppe in Deutschland. Innerhalb dieser findet sich wiederum ein weites Spektrum an Weltanschauungen, das von diffuser Religiosität über Pantheismus und Agnostizismus bis hin zum Atheismus reicht (s. unten).

MERKE
Mehr als die detaillierte Kenntnis der einzelnen Religionen und ihrer Rituale sind in der Palliative Care Achtsamkeit und Toleranz gegenüber religiösen und spirituellen Bedürfnissen der zu pflegenden Menschen und ihrer Angehörigen gefordert. Dabei müssen zunehmend die Bedürfnisse konfessionsloser Menschen berücksichtigt werden.

Dieses Kapitel führt in die Vielfalt religiöser und spiritueller Aspekte von Palliative Care ein, soll aber nicht als Handlungsleitfaden, sondern als Denkanstoß dienen, um die individuellen Sichtweisen von zu pfle-

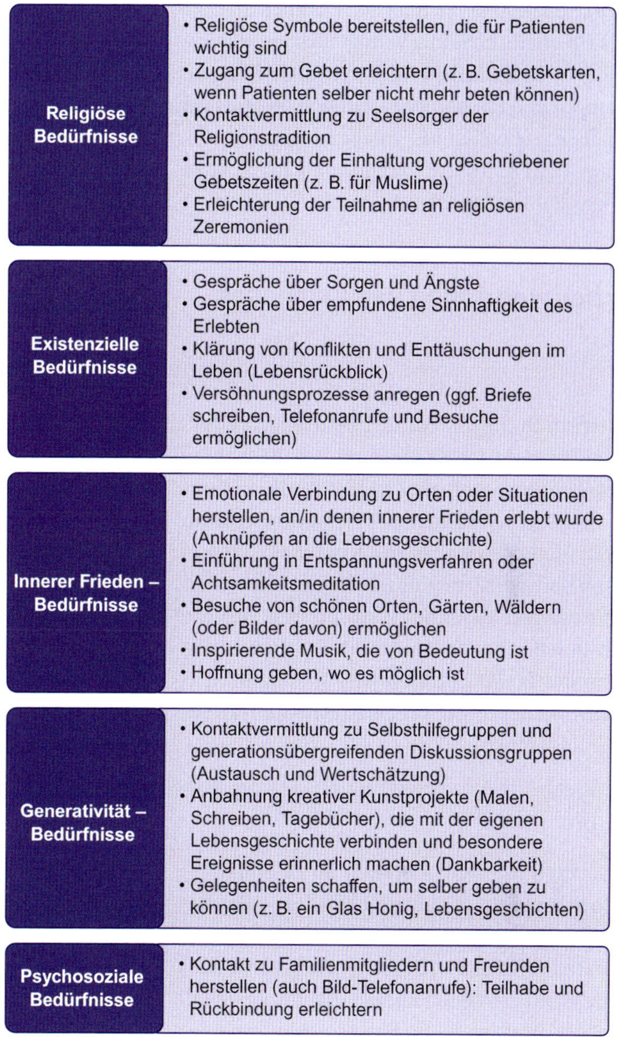

Abb. 1.21 Die Kategorien spiritueller Bedürfnisse und Möglichkeiten, auf diese zu reagieren. [E1441, L143]

genden Menschen und ihren Angehörigen besser zu verstehen. Diese können nämlich stark von den hier verallgemeinert vorgestellten Grundsätzen der einzelnen Religionen abweichen. Spiritual Care (➤ 1.7.1) ist ein Prozess, während dem Menschen dabei begleitet werden, ihre spirituellen Ressourcen wahrzunehmen, über sie zu sprechen und sie zu entfalten.

Spiritualität, Religion und Glaube

Religiosität und **Spiritualität** (➤ 1.5.1) sind oft bedeutsame Ressourcen für zu pflegende Menschen und ihre Angehörigen im Umgang mit schwerer Krankheit und können helfen, Stress und Kontrollverlust zu lindern, Hoffnung zu schöpfen und dem Leben einen Sinn zu geben.

Während Religiosität das Ausmaß des Glaubens und des Praktizierens einer Religion bezeichnet, umfasst **Spiritualität** die individuell geprägte „*Suche nach Sinn, Ziel und Wert des Lebens, Harmonie, Integrität und Einzigartigkeit […]*" [2, S. 309]. Darüber hinaus hat Spiritualität einen engen Bezug zu Religiosität, Philosophie und Kultur. Sie kann eine Verbindung zu Gott, der Natur, der Umgebung oder anderen Menschen bedeuten.

Religion wiederum bezeichnet den **Glauben** an Gott oder das Übernatürliche und verfügt über ein persönliches oder institutionalisiertes System an Haltungen, Auffassungen und Handlungen. Tradition, Regeln und Kultur haben großen Einfluss auf die Religion. Glaube wiederum kann als tiefere und persönlichere Ebene der Religiosität verstanden werden.

Krankheit und Tod in den Religionen

Christentum

Charakteristisch für das Handeln Jesu von Nazareth sind seine Nähe zu den Kranken und die Bedeutung von Krankenheilungen als Zeichen für das anbrechende Gottesreich. Facettenreich ist im **Christentum** das Verständnis des Sinnes von Krankheit, das von Bestrafung oder Prüfung des Individuums bis hin zu dem positiven Verständnis reicht, dass sich der Mensch in jeder noch so aussichtlos scheinenden Situation der Liebe Gottes gewiss sein kann. Unumstritten wiederum ist der christliche Auftrag der Fürsorge für Kranke.

Judentum

Grundsätzlich werden Krankheit und Heilung im **Judentum** auf Gott zurückgeführt. Der Wert des menschlichen Lebens wird außerordentlich hoch geschätzt, allerdings wird auch anerkannt, dass jedes menschliche Leben endlich ist. Im Einzelfall müssen der Wunsch nach Aufrechterhaltung des Lebens und die Akzeptanz des Sterbeprozesses gegeneinander abgewogen werden. Zwar sind Therapiebeschränkungen sowie potenziell lebensverkürzende Palliativtherapien akzeptabel, die Beendigung einmal begonnener Therapien ist es jedoch nicht. Der Krankenbesuch ist verpflichtend. Aus orthodox-jüdischer Sicht ist Krankheit durch Gott bestimmt und hat erzieherische Ziele in Bezug auf das Individuum. Zu diesen gehören beispielsweise die Stärkung des Glaubens, der Spiritualität und der Seele, die Reinwaschung von den Sünden sowie die Weiterentwicklung des Charakters. Außerdem gibt die Krankheit anderen die Gelegenheit, dem Erkrankten zu helfen. Allerdings kommt auch die Sichtweise von Krankheit als Strafe vor.

Islam

Auch im **Islam** sind Krankheit und Heilung auf Gott *(Allah)* zurückzuführen, und auch hier ist eine Auffassung von Krankheit als Strafe oder Bewährungsprobe verbreitet. Das Schicksal der Menschen ist vorbestimmt von Allah, dessen Entscheidungen auch dann heilsträchtig sind, wenn sie sich dem Verständnis des Menschen entziehen. Religiöse Regeln müssen im Krankheitsfall nicht eingehalten werden, wenn sie für den Menschen schädlich wären. Auch im Islam ist die Fürsorge für Kranke und der Krankenbesuch verpflichtend.

Buddhismus

Der **Buddhismus** weicht bezüglich des Krankheitsverständnisses erheblich von den monotheistischen Religionen ab. Krankheit und Leiden sind normale Bestandteile des Lebens. Das Leiden wiederum kann dadurch überwunden werden, dass der Mensch Kontrolle über seinen Geist ausübt. Somit sollte eine medikamentöse Palliativtherapie die Klarheit des Geistes möglichst wenig beeinträchtigen.

Hinduismus

Reinkarnation bedeutet im **Hinduismus** einen sich wiederholenden Kreislauf aus Tod und Wiedergeburt. Moksha wiederum bezeichnet den – erstrebenswerten – Austritt aus dem Kreislauf von Wiedergeburt und Tod. Das Karma bestimmt über das Schicksal der wiedergeborenen Seele. Krankheit kann als Konsequenz vergangener negativer Handlungen gewertet werden.

Konzepte von Leben und Tod im Vergleich westlicher und östlicher Religionen

Die **Konzepte von Leben und Tod** sind in den einzelnen Religionen sehr unterschiedlich. Im Judentum, Christentum und Islam ist das Individuum eine einmalige, endliche Kreation. Auf den Tod folgt das ewige Leben. Teilweise spielen die Taten des irdischen Lebens eine Rolle, anhand derer sich entscheidet, ob den Menschen nach dem Tod Himmel oder Hölle erwartet.

Im Buddhismus und im Hinduismus hingegen besteht die Vorstellung eines Kreislaufs aus Wiedergeburt und Tod. Buddhisten fassen Leben als Leiden auf. Sie streben daher an, durch Kontrolle ihres Geistes und einen guten Lebenswandel aus dem Kreislauf der Wiedergeburten auszutreten und ins *Nirvana* zu gelangen. Hindus hingegen möchten aus diesem Kreislauf von Leben und Tod austreten, um sich mit Gott *(Brahman)* zu vereinen.

Rituale

DEFINITION

Ritual: Eine nach Regeln ablaufende, meist formelle und oft feierlich-festliche Handlung mit hohem Symbolcharakter, die religiöser oder weltlicher Art sein kann (➤ Abb. 1.22).

Die **Rituale** in der letzten Lebensphase sowie nach dem Tod eines Menschen unterscheiden sich deutlich zwischen den Religionen, und auch innerhalb einer Religion können sie variieren. In diesem Abschnitt wird daher nur exemplarisch auf einige weit verbreitete Rituale eingegangen.

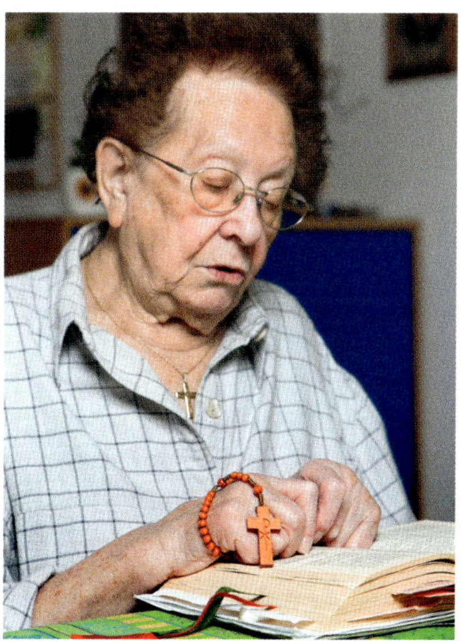

Abb. 1.22 Religionen betonen Zuversicht und Hoffnung. In der Zugehörigkeit zu einer Religionsgemeinschaft kann ein schwerkranker Mensch Kraft, Halt und Trost finden. Die Religionen pflegen unterschiedliche Rituale (hier: eine katholische Christin beim Lesen in der Bibel und Beten des Rosenkranzes). [J787]

MERKE

Die Unterschiedlichkeit der Religionen und Kulturen und ihrer Rituale verlangt von Pflegefachpersonen in der Palliative Care ein hohes Maß an Kenntnis, aber auch die Fähigkeit, mit Zuständigen der jeweiligen Religionsgemeinschaft in Kontakt zu treten, sowie Offenheit, Toleranz und die Fähigkeit zu respektvollem Umgang.

Ein in der Praxis bedeutsames Ritual des **Christentums** ist die **Krankensalbung,** die in der römisch-katholischen Kirche als Sakrament gilt. Der Wunsch danach wird durch den Patienten oder, falls dieser sich nicht mehr mitteilen kann, durch ihm nahestehende Personen geäußert. Durch einen römisch-katholischen Priester erfolgt dann die rituell eingebettete Salbung von Stirn, Händen oder anderen geeigneten Körperteilen mit Öl. Bei Sterbenden erfolgt die Krankensalbung auch in Verbindung mit der Buße und der Wegzehrung **(Sterbekommunion).** In der evangelischen Tradition ist ein **Sterbesegen** verbreitet sowie kurz nach dem Versterben die **Aussegnungsfeier** mit den Angehörigen.

Für sterbende **muslimische Patienten** ist es von hoher Bedeutung, vor dem Tod das Glaubensbekenntnis zu sprechen, wofür u. U. die Unterstützung einer anderen Person notwendig sein kann. Mitunter wird auch die Anwesenheit einer Person gewünscht, die den Koran rezitiert. Der Sterbende ist mit dem Gesicht Richtung Mekka zu positionieren. Die Pflege durch Personen anderen Geschlechts ist nach Möglichkeit zu vermeiden.

Gemäß dem **jüdischen Religionsgesetz** *(Halacha)* wird ein Mensch, dessen Tod innerhalb der nächsten 3 Tage erwartet wird, als „Goses" bezeichnet. Bei ihm sollen Personen zugegen sein, die Gebete sprechen. Der Sterbende darf weder unnötig berührt werden, da jede Bewegung den natürlichen Sterbeprozess verzögern oder beschleunigen kann, noch darf sein Leben verkürzt werden. Die Kontaktaufnahme mit einem Rabbiner oder einem Mitglied der jüdischen Gemeinde in dieser Situation ist ratsam. Für Pflegefachpersonen kann es belastend sein, wenn aus ihrer Sicht dringend gebotene palliative Maßnahmen aufgrund religiöser Gesetze nicht durchgeführt werden dürfen. Entscheidend ist hier der Patientenwille.

Zwar gehen die Lehren des **Buddhismus** alle auf Siddhartha Gautama zurück, jedoch existieren eine Vielzahl buddhistischer Traditionen. Eine allen gemeinsame Besonderheit ist die dem Buddhismus immanente Vorbereitung auf den Tod, die zu jeder Zeit des Lebens beginnen kann. Dazu gehören die tägliche Kontemplation und Meditation über den Tod, das Befolgen der buddhistischen Lehre und gute Handlungen. Ein aus Sicht von Buddhisten guter Tod ist natürlich, friedlich und bewusst. Der Dalai Lama empfiehlt, mit Freude zu sterben, wenn dies nicht möglich ist, ohne Angst, und wenn auch dies nicht möglich ist, zumindest ohne Reue.

Im **Hinduismus** sollen das Trinken des heiligen Wassers des Ganges sowie das Platzieren eines Tulsi-Blatts auf der Zunge das Erreichen der Erlösung erleichtern. Das Positionieren des Patienten mit dem Kopf nach Norden und den Zehen nach Süden führt zu einer Erleichterung der Reise der Seele und zur Abwehr negativer Kräfte. Ein Bild der Gottheit des Patienten am Kopfende und das Singen heiliger Verse schaffen eine gute und fromme Umgebung. Das Anzünden einer irdenen Lampe, deren Docht nach Süden gerichtet ist, wehrt negative Energien ab und zieht die Energie des Todesgottes Yama an.

Palliative Medikation, Therapiebegrenzung, Therapiebeendigung, Suizid und Tötung auf Verlangen

Rechtliche Grundlagen ➤ 1.4, *Sterbehilfe* ➤ 1.4.1, *Palliative Sedierung* ➤ 3.9

Die Auffassung, dass eine **palliative Medikation** (➤ 3.9), die mit dem Ziel der Linderung von Leid verabreicht wird, auch dann zulässig ist, wenn sie den Tod beschleunigt, besteht gleichermaßen im Christentum, Islam, Judentum und Buddhismus. Auch lehnen die genannten Religionen im Allgemeinen assistierten Suizid und Tötung auf Verlangen ab.

Die **evangelische** und die **römisch-katholische Kirche** unterstützen die **Hospizbewegung** (➤ 1.1.3), deren Arbeit als konkrete Umsetzung des christlichen Gebots der Fürsorge für Kranke verstanden werden kann. Die **Therapiebegrenzung** (das Nichteinsetzen lebenserhaltender Maßnahmen) und die **Therapiebeendigung** (das Absetzen lebenserhaltender Maßnahmen) stehen nicht im Widerspruch zur christlichen Lehre, wenn im Sinne des geäußerten, verschriftlichten oder mutmaßlichen Patientenwillens gehandelt wird.

Im **Islam** sind sowohl die Therapiebegrenzung als auch die Therapiebeendigung erlaubt, wenn aus ärztlicher Sicht der Tod unvermeidbar und die Therapie vergeblich ist, den Zustand oder die Lebensqualität des Patienten nicht verbessert, zu schweren Komplikationen führt, das Sterben verlängert oder Leid verursacht. Trotzdem sind viele Muslime der Ansicht, dass alle medizinischen Therapien bis zum Lebensende fortgeführt werden sollten.

Im **Judentum** gilt das Leben als heilig. Nicht zulässig ist das vorzeitige Beenden des Lebens, was eine Therapiebeendigung grundsätzlich ausschließt. Hat der Sterbeprozess allerdings bereits begonnen, müssen keine wiederbelebenden Maßnahmen mehr gesetzt werden, zudem ist bei Sterbenden auch das Beenden lebenserhaltender Therapien zulässig.

Das Anerkennen der Unvermeidbarkeit des Todes ist ein wesentlicher Grund dafür, dass aus **buddhistischer** Sicht die Therapiebegrenzung und die Therapiebeendigung gleichermaßen akzeptabel sind. Auch gegen den freiwilligen Verzicht auf Nahrung in der letzten Lebensphase bestehen aus buddhistischer Sicht keine Einwände.

Im **Hinduismus** spielt der Glaube, dass die Seele nie stirbt, eine wichtige Rolle. Die Vorstellung des Karma wirkt sich auf die Entscheidungsfindung hinsichtlich Schmerztherapie, Ernährungs- und Flüssigkeitsgabe sowie Wiederbelebung aus. Die Komplexität des hinduistischen Denkens lässt Freiraum in Bezug auf die Entscheidungsfindung. Beispielsweise kann Symptomlinderung als Weg verstanden werden, Handlungen auszuüben, die sich positiv auf das Karma auswirken. Das Annehmen von Leid und Schmerz und der Verzicht auf eine medikamentöse Behandlung können aber auch als Möglichkeit aufgefasst werden, schlechtem Karma entgegenzuwirken.

Atheismus, Agnostizismus, Pantheismus und diffuse Religiosität

DEFINITION

Atheismus (griech. *atheos* = ohne Gott): Atheisten glauben nicht an Gott, jedoch kann ihre Haltung sehr unterschiedlich sein. Desinteresse an Gott, die Einschät-

zung, dass die Suche nach Gott sinnlos ist, die strikte Ablehnung der Idee eines Gottes und die Abwertung von Religion kommen vor.
Agnostizismus (griech. *gnosis* = [Er-]Kenntnis): Agnostiker sind der Ansicht, dass es sich der menschlichen Erkenntnis entzieht, ob Gott existiert.
Pantheismus (griech. *pan* = alles, *theos* = Gott): Pantheisten glauben, dass Gott mit der Welt und all ihren Komponenten eins ist.
Diffuse Religiosität: Wachsendes Phänomen, bei dem die Religion einen von der Lehre der Glaubensgemeinschaften mehr oder weniger losgelösten, persönlichen Charakter hat. Elemente verschiedener Religionen sowie esoterische Inhalte können integriert werden.

Die spirituellen Bedürfnisse dieser Gruppen sind wissenschaftlich bisher kaum untersucht. Bekannt ist allerdings, dass Atheisten am Lebensende ein tiefes Verlangen danach haben, ihrem Leben einen Sinn zu geben sowie mit ihrer Familie, ihren Freunden und ihrer Umwelt verbunden zu sein. Auch finden sich mit religiösen Interpretationen verwandte Ideen über die Bedeutung von Krankheit, beispielsweise als Strafe (Was habe ich getan, dass ich so bestraft werde? Bin ich so ein schlechter Mensch?). Atheisten benötigen daher genau wie religiöse Menschen Spiritual Care und nehmen diese durchaus in Anspruch.

MERKE

Bei der Versorgung kranker Menschen ist es wichtig, auf ein Grundwissen über Religionen und ihre Rituale zurückgreifen zu können, auch wenn zunehmend individuelle Bedürfnisse davon abweichen können. Diese zu erspüren und gemeinsam mit dem Patienten zum Ausdruck zu bringen, ist Spiritual Care. Sie ist zentrale Aufgabe der Seelsorge, muss aber vom ganzen Behandlungsteam mitgetragen und gefördert werden. Spiritual Care ist ein unverzichtbarer und frühzeitig zu integrierender Behandlungsbeitrag, der sich nicht nur in der Palliative Care, sondern zunehmend auch in anderen medizinischen Fachbereichen etabliert.

LITERATUR

1. Al-Bar MA, Chamsi-Pasha H. Contemporary Bioethics. Cham: Springer Open, 2015.
2. Alt-Epping et al. Spiritual Care im Medizinstudium. Ein Positionspapier. 2021. Aus: www.degruyterbrill.com/document/doi/10.1515/spircare-2021-0041/html?lang=de (letzter Zugriff: 1.5.2025).
3. Arozullah AM et al. Causes and Means of Healing: An Islamic Ontological Perspective. Journal of Religion and Health. 2020: 59(2): 796–803.
4. Best M et al. An EAPC white paper on multi-disciplinary education for spiritual care in palliative care. BMC Palliative Care. 2020; 19(9). Aus: https://bmcpalliatcare.biomedcentral.com/articles/10.1186/s12904-019-0508-4 (letzter Zugriff: 2.5.2025).
5. Büssing A. The Spiritual Needs Questionnaire in Research and Clinical Application: a Summary of Findings. Journal of Religion and Health. 2021; 60(5): 3732–3748.
6. Büssing A. Befunde aus dem Projekt Spirituelle Begleitung am Lebensende. 2023. Aus: https://speci-deutschland.de/wp-content/uploads/2023/05/Arndt-Buessing_SpECI-Praesentation-Berlin.pdf (letzter Zugriff: 2.5.2025).
7. Büssing A et al. Spiritual needs of mothers with sick new born or premature infants – A cross sectional survey among German mothers. Women and Birth. 2018; 31(2): e89–e98.
8. Büssing A et al. Spiritual Needs of Adolescents with Chronic Diseases. In: Büssing A (ed.). Spiritual Needs in Research and Practice. Basingstoke: Palgrave Macmillan, 2021. pp. 297–311.
9. Chan TW, Hegney D. Buddhism and Medical Futility. Journal of Bioethical Inquiry. 2012; 9(4): 433–438.
10. Dalai Lama. His Holiness the Dalai Lama Speaks on Aging and Death in Switzerland. 2013. Aus: https://fpmt.org/mandala/archives/mandala-for-2013/july/his-holiness-the-dalai-lamas-visit-to-switzerland/ (letzter Zugriff: 1.5.2025).
11. Dehn U. Jenseitsvorstellungen in den Weltreligionen: Gericht und Wiedergeburt. 2017. Aus: www.herder.de/hk/hefte/spezial/komm-suesser-tod-konflikte-am-lebensende/gericht-und-wiedergeburt-jenseitsvorstellungen-in-den-weltreligionen (letzter Zugriff: 1.5.2025).
12. Deutsche Gesellschaft für Palliativmedizin (Hrsg.) WHO Definition of Palliative Care 2002. Aus: https://www.dgpalliativmedizin.de/images/stories/WHO_Definition_2002_Palliative_Care_englisch-deutsch.pdf (letzter Zugriff: 2.5.2025).
13. Dorji N, Lapierre S. Perception of death and preference for end-of-life care among Asian Buddhists living in Montreal, Canada. Death Stud. 2022; 46(8): 1933–1945.
14. Frick E et al. Spirituelle Bedürfnisse von Patienten eines Notfallzentrums [Spiritual needs of patients in an emergency room]. Medizinische Klinik – Intensivmedizin und Notfallmedizin. 2021; 116(3): 245–253.
15. Gonçalves F, Teixeira MI, Magalhães B. The role of spirituality in people with amyotrophic lateral sclerosis and their caregivers: Scoping review. Palliative and Supportive Care. 2022; 21(5): 914–924.
16. Groß M, Demmer T (Hrsg.). Interdisziplinäre Palliativmedizin. Heidelberg: Springer, 2021.

17. Henneberg M, Saniotis A. Evolutionary origins of human brain and spirituality. Anthropologischer Anzeiger. 2009; 67(4): 427–438.
18. Kinzbrunner BM. Jewish medical ethics and end-of-life care. Journal of Palliative Medicine. 2004; 7(4): 558–573.
19. Koenig HG, Larson DB, Larson SS. Religion and coping with serious medical illness. The Annals of Pharmacotherapy. 2001; 35(3): 352–359.
20. Kostka U. Krankheit und Heilung. Zum theologischen Verständnis von Gesundheit und Krankheit und zur therapeutischen Kompetenz der Theologie. 2006. Aus: www.uni-muenster.de/Ejournals/index.php/jcsw/article/view/80/74 (letzter Zugriff: 1.5.2025).
21. Labitzke K, Kuhn-Flammensfeld N. Spiritual Care und Seelsorge in der Hospiz- und Palliativversorgung. Konzept der Sektion Seelsorge der Deutschen Gesellschaft für Palliativmedizin. Aus: www.dgpalliativmedizin.de/images/stories/pdf/fachkompetenz/Spiritual_Care_Seelsorge_DGP_Endfassung_170915.pdf (letzter Zugriff: 2.5.2025).
22. Masel EK, Schur S, Watzke HH. Life is uncertain. death is certain. Buddhism and palliative care. Journal of Pain and Symptom Management. 2012; 44(2): 307–312.
23. McCormick AJ. Buddhist ethics and end-of-life care decisions. Journal of Social Work in End-of-Life and Palliative Care. 2013; 9(2–3): 209–225.
24. Muishout G et al. Muslim physicians and palliative care: attitudes towards the use of palliative sedation. Support Care Cancer. 2018; 26(11): 3701–3710.
25. Nissen RD et al. The Catalogue of Spiritual Care Instruments: A Scoping Review. Religions. 2020; 11(5): 252.
26. Nissen RD, Viftrup DT, Hvidt NC. The Process of Spiritual Care. Frontiers in Psychology. 2021; 12: 674453.
27. Paul Victor PCG, Treschuk JV. Critical Literature Review on the Definition Clarity of the Concept of Faith, Religion, and Spirituality. Journal of Holistic Nursing. 2020; 38(1): 107–113.
28. Probst SM. Jüdische Spiritualität – Spiritualität des Lebens. In: Frick E, Roser T, Stotz-Ingenlath G (Hrsg.). Spiritualität und Medizin. 3. A. Stuttgart: Kohlhammer, in Druck.
29. Prosser R, Korman D, Feinstein RA. An orthodox perspective of the Jewish end-of-life experience. Home Healthcare Nurse. 2012; 30(10): 579–585.
30. Ripamonti CI et al. Spiritual care in cancer patients: a need or an option? Current Opinion in Oncology. 2018; 30(4): 212–218.
31. Schmidt-Leukel P. Spiritual Care und Buddhismus. In: Frick E, Roser T, Stotz-Ingenlath G (Hrsg.). Spiritualität und Medizin. 3. A. Stuttgart: Kohlhammer, in Druck.
32. Schwahn B. Was ist Seelsorge? Evangelische Kirche in Deutschland. Aus: www.ekd.de/was-ist-seelsorge-64624.htm (letzter Zugriff: 2.5.2025).
33. Setta SM, Shemie SD. An explanation and analysis of how world religions formulate their ethical decisions on withdrawing treatment and determining death. Philosophy, Ethics, Humanities in Medicine. 2015; 10: 6.
34. Sinclair CT, Rosielle DA. Avoid Stigmatizing Language About Atheist Patients. Journal of Pain and Symptom Management. 2020; 60(6): e30.
35. Smith-Stoner M. End-of-life preferences for atheists. Journal of Palliative Medicine. 2007; 10(4): 923–928.
36. Tayeb MA et al. A „good death": perspectives of Muslim patients and health care providers. Annals of Saudi Medicine. 2010; 30(3): 215–221.
37. Ucak-Ekinci D. Islamische Spiritualität und Medizin. In: Frick E, Roser T, Stotz-Ingenlath G (Hrsg.). Spiritualität und Medizin. 3. A. Stuttgart: Kohlhammer, in Druck.
38. Weiland Y. „Why?" 5 Reasons for Suffering. 2012. Aus: www.ou.org/life/inspiration/why-5-reasons-for-suffering-yaakov-weiland (letzter Zugriff: 1.5.2025).
39. European Association for Palliative Care (EAPC). Spiritual Care. 2025. Aus: https://eapcnet.eu/eapc-groups/reference/spiritual-care/ (letzter Zugriff: 5.6.2025).
40. Chandratre S, Soman A. End of Life Care Practices for Hindu Patients During COVID-19. Journal of Palliative Care. 2022; 37(1): 3–7.

1.8 Kommunikation und Beratung in der Palliative Care

Christine Keller, Tobias Brentle (1.8.3)

3. Kernkompetenz nach EAPC

Den psychischen Bedürfnissen des Patienten gerecht werden

- Pflegefachpersonen haben ein Verständnis für die psychischen Bedürfnissen des Patienten und seiner An- und Zugehörigen und sind in der Lage – in Zusammenarbeit mit dem interprofessionellen Team – eine angemessene Begleitung anzubieten.
- Sie kennen verschiedene Kommunikationsmodelle und haben gute kommunikative Fähigkeiten, die sie situationsgerecht anwenden. Sie nehmen die Gefühle von Patienten wahr und unterstützen einfühlsam, ohne zu werten.
- Sie planen individuelle Interventionen mit den Betroffenen und integrieren diese in den Versorgungsplan.

4. Kernkompetenz nach EAPC

Den sozialen Bedürfnissen des Patienten gerecht werden

- Bei lebenslimitierenden Erkrankungen benötigen Betroffene und ihre An- und Zugehörigen Beratung über verfügbare Leistungen in der Sozialversicherung und dem Gesundheitswesen.
- Pflegefachpersonen kennen Beratungs- und Kommunikationsmethoden und können verfügbare Leistungen im Gesundheitssystem aufzeigen bzw. Ansprechpartner nennen.
- Sie unterstützen die Betroffenen bei der Entwicklung geeigneter Strategien, um die Herausforderungen bestmöglich zu bewältigen.

9. Kernkompetenz nach EAPC

Interpersonelle und kommunikative Fähigkeiten angemessen in Bezug auf Palliative Care entwickeln

- Eine effektive Kommunikation ist grundlegend für die Anwendung und Umsetzung der Palliative-Care-Prinzipien.
- Alle professionellen Akteure bedienen sich einer aufmerksamen und reflektierten Kommunikation, insbesondere beim Überbringen schlechter Nachrichten, bei unklaren Umständen, großen Belastungen und starken Emotionen.
- Pflegefachpersonen haben Basiskompetenzen bezüglich allgemeiner und spezieller Kommunikationsmodelle und im Umgang mit schwierigen Gesprächssituationen.

1.8.1 Gespräche mit Erwachsenen in der Palliative Care

Grundlagen

DEFINITION

Kommunikation (lat. *communicare* = mitteilen): Prozess der Informationsübermittlung zwischen Individuen mittels **verbaler** (wörtlicher) und **nonverbaler** (Gestik und Mimik) Ausdrucksmittel. Zudem wird zwischen **direkter** (Kommunikation von Mensch zu Mensch) und **indirekter** (Kommunikation über Hilfsmittel) Kommunikation unterschieden.

- **Verbale Kommunikation:** Gebrauch von Sprache zur gegenseitigen Verständigung.
- **Paraverbale Kommunikation:** Gesamtes Spektrum der Sprache und Stimme neben dem gesprochenen Wort (dem Sprechinhalt), z. B. Stimmlage, Sprechtempo, Betonung.
- **Nonverbale Kommunikation:** Nicht sprachliche Kommunikation durch z. B. Gestik/Gebärden, Mimik, Körperhaltung, optische Zeichen oder Symbole, aber auch z. B. durch Kleidung, Verhalten in einer Gruppe.

Kommunikation und im Besonderen **Gespräche** gehören zu den „Hauptwerkzeugen" in der Pflege. Eine gelingende Beziehung zum Patienten und seinen Angehörigen hängt in hohem Maße von einer guten Kommunikation ab.

Pflegefachpersonen lernen in der Ausbildung verschiedene **Kommunikationsmodelle** kennen und anwenden, u. a.

- Kommunikationstheoretischer Ansatz nach **Paul Watzlawick** (1921–2007)
- Psychologisches Kommunikationsmodell nach **Friedemann Schulz von Thun** (geb. 1944)
- Klientenzentrierte Gesprächsführung nach **Carl Rogers** (1902–1987)
- Prinzipien und Techniken des aktiven Zuhörens
- Gewaltfreie Kommunikation **nach Marshall B. Rosenberg** (1934–2015)

Die Entwicklung einer professionellen **Kommunikationskompetenz** gehört zu den zentralen Zielen im Rahmen der Ausbildung – und auch danach.

Konzept zur Entfaltung der Gesprächskompetenz Pflegender

Die Pflegefachperson, Sprachkompetenztrainerin, Gesprächstherapeutin und Gründerin der SprachGUT® Akademie **Sandra Mantz** entwickelte auf der Grundlage ihrer praktischen Erfahrung und unter Nutzung bekannter Kommunikationstheorien ein **Konzept zur Entfaltung der Gesprächskompetenz Pflegender.**

MERKE

Pflegende reflektieren ihr Gesprächsverhalten immer wieder neu. Folgende Aussagen können eine Selbstreflexion leiten:

- *Ich höre, was ich sage.*

1

- *Ich nehme wahr, wie ich etwas sage.*
- *Ich mache mir immer wieder bewusst, dass jeder Mensch seine Realität/„Welt" hat.*
- *Ich erkenne an, dass ich als Professionelle mehr Verantwortung trage als der Patient (Laie).*
- *Ich übernehme Verantwortung für meine Sprache und Äußerungen.*
- *Ich werde mir meiner Gefühle und Empfindungen in Gesprächen bewusst.*
- *Ich erkenne, dass ich mich immer noch weiterentwickeln kann.*

Der **Gesprächsfalter** *(Papillon)* nach Sandra Mantz [1] ist eine zusätzliche Hilfe, um die eigene Gesprächskompetenz kritisch zu hinterfragen (➤ Abb. 1.23).

Der linke Schmetterlingsflügel führt Faktoren der inneren professionellen Gesprächshaltung auf, die Pflegende immer wieder hinterfragen sollten, z. B.:

- *Mit welchem Menschenbild begegne ich Patienten oder auch Kollegen?*
- *Übernehme ich Verantwortung in Gesprächen, auch in schwierigen?*
- *Glaube ich eher an Lösungen, oder bleibe ich lieber in Problemen?*

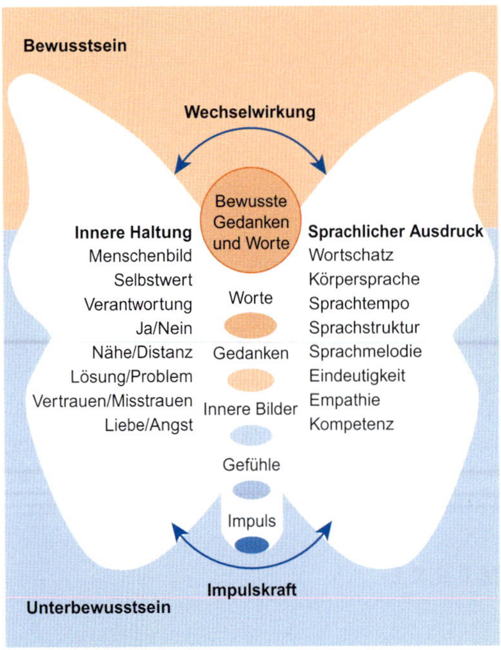

Abb. 1.23 Gleich einem Schmetterling *(Papillon)* muss sich die Gesprächskompetenz erst entfalten. [L143]

Der rechte Flügel zeigt Gesichtspunkte des professionellen sprachlichen Ausdrucks, der u. a. verbale, paraverbale und nonverbale Kommunikationsaspekte beinhaltet. Pflegende reflektieren sich immer wieder selbst, indem sie z. B. fragen:

- *Spreche ich klar, verständlich, eindeutig, in angemessenem Tempo und Lautstärke?*
- *Ist meine Körperhaltung offen, nehme ich Blickkontakt auf?*
- *Höre ich dem anderen zu, zeige ich Interesse und frage nach?*

Damit professionelle Kommunikation gelingen kann, müssen die linke und die rechte Seite aufeinander abgestimmt, in Balance sein, da sie sich nicht nur gegenseitig beeinflussen (Wechselwirkung), sondern auch die Gesprächssituation beeinflussen (Impulskraft).

Hilfreiche Gespräche und heilsame Berührungen im Pflegealltag

Monika Specht-Tomann (geb. 1950, österreichische Psychologie und Physiotherapeutin) und **Doris Tropper** (geb. 1958, österreichische Journalistin mit dem Schwerpunkt Sterbe- und Trauerbegleitung) identifizieren in ihrem Werk „Hilfreiche Gespräche und heilsame Berührungen im Pflegealltag" [2] zentrale Bausteine für ein gelingendes Gespräch. Diese können insbesondere im Kontext der Palliative Care genutzt werden (➤ Abb. 1.24).

- Kontaktaufnahme: Ein Gespräch beginnt mit einer einladenden Geste oder einem freundlichen Satz, um die Ausgangslage zu klären und eine vertrauensvolle Atmosphäre zu schaffen.
- Wertschätzung und Respekt: Eine Grundhaltung der Akzeptanz gegenüber dem Patienten und seinem Bewältigungshandeln ist essenziell. Diese Haltung brauchen insbesondere Menschen mit lebenslimitierenden Erkrankungen und am Ende des Lebens.
- Blickkontakt und Körperhaltung: Ein offener, ehrlicher Blickkontakt auf Augenhöhe (tatsächlich und im übertragenen Sinne) und eine authentische Körperhaltung signalisieren dem Patienten Präsenz und Interesse.
- Authentizität: Echtes Verhalten, verstärkt durch „Ich-Aussagen", fördert Vertrauen und Offenheit im Gespräch. Dazu gehört auch Kongruenz

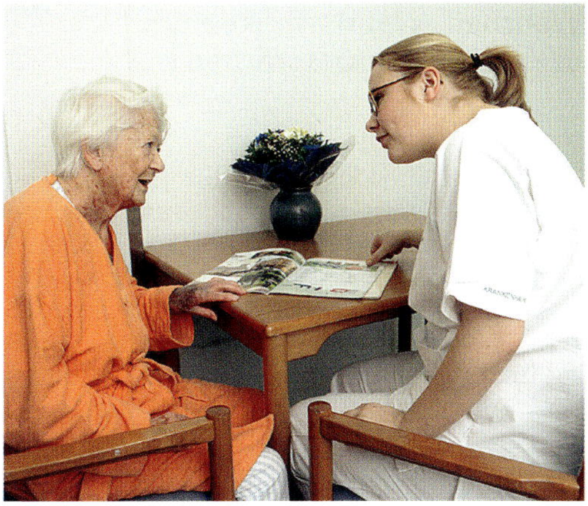

Abb. 1.24 Ein Gespräch ist dann hilfreich, wenn sich die Pflegefachperson Zeit dafür nimmt und einen wertschätzenden und offenen Gesprächsraum schafft, in dem alle Fragen gestellt werden können, aber auch Emotionen und Schweigen zugelassen sind. [K115]

(Übereinstimmung) in der Körpersprache zu dem, was verbal gesagt wird.

- Angemessene Distanz: Die körperliche Nähe oder Distanz muss dem Kontext und den Bedürfnissen des Patienten angepasst sein. Menschen haben einen unterschiedlichen und/oder wechselnden Bedarf an Nähe und Distanz.
- Zeitrahmen: Ein angemessener Zeitrahmen verhindert Frustration und zeigt dem Gesprächspartner, dass man sich Zeit für ihn nimmt. Bedeutsame Gespräche, die zwischen Tür und Angel geführt und ständig gestört werden, verhindern, dass sich der Patient öffnen kann. Wollen Pflegefachpersonen ein wichtiges Gespräch führen, planen sie dafür ausreichend Zeit ein.
- Räumliche Bedingungen: Eine entspannte Atmosphäre, ein geschlossener Raum und bequeme Sitzgelegenheiten unterstützen den Gesprächsverlauf.
- Fragemöglichkeiten: Offene Fragen ermöglichen es Pflegefachpersonen, alle Aspekte zu erfassen und den Informationshorizont zu erweitern. In diesem Sinne ermutigen sie auch den Patienten, selbst Fragen zu stellen.
- Akzeptanz anderer Meinungen: Ein positiver Umgang mit Einwänden und Ablehnung fördert eine konstruktive Gesprächsatmosphäre. Pflegefachpersonen respektieren, dass schwer erkrankte oder sterbende Menschen individuelle Bedürfnisse und Werte haben und ihre Angebote möglicherweise abgelehnt werden.
- Zulassen von Schweigen: Pausen im Gespräch geben Raum, um Gedanken zu sammeln und Gesagtes zu verarbeiten. Im Gespräch mit Schwerkranken entsteht häufig Stille oder vorübergehendes Schweigen. Schweigen kann auch Ausdruck sein, dass gerade die Worte fehlen oder es nichts in Worte zu fassen gibt. Gemeinsames Schweigen kann auch Verbundenheit und Nähe ausdrücken. Es gilt, das Schweigen auszuhalten und es nicht „künstlich“ zu unterbrechen.
- Aktives Zuhören: Die Fähigkeit herauszuhören, was der Gesprächspartner mitteilen möchte, und dies durch Fragen zu vertiefen, ist zentral für ein erfolgreiches Gespräch. Dazu gehört auch das Paraphrasieren *(Habe ich das richtig verstanden, Sie sagen …?)* und (vermutete) Gefühle anzusprechen *(Ich habe gerade das Gefühl, dass Sie eine tiefe Trauer überkommt).*

Diese Bausteine tragen dazu bei, Gespräche im Pflegealltag effektiver und empathischer zu gestalten, was sowohl für die Pflegefachpersonen als auch für die Patienten und ihre Angehörigen von großem Nutzen ist.

1.8.2 Umgang mit Krisen

DEFINITION

Krise: Zustand erheblicher psychischer, sozialer oder existenzieller Belastung, der durch eine außergewöhnliche Situation ausgelöst wird und eine Neuorientierung oder Veränderung notwendig macht.

Krise bezeichnet eine akute, oft plötzliche Zuspitzung einer Situation, in der gewohnte Handlungsmuster und Bewältigungsstrategien nicht mehr ausreichen. Sie ist meist durch eine starke emotionale Belastung, Orientierungslosigkeit oder Kontrollverlust gekennzeichnet.

Es gibt verschiedene Modelle, die den Verlauf einer Krise beschreiben.

Gerald Caplan (1917–2008, englischer Psychiater, Sozialpsychologe, Pionier der Krisenintervention) nennt typischerweise vier Phasen [3]. Sein Modell hilft besonders in psychosozialen und pflegerischen Kontexten, das Verhalten und die Bedürfnisse von Menschen zu verstehen.

AUS DER PRAXIS

Krisenverlauf nach Caplan – ausgelöst durch die Diagnose amyotrophe Lateralsklerose

1. Phase – Konfrontation mit dem Auslöser (Diagnose)
Frau K. sucht ärztliche Hilfe wegen zunehmender Muskelschwäche und Sprachproblemen. Nach mehreren Untersuchungen erhält sie die Diagnose ALS, eine fortschreitende, unheilbare Erkrankung des motorischen Nervensystems.
Sie ist zunächst fassungslos, spürt innerlich Leere, hört nur noch „unheilbar". Trotzdem versucht sie, Fassung zu bewahren, informiert sich online, plant ihren Alltag weiter. Ihre Reaktion ist Schock, aber sie aktiviert zunächst rationale Bewältigungsstrategien *(Ich bleibe stark. Es gibt bestimmt Therapien).*

2. Phase – Überforderung und emotionale Reaktion
Mit der Zeit realisiert Frau K. das Fortschreiten der Krankheit, z. B. wenn sie beim Treppensteigen stolpert und immer undeutlicher spricht.
Die Information, dass es keine Heilung gibt, wird zur emotionalen Überlastung. Frau K. erlebt Angst, Wut *(Warum ich?)* und Trauer über den Kontrollverlust. Die innere Krise führt zur Ohnmacht und zum Verlust von Lebenssicherheit. Frau K. zieht sich immer mehr aus ihrem Umfeld zurück, in der Familie ist die Stimmung angespannt.

3. Phase – Eskalation, tiefer Krisenzustand
Frau K.s motorische Fähigkeiten verschlechtern sich schnell. Sie verfällt in eine depressive Phase und verweigert therapeutische Maßnahmen wie Physiotherapie, lehnt Gespräche ab, schläft kaum noch und meidet soziale Kontakte. Ihr Mann fühlt sich hilflos, die Beziehung wird belastet.
Die Krise verstärkt sich, und Frau K. hat das Gefühl völliger Ausweglosigkeit mit der Gefahr des psychischen Zusammenbruchs und des Verlusts des Lebenswillens.

4. Phase – Wendepunkt: Neuorientierung oder Zusammenbruch
Neuorientierung: Nach einem Gespräch mit einer Pflegefachperson und der Psychologin eines SAPV-Teams erkennt Frau K., dass sie nicht allein ist. Sie nimmt Unterstützung an, schreibt ein Tagebuch mittels einer augengesteuerten Computertastatur, plant bewusste gemeinsame Zeit mit ihrer Familie und lädt wieder enge Freunde ein – auch im Wissen um die Begrenztheit ihrs Lebens. Sie findet neue Sinnquellen: Zeit mit ihren Kindern verbringen, Spiritualität erfahren und ihre unmittelbare Umgebung über die Erkrankung ALS informieren.
Möglicher Zusammenbruch, wenn keine Hilfe erfolgt: Frau K. resigniert völlig oder hegt sogar suizidale Gedanken.

Wahrheit, Wahrhaftigkeit und Wirklichkeit in Gesprächen

DEFINITION

Wahrheit: Zustand, in dem eine Aussage, ein Gedanke oder eine Vorstellung mit der Realität oder den überprüfbaren Fakten übereinstimmt. Eine Tatsache ist objektiv wahr. In der Medizin bezeichnet Wahrheit das ehrliche, fachlich korrekte und zugleich verantwortungsbewusste Mitteilen von Informationen über Diagnose, Prognose und Behandlungsoptionen gegenüber dem Patienten unter Berücksichtigung seiner individuellen Belastbarkeit, Rechte und Bedürfnisse.
Wahrhaftigkeit: Ethischer Begriff, der die innere Haltung, die Wahrheit zu sagen, ehrlich zu sein und niemanden bewusst zu täuschen – selbst dann, wenn es unbequem oder schwierig ist – bezeichnet. Übereinstimmung von Denken, Fühlen, Reden und Handeln mit der Wahrheit, verbunden mit dem Willen, andere Menschen nicht in die Irre zu führen. Dabei ist nicht Schonungslosigkeit gemeint – Wahrhaftigkeit muss mit Einfühlungsvermögen, Taktgefühl und Respekt kombiniert werden.
Wirklichkeit in Gesprächen: Subjektiv erlebte Realität, die in der Kommunikation zwischen zwei Gesprächspartnern sichtbar, spürbar und wirksam wird – unabhängig davon, ob sie objektiv „wahr" ist. Letztendlich gibt es in sozialen Kontexten keine objektive Wirklichkeit, jeder Mensch bewertet eine Situation durch seine „Brille" aus Werten, Erziehung, Lebenserfahrung etc. Wirklichkeit ist in einem Gespräch das, was für den Gesprächspartner in diesem Moment bedeutsam ist.
Shared Decision Making (SDM, gemeinsame Entscheidungsfindung): Partizipativer Entscheidungsprozess in der Gesundheitsversorgung, bei dem Patienten und medizinische Fachpersonen gemeinsam auf Basis der besten verfügbaren Evidenz und der persönlichen Werte, Wünsche und Lebensziele des Patienten eine informierte Entscheidung treffen. Dies setzt transparente Informationen über (Behandlungs-)Optionen, Nutzen, Risiken und Alternativen voraus.

Noch bis vor Jahrzehnten herrschte in der Medizin teilweise die Haltung vor, dass eine schwerwiegende Diagnose dem Patienten nicht mitgeteilt werden sollte, um ihn nicht zusätzlich zu belasten. Dies führte dazu, dass Patienten bezüglich ihrer Diagnose und Prognose belogen oder getäuscht wurden. Diese wiederum nahmen wahr, dass sich ihr Zustand verschlechterte, konnten aber mit niemandem darüber sprechen, auch wenn die Angehörigen in der Regel über die Schwere der Erkrankung und die schlechte Prognose informiert waren. Teilweise war es auch der Wunsch der Angehörigen, eine schwerwiegende Diagnose dem Patienten nicht mitzuteilen. Diese Situation war für alle Beteiligten mehr als belastend, mussten sie doch tagtäglich die Wahrheit verbergen und dem Betroffenen etwas vormachen. Auch für Pflegefachpersonen war dies ein großes Problem, da sie nicht offen mit dem Patienten sprechen konnten.

Heute gilt die **Wahrheit** über Diagnose, Behandlungsmöglichkeiten und Prognose als Basis der medizinischen-pflegerischen Arbeit. Sie ist die Grundlage von **Shared Decision Making.** Auch aus Patientenbefragungen geht hervor, dass sich die meisten Patienten Wahrheit und Offenheit wünschen [5, 6].

- Ärzte sind verpflichtet, richtige und überprüfbare Informationen zur Verfügung zu stellen, z. B. über Krankheitsverlauf, Risiken, Nebenwirkungen.
- Aufklärungspflicht (➤ 1.4) und Patientenautonomie (➤ 1.6.2) sind miteinander verbunden, denn nur wer die Wahrheit kennt, kann informierte Entscheidungen treffen, z. B. für oder gegen eine Therapie.
- Manches Mal stehen sich Wahrhaftigkeit und Schonung gegenüber. In individuellen Situationen kann ein ethisches Spannungsfeld bestehen durch die Frage „Wie viel Wahrheit ist dem Patienten zumutbar?" Hier kommt ggf. der Begriff der **therapeutischen Schonung** infrage.
- Die individuelle Wahrheitsfähigkeit muss beachtet werden, denn nicht jeder Patient möchte alles sofort oder vollständig wissen – die Wahrheit sollte angepasst kommuniziert werden in Bezug auf Timing, Sprache, Empathie.
- Patienten haben auch ein Recht auf Nichtwissen. Zugleich muss das Angebot weiter bestehen, dass der Betroffene jederzeit Fragen stellen kann, die dann ehrlich und umfassend beantwortet werden müssen.

Therapeutische Schonung

Therapeutische Schonung ist ein ethisch und kommunikativ sensibles Konzept in der Medizin und Pflege. Es beschreibt die bewusste Zurückhaltung oder vorsichtige Dosierung von belastenden Informationen gegenüber Patienten – meist mit dem Ziel, sie emotional zu schützen, nicht zusätzlich zu belasten oder ihnen die Hoffnung nicht zu rauben. Sie kann zur Anwendung kommen:

- Bei schwerer Diagnose, z. B. unheilbarer Krebserkrankung
- Bei vulnerablen Patienten, z. B. ängstlichen, depressiven oder kognitiv eingeschränkten Menschen
- Im palliativen Setting, wenn die Wahrheit existenzielle Verzweiflung auslösen könnte

Therapeutische Schonung bewegt sich im **ethischen Spannungsfeld zweier Grundwerte**, dem Autonomie- und dem Nicht-Schaden-Prinzip (➤ 1.6.2, ➤ Tab. 1.2).

Risiken und Kritik:

- Die Patienten könnten sich entmündigt fühlen.
- Sie könnten das Vertrauen in das therapeutische Team verlieren, wenn die Wahrheit später ans Licht kommt.
- Chancen könnten verpasst werden, z. B. was Entscheidungen, Regelung von Angelegenheiten und selbstbestimmtes Abschiednehmen betrifft.

Tab. 1.2 Therapeutische Schonung zwischen Autonomie und Nicht-Schaden.

Wahrheitspflicht (Autonomie)	Fürsorgepflicht (Nicht-Schaden)
• Der Patient hat das Recht auf volle Wahrheit • Die Kenntnis der Wahrheit ist Voraussetzung für informierte Entscheidungen	• Der Patient soll vor Überforderung geschützt werden • Der Patient soll vor psychischer Destabilisierung geschützt werden

Mitteilung einer schwerwiegenden Diagnose

Die **Mitteilung einer schwerwiegenden Diagnose** – etwa einer unheilbaren oder lebensverändernden Erkrankung – ist ein hochsensibler Moment in der Arzt-Patienten-Beziehung. Sie erfordert nicht nur medizinisches Wissen, sondern auch kommunikative Kompetenz, Empathie und ethisches Feingefühl. Die Mitteilung einer Diagnose ist ausschließlich eine ärztliche Tätigkeit. Zentrale Grundsätze sind:

- Vorbereitung treffen:
  - Ruhigen, ungestörten Raum wählen, genügend Zeit einplanen
  - Angehörige einbeziehen, wenn gewünscht
  - Ggf. vorab klären: Was weiß der Patient schon? Was will er wissen?

- Empathische Kommunikation:
  - Einfühlsam, nicht nur sachlich sprechen, auf Körpersprache achten (Blickkontakt, zugewandte Haltung)
  - Pausen zulassen, Schweigen aushalten, Emotionen auffangen und aushalten
  - Keine „Fachsprache" verwenden, sondern klare, ehrliche und sensible Worte wählen
- Dosierte und verständliche Information:
  - Informationen schrittweise mitteilen, nicht alle auf einmal
  - Wichtiges wiederholen, ggf. schriftlich aushändigen
  - Die Wahrheit mitfühlend mitteilen, keine Hoffnungslosigkeit erzeugen
- Raum für Reaktionen lassen:
  - Emotionale Reaktionen wie Schock, Wut, Angst, Schweigen zulassen
  - Nicht bewerten und nicht sofort trösten, sondern empathisch begleiten
- Gemeinsam nach vorn schauen:
  - Aufzeigen, was jetzt wichtig ist und wie die nächsten Schritte aussehen
  - Unterstützung anbieten, z. B. SAPV-Team, Psychologe, Sozialdienst
  - Hoffnungsanker finden, z. B. Lebensqualität, Kontrolle, Begleitung
  - Weiteres Gespräch anbieten, um über die medizinische Situation zu sprechen

Pflegerische Begleitung

Die Mitteilung einer schwerwiegenden Diagnose ist ein emotional herausfordernder Moment – für Patienten, Angehörige, aber auch für das interdisziplinäre Team. Pflegefachpersonen spielen dabei eine zentrale Rolle, da sie meist die engste Beziehung zu den Patienten haben und häufig die Ersten sind, die ihre Reaktionen auffangen. Die Bezugspflegeperson ist bei einem solchen Gespräch nach Möglichkeit anwesend, ggf. übernimmt sie die Vorbereitung:

- Vor dem Gespräch: vorbereiten und passende Atmosphäre schaffen
  - Pflegefachpersonen sorgen für einen ruhigen Raum und beziehen auf Wunsch die Angehörige mit ein.
  - Sie bereiten den Patienten vor: „Die Ärztin kommt gleich, um mit Ihnen über die Untersuchungsergebnisse zu sprechen."
  - Sie schaffen eine vertrauensvolle Präsenz durch Nähe und Ruhe.
- Während des Arztgesprächs: da sein und beobachten
  - Pflegefachpersonen sind zuhörend anwesend und geben nonverbale Unterstützung, u. a. durch Blickkontakt, Körperhaltung, ggf. Körperkontakt (z. B. Hand auf dem Unterarm des Patienten legen).
  - Sie nehmen Emotionen wahr wie Trauer, Schock, Erstarren, ohne zu interpretieren oder abzulenken.
  - Sie fragen ggf. nach oder erklären in einfachen Worten, wenn sie wahrnehmen, dass Missverständnisse oder Unklarheiten beim Patienten auftreten (in vorheriger Absprache mit dem Arzt).
  - Wichtig: Sie trösten nicht vorschnell und relativieren nicht, indem sie z. B. die Fakten in einen größeren Zusammenhang stellen, um deren Bedeutung und die Schwere der Situation abzumildern – die Wahrheit muss wirken dürfen.
- Nach dem Gespräch: emotionale und fachliche Begleitung anbieten
  - Pflegefachpersonen geben Gesprächsraum: „Wie geht es Ihnen jetzt?"
  - Sie lassen Gefühle zu. Weinen, Schweigen, Wut sind normale Reaktionen.
  - Sie klären, ob alles verstanden wurde: „Haben Sie verstanden, was Ihnen die Ärztin gesagt hat? Möchten Sie noch etwas wissen, etwas noch einmal besprechen?"
  - Sie wiederholen Inhalte ggf. in einfachen Worten.
  - Sie bieten Gespräche mit der Seelsorge, dem Sozialdienst oder Angehörigen an.
- Rolle der Pflegenden im interprofessionellen Team wahrnehmen
  - Pflegefachpersonen geben Informationen und Beobachtungen an den Arzt weiter, u. a. wie stabil ihnen der Patient vorkommt, ob eine therapeutische Schonung notwendig erscheint usw.
  - Sie informieren nach dem Gespräch das interdisziplinäre Team, wie der Patient mit der Diagnose umgeht und welche Reaktionen sie beobachtet haben.

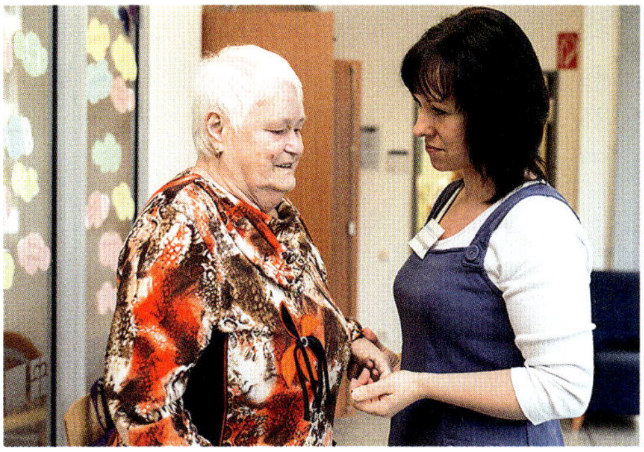

Abb. 1.25 Eine Person-zentrierte Haltung und validierende Kommunikation belassen die Person mit Demenz in ihrer Realität. Die Pflegefachperson fragt sich, in welchem Denken, Fühlen und Erleben sich die Bewohnerin gerade befindet, um ihr Verhalten zu verstehen bzw. eine Verstehenshypothese aufzustellen. [K157]

Kommunikation mit kognitiv eingeschränkten Menschen

Die **Kommunikation mit kognitiv eingeschränkten Menschen,** z. B. mit Demenz, stellt das interdisziplinäre Team oft vor große Herausforderungen. Auch hier geht es darum, Würde, Autonomie und Lebensqualität zu erhalten, emotionale Sicherheit zu geben und Bedürfnisse zu erkennen – auch ohne Worte.

Das interdisziplinäre Team, insbesondere Pflegefachpersonen in der Palliative Care, brauchen ein grundlegendes Wissen über Demenz und praktische Fertigkeiten in der Kommunikation mit Menschen mit Demenz. Konzepte zur **Biografiearbeit** und **Validation, Person-zentrierte Haltung** und **suchende Haltung** gehören dazu (➤ Abb. 1.25).

MERKE

Person-zentrierte Haltung und suchende Haltung

Dazu stellt sich das interdisziplinäre Team immer wieder folgende **grundlegenden Fragen:**

- Wie können wir den Menschen mit Demenz besser verstehen lernen?
- Wie können wir den Menschen mit Demenz die Unterstützung geben, die er braucht, um sich gehört, verstanden, angenommen und mit anderen Personen verbunden zu fühlen?
- Wie können wir uns sicher sein und sicherer werden, ob das, was wir für den Menschen mit Demenz tun, das Richtige ist?
- Wie kann eine Person-zentrierte Haltung bei den Pflegenden und innerhalb der Einrichtung gefördert und erhalten werden?

Eine **Person-zentrierte Haltung** bedeutet:

- Die Beziehungsgestaltung steht im Vordergrund, nicht die verrichtungs- und funktionsbezogene Pflege. Der Mensch mit Demenz hat das Gefühl, gesehen und gehört zu werden. Dazu ist es notwendig, dass Pflegende die Welt aus dessen Sicht betrachten können (Perspektivenwechsel). Sie stellen Verstehenshypothesen auf, also Mutmaßungen darüber, was ein bestimmtes Verhalten bedeuten könnte. Folgende Fragen können dabei helfen:
  - *Wie erlebt der Betroffene sich selbst, andere Menschen und seine Umgebung?*
  - *Aus welchem Denken, Fühlen und Erleben heraus ergeben die Verhaltensweisen, Befindlichkeiten und Erscheinungsformen einen subjektiven Sinn?*
  - *Was ist die Funktion der gezeigten Verhaltensweisen? Was wird mit dem Verhalten kompensiert? Auf welche inneren Antriebe, Fragen oder Themen ist das Verhalten eine Antwort?*
- Die nonverbale Kommunikation spielt eine bedeutende Rolle, u. a. Mimik und Gestik, Berührung. Pflegende lassen sich auf auch Körperkontakt mit dem Menschen mit Demenz ein.
- Das interdisziplinäre Team ist sich der Bedeutung bewusst, dass Verhalten immer ein zirkuläres Geschehen ist: Ängste, Unruhe, herausfordernde Verhalten usw. bei Menschen mit Demenz werden oft durch pflegende und behandelnde Personen mit ausgelöst. Die Beantwortung von Fragen wie
  - *Was führt gerade zur Eskalation?*
  - *Wie erlebt der Betroffene gerade die Situation?*
  - *Was könnte ich anders machen?*

  können zur Beruhigung beitragen.

Eine **suchende Haltung** bedeutet, nicht vorschnell zu deuten oder urteilen, sondern sich offen und respektvoll auf den Menschen mit Demenz einzulassen, um seine Bedürfnisse, Gefühle und Bedeutungen zu „ergründen", auch wenn diese nicht klar ausgesprochen werden können. Eine suchende Haltung ist eine achtsame, fragende und nicht wissende Grundhaltung gegenüber dem anderen mit dem Ziel, individuelle Ausdrucksweisen, Emotionen oder Bedürfnisse wahrzunehmen und zu verstehen, ohne sie (sofort) zu bewerten oder zu korrigieren. Die suchende Haltung nimmt den Betroffenen ernst, auch wenn die Kommunikation verwirrt oder unlogisch erscheint. Viele Aussagen sind nicht wörtlich zu nehmen, weisen aber trotzdem auf etwas Wichtiges hin. Eine suchende Haltung bedeutet auch: Die Pflegefachperson muss nicht immer richtigstellen, sondern „mitgehen", um tiefer zu verstehen.

1

AUS DER PRAXIS

Kommunikation mit einer Person mit Demenz

Frau H. ist 81 Jahre und liegt mit einer fortgeschrittenen Tumorerkrankung auf der Palliativstation. Sie hat eine mittelgradige Demenz, ihre Orientierung ist wechselhaft. Frau H. erkennt ihre Tochter, die aktuelle Situation kann sie aber beobachtbar kaum noch einschätzen. Oft ist sie unruhig, stellt wiederholt die gleichen Fragen und wirkt emotional angespannt.

Frau H. sitzt im Aufenthaltsbereich. Sie sagt aufgebracht zur Pflegefachperson: *„Ich muss jetzt los! Mein Mann wartet am Bahnhof! Er wird wütend sein, wenn ich nicht pünktlich komme!"* (Frau H. ist seit 15 Jahren verwitwet.)

Reaktion ohne suchende Haltung (belehrend oder korrigierend):

„Frau H., Ihr Mann ist doch schon lange tot. Sie müssen nicht zum Bahnhof. Das ist Unsinn. Sie sind hier auf der Palliativstation, weil sie schwer krank sind."

Die mögliche Folge könnte sein, dass sich Frau H. beschämt und unverstanden fühlt und noch unruhiger wird, weil **ihre** Wirklichkeit geleugnet wird. Sie ist verängstigt, wenn sie „schwer krank" hört.

Reaktion mit suchender Haltung (validierend und einfühlsam):

Die Pflegefachperson begibt sich auf Augenhöhe und spricht ruhig mit Frau H.: *„Ihr Mann ist Ihnen sehr wichtig, nicht wahr?"* (Frau H. nickt.) *„Möchten Sie mir erzählen, wie es war, wenn Sie ihn vom Bahnhof abgeholt haben?"*

Frau H. beginnt zu erzählen – ruhig, mit einem Lächeln. Nach ein paar Minuten fragt die Pflegefachperson: *„Darf ich Sie noch ein wenig nach draußen bringen, bis es Zeit für das Abendessen ist?"*

Frau H. willigt ein. Die Unruhe hat sich gelegt.

Weitere Grundprinzipien der Kommunikation mit Menschen mit Demenz sind:

- Beziehung vor Inhalt. Nicht der Inhalt ist entscheidend, sondern **wie** er vermittelt wird. Die nonverbale Kommunikation (Mimik, Tonfall, Körperhaltung, Berührung u. a.) hat oft mehr Wirkung als Worte.
- Einfach und konkret sprechen, u. a. in kurzen, klaren Sätzen. Keine Warum- oder Entscheidungsfragen stellen, und den Patienten immer wieder mit seinem Namen ansprechen.
- Geduldig bleiben, Zeit zum Antworten geben, auf wiederholte Fragen oder Aussagen ruhig reagieren, nicht korrigieren, sondern das Gesagte wertschätzen.
- Emotionen spiegeln und benennen, z. B. „Ich sehe, dass Sie traurig sind. Ich bin für Sie da". Auch wenn der Inhalt nicht verstanden wird, werden Gefühle wahrgenommen.

Körperkontakt und Berührung als Kommunikation

Basale Stimulation ➤ 4.6

Körperkontakt und Berührung als Kommunikationsmittel sind besonders in der Palliative Care und im Umgang mit Menschen mit eingeschränkten verbalen Fähigkeiten (z. B. bei Demenz, Schlaganfall) von zentraler Bedeutung. Berührung ist eine nonverbale Sprache, die tief wirkt – oft besser als Worte.

Berührung ist so bedeutsam, weil sie …

- das erste Kommunikationsmittel im Leben ist (Hautkontakt ist eine Urerfahrung),
- das Bindungssystem aktiviert (Oxytocin-Ausschüttung) und dadurch Stress reduziert,
- vermittelt: *Ich bin da. Du bist nicht allein.*
- Emotionen überträgt und auffängt, z. B. Trost, Ruhe, Wärme und Geborgenheit vermittelt.

MERKE

Berührung kann positiv oder negativ erlebt werden, sie darf daher nie übergriffig oder unachtsam geschehen. Menschen haben zeitlebens und in spezifischen Situationen einen individuell unterschiedlichen Bedarf an Berührung. Deshalb:

- Auf Anzeichen von Annahme oder Ablehnung von Berührung achten
- Kulturelle und persönliche Grenzen respektieren
- Nicht „nebenbei", sondern immer mit klarer innerer Haltung und Präsenz berühren

Nicht wie, sondern mit welcher Haltung Pflegende berühren, entscheidet, ob sich ein Patient angenommen fühlt.

DEFINITION

Therapeutic Touch (TT): Komplementärpflegerische Methode, bei der durch Handbewegungen im Energiefeld des Körpers Harmonie, Entspannung und Heilungsprozesse gefördert werden. Leichte Berührungen sind möglich (wenn gewünscht), aber nicht notwendig.

Therapeutic Touch wurde in den 1970er-Jahren von der amerikanischen Pflegewissenschaftlerin und Krankenschwester **Dolores Krieger** und der Heilerin **Dora Kunz** entwickelt. Die Methode verbindet Ansätze aus der westlichen Pflege mit fernöstlichen Energie- und Heilkonzepten. TT geht davon aus, dass der Mensch ein Energiesystem besitzt, das durch Krankheit, Schmerz oder Stress aus dem Gleichgewicht geraten und mittels gezielter Bewegungen im Energiefeld positiv beeinflusst werden kann.

Ziele von Therapeutic Touch sind:

- Harmonisierung des Energieflusses
- Förderung von Entspannung und innerer Ruhe
- Unterstützung der Selbstheilungskräfte
- Reduktion von Schmerzen, Angst, Unruhe, Schlafstörungen
- Stärkung des Wohlbefindens, vor allem in der Palliative Care
- Unterstützung bei der Sterbebegleitung

Eine **Behandlung** dauert etwa 20 Min. und läuft in vier Schritten ab:

1. Zentrierung: Die Pflegefachperson kommt innerlich zur Ruhe, sie konzentriert sich, atmet einige Male tief ein und aus und versetzt sich in einen achtsamen Zustand.
2. Einschätzung (Assessment): Die Pflegefachperson führt ihre Hände in geringem Abstand (5–10 cm) über den Körper des Patienten, um energetische „Störungen" oder Blockaden zu erspüren. Dazu vertraut sie ihrer Intuition.
3. Ausgleich/Harmonisierung: Die Pflegefachperson „glättet" und beruhigt mit langsamen, bewussten Bewegungen der Hände (meist im Bereich von Kopf, Brustkorb, Bauch) das Energiefeld des Patienten, geleitet von ihrer Intention.
4. Abschluss: Die Pflegefachperson beendet die Sitzung behutsam und bleibt ggf. noch eine Weile in stiller Begleitung.

Die Bewegungen werden in der Regel kontaktlos (ohne Berührung) 5–10 cm über dem Körper ausgeführt und wirken durch Nähe, Wärme und Achtsamkeit. TT braucht keinen direkten Hautkontakt (die Kleidung kann belassen werden), was insbesondere bei Menschen, die keine direkte Berührung tolerieren (z. B. verwirrte Patienten, Menschen mit Demenz), oder im Sterben wertvoll ist.

MERKE

Therapeutic Touch ist keine spirituelle oder esoterische Praxis, sondern eine achtsame Pflegehandlung.

1.8.3 Gespräche mit Kindern und Jugendlichen

Kinder und Jugendliche haben spezielle Bedürfnisse, die sich im Lauf des Heranwachsens und der Entwicklung verändern. Zudem sie sehr individuell und abhängig von der Persönlichkeit des Kindes und vielen anderen Faktoren.

Naturgemäß haben es Mitarbeitende in der Kinder-Palliative-Care mit schwerstkrankten Kindern und Jugendlichen zu tun. Im Folgenden geht es hauptsächlich um kognitiv nicht oder wenig beinträchtige Kinder und Jugendliche, die Fallbeispiele handeln hauptsächlich von onkologischen Fällen. Viele Kinder und Jugendliche in der Palliative Care sind jedoch geistig stark retardiert, z. B. aufgrund komplexer genetischer Defekte, oder befinden sich im Syndrom der reaktionslosen Wachheit. Bei diesen Kindern kann nur über Basale Stimulation® (➤ 4.6) oder mit einfachsten Worten kommuniziert werden.

Wenn Kinder schwerst erkranken und/oder trauern, haben Erwachsene – allen voran die Eltern – natürlich den Drang, ihnen zu helfen und sie zu beschützen. Kinder reagieren sehr unterschiedlich auf eigene und familiäre Extremsituationen, und ihre Reaktionen können schnell wechseln. Von eher emotionslos wirkender Teilnahmslosigkeit über stilles In-sich-zurückgezogen-Sein bis zu lauter Wut – all dies ist völlig normal. Die scheinbar völlige Abwesenheit von Schmerz kann mit Zeichen völliger Überwältigung abwechseln. Große Gefühle werden oft über das Verhalten ausgedrückt, weniger durch Worte.

MERKE

- Erwachsene sollten für Kinder als „Leuchttürme" fungieren, als verlässliche Säulen, als Fels in der Brandung.
- Sie sollten immer ansprechbar sein, wenn das Kind sie braucht.
- Sie sollten zeigen, dass das Gefühl, das das Kind gerade empfindet, in Ordnung ist sowie die Art seiner Trauer und dass diese Gefühle schwer auszuhalten sind, aber dazugehören.
- Erwachsene sollten Kindern das Gefühl geben: Ich verstehe dich, ich verstecke mich nicht vor deinen Fragen (➤ Abb. 1.26).
- Kinder brauchen Vorbilder, das gilt auch fürs Trauern und das Aushalten von Schmerz.

1

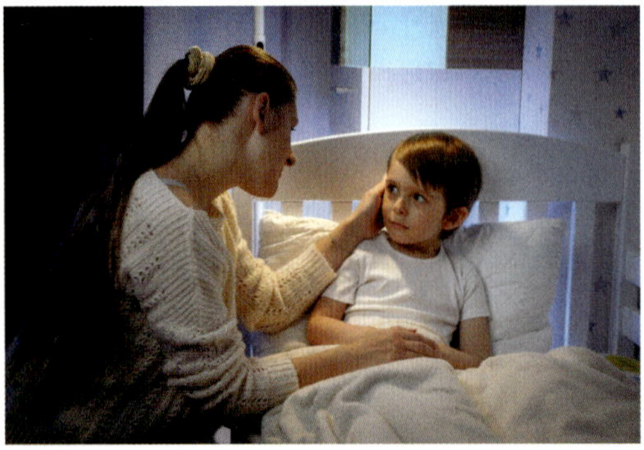

Abb. 1.26 Schwer erkrankte Kinder brauchen eine altersentsprechende Aufklärung und Gespräche. Kinderärzte und Pflegefachpersonen mit Pädiatrieerfahrung oder aus einem Kinder-SAPV-Team können Eltern beraten, wie sie am besten Gespräche führen und auf Kinderfragen reagieren. [J787-241]

Schwere Erkrankung, Sterben und Tod in verschiedenen Lebensaltern

Kleinkinder

Kinder haben schon sehr früh eine Vorstellung von Tod und Sterben. Das Verständnis für die Endgültigkeit ist aber sehr Individuell ausgeprägt und wird meist erst im Schulalter konkreter.

In der abendländischen Kultur ist oft davon die Rede, dass Verstorbene in den Himmel kommen. Kinder erleben diese Vorstellung oft sehr positiv und tröstend und fragen häufiger auch, wie es im Himmel so sei. Die Tatsache, dass dies niemand weiß, kann zusammen mit der Rückfrage vermittelt werden: „Was denkst du denn, wie es im Himmel sein könnte?" Die allermeisten Kinder werden dann begeistert ein schönes Gedankenbild kreieren, z. B. erzählt ein Kind: „Wenn mein Bruder im Himmel ist, darf er immer spielen. Er muss nicht mehr aufräumen und darf ganz viele Süßigkeiten essen." Ein gutes Bild, das Eltern geben können ist: „Dein Bruder ist jetzt nicht mehr am Leben, er ist weg von der Welt. Aber in unseren Herzen, in unseren Erinnerungen wird er immer weiterleben."

Bei kleinen Kindern kann der Verlust von nahen Menschen zu Trennungsängsten führen. Sie brauchen feste Bindungen, Strukturen und Verlässlichkeit. Ängste und seelischer Schmerz können noch nicht verbal benannt werden, sie drücken sich über körperliche Symptome wie Kopf- oder Bauchweh aus.

Kleine Kinder leben in einer magischen Welt. Alles hängt mit allem zusammen, und alles ist möglich. Sie experimentieren manchmal mit dem Begriff Tod: Jemand ist weg, also ist er bestimmt tot. Diese magischen Vorstellungen führen aber auch dazu, dass Kinder Dinge auf sich beziehen. Dies kann dazu führen, dass ein Kind glaubt, es sei für etwas verantwortlich oder schuldig: „Weil ich meinem Bruder ein Spielzeug weggenommen habe, war er traurig und deshalb ist er jetzt tot." Dem können Erwachsene nur begegnen, wenn sie sich dessen bewusst sind und sensibel auf das Kind eingehen und als verlässlicher Ansprechpartner auftreten. Oft hilft es Kindern auch, sich über einen Stellvertreter auszudrücken, z. B. „Mein Kuschelhund ist gerade ganz traurig."

Kleine Kinder haben meist ein gutes Gefühl für ihre Belastungsfähigkeit. Sie nehmen sich Auszeiten von der Trauer, wenn es ihnen zu viel wird, und spielen und lachen dann. Dieser Selbstschutz der kindlichen Seele wirkt auf Erwachsene oft befremdlich.

AUS DER PRAXIS

Fallbeispiel Alberto

Der 4-jährige Alberto ist zu Hause gestorben. Er war von Geburt an schwer krank und wurde von einem Pflegedienst und einem Kinder-SAPV-Team betreut. Er hatte einen zweieinhalbjährigen gesunden Bruder, Alfredo.
Der verstorbene Alberto liegt 3 Tage aufgebahrt im Wohnzimmer. Dann wird der Bestatter kommen und ihn mitnehmen. Freunde und Pflegende kommen in dieser Zeit, um Abschied zu nehmen und der Familie Beistand zu leisten. Gemeinsam soll Albertos Sarg bemalt werden, und Alfredo beteiligt sich begeistert daran. Er wirkt fröhlich und freut sich über die vielen bekannten Gesichter. Zwischendurch wird er still, nimmt die Trauer seiner Eltern wahr, versucht, sie zu trösten, und stellt Fragen über seinen Bruder und was als Nächstes passieren wird. Dann rennt er wieder durchs Wohnzimmer und möchte Fangen spielen. Der Junge geht in seiner Trauer und Nachdenklichkeit genau so weit, wie er es aushalten kann. Dann nimmt er sich wieder Phasen der Ausgelassenheit.

Jüngere Schulkinder

Im Übergang in die Schule entwickeln Kinder ein besseres Verständnis dafür, was Endgültigkeit bedeutet. Das heißt, sie können verstehen, dass jedes Leben irgendwann zu Ende ist und man sterben muss – auch Oma und Opa, die Eltern und man selbst.

Bezugspersonen gehen immer auf die individuellen kindlichen Bedürfnisse ein und beachten, dass für Kinder Verlässlichkeit extrem wichtig ist. Erwachsene dürfen keine unrealistischen Versprechungen machen. Einem Kind zu sagen: „Ich verspreche dir, dass du wieder gesund wirst", wenn es an einer sehr schweren Erkrankung mit ungewissem Ausgang leidet, ist nicht motivierend und kann fatale Auswirkungen haben. Denn Kinder bekommen sehr viel mehr mit, als Erwachsenen oft klar ist, und spüren intuitiv, wenn ein Versprechen nicht gehalten werden kann. Oder sie vertrauen darauf, und es bricht für sie eine Welt zusammen, wenn das Versprechen nicht erfüllbar ist. Und in diesem Fall geht auch das Vertrauen in die Person, die das Versprechen gegeben hat, verloren.

AUS DER PRAXIS

Fallbeispiel Beatrix

Die 9-jährige Beatrix mit einer fortgeschrittenen onkologischen Erkrankung ist sehr schweigsam und in sich gekehrt. Die Eltern wollen ihr Hoffnung machen und sagen ihr immer wieder, dass alles wieder gut werde. Einige Tage später muss Beatrix stationär in die Kinderklinik. In den Nächten spricht sie verschiedene Pflegende direkt an: „Muss ich bald sterben?" Und sie wartet immer gespannt auf die Antwort. Einige Pflegefachpersonen sind überrascht und überfordert von der plötzlichen Frage und retten sich in Floskeln oder versuchen, dem Gespräch auszuweichen. Eine Pflegefachpersonen setzt sich ans Bett und sagt: „Ich weiß nicht, ob du sterben musst. Erzähl mir ruhig, wie es dir geht. Hast du Angst?"

MERKE

Kinder suchen nach ehrlichen Gesprächen durch direkte und auch provozierende Fragen wie „Muss ich sterben?". Damit fordern sie die Erwachsenen heraus. Was Kinder sich von ihnen wünschen, ist Ehrlichkeit und Gesprächsbereitschaft. Zu sagen: „Ich weiß es nicht, aber ich sehe deine Angst, ich höre dir zu", ist eine sehr gute Reaktion.

Trotzdem reagieren gerade jüngere Schulkinder oft kindlich. Trotz der beginnenden geistigen Reifung, kann ein Begreifen wie bei einem Erwachsenen nicht vorausgesetzt werden. Es ist kein Widerspruch, das Versterben des Geschwisters zu verstehen und trotzdem zu fragen, wann der Bruder oder die Schwester wiederkommt. Eltern müssen dann nicht auf Aufklärung beharren oder scheinbar widersprüchliche Aussagen als Zeichen verstehen, die Situation besser erklären zu müssen. Erwachsene sind „Leuchttürme", die Orientierung geben, aber auch Verständnis für kindliche Reaktionen haben.

Eltern und andere Bezugspersonen müssen immer wach sein für Zeichen, die auf Schuldgefühle deuten. Schuldgefühle können sich auf unterschiedliche Art und Weise zeigen, insbesondere nonverbal:

- **Gedanken und Aussagen**
  - Magisches Denken: Kinder glauben, dass ihre Gedanken, Wünsche oder Worte etwas bewirken konnten. Beispiel: *Ich habe mir gewünscht, dass Papa nicht mehr schimpft. Jetzt ist er tot.*
  - Direkte Schuldzuweisungen an sich selbst: *Ich war gemein zu ihr, deswegen ist sie gestorben.*
  - Verwirrung über Ursache und Wirkung: Kinder verstehen nicht, dass Tod nicht durch ihr Verhalten ausgelöst wird.
- **Verhalten**
  - Rückzug, Scham oder „bestrafendes" Verhalten: Das Kind meidet Nähe, wirkt stiller, vermeidet Freude.
  - Perfektionismus oder überangepasstes Verhalten: Manche Kinder versuchen, besonders „lieb" zu sein als „Wiedergutmachung".
  - Aggressives oder auffälliges Verhalten: Schuldgefühle können sich auch in Wut oder Trotz ausdrücken.
  - Wiederholendes Nachfragen: Kinder fragen immer wieder nach dem Tod oder dem Warum, weil sie nach innerer Entlastung suchen.
- **Körperliche Symptome**
  - Bauchweh, Kopfschmerzen, Schlafprobleme, Appetitlosigkeit
  - Häufiges Kranksein – der Körper spricht, wenn Worte fehlen
- **Im (Rollen-)Spiel:**
  - *Die Puppe ist böse, deshalb ist sie gestorben.*
  - Wiederholende Szenen mit Sterben, Wiederaufwachen oder Schuld.
  - Oft scheint das Spiel „makaber", ist aber ein wichtiger Ausdruck innerer Konflikte.

AUS DER PRAXIS

Fallbeispiel Dieter

Der 11-jährige Dieter, der schwer kardiologisch erkrankt ist, wird von einem Kinder-SAPV-Team betreut. Eine der

1

Psychologinnen führt regelmäßig Gespräche mit ihm. Sie merkt, dass er sehr rational spricht und Emotionen nur schwer ausdrücken kann, aber ein großes Bedürfnis danach hat. Sie entwickelt die Idee der Kopfgespräche und der Herzgespräche. Bevor sie ein Gespräch mit Dieter beginnt, spricht sie mit ihm klar ab, ob es ein Kopf- oder ein Herzgespräch wird. Die Kopfgespräche verlaufen rational und auf der Sachebene, bei den Herzgesprächen geht es um Gefühle und Fantasien, aber auch um Liebe, Ängste und Vertrauen.

Umgang mit (vermeintlichen) Schuldgefühlen

- Ermutigen, über Gefühle zu sprechen, ohne zu drängen.
- Entlastende Aussagen wie:
  - *Du bist nicht schuld. Niemand kann durch Gedanken oder Worte jemanden sterben lassen.*
  - *Ich habe gehört, du denkst, du seist schuld, weil du böse warst oder etwas Doofes gesagt hast. Das ist ein ganz schlimmes Gefühl, oder?*
  - *Weißt du, niemand stirbt, weil ein Kind etwas denkt, sagt oder tut. Auch wenn du traurig oder wütend warst, das hat den Tod nicht verursacht.*
  - *Menschen sterben, weil ihr Körper krank ist oder aufhört zu funktionieren, nicht wegen eines Gedankens oder weil jemand wütend war.*
  - *Manchmal denkt man, wenn man wütend ist: „Ich wünschte, er oder sie wäre nicht mehr da." Und dann bekommt man furchtbare Angst, wenn wirklich etwas passiert. Aber Gedanken können niemanden krank oder tot machen, Gedanken bleiben Gedanken.*
  - *Das passiert vielen Kindern. Man denkt etwas und hat danach Angst, dass es deshalb passiert ist. Aber Gedanken können keine Menschen verletzen oder sterben lassen – niemals.*
  - *Ich merke, dass du beim Spielen über den Tod nachdenkst. Möchtest du mir erzählen, was du da fühlst?*
  - *Du musst keine Angst haben, dass du etwas falsch gemacht hast. Wenn du willst, können wir zusammen über deine Gedanken sprechen.*
  - *Es ist nie die Schuld eines Kindes, wenn jemand stirbt. Niemals.*
  - *Du darfst traurig, wütend oder verwirrt sein – all das ist okay. Und ich bin hier, um dir zu helfen, damit du mit diesen Gefühlen nicht allein bist.*
  - *Du bist ein ganz lieber Mensch, auch wenn du dich jetzt vielleicht ganz klein oder schuldig fühlst. Ich sehe, wie wichtig dir der Verstorbene war.*
- Zuhören, ohne zu bewerten. Schuldgefühle ernst nehmen, aber liebevoll korrigieren.
- Rituale und Erinnerungsarbeit zeigen dem Kind, dass Liebe bleibt, auch wenn jemand gestorben ist.
- Wenn die Schuldgefühle bestehen bleiben, kann ein Kindertrauerbegleiter oder -therapeut helfen.

Ältere Schulkinder und Jugendliche

Ältere Schulkinder und Jugendliche sind die vielleicht herausforderndste Gruppe. Sie sind auf dem Weg zum Erwachsenen, zeigen aber immer wieder auch kindliches Verhalten. Sie wenden sich von den Erwachsenen eher ab und Gleichaltrigen zu, brauchen aber trotzdem Liebe und Fürsorge. Sie stellen die Stacheln auf und genießen trotzdem Kuscheleinheiten mit den Eltern.

Jugendliche sind in einer Lebensphase, in der sie mit dem drohenden Lebensende am schlechtesten umgehen können. Im Jugendalter ist das Sterbenmüssen am schwersten zu akzeptieren. Der Blick geht zum Leben, das Verständnis des Verlusts ist voll ausgeprägt. Mit zunehmendem Alter lernen Kinder immer mehr, die Fantasie von der Realität zu unterscheiden. Durch das Wissen um die Unumkehrbarkeit kann der Tod bedrohlicher wirken. Umgekehrt haben aber auch die Begriffe Unendlichkeit, Unsterblichkeit oder ewige Liebe eine große Bedeutung. Bei manchen Jugendlichen kann dies sogar zu einer Verklärung und zu einer Art Todessehnsucht führen.

Zudem kommt, dass die Pubertät ohnehin von Wandel, Stimmungsschwankungen und Gefühlchaos geprägt ist. Kommt dann noch Trauer in welcher Form auch immer hinzu, besteht die Gefahr, dass die Jugendlichen die Situation nicht mehr aushalten und in andere Welten abzutauchen drohen. Das kann z. B. zu Drogenkonsum, exzessivem Computerspielen oder übermäßigem Sporttreiben führen, um der Realität zu entfliehen (➤ Abb. 1.27).

Ältere Kinder und Jugendliche stellen oft Sinnfragen: *Warum passiert so etwas? Was soll das Leben überhaupt?* Wut, Schuld, Traurigkeit, Ohnmacht und Leere zeigen sich im Wechsel, ihre Gefühle sind oft

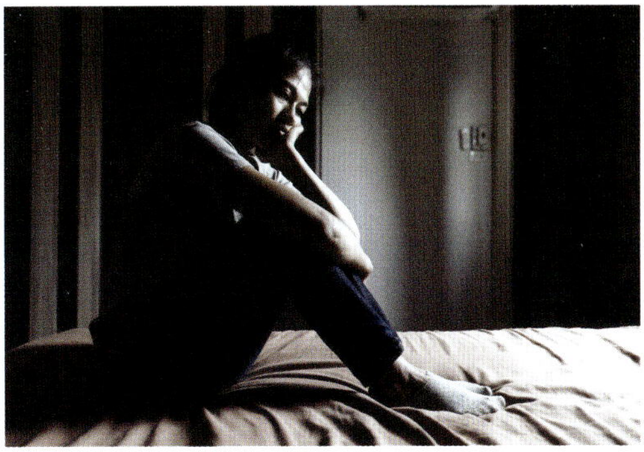

Abb. 1.27 Jugendliche nehmen das nahende Lebensende als sehr bedrohlich wahr, ihnen ist dessen Unumkehrbarkeit voll bewusst. Gleichzeitig haben Unendlichkeit, Unsterblichkeit oder die ewige Liebe eine große Bedeutung. Da die Pubertät ohnehin eine sehr vulnerable Phase ist, kann ein Jugendlicher in eine große Krise stürzen und für seine Eltern sowie professionelle Begleiter kaum noch zugänglich sein. [J787-153]

überwältigend oder schwer einzuordnen. Manche wirken abgestumpft oder gleichgültig – was oft ein Schutz ist.

Ich muss stark sein: Viele Jugendliche versuchen, ihre Trauer zu verbergen, um andere (z. B. Geschwister, Eltern) nicht zusätzlich zu belasten. Für die Eltern ist es wichtig zu wissen, dass Kinder und Jugendliche eher Freunde als Ansprechpartner suchen bzw. Personen, bei denen sie sich sicher fühlen. Ältere Kinder und Jugendliche fühlen sich missverstanden, wenn Erwachsene versuchen, sie zu trösten, oder ihnen gut zureden.

AUS DER PRAXIS

Fallbeispiel Christian, Teil 1

Die Familie besteht aus Großmutter und Mutter und dem 17-jährigen Christian, der wegen einer schweren onkologischen Erkrankung in die SAPV-Betreuung kommt, und seinem 19-jährigen, gesunden Bruder Michael.
In den ersten Wochen von Christians SAPV-Betreuung ist Michael so gut wie nie zu Hause, und es wird auch wenig über ihn gesprochen. Irgendwann erzählt die Mutter unter Tränen, dass ihr Michael zurzeit schlaflose Nächte bereite, da er nur in seinem Zimmer sitze, nicht ansprechbar sei und ständig im Internet zocke. Er könne die familiäre Situation momentan nur so ertragen. Den Kontakt zum SAPV- oder dem psychosozialen Team lehnte er völlig ab. Den Mitarbeitenden des SAPV-Teams bleibt nur, Mutter und Großmutter zuzuhören und nach Christians Tod der Mutter mögliche Hilfsangebote aufzuzeigen und ggf. zu vermitteln.

In der Palliative Care geht es sehr häufig um das Recht auf Information. Das ist sehr wichtig, darf aber nicht zur Pflicht, informiert sein zu müssen, führen (➤ 1.8.2). Normalerweise bekommen alle Beteiligten in der Familie des erkrankten Kindes – auch das Kind selbst – in altersgemäßer Weise alle Informationen. Die Mitglieder des interdisziplinären Teams legen großen Wert darauf, dass diese Praxis eingehalten wird. Dennoch gibt es Ausnahmen, wie das Beispiel von Christian zeigt.

AUS DER PRAXIS

Fallbeispiel Christian, Teil 2

Christian ist sehr still, wirkt stellenweise kindlich und hat ein sehr enges Verhältnis zu Mutter und Großmutter. Dem SAPV-Team gegenüber ist er höflich, spricht aber nur, wenn es unbedingt erforderlich ist.
Zu Beginn der Versorgung betont die Mutter, dass das SAPV-Team auf keinen Fall mit Christian über die Schwere seiner Erkrankung sprechen dürfe. Da das Team dieses elterliche Bedürfnis, das Kind durch Abschirmung zu schützen, gut kennt, akzeptiert es diese Anweisung.
In Gesprächen mit verschiedenen Mitgliedern des SAPV-Teams kommt heraus, dass die Mutter ihrem Sohn keine Informationen „aufdrücken" möchte, ihm aber immer die Möglichkeit lasse, Fragen zu stellen. Die Mutter behauptet, dass Christian sich darauf verlasse, dass sie als seine Mama schon richtig entscheide.
Das SAPV-Team lässt die Aussage der Mutter so stehen, fragt Christian aber nun bei jedem Hausbesuch, ob er noch etwas wissen wolle. Doch dies ist bis zu seinem Tod nie der Fall. Christian nimmt bis zum Schluss sein Recht auf Uninformiertheit in Anspruch.

Ein weiteres Phänomen, dass gelegentlich in der Praxis vorkommt, ist, dass betroffene Jugendliche **soziale Medien** exzessiv nutzen und dort ihr gesamtes Leben öffentlich zur Schau stellen. Da Internet und soziale Medien von klein auf selbstverständlicher Teil ihres Alltags sind, ist es für sie folgerichtig, dass auch Krankheit, Verfall und Sterben mit der Community geteilt wird.

AUS DER PRAXIS

Fallbeispiel Davina

Die 16-jährige onkologisch erkrankte Davina ist sehr aktiv in den sozialen Medien und bloggt schon seit Jahren über ihre Erkrankung. Sie beschreibt darin sehr detailliert, was sie erlebt – auch über ihre Versorgung, die schwierig und

1

aufwendig ist, da Davina an verschiedenen schwer beherrschbaren Symptomen leidet.
Ihr Blog wird von vielen jungen Menschen gelesen und kommentiert, da Davina sehr realistisch schreibt und ihre Gefühle gut ausdrücken kann. Die Hochs und Tiefs in ihrem Leben kommen so deutlich zum Ausdruck. Das professionelle Team ist sich einig, dass das Bloggen für Davinas Umgang mit ihrer Erkrankung essenziell und somit richtig ist.

Da Jugendliche sich im Abnabelungsprozess von ihren Eltern befinden und mit Freunden besser und leichter reden können, werden diese mit sehr schweren Themen belastet. In Davinas Fall lesen den Blog überwiegend Gleichaltrige, und auch diese müssen im Blick behalten werden, um Überforderungen zu erkennen.

Begleitung von älteren Kindern und Jugendlichen

Das Verhalten von Jugendlichen ist äußerst individuell und schwankend. Manche verfallen in eher kindliche Verhaltensweisen, andere wirken abgeklärt und erschreckend vernünftig. Auch übertriebene Coolness, um Traurigkeit und Überforderung zu überspielen, ist häufig. Wichtig ist, dass Erwachsene keine Vorwürfe machen und jederzeit Gesprächsbereitschaft signalisieren:

- Echtheit und Respekt, denn Jugendliche spüren sofort, wenn jemand „unecht“ trösten will.
- Raum für Rückzug lassen, aber verlässliche Präsenz signalisieren: *Ich bin da, wenn du mich brauchst.*
- Angebote machen, keinen Zwang ausüben: *Möchtest du darüber sprechen?* Nicht: *Du musst jetzt reden.*
- Ebenbürtig kommunizieren: Jugendliche wollen ernst genommen und nicht „von oben herab“ beruhigt werden.
- Kreative, individuelle Wege zur Verarbeitung aufzeigen: Schreiben, Musik, Sport, Gedenken, Aktionen.

Gute Sätze sind:

- *Es ist okay, wenn du manchmal nichts fühlst – oder zu viel auf einmal.*
- *Du musst niemandem etwas beweisen. Auch nicht, dass du stark bist.*
- *Ich sehe, dass es dich bewegt, auch wenn du vielleicht nicht darüber reden willst.*
- *Du darfst auch lachen, obwohl du traurig bist. Beides geht gleichzeitig.*

MERKE

Es gibt eine Vielzahl von Materialien, die sich mit Tod, Verlust und Trauer auseinandersetzen – zum Lesen, Hören oder Anschauen.

Bücher für Kinder ab 4 Jahren:

- „Der Regenbogen des Lebens“ von Evelyn Geiger und Caroline Lanzinger
  Ein stärkendes Kinderbuch für Kinder von 4 bis 10 Jahren über Tod und Trauer. Mittels 15 einfühlsamer Geschichten lernen Kinder, dass der Tod zum Leben gehört, wie wichtig Gefühle sind und wie mit Ritualen innere Stärke und Resilienz aufgebaut werden kann.
- „Abschied, Tod und Trauer“ von Patricia Mennen und Melanie Brockamp
  Das schön illustrierte Buch aus der Reihe „Wieso? Weshalb? Warum?“ beantwortet in Text und Bild einfühlsam Kinderfragen rund um das Sterben und den Tod und gibt Anregungen zum Trösten und Erinnern.
- „Mama, wo ist Oma jetzt?“ von Martha Wirtenberger
  Einfühlsame Geschichten für Kinder ab 8 Jahren, um sie durch die Trauer zu begleiten und Fragen zum Sterben und den Tod zu beantworten. Praktische Impulse unterstützen den gemeinsamen Trauerprozess.

Bücher für Jugendliche (ab ca. 12–14 Jahren)

- „Tschick“ von Wolfgang Herrndorf
  Kein klassisches Trauerbuch, aber der Autor schrieb es im Wissen um seine eigene Krebserkrankung. Er nimmt die Leser mit auf eine Reise voller Leben und leiser Nachdenklichkeit. Besonders geeignet für Jugendliche (ab 12 Jahren), die sich nicht mit Trauerbüchern anfreunden können.
- „Einfach so weg“ von Ayse Bosse und Andreas Klammt
  Ein Mitmach-Journal für Jugendliche ab 12 Jahren mit Kurzgeschichten, Liedtexten, Gedichten, Comics, Mitmach-Ideen und der Möglichkeit, eigene Gedanken festzuhalten.
- „Leb wohl, lieber Dachs“ von Susan Varley
  Ein Klassiker über das Weiterleben in der Erinnerung. Symbolisch und tröstlich für jüngere oder sensible Jugendliche.
- „Wir nehmen jetzt Abschied. Kinder und Jugendliche begegnen Sterben und Tod“ von Monika Specht-Tormann und Doris Tropper
  Ein Buch, das anleitet und befähigt, Kinder und Jugendliche auf Abschied und Tod vorzubereiten, sie dabei zu begleiten und ihre besonderen Reaktionen zu verstehen.

Podcasts und Hörangebote

- CheckPod „Tod – Vom Sterben und Erinnern“

In dieser Folge erklärt Checker Tobi kindgerecht, warum Menschen sterben, wie man Abschied nehmen kann und was nach dem Tod passiert. Die Episode ist etwa 37 Minuten lang und eignet sich für Kinder ab dem Grundschulalter.

- www.psyducated.com – Themenpaket „Tod & Sterben"
  Dieses Angebot richtet sich an Kinder zwischen 6 und 11 Jahren. Es umfasst Verstehvideos, Podcasts und Begleithefte, die helfen, über Tod, Trauer und Abschied zu sprechen. Die Materialien sind besonders für Kinder gedacht, die einen Elternteil verloren haben oder sich mit dem Thema auseinandersetzen möchten.
- „Todesangst" Hörspiel-Podcast des MDR
  Die Hörspielserie erzählt von Jugendlichen, die mit dem Tod konfrontiert werden. Sie behandelt Themen wie Angst, Panik und die Auseinandersetzung mit der eigenen Sterblichkeit. Die Serie eignet sich für Jugendliche ab etwa 14 Jahren.
- „Mein letzter Koffer", www.mein-letzter-koffer.de
  23 deutsch- und drei englischsprachige Podcasts, die sich mit den Themen persönliche Krisen, Sterben und Trauern, Sterberituale und Bestattungspraxis beschäftigen.

Filme und Serien

- „Sieben Minuten nach Mitternacht" (Film, 2016)
  Sehr visuelle und emotionale Geschichte, über einen Jungen, dessen Mutter schwer krank ist. Fantasie trifft Trauerarbeit.
- „The Fault in Our Stars"/„Das Schicksal ist ein mieser Verräter" (Film, 2014)
  Liebesgeschichte zweier krebskranker Jugendlicher – traurig, ehrlich, aber auch humorvoll.
- „Anne with an E" (Netflix-Serie)
  Die Serie thematisiert Verlust, Identität, Familie, Tod und Resilienz. Für viele Jugendliche sehr tröstlich.

Websites und Online-Angebote

- Stiftung Hospizdienst (www.da-sein.de)
  Bundesweite Jugend-Onlineberatung zu den Themen Abschied, Tod und Trauer.
- Rainbows (www.rainbows.at)
  Die Organisation steht Kindern in „stürmischen Zeiten", z. B. bei Trennung, Scheidung oder Tod naher Bezugspersonen, bei.
- Nicolaidis YoungWingsStiftung, www.nicolaidis-youngwings.de
  Beratung und Begleitung für trauernde Kinder und junge Menschen.

Jugendliche wollen kämpfen und suchen Hoffnung – bis zum Ende.

AUS DER PRAXIS

Fallbeispiel Elmar

Elmar, ein 17-jähriger junger Mann, lebt bei seiner alleinerziehenden Mutter. Vor einem Jahr erhielt er eine ernste onkologische Diagnose und kämpfte sich in der Folge tapfer durch alle Therapien. Bis zu seiner Krebserkrankung war ein ambitionierter Sportler, der ehrgeizig und fleißig trainierte. Als Elmar klar wird, dass er nicht mehr gesund werden und bald sterben wird, akzeptiert er dies nicht. Er recherchiert nach experimentellen Therapien, fragt bei Onkologen an, greift nach jedem Strohhalm. Auf die Frage, was er sich wünsche und ob er noch etwas Bestimmtes erleben wolle, antwortet er sehr klar, dass er gesund werden wolle. Er werde immer weiter Therapie machen und es sei ihm völlig egal, welche Nebenwirkungen diese hätten. Auch Schmerzmittel nimmt er nur, wenn er die Schmerzen nicht mehr auszuhalten kann.

Mit den palliativen Gedanken des SAPV-Teams kann Elmar nichts anfangen. Es sei ihm nicht wichtig, seine letzte Lebensphase so schön wie möglich zu gestalten oder nicht leiden zu müssen. Er wolle auch nicht übers Sterben reden, er wolle nur eins: wieder gesund werden und alles dafür geben – bis zum letzten Atemzug.

Für das SAPV-Team stellt diese Haltung eine Zerreißprobe dar, aber es akzeptiert den Wunsch und stimmt sein Vorgehen darauf ab. Es unterstützt Elmar soweit möglich. Beide, sowohl Mutter als auch Sohn, haben die Situation genau verstanden. Die Mutter sieht es als ihre Aufgabe an, ihren Sohn zu unterstützen. Er muss kämpfend sterben, das ist der einzige für ihn gangbare Weg.

AUS DER PRAXIS

Fallbeispiel Selina

Die 16-jährige Selina, eine leidenschaftliche Musikerin, wohnte mit ihren Eltern und drei Geschwistern in einem Haus. Die Familie wirkte sehr freundlich, angepasst und pflegte einen liebevollen Umgang untereinander Sie wollte niemanden stören und niemandem zur Last fallen.

Als das SAPV-Team die Familie kennenlernte und auch während der gesamten palliativen Begleitung von Selina nahmen dessen Mitglieder kaum Emotionen wahr. Sowohl Selina als auch ihre Familie nahmen alles als gegeben hin, es flossen keine Tränen, es gab keine Wutausbrüche oder Tränen der Verzweiflung in Anwesenheit des SAPV-Teams. Doch die Erfahrung zeigt, dass es gut und wichtig ist, Trauer, Wut und Verzweiflung Raum zu geben. Man darf dann auch mal unangepasst und Egoistisch sein. Die Aufgabe des psychologischen/seelsorgerischen Teams war es also, zu versuchen, den Emotionen einen Raum zu geben. Wenn dies aber von der Familie nicht gewollt wird, wenn sie für sich einen anderen Weg wählt, dann ist das vollkommen in Ordnung und wird vom SAPV-Team selbstverständlich respektiert.

1

Ethische und rechtliche Einordnung bei der palliativen Begleitung von Kindern

Die Prinzipien hinter **Indikation – Kindeswohl – Elternwille – Kindeswille** müssen im Gleichklang zueinander stehen. Das Kindeswohl umfasst das Wohlergehen des Kindes in seiner Gesamtheit. Es ist nicht immer gleichbedeutend mit dem Willen des Kindes. Ein zweijähriges Kind wird eine Operation vermutlich ablehnen, obwohl diese sein Leben retten wird und damit eindeutig dem Kindeswohl entspricht.

MERKE

Bei der Pflege und Erziehung berücksichtigen die Eltern die wachsende Fähigkeit und das wachsende Bedürfnis des Kindes zu selbstständigem verantwortungsbewusstem Handeln. Sie besprechen mit dem Kind, soweit es nach seinem Entwicklungsstand angezeigt ist, Fragen der elterlichen Sorge und streben Einvernehmen an (§ 1626 BGB).

Geschäftsfähig ist ein geistig gesunder Mensch erst mit der Volljährigkeit. **Einwilligungsfähig** (➤ 1.4) kann er aber schon deutlich früher sein. Nach der Rechtsprechung des Bundesgerichtshofs (BGH) kommt es auf die Einsichts- und Urteilsfähigkeit des Minderjährigen an. Der behandelnde Arzt hat sich die Frage zu stellen, ob der Minderjährige nach seiner „geistigen und sittlichen Reife die Bedeutung und Tragweite des ärztlichen Eingriffs und seiner Gestattung zu ermessen vermag" [31]. Das Vorliegen der Einwilligungsfähigkeit hängt insbesondere auch von Art, Umfang und Risiken der geplanten Maßnahme ab – je einschneidender und risikoreicher ein Eingriff, umso höher sind die Anforderungen an die **Einsichts- und Urteilsfähigkeit der Minderjährigen** zu stellen. Folgende Grundsätze werden juristisch vertreten:

- Bei einwilligungsunfähigen Minderjährigen haben die Eltern über die Einwilligung zu entscheiden. Das Kind oder der Jugendliche muss seinem Entwicklungsstand entsprechend einbezogen werden.
- Bei einwilligungsfähigen Minderjährigen kommt es allein auf deren Einwilligung an, die Eltern sind nicht zu beteiligen. Bei Meinungsverschiedenheiten zwischen dem Jugendlichen und den Eltern ist die Stimme des Jugendlichen entscheidend. Der Arzt ist im Interesse des Minderjährigen auch gegenüber den Eltern zur Schweigepflicht verpflichtet.
- Bei unklarer Einwilligungsfähigkeit muss der Kontakt zu den Eltern gesucht werden, denn der Zweifelsfall legt nahe, dass noch eine Einwilligungsfähigkeit besteht.

Laut „Einbecker Empfehlung der Deutschen Gesellschaft für Medizinrecht (DGMR)" von 1995 hängt die Einwilligungsfähigkeit an der Fähigkeit des Kindes, dem Aufklärungsgespräch zu folgen, Fragen zu stellen, das Für und Wider abzuwägen sowie die besondere eigene Situation zu erfassen und sich dazu zu äußern [20]. Relevant dafür ist auch der Entscheidungsprozess, nicht nur das Ergebnis. Die Anforderung an die Einwilligungsfähigkeit ist relativ zur Tragweite der Entscheidung. Die ärztliche Aufgabe ist hierbei allumfassend: Der Arzt stellt die Indikation, beurteilt die Einwilligungsfähigkeit und wacht über das Kindeswohl.

Kinder und das Versterben eines nahestehenden Menschen

Trauer ➤ 1.9.3

Die Vorstellung vom Tod hängt stark vom Alter und der kognitiven Entwicklung des Kindes ab. Kinder haben ein altersabhängiges Verständnis von Sterben und Tod (s. oben). Die Trauer an sich ist nie abgeschlossen und wird Teil der Biografie.

Erwachsene unterstützen Kinder und Jugendliche nach dem Verlust eines nahestehenden Menschen, wieder Schritt für Schritt in der Realität/Gegenwart anzukommen. Sie nutzen eindeutige Formulierungen und benennen Tod und Schmerz klar. Sie kommen dem Wunsch nach, die Beziehung zum Verstorbenen zu erhalten, indem sie mit dem Kind z. B. über den Verstorbenen sprechen, Fotos aus der gemeinsamen Zeit ansehen oder mit dem Kind zum Friedhof gehen.

Kindern etwas verheimlichen zu wollen, ist eine schlechte Idee, denn häufig mündet dies in Vertrauensverlust und große Ängste und schlimme Fantasien. Denn meist ist die Realität weniger schlimm als das, was in der Fantasie daraus wird. Deshalb ist Kindern unbedingt der Kontakt zu sterbenden oder zu verstorbenen Angehörigen zu ermöglichen, wenn sie dies möchten. Es sollte diesbezüglich keine Tabus geben. Eltern können ihre Kinder fragen, was sie sich wünschen, was sie gerade brauchen und wovor sie Angst haben. Wenn Kinder ihre Vorstellungen, Ängste und Fantasien mitteilen können, werden belastende Vorstellungen schnell aufgelöst.

Beim Sprechen über den Tod sind doppeldeutige Formulierungen (z. B. schlafen, heimgegangen etc.) zu vermeiden, weil diese vom Kind falsch verstanden werden können und z. B. zu Ängsten beim Einschlafen führen können. Auch Krankheiten dürfen nicht dramatisiert werden. Dem Kind muss klar sein, dass nicht jede Krankheit tötet, sondern dass es „kleine" und „große" Krankheiten gibt. Zu den „kleinen" Krankheiten gehört z. B. eine Erkältung, *„da legt man sich für ein paar Tage ins Bett und ist danach wieder gesund. Es gibt aber auch‚große' Krankheiten, die ganz schwach machen und so schlimm sind, dass man daran sterben kann. Diese großen Krankheiten wie z. B. Krebs sind nicht ansteckend."* Gegebenenfalls kann hinzugefügt werden: *„Du darfst mit deinem Bruder kuscheln, ohne Angst haben zu müssen, dass du dann auch krank wirst."*

Grundsätzlich ist es immer gut und sinnvoll dem Kind gegenüber eigene Schwächen und Fehler einzugestehen und z. B. zu sagen: *„Ich hatte Angst, etwas falsch zu machen oder etwas Falsches zu sagen, und wollte dir nicht wehtun. Ich wollte dich schonen. Aber das war falsch, es tut mir leid."*

1.8.4 Beratung in der Palliative Care

Begleitung von An- und Zugehörigen ➤ 1.9

DEFINITION

Beratung: Strukturierter dialogischer Prozess, bei dem Fachpersonen im Gesundheitswesen Patienten und ihre Angehörigen individuell und bedarfsgerecht informieren, unterstützen und gemeinsam Lösungen erarbeiten. Ziel ist, die Selbstbestimmung der Betroffenen zu fördern, ihre (Gesundheits-)Kompetenzen zu stärken und sie bei der Bewältigung ihrer Situation zu begleiten.

In Deutschland gibt es verschiedene **gesetzliche Beratungsansprüche.** Beratungsthemen in der Palliative Care sind u. a.:

- Finanzielle Leistungen (➤ 1.4.2)
- Organisation der praktischen Pflege
- Entlastung von pflegenden Angehörigen
- Wohnraumanpassung und Hilfsmittel
- Möglichkeiten von Reha-Maßnahmen

Beratungsprozess und -ziele

Grundsätzlich erfolgt eine Beratung nach einem Konzept, das die Inhalte, die Zielsetzung und den Ablauf der Beratung beschreibt und strukturiert. Eine Herausforderung der Beratungstätigkeit besteht darin, den Beratungsprozess nach den individuellen Voraussetzungen und Bedürfnissen der Patienten zu gestalten.

Eine Beratung ist in der Regel nicht als dauerhafte Begleitung angelegt. Sie kann in einem oder mehreren Terminen erfolgen.

Im **Beratungsprozess** werden zunächst Probleme und Beratungsbedarfe identifiziert und dann Beratungsziele vereinbart. Anschließend erfolgt die Beratung. Abschließend werden die Beratungsergebnisse reflektiert, entweder direkt im Anschluss an die Beratung oder im Rahmen einer folgenden Beratung.

Beratungsziele können sein:

- Förderung der Selbstbestimmung und Autonomie und Teilhabe. Beratung ermöglicht es den Betroffenen, informierte Entscheidungen über ihre medizinische, pflegerische und psychosoziale Versorgung zu treffen. Dies umfasst auch die vorausschauende Planung für zukünftige Gesundheitsentscheidungen, z. B. durch das Konzept des Advance Care Planning (ACP, s. unten).
- Erfassung und Linderung belastender Symptome wie Schmerzen, Atemnot oder Übelkeit und die Beratung zur Behandlung bzw. zum Umgang mit diesen Symptomen (Selbstmanagement), um die Lebensqualität zu erhalten, zu stabilisieren oder zu verbessern.
- Raum geben für die Auseinandersetzung mit emotionalen, sozialen und spirituellen Fragen, die in der letzten Lebensphase auftreten können. Dies kann durch Gespräche mit Psychologen, Seelsorgern oder anderen Fachkräften erfolgen.
- Einbindung von Angehörigen, um sie zu entlasten, ihre Fragen zu klären und sie auf die bevorstehenden Herausforderungen vorzubereiten. Dies stärkt ihre Rolle und unterstützt sie im Umgang mit der Situation.
- Koordination der Versorgung und Unterstützung im Alltag durch verschiedene Versorgungsangebote, sei es ambulant, stationär oder im häuslichen Umfeld, um eine kontinuierliche und bedarfsgerechte Betreuung sicherzustellen.

Die Beratungsziele werden durch das interdisziplinäre Team umgesetzt. Gemeinsam arbeiten die Teammitglieder daran, die individuellen Bedürfnisse der Patienten und ihrer Angehörigen zu erkennen und entsprechend zu handeln.

Um Beratungsprozesse in der Pflege zielgerichtet zu gestalten, können verschiedene Methoden und Instrumente eingesetzt werden. Dazu gehören beispielsweise Techniken der Kommunikation und Gesprächsführung (➤ 1.8.1), strukturierte Fragebögen, Checklisten, Screening- und Assessmentinstrumente, schriftliche, audiovisuelle oder interaktive Informations- und Schulungsangebote sowie das **Case Management.**

DEFINITION

Case Management: „[…] bezeichnet eine bedarfsorientierte Steuerung (‚Management') einer Fallsituation (‚Case') zur Bewältigung einer personenbezogenen Problematik. Es erfolgt innerhalb einer Organisation und im regionalen Versorgungsgefüge" [22].

Case Manager: Fachperson im Gesundheits- oder Sozialwesen, die individuelle Unterstützungsbedarfe von Patienten oder Klienten systematisch erfasst, plant, koordiniert und überwacht. Ziel ist es, eine bedarfsgerechte, effiziente und qualitativ hochwertige Versorgung sicherzustellen.

Unter **Fall** ist im Case Management eine problematische Lebenssituation zu verstehen, in der sich eine Person mit Unterstützungsbedarf befindet. Die Steuerung findet in der sozialen und räumlichen Umgebung, im rechtlichen Rahmen und mit den beteiligten Professionen und Organisationen statt. Die Wünsche und Bedürfnisse des Betroffenen haben eine hohe Bedeutung.

Der Case-Management-Prozess umfasst typischerweise folgende **Phasen:**

1. **Assessment:** Erhebung der individuellen Bedürfnisse und Ressourcen
2. **Planung:** Festlegung von Zielen und Maßnahmen
3. **Koordination:** Abstimmung der beteiligten Dienste und Fachkräfte
4. **Durchführung:** Umsetzung der geplanten Maßnahmen
5. **Monitoring:** laufende Überprüfung des Fortschritts, der geplanten Maßnahmen
6. **Evaluation:** Bewertung der Ergebnisse und Anpassung des Plans

Beratung zur Vorsorge

Das interdisziplinäre Team berät zu einer ausreichenden **Vorsorge,** die für verschiedene Situationen berücksichtigt. Dazu gehören:

- Patientenverfügung (➤ 1.4.1)
- Vorsorgevollmacht (➤ 1.4.1)
- Betreuungsverfügung (➤ 1.4.1)
- Notfallverfügung, -anweisung
- Ggf. Organspende-Erklärung: Die Bereitschaft (oder Ablehnung), Organe oder Gewebe zu spenden, wird in einem Organspendeausweis, im Organspenderegister, in der Patientenverfügung oder in jedem anderen Schriftstück (Wille muss eindeutig formuliert und eigenhändig unterschrieben sein) dokumentiert.
- Testament (➤ 1.4.3)
- Bestattungsverfügung: Legt die Wünsche für die Art und Weise der Bestattung fest (z. B. Urnenbestattung, Ort, Musik, Redner). Sie kann im Testament oder separat verfasst werden.

MERKE

Patienten ist nahezulegen, möglichst früh diese Vorsorgemaßnahmen zu treffen, um das selbstbestimmte Handeln sicherzustellen, auch wenn eine verbale Kommunikation nicht mehr möglich ist. Dies entlastet die Angehörigen emotional und organisatorisch und erleichtert ärztliche und pflegerische Entscheidungen, u. a. bezüglich Reanimation oder künstlicher Ernährung.

Die sichere und zugängliche **Aufbewahrung von Vorsorgedokumenten** wie Patientenverfügung, Vorsorgevollmacht und Testament ist entscheidend, damit im Ernstfall schnell und im Sinne des Verfassers gehandelt werden kann. Bewährte Aufbewahrungsmethoden sind:

- **Notfallordner** (gut sichtbar beschriftet) zu Hause, in dem alle Dokumente und eine Liste mit wichtigen Kontaktpersonen (z. B. Hausarzt, Betreuer) enthalten sind. Vertrauenspersonen sollten über den Aufbewahrungsort informiert sein und auch im Notfall Zugang zu diesem haben (z. B. Wohnungsschlüssel). Alternativ kann der Ordner auch im Haushalt einer Vertrauensperson aufbewahrt werden.
- Das **Zentrale Vorsorgeregister der Bundesnotarkammer (ZVR)** ermöglicht die Registrierung von Vorsorgevollmachten, Betreuungsverfügung,

Patientenverfügung. Die Registrierung dort stellt sicher, dass Gerichte und auch Ärzte im Notfall schnell feststellen können, ob entsprechende Verfügungen existieren und wer bevollmächtigt ist. Die Originaldokumente verbleiben bei der betroffenen Person oder/und beim Bevollmächtigten.

- Ein notariell beurkundetes oder handschriftliches Testament kann beim örtlichen **Nachlassgericht** hinterlegt werden. Dies gewährleistet, dass es im Todesfall aufgefunden und berücksichtigt wird. Für die Hinterlegung fällt eine einmalige Gebühr an.
- Bei einem **Notar oder Anwalt,** meist im Zuge bzw. nach einer rechtlichen Beratung.

MERKE

Ein Hinweis im **Portemonnaie** auf das Vorhandensein und den Aufbewahrungsort von Vorsorgedokumenten ermöglicht, dass diese im Notfall schnell beschafft und befolgt werden können.

Die Patientenverfügung und andere Dokumente sind zeitlich **unbegrenzt gültig,** sofern sie schriftlich verfasst, eigenhändig unterschrieben und von einer einwilligungsfähigen volljährigen Person erstellt wurden. Es besteht keine gesetzliche Pflicht zur regelmäßigen Aktualisierung. Allerdings wird aus praktischen Gründen empfohlen, die Patientenverfügung **alle 2–3 Jahre zu überprüfen** und ggf. **zu aktualisieren** bzw. mit dem aktuellen Datum neu zu unterschreiben. Dies stellt sicher, dass die getroffenen Festlegungen weiterhin den aktuellen persönlichen Wertvorstellungen und medizinischen Wünschen entsprechen bzw. dass dies nicht infrage gestellt werden kann.

Beratung zur Palliativversorgung

Das **Hospiz- und Palliativgesetz (HPG,** ➤ 1.4.2) verankert die Palliativversorgung in der Regelversorgung der gesetzlichen Krankenversicherung und ermöglicht die Leistungsübernahme (➤ 1.4.2)

Pflegeberatung nach § 7a SGB XI

Die **Pflegeberatung nach § 7a SGB XI** ist ein zentrales Angebot der sozialen Pflegeversicherung in Deutschland. Sie dient dazu, Pflegebedürftige und ihre Angehörigen individuell zu unterstützen und ihnen eine bedarfsgerechte Versorgung zu ermöglichen.

Ale Personen, die Leistungen der Pflegeversicherung erhalten oder einen entsprechenden Antrag gestellt haben, haben Anspruch auf eine individuelle Pflegeberatung durch die Pflegekassen. Dieser Anspruch besteht auch, wenn wenn noch keine Leistungen bezogen werden, aber ein erkennbarer Hilfe- und Beratungsbedarf vorliegt. Die Beratung kann auf Wunsch auch Angehörige und andere Vertrauenspersonen einbeziehen.

Die Pflegeberatung umfasst:

- Ermittlung des individuellen Hilfe- und Unterstützungsbedarfs
- Information über Leistungen der Pflegeversicherung und anderer Sozialleistungsträger
- Erstellung eines Versorgungsplans zur Koordination der notwendigen Maßnahmen
- Beratung zu wohnumfeldverbessernden Maßnahmen, Hilfsmitteln und Pflegekursen
- Unterstützung bei der Auswahl und Inanspruchnahme von Pflegeleistungen

Die Beratung wird von qualifizierten **Pflegeberatern** durchgeführt, die über eine entsprechende Ausbildung und Erfahrung verfügen. Sie arbeiten in den Pflegekassen, Pflegestützpunkten oder bei beauftragten Dienstleistern. Die Beratung kann persönlich, telefonisch oder digital erfolgen und findet auf Wunsch auch in der häuslichen Umgebung statt.

Pflegestützpunkte sind wohnortnahe Anlaufstellen, die von Pflege- und Krankenkassen gemeinsam mit den Kommunen eingerichtet werden. Sie bieten umfassende und unabhängige Beratung zu allen Fragen rund um Pflege, Versorgung und Betreuung. Hier können Pflegebedürftige und ihre Angehörigen Unterstützung bei der Organisation der Pflege und der Inanspruchnahme von Leistungen erhalten.

MERKE

Wittener Werkzeuge für Beratungen in der Pflege

Bei den Wittener Werkzeugen handelt es sich um ein praxisnahes Instrumentarium für Beratungen in der Pflege, das auf die spezifischen Bedingungen im Pflegealltag zugeschnitten ist. Im Gegensatz zu klassischen Beratungsmodellen, die oft auf geplante und terminierte Gespräche ausgerichtet sind, berücksichtigen die Wittener Werkzeuge die häufig ungeplanten, kurzen und dennoch bedeutsamen Interaktionen im Pflegekontext.

Ein zentrales Element der Wittener Werkzeuge ist der **Double-Care-Ansatz,** der sowohl die Fürsorge für die Pflegebedürftigen *(PatientCare)* als auch die Selbstfürsorge der Pflegenden *(SelfCare)* in den Fokus rückt. Dieses Konzept basiert auf der Erkenntnis, dass eine authentische und empathische Pflege nur möglich ist, wenn Pflegende auch auf ihre eigenen Bedürfnisse achten (➤ 1.11).

PatientCare-Werkzeuge:

- Achtsamkeit: bewusste Wahrnehmung des Patienten
- Einlassung: offene und vorbehaltlose Begegnung mit dem Patienten
- Mitgefühl: empathisches Verstehen und Mitfühlen mit dem Patienten
- Ermutigung: Stärkung *(Empowerment)* und Unterstützung des Patienten
- Berührung: Schaffung einer physischen wie auch emotionalen Nähe

SelfCare-Werkzeuge:

- Selbstachtung: Wertschätzung der eigenen Person und der Rolle als Pflegefachperson
- Intuition: Vertrauen in die eigene innere Stimme
- Selbstspürung: Bewusstsein für die eigenen Gefühle und Bedürfnisse
- Selbstermutigung: positive Selbstansprache und Motivation
- Selbststärkung: aktive Pflege der eigenen Ressourcen

Diese Werkzeuge sind flexibel einsetzbar und können je nach Situation und persönlicher Vorliebe angewendet werden. Es ist nicht erforderlich, alle Werkzeuge gleichzeitig zu nutzen, vielmehr können Pflegende ihre „Lieblingswerkzeuge" entwickeln und gezielt einsetzen.

Gesundheitliche Vorausplanung für die letzte Lebensphase

DEFINITION

Advance Care Planning (auf Deutsch meist *gesundheitliche Vorausplanung*): Strukturierter, freiwilliger und von Achtsamkeit und Respekt geprägter Beratungsprozess. Ziel ist, die individuellen Wünsche und Vorstellungen von Menschen bezüglich ihrer zukünftigen medizinischen, pflegerischen und psychosozialen Versorgung festzuhalten, insbesondere für den Fall, dass sie selbst nicht mehr entscheidungsfähig sind (Patienten-zentriertes Handeln).

Behandlung im Voraus planen (BVP): Deutschsprachiges Konzept der ACP. Die gesundheitliche Vorausplanung für bestimmte Personengruppen ist in § 123 g SGB V geregelt (➤ 1.4.2). Danach können Bewohner in stationären Pflegeeinrichtungen und in Einrichtungen der Eingliederungshilfe eine fachlich qualifizierte Unterstützung bei der Vorausplanung erhalten, die von der gesetzlichen Krankenversicherung bezahlt wird.

Advance Care Planning wurde in den 1990er-Jahren in den USA entwickelt mit dem Ziel, dem Patientenwillen nachhaltig zur Geltung zu verhelfen, und ist mittlerweile in vielen westlichen Ländern erfolgreich verbreitet. Sie geht über die klassische Patientenverfügung hinaus. Im Mittelpunkt steht ein kontinuierlicher Dialog zwischen der betroffenen Person, speziell geschulten Beratern und – sofern gewünscht – Angehörigen oder Bevollmächtigten. Dabei werden persönliche Werte, Lebensziele und medizinische Präferenzen erörtert und dokumentiert. So kann sichergestellt werden, dass auch in kritischen Situationen im Sinne der betroffenen Person gehandelt wird.

In Deutschland wurde ACP durch das Hospiz- und Palliativgesetz (HPG, ➤ 1.1.2, ➤ 1.4.2) gestärkt. § 132 g SGB V ermöglicht es stationären Pflegeeinrichtungen und Einrichtungen der Eingliederungshilfe, ACP als freiwilliges, von den Krankenkassen finanziertes Angebot bereitzustellen. Ziel ist es, Bewohner in der letzten Lebensphase umfassend zu beraten und ihre Wünsche zu dokumentieren.

Gesprächsinhalte

„Die Grundlage für alle weiteren Festlegungen sind die Einstellungen der betroffenen Person zum Leben, zu schwerer Krankheit und zum Sterben. Darauf aufbauend können verschiedene medizinische Szenarien besprochen werden" [29]:

1. Einstellung des Bewohners zum Leben, schwerer Krankheit und Sterben erfahren
2. Bestimmung des Bewohnerwillens in lebensbedrohlichen Notfällen mit akutem Verlust der Entscheidungsfähigkeit
3. Bestimmung des Bewohnerwillens bezüglich einer Krankenhausbehandlung, insbesondere bei ungünstiger Prognose (u. a. Gefahr von Versterben im Krankenhaus, bleibender schwerer Behinderung) und Entscheidungsunfähigkeit von unklarer Dauer
4. Bestimmung des Bewohnerwillens bei dauerhafter Einwilligungsunfähigkeit (z. B. schwere Hirnblutung, fortgeschrittene Demenz)
5. Bestimmung möglicher rechtlicher Vertreter

Für alle genannten Inhalte gibt es von ACP Deutschland erarbeitete Dokumentationsbögen, mit denen eine aussagekräftige und klare Dokumentation möglich ist. Diese dürfen nur von ausgebildeten **BVP-Ge-**

sprächsbegleitern verwendet werden und müssen zudem systematisch regional implementiert werden.

MERKE

BVP-Gesprächsbegleiter

Der Gesprächsprozess ist das Herzstück der gesundheitlichen Vorausplanung. Dafür werden in Deutschland BVP-Gesprächsbegleiter ausgebildet. Meist sind diese Pflegefachpersonen mit einem akademischen Abschluss, Sozialpädagogen/Sozialarbeiter, Psychologen oder Seelsorger mit einer entsprechenden längeren Berufserfahrung in diesem Bereich, selten Ärzte. Letztere (möglichst ebenfalls entsprechend geschult) werden bei medizinischen Fragen hinzugezogen.
Die 8-tägige Weiterbildung nach ACP Deutschland besteht aus einen Basismodul (3 Tage) und zwei Aufbaumodulen (3 Tage, 2 Tage). Im Praxisteil müssen Übungsgespräche (Praxisteil 1) und eigenverantwortliche Beratungsgespräche (Praxisteil 2) durchgeführt werden.

Advance Care Planning ist ein wertvolles Instrument, um die Versorgung am Lebensende im Sinne der betroffenen Person zu gestalten. Durch frühzeitig geführte, strukturierte Gespräche können individuelle Wünsche erfasst und dokumentiert werden, sodass auch in kritischen Situationen eine Versorgung im Einklang mit den persönlichen Vorstellungen gewährleistet ist.

Obwohl ACP für ambulante und Krankenhauspatienten nicht durch § 132 g SGB V abgedeckt ist, können entsprechende Gespräche dennoch stattfinden. Die Umsetzung hängt jedoch von den jeweiligen Einrichtungen und Fachpersonen ab und ist nicht gesetzlich finanziert. Es besteht daher ein Bedarf an weiteren Regelungen und Finanzierungsmöglichkeiten, um ACP flächendeckend in allen Versorgungskontexten zu etablieren.

In **Krankenhäusern** wird ACP bislang nicht systematisch und flächendeckend umgesetzt. Einige Kliniken integrieren jedoch ACP-Elemente in ihre Behandlungsprozesse, insbesondere in der Palliativmedizin oder im Entlassungsmanagement. Hierbei können Gespräche zur Vorausplanung Teil der Patientenversorgung bzw. des Case Managements sein. Für **ambulante Patienten** können Hausärzte und andere ambulant tätige Pflegefachpersonen ACP-Gespräche im Rahmen ihrer regulären Versorgung anbieten. Diese Gespräche werden jedoch nicht spezifisch vergütet und hängen von der Initiative und den Ressourcen der einzelnen Praxen bzw. Pflegedienste ab.

Mithilfe einer **Patientenverfügung** (➤ 1.4.1) können Menschen festlegen, welche medizinischen Maßnahmen sie im Notfall oder in der Endphase des Lebens wünschen. Da im **Notfall** nicht die gesamte Verfügung gelesen werden kann, sind an vielen Stellen aus Gesprächen und Beratungen kurze **Notfallanweisungen,** z. B. **PALMA** (➤ Abb. 1.28), für Patientinnen in einer palliativen Situation entstanden, die die erwünschten Therapiekonsequenzen aus der Patientenverfügung zusammenfassen. Da die Patientenverfügung die Grundlage dieser Kurzfassung ist, muss die Notfallanweisung zwingend von einem Arzt unterschrieben werden. Diese Vorkehrung hilft, unnötige Transporte ins Krankenhaus und unnötige Behandlungen zu vermeiden und den Behandlungswünschen der Betroffenen zu folgen.

1

„P A L M A"

Patienten- Anweisung für lebenserhaltende Maßnahmen

- für die Notfallversorgung von Patienten in einer palliativen Situation oder terminalen Pflegesituation -

Für:

(Name, Vorname, Geburtsdatum des Patienten)

Dieser Bogen ist speziell für die Notfallversorgung von Patienten in einer palliativen Situation oder einer terminalen Pflegesituation am Lebensende konzipiert und ergänzt die ausführliche Patientenverfügung.
Bitte vollständig und nur mit Hilfe eines beratenden Arztes ausfüllen. Pro Rubrik ist nur eine Antwort möglich, bei widersprüchlichen Angaben wird maximal behandelt. Ein vorhandener Bevollmächtigter ist zu nennen.

A **Gewünschte Behandlung im Falle eines Herz-Kreislauf-Stillstands:**

Herz-Lungen-Wiederbelebung keine Wiederbelebung beginnen

B **Gewünschte Behandlung in einer lebensbedrohlichen Situation bei vorhandener Herz-Kreislauf-Funktion:**

maximale Therapie:
volle medizinisch gebotene und mögliche Behandlung incl. invasiver künstlicher Beatmung, Intensivtherapie etc.

begrenzte Therapie (Basistherapie):
Notfalltherapie vor Ort und ggf. Krankenhauseinweisung falls nötig, jedoch keine invasive künstliche Beatmung oder Intensivtherapie

nur lindernde (palliative) Maßnahmen:
keine lebenserhaltende Therapie, ausschließlich Beschwerdelinderung und Schmerztherapie, beruhigende Therapie bei Atemnot etc.

C **Hintergrundinformationen** (schwere Vorerkrankungen, persönl. Erfahrungen etc.):

(ggf. Arztbrief anfügen)

D **Bevollmächtigung zur Einwilligung in ärztliche Maßnahmen** gem. §1820 BGB:
Hiermit bevollmächtige ich ("Vorsorgevollmacht"):

(Name, Adresse, Telefon des Bevollmächtigten)
stellvertretend für mich in allen Angelegenheiten der Gesundheitssorge zu entscheiden, insbes. in Untersuchungen, Heilbehandlungen oder Eingriffe einzuwilligen oder diese abzulehnen. Dies umfasst ausdrücklich auch solche Behandlungen oder Eingriffe, bei denen das Risiko des Versterbens oder schweren Schadens besteht, sowie Entscheidungen über Fortsetzung oder Ende lebenserhaltender Therapie (vgl. §1829 Abs.1+2 BGB).

E **Unterschriften:** Arztunterschrift und -stempel bestätigen die erfolgte Beratung.
Der Bevollmächtigte erklärt, die Patientenwünsche zu kennen und durchzusetzen.

Datum	Patient	Beratender Arzt (+Stempel)	ggf. Bevollmächtigter

Name, Adresse, Telefon des beratenden Arztes:

ggf. erneute Bestätigung (Datum, Unterschrift Patient):

Version 5.2. © Gerth/ Mohr/ Paul 12/2023

Abb. 1.28 PALMA – Patienten-Anweisung für lebenserhaltende Maßnahmen. [T937]

LITERATUR

1. Mantz S. Kommunizieren in der Pflege. Kompetenz und Sensibilität im Gespräch. 2. A. Stuttgart: Kohlhammer, 2019.
2. Specht-Tomann M, Tropper D. Hilfreiche Gespräche und heilsame Berührungen im Pflegealltag. 4. A. Berlin: Springer, 2011.
3. Caplan G. Principles of preventive psychiatry. New York: Basic Books, 1964.
4. Simon A, Reiter-Theil S. Wahrheit sagen – ja, aber wie? Ärztliche Aufklärung im Spannungsfeld von Recht, Ethik und Kommunikation. Ethik in der Medizin. 2003; 15(3): 169–178.
5. Back AL, Arnold RM, Quill TE. Hope for the best, and prepare for the worst: Communication tools for discussing goals of care. Archives of Internal Medicine. 2003; 163(16): 2004–2008.
6. Krammer B et al. Informationsbedarf und -wünsche von Krebspatienten: Ergebnisse einer bundesweiten Befragung. Deutsches Ärzteblatt. 2014; 111(50): A-2312/B-1970/C-1910.
7. Baile WF et al. SPIKES – A Six-Step Protocol for Delivering Bad News: Application to the Patient with Cancer. The Oncologist. 2000; 5(4): 302–311.
8. Fastner M. Krisenintervention im pflegerischen Setting: Praxisbuch zur psychosozialen Krisenbegleitung für Pflegefachpersonen und Gesundheitsfachberufe. Göttingen: Hogrefe 2021.
9. Simon A, Reiter-Theil S. „Wahrheit sagen – ja, aber wie?" In: Ethik in der Medizin. 2003; 15(3): 169–178.

10. Deutsches Netzwerk für Qualitätsentwicklung in der Pflege (DNQP). Expertenstandard „Beziehungsgestaltung in der Pflege von Menschen mit Demenz". Osnabrück: 2019.
11. Feil N, de Klerk-Rubin V. Validatio. Ein Weg zum Verständnis verwirrter alter Menschen. 12. A. München: Reinhardt, 2023.
12. Böhme S. Kommunikation mit Menschen mit Demenz. Eine suchende Haltung einnehmen. Pflegezeitschrift. 2016; 69(5): 282–285.
13. Deutscher Ethikrat. Patientenwohl als ethischer Maßstab für das Krankenhaus. Stellungnahme. Berlin: 2016. Aus: www.ethikrat.org/fileadmin/Publikationen/Stellungnahmen/deutsch/stellungnahme-patientenwohl-als-ethischer-massstab-fuer-das-krankenhaus.pdf (letzter Zugriff: 29.5.2025).
14. Fastner M. Krisenintervention im pflegerischen Setting: Praxisbuch zur psychosozialen Krisenbegleitung für Pflegefachpersonen und Gesundheitsfachberufe. Göttingen: Hogrefe, 2021.
15. Kellett U. Caring as a Touching Experience: The Lived Experience of Providing Palliative Care in the Home. International Journal of Palliative Nursing. 1999; 5(2): 57–63.
16. Krieger D. Therapeutic Touch. Die heilende Kraft der Hände. Stuttgart: Haug, 2002.
17. Coward DD. Therapeutic Touch and chronic pain. Nursing Clinics of North America. 1989); 24(4): 891–899.
18. Bräm E. Pflegeintervention Therapeutic Touch. Pflege & Gesellschaft 2011; 16(2): 142–151.
19. Kern T, Rinder N, Rauch F. Wie Kinder trauern. Ein Buch zum Verstehen und Begleiten. 5. A. München: Kösel, 2017.
20. Dierks C et al. (Hrsg.). Therapieverweigerung bei Kindern und Jugendlichen. Medizinrechtliche Aspekte. Berlin: Springer, 1995. Aus: https://link.springer.com/book/10.1007/978-3-642-79895-5 (letzter Zugriff: 10.4.2025).
21. Stiftung Zentrum für Qualität in der Pflege. Beratung zur Pflege. Was man wissen sollte – und was man erwarten kann. Berlin: 2023. Aus: www.zqp.de/wp-content/uploads/ZQP_Einblick_Beratung.pdf (letzter Zugriff: 2.5.2025).
22. Deutsche Gesellschaft für Care und Case Management. Offizielle Definition der DGCC (2020). Aus: www.dgcc.de/case-management/#:~:text=Die Case Management Definition der, von Menschen angemessen zu bewerkstelligen (letzter Zugriff: 2.5.2025).
23. Bundesnotarkammer Zentrales Vorsorgeregister. Das Zentrale Vorsorgeregister der Bundesnotarkammer. 2025. Aus: www.vorsorgeregister.de (letzter Zugriff: 2.5.2025).
24. Verbraucherzentrale. Patientenverfügung: Entscheidung für den Ernstfall treffen. 2025. Aus: www.verbraucherzentrale.de/wissen/gesundheit-pflege/aerzte-und-kliniken/patientenverfuegung-entscheidungen-fuer-den-ernstfall-treffen-13102 (letzter Zugriff: 2.5.2025).
25. GKV-Spitzenverband. Pflegeberatung nach § 7a SGB XI. 2024. Aus: www.gkv-spitzenverband.de/pflegeversicherung/beratung_und_betreuung/pflegeberatung/pflegeberatung.jsp (letzter Zugriff: 2.5.2025).
26. Wittener Werkzeuge. 2025. Aus: www.wittener-werkzeuge.de/wittener-werkzeuge (letzter Zugriff: 2.5.2025).
27. Langer B. Die Wittener Werkzeuge® – Double Care: Kommunikation im Pflegealltag. Pflegezeitschrift. 2018; 71(1–2): 32–35.
28. Advance Care Planning Deutschland. Advance Care Planning. 2025. Aus: www.advancecareplanning.de (letzter Zugriff: 2.5.2025).
29. Advance Care Planning Deutschland. ACP konkret. Rechtliche Grundlagen. 2025. Aus: www.advancecareplanning.de/acp-konkret (letzter Zugriff: 2.5.2025).
30. Advance Care Planning Deutschland. Schulungen. 2025. Aus: www.advancecareplanning.de/schulungen (letzter Zugriff: 2.5.2025).
31. Deutsche Gesellschaft für Gynäkologie und Geburtshilfe. Stellungnahme der Deutschen Gesellschaft für Gynäkologie und Geburtshilfe e.V. (DGGG) zu Rechtsfragen bei der Behandlung Minderjähriger. Berlin: 2011. Aus: www.dggg.de/fileadmin/data/Stellungnahmen/DGGG/2019/Rechtsfragen_bei_der_Behandlung_Minderjaehriger.pdf (letzter Zugriff: 29.5.2025).
32. „PALMA". Patienten-Anweisung für lebenserhaltende Maßnahmen. 2023. Aus: www.unimedizin-mainz.de/fileadmin/kliniken/palliativ/Dokumente/PALMA-Formular_Version_5.2_ausfuellbar.pdf (letzter Zugriff: 19.4.2025).

1.9 Begleitung von An- und Zugehörigen

Christine Keller

3. Kernkompetenz nach EAPC

Den psychischen Bedürfnissen des Patienten gerecht werden

- (Pflegende) Angehörige sind Teil des Versorgungssystems und oft Bindeglied zwischen Betroffenem und professionellen Versorgern. Das soziale Umfeld und die dadurch entstehenden neuen Beziehungen müssen vom interdisziplinären Team berücksichtigt werden.
- Pflegende wissen um Belastungen von An- und Zugehörigen und kennen Bewältigungsstrategien und Unterstützungsmöglichkeiten.
- Sie beziehen An- und Zugehörige in Gespräche, Entscheidungen und pflegerische Maßnehmen mit ein.
- Sie bieten An- und Zugehörigen situativ angemessene Beratung und Unterstützung an und ermutigen diese, Hilfe und Entlastung anzunehmen.

1

1

1.9.1 Angehörige und Familien als Mitbetroffene

Einbeziehung der An- und Zugehörigen ➤ 1.5.3

DEFINITION

Angehörige: Personen, die in einem besonderen rechtlichen oder sozialen Verhältnis zur einer anderen Person oder einer Gruppe von Personen stehen, z. B. in engeren familialen Verhältnissen („Familie", Verwandte). Angehörige sind Verlobte, Ehe- und Lebenspartner, Verwandte und Verschwägerte in gerader Linie (Eltern, Großeltern, [Adoptiv}Kinder, Schwiegereltern), Geschwister und deren Kinder (Nichten, Neffen), Ehe- und Lebenspartner der Geschwister und deren Geschwister, Geschwister der Eltern, Pflegeeltern und -kinder. Der Begriff wird in verschiedenen Kontexten unterschiedlich verwendet.
Zugehörige: Weiter gespannter Begriff; neben den Angehörigen/Verwandten schließt er auch Freunde, Nachbarn u. a. ein, die ebenfalls einen engen Bezug zum schwer kranken oder sterbenden Menschen haben.

Niemand ist alleine krank. Krankheit, vor allem chronische Krankheit und Behinderung, hat immer Auswirkungen auf das ganze **Familiensystem.** Das gilt gleichermaßen für körperliche und psychische Erkrankungen. Die Familie und ihr (chronisch) krankes oder behindertes Mitglied beeinflussen sich gegenseitig in vielfältiger Weise. Häufig werden Krankheit, Therapie- und Pflegenotwendigkeiten zum entscheidenden Bestandteil familiärer Interaktionen, ja zum „organisierenden Prinzip" innerhalb der Familie, um das sich jede Kommunikation und der Tagesablauf dreht.

Jede **Familie** konstruiert sich ihre eigene Realität und teilt gemeinsame Überzeugungen über die Welt und auch über Gesundheit, Krankheit und Behinderung. Und jedes Familienmitglied spielt für jedes andere Mitglied eine zentrale Rolle. Wird jemand in der Familie krank, dann wird diese Rolle kurzzeitig oder auch dauerhaft frei. Eine Familie, in der auf Dauer ein krankes oder behindertes Familienmitglied lebt, muss die Rollen neu verteilen und sich ggf. auch mit ihren Überzeugungen auseinandersetzen. Das gelingt Familien nicht immer gleich gut (➤ Abb. 1.29).

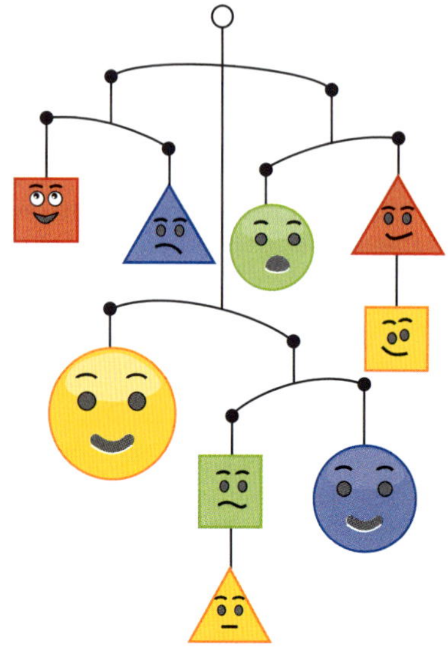

Abb. 1.29 Krankheiten, insbesondere chronische, schwerwiegende oder lebenslimitierende Erkrankungen, sind immer auch eine Familienangelegenheit, denn die Veränderung bei einem Mitglied beeinflusst – wie bei einem Mobile – auch alle anderen Familienmitglieder. Das Familiensystem gerät aus dem Gleichgewicht und muss nach und nach eine neue Stabilität erlangen. [L143]

MERKE

Muster, die sich in Familien mit chronischer Krankheit entwickeln können

Arist von Schlippe beobachtete verschiedene Muster, die sich in Familien mit chronisch kranken Kindern entwickeln können [2]. Diese lassen sich auch auf Familien mit chronisch kranken Erwachsenen übertragen und fordern über kurz oder lang von einem Familienmitglied oder der ganzen Familie einen hohen Preis. Die im Folgenden aufgeführten Überzeugungen werden manches Mal so oder ähnlich geäußert, häufiger bleiben sie aber unbewusst.

- Sehr enge Bindungen innerhalb der Familie: *Nun müssen wir zusammenhalten! Wir können uns nur aufeinander verlassen, allein ist keiner lebensfähig!*
- Eingefrorene Rollenkonstellationen: *Jede Veränderung ist gefährlich! Wir müssen den eingeschlagenen Lösungsweg beibehalten!*
- Isolierung nach außen: *Die Außenwelt ist bedrohlich! Wir haben weder Zeit noch Energie, uns mit anderen Menschen, Nachbarn usw. zu beschäftigen!*
- Enge Beziehung zwischen der Bezugsperson und der erkrankten Person: *Ich bin verantwortlich für die Erkrankung! Ich bin dafür verantwortlich, dass es dir gut geht!*
- Tabuisierung und Bagatellisierung: *Solange wir es nicht aussprechen, nicht darüber reden, ist es nicht da!*
- Bedrohliche Familiengeschichten als Mehrgenerationsmuster, d. h. ungute Muster im Umgang mit Krankheit

und Behinderung, werden als „Geschichten", Verhaltensweisen über Generationen weitergegeben. Manchen Familien gelingt ein reibungsloser Umgang mit der Erkrankung: *Die Krankheit und Therapienotwendigkeiten sind zwar wichtig, bestimmen aber nicht unser Leben!* Man spricht dann von resilienten Familien (➤ 1.9.2).

1.9.2 Bewältigungshandeln von Familien

Das Konzept der **Resilienz** (➤ 1.11.1) wurde auf Familien als soziale Systeme übertragen . Eine Krise, z. B. chronische Krankheit, Behinderung, kann eine Familie unter den Belastungen zerbrechen lassen, andere Familien nutzen und entwickeln Stärken.

Resilienz ist immer ein dynamischer Prozess. Resiliente, also widerstandsfähige und belastbare Familien haben die Fähigkeit, sich neu auszubalancieren und auf die notwendigen Veränderungen einzustellen. Sie finden eine Balance zwischen den Bedürfnissen der erkrankten Person und denen der übrigen Familienmitglieder und pflegen eine offene, klare und kongruente Kommunikation, auch mit der erkrankten Person. Emotionen wie Trauer und Schuld zeigen die Familienmitglieder offen, sie haben aber auch Spaß und ihren Humor nicht verloren. Sie haben sich ihre Flexibilität erhalten, können der Situation eine positive Bedeutung beimessen und haben ein Gefühl von Selbstwirksamkeit.

In resilienten Familien finden sich klare Familienstrukturen (z. B. Paarbeziehung) und die Verbundenheit der Familie als Ganzes, z. B. durch geteilte Überzeugungen, Einstellungen und Annahmen, wie Familie und das Leben funktionieren. Die Familienmitglieder unternehmen aktive Bewältigungsschritte, suchen nach Lösungen und unterstützen sich gemeinsam im Alltag. Dabei verteilen sich die Aufgaben auf alle Mitglieder. Resiliente Familien sind sozial integriert, pflegen aktiv ihr soziales Netz und bauen eine kooperative Beziehung mit den professionellen Helfern auf.

John S. Rolland, Professor für Psychiatrie und Verhaltenswissenschaften, beschreibt in seinem „Modell der familiären Anpassung an Behinderung und chronische Krankheit" [4] **verschiedene Faktoren für den Anpassungsprozess von Familien,** u. a.:

- Bei einer plötzlich auftretenden Erkrankung/Behinderung müssen schnell Ressourcen aktiviert werden. Es bleibt kaum Zeit zum Nachdenken oder Trauern.
- Bei einer beständig fortschreitenden Erkrankung muss sich die Familie immer wieder auf neue Situationen einstellen, während bei einer konstanten Krankheit/Behinderung ein gewisses Maß an Stabilität und Vorhersagbarkeit besteht.
- Bei vielen Erkrankungen besteht ein hohes Maß an Ungewissheit, z. B. über die Geschwindigkeit der Einschränkungen, die Art und Weise, wie sie sich zeigen, oder den Zeitpunkt der Verschlechterung.
- Bei Erkrankungen mit einem tödlichen Lebensverlauf führt die Familie ein Leben im „Schwebezustand". Sie muss neben medizinischen und pflegerischen Maßnahmen auch mit dem bevorstehenden Abschied zurechtkommen.
- Je schwerer die Beeinträchtigungen und die notwendigen Kompensationsmaßnahmen, umso größer ist die Belastung. Besonders schwer wiegen kognitive und intellektuelle Einschränkungen und sozial stigmatisierende und optisch entstellende Krankheiten oder Behinderungen.
- Alle Erkrankungen bedeuten einen mehr oder weniger hohen täglichen Aufwand für medizinische und pflegerische Maßnahmen.

Folgen von Krankheit und Behinderung für die Familie

Für Familien ergeben sich unterschiedlichste Folgen:

- Körperliche und psychische Dauerbelastung mit der Gefahr der physischen und emotionalen Erschöpfung, Vernachlässigung von Hobbys, Interessen
- Ambivalente Gefühle gegenüber dem kranken Familienmitglied, Verstärkung alter oder schwelender Konflikte
- Schuldgefühle, Rollenkonflikte innerhalb der Familie, z. B. Eheprobleme, zu wenig Zeit für gesunde Geschwisterkinder
- Festhalten, „Einfrieren" von Rollenkonstellationen und Bewältigungsmustern, fehlende Anpassung der Familie an neue Gegebenheiten
- Unbearbeitete Trauer, Schuld, Diskriminierung und Stigmatisierung

- Verlust von familiärer Privatheit und Spontanität, aber auch soziale Isolation und starke Binnenorientierung der Familie
- Diffuse, teilweise ungute Grenzen gegenüber dem Helfersystem, fehlende Distanz und Probleme mit professionellen Dienstleistern
- Finanzielle Belastung
- Zukunftsängste

Bewältigungshandeln von Familien unterstützen

Die Familie und ihr chronisch krankes oder behindertes Mitglied beeinflussen sich gegenseitig in vielfältiger Weise (➤ 1.9.1). In diese familiären Interaktionen dringen professionelle Helfer wie Ärzte, Therapeuten, Pflegefachpersonen, Pflegeberater – und zwar nicht als neutrale Beobachter des Geschehens, sondern als Akteure, die in dieses „Gewebe von Interaktionen" direkt eingreifen. Oftmals wird ihnen sogar eine vermittelnde Rolle zwischen den Familienangehörigen zugeschrieben.

Die Notwendigkeit, Familienmitglieder als Mitbetroffene zu sehen, scheint unabdingbar, denn Krankheit und Behinderung sind immer auch eine Familienangelegenheit. Pflegefachpersonen brauchen deshalb nicht nur Wissen zu Krankheiten, Therapien und speziellen Pflegemaßnahmen, sie brauchen auch Wissen und Fähigkeiten, um die **Familien in ihrem Umgang mit dem kranken Familienmitglied zu begleiten.** *„Pflegefachpersonen haben die ethische und moralische Verpflichtung, Familien in die Praxis ihrer Gesundheitsversorgung einzubeziehen. Die Familie hat einen beträchtlichen Einfluss auf Gesundheit und Wohlbefinden ihrer Mitglieder."* [5, S. 38]

Familienzentrierte Pflege

Familienzentrierte Pflege nach der Konzeption der Pflegewissenschaftlerin **Lorraine M. Wright** und der Psychologin **Maureen Leahey** richtet sich an erkrankte Menschen, ihre pflegenden Angehörigen und an die ganze Familie als System. Sie bezieht die wichtigen Bezugspersonen der erkrankten Person als Mitbetroffene von Anfang an und kontinuierlich mit ein: *„To think family!"* [5, S. 38]

Familienzentrierte Pflege beginnt mit der geeigneten Haltung gegenüber den Familien und den folgenden Grundannahmen:

- Die Familie ist in der Lage, eine Balance zwischen Veränderung und Stabilität zu schaffen. Wie jedes andere System auch sind Familien beständig in Veränderung und haben die Fähigkeit zur Selbstregulation. Alle Ressourcen und Lösungen liegen in der Familie, auch wenn die Familie sie momentan nicht sieht. Die Aufgabe von Pflegefachpersonen ist es, mit den Angehörigen Ressourcen zu finden und Stärken aufzuzeigen.
- Familien sind die Experten für ihre eigene Situation, d. h., Lösungen können nur aus der Familie kommen bzw. mit der Familie entwickelt werden – sie können nie von außen vorgegeben werden.
- Veränderung ist abhängig von der Wahrnehmung des Problems. Probleme, die Pflegende mit ihrer professionellen „Brille" wahrnehmen, können Familien ganz anders und unproblematisch sehen.
- Veränderung ist abhängig von der gemeinsamen Entwicklung von Zielen. Das bedeutet, Pflegende dürfen nicht ihre professionellen Ziele durchsetzen wollen, ohne die Bedürfnisse und Ziel der Familie zu erfragen und zu berücksichtigen.
- Engagierte und wohlwollende Neutralität bedeutet, dass Pflegefachpersonen allen Lösungen, Meinungen, Werten usw. gegenüber neutral bleiben und interessiert nachfragen. Sie vermeiden den erhobenen Zeigefinger und die Position der allwissenden Experten.
- Allparteilichkeit bedeutet, dass Pflegefachpersonen allen Familienmitgliedern gleichermaßen gegenübertreten. Sie bewerten sie nie als „gute" oder „schlechte" Angehörige und vermeiden Parteinahme.

MERKE

Die Beziehung ist das Wichtigste

Der Beziehungsaufbau zwischen dem interprofessionellen Team, der erkrankten oder pflegebedürftigen Person sowie den Angehörigen ist die erste zielgerichtete pflegerische Handlung – kein zufälliges Geschehen.
Im weiteren Verlauf ist die regelmäßige Beziehungserhaltung und -gestaltung von besonderer Bedeutung – nicht erst, wenn die Pflegesituation nicht wie gewünscht verläuft.

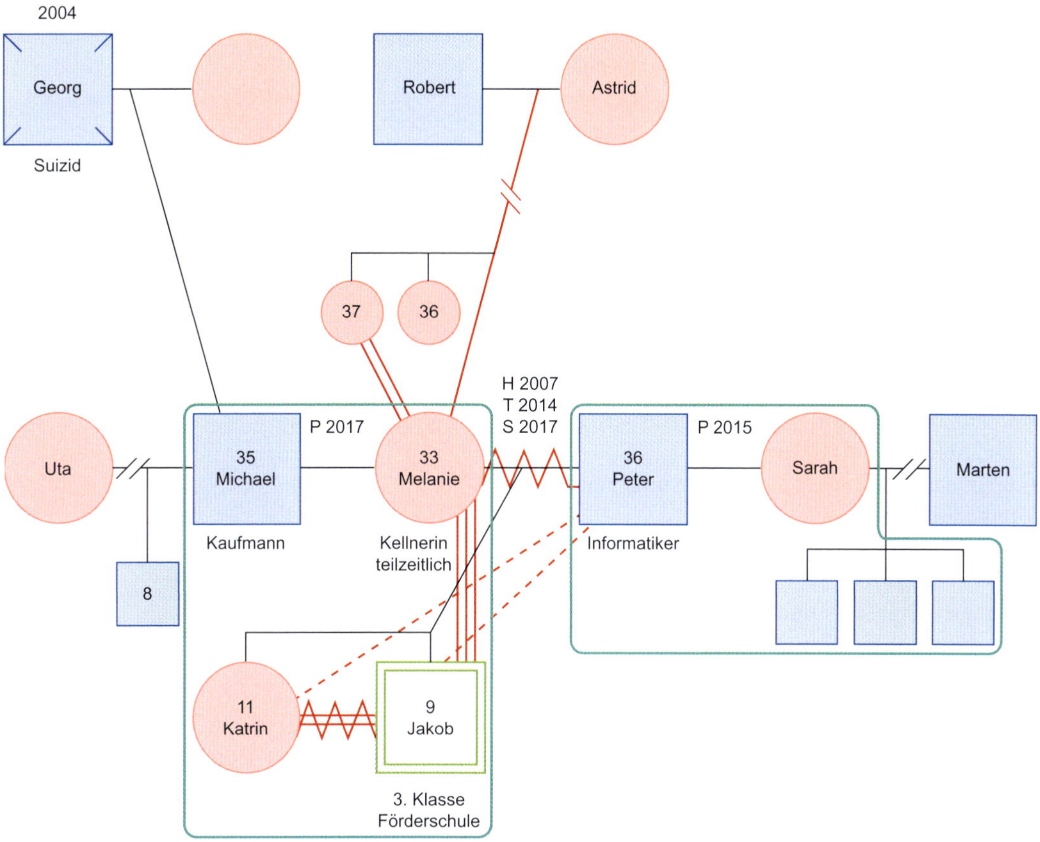

Abb. 1.30 Genogramm von Jakob, einem 9-jährigen Jungen mit spinaler Muskelatrophie. Die Eltern Melanie und Peter sind geschieden und beschreiben ihre Beziehung als konfliktreich. Melanie lebt mit Jakob, seiner Schwester Katrin und dem neuen Lebensgefährten Michael in einer Wohnung (blaue Linie), der Vater hat ebenfalls eine neue Lebensgefährtin. Die Geschwister beschreiben ihre Beziehung als eng, trotzdem streiten sie häufig. Mutter Melanie und Jakob sagen beide, dass sie eine sehr enge Beziehung zueinander haben. Vater Peter beschreibt die Beziehung zu seinen Kindern als distanziert, er sieht sie nur einmal im Monat. Die Großeltern mütterlicherseits haben seit vielen Jahren keinen Kontakt mehr zu ihrer Tochter und den Enkelkindern. Dafür hat Melanie eine enge Beziehung zu ihrer ältesten Schwester, die sie oft auch praktisch unterstützt. [L143]

Die Strukturen der Familie kennenlernen

Ein **Genogramm** bietet die Möglichkeit, die nächsten Bezugspersonen kennenzulernen und die Beziehungen der Familienmitglieder untereinander grafisch darzustellen. In einem **Ökogramm** werden dagegen soziale Beziehungen **außerhalb** der Familie separat dargestellt werden.

Ein Genogramm wird mit der erkrankten Person und nach Möglichkeit mit ihren wichtigen Bezugspersonen zu Beginn des pflegerischen Auftrags erstellt (➤ Abb. 1.30). Es kann mit schriftlichen Anmerkungen ergänzt und jeder Pflegeanamnese und Biografiearbeit hinzugefügt werden. Eingesetzt werden Genogramme vor allem in der Langzeitpflege, z. B. in der außerklinischen Intensivpflege, der Psychiatrie oder im Behindertenbereich.

Familiengespräche

Familiengespräche beginnen mit dem pflegerischen Auftrag. Das Erstgespräch dient in erster Linie dazu, die Familie kennenzulernen und mit der Erstellung des Genogramms zu beginnen. Zukünftige Gespräche erhalten und fördern die Beziehung zwischen den Pflegefachpersonen und dem Familiensystem. Un-

1

stimmigkeiten können angesprochen und ausgeräumt werden, ehe daraus Konflikte werden. Dabei zeigen die Pflegenden ihre Wertschätzung für die Leistungen der Familie. Diese geplanten Gespräche mit einem festen Ablauf finden in regelmäßigen Abständen statt., um Sicherheit für alle Beteiligten zu schaffen.

Weitere Interventionen

Weitere **Interventionen** im Rahmen der Familienbegleitung sind:

- Stärken der Familie und der einzelnen Familienmitglieder anerkennen.
- Informationen und Meinungen anbieten/erfragen, Ablehnung akzeptieren.
- Emotionale Reaktionen anerkennen und ermuntern, diese zuzulassen.
- Bewältigungshandeln jeglicher Art anerkennen und wertschätzen.
- Familienmitglieder ermutigen, ihre Krankheitsgeschichte zu erzählen: „Wie erleben Sie die Situation?"
- Familienmitglieder ermutigen, sich Erholungspausen zu gönnen, Rituale zu entwickeln und Unterstützung im sozialen Umfeld zu suchen.
- Fragen stellen: Beratung und Empfehlungen sind gut, sie werden aber oft zu früh und/oder ungefragt gegeben. Dann führen sie nicht selten zu Abwehr. Fragen sind häufig besser, z. B. um eine Situation besser zu verstehen, nach Zielen und Zukunftsperspektiven zu fragen oder den Schweregrad eines Problems zu erfassen (Skalierungsfrage). Auch eignen sich Fragen, um etwas über Ausnahmen und Ressourcen zu erfahren oder wie eine Situation individuell erlebt wird.

MERKE

Fragen im Rahmen von Familiengesprächen

Fragen erfüllen im Kontext der familienzentrierten Pflege mehrere Funktionen:

- Sie sorgen für Informationen, auch über subjektiv wahrgenommene Sachverhalte.
- Sie geben den Angehörigen das Gefühl, dass man sich für sie interessiert.
- Sie helfen den Angehörigen, selbst Lösungsideen zu entwickeln.
- Und nicht zuletzt helfen sie, mit Angehörigen ins Gespräch zu kommen.

Fragen, die Angehörige abholen

- *Mit welchen Gedanken und Gefühlen kommen Sie hierher?*
- *Wie ist es Ihnen ergangen? Welche Erfahrungen haben Sie gemacht?*
- *Wie geht es Ihnen gerade?*
- *Womit sind Sie zufrieden? Womit weniger?*

Fragen, die auf die Situation von Angehörigen schauen?

- *Wie bewältigen Sie momentan Ihren Alltag?*
- *Können Sie etwas mit den Erklärungen, Maßnahmen … anfangen? Ist für Sie alles verständlich?*
- *Brauchen Sie jetzt gerade noch etwas von mir/uns?*
- *Was möchten Sie mit damit sagen? ich verstehe Ihre Aussage/Ihr Verhalten nicht ganz.*

Fragen, die in die Tiefe gehen

- *Was macht die Situation gerade mit Ihnen?*
- *Was ist Ihnen wichtig in der jetzigen Situation? Welche Bedeutung hat das für Sie? Was brauchen Sie gerade und von wem?*
- *Was befürchten Sie? Was ist Ihre größte Angst?*
- *Gibt es auch etwas Gutes im Schlechten?*

Fragen, die den Fokus in die Zukunft und auf die familiären Ressourcen richten

- *Was macht Sie stark? Woher nehmen Sie Stärke? Was lässt Ihre Familie zusammenhalten?*
- *Was genau möchten Sie noch mit Ihrer Familie erreichen? Was möchten Sie verändern?*
- *Was kann ich tun, damit Sie …? Was könnte Ihnen in dieser Situation helfen?*
- *Wie gelingt es Ihnen, immer wieder nach vorn zu schauen?*
- *Gibt es Zeiten, in denen die Familie glücklich ist?*

1.9.3 Angehörige in der letzten Lebensphase eines geliebten Menschen begleiten

Angehörige sind insbesondere in der **letzten Lebensphase** eines geliebten Menschen großen Belastungen ausgesetzt, die von professionell Tätigen gesehen werden müssen. Als Angehörige des professionellen Teams in der Palliative Care werden sie systematisch miteinbezogen und sind so Begleiter, Belastete und Betroffene.

Angehörige sind Hauptbezugspersonen, emotional wie auch organisatorisch. Sie übernehmen Pflegeaufgaben, organisieren Termine, begleiten durch Gespräche, tragen Entscheidungen mit oder treffen sie gar – oft in ethisch schwierigen Situationen. Ihre Rolle ist bedeutend, aber auch belastend.

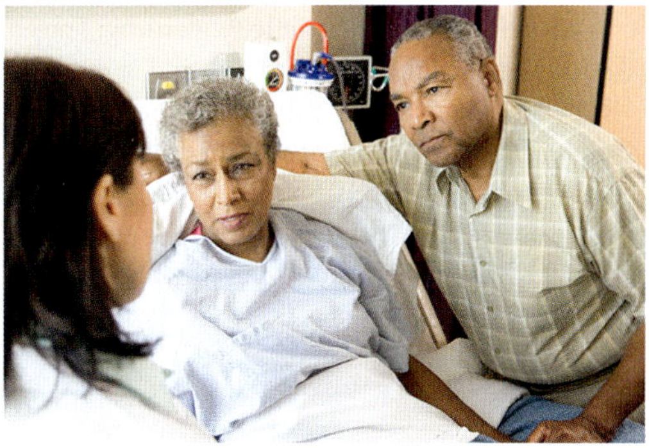

Abb. 1.31 Für die meisten kranken und schwer kranken Menschen ist die Familie von großer Bedeutung. Aber Langzeitpflege, Sorgen oder die Angst von Verlust sind für Angehörige eine immense körperliche und psychische Belastung. Zu den Palliative-Care-Prinzipien gehört auch die individuelle Begleitung von An- und Zugehörigen durch das professionelle Team. [J787]

Belastungen und Bedürfnisse von Angehörigen

Angehörige von schwerkranken Menschen in der letzten Lebensphase tragen eine doppelte Last: Sie sind emotional tief betroffen und zugleich oft in einer pflegerischen, organisatorischen oder sogar medizinischen Rolle. Das führt zu spezifischen **Belastungen, Herausforderungen** und **Bedürfnissen,** die in der Palliativversorgung systematisch beachtet werden müssen (➤ Abb. 1.31).

Psychische Belastungen:

- Emotionale Achterbahn: Angehörige schwanken zwischen Hoffnung, Angst, Schuldgefühlen und Ohnmacht.
- Antizipatorische Trauer: Viele beginnen zu trauern, bevor der Mensch gestorben ist.
- Verantwortungsdruck: Entscheidungen über medizinische Maßnahmen (z. B. Therapiebegrenzung) können zu inneren Konflikten führen.
- Gefühl der Überforderung: Besonders bei häuslicher Pflege entsteht das Gefühl, „es nicht richtig zu machen" oder – nach längerer Pflegezeit – „nicht mehr zu können".

Körperliche und praktische Belastungen:

- Schlafmangel, körperliche Erschöpfung, eigene gesundheitliche Einschränkungen durch Pflegebelastung.
- Vernachlässigung eigener Bedürfnisse, weil „der kranke Mensch an erster Stelle steht".
- Fehlende Auszeiten oder Rückzugsräume, besonders bei 24-Stunden-Betreuung.

Soziale Belastungen:

- Isolation: Zeitmangel und emotionale Erschöpfung führen zu Rückzug vom Freundeskreis.
- Veränderte Rollenbilder: Ehepartner werden zu Pflegenden, Kinder übernehmen Elternverantwortung.
- Konflikte in der Familie durch unterschiedliche Sichtweisen im Umgang mit der Situation.

Existenzielle und spirituelle Fragen:

- Sinnsuche, Fragen nach Schuld, Gerechtigkeit, Leben und Tod.
- Unsicherheit im Umgang mit dem Sterben und dem Wunsch des Betroffenen.

Zentrale Bedürfnisse von Angehörigen sind:

- Information und Kommunikation: Angehörige wünschen sich klare, ehrliche, empathische Informationen über Krankheitsverlauf, Prognose und Pflege. Sie möchten in Entscheidungen eingebunden werden, ohne die gesamte Verantwortung tragen zu müssen.
- Emotionale Begleitung: Angehörige wünschen sich Gespräche mit Fachpersonen (z. B. aus der Psychoonkologie, Seelsorge, Pflege). Sie wollen ermutigt werden, ihre Gefühle zu zeigen und anzusprechen. Sie brauchen Aussagen wie: *Was Sie empfinden, ist normal.*
- Entlastung: Angehörige brauchen Beratung und Zugang zu Hilfsangeboten wie ambulanten Hospizdienst, Palliativpflege, Nachtwache. Sie brauchen Möglichkeiten für Auszeiten, z. B. durch Kurzzeitpflege oder Ehrenamtliche.
- Wertschätzung: Angehörige brauchen Anerkennung für ihre Rolle und Leistung. Sie wünschen sich einen empathischen Umgang, auch in Stresssituationen. Sie brauchen Unterstützung beim Abschiednehmen und in der Trauer.

Angehörigenbegleitung

Angehörige erleben die letzte Lebensphase eines geliebten Menschen als emotional fordernd, häufig auch physisch und sozial belastend. Ein professionelles Palliativteam trägt deshalb eine doppelte Verantwortung: Es begleitet den schwer kranken Menschen und zugleich seine Familie. **Ziel** ist, dem Sterbenden und seinen Angehörigen einen würdigen und getragenen Abschied zu ermöglichen.

Die ganzheitliche **Angehörigenbegleitung** umfasst vier zentrale Dimensionen:

1. **Emotionale Unterstützung:** Angehörige durchleben Angst, Trauer, Unsicherheit und Überforderung. Das Palliativteam bietet einen geschützten Raum für Gespräche, nimmt Gefühle ernst und stärkt durch empathische Kommunikation. Seelsorger, Psychologen und Pflegefachpersonen helfen, emotionale Spannungen zu verarbeiten und in Worte zu fassen.
2. **Information und Einbindung:** Ein zentraler Aspekt ist die verständliche und transparente Information über den Sterbeprozess und Bedürfnisse des Sterbenden. Angehörige werden in Entscheidungen eingebunden und an pflegerischen Maßnahmen beteiligt, ohne sie zu überfordern.
3. **Praktische Entlastung:** Pflegende Angehörige benötigen Anleitung, Unterstützung und auch Auszeiten. Das Team vermittelt Entlastungsangebote und besorgt ggf. notwendige Hilfsmittel.
4. **Spirituelle und existenzielle Begleitung:** Fragen nach Sinn, Schuld oder Abschied sind in dieser Lebensphase zentral. Das Palliativteam begegnet diesen Themen offen, unabhängig von der religiösen Zugehörigkeit. Spirituelle Begleitung, Rituale oder einfaches Dasein können Angehörigen helfen, Trost zu finden und den Abschied zu gestalten (➤ 1.7).

Nach dem Tod des Patienten endet die Begleitung nicht abrupt: Viele Palliativdienste bieten Trauerbegleitung an, sei es in Einzelgesprächen, Gruppen oder Gedenkveranstaltungen. So wird das professionelle Team seiner Aufgabe gerecht, Angehörige nicht nur funktional zu sehen, sondern als Mitbetroffene, die Raum, Unterstützung und Zuwendung verdienen.

Konzepte für die Angehörigenbegleitung

Es gibt verschiedene **Konzepte für die Angehörigenbegleitung** in der Palliativversorgung (➤ Tab. 1.3):

Tab. 1.3 Konzepte in der Angehörigenbegleitung.

Konzept	Beschreibung	Ziel
WHO-Palliative-Care-Modell (➤ 1.1.2)	Betrachtet Patienten und Angehörige als gemeinsame „Unit of Care"	• Angehörige sind aktiv in den Versorgungsprozess einbezogen • Ihre Belastungen werden systematisch erfasst und sie erleben Unterstützung
Familiensystemische Ansätze (➤ 1.9.2)	Die Familie wird als System betrachtet, das mitbelastet ist und Begleitung sowie Unterstützung braucht	• Die Familie wird in ihrem Bewältigungshandeln unterstützt und gestärkt • Rollenveränderungen werden begleitet • Das professionelle Team ist über Familiengespräche in Kontakt und kennt die Beziehungen innerhalb der Familie
Angehörigenedukation und Gesprächsführung, z. B. SPIKES-Modell	Strukturiertes Vorgehen, z. B. **S** *(Setting):* Gesprächsumgebung vorbereiten **P** *(Perception):* Wahrnehmung erfragen „Was wissen Sie?" **I** *(Invitation):* erfragen, was und wie viel die Angehörigen wissen möchten **K** *(Knowlegde):* Informationen geben **E** *(Empathy):* empathisch reagieren **S** *(Strategy & Summary):* die nächsten Schritte besprechen und Gesagtes zusammenfassen	• Angehörige haben Informationen und sind geschult • Sie erfahren Entlastung

Tab. 1.3 Konzepte in der Angehörigenbegleitung. *(Forts.)*

Konzept	Beschreibung	Ziel
Trauerbegleitung, verschiedene Modelle (➤ 1.10.3)	Angehörige werden in ihrem Trauerprozess individuell begleitet und zu Ritualen und Erinnerungsarbeit motiviert	Förderung eines gesunden Trauerprozesses
Time-of-Need-Modell – bedarfsorientierte Angehörigenbegleitung	Die Angehörigenbegleitung wird an die Krankheitsphase angepasst: • Frühe Phase: Information, Unterstützungsangebote • Instabile Phase: emotionale Begleitung, Krisenintervention • Terminale Phase: Anwesenheit, spirituelle Begleitung, Nähe ermöglichen • Nach dem Tod: Abschied gestalten, Trauerbegleitung	Bedarfsgerechte, flexible Unterstützung während der Krankheitsphasen
Case Management und Versorgungskoordination (➤ 1.8.4)	• Koordination von Pflege, Finanzen, Entlastung • Organisatorische Unterstützung der Angehörigen • Vernetzung von ambulanten und stationären Angeboten	Entlastung von Angehörigen durch Hilfen und Netzwerkbildung

LITERATUR

1. von Schlippe A, Theiling S. Editorial. Familiendynamik. 2013; 38(2): 38–39.
2. von Schlippe A. Chronische Krankheit im Kontext sozialer Systeme. systema. 2003, 17(1): 20–37.
3. Retzlaff R. Familien-Stärken: Behinderung, Resilienz und systemische Therapie. Stuttgart: Klett-Cotta, 2016.
4. Rolland, JS. Families, illness and disability – An integrative treatment model. In: Retzlaff R. Familien-Stärken. Stuttgart: Klett-Cotta, 2016. S. 37 ff.
5. Wright ML et al. Familienzentrierte Pflege – Lehrbuch für Familien-Assessment und Intervention. 3. A. Bern: Hogrefe, 2019.
6. Funke A, Rachow A. Was ist eigentlich Ihre Lieblingsfrage? Die Fragenkollektion. Bonn: managerSeminare, 2016.
7. Lehmann J et al. Belastungen pflegender Angehöriger in der Palliativversorgung – Ergebnisse einer bundesweiten Befragung. Zeitschrift für Palliativmedizin. 2019; 20(4): 190–196.
8. Feichtner A, Pusswald B. Angehörige in der Palliative Care. 2. A. Wien: Facultas, 2020.
9. Büker C. Pflegende Angehörige stärken. 3. A. Stuttgart: Kohlhammer, 2021.
10. Baile WF et al. SPIKE – A Six-Step Protocol for Delivering Bad News: Application to the Patient with Cancer. The Oncologist. 2000; 5: 302–311.
11. Deutsche Gesellschaft für Palliativmedizin, Deutscher Hospiz- und PalliativVerband. Charta zur Betreuung schwerstkranker und sterbender Menschen in Deutschland. Handlungsempfehlungen im Rahmen einer Nationalen Strategie. 2017. Aus: www.charta-zur-betreuung-sterbender.de/files/dokumente/220207_Handlungsempfehlung_online.pdf (letzter Zugriff: 29.5.2025).
12. Deutsche Krebsgesellschaft (DKG) et al. Erweiterte S3-Leitlinie Palliativmedizin für Patienten mit einer nicht-heilbaren Krebserkrankung. Langversion 2.2. 2020. Aus: https://register.awmf.org/assets/guidelines/128-001OLl_S3_Palliativmedizin_2025-03-abgelaufen.pdf (letzter Zugriff: 4.5.2025).

1.10 Sterben, Umgang mit dem Verstorbenen und Trauer

Martin Groß, Christine Keller, Dorothee Steinker

1. Kernkompetenz nach EAPC

Die Kernbestandteile von Palliative Care im Setting, in dem Patienten leben, unter Einbeziehung der An- und Zugehörigen anwenden.

- Pflegefachpersonen kennen den Stellenwert der körperlichen, psychischen, sozialen und

1

spirituellen Aspekte im Sterbeprozess bis hin zur Trauerbegleitung.
- Sie wissen, dass die Familie als System mit eigenen Regeln und Rollenverteilungen auch über Kompetenzen im Umgang mit Krisensituationen verfügt. Sie respektieren individuelle Werte und Überzeugungen des Patienten und seiner Familie.
- Sie erkennen Anzeichen der Sterbephase und kommunizieren sicher im Versorgungsumfeld. Sie bieten dem Patienten und seinen Angehörigen eine bedürfnisorientierte Unterstützung und Versorgung im Sterben sowie eine bedürfnisorientierte Kommunikation an.

3. Kernkompetenz nach EAPC

Den psychischen Bedürfnissen des Patienten gerecht werden

- Pflegefachpersonen erkennen wesentliche situationsadäquate und pathologische Ausdrucksformen von Angst, Demoralisierung und Depressivität.
- Sie können die Gefühle des Patienten wahrnehmen, anerkennen und einfühlsam unterstützen, ohne zu werten. Sie erkennen den Stellenwert ambivalenten Verhaltens und unterschiedlicher Motivationen bei Patienten, An- und Zugehörigen und im Team. Sie wissen, dass Probleme immer mit potenziellen Lösungswegen einhergehen.
- Sie verfügen über ein hohes Maß an Selbstreflexion, kennen die eigenen Wertehaltungen, die auf die Betroffenen keinen Einfluss haben sollten, und nehmen regelmäßig an Maßnahmen wie Supervisionen teil.

4. Kernkompetenz nach EAPC

Den sozialen Bedürfnissen des Patienten gerecht werden

- Pflegefachpersonen wissen, dass lebenslimitierende Erkrankungen auch die zwischenmenschlichen Beziehungen beeinflussen. Sie nehmen individuelle Werte und Erwartungen innerhalb der sozialen Beziehungen wahr.
- Sie unterstützen Betroffene dabei, eigene Strategien für die Befriedigung sozialer Bedürfnissen zu entwickeln.
- Sie erkennen Herausforderungen und Grenzen in der Begleitung von Patienten und ihrer An- und Zugehörigen.
- Sie beurteilen, welche eigenen Wünsche und/oder Bedürfnisse der Betroffene selbstständig realisieren kann und wo Unterstützung benötigt und gewünscht wird.

5. Kernkompetenz nach EAPC

Den spirituellen und existentiellen Bedürfnissen des Patienten gerecht werden

- Pflegefachpersonen können den Bedarf des Patienten und seiner An- und Zugehörigen an spiritueller Begleitung und Antworten auf existenzielle Fragen identifizieren.
- Sie ermöglichen dem Patienten und seinen An- und Zugehörigen, spirituelle und existenzielle Dimensionen auszudrücken, und zeigen bei Sinn- und Gewissensnöten aufgrund des bevorstehenden Tods Bereitschaft, sich auf Leid einzulassen und zu trösten.
- Sie erkennen Trauer- und Verlustprozesse und begleiten diese unterstützend.
- Sie respektieren die Grenzen von Patienten in Bezug auf Kultur und Werte und erkennen an, dass Patienten individuell entscheiden, wen sie sich als Ansprechpartner für spirituelle Themen wünschen.
- Sie reflektieren eigene Bedürfnisse im Umgang mit Sterben und Trauer und Verlustängsten und gehen damit respektvoll um.

1.10.1 Der Sterbeprozess

DEFINITION

Sterbeprozess: Übergang des Menschen vom Leben zum Tod, gekennzeichnet durch das fortschreitende Versagen lebenswichtiger Körperfunktionen wie Herzschlag und Atmung bis zu deren vollständigem Erliegen. Nach verschiedenen Konzepten in unterschiedliche Phasen unterteilt.

Wann beginnt der Sterbeprozess?

Grundsätze der Palliative Care ➤ 1.5

Auf diese Frage gibt es keine eindeutige Antwort, ein **Sterbeprozess** lässt sich kaum auf einen bestimmten Zeitpunkt oder Tag festlegen.

Aus biologisch-medizinischer Sicht beginnt der Sterbeprozess, wenn lebenswichtige Körperfunktionen nach und nach versagen und medizinische Maßnahmen keinen Erfolg mehr haben. Es setzt eine gewisse Erfahrung voraus, um diese meist subtilen Veränderungen wahrzunehmen. Nur ein kleiner Teil der Menschen stirbt plötzlich und unerwartet, u. a. aufgrund eines plötzlichen Herztods und anderer medizinischer Ereignisse, durch Unfälle oder Suizide. Die meisten Menschen sterben nach einer mehr oder weniger lang andauernden Erkrankung oder aufgrund des Alters. Nach und nach reduzieren sich die Körperfunktionen und der Allgemeinzustand wird schlechter, bis diese Situation in den Sterbeprozess übergeht. Dieser Prozess ist äußerst komplex und höchst individuell.

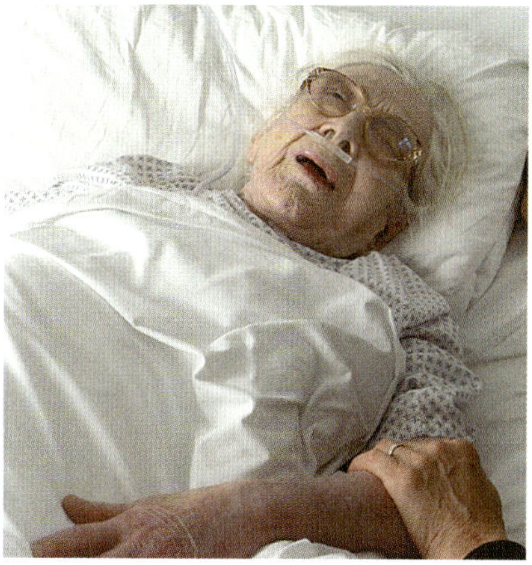

Abb. 1.32 Irgendwann kommt die Zeit zum Abschiednehmen. Menschliche Nähe und Körperkontakt wirken meist beruhigend auf den Sterbenden. Angehörige sollten so oft und so lange wie möglich da sein. Gibt es keine Angehörigen, dann übernehmen diese Aufgabe Ehrenamtliche oder Pflegefachpersonen. Doch „nicht allein sterben lassen" meint nicht, dass immer jemand anwesend sein muss. Vielmehr muss der Sterbende das Gefühl haben, dass es Hilfsangebote gibt, dass er nicht allein ist, dass nach ihm geschaut wird und dass seine Bedürfnisse immer wieder neu erfasst und seine Wünsche beachten werden. [K115]

Körperliche Phasen des Sterbens

Medizinisch-körperlich wird der Sterbeprozess häufig in drei Hauptphasen unterteilt:

1. **Präterminalphase:** Diese Phase kann Wochen bis Monate vor dem Tod auftreten und ist gekennzeichnet durch zunehmende Schwäche, Müdigkeit und Appetitlosigkeit. Alltägliche Aktivitäten fallen schwerer, und es besteht ein erhöhtes Ruhebedürfnis. Gewohnte Verhaltensweisen verändern sich auffällig, der Mensch im Sterbeprozess interessiert sich weniger für die Dinge im Außen, zieht sich verstärkt zurück und reduziert zunehmend seine verbalen Äußerungen. Oft macht es den Eindruck, dass Sterbende ganz bei sich und aktiv mit einer Innenschau beschäftigt sind.
2. **Terminalphase:** In den letzten Tagen bis Wochen vor dem Tod verschlechtert sich der Zustand weiter. Es kommt zu einer deutlichen Reduktion der körperlichen und geistigen Leistungsfähigkeit.
3. **Finalphase (Sterbephase):** Diese Phase umfasst die letzten 48 Stunden vor dem Tod. Typische Anzeichen sind:
   - Bewusstseinsveränderungen, zunehmende Schläfrigkeit bis hin zum Bewusstseinsverlust
   - Veränderte Atmung, typischerweise unregelmäßige, flache Atmung, möglicherweise mit Atempausen (Cheyne-Stokes-Atmung), ganz am Ende oft Schnappatmung
   - Kreislaufveränderungen mit Abfall des Blutdrucks, schwachem Puls, kühlen und bläulich verfärbten Extremitäten
   - Verminderte Nahrungs- und Flüssigkeitsaufnahme mit Appetitlosigkeit und fehlendem Durstgefühl, Abwehr jeder oralen Aufnahme

MERKE

Spätestens mit Beginn des Sterbeprozesses verschieben sich die medizinischen und pflegerischen Prioritäten (➤ Abb. 1.32):

- Lebensverlängerung ist kein Ziel mehr, weshalb die bestehende Medikation überprüft und weitgehend reduziert wird, medizinisch-pflegerische Interventionen wie diagnostische Maßnahmen, Vitalzeichenkontrollen, Mobilisationen und Positionierungen nach standardisierten Plänen werden beendet.
- Gleichzeitig werden belastende Symptome sorgfältig überwacht und behandelt (➤ Kap. 3), die Symptomlinderung hat höchste Priorität.

1

- Pflegerische Maßnahmen werden nicht mehr gemäß Standard durchgeführt, sondern folgen maximal den Bedürfnissen des Sterbenden. Zum Beispiel wird auf belastende morgendliche Ganzkörperwaschungen oder routinemäßiges Abführen verzichtet.
- Arzt und Pflegende sprechen mit den Angehörigen über das bevorstehende Sterben.
- Ein Vorgehen für Notfälle (➤ 1.8.4) und eine DNR-Anordnung sollten vorliegen, um alle Beteiligten vor fachlichen Unsicherheiten und rechtlichen Unklarheiten zu schützen.

MERKE

Do-Not-Resuscitate (DNR)-Anordnung

Eine **DNR-Anordnung** (engl. *do not resuscitate* = nicht reanimieren) ist eine medizinische Verfügung, die festlegt, dass im Fall eines Herz- oder Atemstillstands keine kardiopulmonale Reanimation (CRP) durchgeführt wird. Diese Entscheidung wird getroffen:

- Auf ausdrücklichen Wunsch eines einwilligungsfähigen Patienten, den dieser auch in seiner Patientenverfügung festgelegt haben kann.
- Aufgrund medizinscher Einschätzung der Aussichtslosigkeit, u.a. wenn eine terminale Erkrankung besteht und/oder der Sterbeprozess begonnen hat.

Die DNR-Anordnung ist keine Patientenverfügung im rechtlichen Sinne, sondern eine ärztliche Anordnung basierend auf dem aktuellen Gesundheitszustand und dem bekannten Willen des Patienten. Sie sollte von einem erfahrenen Arzt nach sorgfältiger Abwägung und in Absprache mit dem Patienten und ggf. seinen Angehörigen erstellt werden.

Die DNR-Anordnung betrifft ausschließlich den Verzicht auf Reanimationsmaßnahmen und bedeutet nicht, dass andere medizinische Behandlungen oder die allgemeine Patientenversorgung eingestellt werden. Der Patient erhält weiterhin alle notwendigen und angemessenen medizinischen Maßnahmen zur Linderung von Beschwerden und zur Unterstützung der Lebensqualität.

Empfehlungen für die DNR-Anordnung:

- Sie sollte eindeutig formuliert und in der Patientenakte gut auffindbar sein. Sie muss die Entscheidungsgrundlage, den Gültigkeitszeitraum und den verantwortlichen Arzt klar benennen.
- Sie sollte regelmäßig evaluiert werden, insbesondere bei Veränderungen des Gesundheitszustands und des Patientenwillens.
- Ein offener Dialog zwischen Ärzten, Pflegepersonal, Patienten und ggf. Angehörigen ist essenziell. Dabei sollten die medizinische Situation, Therapieoptionen und die Wünsche des Patienten besprochen werden.

Eine DNR-Anordnung gibt insbesondere Pflegenden eine große Sicherheit, denn in der Praxis bestehen oft Unsicherheiten und rechtliche Unklarheiten, wann oder wann nicht Pflegende reanimieren müssen – auch wenn Angehörige dies fordern, der Patient eine Reanimation aber ablehnt.

Angehörigenbegleitung ➤ 1.9

Begleitung der Angehörigen

Für Angehörige ist insbesondere der Rückzug und die Ablehnung von Nahrung und Flüssigkeit in der Präterminalphase nur schwer zu akzeptieren. Sie versuchen häufig, mit vielfältigen Angeboten den Sterbenden zu motivieren und Gewohnheiten beizubehalten.

Für Pflegende ist es häufig belastend, wenn Angehörige Wünsche äußern, die nicht im besten Interesse des Sterbenden sind oder seinen aktuellen Bedürfnissen widersprechen. So verlangen sie z. B. Mobilisationen und andere aktivierende Maßnahmen wie bisher, sprechen von weiteren diagnostischen und therapeutischen Maßnahmen oder wünschen gar eine Reanimation.

Empfehlungen für einen einfühlsamen und professionellen Umgang sind:

- Offene und empathische Kommunikation und Unterstützung der Angehörigen
  - Gesprächsbereitschaft zeigen und versuchen, die Beweggründe und Sorgen von Angehörigen zu verstehen: *„Was ist Ihnen wichtig?“*, *„Was sind Ihre Sorgen?“*, *„Was wünschen Sie sich für Ihren Angehörigen?“* und ähnliche Fragen geben Angehörigen das Gefühl, mit ihren Bedürfnissen gesehen zu werden, und fördern gegenseitiges Vertrauen und Verständnis.
  - Die schwierige Situation der Angehörigen anerkennen und Unterstützung anbieten. Oft resultieren unangemessene Wünsche aus Angst, Unsicherheit oder dem Wunsch, alles Menschenmögliche zu tun.
  - Den aktuellen Zustand des Sterbenden erklären und warum bestimmte Maßnahmen möglicherweise nicht mehr angemessen oder sinnvoll sind.
  - Gemeinsam mit den Angehörigen überlegen, was sie dem Sterbenden noch Gutes tun können, und sie zu angemessenen Maßnahmen anleiten, z. B. Lippen befeuchten, Hände massieren.

- Auf Beratungsangebote wie psychosoziale Dienste oder Seelsorge verweisen, die den Angehörigen helfen können, mit der Situation umzugehen.
- Bedürfnisse des Sterbenden in den Mittelpunkt stellen
  - Patientenwünsche respektieren und gegenüber Angehörigen betonen, dass die individuellen Bedürfnisse und Wünsche des Sterbenden im Mittelpunkt stehen. Gegebenenfalls werden Patientenverfügungen oder frühere Äußerungen des Patienten in das Gespräch einbezogen.
  - Einfühlsam, aber klar verdeutlichen, dass medizinische und pflegerische Maßnahmen darauf abzielen, die Lebensqualität des Sterbenden zu erhalten und unnötiges Leiden zu vermeiden.
- Interdisziplinäre Zusammenarbeit
  - Schwierige Situationen im interdisziplinären Team, um gemeinsam Lösungen zu finden und eine einheitliche Vorgehensweise sicherzustellen.
  - Angebote wie Supervision oder Fallbesprechungen nutzen, um eigene Belastungen zu reflektieren und professionelle Unterstützung zu erhalten.

Psychisches, soziales und spirituelles Sterben

Der Sterbeprozess hat neben der körperlichen (physischen) noch weitere Dimensionen. Das bedeutet, dass nicht nur körperliche Symptome, sondern auch psychische, soziale und spirituelle Bedürfnisse des Sterbenden beachtet werden müssen (➤ 1.1.4). Ein umfassendes Verständnis dieser Aspekte ist entscheidend, um Sterbende ganzheitlich zu begleiten.

- **Psychische Dimension:** Die psychische Verarbeitung des nahenden Todes variiert individuell, dennoch lassen sich häufig bestimmte Reaktionsmuster wie Verdrängung, Rationalisierung, Ängste, Verzweiflung, Wut oder Regression (s. unten) beobachten.
  Pflegende begleiten den Sterbenden:
  - Sie geben ihm Raum, seine Gedanken, Ängste und Wünsche auszudrücken, spenden Trost und das Gefühl, dass er so sein darf.
  - Sie informieren den Sterbenden behutsam und ehrlich über seinen Zustand, wenn er dies wünscht.
  - Sie akzeptieren seine Emotionen, denn jede Emotion ist ein natürlicher Bestandteil des Abschiedsprozesses.
  - Sie unterstützen ihn dabei, individuelle Bewältigungsmechanismen zu finden.
  - Sie ermutigen ihn, über sein Leben zu reflektieren und wichtige Erinnerungen und Botschaften für die Angehörigen festzuhalten.
  - Sie beteiligen ihn, wenn möglich, an allen pflegerischen Entscheidungen, um die Selbstbestimmung zu erhalten, und respektieren Ablehnung und Rückzug.
  - Bei Bedarf und Wunsch ziehen sie einen Psychologen oder Seelsorger hinzu.
- **Soziale Dimension:** Sterbende stehen vor der Herausforderung, ihre sozialen Rollen und Beziehungen neu zu definieren. Der Verlust von Autonomie und die Abhängigkeit von anderen können Gefühle der Isolation oder des „Zur-Last-Fallens" hervorrufen. Eine einfühlsame Begleitung durch Familie, Freunde und professionelle Helfer ist daher essenziell. Der Austausch mit nahestehenden Personen, das Klären offener Fragen und das Erleben von Gemeinschaft können dazu beitragen, soziale Bedürfnisse zu erfüllen und den Übergang zu erleichtern.
- **Spirituelle Dimension:** Die Auseinandersetzung mit existenziellen Fragen wird im Angesicht des Todes oft intensiver. Themen wie der Sinn des vergangenen und jetzigen Lebens, Schuld, Vergebung sich selbst und anderen Menschen gegenüber und Hoffnung rücken in den Vordergrund. Unabhängig von religiösen Überzeugungen suchen viele Menschen nach einem tieferen Verständnis, nach Sinn und Frieden. Spirituelle Begleitung kann hierbei unterstützen, sei es durch Gespräche, Rituale oder einfach durch das Dasein und Zuhören (➤ 1.7). Ziel ist es, dem Sterbenden zu ermöglichen, seinen individuellen Weg zu finden und innere Ruhe zu erlangen.

Phasenmodelle des Sterbens

Der Sterbeprozess ist ein hochkomplexer Vorgang und absolut einmalig und individuell. Für alle, die

1

Sterbende begleiten, sind **Modelle** hilfreich, die versuchen, den Sterbeprozess in Phasen zu beschreiben und zu vereinfachen.

Die schweizerisch-amerikanische Psychiaterin **Elisabeth Kübler-Ross** (➤ 1.1.2) gilt als die Pionierin der Sterbeforschung. Sie ist insbesondere für ihr **Fünf-Phasen-Modell des Sterbens** bekannt, das sie in ihrem 1969 erschienenen Buch „On Death and Dying" (dt. „Interviews mit Sterbenden" [3]) vorstellte. Ihr Engagement trug maßgeblich zur Enttabuisierung des Themas Tod bei und beeinflusste die Entwicklung der Hospizbewegung sowie der Palliativmedizin. Sie setzte sich dafür ein, dass sterbende Patienten mit Würde behandelt werden und ihre psychischen und spirituellen Bedürfnisse ebenso berücksichtigt werden wie die körperlichen.

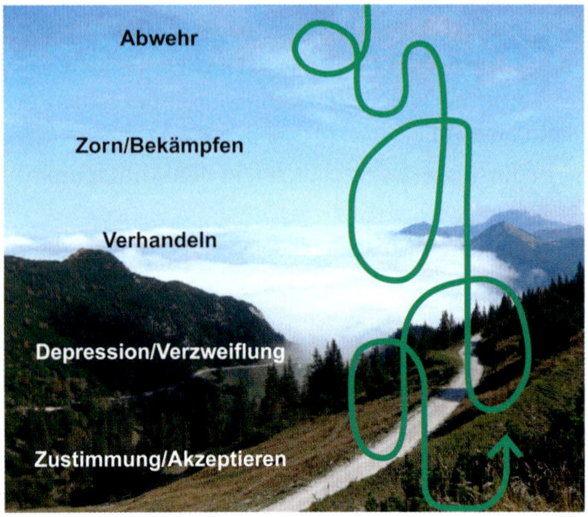

Abb. 1.33 Die fünf Sterbephasen nach Elisabeth Kübler-Ross. Der sterbende Mensch durchläuft diese Phasen nicht linear, vielmehr können einzelne Phasen mehrmals durchlebt oder auch ausgelassen werden, vielleicht erscheint es sogar, dass der Sterbende sich „im Kreis dreht". [J787]

MERKE

Elisabeth Kübler-Ross beschrieb keine hintereinander ablaufenden Sterbephasen, sondern psychische Vorgänge in Auseinandersetzung mit dem nahenden Tod. Letztendlich stirbt jeder Mensch höchst individuell, innerhalb von Monaten oder wenigen Minuten; es können beschriebene Phasen wegfallen oder wiederholt durchlebt werden und die Reihenfolge kann sich ändern.
Kritiker dieses Modells äußern, dass wissenschaftliche Belege fehlen und ihre Erkenntnisse auf Interviews mit Sterbenden beruhen. Zudem werden die psychosozialen Aspekte vernachlässigt, und die Abgrenzungen der einzelnen Phasen sind unscharf. Das Modell bietet dennoch einen wertvollen Rahmen, um die emotionalen Reaktionen von Sterbenden und Trauernden besser zu verstehen und angemessen darauf einzugehen.

Kübler-Ross identifizierte fünf Strategien bzw. emotionale Verarbeitungsweisen, mit denen Sterbende dem nahenden Lebensende begegnen (➤ Abb. 1.33):

1. **Nicht-wahrhaben-Wollen, Abwehr:** Der Betroffene wehrt die Erkenntnis des nahenden Todes ab: *Nein, ich doch nicht!* Das heißt, die Tragweite der Situation wird nicht wahrgenommen oder gar geleugnet.
2. **Zorn, Auflehnung:** Der Betroffene zeigt Hadern, Groll, ggf. auch Wut und Aggression, zentral ist für ihn die Frage: „Warum gerade ich?" Es geht insbesondere darum, dass Lebenspläne und Aktivitäten ein Ende haben sollen. Menschen, die ihr Leben weiterleben dürfen, werden beneidet. Diese Emotionen können gegen sich selbst gerichtet werden oder gegen Angehörige, Pflegende, das Schicksal oder Gott.
3. **Verhandeln:** Der Betroffene versucht, durch Verhandlungen mehr Lebenszeit zu erlangen. Das kann sich im Bitten um weitere Therapien, dem konsequenten Einhalten von Verordnungen, aber auch in Versprechungen und Verpflichtungen in der Zukunft oder im Ablegen von Gelübden, Versprechen „Gott" gegenüber zeigen. Gegebenenfalls liegen diesen Verhandlungen Schuldgefühle zugrunde.
4. **Depression, Verzweiflung:** Der Betroffene sinkt in eine tiefe Traurigkeit über den bevorstehenden Verlust, über das, was seinem Leben einen Sinn gegeben hat, das Leben und die körperliche Unversehrtheit, aber auch soziale Kontakte wie geliebte Menschen und Materielles, Pläne, Träume und Lebensziele. Dieses Abschiednehmen verursacht Traurigkeit bis hin zur Ohnmacht, es gibt dem Betroffenen aber auch die Möglichkeit, schrittweise Abschied zu nehmen.
5. **Annahme, Zustimmung:** Der bevorstehende Tod wird vom Betroffenen akzeptiert, oft nach einer intensiven Auseinandersetzung mit den eigenen Emotionen. Er ist in einem Frieden. Meist zieht er sich immer mehr von der Außenwelt zurück, hat ein gesteigertes Ruhebedürfnis und schläft viel.

Es gibt weitere Phasenmodelle:

- Drei-Phasen-Modell nach **E. Mansell Pattison** (1933–1989)
- Drei-Phasen-Modell von **Avery D. Weismann** (1913–2017)
- Vier-Phasen-Modell nach **Ingeborg Jonen-Thielemann** für den letzten Lebensabschnitt unheilbar kranker Menschen:
  1. **Rehabilitationsphase:** kann Monate bis Jahre dauern. Trotz fortgeschrittener Erkrankung ermöglicht eine angemessene palliative Therapie dem Betroffenen die weitgehende Teilnahme am gesellschaftlichen Leben.
  2. **Präterminalphase:** erstreckt sich über Wochen bis Monate. In dieser Zeit nehmen belastende Symptome zu, eine umfassende Schmerz- und Symptomkontrolle wird erforderlich. Die Möglichkeiten für ein aktives Leben schränken sich zunehmen ein und Gedanken an das nahende Lebensende treten vermehrt auf.
  3. **Terminalphase:** dauert wenige Tage bis Wochen. Der Betroffene ist überwiegend bettlägerig, es zeigen sich deutliche Anzeichen der Nähe zum Tod. Symptome können sich rasch verändern, der Betroffene zieht sich häufig innerlich zurück oder zeigt Ruhelosigkeit.
  4. **Finalphase (Sterbephase):** umfasst die letzten Stunden des Lebens. Der Mensch liegt im Sterben, sein Bewusstsein ist vorwiegend nach innen gerichtet.

MERKE

Die deutsche Ärztin **Ingeborg Jonen-Thielemann** (geb. 1941) ist eine der Pionierinnen der Palliativmedizin in Deutschland. Während ihrer Tätigkeit erkannte sie die Defizite in der Versorgung von Patienten im Endstadium ihrer Erkrankung. Dies führte dazu, dass sie maßgeblich am Aufbau der ersten „Station für palliative Therapie" in Deutschland beteiligt war, die 1983 mit fünf Betten an der Universitätsklinik Köln eröffnet wurde. Diese Station diente als Vorbild für viele weitere Palliativeinrichtungen im Land. Neben ihrer klinischen Arbeit engagierte sich Jonen-Thielemann in der Lehre und war an der Entwicklung von Kursen in der Palliativmedizin beteiligt. Für ihre Verdienste wurde sie 2007 mit dem Bundesverdienstorden der Bundesrepublik Deutschland ausgezeichnet.

Double Awareness

Gary Rodin und **Camilla Zimmermann** prägten 2008 den Begriff **Double Awareness** für die Ambivalenz, in der sich unheilbar kranke und sterbende Menschen befinden. Einerseits müssen sie die alltäglichen Lebensanforderungen, den Alltag meistern, wofür es Lebensmut, Lebenssinn und Hoffnung braucht. Andererseits müssen sie sich mit der eigenen Sterblichkeit, mit Verlust und Abschied befassen.

Insgesamt bietet das Konzept der Double Awareness einen wertvollen Rahmen, um die komplexen emotionalen und existenziellen Herausforderungen der Patienten mit lebensbedrohlichen Erkrankungen und Lebensendsituationen zu verstehen und (therapeutisch) zu begleiten, insbesondere dann, wenn „unrealistische Hoffnungen" bei den Betroffenen bestehen. Die Betroffenen pendeln immer wieder zwischen Hoffnung und Hoffnungslosigkeit hin und her.

Maßnahmen unmittelbar vor dem Versterben

Erfahrene Pflegefachpersonen können häufig einschätzen, wenn der Tod unmittelbar bevorsteht. Im besten Fall wissen sie, was sich der Sterbende und seine Angehörigen für diesen Zeitpunkt wünschen und ob und wer von den Angehörigen informiert werden möchte.

Pflegende konzentrieren sich vor allem auf eine würdevolle Begleitung, Symptomlinderung und die Schaffung einer ruhigen, sicheren Umgebung. Es geht darum, dem Sterbenden ein möglichst friedliches, schmerzfreies und respektvolles Gehen zu ermöglichen:

- Raum abdunkeln, Licht dämpfen
- Störquellen (z. B. Telefon, Alarme von Medizinprodukten, laute Gespräche) vermeiden
- Angehörige einladen, beim Sterbenden zu sein (wenn gewünscht)
- Einzelunterbringung ermöglichen, um die Privatsphäre zu wahren
- Schmerzmedikation (z. B. Morphin) entsprechend ärztlicher Anordnung verabreichen
- Für eine bequeme Positionierung sorgen, in der Regel Rückenlage mit leicht erhöhtem Oberkörper
- Mundpflege, Befeuchtung der Schleimhaut anbieten
- Auf Unruhe, Atemnot, Röcheln achten, ggf. Medikamente verabreichen oder pflegerische Maßnahmen einleiten

- Sterbenden ruhig und empathisch ansprechen, auch wenn er scheinbar nicht mehr reagiert, einfühlsam berühren
- Nähe vermitteln, auch wenn ein dauerhaftes Dasein nicht möglich ist, immer wieder nach dem Sterbenden schauen
- Bedürfnisse klären, wenn noch nicht bekannt, z. B. letzter Wunsch, religiöse Rituale
- Nicht zwingend nötige Maßnahmen wie Körperpflege, Vitalzeichenkontrolle unterlassen
- Veränderungen im Zustand dokumentieren

1.10.2 Umgang mit dem Verstorbenen

Versorgung nach dem Tod ➤ 1.4.4

Vermuten Pflegefachpersonen, dass ein Patient verstorben ist, überprüfen sie die Vitalzeichen und dokumentieren dies mit genauer Uhrzeit. Bestätigt sich der Tod, muss unverzüglich ein Arzt zur Leichenschau und Ausstellung des Totenscheins angefordert werden.

Die korrekte **Bestimmung des Todeszeitpunkts** ist außerordentlich wichtig. Eine „auf die Minute genaue" Bestimmung der Todeszeit ist aus rechtsmedizinischer Sicht nur in Ausnahmefällen möglich, z. B. bei einem intensivmedizinischen Monitoring. Bei Menschen, die in der Häuslichkeit, in einer stationären Pflegeeinrichtung, einem Hospiz o. Ä. verstorben aufgefunden werden, ist die exakte Bestimmung des Todeszeitpunkts praktisch nicht möglich. Einige Bundesländer fordern in ihren amtlichen Vordrucken auch die „Auffindezeit", oder der Arzt kann die Todeszeit mit „etwa" oder „ungefähr" relativieren oder einen Zeitbereich angeben.

Grobe Hinweise auf den Todeszeitpunkt sind die **sicheren Todeszeichen:**

- Totenflecke: Beginn 15–30 Min. post mortem (p. m.), Konfluktion (Zusammenlaufen) ca. 1–2 Std. p.m., volle Ausbildung ca. 6–8 Std. p.m.
- Totenstarre: Beginn am Kiefergelenk 2–4 Std. p.m., volle Ausprägung ca. 6–8 Std. p.m.

In Deutschland werden Todesfälle grundsätzlich in natürliche und nicht natürliche (unnatürliche) **Todesarten** eingeteilt (➤ 1.4.4). Bei Verdacht auf eine **nicht natürliche Todesart** ist der Arzt verpflichtet, die zuständigen Behörden (Polizei oder Staatsanwaltschaft) zu informieren, um weitere Untersuchungen einzuleiten. Dies dient der Klärung der genauen Todesumstände und der Feststellung, ob Fremdeinwirkung vorliegt. Die korrekte Unterscheidung ist von großer rechtlicher und versicherungsrechtlicher Bedeutung.

Verdacht auf eine nicht natürliche Todesart

Wenn Pflegefachpersonen den Verdacht haben, dass ein Patient nicht auf natürliche Weise verstorben ist, gehen sie folgendermaßen vor (➤ 1.4.4):

- Unverzügliche Benachrichtigung eines Arztes, damit dieser die gesetzlich vorgeschriebene Leichenschau durchführen kann.
- Während der Leichenschau dem Arzt alle relevanten Informationen zur Verfügung stellen, insbesondere Beobachtungen zum Zustand des Verstorbenen vor dem Tod und zu den Umständen des Todes. Sollte der Arzt während der Leichenschau Hinweise auf eine nicht natürliche Todesursache feststellen oder kann er die Todesart nicht eindeutig feststellen, ist er verpflichtet, die Polizei zu informieren. Dies dient der Klärung der genauen Todesumstände und der Feststellung, ob eine Fremdeinwirkung vorlag.
- Differenzierte Dokumentation aller Beobachtungen und Maßnahmen. Diese Aufzeichnungen können bei späteren Untersuchungen oder Nachfragen von Bedeutung sein.

MERKE

Eine **Obduktion** (*Autopsie,* innere Leichenschau) wird u. a. notwendig, wenn die genaue Todesursache nicht feststellbar ist. Sie wird von einem Facharzt für Pathologie oder Rechtsmedizin durchgeführt. Für eine klinisch-pathologische Obduktion ist die Zustimmung der Angehörigen erforderlich, sofern der Verstorbene nicht zu Lebzeiten eingewilligt hat. Bei durch die Staatsanwaltschaft angeordneten gerichtlichen Obduktionen entfällt die Zustimmungspflicht.

Für Angehörige (ggf. auch für Pflegefachpersonen) kann es ein Schock sein, wenn ihnen mitgeteilt wird, dass eine gerichtliche Obduktion notwendig wird. Entsprechend einfühlsam, aber auch transparent und verständlich gehen Arzt und Pflegefachperson vor:

- Aufrichtige Anteilnahme am Tod bekunden
- Klar, sachlich und verständlich den Zweck der Obduktion zur Klärung der Todesursache nennen;

informieren, dass eine Obduktion gesetzlich vorgeschrieben ist
- Raum für Fragen und Bedenken geben; emotionale Belastungen wie Schock ernst nehmen
- Weiteres Vorgehen erläutern, u.a. wohin der Verstorbene gebracht wird, wie lange etwa die Obduktion dauert, wann eine Bestattung vermutlich möglich sein wird, Kontakt für weitere Nachfragen vermitteln

In Bezug auf die **Versorgung des Verstorbenen** lassen Pflegefachpersonen bei Verdacht auf eine nicht natürliche Todesursache besondere Vorsicht walten:
- Den Leichnam und seine Umgebung nicht verändern, um mögliche Beweismittel nicht zu beeinträchtigen. Dies bedeutet, dass Maßnahmen wie das Entfernen von medizinischen Geräten, Sonden, das Umpositionieren des Verstorbenen oder das Waschen des Leichnams zu unterlassen sind, bis die Polizei/Spurensicherung die Untersuchung abgeschlossen hat.
- Selbstverständlich darf bis dahin der Leichnam nicht dem Bestattungsunternehmen übergeben werden.
- Die genauen Regelungen können je nach Bundesland variieren. Es ist daher wichtig, sich mit den spezifischen Vorschriften des jeweiligen Landes vertraut zu machen und diese einzuhalten.

Versorgung des Verstorbenen

Die Würde endet nicht mit dem Tod!

MERKE

Die Achtung der Menschenwürde endet nicht mit dem Tod eines Menschen. In Deutschland wird die postmortale Würde durch verschiedene rechtliche und ethische Konzepte geschützt.
In Art. 1 GG ist die Unantastbarkeit der Menschenwürde verankert. Obwohl dieser Schutz primär für Lebende gilt, wird diskutiert, inwiefern er auch über den Tod hinaus Wirkung entfaltet. Ein Beispiel hierfür ist der Schutz der Totenruhe auf Friedhöfen.

Postmortales Persönlichkeitsrecht

In Deutschland wird das postmortale Persönlichkeitsrecht anerkannt, das den Persönlichkeitsschutz über den Tod hinaus fortführt. Dieses Recht schützt vor allem vor Verunglimpfungen oder kommerzieller Ausbeutung des Andenkens Verstorbener. Es ist gesetzlich nicht explizit geregelt, wird jedoch in der Rechtsprechung berücksichtigt.

Ethische Perspektiven

Ethisch betrachtet bleibt die Würde eines Menschen auch nach seinem Tod bestehen. Ein respektvoller Umgang mit Verstorbenen ist nicht nur Ausdruck der Achtung gegenüber dem Individuum, sondern auch von Bedeutung für die Hinterbliebenen. Er ermöglicht es den Angehörigen, sich mit dem Verlust abzufinden, und trägt zur Stabilität der gesellschaftlichen Werteordnung bei.

Pflegende gehen in der weiteren Versorgung so würdevoll mit dem Verstorbenen um, als würde er noch leben. Zu den **pflegerischen Maßnahmen nach dem Versterben** gehören:
- Positionierungshilfsmittel entfernen und Verstorbenen in die Rückenlage bringen, Kopfteil leicht erhöhen
- Augen und Mund des Verstorbenen schließen; ggf. kurzfristig feuchte Tupfer auf die Augen legen, zusammengerolltes Handtuch unter das Kinn schieben
- Zahnprothesen und Schmuck belassen, bis die Angehörigen entschieden haben, wie damit zu verfahren ist
- Zugänge entfernen, Verbände und Körperöffnungen auf möglichen Austritt von Sekreten, Blut versorgen, ggf. geruchsdichtes Verbandmaterial verwenden
- Sichtbare Verunreinigungen entfernen/abwaschen
- Hände über der Bettdecke aufeinanderlegen, nur auf Wunsch falten
- Medizinische Geräte und Pflegehilfsmittel aus dem Zimmer bringen
- Heizung ausstellen, Zimmer lüften und aufräumen. Tisch mit Tischdecke, Blumen, Kerze und religiösen Gegenständen (nur auf Wunsch) herrichten
- Zimmer verschließen oder Hinweisschild anbringen, sich beim Personal zu melden, damit An- und Zugehörige nicht unvorbereitet das Zimmer betreten
- Angehörige auf Wunsch ins Zimmer begleiten, sie ermutigen, sich zu verabschieden oder Rituale durchzuführen; individuelle Wünsche, Rituale respektieren. Zu Abschiedsgeschenken oder Grabbeigaben ermutigen

- Angehörigen Zeit zur Verabschiedung lassen
- Die weitere pflegerische Versorgung, z. B. Ganzkörperwaschung, Salbung, Kleidung, mit den Angehörigen absprechen; ggf. übernimmt das Bestattungsunternehmen das Waschen und Ankleiden

Organisatorische Aufgaben sind:

- Dokumentation des Todes in der Patientendokumentation und ggf. weitere medizinisch-pflegerische Maßnahmen, die noch vor dem Tod vorgenommen wurden; weitere einrichtungsinterne Maßnahmen wie Statistik beachten
- Weitere Personen aus dem interdisziplinären Team informieren, ggf. Einrichtung (z. B. stationäre Pflegeeinrichtung) informieren
- Ggf. Bestattungsunternehmen informieren und weiteres Vorgehen mit ihm absprechen

Verweildauer des Verstorbenen

Die Zeitspanne, während der ein Verstorbener im Krankenzimmer verbleiben darf, variiert je nach den internen Regelungen des jeweiligen **Krankenhauses.** In vielen Kliniken ist es üblich, dass Verstorbene noch etwa 2–3 Std. im Zimmer verbleiben können, um den Angehörigen die Möglichkeit zu geben, in vertrauter Umgebung Abschied zu nehmen. Anschließend wird der Verstorbene in der Regel in die Pathologie oder einen speziellen Kühlraum überführt. Einige Krankenhäuser verfügen zudem über Abschieds- oder Aufbahrungsräume, in denen sich Angehörige in Ruhe vom Verstorbenen verabschieden können. Diese Räumlichkeiten bieten eine alternative Möglichkeit, falls ein längerer Verbleib im Krankenzimmer nicht möglich ist oder zusätzliche Zeit für den Abschied gewünscht wird.

Nach dem Versterben in einer **stationären Pflegeeinrichtung** oder einem **Hospiz** verbleibt der Verstorbene normalerweise noch für einige Stunden im Zimmer, um Angehörigen die Möglichkeit zu geben, sich in vertrauter Umgebung zu verabschieden. Die genaue Dauer kann je nach Einrichtung variieren und ist auch von den Möglichkeiten des Bestattungsunternehmens abhängig.

Im **häuslichen Umfeld** haben Angehörige länger Zeit zur Verabschiedung und ggf. auch zur Aufbahrung. In der Regel müssen Verstorbene innerhalb von 36 Std. (in Brandenburg und Sachsen ist eine Überführung innerhalb von 24 Std. vorgeschrieben, während in Thüringen 48 Std. erlaubt sind; in Bayern legen die Kommunen die Fristen fest) nach Eintritt des Todes in eine Leichenhalle oder entsprechende Räumlichkeiten beim Bestatter überführt und dort gekühlt aufbewahrt werden.

MERKE

Gespräche mit Kindern und Jugendlichen ➤ 1.8.3

Der Abschied von einem verstorbenen Menschen ist für Kinder eine bedeutende Erfahrung, die ihnen hilft, den Verlust zu verarbeiten. Es ist wichtig, sie in diesen Prozess einzubeziehen und ihnen altersgerechte Möglichkeiten zu bieten, ihre Trauer auszudrücken (➤ 1.8.3). Empfohlen werden z. B.:

- Offene und ehrliche Kommunikation in einer kindgerechten Sprache; Umschreibungen wie „eingeschlafen" vermeiden, da diese missverstanden werden könnten.
- Kinder aktiv in Abschiedsrituale einbinden, z. B. durch das Bemalen des Sarges, Schreiben eines Abschiedsbriefs oder das Anfertigen von Zeichnungen für den Verstorbenen.
- Mit dem Kind gemeinsam entscheiden, ob es an der Beerdigung teilnehmen möchte. Die Teilnahme kann helfen, den Tod zu begreifen und Abschied zu nehmen.
- Ein Erinnerungsalbum oder eine Erinnerungskiste mit Fotos und Gegenständen des Verstorbenen gemeinsam mit dem Kind anlegen. Dies kann dem Kind helfen, seine Gefühle auszudrücken und zu verarbeiten.
- Gedenkaktionen wie das gemeinsame Pflanzen eines Baums oder das Steigenlassen eines Luftballons mit einer Botschaft an den Verstorbenen können symbolische Handlungen sein, die Trost spenden.
- Das gemeinsame Ansehen von Fotos und das Erzählen von Geschichten über den Verstorbenen fördern positive Erinnerungen und unterstützen den Trauerprozess.
- Es gibt zahlreiche Kinderbücher, die sich mit den Themen Tod und Trauer befassen und als Gesprächsanlass dienen können (➤ 1.8.3, ➤ Abb. 1.34).

Jedes Kind trauert individuell. Wichtig ist, ihm Kind Raum für seine Gefühle zu geben, es ernst zu nehmen und ihm Sicherheit zu vermitteln. Professionelle Unterstützung kann in manchen Fällen zusätzlich hilfreich sein.

1.10.3 Trauer

DEFINITION

Trauer: Natürliche, psychische Reaktion auf einen bedeutsamen Verlust – meist den Tod eines nahestehenden

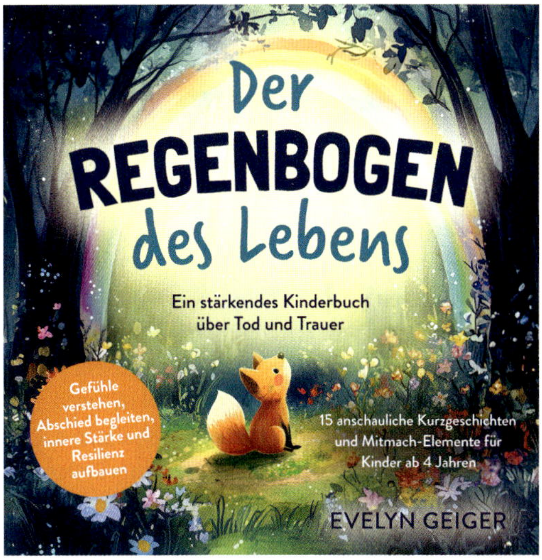

Abb. 1.34 Wenn Eltern kaum Worte finden, um Kindern den Verlust eines geliebten Menschen zu erklären, können Kinderbücher mit Geschichten, Bildern und Ritualen eine Hilfe sein. [X416]

Menschen –, die sich durch emotionale, kognitive, körperliche und soziale Veränderungen äußert. Sie hilft, den Verlust zu verarbeiten und sich an eine veränderte Lebenssituation anzupassen. Es handelt sich dabei also um einen natürlichen und höchst individuellen Prozess.

Laut Statistischem Bundesamt sind im Jahr 2022 mehr als eine Million Menschen gestorben [14]. Wenn man davon ausgeht, dass der Tod eines Menschen im Durchschnitt von fünf Menschen betrauert wird, dann trauern jährlich mehr als fünf Millionen Menschen um einen Verstorbenen.

Die Mehrheit der Hinterbliebenen (ca. 60 %) bewältigt den Tod einer Bezugsperson ohne größere Probleme, unterstützt durch die persönlichen Netzwerke [15].

Trauer ist kein einzelnes Gefühl oder eine Ansammlung von Gefühlen. Es ist vielmehr eine natürliche Reaktion auf den Verlust, die den gesamten Menschen erfasst:

- Auf der **psychischen Ebene** werden intensive Emotionen wie Traurigkeit, Schmerz, Sehnsucht, Leere, Wut oder Schuld, Grübeln und Stimmungsschwankungen erlebt.
- Auf der **körperlichen Ebene** bestehen u. a. Schlaflosigkeit, Appetitlosigkeit, Erschöpfung.
- Auf der **sozialen Ebene** kann es zu Veränderungen in Beziehungen, einem Gefühl der Isolation oder Rückzug kommen.
- Auf einer **spirituell-philosophischen Ebene** gehen Trauernde u. a. Fragen nach dem Sinn des Lebens, Glaube und Hoffnung nach.

Trauer ist eine angeborene Fähigkeit, ein dynamischer Prozess, der eine lebenserhaltende bzw. -wiederherstellende Funktion hat.

Trauerphasen

Phasenmodell des Sterbens von Elisabeth Kübler-Ross ➤ 1.10.1

Es gibt verschiedene Modelle, die versuchen, den komplexen Prozess des Trauerns zu beschreiben.

- **Fünf Phasen der Trauer nach Elisabeth Kübler-Ross:** Ursprünglich für den Sterbeprozess entwickelt,wurde das Modell später auch auf den Trauerprozess übertragen. Auch hier ist das Modell nicht als starres Schema zu verstehen (➤ 1.10.1), sondern will Verständnis für die emotionalen Prozesse schaffen, um Sterbende bzw. Trauernde besser zu verstehen.
  1. **Verleugnung:** Die Realität des Verlusts wird noch nicht akzeptiert. *(Das kann nicht sein.)* Verleugnung ist ein Schutzmechanismus vor emotionaler Überforderung.
  2. **Zorn/Wut:** Der Trauernde hat Wut z. B. auf die Ärzte, das Schicksal, Gott, andere Menschen oder auf den Verstorbenen selbst. *(Warum passiert mir/uns das?)* Wut ist der Ausdruck inneren Schmerzes.
  3. **Verhandeln:** In dieser Phase besteht die Hoffnung auf eine Rücknahme des Verlusts, z. B. durch Gebete, Rituale. *(Wenn ich nur …, dann vielleicht …)* Es ist der Versuch, die Situation kontrollierbar zu machen.
  4. **Depression:** Die Endgültigkeit des Verlusts wird deutlich und ist oft von tiefer Traurigkeit, Depression und Rückzug gekennzeichnet. Dies ist notwendig, um die Trauer zu verarbeiten.
  5. **Akzeptanz:** Der Verlust wird anerkannt, der Trauernde beginnt zu neu zu orientieren, kehrt nach und nach in den Alltag zurück. *(Es ist so, wie es ist.)* Akzeptanz ist aber nicht gleichbe-

deutend mit „Alles ist gut", sondern eher mit einem inneren Frieden.

- **Trauerprozessmodell von Verena Kast:** Die Schweizer Psychoanalytikerin und Professorin für Psychologie beschreibt das Trauern als vierphasigen dynamischen Prozess, der nicht linear verlaufen muss. Sie betont, dass Trauerarbeit aktiv geleistet werden muss, damit eine Heilung möglich ist.
  1. **Nicht wahrhaben wollen:** Die Realität wird zunächst verdrängt, der Schmerz noch nicht zuglassen. Typische Reaktionen sind „Das kann nicht sein!", Schock, Erstarrung, Unglaube.
  2. **Aufbrechende Emotionen:** Die Verdrängung kann nicht mehr aufgehalten werden. Intensive Gefühle wie Wut, Traurigkeit, Schuld brechen unvermittelt und heftig auf.
  3. **Suchen und sich trennen:** Durch die innere Auseinandersetzung mit dem Verstorbenen kann eine schrittweise äußerliche Loslösung von alten Bindungen erfolgen. Dies geschieht über Tagträume, Erinnerungen, Gespräche mit der verstorbenen Person.
  4. **Neuer Selbst- und Weltbezug:** Mit der Akzeptanz des Verlusts ordnet sich das Leben des Trauernden neu, er ist wieder handlungsfähig und öffnet sich neuen Beziehungen und Perspektiven. Der Verstorbene hat einen inneren Platz gefunden.
- **Aufgaben der Trauer nach John William Worden:** Der amerikanische Psychologe und Trauerforscher beschreibt in seinem Modell [18] vier Aufgaben der Trauer, die ein trauernder Mensch aktiv bewältigen muss. Die Aufgaben sind nicht streng linear, sie können sich überlappen und wiederholt durchlaufen werden.
  1. **Die Realität des Verlusts akzeptieren:** Der Trauernde muss emotional und kognitiv begreifen, dass der geliebte Mensch wirklich tot ist. Ziel ist, die endgültige Realität des Verlusts anzuerkennen.
  2. **Dem Schmerz der Trauer durchleben:** Gefühle wie Schmerz, Sehnsucht, Wut müssen zugelassen werden. Eine Vermeidung oder Unterdrückung kann die Trauer chronisch machen. Ziel ist die emotionale Verarbeitung des Verlusts.
  3. **Sich an das Leben ohne den Verstorbenen anpassen:** Der Trauernde muss neue Rollen, Aufgaben und Routinen ohne die verstorbene Person finden, u. a. den Alltag neu organisieren und ein neues Selbstbild schaffen. Ziel ist, einen neuen Platz im Leben zu finden, auch wenn sich das Leben geändert hat.
  4. **Dem Verstorbenen einen neuen Platz im Leben geben und das Leben wieder aufnehmen:** Der Verstorbene wird emotional „neu verankert". Das heißt, er ist nicht vergessen, steht aber nicht mehr im Zentrum. Ziel ist, wieder Freude zu empfinden, neue Beziehungen eingehen und sich neuen Aufgaben zu widmen.
- **Duales Prozessmodell von Magaret Stroebe und Henk Schut:** Die englisch-niederländische Psychologin und der niederländische Psychologe gehen davon aus, dass trauernde Menschen keine Phasen durchlaufen, sondern in einem Wechselspiel zwischen verschiedenen Bedürfnissen hin- und herpendeln. Die abwechselnde Auseinandersetzung mit Verlust und Leben schützt vor Überforderung und Erstarrung. Auch dieses Modell, das sich kulturübergreifend anwenden lässt, betont die Individualität der Trauer.
  - **Verlustorientierung** mit Schmerz und Weinen, Sehnsucht, Gedanken an den Verstorbenen und Rückzug. Ziel ist, die Trauer anerkennen und zulassen.
  - **Wiederherstellungsorientierung** mit Alltagsbewältigung, neuer Rollenfindung, (Wieder-)Aufbau sozialer Kontakte, Umsetzungen notwendiger Veränderungen (z. B. im Beruf).

Menschen in der Trauer begleiten

Die **Begleitung trauernder Menschen** ist ein sensibler und individueller Prozess. Sie kann auf verschiedenen Ebenen – emotional, sozial, professionell oder spirituell – erfolgen und muss sich immer an den Bedürfnissen und dem Tempo der betroffenen Person orientieren. Grundprinzipien der Trauerbegleitung sind:

- Annehmen und präsent sein
  - Da sein, ohne zu werten oder zu „reparieren".
  - Raum für Gefühle jeglicher Art geben: Schmerz, Wut, Schuld, Leere.
  - Zuhören und Schweigen aushalten.

- Individuelle Trauer zulassen
  - Jeder Mensch trauert anders, es gibt keinen Fahrplan, kein richtig oder falsch.
  - Zeit geben, nicht zum Loslassen oder Nach-vorn-Schauen drängen.
- Stabilität und Struktur anbieten
  - Orientierung durch Rituale, regelmäßige Gespräche geben.
  - Hilfe bei der Alltagsbewältigung anbieten (z. B. Termine, Haushalt).
- Ermutigen, aber nicht überfordern
  - Anreize zur Selbstfürsorge geben ohne Erwartungshaltung.
  - Der Trauernde entscheidet selbst über Tempo und Richtung.
- Ressourcen aktivieren
  - Erinnerungen würdigen, Stärken fördern.
  - Soziales Netzwerk einbinden (Familie, Freunde, Gruppen).

Formen der Trauerbegleitung

Trauerbegleitung kann auf verschiedenen Ebenen stattfinden (➤ Tab. 1.4).

Methoden und Impulse für die Trauerarbeit

Methoden und Impulse für die Trauerarbeit können achtsam vorgeschlagen werden; der Trauernde entscheidet, was er ausprobieren möchte. Ideen sind (➤ Abb. 1.35):

- Biografisches Arbeiten, z. B. ein Erinnerungsalbum oder eine Lebenscollage erstellen
- Kreative Methoden, z. B. Aufschreiben von Gedanken und Gefühlen, Gefühle nonverbal durch Malen ausdrücken, Musik hören, im Garten arbeiten
- Rituale und symbolische Handlungen, z. B. Kerzen anzünden zum Gedenken, dem Verstorbenen Briefe schreiben, Gedenktage gestalten
- Symbolarbeit, z. B. Steine oder Figuren finden, Fotos aufstellen, einen Gedenkort finden
- Körperorientierte Zugänge, u. a. durch Atemübungen, Meditationen, Bewegung

Trauerbegleitung ist die unterstützende Begleitung von Menschen, die einen Verlust erlitten haben – meist durch den Tod eines nahestehenden Menschen. Sie zielt darauf ab, Raum für individuelle Trauerprozesse zu schaffen, emotionale Entlastung zu ermöglichen und schrittweise eine Neuorientierung im Leben zu begleiten.

„Den Schmerz weg-zu-trösten darf nicht das erste Ziel in der Begegnung und Begleitung von Menschen in Trauer sein. […] Es geht darum, das, was ist und sich offenbart, als Wahrheit zu nehmen, es anzunehmen, ohne es verändern, abmildern, verkleinern und umgehend eine andere Sicht darauf erwirken zu wollen.“ [20, S. 105 f.]

Anhaltende Trauerstörung

DEFINITION

Anhaltende Trauerstörung (ATS, komplizierte Trauer): Nach ICD-11 (WHO 2022) eine starke Trauerreaktion, die länger als kulturell erwartet (mind. 6 Monate) besteht, mit intensivem Leid, emotionalen Schmerzen und Schwierigkeiten, weiterzuleben. Der Verlust ist zentraler Fokus des Denkens und Fühlens. Betrifft etwa 2,5–10 % der Trauernden [20].

Prolonged Grief Disorder (PGD, anhaltende Trauerstörung): In ICD und DSM-5-TR als Diagnose aufgenommen. Hauptkriterien sind u. a.:

- Der Verlust liegt mindestens 12 Monate zurück, bei Kindern 6 Monate.
- Symptome:
  - An den meisten Tagen über mindestens einen Monat besteht eine intensive Sehnsucht oder gedankliche Beschäftigung mit der verstorbenen Person.
  - Zusätzlich liegt mindestens eines der folgenden Symptome vor:
    - Emotionale Taubheit oder Wut
    - Gefühl „leer“ zu sein bzw. alles
    - Schwierigkeiten, den Tod zu akzeptieren
- Die Symptome verursachen klinisch bedeutsames Leiden oder Beeinträchtigungen in sozialen, beruflichen oder anderen wichtigen Lebensbereichen.

Eine **anhaltende Trauerstörung (ATS)** zeigt sich u. a. durch:

- Intensive Sehnsucht bzw. starkes Verlangen nach der verstorbenen Person
- Gedankliche Vereinnahmung, u. a. ständiges Denken an den Verlust, Gedankenkreisen oder Was-wäre-wenn-Szenarien
- Anhaltende Traurigkeit, Leere oder Hoffnungslosigkeit, Verlust des Sinns im Leben, Gefühl, nicht weiterleben zu können

Tab. 1.4 Verschiedene Formen der Trauerbegleitung.

Form	Beschreibung
Laienbegleitung, z. B. durch Familie, Freunde, Nachbarschaft	Menschen im unmittelbaren Umfeld sind oft die ersten, die mit Trauernden in Kontakt kommen. Es geht weniger um „Hilfe" im klassischen Sinn als um Zuwendung, Zuhören und Dasein Was hilft: • Zeit nehmen, ohne zu drängen • Erinnerungen teilen • Praktische Unterstützung (z. B. Einkaufen, Haushalt, Termine) • Rituale im Alltag mitgestalten (z. B. Gedenktage) Grenzen: • Eigene Unsicherheit oder Sprachlosigkeit • Ungeeignete Ratschläge („Du musst loslassen") • Überforderung ohne Schulung oder Abstand
Professionelle Trauerbegleitung, Psychotherapie	Fachlich fundierte Unterstützung durch Psychologen, Psychotherapeuten oder speziell ausgebildete Trauerbegleiter. Besonders wichtig bei komplizierter oder traumatischer Trauer, starker Funktionseinschränkung oder psychischen Vorerkrankungen Ziele: • Emotionale Verarbeitung ermöglichen • Funktionsfähigkeit im Alltag fördern • Selbstwirksamkeit und Neuorientierung stärken Methoden: • Gesprächstherapie, kognitive Verhaltenstherapie • EMDR (bei Trauer nach traumatischen Ereignissen) • Trauerfokussierte Therapieformen (z. B. Complicated Grief Therapy nach Shear) • Ressourcenarbeit, achtsame Körperwahrnehmung
Seelsorgerische und spirituelle Begleitung	Unterstützung durch Pfarrer/Pastor, Religionslehrer, Klinikseelsorge u. a. Besonders wertvoll, wenn sich der Trauernde Fragen nach Sinn, Schuld, Glauben oder Transzendenz stellt Angebote: • Begleitende Gespräche • Gebete, Segnungen, Rituale (z. B. Gedenkgottesdienste) • Gemeinschaftsangebote (Trauercafés, Gesprächskreise) Wichtig: • Nicht missionierend – Spiritualität ist persönlich • Auch für konfessionslose Menschen möglich, wenn gewünscht
Trauergruppen, Selbsthilfegruppen	Gruppen für Menschen mit vergleichbaren Verlusterfahrungen (z. B. Eltern nach dem Tod eines Kindes, verwitwete Menschen, Jugendliche nach Suizid eines Freunds). Moderiert durch Fachpersonen oder Betroffene mit Schulung Vorteile: • *Ich bin nicht allein* – Solidarität auf Augenhöhe • Möglichkeit, Gefühle auszudrücken, ohne bewertet zu werden • Vorbilder im Umgang mit Trauer Formen: • Offene Gruppen (kommen und gehen möglich) • Geschlossene Gruppen (zeitlich begrenzt, fester Teilnehmerkreis) • Online-Trauergruppen, z. B. bei U25 (www.u25-deutschland.de), Trauernetz (www.trauernetz.de)

Tab. 1.4 Verschiedene Formen der Trauerbegleitung. *(Forts.)*

Form	Beschreibung
Digitale Angebote, niederschwellige Angebote	Websites, Apps, Podcasts, Foren oder digitale Tagebücher helfen besonders introvertierten oder isolierten Menschen, über ihre Trauer nachzudenken und sich auszudrücken Beispiele: • www.trauerraum.de • www.da-sein.de – für junge Menschen • www.hopeagain.de – ebenfalls für junge Menschen • www.verwaiste-eltern.de • Apps wie Grief Works, My Grief App, TrostHelden Achtung: • Diese Angebote sind keine Alternative zur Therapie bei schwerer Trauer • Die Begleitung durch reale Menschen bleibt zentral

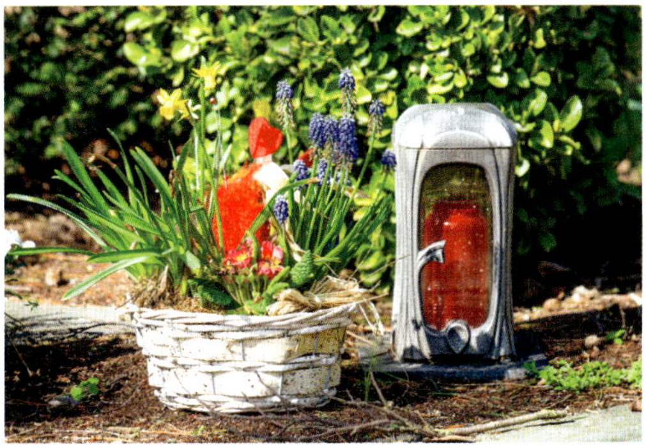

Abb. 1.35 Trauernde Menschen müssen **ihren** Weg durch die Trauer finden. Oft helfen kreative Tätigkeiten und Rituale wie der Besuch auf dem Friedhof, das Niederlegen von Blumen an einer Gedenkstätte, das Anzünden einer Kerze oder das Aufstellen von Symbolen. [J787-166]

- Identitätsverlust, d. h. das Gefühl, ohne die verstorbene Person nicht mehr „man selbst" zu sein
- Wut oder Schuldgefühle in Bezug auf den Tod
- Vermeidung von Erinnerungen oder Orten, die mit dem Verstorbenen zu tun haben
- Sozialer Rückzug oder Isolation, Verlust von Interessen von früheren Aktivitäten
- Schwierigkeiten, neue Lebensziele zu entwickeln oder Freude zu finden
- Leistungsabfall im Alltag oder Beruf, aber auch körperliche Vernachlässigung

MERKE

Abgrenzung zur „normalen" Trauer

Trauer ist normal, individuell und oft intensiv – besonders in den ersten Monaten. Von einer anhaltenden Trauerstörung spricht man, wenn …

- sie nicht nachlässt,
- funktionale Beeinträchtigungen auftreten (z. B. in Beruf, Familie, Gesundheit),
- über das kulturell übliche Maß hinausgeht.

Risikofaktoren für eine ATS sind:

- Beziehung zum Verstorbenen: Der Tod eines engen Familienmitglieds, insbesondere des Lebenspartners oder eines Kindes, gilt als besonders belastend.
- Todesumstände:
  - Ein unerwartetes Versterben, etwa durch Unfall oder plötzliche Krankheit, kann die Trauerbewältigung erschweren.
  - Todesfälle durch Unfälle, Gewaltverbrechen oder Suizid erhöhen das Risiko einer anhaltenden Trauerreaktion.
- Individuelle Faktoren:
  - Studien weisen darauf hin, dass Frauen ein höheres Risiko für die Entwicklung einer anhaltenden Trauerstörung haben.
  - Ältere Menschen sind anfälliger, insbesondere wenn sie den Verlust im höheren Alter erleben.
  - Finanzielle Belastungen können die Trauerbewältigung zusätzlich erschweren.
- Psychische Vorerkrankungen: Personen mit bereits bestehenden psychischen Störungen wie Depressionen oder Angststörungen haben ein erhöhtes Risiko.
- Soziale Faktoren: Fehlende Unterstützung durch Familie, Freunde oder Gemeinschaft kann die Trauerbewältigung negativ beeinflussen.

Das Zusammenspiel mehrerer Faktoren erhöht die Wahrscheinlichkeit, dass eine Person Schwierigkeiten hat, den Verlust zu verarbeiten und eine anhaltende Trauerstörung entwickelt.

Für die **Behandlung** kommen verschiedene Ansätze infrage (➤ Tab. 1.4):

- **Kognitive Verhaltenstherapie (KVT):** Die KVT zielt darauf ab, hinderliche Gedanken und Verhaltensweisen, die den Trauerprozess blockieren, zu identifizieren und zu verändern. Wichtige Komponenten dieser Therapie umfassen:
  - Expositionstherapie: Konfrontation mit belastenden Erinnerungen an den Verstorbenen, um eine emotionale Verarbeitung zu fördern.
  - Kognitive Umstrukturierung: Überprüfung und Anpassung von Gedankenmustern wie Schuldgefühlen oder unrealistischen Überzeugungen.
  - Förderung von Akzeptanz: Unterstützung dabei, den Verlust zu akzeptieren und eine neue Lebensperspektive zu entwickeln.

  Eine Studie [25] zeigt, dass dieser Ansatz effektiv ist, um Symptome der ATS zu lindern und den Trauerprozess positiv zu beeinflussen.
- **Integrative kognitive Verhaltenstherapie (KVT-PG):** Ein spezifischer Ansatz ist die Integrative KVT für prolongierte Trauer (KVT-PG) nach Rosner et al. [26]. Dieses Manual umfasst 20 bis 25 Sitzungen und kann sowohl im Einzel- als auch im Gruppensetting angewandt werden. Es kombiniert klassische KVT-Techniken mit spezifischen Interventionen für Trauernde und hat sich in klinischen Studien als wirksam erwiesen.
- **Internetbasierte Therapieprogramme:** Innovative Ansätze nutzen das Internet, um therapeutische Unterstützung bereitzustellen. Diese Programme basieren häufig auf kognitiv-verhaltenstherapeutischen Prinzipien und ermöglichen es Betroffenen, flexibel und ortsunabhängig Hilfe zu erhalten. Erste Studien [29, 30] deuten darauf hin, dass solche Programme ähnlich effektiv sein können wie traditionelle Therapieformen.
- **Medikamentöse Behandlung:** Obwohl die Psychotherapie im Vordergrund steht, kann in bestimmten Fällen eine medikamentöse Unterstützung erwogen werden, insbesondere wenn zusätzlich depressive Symptome auftreten. Antidepressiva können helfen, die Stimmung zu stabilisieren, ersetzen jedoch nicht die Notwendigkeit einer spezifischen Trauertherapie.

Insgesamt ist es entscheidend, dass Personen mit ATS-Anzeichen frühzeitig professionelle Hilfe in Anspruch nehmen, um einer Chronifizierung entgegenzuwirken und den Heilungsprozess zu unterstützen.

Trauern im interdisziplinären Team

In der Palliative Care werden nicht nur die Patienten und deren Angehörige, sondern auch die **Pflegenden und das interdisziplinäre Team** selbst mit intensiven Trauerprozessen konfrontiert. Der ständige Umgang mit dem Tod und das Begleiten von Menschen mit unheilbaren Erkrankungen und in ihrer letzten Lebensphase können erhebliche emotionale Belastungen mit sich bringen.

Trauer Pflegender

Pflegefachpersonen in der Palliativversorgung entwickeln oft enge Beziehungen zu den ihnen anvertrauten Patienten. Der wiederholte Verlust dieser Menschen kann zu kumulativer Trauer führen, die sich negativ auf das Wohlbefinden und die Arbeitsfähigkeit auswirken kann.

MERKE

Die ständige Konfrontation mit dem Tod und der wiederholte Verlust von Menschen, zu denen eine enge Beziehung bestand, können zu vielfältigen **Trauerreaktionen** führen, die sich auf emotionaler, körperlicher und sozialer Ebene manifestieren.

Emotionale Reaktionen:
- Traurigkeit und Niedergeschlagenheit: Der Verlust von Patienten, zu denen eine enge Beziehung aufgebaut wurde, kann tiefe Traurigkeit hervorrufen.
- Schuldgefühle: Pflegende können sich fragen, ob sie genug getan haben oder ob sie bestimmte Handlungen anders hätten ausführen sollen.
- Hilflosigkeit und Ohnmacht: Das Erleben der eigenen Grenzen in der Patientenversorgung kann Gefühle der Machtlosigkeit hervorrufen.
- Diese emotionalen Belastungen können zu Überforderung, Hilflosigkeit und Unsicherheit führen, insbesondere bei weniger erfahrenen Pflegenden.

Körperliche Reaktionen:
- Die emotionale Belastung kann zu physischer Erschöpfung und Müdigkeit führen.
- Gedanken an verstorbene Patienten oder belastende Situationen können den Schlaf beeinträchtigen.

- Psychosomatische Beschwerden: Kopfschmerzen, Magen-Darm-Probleme oder andere körperliche Beschwerden können auftreten.

Soziale Reaktionen:

- Pflegende können sich von Kollegen, Freunden oder der Familie distanzieren, um ihre Emotionen zu verarbeiten.
- Es kann Pflegenden schwerfallen, über Erlebnisse zu sprechen, was zu Missverständnissen im sozialen Umfeld führen kann.

Um diesen Herausforderungen zu begegnen, ist es wichtig, dass Pflegende …

- eigene Trauerprozesse erkennen und anerkennen. Das Bewusstsein über persönliche Trauerreaktionen ermöglicht einen gesunden Umgang mit den eigenen Emotionen,
- Supervision und kollegiale Beratung nutzen. Regelmäßige Reflexion im Team hilft, Belastungen zu teilen und gemeinsam Bewältigungsstrategien zu entwickeln,
- Fortbildungen und Schulungen absolvieren. Weiterbildungen im Bereich Trauerarbeit stärken die Kompetenz im Umgang mit Verlusten und fördern die Resilienz.

Palliative Care basiert auf einer engen Zusammenarbeit verschiedener Berufsgruppen (➤ 1.5). Der Umgang mit Trauer betrifft das gesamte Team und erfordert gemeinsame Strategien:

- Regelmäßige Teamgespräche und Fallbesprechungen fördern den Austausch über emotionale Belastungen und ermöglichen es, gemeinsam Lösungen zu erarbeiten.
- Interdisziplinäre Fortbildungen, Schulungen, die alle Teammitglieder einbeziehen, stärken das Verständnis füreinander und verbessern den Umgang mit Trauer im Team.
- Eine Kultur der offenen Kommunikation, in der Gefühle und Belastungen offen angesprochen werden können, trägt zur psychischen Gesundheit des Teams bei.

Verlust und Trauer Raum geben

Pflegefachpersonen, aber auch weitere Mitglieder des interdisziplinären Teams, die regelmäßig mit Sterben und Tod konfrontiert sind, benötigen effektive Strategien, um ihrer eigenen Trauer angemessen Raum zu geben und emotionale Belastungen zu verarbeiten. Hier sind einige bewährte Ansätze:

- **Supervision und kollegiale Beratung:** Regelmäßige Treffen mit Supervisoren oder des Teams ermöglichen es, belastende Erlebnisse zu reflektieren und gemeinsam Bewältigungsstrategien zu entwickeln. Dieser Austausch fördert die emotionale Entlastung und stärkt den Zusammenhalt im Team.
- **Teilnahme an Fort- und Weiterbildungen** (➤ 1.3): Schulungen im Bereich Palliativpflege und Trauerbegleitung erweitern nicht nur das fachliche Wissen, sondern bieten auch Raum zur persönlichen Auseinandersetzung mit dem Thema Trauer. Beispielsweise werden vielerorts „Letzte-Hilfe-Kurse“ angeboten, die praktische Hilfen und Informationen zur Trauerbewältigung geben.
- **Eigene Rituale entwickeln:** Individuelle Rituale wie das Anzünden einer Kerze oder das Führen eines Reflexionstagebuchs können helfen, Abschied zu nehmen und die eigenen Gefühle zu verarbeiten. Ebenso kann das Team Rituale entwickeln, wenn ein Patient verstorben ist.
- **Austausch mit professionellen Netzwerken:** Organisationen wie die Malteser bieten Hospizdienste und Trauerbegleitungsangebote an, die auch für Pflegende zugänglich sind. Der Kontakt zu solchen Netzwerken ermöglicht es, Unterstützung zu erhalten und Erfahrungen auszutauschen.
- **Selbstfürsorge praktizieren:** Aktivitäten, die das persönliche Wohlbefinden fördern wie regelmäßige Bewegung, Meditation oder kreative Hobbys, tragen dazu bei, Stress abzubauen und Resilienz zu stärken.
- **Erinnerungsorte in der Einrichtung schaffen** (➤ Abb. 1.36): Möglichkeiten sind z. B. eine Gedenktafel, an der die Namen der Verstorbenen geschrieben werden, ein Erinnerungsbaum im Garten, an den die Namen der Verstorbenen aufgehängt werden, ein Erinnerungsalbum in der die Namen, aber auch weitere Botschaften festgehalten werden können, regelmäßige Gedenkzeremonien, bei denen die Namen der Verstorbenen verlesen werden, Bemalen und Beschriften eines Steins, der an einen Gedenkort gelegt wird, digitale Gedenkseiten auf der Website der Ein-

1

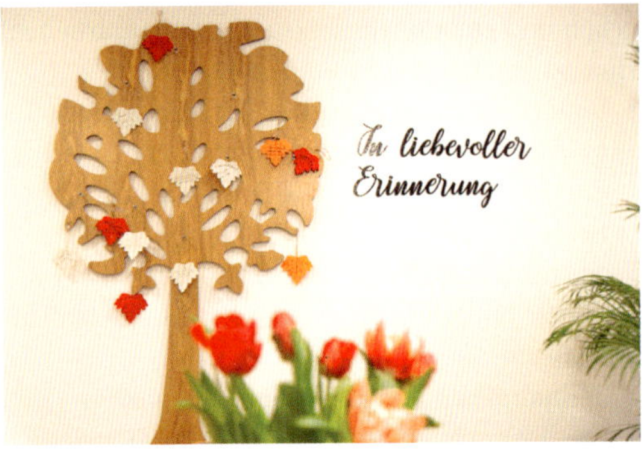

Abb. 1.36 Erinnerungsorte schaffen Raum für Trauer, auch für das interdisziplinäre Team. Hier ist es ein Erinnerungsbaum in einem Hospiz, an den Blätter mit den Namen der Verstorbenen gehängt werden. [T1532]

richtung, auf denen Angehörige Texte, Bilder und Gedanken teilen können.

Durch die bewusste Integration dieser Maßnahmen in den Arbeitsalltag können Pflegende ihre Trauerprozesse gesund verarbeiten und ihre professionelle Handlungsfähigkeit langfristig erhalten.

MERKE

Trauer braucht einen Ausdruck, und Erinnerungsorte bzw. (Erinnerungs-)Rituale geben den Raum dafür. Sie stärken für alle Beteiligten das Gefühl, mit der Trauer nicht alleine zu sein. Für das interdisziplinäre Team sind sie eine Wertschätzung und Erinnerung an die gemeinsame Zeit.
Für Angehörige können Erinnerungsorte in der Einrichtung ebenfalls ein Ort für Trauer, Reflexion und Trost sein. Sie fühlen sich gesehen und begleitet, auch über den Tod des geliebten Menschen hinaus.

LITERATUR

1. Universitätsmedizin Mainz. Empfehlungen zum Umgang mit Do-Not-Resuscitate (DNR)-Anordnungen in der Universitätsmedizin. 2014. Aus: www.unimedizin mainz.de/fileadmin/kliniken/dnr/Empfehlungen_zum_DNR.pdf?utm_source=chatgpt.com (letzter Zugriff: 4.5.2025).
2. Universitätsmedizin Mainz. DNR-Anordnung. 2014. www.unimedizin-mainz.de/fileadmin/kliniken/dnr/DNR-Formular.pdf?utm_source=chatgpt.com (letzter Zugriff: 4.5.2025).
3. Kübler-Ross E. Interviews mit Sterbenden. Freiburg: Herder, 2014.
4. Deutsche Gesellschaft für Palliativmedizin. Dr. med. Ingeborg Jonen-Thielemann. 2018. Aus: www.dgpalliativmedizin.de/dr.-med.-ingeborg-jonen-thielemann (letzter Zugriff: 29.5.2025).
5. Jentschke E, Rabe A. Das Modell des doppelten Bewusstseins. Zeitschrift für Palliativmedizin. 2023; 24(4): 185–189.
6. Schuler US, Hornemann B. Hoffnung und „double awareness" in der palliativen Onkologie. Forum. 2020; 35: 219–222.
7. Deutsche Gesellschaft für Rechtsmedizin. Regeln zur Durchführung der ärztlichen Leichenschau. Leitlinien der Deutschen Gesellschaft für Rechtsmedizin. 2022. Aus: https://register.awmf.org/assets/guidelines/054-002l_S1_Regeln-zur-Durchfuehrung-der-aerztlichen-Leichenschau_2023-03.pdf (letzter Zugriff: 4.5.2025).
8. Deutscher Bundestag. Die postmortale Schutzwirkung der Menschenwürdegarantie. 2018. Aus: www.bundestag.de/resource/blob/590006/06be329f5e98a5f0da17ec858426e7a4/wd-3-384-18-pdf-data.pdf (letzter Zugriff: 4.5.2025).
9. Deutsche Kommission Justitia et Pax. Der gesellschaftliche Umgang mit den Toten – eine Frage der Menschenwürde. Schriftenreihe Gerechtigkeit und Frieden 142. 2023. Aus: www.sepulkralmuseum.de/ressources/files/eine-frage-der-menschenwuerde.pdf (letzter Zugriff: 4.5.2025).
10. Deutsche Gesellschaft für Palliativmedizin (DGP) Sektion Pflege. Umgang mit der Situation nach dem Versterben eines Patienten. Pflegeleitlinie. 2008. Aus: www.dgpalliativmedizin.de/images/stories/pdf/fachkompetenz/Sektion Pflege 808 LLPP Situation nach dem Versterben.pdf (letzter Zugriff: 4.5.2025).
11. Pro Juventure. Mit Kindern über den Tod sprechen. 2025. Aus: www.projuventute.ch/de/eltern/familie-gesellschaft/trauerbewaeltigung-kinder (letzter Zugriff: 4.5.2025).
12. TrostHelden. Buchempfehlungen für Kinder in Trauer. 2023. Aus: www.trosthelden.de/impulse-tipps-ratgeber/buchempfehlungen-fur-kinder-in-trauer (letzter Zugriff: 4.5.2025).
13. Miehling V. Trauerbewältigung für Kinder: 8 Rituale zum Abschied nehmen. 2022. Aus: https://magazin.happinez.de/trauerbewaeltigung-fuer-kinder-8-rituale-zum-abschied-nehmen-22144.html (letzter Zugriff: 4.5.2025).
14. Statistisches Bundesamt Destatis. 1,06 Millionen Sterbefälle im Jahr 2022. 2023. Aus: www.destatis.de/DE/Presse/Pressemitteilungen/2023/01/PD22_012_126.html (letzter Zugriff: 21.6.2025).
15. Deutsche Gesellschaft für Palliativmedizin. Trauer als gesellschaftliche Aufgabe: Warum wir eine vierstufige Trauerversorgung brauchen Positionspapier. 2023. Aus: www.dgpalliativmedizin.de/images/230810_Positionspapier_Trauer_ist_kein_individuelles_Problem_final.pdf (letzter Zugriff: 4.5.2025).
16. Bundesinstitut für Arzneimittel und Medizinprodukte. ICD-11. Internationale statistische Klassification der Krankheiten und verwandter Gesundheitsprobleme, 11. Revision. Aus: www.bfarm.de/DE/Kodiersysteme/Klassifikationen/ICD/ICD-11/_node.html (letzter Zugriff: 4.5.2025).

17. Kast V. Trauern. Phasen und Chancen des psychischen Prozesses. 4. A. Freiburg: Herder, 2015.
18. Worden JW. Grief Counseling and Grief Therapy. 3. ed. New York: Springer, 2002.
19. Stroebe M, Schut H. The dual process model of coping with bereavement: rationale and description. Death Studies. 1999; 23(3): 197–224.
20. Müller M, Brathuhn S, Schnegg M. Handbuch Trauerbegegnung und -begleitung. Göttingen: Vandenhoeck & Ruprecht, 2017.
21. Funke A. Trauerbegleitung in der Praxis. Weinheim: Beltz Juventa, 2020.
22. Achenbach T. Das ABC der Trauer: 77 Impulse und Rituale für Trauernde. Ostfildern: Patmos, 2023.
23. Steinig J, Kersting A. Anhaltende komplexe Trauerreaktion – ein neues Krankheitsbild? Psych up2date. 2015; 9(3): 281–293.
24. Joraschky P, Vogt R. (Hrsg.). Komplexe Trauer und ihre Behandlung. Stuttgart: Klett-Cotta, 2015.
25. Shear MK, Frank E, Houck PR, Reynolds CF. Treatment of complicated grief: A randomized controlled trial. Journal of the American Medical Association. 2005; 293(21): 2601–2608.
26. Rosner R, Kotoučová M, Pfoh G. Treatment of complicated grief. European Journal of Psychotraumatology. 2011; 2: 7995.
27. Wagner B, Maercker A. Psychotherapie im Internet – Wirksamkeit und Anwendungsbereiche. Psychotherapeutenjournal 2011; 1: 34–43.
28. American Psychiatric Association. Diagnostic and Statistical Manual of Mental Disorders. 5. ed. Washington: American Psychiatric Association, 2022.
29. Luppa M et al. Effectiveness and feasibility of internet-based interventions for grief after bereavement: a systematic review. PROSPERO International Prospective Register of Systematic Reviews. Aus: www.crd.york.ac.uk/PROSPERO/view/CRD42019131428 (letzter Zugriff: 29.5.2025).
30. Treml J et al. Efficacy of an Internet-based cognitive-behavioural grief therapy for people bereaved by suicide: a randomized controlled trial. European Journal of Psychotraumatology. 2021; 12(1): 1926650.

1.11 Selbstfürsorge

Christine Keller, Dorothee Steinker

10. Kernkompetenz nach EAPC

Selbstgewahrsein und fortlaufende professionelle Entwicklung

- Fortlaufende Weiterbildung und Entwicklung sind Kernbestandteil der Arbeit in der Palliative Care. Ein Teil dieser Entwicklung und des Lernprozesses soll dem Selbstgewahrsein gewidmet werden, d. h. dem Verständnis der eigenen Grenzen, um rechtzeitig andere einzubinden, wenn das im Interesse der Patienten und deren An- und Zugehörigen ist.
- Mitarbeitende in der Palliative Care wissen um die Belastungen und kennen Wege zur Stärkung der Belastungsfähigkeit und Regeneration und zur Vermeidung eines Burnouts.
- Sie kennen die eigene potenzielle Vulnerabilität und die Wichtigkeit von Rückmeldungen aus dem Team zur eigenen Person. Sie können Feedback annehmen und ins eigene Handeln integrieren und sind zudem in der Lage, belastete Teammitglieder auf Belastungen anzusprechen und ihnen Lösungswege aufzuzeigen.

DEFINITION

Selbstfürsorge (Selbstpflege): Bewusste Praxis, sich um das eigene körperliche, emotionale und geistige Wohl zu kümmern, die eigenen Bedürfnisse zu berücksichtigen und achtsam gegenüber Überforderung zu bleiben. Umfasst Aktivitäten und Maßnahmen, die darauf abzielen, die eigene Gesundheit zu fördern, Stress abzubauen und das allgemeine Lebensgefühl zu verbessern.
Psychohygiene: Gesamtheit der Maßnahmen, die darauf abzielen, die psychische Gesundheit zu erhalten und zu fördern und psychischen Erkrankungen vorzubeugen. Umfasst präventive und rehabilitative Strategien zur Stressbewältigung, zur Förderung von Resilienz und zur Verbesserung des emotionalen Wohlbefindens.

Palliative Care ist ein anspruchsvolles und emotional herausforderndes Arbeitsfeld, das darauf abzielt, die Lebensqualität schwer kranker und sterbender Menschen zu verbessern. Pflegefachpersonen, Ärzte und andere Fachkräfte stehen dabei täglich vor komplexen physischen, psychischen und ethischen Herausforderungen.

Die Stressoren in der Palliative Care können vielfältig sein. Unter anderem gehören die Konfrontation mit Leid und Tod, hohe Arbeitsbelastung, emotionale Erschöpfung und moralische Dilemmata zu den häufigsten Belastungsfaktoren. Die intensive Begleitung von Patienten und deren An- und Zugehörigen erfordert nicht nur fachliche Kompetenz, sondern auch ein hohes Maß an emotionaler Stabilität und Empathie. Ohne geeignete Bewältigungsstrategien kann dies zu Burn-out, Cool-out und sekundärer Traumatisierung führen.

Selbstfürsorge ist daher ein zentraler Aspekt für Fachpersonen in der Palliative Care. Dafür sind gezielte institutionelle Maßnahmen, aber auch die Fähigkeit jeder einzelnen Fachperson, achtsam mit sich umzugehen, eigene Grenzen zu erkennen und bewusste Maßnahmen der Selbstfürsorge umzusetzen, nötig.

MERKE

Bei Menschen, die von Berufs wegen gewohnt sind, sich um andere zu sorgen, besteht die Gefahr, dass diese Fremdsorge übergewichtig und die Selbstsorge vernachlässigt wird. Daher müssen Pflegende und andere professionell Tätige, die gut für die ihnen anvertrauten schwer kranken und sterbenden Menschen sorgen wollen, sich auch um sich selbst gut kümmern.

1.11.1 Belastungsfaktoren und Resilienz

DEFINITION

Belastungsfaktoren *(Stressoren):* Äußere (z. B. Streit mit Kollegen, Personalmangel) und innere (z. B. Glaubenssätze, innere Antreiber, negative Gedanken und Gefühle) Reize, die Stressreaktionen auslösen. Häufig unterteilt in:

- Physische Stressoren: Schlafmangel, Lärm, Schmerzen
- Psychische Stressoren: Leistungsdruck, Zukunftsängste
- Soziale Stressoren: Konflikte, Isolation

Pflegende in der Palliative Care haben sich in der Regel sehr bewusst für diesen Bereich entschieden und kümmern sich meist mit hohem Engagement und Sorge um das Wohl ihrer Patienten. Oftmals werden **Belastungsfaktoren,** die ihre physische und psychische Gesundheit gefährden können, zunächst übersehen. Häufig sind:

- **Emotionale Belastungen:** Die Arbeit mit schwer kranken und sterbenden Menschen kann emotional sehr herausfordernd sein. Pflegende müssen oft mit Trauer, Verlust und der Angst vor dem Tod umgehen. Besonders belastend sind dabei enge Beziehungen zu Patienten, Ähnlichkeiten mit der eigenen Lebenssituation und das junge Alter der Patienten. Die Kommunikation mit Patienten und deren Angehörigen über schwierige Themen wie den Tod, Behandlungsoptionen und Wünsche kann ebenfalls belasten.
- **Physische Belastungen:** Die körperliche Arbeit in der Palliative Care kann anstrengend sein, insbesondere wenn es um die Mobilisation von Patienten oder die Durchführung von pflegerischen Tätigkeiten geht. Hinzu kommt der Schichtdienst.
- **Ungewissheit:** Die Unvorhersehbarkeit des Krankheitsverlaufs und die unterschiedlichen Bedürfnisse der Patienten können zu Stress und Unsicherheit führen.
- **Ressourcenmangel:** Oft sind die Ressourcen wie Zeit, Personal und finanzielle Mittel begrenzt, was den Druck auf die Pflegenden erhöht. Fragen wie *Was ist am dringendsten? Wie viel Zeit muss, kann und will ich für was aufwenden? Wie kann ich jedem meiner Patienten gleichermaßen gerecht werden?* belasten Pflegefachpersonen.
- **Interdisziplinäre Zusammenarbeit:** Die Zusammenarbeit im Team kann herausfordernd sein, insbesondere wenn unterschiedliche Meinungen über die beste Vorgehensweise bestehen.
- **Ethik und Entscheidungsfindung:** Pflegefachpersonen stehen häufig vor ethischen Dilemmata, wenn es um Entscheidungen über die Patientenversorgung geht, z. B. wenn ihre Vorstellungen einer „guten Pflege“ von denen des Patienten und seiner Angehörigen abweichen.
- **Fehlende Selbstfürsorge:** Die Vernachlässigung der eigenen Bedürfnisse und der Selbstpflege über längere Zeit kann zu Erschöpfung und Burn-out oder zu Cool-out führen.
- **Angehörigenarbeit:** Unterstützung und Begleitung von Angehörigen können emotional belastend sein, da letztere oft in einem Zustand der Trauer und Angst sind oder sich andere Entscheidungen wünschen als der Patient oder das multiprofessionelle Team.

Das Bewusstsein von Einrichtungsleitung und Vorgesetzten für diese Belastungsfaktoren ist wichtig, um geeignete Strategien zur Unterstützung der Pflegenden zu entwickeln und ihre Resilienz zu stärken. Es liegt aber auch in der Verantwortung der Pflegenden selbst, bewusst für sich und die eigene Psychohygiene zu sorgen.

DEFINITION

Resilienz (lat. *resiliere* = zurückspringen, abprallen, nicht anhaften): Widerstandsfähigkeit eines Menschen; Fähigkeit, trotz widriger Lebensumstände und kritischer Lebensereignisse gesund zu bleiben, wieder gesund zu werden und sich erfolgreich zu entwickeln. Es gibt verschiedenste Definitionen und unterschiedliche Modelle.

Widerstandsressourcen: Faktoren, die Individuen oder soziale Systeme dabei unterstützen, mit Stress, Belastungen oder Krisen umzugehen. Sie stärken die Resilienz, fördern die Bewältigung von Herausforderungen und werden in folgende Kategorien unterteilt:

- **Individuelle Ressourcen:** Selbstwertgefühl, Selbstwirksamkeit, Optimismus, Problemlösefähigkeiten
- **Soziale Ressourcen:** Unterstützung durch Familie, Freunde, Kollegen, soziale Netzwerke
- **Materielle Ressourcen:** Finanzen, stabile Lebensbedingungen, Zugang zu Gesundheitsversorgung
- **Gesundheitsbezogene Ressourcen:** körperliche Fitness, gesunde Ernährung, Zugang zu medizinischer Versorgung
- **Kulturelle und gesellschaftliche Ressourcen:** Bildung, Werte, Glaube, gesellschaftliche Normen

Menschen gehen unterschiedlich mit Belastungsfaktoren um. Und nicht wenige bleiben – trotz hoher Belastungen – auch langfristig körperlich und psychisch gesund. Diese Menschen haben Widerstandsressourcen und eine gute Resilienz.

Ein bekanntes Modell in diesem Zusammenhang ist das **Salutogenese-Modell** von **Aaron Antonovsky** (1932–1994), das den Begriff **generalisierte Widerstandsressourcen** *(Generalized Resistance Resources, GRR)* als Antwort auf die Frage *Was hält Menschen auch in schwierigen Lebenssituationen gesund?* geprägt hat (➤ Abb. 1.37). Diese Widerstandsressourcen helfen, das Kohärenzgefühl (s. unten) zu stärken, das für eine gesunde Lebensführung entscheidend ist.

Hauptkonzepte der Salutogenese

1. **Kohärenzgefühl** *(Sense of Coherence, SOC):* zentrale Größe, die angibt, wie gut eine Person mit Stress und Herausforderungen umgehen kann. Es besteht aus drei Komponenten:
   - **Verstehbarkeit** *(Sense of Comprehensibility):* Die Welt ist vorhersehbar und erklärbar. Menschen mit diesem Gefühl können äußere und innere Stressoren erkennen und verstehen, einordnen und bewältigen.
   - **Handhabbarkeit** *(Sense of Manageability):* Probleme sind lösbar. Menschen mit diesem Gefühl haben die Überzeugung, dass sie Herausforderungen bewältigen können. Sie haben eine hohe Selbstwirksamkeit (Glaube an sich), können aber auch Grenzen akzeptieren oder um Hilfe bitten.
   - **Sinnhaftigkeit bzw. Bedeutsamkeit** *(Sense of Meaningfulness):* Es gibt einen Grund, alles hat einen Sinn. Menschen mit diesem Gefühl erkennen in allem, mit dem sie konfrontiert werden, einen Sinn, für den es sich zu engagieren lohnt.
2. **Gesundheits-Krankheits-Kontinuum:** Gesundheit wird als fließender Übergang zwischen

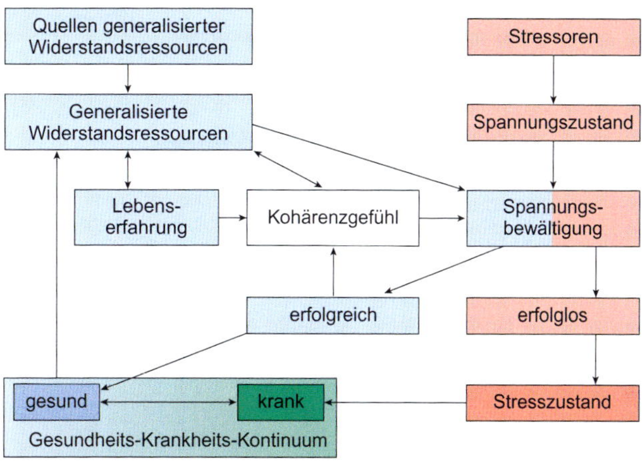

Abb. 1.37 Modell der Salutogenese von Aaron Antonovsky. Es ist ein komplexes Gefüge von Bedingungen, die Gesundheit (und nicht Krankheit) erklären sollen. [L190]

Krankheit und Wohlbefinden betrachtet, nicht als starre Trennung.
3. **Widerstandsressourcen:** Faktoren wie soziale Unterstützung, Bildung oder Optimismus helfen, Gesundheit zu erhalten.

Sieben Säulen der Resilienz

Es gibt verschiedene Modelle zur Beschreibung von Resilienz. Ein bekanntes Modell ist das **Konzept der sieben Säulen der Resilienz** der Diplom-Psychologin **Ursula Nuber.** Es identifiziert sieben Schlüsselkompetenzen, die zur Stärkung der inneren Widerstandskraft beitragen (➤ Abb. 1.38):

1. **Optimismus:** eine positive Grundeinstellung, die es ermöglicht, auch in schwierigen Situationen Hoffnung zu bewahren
2. **Akzeptanz:** Fähigkeit, unveränderliche Gegebenheiten anzunehmen und sich auf das zu konzentrieren, was man beeinflussen kann
3. **Lösungsorientierung:** aktives Suchen nach Lösungen, statt sich auf Probleme zu fixieren
4. **Verlassen der Opferrolle** *(Das macht was mit mir):* Erinnern an Stärken und Kompetenzen und das gedankliche Verlassen der Opferrolle
5. **Verantwortung übernehmen:** regelmäßige Selbstüberprüfung und sich verantwortlich fühlen für das eigene Denken, Verhalten und Fühlen
6. **Netzwerkorientierung:** Aufbau und Pflege unterstützender sozialer Beziehungen
7. **Zukunftsplanung:** Fähigkeit, sich Ziele zu setzen und eine positive Vision für die Zukunft zu entwickeln

Pflegefachpersonen und andere professionell in der Palliative Care Tätige sind immer wieder aufgefordert, Belastungsfaktoren zu identifizieren und an ihrer persönlichen Resilienz bzw. ihrem Kohärenzgefühl zu arbeiten. Antonovsky betrachtete das Kohärenzgefühl mit etwa dem 30. Lebensjahr als abgeschlossen. Neuere Forschungen kommen zu dem Schluss, dass Kohärenz und Resilienz lebenslang weiterentwickelt werden können. Das belegen neuere Erkenntnisse aus der Hirnforschung, die eine lebenslange Lernfähigkeit und Neuroplastizität (Anpassungsfähigkeit des Gehirns an aktuelle Herausforderungen) des Gehirns bestätigen [8].

1.11.2 Folgen mangelnder Selbstfürsorge

Mangelnde Selbstfürsorge bei Pflegenden kann zu erheblichen physischen und psychischen Belastungen führen und erhöhen das Risiko für:

- Burn-out
- Depressionen
- Angst- und Belastungsstörungen
- Cool-out

Diese psychischen Erkrankungen sind häufige Ursachen für krankheitsbedingte Ausfälle im Pflegebereich.

Burn-out

DEFINITION

Burn-out: Zustand emotionaler, körperlicher und geistiger Erschöpfung, der durch anhaltenden Stress, insbesondere im beruflichen Kontext, verursacht wird. Er ist gekennzeichnet durch Symptome wie chronische Müdigkeit, reduzierte Leistungsfähigkeit, emotionale Distanzierung (Depersonalisation) und ein Gefühl der Sinnlosigkeit.

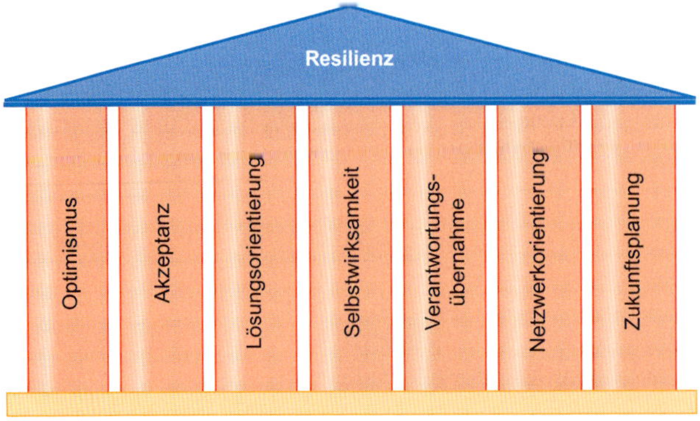

Abb. 1.38 Die sieben Säulen der Resilienz. [L143]

Ein **Burn-out** entsteht durch eine längerfristige Überlastung, die die individuellen Bewältigungsstrategien und Widerstandsressourcen übersteigt. Ursachen im Kontext von Palliative Care können sein:

- Übermäßige Arbeitsbelastung, z. B. hohe Anforderungen von verschiedenen Seiten, Zeitdruck, fehlende Erholung
- Hohe emotionale Belastung, u. a. durch die Patientenschicksale, langwierige Leidenswege
- Mangelnde Kontrolle: Gefühl, keine Einflussmöglichkeiten auf Arbeitsprozesse zu haben
- Geringe Anerkennung, z. B. fehlendes Lob, unfaire Behandlung
- Konflikte und mangelnde soziale Unterstützung: Spannungen im Team, fehlendes Verständnis für die Arbeit in Familie und Freundeskreis
- Ungleichgewicht zwischen Anforderung und Ressourcen, u. a. wenn individuelle Ressourcen nicht ausreichen, um die gestellten Aufgaben zu bewältigen

Ein Burn-out entwickelt sich nicht von jetzt auf gleich. Vielmehr entsteht es phasenhaft über einen langen Zeitraum. Verschiedene Modelle beschrieben die Burn-out-Entwicklung. Ein bekanntes Modell sind die **zwölf Stufen von Freudenberger und North:**

1. Zwang, sich zu beweisen
2. Verstärkter Einsatz
3. Vernachlässigung eigener Bedürfnisse
4. Verdrängung von Konflikten und Bedürfnissen
5. Umdeutung von Werten
6. Verleugnung von aufgetretenen Problemen
7. Rückzug, Leistungsabfall
8. Verhaltensänderung
9. Verlust des Gefühls für die eigene Persönlichkeit
10. Innere Leere, Teilnahmslosigkeit
11. Depression und Hoffnungslosigkeit
12. Völlige Erschöpfung, Suizidgedanken

Bei der phasenhaften Entwicklung eines Burn-outs spielen zudem persönliche **Stressverstärker** und Glaubenssätze *(Beliefs)* eine Rolle, denn Stress ist immer das Ergebnis persönlicher Bewertungen. Typische Stressverstärker sind häufig u. a.:

- Ich muss alles perfekt machen.
- Ich mache am liebsten alles selbst, dann weiß ich, dass es korrekt gemacht ist.
- Ich möchte es allen recht machen.
- Mir ist wichtig, dass mich alle akzeptieren und mögen.
- Ich verallgemeinere oft und neige schnell zur Übergeneralisierung.
- Ich nehme alles schnell persönlich.
- Ich darf keine Schwäche zeigen.

MERKE

Stress ist immer das Ergebnis persönlicher Bewertungen. Persönliche Einstellungen verstärken Stress ggf., sie bilden den Eigenanteil des Menschen am Stressgeschehen. Um diesen zu erkennen, kann diese Frage helfen: *Ich setze mich selbst unter Druck, indem/weil …*

Weitere Aspekte in der Palliative Care, die langfristig zu einem Ausbrennen führen können, sind:

- Fehlende Auseinandersetzung mit Nähe und Distanz
- Identifikation mit dem Leid von Patienten
- Motivation, anderen zu helfen

Fehlende Auseinandersetzung mit Nähe und Distanz

Die **Auseinandersetzung mit Nähe und Distanz** ist in der Palliative Care ein zentrales Thema. Dabei geht es um das Gleichgewicht zwischen einfühlsamer Zuwendung und professioneller Abgrenzung, um sowohl die bestmögliche Versorgung als auch den Schutz der eigenen psychischen Gesundheit sicherzustellen. Herausforderungen und Aspekte von Nähe und Distanz in der Palliative Care sind:

- **Emotionale Nähe als Basis für empathische Begleitung**
  - Patienten sind oft in existenziellen Krisen. Eine wertschätzende, vertrauensvolle und mitfühlende Haltung ist essenziell für sie.
  - Nähe kann Trost spenden und das Gefühl vermitteln, nicht allein zu sein.
  - Angehörige benötigen oft auch emotionale Unterstützung und Begleitung.
- **Gefahren der Überidentifikation (zu viel Nähe)**
  - Professionelle Helfende können sich emotional zu stark involvieren, was zu Burn-out oder Compassion Fatigue (s. unten) führen kann.
  - Mitgefühl kann in Mitleid umschlagen.
  - Eine zu große emotionale Nähe kann es erschweren, schwierige Entscheidungen objektiv zu treffen.

1

MERKE

Mitleid kann für Pflegende wie Patienten problematisch sein.
Für Pflegende:
- Wer selbst (mit-)leidet, wird auf Dauer erschöpfen.
- Der Verlust von professioneller Distanz kann zu Schwierigkeiten führen, sachlich zu bleiben und professionell Entscheidungen zu treffen.

Für Patienten:
- Sie können sich als hilflos und schwach wahrnehmen, sich als Opfer sehen und in eine passive Rolle geraten, statt in ihrer Selbstständigkeit und Selbstbestimmung gestärkt zu werden.
- Sie können sich noch schlechter fühlen und das Gefühl bekommen, eine Belastung zu sein.
- Sie werden nicht mehr als selbstbestimme Personen wahrgenommen, sondern als Hilfeempfänger.
- Bestimmte Patienten könnten auf Kosten anderer bevorzugt behandelt werden.

Mitgefühl *(Empathie)* ist die gesündere Alternative. Wer mitfühlt, nimmt die Situation und die Gefühle des Patienten ernst und hilft aus Respekt und auf Augenhöhe.

- **Distanz als Schutzmechanismus**
  - Eine gesunde professionelle Distanz hilft dabei, sich emotional nicht zu überfordern.
  - Reflexion und Supervision sind wichtig, um eine Überlastung zu vermeiden.
  - Rituale und Abgrenzungstechniken können helfen, um nach einem belastenden Dienst wieder in den eigenen Alltag zurückzufinden.

MERKE

Eine Balance zwischen Nähe und Distanz zu finden, ist oft leichter gesagt als getan! Eine achtsame Selbstfürsorge ist daher essenziell, um langfristig in der Palliative Care arbeiten zu können. Teamarbeit und kollegiale Beratung unterstützen Pflegefachpersonen dabei, emotionale Herausforderungen zu verarbeiten.
Ehrliche Rückmeldungen von Kollegen, Kommunikationstraining und psychologische Unterstützung können helfen, sich der eigenen Haltung bewusst zu werden und diese bei Bedarf zu verändern.

Compassion Fatigue und Cool-out

DEFINITION

Compassion Fatigue: Mitgefühlsmüdigkeit oder Empathieermüdung. Zustand emotionaler und körperlicher Erschöpfung, der durch anhaltende Belastung durch das Leiden anderer Menschen entsteht.
Cool-out: Prozess, bei dem Pflegende sich an belastende Arbeitsbedingungen anpassen, u. a. durch Senkung der beruflichen Ideale und Erwartungen („sich kalt machen"). Meist ist dies ein unbewusster Prozess, um emotionale Erschöpfung zu vermeiden und die eigene Arbeitsfähigkeit aufrechtzuerhalten. Langfristig kann dies zu beruflicher Entfremdung, reduzierter Arbeitszufriedenheit und einer Verschlechterung der Pflegequalität führen.

Compassion Fatigue entwickelt sich oft schleichend. Zu den Hauptursachen zählen:
- Dauerhafte Konfrontation mit Leid, Trauma oder Krankheit
- Hohe emotionale Anforderungen im Beruf
- Fehlende Abgrenzung zwischen Arbeit und Privatleben
- Mangelnde Erholungsphasen

Typische Symptome sind emotionale Erschöpfung, Rückzug, Reizbarkeit, Schlafstörungen und ein vermindertes Einfühlungsvermögen. Betroffene fühlen sich zunehmend überfordert oder abgestumpft, was ihre Arbeitsleistung und Lebensqualität beeinträchtigt. Während Burn-out vor allem durch anhaltenden beruflichen Stress entsteht, ist Compassion Fatigue eine direkte Folge des emotionalen Engagements für andere. Sie tritt oft schneller auf und kann sich bereits nach kurzer Zeit in einem belastenden Umfeld zeigen.

Cool-out bezeichnet einen Prozess der schrittweisen Anpassung oder Resignation von Pflegenden gegenüber den hohen idealistischen Erwartungen, die sie ursprünglich an ihren Beruf hatten. Es beschreibt, wie sie ihre anfängliche Motivation und ihr Engagement nach und nach reduzieren, oft als Reaktion auf hohe Arbeitsbelastung, emotionale Erschöpfung oder strukturelle Einschränkungen und wirtschaftliche Vorgaben im Gesundheitssystem.
Ursachen sind u. a.:
- Hoher Zeitdruck und Personalmangel
- Emotionale Belastung durch die Betreuung schwer kranker oder sterbender Menschen
- Fehlende Wertschätzung durch Vorgesetzte und Gesellschaft
- Restriktive strukturelle und wirtschaftliche Vorgaben
- Geringe Autonomie und eingeschränkte Gestaltungsmöglichkeiten

- Diskrepanz zwischen Berufsbild (Ideal) und Berufsrealität

In der Folge verlieren Pflegende ihre anfängliche Begeisterung für den Beruf, führen die Pflege „mechanisiert" aus (Pflege als reine Routinearbeit), reduzieren ihr Engagement und distanzieren sich von Patienten. Sie haben ein erhöhtes Risiko für Burn-out oder einen Berufswechsel.

Fehlende Auseinandersetzung mit der Motivation, anderen zu helfen

Der Psychoanalytiker **Wolfgang Schmidbauer** (geb. 1941) beschrieb Ende der 1970er-Jahre erstmals den Begriff des **Helfersyndroms** in sozialen Berufen, u. a. im Pflegeberuf. Er bezeichnet ein Verhaltensmuster, bei dem Pflegende ein übermäßiges Bedürfnis verspüren, Patienten helfen zu wollen – oft auf Kosten ihrer eigenen Bedürfnisse. Dies kann langfristig zu emotionaler Erschöpfung und Burnout führen.

Die Ursachen sind vielgestaltig und liegen u. a. in der Erziehung und Sozialisation (kindliche Erfahrung, dass Anerkennung nur durch Hilfsbereitschaft erlangt wurde), in einem niedrigen Selbstwertgefühl oder der Angst vor Ablehnung.

Merkmale des Helfersyndroms in der Pflege sind:

- Übermäßige Identifikation mit der Rolle als Helfer. Die Pflegenden fühlen sich verpflichtet zu helfen, auch wenn es ihnen schadet.
- Definition des Selbstwerts über das Helfen und das Gefühl, gebraucht zu werden.
- Schwierigkeit, Hilfe anzunehmen oder Nein zu sagen.
- Eigene Bedürfnisse werden untergeordnet oder ignoriert („Ich werde schließlich gebraucht").
- Überlastung und Vernachlässigung der eigenen Grenzen.
- (Unbewusste) Erwartung von Dankbarkeit oder Anerkennung, Enttäuschung, wenn diese ausbleibt.

Die Folgen eines Helfersyndroms sind gravierend:

- Chronische Erschöpfung, Stress, Burn-out.
- Psychosomatische Beschwerden wie Schlafstörungen, Kopfschmerzen.
- Emotionale Abstumpfung: Compassion Fatigue oder Cool-out, Zynismus.
- Konflikte mit Kollegen und Patienten.
- Die Pflegenden bleiben in diesem ungesunden Verhalten, weil sie gebraucht werden wollen.

1.11.3 Individuelle Selbstfürsorge

Zur persönlichen Kompetenz gehört es, selbstfürsorglich zu sein. Das klingt oft einfacher, als es ist. Im Idealfall lernen Pflegende und andere im multiprofessionellen Team Tätige schon in der Ausbildung die Bedeutung von **Selbstfürsorge** und Psychohygiene kennen. Je früher eine Pflegefachperson Gefährdungen erkennt, desto früher, effektiver und hilfreicher können Gegenmaßnahmen eingeleitet werden. Dazu ist es auch notwendig, Menschen im nahen Umfeld (Kollegen, Familie, Freunde) zu fragen, ob ihnen ungute Verhaltensweisen oder Verhaltensänderungen auffallen, denn häufig besteht eine ausgeprägte Blindheit gegenüber dem eigenen Verhalten und Warnsignale werden oft überhört und als normale Belastung abgetan.

MERKE

Selbstreflexion beginnt mit einer ehrlichen und aufrichtigen Auseinandersetzung mit der eigenen Person. Sie bietet die Möglichkeit, eigene Bedürfnisse besser zu verstehen, Belastungsfaktoren zu identifizieren und gezielt Maßnahmen zur Selbstfürsorge zu ergreifen. Leitfragen zur Selbstreflexion können sein:

Emotionale und körperliche Verfassung

- *Wie fühle ich mich heute wirklich – emotional und körperlich?*
- *Welche Anzeichen von Stress oder Erschöpfung nehme ich bei mir wahr?*
- *Gibt es körperliche Signale, die mich auf Überlastung hinweisen (z. B. Verspannungen, Müdigkeit, Kopfschmerzen)?*

Arbeitsbelastung und Stressoren

- *Welche spezifischen Situationen in meinem Arbeitsalltag belasten mich am meisten?*
- *Wie gehe ich mit belastenden Ereignissen oder Konflikten um?*
- *Welche Strategien nutze ich bereits, um mit Stress umzugehen? Sind diese ausreichend?*

Grenzen und Bedürfnisse

- *Welche persönlichen Grenzen habe ich, und wie gut kann ich diese wahren?*
- *Habe ich in letzter Zeit genügend Pausen und Erholung eingeplant?*

1

- *Welche Bedürfnisse habe ich, die in meinem Arbeitsalltag zu kurz kommen?*

Selbstfürsorge und Regeneration
- *Welche Aktivitäten tun mir gut und helfen mir, meine Energiereserven wieder aufzufüllen?*
- *Wie integriere ich regelmäßige Entspannungsphasen oder Hobbys in meinen Alltag?*
- *Was kann ich konkret tun, um besser auf mich selbst zu achten – auch in stressigen Zeiten?*

Unterstützung und Kommunikation
- *Fühle ich mich in meinem Team oder von meinen Vorgesetzten ausreichend unterstützt?*
- *Wie offen kommuniziere ich meine Bedürfnisse und Grenzen?*
- *Welche externen Unterstützungsangebote (z. B. Supervision, Coaching) könnte ich in Anspruch nehmen?*

Balance zwischen Beruf und Privatleben
- *Wie gelingt es mir, Arbeit und Privatleben in Einklang zu bringen?*
- *Gibt es Bereiche, in denen ich eine bessere Balance anstreben sollte?*
- *Welche kleinen Schritte kann ich machen, um meine Work-Life-Balance zu verbessern?*

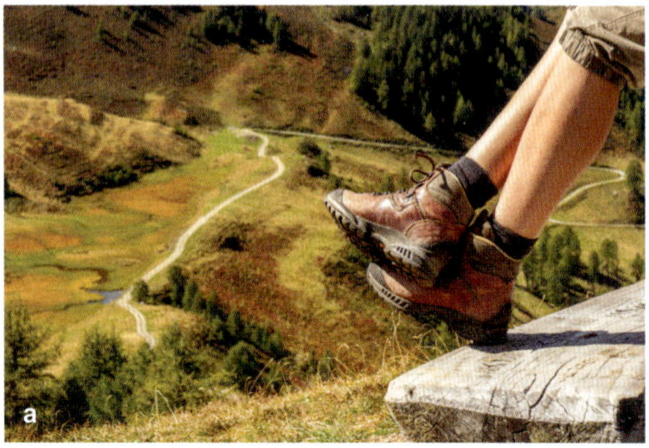

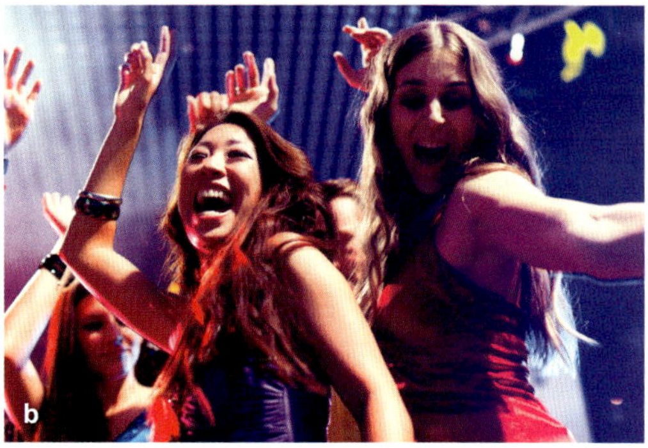

Abb. 1.39 Zur Selbstfürsorge gibt es viele Möglichkeiten. Wichtig ist, sich immer wieder bewusste Auszeiten zu nehmen, um Energie zu tanken. [J787-237, J787]

Es gibt eine Vielzahl an **Strategien zur Selbstfürsorge** (➤ Abb. 1.39). Veränderungen brauchen Energie, um sie konsequent umzusetzen. Veränderungen brauchen Wiederholung, bis sie zur Gewohnheit geworden sind. Selbstmitgefühl beginnt damit, sich um sich selbst zu sorgen und zu kümmern, sich selbst mit Freundlichkeit und Verständnis zu begegnen, besonders in herausfordernden Zeiten. Wie könnten es andere Menschen tun, wenn man sich selbst nicht mit Mitgefühl begegnet?

- **Gesunde Grenzen setzen**
  - Nein sagen lernen, ohne Schuldgefühle zu haben
  - Dienstzeiten und Pausen einhalten; auch 5-Minuten-Pausen außerhalb der großen Pause nehmen, um den Kopf frei zu bekommen, eine kleine Atemübung machen, die eigene Energie aufzuladen; sich aus einer stressigen Situation zurückziehen, wenn möglich
  - Freizeit bewusst schützen, z. B. nicht ans Telefon gehen, wenn die Station anruft
  - Sich ggf. coachen lassen, um Strategien für ein gesundes Grenzensetzen zu erlernen
- **Physische Gesundheit stärken**
  - Für ausreichend Schlaf sorgen (mind. 7–8 Std.), Schlafrituale entwickeln, um gut in den Schlaf zu finden
  - Sich regelmäßig bewegen, am besten in der Natur oder in Kombination mit Achtsamkeit und Entspannung (z. B. Yoga)
  - Auf eine gesunde Ernährung und ausreichende Flüssigkeitszufuhr achten
- **Mentale und emotionale Resilienz verbessern**
  - Regelmäßig Achtsamkeits- und Atemübungen machen oder meditieren (Techniken können via YouTube und anderen Medien erlernt werden, Krankenkassen, Volkshochschulen, Vereine bieten Kurse an)
  - Supervision oder kollegiale Beratung nutzen bzw. einfordern (➤ 1.11.4)
  - Emotionale Entlastung in Gesprächen mit Freunden, Kollegen, in der Familie suchen
- **Aktive soziale Unterstützung suchen**
  - Austausch mit Kollegen nutzen
  - Um Hilfe bitten; es ist völlig in Ordnung, Hilfe in Anspruch zu nehmen, sei es durch Kollegen, Vorgesetzte oder professionelle Unterstützung

- Sich um Coaching oder professionelle Begleitung bemühen
- Pflegekräfte-Netzwerke nutzen

- **Regelmäßige Erholung und Freizeitgestaltung planen**
  - Hobby finden bzw. pflegen, gerade auch wenn die Zeit knapp ist oder der Wunsch nach Nichtstun groß ist
  - Bewusste Entspannungsmethoden wie progressive Muskelentspannung praktizieren, sich Massage oder andere körperliche Anwendungen zum Erholen oder Verwöhnen gönnen
  - Urlaub und freie Tage konsequent nutzen: Lieblingsaktivitäten planen, Kontakte pflegen, ohne sich Freizeitstress auszusetzen

MERKE

Oft unterschätzen Menschen die **Macht kleiner Veränderungen.** Es ist bewiesen, dass bereits eine einprozentige Verbesserung – ob im beruflichen Alltag oder der persönlichen Gewohnheiten – langfristig zu großen Erfolgen führt [19]. Kleine Veränderungen sind in der Regel einfacher umzusetzen und langfristig beizubehalten als radikale und oft unrealistische Umbrüche, die oft schnell wieder zurückgenommen werden.

1.11.4 Selbstfürsorge im Team und Fürsorge durch die Einrichtung

Teams in der Palliative Care haben verschiedenste Möglichkeiten, selbstfürsorglich miteinander umzugehen.

Einrichtungen der Palliative Care haben eine **Fürsorgeverpflichtung** gegenüber ihren Mitarbeitenden, um Gesundheit, Zufriedenheit und Motivation zu erhalten. Gerade in Zeiten von Personalmangel muss Verantwortlichen dies bewusst sein, denn jeder Mitarbeitende der ausbrennt, krank wird oder aus dem Beruf aussteigt, fehlt.

MERKE

Teamkultur

In multiprofessionellen und diversen Teams treffen unterschiedlichste Berufsgruppen und Menschen mit unterschiedlichsten Lebensläufen, Werten und Blickrichtungen, Erfahrungen und Meinungen aufeinander. Ein gutes Team entsteht jedoch nicht allein dadurch, dass diese zusammenarbeiten.

Damit sich ein „echtes" Team mit einer wertschätzenden, offenen, vertrauens- und respektvollen Zusammenarbeit formt, sind oft Maßnahmen zur Teamentwicklung notwendig. Diese sollten Verantwortliche in Einrichtungen im Gesundheitswesen ermöglichen. Selbstverständlich trägt auch jedes einzelne Teammitglied Verantwortung für die Teamentwicklung. Die Praxis zeigt viel zu oft, dass „Kleinkriege", verdeckte Kommunikation oder gar Mobbing im Team zusätzlich zur Arbeit belasten.

Ein gutes Team entsteht durch eine Kombination aus klarer Kommunikation, Vertrauen, gemeinsamer Vision und einer ausgewogenen Mischung von Fähigkeiten:

- **Vertrauen und Respekt:** Offene Kommunikation und Ehrlichkeit schaffen Vertrauen. Alle Teammitglieder müssen sich sicher fühlen, ihre Meinungen und Ideen äußern zu können, ohne Angst vor negativen Konsequenzen. Alle Teammitglieder werden in wichtige Entscheidungsprozesse eingebunden.
- **Gute Kommunikation:** Effektive Teams sprechen offen über Herausforderungen, hören aktiv zu und geben konstruktives Feedback. Die Mitglieder nutzen Ich-Botschaften und formulieren klar eigene Wahrnehmungen und Bedürfnisse. Sie suchen ohne Schuldzuweisungen aktiv nach Lösungen. Sie sind in der Lage, die Perspektive der anderen einzunehmen,und können Verständnis für die Herausforderungen und Gefühle von Kollegen aufbringen. Sie sprechen positiv und respektvoll. Regelmäßige Meetings oder Check-ins helfen, alle auf dem gleichen Stand zu halten.
- **Klare Rollenverteilung:** Jedes Teammitglied kennt seine Aufgaben und Verantwortlichkeiten. Eine gute Balance aus Eigenverantwortung und Zusammenarbeit sorgt für Effizienz.
- **Diversität und Ergänzung von Stärken:** Unterschiedliche Perspektiven und Fähigkeiten bringen mehr Kreativität und Innovationskraft ins Team. Ein gutes Team nutzt die Stärken jedes Einzelnen optimal.
- **Positive Teamkultur und Motivation:** Ein unterstützendes Umfeld mit Wertschätzung und Anerkennung steigert die Motivation. Erfolge werden gemeinsam gefeiert, Lob und Dankbarkeit werden geäußert. Regelmäßig finden Reflexionen über die Kommunikation im Team statt.

Teams in der Palliative Care haben verschiedenste Möglichkeiten des Austauschs und der gegenseitigen Fürsorge.

DEFINITION

Fallbesprechung (Sorgegespräch): Multidisziplinäre Besprechung, bei der das Behandlungsteam einen Patientenfall systematisch reflektiert und plant. Ziel ist es, die bestmögliche Betreuung für den Patienten sicher-

1

zustellen – unter Berücksichtigung seiner individuellen Bedürfnisse, Symptome, Wünsche und der psychosozialen Situation.
Ethische Fallbesprechung: Strukturierte Analyse und Diskussion – in der Regel mit einem ethikkompetenten Moderator –, um bei einer ethischen Fragestellung oder einem ethischen Dilemma bestmögliche Entscheidungen treffen zu können.
Teamtag: Spezieller Tag, an dem sich ein Team bewusst Zeit nimmt, um gemeinsam an Themen zu arbeiten, die über das Tagesgeschäft hinausgehen. Der Fokus liegt oft auf Teambuilding, Reflexion und Weiterbildung.
Kollegiale Beratung: Strukturierte Methode zur Reflexion von und Lösungsfindung bei beruflichen Herausforderungen innerhalb eines Teams oder einer Gruppe. Es handelt sich um einen moderierten Prozess, in dem sich Kollegen gegenseitig nach einem vorgegebenen Ablauf beraten. Dabei wird auf Hierarchien bzw. einen externen Moderator/Coach verzichtet, und die Teilnehmenden agieren abwechselnd als Fallgeber (Person mit einem Anliegen) und kollegiale Berater.
Supervision: Professionelles Beratungsverfahren, geleitet von einem ausgebildeten Supervisor. Sie kann individuell (Einzelsupervision als Coaching, um individuelles Handeln zu reflektieren und zu verändern), in Gruppen oder für Teams stattfinden und hilft, Herausforderungen, Konflikte oder Belastungen zu analysieren und Lösungsstrategien zu entwickeln.

Fallbesprechung, Sorgegespräche

Fallbesprechungen bzw. **Sorgegespräche** sind ein wichtiges Element in der Palliativversorgung. Typische Themen sind:
- Verbesserung der Symptomkontrolle, z. B. Schmerzen, Atemnot, Übelkeit
- Patientenwünsche und Behandlungsziele, z. B. Verzicht auf lebensverlängernde Maßnahmen
- Psychosoziale Herausforderungen, z. B. hohe Belastung der Angehörigen, Unterstützungsangebote für den Betroffenen und seine An- und Zugehörigen
- Organisatorische Fragen, z. B. Überleitung nach Hause oder ins Hospiz

An Fallbesprechungen nehmen nach Möglichkeit alle beteiligte Berufsgruppen teil und bringen sich mit ihren Kompetenzen ein.

Sorgeethik ➤ 1.6.3

Ethische Fallbesprechung

Ziele einer **ethische Fallbesprechung** sind:
- Ethische Fragestellungen klären mit der Identifikation moralischer Konflikte und der Analyse der betroffenen Werte und Prinzipien
- Interdisziplinäre Perspektiven einbeziehen durch den Austausch zwischen Medizin, Pflege, Sozialarbeit, Ethik, Recht und anderen relevanten Disziplinen; Berücksichtigung verschiedener fachlicher und persönlicher Sichtweisen
- Patientenzentrierte Entscheidungsfindung durch Achtung der Patientenautonomie, Berücksichtigung des Patientenwillens (z. B. Patientenverfügung, mutmaßlicher Wille)
- Behandlungsteam bei einer Entscheidungsfindung durch Reflexion ethischer Herausforderungen im Team, Reduzierung von Unsicherheiten und ethischem Stress bei Mitarbeitenden unterstützen
- Transparenz im Team fördern durch eine nachvollziehbare Entscheidungsfindung, als Grundlage für zukünftige ethische Dilemmata und institutionelles Lernen
- Ethikkultur einer Einrichtung verbessern durch Entwicklung und Förderung ethischer Kompetenz, Verbesserung der Kommunikation über ethische Herausforderungen

Rituale

Rituale (➤ 1.7.2) in der Palliative Care spielen eine wichtige Rolle, um Patienten, Angehörigen und dem Betreuungsteam Halt, Trost und Struktur zu geben. Sie können individuell (u. a. von kulturellen, religiösen oder persönlichen Vorlieben) oder gemeinschaftlich gestaltet sein und helfen, mit Emotionen, Abschied und Trauer umzugehen. Beispiele für Rituale in der Palliative Care sind:
- **Für Patienten**
  - Morgen- oder Abendrituale, z. B. kurze Meditation, Musik hören
  - Handauflegen oder Segnungen (je nach Glauben und Kultur)
  - Ein Gebet sprechen
  - Verabschiedungsrituale, z. B. eine Kerze anzünden, ein letztes Gespräch führen

- **Für Angehörige**
  - Erinnerungsbücher oder Briefe gestalten
  - Handabdrücke oder Fingerabdrücke nehmen
  - Eine Kerze nach dem Versterben entzünden
- **Für das Pflege- und Betreuungsteam**
  - Abschiedsrituale nach dem Tod eines Patienten (z. B. eine Schweigeminute oder ein kurzes, gemeinsames Gedenken)
  - Teamsitzungen zur Reflexion und Verarbeitung
  - Symbolische Gesten ausführen wie das Öffnen des Fensters nach dem Tod
  - Einen Erinnerungsstein gemeinsam in den Garten legen
  - Ggf. Teilnahme an der Bestattung

Teamtage

Teamtage sind besonders wertvoll, um den Zusammenhalt zu stärken, Arbeitsprozesse zu optimieren und eine positive Teamkultur zu fördern. Mögliche Inhalte für einen Teamtag sind:

- Fachliche Weiterbildung, z. B. zu neuen Entwicklungen in der Palliativmedizin und -pflege, Ethik in der Palliative Care, gemeinsame Reflexion über herausfordernde Fälle
- Teamstärkung und Kommunikation, z. B. um die interprofessionelle Zusammenarbeit zu verbessern, zum Umgang mit schwierigen Gesprächen (z. B. schlechte Nachrichten überbringen, Gespräche mit Angehörigen)
- Teambuilding-Aktivitäten, z. B. Reflexionsübungen, Vertrauensbildung, gemeinsame Aktivitäten (u. a. Essen gehen)
- Selbstfürsorge und Resilienzförderung, z. B. Maßnahmen zu Burn-out-Prävention und Achtsamkeit, Supervision oder kollegiale Beratung, Entspannungsübungen (z. B. Meditation, Atemtechniken, Yoga)
- Kreative und reflexive Elemente, z. B. Biografiearbeit und Spiritualität (u. a. Bedeutung von Lebensgeschichten, interkulturelle Aspekte), kunst- oder musiktherapeutische Ansätze (z. B. Ausdruck über Malen oder Musik), inspirierende Impulse und persönliche Reflexion (z. B. Wertearbeit, was gibt dem einzelnen Mitarbeiter Sinn?)
- Organisatorische Aspekte und Qualitätsentwicklung, z. B. zur Optimierung von Abläufen und Prozessen, Evaluation der Teamarbeit, Sprechen über Verbesserungsvorschläge, Erfahrungsaustausch mit anderen Palliativeinrichtungen

Die Ausgestaltung hängt von den Bedürfnissen des Teams ab. Es kann hilfreich sein, vorab eine Umfrage im Team zu machen, um herauszufinden, welche Themen aktuell besonders wichtig sind.

Kollegiale Beratung

Kollegiale Beratung ist unabhängig von einem Coach oder Supervisor. Ihr liegt zugrunde, dass sich Kollegen zu beruflichen Problemen und Belastungssituationen gegenseitig beraten können. Sie setzt Vertrauen und Vertraulichkeit voraus, weshalb eine feste Gruppe sinnvoll ist, die sich entweder regelmäßig (z. B. einmal im Monat) oder wenn ein Mitglied ein Anliegen hat, trifft.

Es gibt einen Moderator, einen Fallgeber, Berater, eine Person, die die Lösungsideen für den Fallgeber aufschreibt. Der typische Ablauf ist:

- Fallvorstellung: Eine Person schildert ihr Anliegen.
- Klärungsphase: Die Gruppe stellt Verständnisfragen. Achtung: An dieser Stelle dürfen weder Mutmaßungen noch Lösungsvorschläge gemacht werden.
- Finden der Schlüsselfrage, zu der der Fallgeber eine Beratung bzw. Lösungen wünscht.
- Der Fallgeber verlässt nun den Prozess, er ist nun nur noch Zuhörer.
- Auswahl der Beratungsmethode, z. B. Perspektivwechsel (die Berater formulieren Hypothesen oder alternative Sichtweisen).
- Entwicklung von Lösungsideen: Die Berater sammeln Lösungsideen (knapp, nicht zu lange begründen) im Sinne eines Brainstromings, d. h., den möglichen Lösungen sind keine Grenzen gesetzt.
- Feedback und Entscheidung: Der Fallgeber nimmt wieder aktiv an der Runde teil und sagt, welche Impulse er für sich passend findet, was er umsetzen möchte.
- Reflexion: Rückblick auf den Beratungsprozess auf der Metaebene.

1

Supervision

Supervision in der Palliativversorgung ist die strukturierte Reflexion und professionelle Begleitung von Fachpersonen, die mit schwer kranken und sterbenden Menschen arbeiten. Sie dient dazu, die psychische Belastung der Mitarbeitenden zu reduzieren, die Qualität der Arbeit zu sichern und die Teamkommunikation zu verbessern.

Ziele der Supervision in der Palliative Care sind:

- **Emotionale Entlastung:** Verarbeitung von Belastungen, die durch den Umgang mit Tod, Trauer und Leid entstehen
- **Selbstfürsorge:** Förderung eines gesunden Umgangs mit Stress und Erschöpfung (Burn-out-Prävention)
- **Reflexion der eigenen Haltung:** Unterstützung bei ethischen und zwischenmenschlichen Herausforderungen
- **Teamentwicklung:** Förderung der Zusammenarbeit und Verbesserung der Kommunikation im Team
- **Fallbesprechung:** Analyse und Verbesserung der Versorgung von Patienten und deren Angehörigen

Maßnahmen zur Vermeidung von Cool-out

Verantwortliche in Einrichtungen haben eine Vielzahl von Möglichkeiten, um einem Cool-out, einer schleichenden Resignation ihre Mitarbeitenden, vorzubeugen:

- **Strukturelle Maßnahmen verbessern**
  - Personalschlüssel erhöhen, um Arbeitsdruck und Überlastung zu reduzieren
  - Vergütung verbessern bzw. zusätzliche Gratifikationen bei besonderen Leistungen (z. B. Einspringen) als finanzielle Anerkennung bieten
  - Flexible Arbeitszeitmodelle etablieren, Dienstplangestaltung optimieren (z. B. Spät- auf Frühdienste vermeiden), um eine bessere Work-Life-Balance zu ermöglichen
  - Mehr Autonomie ermöglichen, indem Pflegefachpersonen stärker in Entscheidungsprozesse eingebunden werden
- **Psychosoziale Unterstützung anbieten**
  - Supervision und Coaching als regelmäßige Reflexion und professionelle Begleitung anbieten
  - Kollegiale Fallbesprechungen zum Austausch im Team und zur Unterstützung durch das Team etablieren
  - Psychohygiene fördern, Schulungen/Kurse anbieten oder finanziell bezuschussen, um auf die Bedeutung von Stressbewältigung und Resilienz aufmerksam zu machen
- **Berufliche Weiterentwicklung unterstützen**
  - Fort- und Weiterbildungen anbieten, Teilnahme an Kongressen zur Kompetenzsteigerung und zur Entwicklung neuer Perspektiven ermöglichen
  - Karrierewege in der Einrichtung aufzeigen, Aufstiegsmöglichkeiten und Spezialisierungen unterstützen und ermöglichen
  - Mentoring-Programm für neue Pflegefachpersonen einführen (eine erfahrene Pflegefachpersonen unterstützt und begleitet einen neuen Kollegen über einen bestimmten Zeitraum)
- **Veränderung der Führungs- und Teamkultur**
  - Wertschätzung durch Führungskräfte, u. a. durch Lob, Anerkennung und konstruktives Feedback
  - Partizipative Teamkultur ermöglichen und Pflegende in Entscheidungsprozesse einbinden
  - Intrinsische Motivation fördern und den Pflegeberuf als sinnstiftenden Beruf stärken

LITERATUR

1. Lazarus RS, Folkman S. Stress, Appraisal, and Coping. New York: Springer Pub, 1984.
2. Kalzua G. Stressbewältigung. Das Manual zur psychologischen Gesundheitsförderung. 5. A. Berlin: Springer, 2023.
3. Diehl E et al. Belastungen und Ressourcen von Pflegekräften der spezialisierten Palliativversorgung – Eine explorative Querschnittsstudie. Pflege. 2019; 32(4). 209–223.
4. Gencer D et al. Belastungen im Berufsalltag von Palliativpflegekräften – eine Befragung in Kooperation mit dem KompetenzZentrum Palliative Care Baden-Württemberg (KOMPACT). Gesundheitswesen 2019; 81(2): 92–98.
5. Hurrelmann K, Richter M. Soziologie von Gesundheit und Krankheit. 2. A. Berlin: Springer VS, 2023.
6. Antonovsky A et al. Salutogenese. Zur Entmystifizierung der Gesundheit. Tübingen: dgvt, 1997.

7. Berndt C. Resilienz: Das Geheimnis der psychischen Widerstandskraft. Was uns stark macht gegen Stress, Depressionen und Burn-out. München: dtv, 2013.
8. Kolb B. Brain Plasticity and Behavior. Annual Review of Psychology. 1998; 49: 43–64.
9. Burisch M. Das Burnout-Syndrom: Theorie der inneren Erschöpfung. Berlin: Springer, 2013.
10. Kaluza G. Gelassen und sicher im Stress. Das Stresskompetenzbuch: Stress erkennen, verstehen, bewältigen. 8. A. Berlin: Springer, 2023.
11. Feichtner A. Palliativpflege für Pflege- und andere Gesundheitsberufe. 6. A. Wien: Facultas, 2022.
12. Rothschild B. Help for the Helper. Preventing Compassion Fatigue and Vicarious Trauma in an Ever-Changing World. New York: WW Norton, 2023.
13. Kersting K. Coolout in der Pflege. Hochschule Ludwigshafen am Rhein. 2014. Aus: www.hwg-lu.de/fileadmin/user_upload/PDF-Dateien/Coolout_in_der_Pflege.pdf (letzter Zugriff: 4.5.2025).
14. Kersting K. Coolout verstehen. Dr. med. Mabuse. 2022; 2: 41–44.
15. Schmidbauer W. Das Helfersyndrom. Hilfe für Helfer. 5. A. Reinbek: Rowohlt, 2007.
16. Schmidbauer W. Die hilflosen Helfer. Über die seelische Problematik der helfenden Berufe. 23. A. Reinbek: Rowohlt, 1992.
17. Domnowski M. Burnout und Stress in Pflegeberufen. Mit Mental-Training erfolgreich aus der Krise. 3. A. Hannover: Kunz, 2010.
18. Behrens C. Hilfe für Helfer. Wie Pflegekräfte ihre spirituellen Ressourcen nutzen können. Hannover: Schlütersche, 2015.
19. Clear J. Die 1 %-Methode – minimale Veränderung, maximale Wirkung. München: Goldmann, 2020.
20. Frewer A et al. (Hrsg.). Ethikberatung in der Medizin. Berlin: Springer, 2012.
21. Tietze KO. Kollegiale Beratung. Problemlösungen gemeinsam entwickeln: 14. A. Reinbek: Rowohlt, 2003.
22. Kränzle S et al. (Hrsg.). Palliative Care. 6. A. Berlin: Springer, 2018.
23. Faltermaier T. (2023). Salutogenese. In: Bundeszentrale für gesundheitliche Aufklärung (BZgA) (Hrsg.). Leitbegriffe der Gesundheitsförderung und Prävention. Glossar zu Konzepten, Strategien und Methoden. Aus: https://leitbegriffe.bzga.de/alphabetisches-verzeichnis/salutogenese (letzter Zugriff: 4.5.2025).
24. Freudenberger H, North G. Burn-out bei Frauen. Über das Gefühl des Ausgebranntseins. 2. A. Frankfurt/M.: Fischer, 1992.

KAPITEL

2 Medizinische Fachbereiche mit Patienten in palliativen Lebenssituationen

2

1. Kernkompetenz nach EAPC

Die Kernbestandteile von Palliative Care im Setting, in dem Patienten leben, unter Einbeziehung der An- und Zugehörigen anwenden

- Professionell Tätige in Palliative Care kennen lebenslimitierende und lebensbedrohliche Erkrankungen und deren Bedeutung für die Betroffenen und ihrer An- und Zugehörigen.
- Sie wissen um den Stellenwert der körperlichen, psychischen, sozialen und spirituellen Aspekte und um den Einfluss der Erkrankung in Bezug auf Werte, Überzeugungen und den kulturellen Hintergrund der Betroffenen sowie ihrer An- und Zugehörigen.

2. Kernkompetenz nach EAPC

Das körperliche Wohlbefinden während des Krankheitsverlaufs fördern

- Professionell Tätige in der Palliative Care wissen, dass die Verbesserung bzw. der Erhalt des körperlichen Wohlbefindens wesentliche Bestandteile der Lebensqualität schwer erkrankter und sterbender Menschen und ihrer An- und Zugehörigen sind.
- Fundierte Kenntnisse über Symptomentstehung und -behandlung im interdisziplinären Team sind ein Schwerpunkt in Palliative Care. Gemeinsam erstellt das Palliative-Care-Team einen Versorgungsplan, der immer wieder angepasst werden muss.
- Alle Maßnahmen orientieren sich an der individuellen Situation der Patientin und ihren Wünschen, was auch beinhaltet, dass Ablehnung von Maßnahmen und Angeboten respektiert werden.

2.1 Entwicklungen der Palliativversorgung aus demografischer und soziologischer Perspektive

Teresa Grimm

2

Die Palliative Care befindet sich zurzeit in einem dynamischen Prozess, der vor allem durch **demografische Entwicklungen** beeinflusst wird. Dieses Kapitel gibt einen Überblick über diese Veränderungsprozesse und deren Einflussfaktoren.

Die Lebenserwartung von Menschen steigt immer mehr an. Je höher das Lebensalter eines Menschen ist, desto wahrscheinlicher ist es, dass er eine oder mehrere Beeinträchtigungen hat. Zudem kann ein höheres Alter zu mehr gleichzeitig auftretenden Erkrankungen führen. Ältere Menschen, Menschen mit Beeinträchtigungen und ältere Menschen mit Beeinträchtigungen stellen somit für sie charakteristische Anforderungen an die Palliative Care.

Aufgrund des Geburtenrückgangs steigt die Zahl der älteren Menschen in Deutschland. Die Einwanderung jüngerer Menschen mildert die zunehmende Überalterung der Gesellschaft etwas ab. Dies begründet den Bedarf an einer für unterschiedliche Kulturen sensiblen und Diversität wertschätzenden Palliative Care.

2.1.1 Lebenserwartung und demografischer Wandel

Durch viele Faktoren wie etwa verbesserte Lebensumstände und den medizinischen Fortschritt steigt langfristig die **Lebenserwartung** in Deutschland (➤ 2.6.1). Der Geburtenrückgang seit Anfang der 1970er-Jahre führt dazu, dass jedes Jahr mehr Menschen versterben als geboren werden [7]. Jeder fünfte Mensch in Deutschland ist älter als 66 Jahre [16]. Die Einwanderung wirkt der Überalterung der Gesellschaft entgegen, kann sie aber nicht vollständig ausgleichen [7, 16]. Seit 2010 sind mehr Menschen nach Deutschland ein- als ausgewandert. Dabei war der Anteil der Einwanderung von Menschen mit jüngerem und mittlerem Alter besonders groß.

Die **durchschnittliche Lebenserwartung** für 2019 in Deutschland Geborene liegt bei:

- Mädchen: 83,4 Jahre
- Jungen: 78,6 Jahren [7]

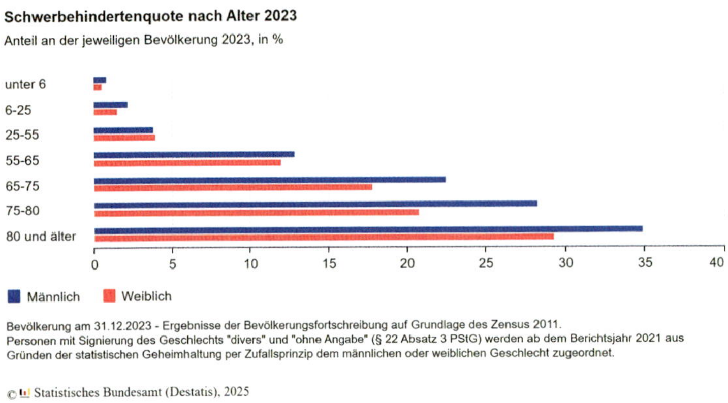
Schwerbehindertenquote nach Alter 2023
Anteil an der jeweiligen Bevölkerung 2023, in %
unter 6
6-25
25-55
55-65
65-75
75-80
80 und älter
0
5
10
15
20
25
30
35
40
Männlich
Weiblich
Bevölkerung am 31.12.2023 - Ergebnisse der Bevölkerungsfortschreibung auf Grundlage des Zensus 2011.
Personen mit Signierung des Geschlechts "divers" und "ohne Angabe" (§ 22 Absatz 3 PStG) werden ab dem Berichtsjahr 2021 aus Gründen der statistischen Geheimhaltung per Zufallsprinzip dem männlichen oder weiblichen Geschlecht zugeordnet.
© Statistisches Bundesamt (Destatis), 2025

Abb. 2.1 Schwerbehindertenquote in Deutschland, gestaffelt nach dem Alter – Anteil an der jeweiligen Bevölkerung in Prozent, Stand 2023 [17]. [W193-024]

Nicht nur das Geschlecht, sondern auch die soziale Herkunft hat einen Einfluss auf die Mortalität und Lebenserwartung. Eine Erhebung über den Zeitraum von 1992 bis 2016 ergab, dass die Lebenserwartung mit dem Einkommen steigt [10]. Im Vergleich zu Japan, Spanien, Italien, Frankreich oder der Schweiz ist die Lebenserwartung in Deutschland niedriger und steigt langsamer an [6]. Dies liegt an einer höheren Mortalität ab einem Alter von 50 Jahren. Verglichen mit anderen Ländern ist auch die Mortalität durch Herz-Kreislauf-Erkrankungen in Deutschland höher, was an einer verbesserungswürdigen Prävention und Behandlung dieser Erkrankungen liegen könnte [6].

Mit einem höheren Alter steigt die Wahrscheinlichkeit, mit einer Beeinträchtigung zu leben (➤ Abb. 2.1). Je älter Menschen werden, desto mehr steigt auch die Wahrscheinlichkeit, mehrere Erkrankungen zu haben (➤ 2.6.1). Immobilität, Seh- und Hörbeeinträchtigungen oder Arthritis sind Beispiele für Erkrankungen des Alters. Außerdem werden auch Menschen mit früh erworbenen Beeinträchtigungen immer älter. Der Anstieg der Zahl älterer Menschen mit einer Beeinträchtigung erfordert Konzepte zu deren Unterstützung.

MERKE

Begriffsklärung „Menschen mit Beeinträchtigungen" vs. „Menschen mit Behinderungen"

Derzeit existieren verschiedene Meinungen darüber, ob und in welchem Kontext die Bezeichnungen „Menschen mit Beeinträchtigungen", „Menschen mit Behinderungen" oder „behinderte Menschen" verwendet werden sollen. Für dieses Kapitel dient die **UN-Behindertenrechtskonvention** [3] als Richtlinie. Demnach hat ein Mensch eine körperliche, seelische, intellektuelle oder Sinnesbeeinträchtigung und wird durch Barrieren in der Umwelt behindert. Ist im Folgenden von der **Beeinträchtigung** (z. B. Blindheit) die Rede, dann wird dies durch den Begriff **„Menschen mit Beeinträchtigungen"** ausgedrückt. Soll darauf hingewiesen werden, dass ein Mensch durch **Barrieren** behindert (z. B. Stufen oder fehlende Rampen für Rollstuhlfahrende, zu hohe Schränke für kleinwüchsige Menschen) oder **Diskriminierung** ausgesetzt wird, wird dies durch den Ausdruck **„Menschen mit Behinderungen"** verdeutlicht. In mehrdeutigen Kontexten werden die beiden Begriffe abgewechselt.

Aus der Community von Menschen mit Behinderungen entstand in den sozialen Medien die **#SayTheWord-Bewegung.** Diese Bewegung möchte behinderte und nicht behinderte Menschen dazu ermutigen, das Wort „Behinderung" zu verwenden und dem Begriff eine positive Konnotation zu verleihen.

Im Jahr 2023 lebten 9,3 % der Menschen in Deutschland mit einer Schwerbehinderung (➤ Abb. 2.1) [15]. Das heißt, ein Versorgungsamt hat bei ihnen einen **Behinderungsgrad** (➤ 2.9.1) von mindestens 50 festgestellt. Knapp die Hälfte der schwerbehinderten Menschen war zwischen 55 und 74 Jahre alt, wobei neun von zehn Schwerbehinderungen von einer Krankheit verursacht wurden [15].

Eine besonders weit verbreitete stereotype Sicht älterer Menschen ist, dass sie abhängig sind oder eine Belastung darstellen. Dies kann bei der Politikgestaltung zu der Annahme führen, dass Ausgaben für ältere Men-

schen die Wirtschaft nur belasten und daher gekürzt werden sollten.

Weltgesundheitsorganisation [20, S. 8]

Dieses Zitat verdeutlicht, dass es ein negatives Klischee ist, Altern ausschließlich mit Bedürftigkeit gleichzusetzen. Darüber hinaus wird betont, dass eine defizitorientierte Sichtweise auf ältere Menschen Auswirkungen darauf haben kann, wie viele Sozialleistungen für sie bereitgestellt werden. Dabei gelten ältere Menschen als lebenserfahren und stellen damit auch eine Bereicherung für die Gesellschaft dar.

2.1.2 Todesursachen

Am häufigsten sterben aktuell in Deutschland Menschen an Herz-Kreislauf-Erkrankungen [18]. Die zweithäufigste **Todesursache** ist Krebs (➤ Abb. 2.2).

An **Hautkrebs** starben im Jahr 2020 ungefähr 4.000 Menschen, im Jahr 2000 waren es dagegen 2.600 [14]. Dies ist eine Steigerung um 53 %. Die Zahl der Todesfälle durch **Volumenmangel** (Mangel an Flüssigkeit im Körper) ist innerhalb von 20 Jahren ebenfalls gestiegen: Im Vergleich zum Jahr 2000 hat sich die Anzahl der Todesfälle wegen Flüssigkeitsmangels um 708 % erhöht und lag im Jahr 2020 bei knapp 3.300 Todesfällen [14]. Sowohl Hautkrebs als auch Volumenmangel kommen vor allem bei älteren Menschen vor, deren Zahl immer größer wurde (➤ 2.1.1). Ein weiterer Faktor könnte der Klimawandel sein, der mit mehr Hitzetagen und UV-Strahlung einhergeht.

2.1.3 Sterbeorte

Die Hälfte der Menschen in Deutschland möchte zu Hause sterben, die wenigsten dagegen in einer Alten- oder Pflegeeinrichtung. Dies ergab eine telefonische Umfrage, die der Deutsche Hospiz- und Palliativverband im Jahr 2022 in Auftrag gegeben hatte [5]. Die tatsächlichen Sterbeorte sind jedoch anders verteilt, wie ➤ Tab. 2.1 zeigt.

AUS DER PRAXIS

Sterben im Krankenhaus und Komorbiditäten

Bei einer 78-jährigen Rentnerin wurde Myelodysplasie (*myelodysplastisches Syndrom;* Erkrankung der Stammzellen im Knochenmark mit einem erhöhten Risiko für eine akute myeloische Leukämie) diagnostiziert. Sie erhielt ambulant alle 2 Wochen Bluttransfusionen. Zudem wurde sie medikamentös mit Deferasirox (Chelatbildner,

Tab. 2.1 Gewünschte und tatsächliche Sterbeorte [4, 5].

Wirklichkeit	Wunsch
1. Krankenhaus	1. Zu Hause (50 %)
2. Zu Hause	2. Einrichtung zur Betreuung schwerstkranker und sterbender Menschen (21 %)
3. Alten-/Pflegeeinrichtung	3. Krankenhaus (3 %)
	4. Alten-/Pflegeeinrichtung (1 %)
	25 % der Befragten haben sich über dieses Thema noch keine Gedanken gemacht

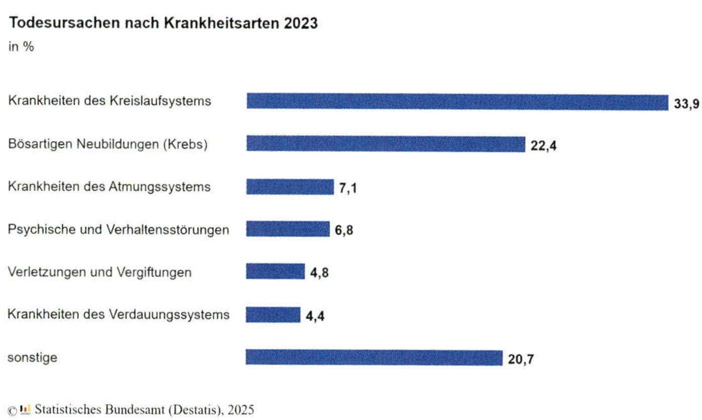

Abb. 2.2 Häufigste Todesursachen in Deutschland nach Krankheitsarten im Jahr 2023 in Prozent [18]. [W193-025]

der eine übermäßige Anlagerung von Eisen im Körper verhindern soll) behandelt. 3 Monate nach der Diagnose bekam die Patientin einen grippalen Infekt und wurde deshalb stationär in der onkologischen Abteilung des behandelnden Krankenhauses aufgenommen. Während des Krankenhausaufenthalts entwickelte sie zusätzlich eine fulminante Sepsis, an der sie innerhalb von 2 Tagen verstarb.

2

AUS DER PRAXIS

Sterben zu Hause

Ein 63-jähriger Mann erkrankte an einem inoperablen Pankreaskarzinom mit multifokalen Metastasen in der Leber. Das erste Therapieziel war eine Verkleinerung des Tumors mittels Chemotherapie, um ihn resezieren zu können. Die Chemotherapie wurde mit Folfirinox (einem aus vier Wirkstoffen bestehenden Chemotherapieschema) durchgeführt. Die Behandlung erfolgte ambulant alle 2 Wochen. Schon während der Chemotherapie wurde eine zusätzliche, symptomlindernde Therapie durch ein ambulantes Palliativzentrum durchgeführt. Der Patient erhielt acht chemotherapeutische Behandlungen. Die neunte Chemotherapie konnte aufgrund einer cholestatischen Hepatopathie und eines Anstiegs der Entzündungsparameter nicht mehr durchgeführt werden.
Das kurative Therapieziel wurde daher aufgegeben und die palliativmedizinische Behandlung fortgesetzt. Der Patient entschied sich für eine Behandlung durch die spezialisierte ambulante Palliativversorgung (SAPV). Aufgrund der Wartezeit der SAPV wurde die medizinische Behandlung vorübergehend durch den Hausarzt übernommen. Die Betreuung übernahm die Familie selbst. 3 Tage vor dem Tod des Patienten begann die Versorgung durch die SAPV. Er verstarb 2 Monate nach der letzten Chemotherapie zu Hause im Kreis der Familie.

2.1.4 Diversität innerhalb der Palliative Care

DEFINITION

Diversität (Vielfalt): Konzept, bei dem die Unterschiedlichkeit einzelner Menschen und Gruppen beschrieben wird [13]. Die Vielfalt der Menschen soll dabei respektiert und wertgeschätzt werden.

Diversitätssensibilität tangiert zwei Spannungsfelder:

- Das erste Spannungsfeld betrifft die Frage, auf **welche** Personengruppen Bezug genommen wird, wenn für die Belange von Menschen mit Diversitätsmerkmalen sensibilisiert werden soll. Werden zu wenige Personengruppen genannt, fühlen sich die nicht genannten Personengruppen u. U. diskriminiert. Andererseits kann bei der Nennung von sehr vielen Personengruppen oft nicht detailliert genug auf die einzelnen Gruppen eingegangen werden, was zu einem Informationsverlust führt.
- Das zweite Spannungsfeld ergibt sich aus der Frage, **wie** die Bedürfnisse von Menschen mit Vielfaltsmerkmalen adäquat versprachlicht werden können. Einerseits ist es wichtig, Diskriminierungen kritisch zu benennen und die Bedürfnisse von benachteiligten Personengruppen sichtbar zu machen. Andererseits bringt das Benennen auch das Risiko mit sich, unbeabsichtigt auf inhaltlicher oder sprachlicher Ebene Klischees zu reproduzieren. Zudem gehen bei Menschen mit Diversitätsmerkmalen aufgrund ihrer unterschiedlichen Erfahrungen die Meinungen über ihre Belange auch innerhalb ihrer eigenen Community auseinander. Das gilt auch für die Wortwahl: Selbstbetroffene haben unterschiedliche Präferenzen, wie angemessen über sie gesprochen werden sollte. Außerdem wandelt sich Sprache, und ein heute adäquater Begriff kann in einigen Jahren als diskriminierend angesehen werden. Umgekehrt kann sich ein ehemals negativ konnotierter Begriff in der Sprache etablieren, z. B. wenn er einige Zeit von den Selbstbetroffenen verwendet und befürwortet wird.

Dieses Kapitel hat nichtsdestotrotz das Ziel, für Menschen mit Diversitätsmerkmalen innerhalb der Palliative Care zu sensibilisieren. Aufgrund der o. g. Gründe kann jedoch nur in knapper Form die Situation eines Teils der **Menschen mit Vielfaltsmerkmalen** beschrieben werden. Zu diesen Menschen gehören u. a.

- Menschen mit Migrations-(Einwanderungs-)Geschichte
- Menschen mit Beeinträchtigungen/Behinderungen
- LGBTQ*-Personen

Die Erfahrungen der einzelnen Menschen innerhalb dieser diversen Personengruppen sind unterschiedlich und individuell [9, 11, 12]. Allen ist gemeinsam, dass sie Diskriminierungserfahrungen machen und auf

Barrieren stoßen. Zu den **Barrieren im Gesundheitssystem** zählen beispielsweise Vorurteile oder Abwertungen sowie sprachliche oder kommunikative Barrieren.

Menschen mit Migrationsgeschichte

Menschen mit Migrationsgeschichte (vormals Migrationshintergrund) sind Menschen, die ohne deutsche Staatsangehörigkeit geboren wurden oder von denen ein Elternteil die deutsche Staatsangehörigkeit nicht von Geburt an hatte [19]. Sie sehen sich z. B. mit der Barriere konfrontiert, dass sie als Patientinnen in der Palliative Care wegen kultureller und sprachlicher Unterschiede als Belastung empfunden werden und bei Problemen andere Ursachen als die Kultur außer Acht gelassen werden [9]. Die Palliative Care ist häufig noch nicht ausreichend auf die Bedürfnisse und kulturellen Bräuche von Menschen mit Einwanderungsgeschichte ausgerichtet.

Zudem können gesundheitsspezifische Informationen auf Deutsch und die Regularien des hiesigen Gesundheitssystems für Menschen mit Migrationsgeschichte eine Herausforderung sein [9, 12]. Umgekehrt kann aufgrund der Einwanderungsgeschichte einer Person nicht zwangsläufig gefolgert werden, dass eine Sprachbarriere besteht. Menschen mit guten Sprachkenntnissen kann die Annahme, sie hätten Sprachschwierigkeiten, irritieren und sie können sich dadurch diskriminiert fühlen. Allerdings ist es wichtig, auf mögliche Sprachbarrieren zu achten, und wenn nötig Dolmetscherinnen hinzuzuziehen, wenn z. B. mittels einer Patientenverfügung (➤ 1.4.1) Entscheidungen für die Gestaltung des Lebensendes getroffen werden sollen [9].

Ausgebildete Multiplikatorinnen, die selbst eine Migrationsgeschichte haben, können andere Menschen mit Migrationsgeschichte über das deutsche Gesundheitssystem und die Ziele der Palliative Care informieren [9]. Schließlich können Schulungen für Fachkräfte zur interkulturellen Kompetenz den Umgang zwischen ihnen und den Patientinnen erleichtern.

Menschen mit Beeinträchtigungen/ Behinderungen

➤ Abb. 2.1 zeigt, dass die Zahl der **Menschen** wächst, die **mit einer Beeinträchtigung** leben. Diese Menschen stellen in der Palliative Care eine besonders vulnerable Klientel dar. Vulnerabel bedeutet in diesem Kontext, durch die Beeinträchtigung an sich und durch Vorurteile anderer physisch und psychisch verwundbar zu sein.

Die Betroffenen werden von Fachpersonen im Gesundheitssystem häufig nicht ernst genommen und fühlen sich nicht ausreichend respektiert [2]. Eine Übersichtsarbeit, in der die Ergebnisse von mehr als 50 Studien analysiert wurden, zeigt, dass einigen Menschen mit Lernbeeinträchtigungen abgesprochen wird, Entscheidungen für sich selbst treffen zu können [1]. Die Übersichtsarbeit legt auch dar, dass die Sprache des klinischen Personals teilweise nicht verständlich genug ist und manche neu auftretenden Krankheitssymptome vorschnell der Behinderung zugeschrieben werden.

Bezogen auf alle Beeinträchtigungen gibt es eine Diskrepanz zwischen dem, was andere Menschen – einschließlich Gesundheitsfachpersonen – als Leid ansehen und dem, was die Betroffenen selbst darunter verstehen (➤ 2.9.3). Dies kann auch dazu führen, dass kurative Behandlungen bei Menschen mit Behinderungen früher durch palliative Maßnahmen ersetzt werden als bei Menschen ohne Behinderungen. Mögliches Leid kann jedoch durch eine würdevolle Behandlung und unterstützende Kontakte gelindert werden.

LGBTQ*-Personen

DEFINITION

LGBTQ* (LGBTQ+): Abkürzung für **L**esbian (lesbisch), **G**ay (schwul), **B**isexual (bisexuell), **T**rans* und **Q**ueer [11]. Der Stern (*) oder das Pluszeichen (+) symbolisiert alle weiteren sexuellen Orientierungen oder Identitäten, die nicht durch die Buchstaben des Akronyms repräsentiert werden.

Manche Menschen, die z. B. **homosexuell, bisexuell** oder **trans*** sind, sind sich oft unsicher, was sie dem Gesundheitspersonal über ihre sexuelle Orientierung oder Identität erzählen können, ohne stigmatisiert zu werden. Der Grund für diese Unsicherheit sind Diskriminierungserfahrungen wie etwa Homophobie, heteronormative Annahmen, Transphobie oder Argwohn [11].

Die Wünsche von LGBTQ*-Personen an die Familie variieren und hängen von den persönlichen Erfahrungen ab. Aufgrund der sexuellen Orientierung und Identität erfahren manche Menschen Ablehnung von der Ursprungsfamilie *(Family of Origin)*, was zur Entfremdung führt. Es besteht daher ein größerer Bezug zu Menschen, die die sexuelle Orientierung oder Identität der Person akzeptieren *(Family of Choice)* [8]. Wenn die Herkunftsfamilie in die Palliative Care involviert wird, obwohl dies nicht dem Bedürfnis der behandelten Person entspricht, kann es zu Stress oder Konflikten kommen [8]. Natürlich können in jeder Familie Disharmonien vorkommen, vor allem, wenn durch eine schwere Erkrankung eines Familienmitglieds die übrige Familie vor Herausforderungen gestellt wird. Durch offene Fragen, wer die wichtigsten Bezugspersonen sind, kann für eine entspanntere soziale Situation gesorgt werden.

Fazit

MERKE

Menschen mit Diversitätsmerkmalen erfahren auch im Gesundheitssystem Barrieren. Wichtig für den Umgang mit Menschen im Rahmen der Palliative Care ist, dass Merkmale wie Alter, Geschlecht, sexuelle Orientierung und Identität, Beeinträchtigung, ethnische Herkunft, Hautfarbe, Religion und sozialer Status nicht zu einer Benachteiligung in der Behandlung führen.

Menschen mit Diskriminierungserfahrungen brauchen in ihrem letzten Lebensabschnitt eine wertschätzende und vorurteilsfreie Kommunikation auf Augenhöhe. Dieser respektvolle Umgang ist nötig, damit die zu behandelnden Menschen sich verstanden fühlen und das Selbstvertrauen entwickeln, ihre Wünsche gegenüber Fachkräften der Palliative Care zu äußern. Zudem ist genügend Zeit einzuplanen, um die Bedürfnisse der zu pflegenden Menschen in Erfahrung zu bringen und individuell auf diese eingehen zu können. Sensibilisierungskurse, in denen Selbstbetroffene über ihre Situation und ihre Bedürfnisse informieren, können den Mitgliedern des interdisziplinären Teams mehr Sicherheit im Umgang mit Menschen mit Diversitätsmerkmalen geben.

LITERATUR

1. Adam E et al. The palliative care needs of adults with intellectual disabilities and their access to palliative care services: A systematic review. Palliative Medicine. 2020; 34(8): 1006–1018.
2. Agaronnik ND et al. Communicating with patients with disability: Perspectives of practicing physicians. Journal of General Internal Medicine. 2019; 34(7): 1139–1145.
3. Beauftragter der Bundesregierung für die Belange von Menschen mit Behinderungen. Die UN-Behindertenrechtskonvention. Übereinkommen über die Rechte von Menschen mit Behinderungen. Demokratie braucht Inklusion. 2025. Aus: www.behindertenbeauftragter.de/SharedDocs/Downloads/DE/AS/PublikationenErklaerungen/Broschuere_UNKonvention_KK.pdf?__blob=publicationFile&v=24 (letzter Zugriff: 5.5.2025).
4. Dasch B, Zahn PK. Sterbeorttrend und Häufigkeit einer ambulanten Palliativversorgung am Lebensende. Analyse von Todesbescheinigungen (2001, 2011, 2017) sowie pseudonymisierten Daten ausgewählter PKDs in Westfalen (2017). Deutsches Ärzteblatt. 2021; 118(19–20): 331–338.
5. Deutscher Hospiz- und Palliativverband e.V. Sterben in Deutschland – Wissen und Einstellungen zum Sterben. Repräsentative Umfrage der Forschungsgruppe Wahlen Telefonfeld GmbH. 2022. Aus: www.dhpv.de/files/public/Presse/2022_BevBefragung_2022_Ergebnisse_kurz_PK.pdf (letzter Zugriff: 5.5.2025).
6. Grigoriev P et al. Sterblichkeitsentwicklung in Deutschland im internationalen Kontext. Bundesgesundheitsblatt – Gesundheitsforschung – Gesundheitsschutz. 2024; 67: 493–503.
7. Grobecker C et al. Bevölkerung und Demografie. Auszug aus dem Datenreport 2021. Statistisches Bundesamt 2021: 11–49. Aus: www.destatis.de/DE/Service/Statistik-Campus/Datenreport/Downloads/datenreport-2021-kap-1.pdf?__blob=publicationFile (letzter Zugriff: 5.5.2025).
8. Higgins A, Hynes G. Meeting the needs of people who identify as lesbian, gay, bisexual, transgender, and queer in palliative care settings. Journal of Hospice & Palliative Nursing. 2019; 21(4): 286–290.
9. Jansky M, Owusu-Boakye S, Nauck F. „An odyssey without receiving proper care" – Experts' views on palliative care provision for patients with migration background in Germany. BMC Palliative Care. 2019; 18(1): 1–10.
10. Lampert T, Hoebel J, Kroll LE. Soziale Unterschiede in der Mortalität und Lebenserwartung in Deutschland: Aktuelle Situation und Trends. Journal of Health Monitoring. 2019; 4(1): 3–15.
11. Lintott L et al. A rapid review of end-of-life needs in the LGBTQ+ community and recommendations for clinicians. Palliative Medicine. 2022; 36(4): 609–624.

12. Paal P, Bükki J. „If I had stayed back home, I would not be alive any more …" – Exploring end-of-life preferences in patients with migration background. PLoS ONE. 2017; 12(4): 1–12.
13. Salzbrunn M. Vielfalt/Diversität. Bielefeld: transcript, 2014.
14. Statistisches Bundesamt. Hautkrebs führte im Jahr 2020 zu 81 % mehr Krankenhausbehandlungen und 53 % mehr Todesfällen als im Jahr 2000. 2022. Aus: www.destatis.de/DE/Presse/Pressemitteilungen/2022/04/PD22_N018_231.html (letzter Zugriff: 5.5.2025).
15. Statistisches Bundesamt. 7,9 Millionen schwerbehinderte Menschen leben in Deutschland. 9,3 % der Gesamtbevölkerung haben eine schwere Behinderung. 2024. Aus: www.destatis.de/DE/Presse/Pressemitteilungen/2024/07/PD24_281_227.html (letzter Zugriff: 5.5.2025).
16. Statistisches Bundesamt. Bevölkerung. Mitten im demografischen Wandel. 2025. Aus: www.destatis.de/DE/Themen/Querschnitt/Demografischer-Wandel/demografie-mitten-im-wandel.html (letzter Zugriff: 5.5.2025).
17. Statistisches Bundesamt. Schwerbehindertenquote nach Alter. 2025. www.destatis.de/DE/Themen/Gesellschaft-Umwelt/Gesundheit/_Grafik/_Interaktiv/behinderte-menschen-quote.html (letzter Zugriff: 5.5.2025).
18. Statistisches Bundesamt. Todesursachen. 2025. Aus: www.destatis.de/DE/Themen/Gesellschaft-Umwelt/Gesundheit/Todesursachen/_inhalt.html#_pl0wqd55z (letzter Zugriff: 5.5.2025).
19. Statistisches Bundesamt. Migrationshintergrund. 2025. Aus: www.destatis.de/DE/Themen/Gesellschaft-Umwelt/Bevoelkerung/Migration-Integration/Glossar/migrationshintergrund.html (letzter Zugriff: 5.5.2025).
20. Weltgesundheitsorganisation. Weltbericht über Altern und Gesundheit. Zusammenfassung. 2016. Aus: https://iris.who.int/bitstream/handle/10665/186468/WHO_FWC_ALC_15.01_ger.pdf (letzter Zugriff: 5.5.2025)

2.2 Pädiatrie

Tobias Brentle

DEFINITION

Pädiatrische Palliativversorgung (PPV): aktive, ganzheitliche Betreuung von Körper, Geist und Seele des Kindes sowie Unterstützung der Familie beginnend mit der Diagnosestellung und unabhängig davon, ob das Kind eine Behandlung mit kurativer Zielsetzung erhält. Professionelle Helfer müssen die physischen, psychischen und sozialen Belastungen eines Kindes einschätzen und lindern. Dafür ist ein multidisziplinärer Ansatz notwendig, der auch die Familie und öffentliche Ressourcen miteinbezieht. PPV kann an allen Orten, auch zu Hause erbracht werden. [1, 2]

Die **Palliative Care in der Pädiatrie** zeichnet sich durch ein großes Spektrum verschiedener Erkrankungen aus, unter denen die Kinder leiden. Die größte Gruppe an Erkrankungen sind neurodegenerativer Art, aber auch neuromuskuläre, kardiologische, verschiedenste Stoffwechsel- und Speichererkrankungen sowie onkologische Erkrankungen spielen eine große Rolle in der pädiatrischen Palliative Care. Sie ist ein „Sammelbecken" für seltene und extrem seltene Erkrankungen.

Die Palliativversorgung für Kinder ist ein kleiner und hochspezialisierter Bereich der Gesundheitsfürsorge, der sich von der Palliativversorgung für Erwachsene unterscheidet, aber den gleichen grundlegenden Prinzipien folgt. Im Idealfall beginnt die Unterstützung der Kinder mit der Diagnosestellung einer unheilbaren Erkrankung, bei Kindern mit lebensbegrenzenden Erkrankungen bereits bei der Geburt. Doch bei vielen Kindern dauert die Diagnosestellung sehr lang, und manches Mal kann auch keine Diagnose gesichert werden. Eine Situation, die für Eltern kaum aushaltbar ist, weil sie dann das Gefühl haben, „in der Luft zu hängen", und gar nicht wissen, was auf sie zukommt.

2.2.1 Kinder, die Palliative Care benötigen

DEFINITION

IMPaCCT (engl.: *International Meeting für Palliative Care for Children, Trento):* Arbeitsgruppe aus Ärztinnen und Ärzten verschiedener Länder, die sich 2006 in Trient, Italien traf, um die gegenwärtige pädiatrische Palliativsituation in Europa zu diskutieren. Die IMPaCCT-Gruppe wurde 2007 zu einer Arbeitsgruppe der EAPC (➤ 1.1.2).

Die verschiedenen pädiatrischen Erkrankungen, die eine palliative Versorgung erfordern, werden in vier Gruppen eingeteilt. Diese Einteilung geht auf die **IMPaCCT-Standards** pädiatrischer Palliativversorgung in Europa zurück [2]. Diese definiert, welche Kinder und Jugendlichen Palliativversorgung benötigen bzw. benötigen könnten.

- **Gruppe 1:** Lebensbedrohliche Erkrankung, für die eine kurative Therapie verfügbar ist, die jedoch auch versagen kann. Die Palliativversorgung kann parallel zu einer kurativ ausgerichteten Therapie und/oder bei Therapieversagen erforderlich sein.

- **Gruppe 2:** Erkrankungen, bei denen ein vorzeitiger Tod unvermeidlich ist. Lange Phasen intensiver Therapien haben eine Lebensverlängerung und eine Teilnahme an normalen Aktivitäten des täglichen Lebens zum Ziel.
- **Gruppe 3:** Progrediente Erkrankungen ohne die Möglichkeit einer kurativen Therapie. Die Therapie erfolgt ausschließlich palliativ. Sie erstreckt sich häufig über viele Jahre.
- **Gruppe 4:** Irreversible, jedoch nicht progrediente Erkrankungen, die regelhaft Komplikationen zeigen und wahrscheinlich zum Tod führen. Diese Erkrankungen stellen komplexe Anforderungen an die medizinische Versorgung.

Die Definitionen der einzelnen Gruppen sind allgemein formuliert und insbesondere in Bezug auf Gruppe 2 und 3 nicht trennscharf. Die Zuteilung zu den Gruppen erfolgt durch die Behandelnden anhand der eingesetzten Therapieverfahren (intensive Therapien) und der Therapieziele (Teilnahme an normalen Aktivitäten des täglichen Lebens). Daher lassen sich viele Krankheitsbilder sowohl der einen, als auch der anderen Gruppe zuteilen. Dass bei Patienten der Gruppe 3 das Ziel der Teilnahme an normalen Aktivitäten des täglichen Lebens nicht erwähnt wird, steht im Widerspruch zu den in der **UN-Behindertenrechtskonvention** festgeschriebenen Rechten von Menschen mit Behinderung auf gleichberechtigte Teilhabe. Entscheidend ist daher das Vorgehen bei den einzelnen Familien in der Praxis, nicht die Zugehörigkeit der Erkrankung zu einer gewissen Gruppe.

Gruppe 1

Onkologie ➤ 2.3

In diese Gruppe fallen hauptsächlich **onkologische Erkrankungen.** Bei Diagnosestellung gibt es fast immer ein kuratives, also auf Heilung ausgerichtetes Therapieziel. Glücklicherweise sind Krebserkrankungen im Kindes- und Jugendalter recht selten. Je älter ein Mensch ist, desto höher wird das Risiko, eine onkologische Erkrankung zu bekommen. Neben dem Alter spielen noch weitere, z. B. genetische, Faktoren eine Rolle. Es gibt einige typische Tumorerkrankungen, die im Kindes- und Jugendalter auftreten. Trotzdem fällt nur ca. ein Drittel aller palliativ versorgten Kinder und Jugendliche in diese Gruppe.

Im Regelfall wird nach der Diagnosestellung sofort eine intensive und auch sehr belastende Therapie begonnen. Sowohl die Eltern als auch die Kinder und Jugendlichen haben meist große und auch berechtigte Hoffnung, dass sie wieder gesund werden. Die Prognose ist bei den allermeisten Tumorerkrankungen im Kindes- und Jugendalter sehr gut oder gut. Laut dem Deutschen Kinderkrebsregister (DKKR) erkranken in Deutschland rund 2.250 Kinder und Jugendliche pro Jahr an Krebs. Durchschnittlich überleben 82 % diese Krebserkrankung um mindestens 15 Jahre [3, 4].

Es ist leicht, sich vorzustellen, wie viel Belastung, Schmerz, Hoffen und Bangen eine Therapie für das Kind und die gesamte Familie und das Umfeld bedeutet: monatelange Klinikaufenthalte, Isolation des Kindes, eine auseinandergerissene Familie, Nebenwirkungen der Therapien, Schmerzen, Übelkeit, Einsamkeit, Angst und immer das große Ziel der Heilung als Antrieb.

Wenn der Tumor nicht schrumpft, sondern unter der Therapie wächst, die Blutwerte doch schlechter werden oder das erste, zweite, dritte Rezidiv auftritt, wenn Zweifel aufkommen, eine vollständige Genesung nicht mehr realistisch ist und die Kräfte nachlassen, wenn bei den Behandelnden das Gefühl besteht, alles war vergebens, dann ist das für alle Beteiligten die maximale Katastrophe. Das Kind muss akzeptieren, dass es sterben wird, die Eltern müssen akzeptieren, dass ihr Kind sterben wird und der ganze Kampf nicht erfolgreich war. Diese Situation erscheint allen Beteiligten und auch professionell Tätigen unmenschlich und markiert den Zeitpunkt, an dem das Palliativteam das Behandlungsteam ergänzt – oft das Symbol des Scheiterns, des nahen Sterbens, der Aussichtslosigkeit, des Endes der Hoffnung. Weg von den Onkologinnen, den Hoffnungsträgerinnen, den Heilenden hin zum palliativen Handeln. Weg von eingeübten Mustern, antrainierten Verhaltensweisen und Beschränkungen:

- Während der **kurativ ausgerichteten Behandlungszeit** gibt es strenge Hygiene- und Verhaltensregeln für onkologisch erkrankte Kinder und Jugendliche. Diese sind vor allem der Tatsache geschuldet, dass das Immunsystem der Kinder durch die Therapie stark reduziert ist. Sie müssen sich schon bei geringem Fieber in der Klinik vorstellen, dürfen nur mit Schutzmaßnahmen Kon-

takt zu anderen Menschen haben, vorsichtig beim Kontakt mit Tieren sein und eine penible Händehygiene einhalten. Durch die Covid-19-Pandemie wurden diese Verhaltensweisen noch verschärft. Sie wurden während der gesamten Krankheitszeit von den Professionellen eingefordert und waren sehr wichtig für den Schutz der Betroffenen.
- In der **Palliativsituation** stehen dagegen Lebensqualität und Normalität im Vordergrund. Das bedeutet, die betroffenen Kinder bleiben bei Beschwerden zu Hause, und die Behandlung von leidvollen Symptomen erfolgt möglichst im häuslichen Umfeld. Dies ruft oft Befremden hervor, mitunter auch Abwehr. Viele Familien sträuben sich dagegen und wollen mehr Maßnahmen. Erst nach und nach werden die Vorteile erkannt.

MERKE

Das Kinder-Palliativteam lernt im Idealfall möglichst früh die Familie kennen, damit Vertrauen entstehen kann und eine gute Überleitung aus der kurativen Versorgung in die palliative Versorgung gelingt. Doch in der Praxis ist oft das Gegenteil der Fall, d. h., das Palliativteam wird erst in der letzten Lebensphase hinzugezogen, da sowohl die betroffenen Familien als auch die Behandelnden in der Onkologie dem frühzeitigen Kontakt mit diesem ablehnend gegenüberstehen.

Zu den bedeutenden onkologischen Erkrankungen gehören Leukämien mit rund 30 %, Tumoren des zentralen Nervensystems mit etwa 24 %, Lymphome mit etwa 15 % sowie embryonale Tumoren (u. a. Neuroblastome, Nephroblastome) mit 7 %. Karzinome sind dagegen äußerst selten [4].

Leukämien

Bei **Leukämien** produziert das Knochenmark unkontrolliert Leukozyten, die sich rasant vermehren, die gesunden Blutzellen verdrängen und das Immunsystem des Kindes schwächen. Durch die Reduktion der Erythrozyten kommt es zu
- Anämie mit Blässe und Müdigkeit,
- Appetitlosigkeit, Gewichtsverlust,
- Schmerzen in den Beinen,
- Fieber,
- häufigen Infektionen,
- Schwellung der Lymphknoten (➤ Abb. 2.3).

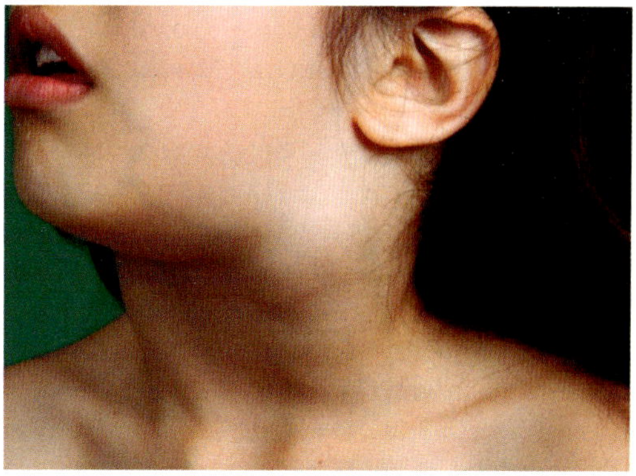

Abb. 2.3 Vergrößerte Halslymphknoten bei einer akuten T-Zell-Leukämie (T-ALL). [T888]

Meist tritt eine **akute Leukämie** auf. Die häufigste ist die akute lymphatische Leukämie (ALL). Ungefähr 20 % der Kinder leiden an einer akuten myeloischen Leukämie (AML). Die chronische Form dieser beiden Leukämien tritt bei Kindern und Jugendlichen kaum auf [5].

AUS DER PRAXIS

Fallbeispiel Gisela

Gisela litt an einer akuten lymphatischen Leukämie (ALL) und wurde in einer großen onkologischen Abteilung einer Kinderklinik behandelt. Ein Oberarzt wendete sich an das Palliativteam, weil „Gisela jetzt wohl doch sterben wird und die Familie nach Hause will".
Gisela war 6 Jahre alt, und das Palliativteam lernte sie am Entlassungstag kennen. Sie sprach kaum mehr und schlief fast durchgängig. Bereits am nächsten Tag war Gisela nicht mehr ansprechbar, und ihre Atmung veränderte sich. Sie starb einen Tag später auf dem Arm des Vaters. Das Palliativteam war täglich vor Ort, zum Teil mehrfach. Die Eltern konnten dieses Tempo der Verschlechterung gar nicht glauben und wären gern früher nach Hause gegangen, wenn sie gewusst hätten, wie wenig Zeit noch bleibt.

Hirntumoren

Hirntumoren gehören zu den zweithäufigsten Tumorarten im Kindesalter. Die häufigsten Symptome sind:
- Kopfschmerzen
- Übelkeit und Brechreiz
- Gleichgewichtsstörungen und Schwindel
- Störungen der Augenbewegungen
- Müdigkeit und ein erhöhtes Schlafbedürfnis

Die führenden Symptome hängen von der Art des Tumors und seiner Lokalisation ab. Man unterscheidet zwei Gruppen:

- Diffus in das Hirngewebe einwachsende **astrozytäre Tumoren,** bestehend aus dem diffusen Astrozytom und dem anaplastischen Astrozytom.
- **Gliome,** wobei das Glioblastom den aggressivsten Tumor darstellt.

Wenn der Tumor bzw. die darum herumliegende Tumorschwellung weiter zunimmt, kommt es zu einem Anstieg des Hirndrucks. Steigt dieser weiter, wird das Gehirn auf das Foramen magnum, eine Öffnung im Schädel mit Verbindung zum Rückenmark, gedrückt und komprimiert das verlängerte Mark, in dem für die Atmung unverzichtbare Kerngebiete liegen. Daraus resultiert ein Versterben durch Atemstillstand.

AUS DER PRAXIS

Fallbeispiel Herbert

Herbert litt seit seinem 1. Lebensjahr an einem Ponsgliom, einem in der Pons lokalisierten Hirntumor. Die Eltern nahmen den Kampf auf und ließen alle zur Verfügung stehenden Therapieoptionen durchführen. Mehrmals reisten sie dazu mit Herbert in die USA.

Das Palliativteam lernte Herbert und seine Familie kennen, als er 4 Jahre alt war. Kurz zuvor war das dritte Rezidiv diagnostiziert worden. Für die Eltern war völlig klar, dass die Therapie weitergehen sollte, aber Blutkontrollen und das Spülen des zentralen Zugangs wurden ambulant vom Palliativteam durchgeführt, damit Herbert möglichst viel zu Hause sein konnte. Herbert fand das prima und wehrte sich zunehmend gegen Klinikbesuche. Sein Statement war ganz klar: „Ich will daheim bleiben!" Da der Therapieversuch nicht erfolgreich verlief, erfüllen die Eltern Herberts Wunsch. Er verbrachte einen schönen Sommer mit der Familie, verlor dann langsam an Kraft und Fähigkeiten, wurde zunehmend schwächer und starb schließlich gut symptomkontrolliert daheim.

AUS DER PRAXIS

Fallbeispiel Luisa

Luisa war 16 Jahre alt, als bei ihr ein hochaggressives Glioblastom diagnostiziert wurde. Aufgrund des fortgeschrittenen Wachstums und der Lokalisation des Tumors schätzten die Onkologinnen eine Heilung als nicht realistisch ein.

Das Kinder-Palliativteam lernte die Familie schon kurz nach der Diagnose kennen, während lebensverlängernde Therapieversuche durchgeführt wurden, die von den Onkologinnen gesteuert wurden. Das Palliativteam betreute die Familie zu Hause. Luisas Zustand war so stabil, und sie hatte eine gute Zeit.

Nach ca. 8 Monaten traten die ersten Hirndruckzeichen auf und die Symptomlast nahm zu. Die Symptome konnten auf ein erträgliches Maß reduziert werden, aber der Tumor wuchs weiter, und so wurde Luisa schnell schwächer und schläfriger, entwickelte Atempausen und verstarb schließlich zu Hause.

Dies sind zwei Beispiele für eines relativen frühen Einstieg des Palliativteams. Alle Beteiligten hatten Gelegenheit, sich gut kennenzulernen, und der Übergang verlief geordnet und im besten Interesse des Kindes.

Neuroblastome

Neuroblastome gehören zu den embryonalen Tumoren, die aus unreifen (embryonalen) Zellen entstehen. Hier sind es maligne Tumoren, die sich aus entarteten Zellen des sympathischen Nervensystems, welches Funktionen wie Herz und Kreislauf, Darm und Blasentätigkeit steuert, entwickeln. Am häufigsten treten Neuroblastome im Nebennierenmark und im Bereich der Nervengeflechte auf beiden Seiten der Wirbelsäule auf und zeigen erst spät Symptome. Zumeist wird der Tumor zufällig entdeckt, z. B. bei einer Routinekontrolle oder Sonografie, die aus einem anderen Anlass durchgeführt wird. In Deutschland erkranken etwa 150 Kinder jährlich neu an einem Neuroblastom [6]. Symptome sind:

- Müdigkeit, Lustlosigkeit, allgemeine Schwäche
- Anhaltendes mäßiges Fieber ohne andere Ursache, Schwitzen
- Knoten oder Schwellung an Bauch oder Hals, Lymphknotenschwellung
- Aufgetriebener, großer Bauch
- Verstopfung oder Durchfall, Bauchschmerzen
- Appetitlosigkeit, Übelkeit und Erbrechen, Gewichtsverlust
- Knochenschmerzen
- Bluthochdruck

Bedeutung der Palliative Care

Auch wenn nach der Diagnosestellung zunächst eine kurative Therapie begonnen wird, müssen die Behandelnden bedenken, dass eine Heilung nicht immer möglich ist. Deshalb ist ein Kinder-Palliativteam frühzeitig hinzuzuziehen, damit es das Kind und seine Familie kennenlernen kann, es bei der Behandlung belastender Symptome unterstützt und es bei Therapieversagen beim Sterben begleitet.

Gruppe 2

Das Therapieziel bei Erkrankungen dieser Gruppe ist die Lebensverlängerung, nicht aber die Heilung. Indem den betroffenen Kindern und Jugendlichen eine Teilnahme an normalen Aktivitäten des täglichen Lebens ermöglicht wird, wird auch ihre Lebensqualität verbessert.

Neuromuskuläre Erkrankungen

Neuromuskuläre Erkrankungen (➤ 2.5.2) sind eine inhomogene Gruppe von Krankheiten der Muskelzellen *(Myopathien)*, der motorischen Endplatten, des peripheren Nervensystems *(Neuropathien)* oder Kombinationen davon. Die Bezeichnung kann auf Erkrankungen begrenzt werden, bei denen eine Störung der neuromuskulären Erregungsüberleitung vorliegt.

Im allgemeinen Sprachgebrauch ist häufig die Rede von „Muskelschwund". Dies ist darauf zurückzuführen, dass eine Muskelatrophie, also ein Rückgang der Muskelmasse das Hauptsymptom der meisten neuromuskulären Erkrankungen ist. Je nach Krankheitsform kommt es zu Beeinträchtigungen der Atemmuskulatur, zu Schluckstörungen oder auch zu kardialen Symptomen. Bei Säuglingen und Kleinkindern zeigt sich meist früh eine zu langsame motorische Entwicklung. Im Bereich der pädiatrischen Palliative Care sind die spinale Muskelatrophie und die Muskeldystrophie häufige Erkrankungen

Spinale Muskelatrophie

Ursache der **spinalen Muskelatrophie (SMA)** ist eine genetische bedingte Degeneration der motorischen Vorderhornzellen im Rückenmark. Sie zählt zu den **Motoneuronenkrankheiten,** also den Erkrankungen motorischer Nervenzellen im zentralen Nervensystem (➤ 2.5.2). Es werden vier Formen unterschieden (➤ Abb. 2.4):

- SMA Typ I, die bereits in den ersten Lebensmonaten manifest wird und schnell fortschreitet. Die Kinder erreichen nie das freie Sitzen und die Kopfkontrolle, sind in der Regel beatmungspflichtig und müssen enteral ernährt werden.
- SMA Typ II, die in der Regel vor dem 2. Lebensjahr diagnostiziert wird. Die Kinder erreichen meist eine freie Sitzfähigkeit, aber keine Gehfähigkeit. Eine nächtliche Beatmung kann notwendig sein.
- SMA Typ III, als juvenile Form bezeichnet, ist variabler, was den Zeitpunkt des Beginns angeht. Die Kinder können in der Regel allein stehen und gehen, sind aber sturzgefährdet. Schwierigkeiten beim Atmen oder Essen sind selten. Diese Kinder brauchen meist keine Palliativversorgung und haben eine normale Lebenserwartung.
- SMA Typ IV ist eine sehr seltene Form, bei der sich Symptome erst im Erwachsenenalter zeigen und die langsam fortschreitet. Geh-, Atem- und Schluckfähigkeit bleiben erhalten, die Lebenserwartung ist wie bei Typ III normal.

Es stehen inzwischen Medikamente zur ursächlichen Therapie der Erkrankung zur Verfügung, die den Erkrankungsverlauf erheblich verzögern können.

AUS DER PRAXIS

Fallbeispiel Samantha

Bei Samantha wurde wegen einer auffälligen Muskelhypotonie die Diagnose spinale Muskelatrophie Typ I gestellt, als sie 6 Monate alt war. Sie war sehr hypotroph (schwach entwickelt) und zeigte kaum Eigenbewegung. Samantha konnte nur kleine Mengen trinken und ließ Anzeichen für Hunger vermissen. Die Eltern stammten aus Syrien und lebten erst seit ca. 1 Jahr in Deutschland. Die Familie wohnte in einer Einzimmerwohnung, der Vater hatte eine Anstellung bei einer Zeitarbeitsfirma. Die Eltern liebten ihr Kind sehr und wollten für Samantha das Beste. Sie nahmen ihren Zustand wahr und erhofften sich Hilfe von der Medizin.

Die Diagnose und die daraus resultierenden Konsequenzen wurden detailliert mit den Eltern besprochen. Laut Neuropädiaterin kam eine medikamentöse Therapie nicht infrage, weil die Erkrankung extrem schnell verlief. Es gab in dieser Situation nur zwei mögliche Optionen:

1. Beginn einer Heimbeatmung und Legen einer enteralen Ernährungssonde (PEG)
2. Ein rein palliatives, also symptomkontrollierendes Vorgehen

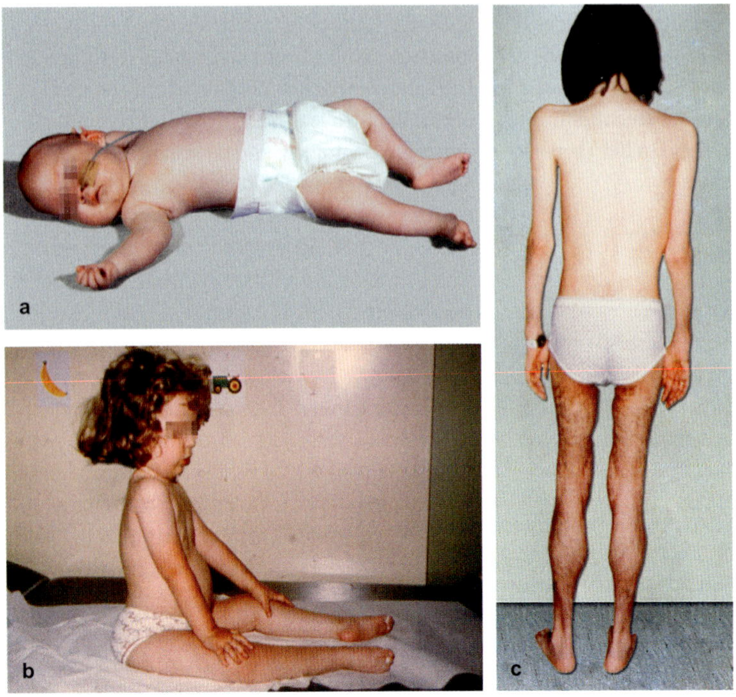

Abb. 2.4 Kinder mit spinaler Muskelatrophie. a) Typ I: 3 Monate alter Säugling mit stark abduzierten Beinen, schmalem Thorax, aufgetriebenem Abdomen und zeltförmiger Mundform; b) Typ II: 3 Jahre altes Mädchen mit generalisierter Muskelhypotonie und proximal betonter Muskelschwäche; c) Typ III: 22-Jähriger mit proximal betonter Muskelatrophie und -schwäche sowie Pseudohypertrophie der Wadenmuskulatur beidseits. [R232]

Die Eltern erlebten Samantha als sehr krank und konnten sich eine dauerhafte Intensivtherapie und -pflege für sie nicht vorstellen. Sie entschieden sich schweren Herzens dafür, der Erkrankung ihren Lauf zu lassen. Das Kinder-Palliativteam wurde eingeschaltet und Samantha ging mit den Eltern nach Hause. Sie wurde von ihnen liebevoll versorgt, entwickelte aber schnell eine Atemnot, die mit Opiaten gut kontrolliert war. Die Opiate mussten allerdings im Verlauf immer wieder leicht erhöht werden. Hunger zeigte sie weiterhin nicht. Im Alter von 8 Monaten wurde Samanthas Atmung schwächer, und sie verstarb friedlich zu Hause.

AUS DER PRAXIS

Fallbeispiel Karl-Heinz

Karl-Heinz erhielt im Alter von 6 Monaten die Diagnose SMA Typ I aufgrund einer deutlichen muskulären Schwäche. Zu dieser Zeit stand noch keine medikamentöse Therapie zur Verfügung. Wie im Fall von Samantha wurden auch Karl-Heinz' Eltern die beiden Therapieoptionen erörtert.

Karl-Heinz' Vater war Immobilienmakler, seine Mutter Erzieherin, und Karl-Heinz hatte noch einen 2 Jahre älteren Bruder. Vor allem für die Mutter war schnell klar, dass Karl-Heinz leben sollte: „Wir werden das schon bewältigen."

Karl Heinz wurde tracheotomiert und mit einem Heimbeatmungsgerät und einer PEG versorgt nach Hause entlassen. Ein ambulanter Intensivpflegedienst deckte 16 Std. täglich ab, die restliche Pflege übernahm die Mutter, die sich schnell einfand und sicher fühlte. Karl-Heinz entwickelte sich, wurde größer, lernte sprechen, und es stellte sich heraus, dass er hochintelligent war. Mit Unterstützung konnte er seinen Kopf etwas drehen und mit dem Zeigefinger der rechten Hand ein Pad bedienen, mit dem er Elektrorollstuhl und Computer steuerte. Sonst waren ihm kaum Eigenbewegungen möglich. Er konnte zwar essen und trinken, aber nur selten in ausreichender Menge, weshalb er eine enterale Ernährungssonde hatte. Seine Magen-Darm-Passage war aufgrund die Grunderkrankung extrem verlangsamt, was die Ernährung sehr aufwendig machte.

Nichtsdestotrotz war Karl-Heinz ein fröhliches Kind. Er stritt sich intensiv mit seinem Bruder, besuchte die Schule, bestand das Abitur und begann, an einer Fachhochschule zu studieren. Inzwischen ist Karl-Heinz 20 Jahre alt, der Vater hat die Familie bereits vor Jahren verlassen, und auch der Bruder ist ausgezogen. Karl-Heinz fühlt sich zu Hause sehr wohl. Seine Mutter übernimmt den größten Teil der Pflege, da der Pflegedienst durch den Fachkräftemangel nur eingeschränkt zur Verfügung steht. Weil dazu noch viele organisatorische Aufgaben und immer wieder Auseinandersetzungen mit der Krankenkasse kommen, ist die Mutter zunehmend überfordert und körperlich angeschlagen.

Muskeldystrophien

Die häufigste Form ist die **Muskeldystrophie vom Typ Duchenne,** die fast ausschließlich bei Jungen auftritt (➤ 2.5.2). Ursache ist eine vererbliche Genmutation. Meist beginnt eine zunehmende Muskelschwäche im Kindergarten- bis Schulalter. Sie breitet sich vom Hüftbereich über den Körper aus und führt zu zunehmender Lähmung und respiratorischer Schwächung bis zur Beatmungsabhängigkeit (➤ Abb. 2.5). Häufig treten auch kardiale Erkrankungen auf, die oft lebenslimitierend sind.

Im Zuge immer besserer Therapieverfahren ist die Lebenserwartung von Duchenne-Patienten über die letzten Jahrzehnte deutlich angestiegen [8] und kann mit Beatmung auf deutlich über 30 Jahre angehoben werden [9]. Ungefähr drei Viertel der betroffenen Erwachsenen geben bezeichnen ihre Lebensqualität als gut oder sehr gut [11].

DEFINITION

Gesundheitsbezogene Lebensqualität (engl. *Health-Related Quality of Life, HRQoL):* Multidimensionales Konstrukt aus physischen, psychischen und sozialen Dimensionen, das deutlich mehr einschließt als lediglich Aussagen zum individuellen Gesundheitszustand. Wesentliche Orientierung ist hierbei die subjektive Wahrnehmung durch das betroffene Kind oder Jugendliche.

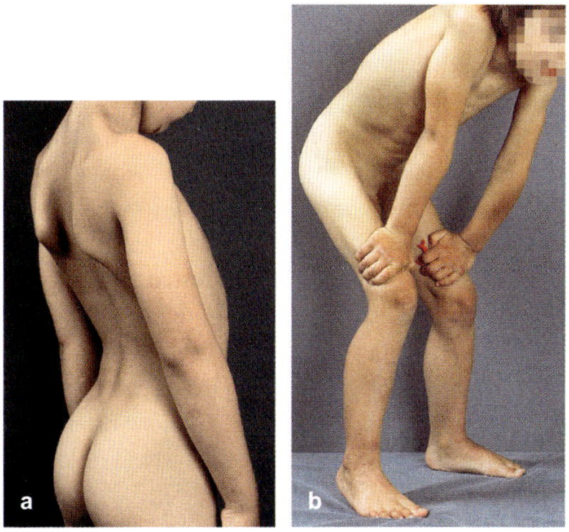

Abb. 2.5 a) 8-jähriger Junge mit Muskeldystrophie Duchenne mit generalisierter muskulärer Hypotonie, Schwäche und ausgeprägter Hyperlordose. b) Positives Gowers-Phänomen: Das Aufstehen vom Boden ist nur mit Aufstützen der Hände auf die Oberschenkel möglich. [T409]

Viele Kinder und Jugendliche mit Muskelerkrankungen findet ihr Leben trotz Heimbeatmung und massiver körperlicher Einschränkungen als sehr lebenswert. Sie gestalten ihr Leben, besuchen die Schule, viele studieren. Die Lebensqualität von Kindern mit Heimbeatmung wird sogar durch ihre eigenen Eltern systematisch unterschätzt [14].

MERKE

Wenn sich die Betroffenen nicht oder nur sehr bedingt dazu äußern können, was sie unter Lebensfreude und -qualität verstehen, kann es helfen, wenn sich Angehörige und Behandlungsteam folgende Fragen stellen:

- Sind Emotionen erkennbar, z. B. Freude, Interesse am Geschehen?
- Zeigt das Kind annehmende oder ablehnende Reaktionen bzw. kann man ihm etwas Gutes tun?
- Ist es gut symptomkontrolliert?
- Was sagen die Angehörigen oder Pflegenden, wie nehmen sie das Kind wahr? Woran merken sie, ob es ihm gut oder schlecht geht, es sich wohl oder unwohl fühlt?
- Was wünschen sich die Eltern und Zugehörigen für ihr Kind? Was können sie aktiv tun, um dessen Wohlbefinden und Lebensqualität zu steigern?

Wenn Kinder oder Jugendliche eine Trachealkanüle haben und absaugpflichtig sind und/oder beatmet werden und das Beatmungsgerät nicht selber bedienen können, haben sie in der Regel Anspruch auf außerklinische Intensivpflege nach SGB V, § 37c. Die häufigsten Versorgungsorte in der außerklinischen Intensivpflege sind der elterliche Haushalt (1:1-Intensivpflege) und pädiatrische Intensivpflege-Wohngemeinschaften. Der personelle und finanzielle Aufwand und die Inanspruchnahme der Eltern, um eine 1:1-Pflege rund um die Uhr zu gewährleisten, sind hoch. Wenn in Zeiten massiver Personalnot die Intensivpflegedienste Schichten nicht abdecken können, müssen die Eltern selbst die Betreuung gewährleisten – und das über viele Jahre und oft auch kurzfristig, z. B. bei krankheitsbedingten Personalausfällen. Das belastet die ganze Familie und das Umfeld. Auch andere Aspekte wie der organisatorische Aufwand bei der Beschaffung von Materialien und Hilfsmitteln, die

Auseinandersetzung mit Kranken- und Pflegekassen wegen der Finanzierung von Pflege- und Hilfsmitteln können psychisch und physisch zermürben. Ähnliche Probleme treten allerdings auch bei Kindern und Jugendlichen auf, die zu Hause von einem Pflegedienst mitversorgt werden.

MERKE

Gute Entscheidungen können nur mit allen Beteiligten getroffen werden, die umfassend aufgeklärt sind. Das Für und Wider, aber auch die Konsequenzen müssen thematisiert und verständlich dargelegt werden. Vorausplanungsgespräche können hierbei sehr sinnvoll und hilfreich sein (➤ 1.8.4).

Bedeutung der Palliative Care

Die Hauptaufgabe der Palliative Care in dieser Gruppe ist es, mit den Eltern und soweit möglich den betroffenen Kindern und Jugendlichen abzuwägen und zu besprechen, wie viele und welche lebensverlängernden Therapien gewünscht und sinnvoll sind. Hierbei gilt es sowohl die Lebensqualität als auch das Kindeswohl, aber auch das Wohl der ganzen Familie im Blick zu behalten (s. auch Gruppe 3).

Gruppe 3

In der **Gruppe 3** finden sich progrediente neurodegenerative Erkrankungen, also fortschreitende Erkrankungen ohne eine kurative Behandlungsmöglichkeit. Es bleibt nur die palliative Therapie. In der Definition wird zwar auf die Möglichkeit jahrelanger Lebensverlängerung hingewiesen, es fehlt aber im Gegensatz zur Gruppe 2 der Hinweis auf die Teilnahme an Aktivitäten des täglichen Lebens. Daraus lässt sich ersehen, dass die Krankheitsverläufe in dieser Gruppe häufig sehr aggressiv sind und eine langfristige Lebensverlängerung zwar manchmal möglich, aber ggf. nicht immer im besten Interesse des Kindes ist.

MERKE

Im besten Sinne des Kindes ist nicht immer die reine Lebensverlängerung.

Neurologische Symptome ➤ 2.5.1

Neurodegenerative Erkrankungen

Neurodegenerative Erkrankungen sind Erkrankungen, die durch den schrittweisen Untergang von Nervenzellen des zentralen Nervensystems gekennzeichnet sind (➤ 2.5.1). Dies führt zu verschiedenen neurologischen und psychiatrischen Symptomen. Hierzu zählen Störungen des Gedächtnisses, der Sprache und Orientierung, der Motorik, der Stimmung und des Schlaf-wach-Rhythmus. Je nach Erkrankung und Hauptlokalisation der Neurodegeneration stehen unterschiedliche Symptome im Vordergrund. Degenerativ bedingte Ausfallerscheinungen verlaufen progredient, die Geschwindigkeit des Fortschreitens ist unterschiedlich.

Leukodystrophien

Leukodystrophien sind erbliche Stoffwechselkrankheiten der weißen Hirnsubstanz. Meist sind zunächst gesund wirkende Kinder und Jugendliche betroffen. Durch die geschädigte weiße Hirnsubstanz können Nervenzellen ihre Signale nicht mehr richtig senden. Wichtige Fähigkeiten wie Laufen, Sitzen, Greifen, Sehen und Schlucken gehen im Verlauf der Krankheit verloren oder bilden sich nicht aus. Folgen sind Hilflosigkeit und ein früher Tod.

Viele Hirnabbauerkrankungen der weißen Substanz gehören zur Gruppe der Leukodystrophien:

- Adrenoleukodystrophie
- Metachromatische Leukodystrophie
- Morbus Alexander
- Morbus Canavan

Sie unterscheiden sich in ihrem Beginn und dem Verlauf. Die Adrenoleukodystrophie z. B. ist sehr aggressiv und schreitet manchmal in wenigen Monaten massiv fort. Andere sind langsamer und verlaufen über Jahre. Der Untergang der weißen Hirnsubstanz wird oft von schwerwiegenden Symptomen wie Epilepsie, Schreiunruhen, Dystonie, Spastik oder Erbrechen begleitet, die für alle Beteiligten extrem belastend sind. Die Symptomlinderung braucht viel ärztliche Erfahrung. Der Endzustand ist dann meist ein Zustand reaktionsloser Wachheit.

Die Therapie dieser Erkrankungen wird momentan intensiv beforscht. Für die metachromatische Leukodystrophie existiert eine Gentherapie, die den Verlauf deutlich verbessert.

AUS DER PRAXIS

Fallbeispiel Norbert

Norbert litt an einer Adrenoleukodystrophie, die aufgrund eines auffälligen neurologischen Abbaus im Alter von 4 Jahren diagnostiziert wurde Bis dahin galt der Junge als gesund. Wie bei dieser Erkrankung üblich, vollzog sich der körperliche Abbau massiv schnell. Bereits nach wenigen Monaten hatte Norbert Schluckbeschwerden. In intensiven Gesprächen entschieden sich die Eltern gegen eine Sondenernährung, sie wollten der Erkrankung ihren Lauf lassen, um ihrem Kind Leiden zu ersparen.

Die Erkrankung schritt schnell immer weiter fort, Norbert wurde zunehmend schwächer, konnte kaum noch schlucken und aß zum Schluss nur noch wenige Löffel über den Tag verteilt. Er schien dabei nicht zu leiden, obwohl er weder den Kopf halten noch sitzen konnte und auch keine Rumpfstabilität mehr hatte. Schließlich stellte er die Nahrungs- und Flüssigkeitsaufnahme ganz ein, 2 Tage später wurde seine Atmung schwächer und unregelmäßiger, und einige Stunden später verstarb er friedlich im Kreis seiner Familie.

Zwischen Diagnosestellung und Versterben waren knapp 6 Monate vergangen.

AUS DER PRAXIS

Fallbeispiel Helmut

Helmut litt an einer Adrenoleukodystrophie mit einem raschen Progress und zunehmenden Schluckstörungen. Das Kinder-Palliativteam führte intensive Gespräche mit Helmuts Eltern, für die es nicht vorstellbar war, der Erkrankung ihren Lauf zu lassen. Sie wollten, dass Helmut lebt, und entschieden sich für eine PEG-Anlage und eine Sondenernährung. Dabei war ihnen zu diesem Zeitpunkt bewusst, dass diese lebensverlängernde Maßnahme mit dem gleichzeitigen weiteren Hirnabbau zu leidvollen Symptomen führen kann.

In den folgenden Monaten traten bei Helmut starke Spastik, Dystonie, Schreiunruhen, Epilepsie und Schwitzen auf. Diese Symptome waren medikamentös nur eingeschränkt beherrschbar, bis sie nach ca. 5 Monaten schließlich nachließen und Helmut sich im Zustand reaktionsloser Wachheit befand. Die Epilepsie bestand weiterhin, war aber beherrschbar. Helmut wurde 17 Jahre alt und starb an einer Pneumonie.

AUS DER PRAXIS

Fallbeispiel Siegfried

In Siegfrieds 4. Lebensjahr fiel den Eltern bei ihm eine zunehmende Gangunsicherheit auf, die zunächst vom Kinderarzt nicht ernst genommen wurde. Da sich diese aber nicht besserte, wurde die Diagnose metachromatische Leukodystrophie gestellt, als Siegfried 6 Jahre alt war. In den kommenden Jahren büßte Siegfried zunehmend an Fähigkeiten ein, brauchte zuerst eine Gehhilfe, dann einen Rollator und schließlich einen Rollstuhl. Er bekam eine PEG, erblindete und verlor seine intellektuellen Fähigkeiten.

Das Kinder-Palliativteam lernte ihn mit 16 Jahren kennen. Er war ein schwerst mehrfachbehinderter junger Mann, der lächelte, wenn ihm etwas gefiel, und bei Unwohlsein und Schmerzen weinte. Gezielte Bewegungen waren ihm nicht möglich. Er konnte nicht schlucken, litt öfter an abendlichen Schreiunruhen und immer wieder an Harninkontinenz und Obstipationen.

Das Kinder-Palliativteam betreute ihn mit einigen Unterbrechungen und führte auch Vorausplanungsgespräche. Zunächst wollten die Eltern lebensverlängernde Therapien wie eine intensivstationäre Aufnahme bei Bedarf. Als sich die Atemwegsinfekte häuften und die Klinikaufenthalte zunehmend zur Belastung wurden, entschieden die Eltern, Siegfried letztere zukünftig zu ersparen.

Als er 21 Jahre alt war, hatte Siegfried eine schwere Pneumonie. Die Familie entschloss sich – auch aufgrund der geführten Gespräche – gegen eine Klinikbehandlung und für eine rein symptomorientierte Therapie. Siegfried bekam aufgrund seiner Atemnot Morphin und verstarb friedlich in seinem Bett.

Bedeutung der Palliative Care

Da die Lebensqualität des Kindes oder Jugendlichen im Fokus stehen soll, ist auch hier die Wahrung des Kindeswohls und die Begleitung einer guten Entscheidungsfindung eine Hauptaufgabe der Palliative Care. Die Erkrankungen in dieser Gruppe weisen meist schnelle Krankheitsverläufe auf, einhergehend mit dem Verlust essenzieller Fähigkeiten und dem Auftreten sehr belastender Symptome wie Epilepsien, schwerste Dystonie und Spastik, die in einen Zustand reaktionsloser Wachheit münden können, der jahrelang anhält. Das dadurch verursachte Leid ist oft groß und schwer beherrschbar. Dies muss sowohl den Behandelnden als auch den Eltern bewusst sein und in deren Überlegungen mit einfließen. Diese Inhalte können in Form von Vorausplanungsgesprächen thematisiert werden.

Entscheidungsfindung durch Gespräche

Bevor die Entscheidung erfolgt, ob eine medizinische Behandlung gewünscht oder nicht gewünscht wird, muss eine **Therapiezielfindung** stattfinden. Dabei ist es Aufgabe der Professionellen, darauf zu achten, dass nur realistische Optionen in die Überlegungen mit einfließen. Mögliche Therapieziele sind:

- Rehabilitation von bestimmten Fähigkeiten
- Teilhabe in der Familie und anderen Lebensbereichen
- Keine weiteren Klinikeinweisungen, sondern im vertrauten Umfeld bleiben
- Lebensverlängerung
- Verbesserung der Lebensqualität
- Lindern bzw. Vermeiden von Leid und belastenden Symptomen
- Erreichen von Meilensteinen

DEFINITION

Meilenstein: In der Palliative Care ist dies ein Erlebnis oder Ereignis, das für das Kind oder die Jugendliche sehr wichtig und bedeutsam ist. Das kann z. B. der Besuch des Kindergartens, die Einschulung, eine Geburtstagsfeier oder das Weihnachtsfest sein.

Ist das Therapieziel gefunden, können **Behandlungsentscheidungen** getroffen werden. Ein Aspekt dabei ist, dass für eine medizinische Maßnahme eine individuelle Indikation erforderlich ist. Die Indikation für eine Behandlungsmaßnahme ist eine ärztliche Entscheidung, die immer den Gesamtzustand des Kindes im Blick hat. Ohne Indikation darf keine Therapie erfolgen oder fortgesetzt werden. Dazu wägt die Ärztin u. a. ab, wie groß Nutzen und Last einer bestimmten Therapie oder Maßnahme sind und ob das Kind davon profitiert.

Gruppe 4

Diese Gruppe ist sehr facettenreich, und die darunter fallenden Erkrankungen können alle Altersgruppen betreffen. Auch die Ausprägungen und Probleme sind sehr verschieden. Die Kinder und Jugendlichen leiden an erworbenen oder intrinsischen Erkrankungen oder Behinderungen. Diese sind zwar oft sehr schwer, aber nicht progredient. Sie wirken auf den Körper in vielfacher Weise ein, belasten und verändern ihn und führen zu Komplikationen, Folgeerkrankungen und massiven Problemen. Der Hilfe- und Unterstützungsbedarf wächst, führt zu Krisen und Klinikaufenthalten, belastet die Familie und nimmt negativen Einfluss auf die Lebensqualität. Die Situation der Kinder oder Jugendlichen kann sich maximal verändern.

Perinatale Asphyxien/Hypoxien

Unter einer **perinatalen Asphyxie** versteht man einen drohenden Tod durch Absinken des arteriellen Sauerstoffgehalts *(Hypoxämie)* unterschiedlicher Ursache, der bei *(perinatal)* oder nach der Geburt *(postnatal)* entsteht. Gründe für eine perinatale Asphyxie sind u. a. eine Plazentaablösung oder -insuffizenz, Nabelschnurkomplikationen, ein Surfactant-Mangelsyndrom bei Frühgeborenen, schwere Herzfehler, schwere Erkrankungen der Mutter, Infektion des Fötus/Neugeborenen.

Trisomien

Trisomien bezeichnen das überzählige Vorhandensein eines Chromosoms. Das heißt, ein Chromosom oder ein Teil eines Chromosoms liegt in allen oder einigen Körperzellen dreifach *(Trisom)* statt zweifach *(Diom)* vor. Trisomien führen zu einer Reihe von klinischen Trisomie-Syndromen. Die bekannteste Form der Trisomie ist die Trisomie 21, das Down-Syndrom. Dies spielt in der pädiatrischen Palliative Care jedoch nur dann eine Rolle, wenn eine schwere kardiale Fehlbildung dazukommt. Die beiden Trisomieformen, die in der Kinderpalliativ immer wieder versorgt werden, sind Trisomie 18 und Trisomie 13.

Trisomie 18

Bei der **Trisomie 18** ist das Chromosom 18 drei- statt zweifach in den Zellen vorhanden. Dies stört die Entwicklung des Kindes bereits im Mutterleib und verursacht diverse Organfehlbildungen. Die meisten Kinder versterben bereits vor oder bald nach der Geburt.

Charakteristische Merkmale sind u. a. (➤ Abb. 2.6):

- Längerer Zeige- als Mittelfinger
- Langer, schmaler Schädel, kleiner Gesichtsschädel, nach hinten zurückweichendes Kinn
- Wiegenkufenfüße (Form der Fußsohle erinnert an die Kufen einer Kinderwiege)

Zusätzlich treten häufig verschiedene (Organ-)Fehlbildungen auf:

- Gaumenspalte
- Herzfehler

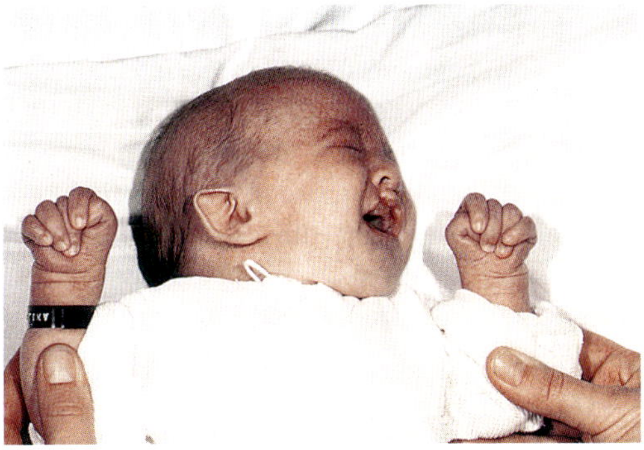

Abb. 2.6 Trisomie 18 bei einem Neugeborenen. [R232]

- Nieren-, Harnleiterfehlbildungen
- Hirnfehlbildungen
- Lungenfehlbildungen

Daraus resultieren verschiedenste Probleme wie Ernährungs- Gedeih- oder Atemstörungen.

Oft kommen die Eltern bereits vor der Geburt auf ein Kinder-Palliativteam zu, weil sie Beratung wünschen. Dabei muss die unklare Prognose besprochen werden, denn es gibt auch Kinder mit einer Trisomie 18, die viele Jahre leben. Trotzdem ist es sinnvoll, ein rein palliatives Vorgehen bereits ab der Geburt zu besprechen. Wenn das Neugeborene nicht atmet oder so schwach ist, dass es nicht mit dem Leben vereinbar ist, kann von einer Lebensverlängerung abgesehen werden.

Trisomie 13

Bei der **Trisomie 13** ist das Chromosom 13 dreifach statt zweifach vorhanden. Wie bei der Trisomie 18 ist die Prognose unklar, häufig sind die Kinder aber nicht überlebensfähig. Etwa 70 % weisen eine sogenannte Holoprosenzephalie auf [17]. Dabei sind beide Gehirnhälften miteinander verschmolzen. Zusätzlich sind Kopf, Gehirn und Augen sehr klein. Eine häufige Besonderheit bei Trisomie 13 sind spontane Atempausen haben, die fast immer nicht leidvoll sind, sodass die Kinder an einer dieser Atempausen sanft versterben.

Infantile Zerebralparese

Unter dem Begriff **infantile Zerebralparese (ICP)** werden frühkindliche Gehirnstörungen zusammengefasst, die angeboren sind oder sich nach der Geburt entwickeln. Sie betreffen ca. ein bis zwei von 1.000 Neugeborenen [18]. Ursachen können Fehlbildungen, pränatale Infektionen, perinatale Komplikationen (u. a. Hirnblutung), Entzündungen (Enzephalitis, Meningitis) oder Schädel-Hirn-Traumata sein.

Die bleibende Störung hat langfristig negative Auswirkungen auf die Sensomotorik und den Bewegungsapparat. Abhängig von der Lokalisation der geschädigten Gehirnareale treten die Symptome in unterschiedlicher Ausprägung auf:

- In der Regel Muskelhypertonie, seltener Muskelhypotonie, oft mit Ataxie, Dyskinesie. Als Folge sind Veränderungen der Gelenke (Kontrakturen, u. a. Spitzfüße), Skoliose der Wirbelsäule und weitere nicht selten (➤ Abb. 2.7).
- Fokale oder generalisierte Krampfanfälle.
- Verhaltensauffälligkeiten, Lern- und Sprachbehinderung, Intelligenzminderung, Seh- und Hörstörungen.

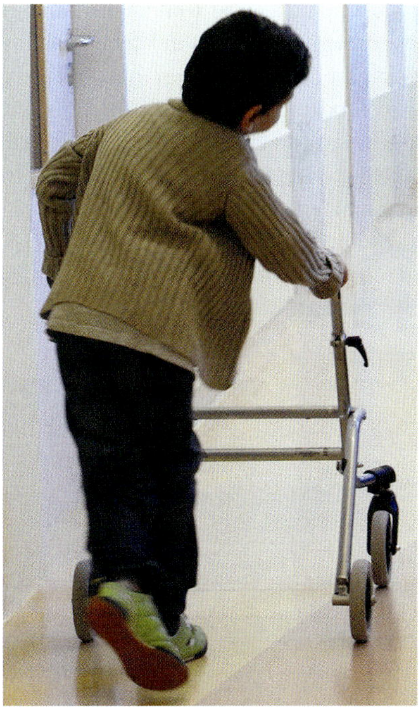

Abb. 2.7 Ein 14-jähriger Junge mit infantiler Zerebralparese und dadurch Tetraspastik, Neigung zu athetotischen Zwangsbewegungen, Ataxie und spastischer Sprachstörung. Er kann ohne Unterstützung nicht stehen und leidet an einer schweren Störung der gesamten motorischen Koordination. [M614]

Schädel-Hirn-Traumata

Schädel-Hirn-Trauma (SHT) ist eine Sammelbezeichnung für Schädelverletzungen mit Gehirnbeteiligung. 10 Prozent sind mittel- bis schwergradig [19]. Schwere SHT haben häufig ein **Syndrom reaktionsloser Wachheit (SRW, ➤ 2.5.1)** oder **minimalresponsives Syndrom** (minimaler Bewusstseinszustand, ➤ 2.5.1) mit unklarer Prognose zur Folge.

Häufige Folgen und Komplikationen einer Behinderung

Bei Kindern und Jugendlichen mit schweren Behinderungen liegt sehr häufig eine **Skoliose** vor, eine Seitenabweichung der Wirbelsäule von der Längsachse mit Rotation der Wirbelkörper. Manchmal ist sie angeboren, meist entsteht sie durch ein muskuläres Ungleichgewicht, gepaart mit starken Bewegungseinschränkungen. Das führt häufig durch mangelnde Steh- und Gehfähigkeit zu einer Hüftluxation, da durch den fehlenden Muskelzug in der Hüfte der Hüftkopf langsam aus der Hüftpfanne wandert. Die Skoliose entwickelt sich erst relativ unauffällig und prägt sich im Lauf von Jahren immer stärker aus. Sie verformt den gesamten Oberkörper, zusätzlich wird die Beweglichkeit immer stärker eingeschränkt (➤ Abb. 2.8). Die Lungen werden dadurch immer mehr zusammengedrückt und verschoben und das Atmen durch die Thoraxrigidität flacher. Das wiederum führt zur schlechteren Lungenbelüftung und Atemproblemen. Sekret kann schlechter abgehustet werden und Pneumonien sowie andere Infekte häufen sich. In der Folge werden Klinikaufenthalte häufiger und länger, die medizinischen Maßnahmen aufwendiger und die Erholungsphase zieht sich in die Länge. Zusätzlich besteht häufig eine massive Obstipationsproblematik, die Leiden verursacht und auch lebensbegrenzend werden kann. Durch Bewegungsübungen und Physiotherapie oder das Tragen eines Korsetts lässt sich dieser Prozess etwas aufhalten.

Eine weitere häufige Folge sind **Schluckstörungen.** Für Eltern ist das Nähren, das ausreichende Zuführen von Essen und Trinken enorm wichtig. Viele der betroffenen Kinder und Jugendlichen leiden aber an Schluckstörungen, die von Geburt an bestehen oder sich über die Zeit stark verschlechtern. Jede Mahlzeit, jedes Eingeben von Nahrung kann zu einer mehrstündigen Aktion werden, die irgendwann den Tag dominiert – was sowohl für die Eltern als auch für das Kind Stress und Leiden bedeuten kann. Dazu kommen häufig zunehmende Aspirationsereignisse, die zu Hustenanfällen und Pneumonien führen und zusätzlich die Lebensqualität und auch die Beziehung beeinträchtigen.

AUS DER PRAXIS

Fallbeispiel Otto

Aufgrund einer perinatalen Asphyxie hatte Otto eine schwerste körperliche und geistige Behinderung. Er war vollständig pflegebedürftig und benötigte Unterstützung bei allen Aktivitäten des täglichen Lebens. Durch eine sich

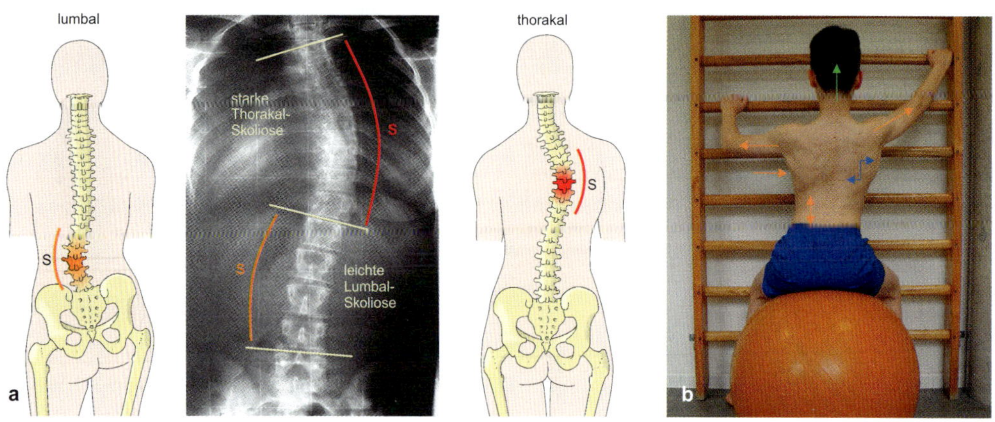

Abb. 2.8 a) Formen der Skoliose. [L190, M158] b) Junge mit Skoliose bei Übungen mit dem Pezziball. [M157]

zunehmend verschlechternde Schluckstörung ab dem 8. Lebensjahr dauerte das Eingeben einer Mahlzeit bis zu 4 Std. Dabei musste Otto immer wieder husten und würgen, wirkte gestresst und angestrengt. Auch die Beziehung zwischen seiner Mutter und ihm litt darunter, da Otto zunehmend schlechte Gefühle damit verband, wenn die Mutter Zeit mit ihm verbrachte. Zusätzlich häuften sich die Aspirationspneumonien, sodass er während der schweren Infekte eine Nasensonde benötigte.
Es brauchte viele Gespräche und Aufklärung und auch viel Verständnis seitens des medizinischen und pflegerischen Personals dafür, dass für die Mutter ein „Schlauch im Bauch" ihres Kindes eine ganz schlimme Vorstellung war. Erst mit diesem Verständnis konnte das professionelle Team auf der Fachebene beginnen, ihr die Vor- und Nachteile einer PEG zu erörtern. Im Alter von 10 Jahren erhielt Otto eine PEG.

Für eine schwere Hirnschädigung typisch ist das Vorhandensein oder die Entwicklung einer **Epilepsie** (➤ 2.2.2). Es gibt sehr viele unterschiedliche Formen der Epilepsie, von denen einige weitere Hirnschädigungen hervorrufen und damit zur Verschlechterung des Zustands führen. Außerdem sind Epilepsien häufig leidvoll und schwer zu behandeln.

AUS DER PRAXIS

Fallbeispiel Hans

Hans erlitt bei der Geburt eine schwere Asphyxie, und durch den Sauerstoffmangel wurde sein Gehirn massiv geschädigt. Er entwickelte eine schwere Epilepsie, konnte nicht schlucken und produzierte viel Atemwegssekret, was zu einer brodelnden Atmung mit Atemnot und Pneumoniegefahr führte.
Zu Hause fand die Betreuung durch ein Kinder-Palliativteam statt. Die Eltern wollten ihrem Kind weitere Klinikaufenthalte ersparen, sie empfanden sein Leben als wenig qualitativ. Hans durchlebte zu Hause zwei Pneumonien, die rein palliativ behandelt wurden. Er bekam zudem Morphin und Benzodiazepine und erholte sich jedes Mal. Mit knapp 2 Jahren verstarb er zu Hause an einem Status epilepticus.

AUS DER PRAXIS

Fallbeispiel Roswitha

Roswitha wurde mit einer schweren Form der Arthrogryposis multiplex congenita (genetische Erkrankung des Ungeborenen mit Gelenkfehlbildungen im Mutterleib, u. a. durch zu wenig Fruchtwasser) geboren. Zusätzlich erlitt sie während der Geburt eine Hypoxie. Aufgrund dessen war Roswitha geistig stark retardiert, konnte sich kaum bewegen, nicht sitzen, nicht den Kopf halten, entwickelte schon früh eine Skoliose und eine zunehmende Rigidität des Thorax. Außerdem fiel ihr das Schlucken zunehmend schwerer, weshalb sie über eine PEG-Sonde ernährt wurde. Aufgrund der Gesamtsituation atmete sie zu flach und hatte immer wieder Pneumonien, die auf der Intensivstation behandelt werden mussten. Mit 7 Jahren konnte sie nach einer Pneumonie nicht mehr vom Respirator zu entwöhnt werden. Zu diesem Zeitpunkt stellte sich die Frage nach dem weiteren Vorgehen:

1. Roswitha wird extubiert, es erfolgt bei Bedarf eine palliative Atemnottherapie und in der Folge wird sie vermutlich zeitnah versterben.
2. Roswitha bekommt ein Tracheostoma und eine Heimbeatmung.

Aufgrund der als recht hoch eingestuften Lebensqualität entschieden sich die Eltern, die eng involvierten Pflegenden und das Behandlungsteam für die zweite Möglichkeit. Sie hatten beobachtet, dass Roswitha gerne in Gesellschaft war, sehr viel lächelte, Ausflüge, Kuscheln und Kino genoss und Lebenswillen zeigte.
Roswitha ist mittlerweile 19 Jahre alt, wird beatmet, kann sich nicht selbstständig bewegen und wird über PEG ernährt. Sie liebt Aktivitäten wie Ausflüge und Besuche, lacht viel und genießt ihr Leben.

2.2.2 Häufige Symptome in der pädiatrischen Palliativversorgung

In ➤ 2.2.1 wurden bei den Erkrankungen bereits einige gängige Symptome genannt, die bei palliativ versorgten Kindern und Jugendlichen immer wieder auftreten. Um besser zu verstehen, wie leidvoll und belastend diese Symptome für alle Beteiligten sein können, werden diese im Folgenden genauer erläutert.

Epilepsie

DEFINITION

Epilepsie: Anfall, Anfallsleiden. Der Begriff bezeichnet eine Erkrankung mit mindestens einem spontan auftretenden epileptischen Anfall, der nicht durch eine aktuell bestehende erkennbare Ursache oder Auslöser hervorgerufen wurde. Ursache können eine Entzündung des Gehirns, Schlaganfall oder Kopfverletzung sein. Als mögliche Auslöser kommen Stress, Entzug von Suchtmitteln oder massiver Schlafmangel infrage.

Ein epileptischer Anfall ist eine Folge plötzlich auftretender, synchroner elektrischer Entladungen von Nervenzellen im Gehirn, die zu ungewollten stereotypen Bewegungsstörungen oder Störungen des Wohlbefindens führen. Zum Auftreten eines epileptischen Anfalls kommt es durch eine Übererregbarkeit von Nervenzellen oder eine abnorme gleichzeitige elektrische Aktivität von größeren Nervenzellverbänden. So nimmt man an, dass ein Ungleichgewicht von Erregung und Hemmung in den neuronalen Netzten epileptische Anfälle entstehen lässt. Wenn eine Ursache ausgemacht werden konnte, spricht man von einer symptomatischen Epilepsie. Ursachen können z. B. sein: Hirnschäden durch Sauerstoffmangel bzw. Schädelhirntraumata, Fehlbildung des Hirngewebes *(fokale, kortikale Dysplasie),* Hirntumoren, zerebrale Gefäßmissbildungen. Wichtig ist die Unterscheidung zwischen fokalen und generalisierten Anfällen. Bei generalisierten Anfällen sind beide Gehirnhälften beteiligt. Bei den meisten Menschen treten beide Anfallsformen auf.

Fokale Anfälle

Fokale Anfälle beginnen in einer umschriebenen Region einer Großhirnhälfte und zeigen entsprechende Symptome. Man unterscheidet:

- Einfache fokale Anfälle mit erhaltenem Bewusstsein,
- Komplexe fokale Anfälle mit Bewusstseinstrübung
- Fokale Anfälle mit Entwicklung zu sekundär generalisierten Anfällen

Generalisierte Anfälle

Wenn keine Hinweise auf eine anatomisch begrenzte Lokalisation bestehen, spricht man von **generalisierten Anfällen.**
Man unterscheidet:

- Absencen (kurze Anfälle, nur wenige Sekunden dauernde Bewusstseinspause)
- Myoklonische Anfälle (Zuckungen einzelner Muskelgruppen)
- Klonische Anfälle (ruckartig)
- Tonische Anfälle (erhöhter Muskeltonus)
- Tonisch-klonische Anfälle (typische große Anfälle mit Sturz, Verkrampfung und rhythmischen Zuckungen beider Arme und Beine)
- Atonische Anfälle (kompletter Tonusverlust)

Von einem **Status epilepticus** spricht man bei einer Anfallsserie oder einem Anfall mit einer Dauer von mehr als 5 Min. Je länger dieser Zustand anhält, desto größer ist die Gefahr einer weiteren Hirnschädigung oder eines tödlichen Verlaufs.

Medikamentöse Therapie

Antikonvulsiva *(Anfallssuppressiva, Antiepileptika),* also Medikamente zur Verhinderung/Beendigung epileptischer Anfälle, werden unterschieden in:

- Notfallmedikamente, die bei Bedarf gegeben werden können
- Dauermedikamente, die im Körper einen Wirkspiegel aufbauen, um Anfälle zu verhindern oder die Anfallssituation zu verbessern

Notfallmedikamente sind in der Regel Benzodiazepine in verschiedenen Darreichungsformen (Midazolam, Diazepam, Lorazepam). Für die Dauermedikation stehen verschiedene Wirkstoffe zur Verfügung, z. B. Carbamazepin, Valproinsäure, Lamotrigin (Lamictal®), Levetiracetam (Keppra®), Phenobarbital (Luminal®) und Topiramat (Topamax®). Neuere Medikamente wie Oxcarbazepin, Eslicarbazepinacetat oder Zonisamid werden ebenfalls eingesetzt.

Spastik

DEFINITION

Spastik (Krampf, Verkrampfung): Erhöhte Eigenspannung der Skelettmuskeln, die auf eine Schädigung des Gehirns oder des Rückenmarks zurückzuführen ist. Eine Spastik ist keine Krankheit, sondern ein Symptom einer Schädigung des ZNS.

Das spastische Muster ist individuell sehr unterschiedlich:

- Monospastik (nur eine Extremität ist betroffen)
- Paraspastik (beide Beine oder Arme sind betroffen)
- Hemispastik (eine Körperseite ist betroffen)
- Tetraspastik (alle Extremitäten sind betroffen, manchmal auch Rumpf, Hals- und Kaumuskulatur)

Die Behandlung erfolgt in erster Linie medikamentös. Die Medikamente wirken entweder durch Herabsetzung des Muskeltonus oder die Blockierung der neuromuskulären Reizweiterleitung.

Zusätzlich gibt es verschiedene Konzepte, mit denen der Muskeltonus günstig beeinflusst werden kann, u. a. **Bobath-Konzept, Kinaesthetics** (➤ 4.5.3), **LiN®** (➤ 4.5.4), **Basale Stimulation®** (➤ 4.6), **F. O. T. T.** Im palliativen Kontext sind die Maßnahmen sorgfältig und individuell auszuwählen, um eine Symptomlinderung bei gleichzeitiger Lebensqualität zu erreichen. Eltern und weitere Zugehörige werden bei Bedarf zu den verschiedenen Techniken angeleitet.

Eine sehr starke Muskelentspannung kann auch negative Auswirkungen haben, wie schlechteres Schluckvermögen, Kopf- oder Rumpfstabilität.

Dystonie

DEFINITION

Dystonie: Langsame, schraubende Bewegungen und abnormale Haltungen durch andauernde oder intermittierende Muskelanspannung, denen eine neurologische Ursache zugrunde liegt. Sammelbegriff für eine heterogene Gruppe von Störungen.

Aufgrund ihrer Ausbreitung auf den ganzen Körper oder bestimmte Körperteile werden die Dystonien in verschiedene Gruppen eingeteilt. Während die generalisierten Dystonien den ganzen Körper befallen, beschränken sich die fokalen Dystonien auf bestimmte Muskelgruppen (➤ Abb. 2.9).

Zur Therapie kann Botulinumtoxin injiziert werden, und es kommen Medikamente wie Baclofen, Clonidin, Trihexyphenidyl, und Gabapentin zum Einsatz. Physiotherapie, Orthesen, Ablenkung und die Vermeidung von Triggern gehören ebenfalls zum Methodenspektrum der Therapie. Auch Benzodiazepine oder Schmerzmittel können bei Bedarf gegeben werden.

Weitere häufige Symptome in der Kinder-Palliative Care sind Atemnot, Schmerz bzw. Nervenschmerz oder Übelkeit und Erbrechen.

Neurologische Symptome ➤ 2.5.1

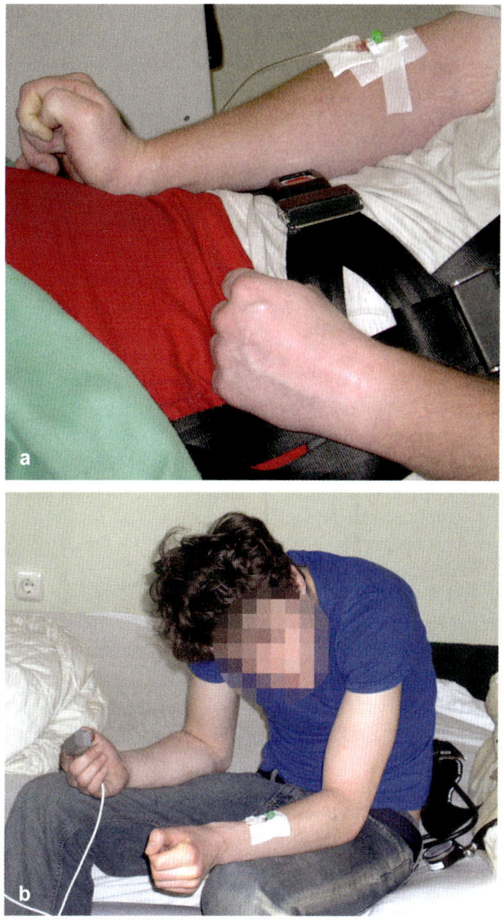

Abb. 2.9 Dystonie. a) Schmerzhafte Muskelspasmen b) mit Verdrehung des Rumpfes und Schiefhals. [M235]

LITERATUR

1. World Health Organization (WHO). Palliative care for children. Key facts. 2023. Aus: www.who.int/europe/news-room/fact-sheets/item/palliative-care-for-children (letzter Zugriff: 7.5.2025).
2. EAPC Taskforce. IMPACCT: Standards for Pediatric Palliative Care in Europe. European Journal of Palliative Care. 2007; 14(3): 109–114.
3. Deutsches Kinderkrebsregister DKKR. Jahresbericht 2019 (1980–2010). 2019. Aus: www.kinderkrebsregister.de/fileadmin/kliniken/dkkr/pdf/jb/jb2019/Buch_DKKR_Jahresbericht_2019_wichtigste_Ergebnisse.pdf (letzter Zugriff: 7.5.2025).
4. Robert Koch-Institut. Krebs bei Kindern. Robert Koch-Institut (Hrsg.). Krebs in Deutschland für 2019/2020. Berlin: 2023. S. 138–144. Aus: www.krebsdaten.de/Krebs/DE/Content/Publikationen/Krebs_in_Deutschland/kid_2023/kid_2023_kinder.pdf?__blob=publicationFile (letzter Zugriff: 7.5.2025).

5. Deutsche Gesellschaft für Neurologie et al. Gliome. S2k-Leitlinie. 2021. Aus: https://register.awmf.org/assets/guidelines/030-099l_S2k_Gliome_2025-01-verlaengert.pdf (letzter Zugriff: 7.5.2025).
6. ONKO-Internetportal. Neuroblastom. 2011. Aus: www.krebsgesellschaft.de/onko-internetportal/basis-informationen-krebs/krebsarten/andere-krebsarten/neuroblastom/definition-und-haeufigkeit.html (letzter Zugriff: 7.5.2025).
7. Deutsche Gesellschaft für Neuropädiatrie et al. Spinale Muskelatrophie (SMA), Diagnostik und Therapie. S1-Leitlinie 2020. Aus: https://register.awmf.org/assets/guidelines/022-030l_S1_Spinale-Muskelatropie-SMA-Diagnostik-Therapie_2021-07_1.pdf (letzter Zugriff: 7.5.2025).
8. Broomfield J et al. Life Expectancy in Duchenne Muscular Dystrophy: Reproduced Individual Patient Data Meta-analysis. Neurology. 2021; 97(23): e2304–e2314.
9. Kieny P et al. Evolution of life expectancy of patients with Duchenne muscular dystrophy at AFM Yolaine de Kepper centre between 1981 and 2011. Annals of Physical and Rehabilitation Medicine. 2013; 56(6): 443–454.
10. Pangalila RF et al. Quality of life of adult men with Duchenne muscular dystrophy in the Netherlands: implications for care. Journal of Rehabilitation Medicine. 2015; 47(2): 161–166.
11. Kamann A, Ravens-Sieberer U. Gesundheitsbezogene Lebensqualität. Bundesinstitut für öffentliche Gesundheit. 2024. Aus: https://leitbegriffe.bzga.de/alphabetisches-verzeichnis/gesundheitsbezogene-lebensqualitaet/ (letzter Zugriff: 7.5.2025).
12. Ceravolo G et al. H. Update on leukodystrophies and developing trials. Journal of Neurology. 2024; 271(1): 593–605.
13. Fumagalli F et al. Lentiviral haematopoietic stem-cell gene therapy for early-onset metachromatic leukodystrophy: long-term results from a non-randomised, open-label, phase 1/2 trial and expanded access. Lancet. 2022; 399(10322): 372–383.
14. Goel N et al. Trisomy 13 and 18-Prevalence and mortality-A multi-registry population based analysis. American Journal of Medical Genetics. 2019; 179(12): 2382–2392.
15. Cavanna, AE. Classification of Movement Disorders. In: Motion and Emotion. Cham: Springer, 2018. Aus: https://link.springer.com/chapter/10.1007/978-3-319-89330-3_6 (letzter Zugriff: 7.5.2025).
16. Bendle L, Laddie J. Symptomatic palliative care for children with neurodisability. Paediatrics and Child Health. 2019; 29(10): 431–435.
17. Orphanet. Trisomie 13. 2008. Aus: www.orpha.net/de/disease/detail/3378 (letzter Zugriff: 30.5.2025)
18. McIntyre S et al. Global prevalence of cerebral palsy: A systematic analysis. Developmental Medicine and Child Neurology. 2022; 64(12): 1494–1506.
19. Barmer. Neue Studie zu Schädelhirntraumata zeigt, wie häufig schwere Folgeerkrankungen auftreten. 2023. Aus: www.barmer.de/presse/presseinformationen/pressearchiv/spendenbereitschaft-waechst-1230774 (letzter Zugriff: 30.5.2025)

2.3 Onkologische Erkrankungen

Florian Bernhardt, Philipp Lenz

Wer an Palliative Care denkt, denkt an Krebs. Etwas überspitzt mag dieser Satz zwar sein, besitzt aber durchaus einen wahren Kern. Weit über 85 % aller Patientinnen in Einrichtung der Palliativversorgung weltweit haben als Primärdiagnose eine – meist weit fortgeschrittene – Krebserkrankung [1]. Pro Jahr wird aktuell bei fast 500.000 Menschen allein in Deutschland eine Tumorerkrankung neu diagnostiziert, und über 200.000 Menschen versterben daran (➤ Abb. 2.10). Direkt nach den Erkrankungen des Kreislaufsystems ist Krebs mit einem kumulativen Anteil von weit über 20 % hierzulande die zweithäufigste Todesursache. Insbesondere durch den demografischen Wandel nimmt die Neuerkrankungsrate dabei nach wie vor weiter zu [2]. Für Mitarbeitende in der Palliative Care ist es daher wichtig zu verstehen,

- welche Erkrankungsbilder sich hinter Abkürzungen wie SCLC, HCC oder Begriffen wie Glioblastom verstecken,
- welche Besonderheiten Patientinnen mit unterschiedlichen Krebserkrankungen jeweils zeigen und
- wann und wie eine palliative Mitbetreuung sinnvollerweise initiiert werden sollte oder spätestens initiiert werden muss.

Die große Bandbreite an Krebserkrankungen wird im Folgenden auf die beispielhafte Darstellung einzelner Krankheitsbilder beschränkt. Immer gezieltere und effektivere Therapien – in vielen Fällen selbst bei fortgeschrittenen Erkrankungsbildern – verlängern die Lebenszeit mittlerweile deutlich. Nichtsdestotrotz können in „modernen" Therapien befindliche Patientinnen auch palliative Bedürfnisse haben, die z. B. durch Nebenwirkungen hervorgerufen werden. In diesem Kapitel wird bewusst in den meisten Fällen nicht näher auf die psychischen Belastungen und

Symptome, die durch und mit Krebserkrankungen entstehen, eingegangen. Unabhängig von der Art und des Stadiums bilden diese jedoch häufig eine führende Ursache der Symptomlast und sind neben den körperlichen Symptomen unbedingt zu berücksichtigen sowie therapeutisch in multiprofessioneller Zusammenarbeit mit der Palliative Care und der Psychoonkologie zu behandeln.

2.3.1 Begriffe, Konzepte und Modelle

➤ Tab. 2.2 gibt einen Überblick über einige **zentrale Begriffe und Konzepte** sowie Zahlen der Krebsmedizin.

Integrationsmodelle geben Anhaltspunkte, zu welchem Zeitpunkt Palliative Care idealerweise mit der Krebsmedizin verbunden werden sollte (➤ Abb. 2.11). Gerade wenn sich palliative Strukturen noch im Aufbau befinden und Vertrauen in den jeweiligen Bereichen noch erarbeitet werden muss, können diese Modelle im Austausch mit Patientinnen, Zugehörigen, Kolleginnen und Vorgesetzten hilfreich sein und Anknüpfungspunkte bieten.

2.3.2 Lungentumoren

Ätiologie, Häufigkeit und Prognose

Lungentumoren sind in Deutschland und weltweit sowohl bei Frauen als auch Männern eine der häufigsten malignen Erkrankungen, die insgesamt auch für die meisten krebsbedingten Todesfälle verantwortlich ist. Dies liegt neben der hohen Anzahl an Neuerkrankungen insbesondere an der unterdurchschnittlichen Fünf-Jahres-Überlebensrate, die trotz vielversprechender therapeutischer Fortschritte nach wie vor unter 20 % beträgt. Im metastasierten Stadium liegt die mittlere Überlebenszeit von Patientinnen sogar unter einem Jahr [3]. Zu beachten ist jedoch, dass mit Blick auf das Erkrankungsausmaß und die spezifische Art des Lungenkrebses große Unterschiede hinsichtlich der Überlebensraten, Symptome und des Bedarfs einer palliativen Mitversorgung bestehen.

Mit etwa 80 % aller Erkrankungsfälle ist das **nicht kleinzellige Lungenkarzinom (NSCLC)** die mit Abstand bedeutendste Unterform, etwa 20 % entfallen auf das meist etwas **aggressivere kleinzellige Lungenkarzinom (SCLC)** [4], [5]. Es existieren außerdem noch seltene Formen wie das **Pleuramesotheliom,** das vom Lungenfell und nicht dem Lungengewebe selbst ausgeht.

Symptome

Während die Symptome in frühen Stadien oft unspezifisch und mild ausfallen, können durch fortgeschrittene Lungentumoren schwerwiegende und je nach Ausmaß und Ort der Metastasen klinisch sehr unterschiedliche Symptome resultieren. Die häufigsten **Erstsymptome** sind:

- Chronischer Husten, blutiger Auswurf
- Brustschmerzen
- Kurzatmigkeit

In **fortgeschrittenen Stadien** leiden die Patientinnen neben diesen Symptomen insbesondere auch an:

- Luftnot (verursacht durch den Tumor selbst oder durch Pleuraergüsse)
- Gewichtsverlust und Kachexie (➤ Abb. 2.12)
- Fatigue

Außerdem können **tumorspezifische Symptome** auftreten, z. B.:

- Schmerzen (vor allem bei Knochenmetastasen)
- Ikterus (➤ Abb. 2.14) und Übelkeit bei Lebermetastasen
- Einklemmungen und Verdrängungen von Nerven und Gefäßen mit z. B. akuten venösen Einflussstauungen und chronischen Ödemen
- Krampfanfälle, Verwirrtheit bei Hirnmetastasen
- Beim SCLC auch Symptome durch eine auf den Tumor zurückzuführende Hormonproduktion **(paraneoplastische Syndrome):**
  - Syndrom der inadäquaten ADH-Sekretion (SIADH): zu niedriger Natriumspiegel aufgrund einer zu geringen Wasserausscheidung mit z. B. Schwäche, Übelkeit, Kopfschmerzen oder verändertem Geschmackssinn
  - Cushing-Syndrom durch Bildung von Kortisonvorstufen mit u. a. Ödemen, Bluthochdruck und Myopathien
  - Lambert-Eaton-Syndrom, bei dem durch Antikörper die Aktivierung der Muskeln durch die motorischen Nervenzellen beeinträchtigt wird

Tab. 2.2 Onkologische Begriffe und Konzepte.

Begriff/Konzept	Erklärung/Übersetzung
Hämatologie	Lehre vom Blut und seinen Erkrankungen
Onkologie	Lehre von den soliden Tumoren
Entität	Klar abgrenzbares Krankheitsbild; hier bestimmte Krebsart bzw. Unterart davon
Primärtumor	Ort/Gewebe der ersten Tumorentstehung
Metastasierung/Metastase	Entfernte Absiedelung des Primärtumors
TNM-Klassifikation	Einheitliche Beschreibung von Tumorausdehnung (T), Lymphknoten (N) und Fernmetastasen (M)
Grading	Beurteilung der geweblichen Beschaffenheit von Tumoren
Staging	Beurteilung der Gesamtausbreitung von Tumoren
Remission	Kompletter oder inkompletter Rückgang des Tumors und/oder seiner Metastasen
Stabile Erkrankung	Keine oder nur geringfügige Veränderung des Tumors und/oder seiner Metastasen
Progredienz/Progress	Zunahme des Tumors und/oder seiner Metastasen
Benigner Tumor	Gutartige Krebserkrankung, in der Regel keine Metastasierung, Entfernung führt häufig zur Heilung
Maligner Tumor	Bösartige Krebserkrankung, wächst in der Regel schnell und gewebeüberschreitend, Metastasen und Rezidive möglich
Semimaligner Tumor	Lokal invasive Krebserkrankung, die nur selten metastasiert
Kurative Therapie	Ziel der Behandlungsmaßnahmen ist die Heilung
Palliative Therapie	Ziel der Behandlungsmaßnahmen sind die Linderung der Symptome und/oder eine Verlängerung der Lebenszeit
Karzinom	Tumor geht vom Epithel aus (z. B. Schleimhaut, Drüsen)
Sarkom	Tumor geht vom Mesenchym aus (z. B. Knochen)
CUP-Syndrom	Vorliegen von Metastasen eines unbekannten Primärtumors
Inzidenz	Neuerkrankungsrate
Prävalenz	Gesamtanzahl der erkrankten Personen (➤ Abb. 2.10)
Mortalität	Anzahl der Todesfälle aufgrund einer bestimmten Erkrankung
Fünf-Jahres-Überlebensrate	Anteil der Patientinnen mit einer bestimmten Erkrankung, die 5 Jahre nach Diagnosestellung noch am Leben sind
Operation/Resektion	Entfernung des Primärtumors oder von Metastasen
Chemotherapie	Medikamentöse Reduktion der Zellzahl von Tumoren
Strahlentherapie	Einsatz von ionisierender Strahlung zur lokalen Reduktion der Zellzahl von Tumoren
Immuntherapie	Behandlung, die das körpereigene Immunsystem stärkt oder verändert, um Krebszellen gezielt zu bekämpfen
Zielgerichtete Therapie	Spezielle Behandlung, die gezielt bestimmte Merkmale von Tumorzellen angreift, ohne gesunde Zellen stark zu schädigen
Hormontherapie	Behandlung, die das Wachstum hormonabhängiger Tumoren durch die Gabe oder Blockade von Hormonen beeinflusst
Hormonentzugstherapie	Spezielle Form der Hormontherapie, bei der die Hormonproduktion gehemmt oder hormonabhängige Tumoren „ausgehungert" werden
CAR-T-Zell-Therapie	Moderne Immuntherapie, bei der körpereigene Abwehrzellen genetisch verändert werden, um Krebszellen gezielt anzugreifen

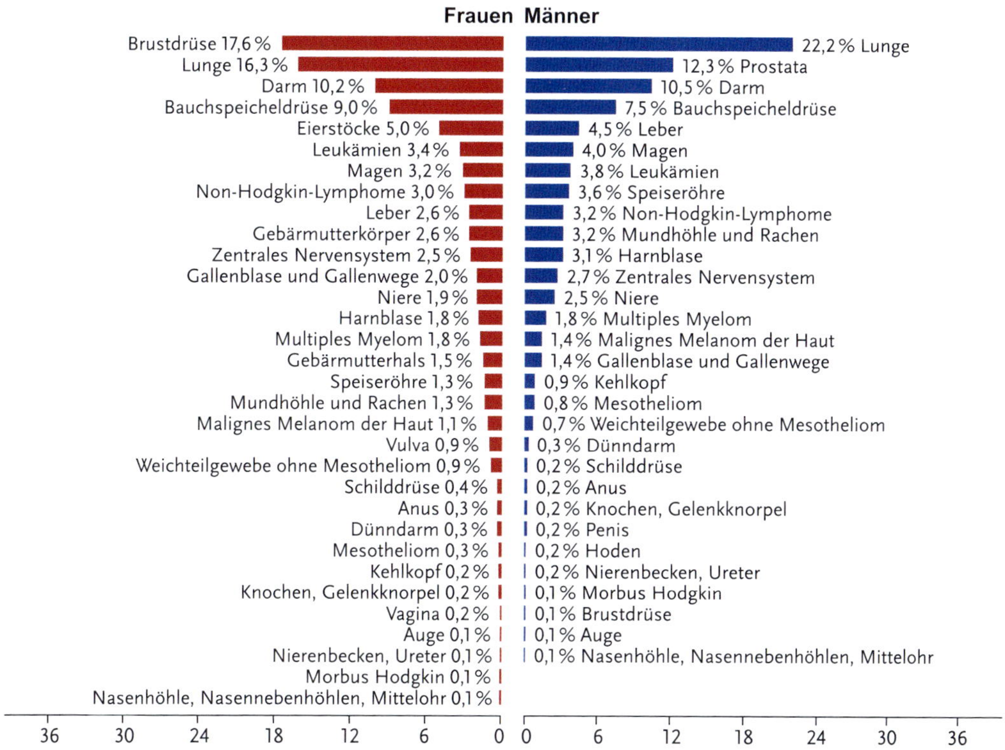

Abb. 2.10 Prozentualer Anteil der häufigsten Tumorlokalisationen an allen Krebssterbefällen in Deutschland 2020. [X221-052]

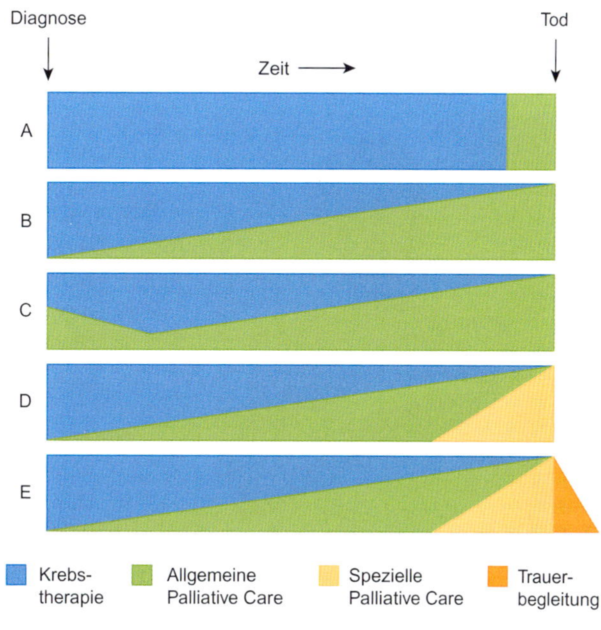

Abb. 2.11 Integrationsmodelle der Krebsmedizin und Palliative Care. [M845, L143]
A **Zeitbasiertes Modell:** Wegmarken definieren die Zeitpunkte, ab denen Palliative Care in die Krebstherapie integriert werden sollte.
B **Anbieterbasiertes Modell:** Die Integration von Palliative Care richtet sich hierarchisch nach der Komplexität der Patientinnen und den jeweiligen Strukturen der Einrichtung.
C **Problemzentriertes Modell:** Die (Hämato-)Onkologie steht im Mittelpunkt der Versorgungskette und ergänzt je nach Komplexität und Symptomlast die jeweilige Expertise situativ.
D **Systembasiertes Modell:** Vordefinierte Kriterien führen zu einer Hämatoonkologie-unabhängigen Überweisung der Patientinnen zu Strukturen der Palliative Care.
E **Modell,** das die Angehörigen noch über den Tod hinaus in der **Trauer begleitet.**

Bedeutung für die Palliative Care

In Hinblick auf die Palliative Care sind Lungentumoren durch ihre Häufigkeit und Schwere eine der am besten untersuchten Erkrankungen. In diversen Studien konnten positive Effekte durch Palliative Care auf die Überlebenszeit und Lebensqualität gezeigt werden [6]. Diese Effekte sind bei einer früheren Integration von Palliative Care im Krankheitsverlauf besonders ausgeprägt, sodass es ratsam ist, spätestens beim Vorliegen von Metastasen oder eines Rezidivs eine palliative Mitbetreuung zu initiieren.

MERKE

Lungentumoren sind häufig lebenszeitlimitierend und gehen in vielen Fällen mit einer hohen Symptomlast einher. Für kaum eine andere Erkrankung ist daher die frühzeitige Integration von Palliative Care besser erforscht. Der frühe bzw. zeitgerechte Einbezug von Strukturen der Palliative Care (häufig auch als **Early Integration** oder **Timely Integration** bezeichnet) sollte dementsprechend bei metastasierten Lungentumoren standardisiert erfolgen.

2.3.3 Darmtumoren

Ätiologie, Häufigkeit und Prognose

Unter **Darmtumoren** *(kolorektale Karzinome, Analkarzinome)* sind Tumoren aller endständigen Darmabschnitte zusammengefasst: Tumoren ab dem Dickdarm *(Colon,* ➤ Abb. 2.13a*)* über den Enddarm *(Rektum)* bis zum Anus. Tumoren des Dünndarms (➤ 2.3.6) sind insgesamt deutlich seltener. Darmkrebs ist, was die reine Neuerkrankungsrate betrifft, eine der häufigsten Krebserkrankungen, wird aufgrund eines etablierten Screenings aber zunehmend in früheren Stadien entdeckt. Das Fünf-Jahres Überleben beträgt daher mittlerweile über 60 % bei einem mittleren Erkrankungsalter von über 70 Jahren [3].

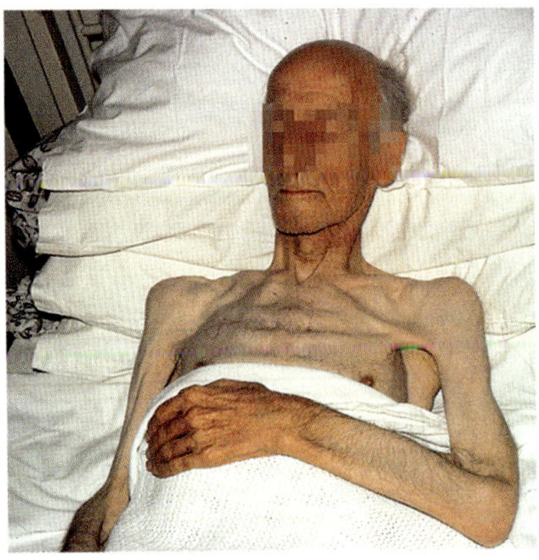

Abb. 2.12 Tumorkachexie. Ein starker Gewichtsverlust (hier: Mann mit fortgeschrittenem Lungenkarzinom) ist ein häufiges Problem bei Tumorerkrankungen. [E273]

Symptome

Darmkrebs kann initial mit zahlreichen Symptomen einhergehen, darunter:

- Blut im Stuhl
- Veränderte Stuhlgewohnheiten
- Abdominalschmerzen

Hinzu kommen häufig:

- Fatigue
- Anämiebedingte Symptome wie Blässe und Kurzatmigkeit
- Gewichtsverlust

Auch akute Ereignisse sind möglich, z. B.:

- Darmverschlüsse
- Tumorblutungen

Außerdem können bei Eingriffen am Darm und/oder der Anlage von künstlichen Darmausgängen *(Stomata,* ➤ Abb. 2.13b*)* Undichtigkeiten und Hautveränderungen die Lebensqualität deutlich beeinträchtigen. Metastasen können für eine Reihe zusätzlicher Symptome verantwortlich sein, die gleichzeitig einen entscheidenden Einfluss auf die verbleibende Lebenszeit haben:

- Kachexie
- Appetitlosigkeit
- Leberversagen
- Gallenwegsobstruktionen
- Eingeschränkte Lungenfunktion mit Kurzatmigkeit und Luftnot

Bedeutung für die Palliative Care

In zahlreichen Studien konnte gezeigt werden, dass sich Maßnahmen für die Behandlung von Schmerzen, die Verbesserung der Nahrungsaufnahme und die Aufrechterhaltung der körperlichen Aktivität ent-

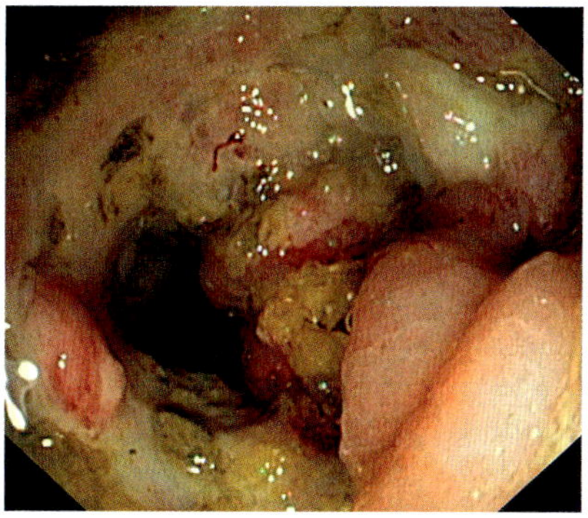

a

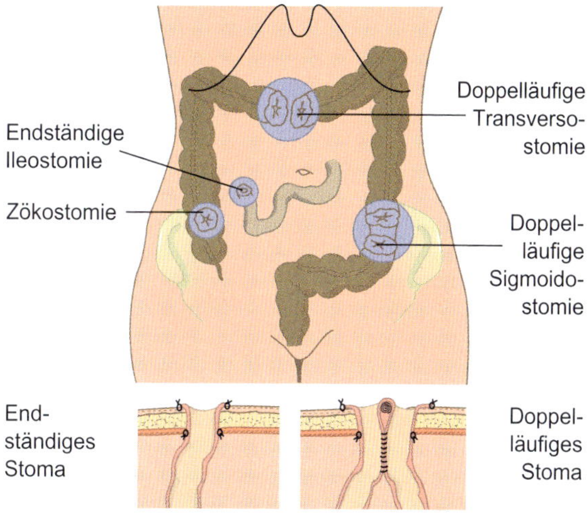

b

Abb. 2.13 a) Endoskopisches Bild eines großen Kolonkarzinoms, das das Darmlumen deutlich einschränkt. [E484] b) Verschiedene Enterostomaarten und ihre typische Lokalisierung in der Bauchdecke. Unten endständiges und doppelläufiges Enterostoma im Querschnitt. [L138]

scheidend auf die Lebensqualität von Menschen mit Darmkrebs auswirken. Daher sind diese Bereiche in der palliativen Versorgung unbedingt zu berücksichtigen.

2.3.4 Leber- und Gallenwegstumoren

Ätiologie, Häufigkeit und Prognose

Im klinischen Alltag sind zwei Tumoren bedeutsam:
- **Hepatozelluläres Karzinom (HCC):** Leberzellkrebs
- **Cholangiozelluläres Karzinom (CCC):** maligne Tumoren der Gallenwege

Die folgenden Informationen beziehen sich vorwiegend auf das HCC, das mit Abstand den überwiegenden Anteil der primären Lebertumoren ausmacht. Diese sind in Deutschland und auch weltweit eine der wenigen Krebsarten mit steigender Neuerkrankungs- und Sterblichkeitsrate. Weil auch das Fünf-Jahres-Überleben mit durchschnittlich 18 % nach wie vor sehr niedrig ausfällt, wird für die nächsten Jahre eine deutlich zunehmende Rolle der Palliative Care in der Versorgung von Patientinnen mit Lebertumoren prognostiziert [7].

Symptome

Den meisten Lebertumoren geht bereits eine Funktionseinschränkung und Vernarbung *(Zirrhose)* der Leber als Folge einer Infektion mit dem Hepatitis-B-Virus (HBV) und/oder Hepatitis-C-Virus (HCV), eines Alkoholmissbrauchs oder zunehmend auch einer nicht alkoholischen Fettlebererkrankung (NAFLD) mit metabolischem Syndrom und Adipositas voraus (➤ 2.4.4). Bei Lebertumoren sind daher die Symptome durch die Krebserkrankung selbst und durch eine eventuelle Grunderkrankung der Leber in vielen Fällen nicht trennscharf abzugrenzen, was die Behandlung sehr komplex gestaltet. Dies begründet die Notwendigkeit und wichtige Bedeutung einer frühen Einbeziehung palliativer Strukturen. Lokale Symptome von Lebertumoren sind vor allem:
- Schmerzen
- Gewichtsverlust
- Erbrechen
- Ikterus (➤ Abb. 2.14) und Juckreiz aufgrund von Gallenwegsobstruktionen

Symptome bei Wachstum des Tumors über die Leber hinweg sind zudem:
- Fatigue und Schläfrigkeit
- Kachexie
- Depression

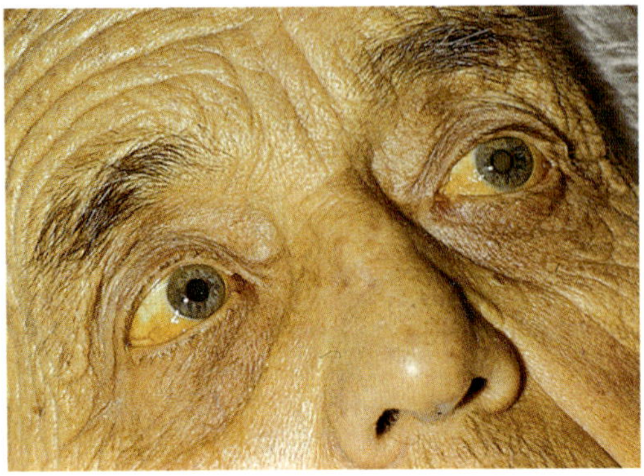

Abb. 2.14 Ikterus bei Gallenblasenkarzinom. [R490]

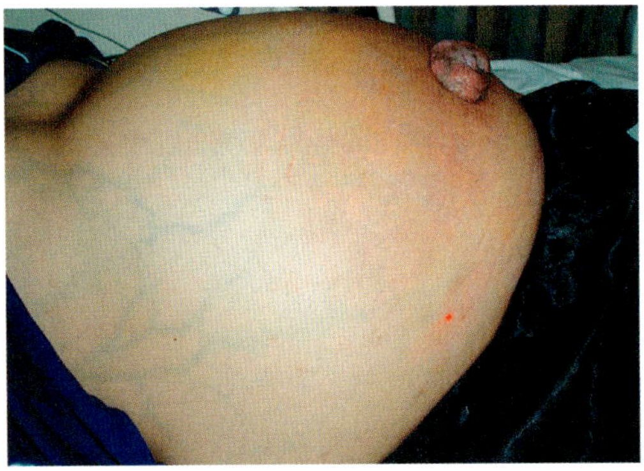

Abb. 2.15 Abdomen mit massivem Aszites. [E355-026]

- Schlaflosigkeit
- Selten z. B. Knochenschmerzen und Luftnot bei Fernmetastasen

Wichtig ist, dass bei vielen Patientinnen zusätzlich Symptome einer dekompensierten Zirrhose bereits bei Diagnosestellung bestehen oder im Krankheitsverlauf neu auftreten. Hierzu gehört eine Vielzahl von schwerwiegenden Problemen wie:

- Aszites (➤ Abb. 2.15)
- Periphere Ödeme
- Hirnschädigungen (Enzephalopathie)
- Gastrointestinale Blutungen, die nicht selten auch todesursächlich sind

Bedeutung für die Palliative Care

Palliative Care zeigte in diversen Studien positive Effekte auf die Lebensqualität sowie die körperlichen und psychischen Beschwerden von Patientinnen mit Leber- und Gallenwegskrebs – nichtsdestotrotz erfolgt die Zuweisung bisher meist deutlich zu spät. Es ist daher entscheidend, dass spätestens bei einer ersten Dekompensation der Leberfunktionen der Kontakt zu palliativen Strukturen hergestellt wird.

MERKE

Da ein Großteil der Menschen mit Lebertumoren bereits vorweg Einschränkungen der Leberfunktionen mit entsprechenden Symptomen aufweist, muss eine palliative Behandlung stets beide Krankheitsbilder umfassen. Durch die meist vorbestehende Leberzirrhose ist die Lebenserwartung unabhängig von der Krebserkrankung bereits deutlich limitiert, was bei der Therapiezielfindung und Behandlung bedacht werden muss.

2.3.5 Bauchspeicheldrüsenkrebs

Ätiologie, Häufigkeit und Prognose

An **Bauchspeicheldrüsenkrebs** *(Pankreaskarzinom)* erkranken jedes Jahr etwa 20.200 Menschen in Deutschland (➤ Abb. 2.10). Das Erkrankungsrisiko steigt mit zunehmendem Alter. Ursachen sind nicht bekannt, verschiedene Faktoren erhöhen aber das Risiko, an Bauchspeicheldrüsenkrebs zu erkranken: u. a. Rauchen, Alkoholkonsum, chronische Pankreatitis, Diabetes mellitus oder eine familiäre Häufung. Männer sind häufiger als Frauen betroffen [8].

Eine Heilung kann bei Bauchspeicheldrüsenkrebs derzeit einzig bei lokaler Ausbreitung im Frühstadium durch eine Operation erreicht werden, was allerdings nur auf etwa 10 % aller Betroffenen zutrifft [8]. Die Fünf-Jahres-Überlebensrate bei Patientinnen mit vollständig resezierter Erkrankung liegt dennoch selbst dann nur bei etwa 20 % mit lokalen Rezidivraten von 35–60 % und systemischen Rezidivraten von 80–90 % [9], [10], [11].

Symptome

Zu den häufigsten Symptomen bei Diagnosestellung gehören [13]:

- Abgeschlagenheit/Fatigue 86 %
- Gewichtsverlust 85 %
- Appetitlosigkeit 83 %
- Bauchschmerzen 79 %

- Dunkler Urin 59 %
- Ikterus
- Übelkeit und Erbrechen
- Rückenschmerzen
- Durchfall

Im Verlauf treten insbesondere auf:

- Starke Bauchschmerzen durch eine Entzündung/Infiltration der Fasern des vegetativen Nervensystems
- Ernährungsprobleme durch eine langsame Magenentleerung mit oder ohne anatomischen Verschluss mit:
  - Übelkeit, Erbrechen
  - Frühzeitigem Sättigungsgefühl
  - Gewichtsverlust
  - Funktionellem Ileus
  - Dünndarmobstruktionen
  - Aszites
- Exokrine Pankreasinsuffizienz mit Blähungen und Krämpfen beim Verzehr fetthaltiger Nahrungsmittel, die durch die frühzeitige orale Gabe von Pankreasenzymen deutlich gelindert werden kann.

Bedeutung für die Palliative Care

Wenige und unspezifische Frühsymptome, rasche Metastasierung und Fünf-Jahres-Überlebensraten von 2–9 % [12] – Personen mit einem Pankreaskarzinom sind ein Standardbespiel für Patientinnen mit frühem palliativen Versorgungsbedarf. Er ist bei dieser Tumorerkrankung oft bedeutsamer als bei anderen onkologischen Erkrankungsbildern.

Palliative Care kann in diesem Zusammenhang auch invasive Maßnahmen wie die perkutane Drainage des Gallengangs, die chirurgische Verbindung zwischen Magen und mittleren Darmabschnitt *(Gastrojejunostomie)* und das endoskopische Einbringen von Duodenalstents zur Behandlung tumorbedingter Magenausgangsobstruktionen beinhalten. Auch Ablaufsonden (transnasal oder über eine PEG-Sonde) können effektiv zur Symptomkontrolle eingesetzt werden.

MERKE

Im Idealfall kommen alle Patientinnen mit primär nicht operablen Pankreastumoren bereits bei der initialen Diagnosestellung in Kontakt mit Strukturen der Palliative Care.

2.3.6 Weitere Tumoren des Magen-Darm-Trakts

Tumoren des Magen-Darm-Trakts *(gastrointestinale Tumoren)* können an jeder Stelle des Verdauungssystems und aus jeglichen Gewebearten entstammend auftreten. Neben Darm- (➤ 2.3.3) oder Bauchspeicheldrüsenkrebs (➤ 2.3.5) gibt es eine Vielzahl weiterer Krebserkrankungen, von oral nach aboral sind dies z. B.:

- Ösophaguskarzinome (Speiseröhrenkrebs)
- Adenokarzinome des ösophagogastralen Übergangs (AEG-Tumore)
- Magentumore
- Neuroendokrine Tumoren (NET), insbesondere im Dünndarm, aber auch in der Bauchspeicheldrüse

In vielen Fällen kann bei diesen Erkrankungen durch neuartige oder verbesserte Systemtherapien auch im metastasierten Stadium noch eine kurz- oder längerfristige Lebenszeitverlängerung bei insgesamt tolerablen Nebenwirkungen erreicht werden.

Es ist allerdings sehr wichtig, die Therapieintention in dieser Situation gegenüber den Patientinnen und Zugehörigen klar und nachvollziehbar zu benennen und trotzdem eine frühzeitige palliative Anbindung zu initiieren. Dies kann entscheidend dazu beitragen, die in Studien nachgewiesene Diskrepanz zwischen dem arztseitig kommunizierten Therapieziel und der Selbsteinschätzung von Patientinnen mit gastrointestinalen Tumoren zukünftig zu verringern und die Lebensqualität bei fortgeschrittenen Erkrankungen weiter zu steigern.

2.3.7 Brustkrebs

Ätiologie, Häufigkeit und Prognose

Brustkrebs *(Mammakarzinom)* ist mit ungefähr 30 % Anteil in Deutschland (➤ Abb. 2.10) die mit Abstand häufigste maligne Erkrankung der biologischen Frau mit einer vergleichsweise guten Fünf-Jahres-Überlebensrate von fast 80 % [3]. Nichtsdestotrotz treten bei fast 20 % der Patientinnen im Verlauf Fernmetastasen auf, die insbesondere durch Fortschritte in der Hormontherapie selbst in fortgeschrittenen Stadien über längere Zeit – bei mehr oder weniger hoher Symptomlast – eine Stagnation der Erkrankung bewirken können. Brustkrebs ist im Mittel eine Erkrankung von über 60-Jährigen, kann durch erbliche Faktoren aber auch bereits deutlich früher, aggressiver und mit einer hohen Lebenszeitwahrscheinlichkeit für ein beidseitiges Auftreten sowie ggf. mit zusätzlichem Eierstockkrebs vorkommen [14]. Entscheidend für das Verständnis von Brustkrebs ist ebenfalls, dass die Biologie und der Hormonrezeptorstatus von Tumor zu Tumor sehr unterschiedlich sein können und nicht in allen Fällen das Überführen in einen „chronischen" Erkrankungszustand gelingt. Besonders herausfordernd ist hierbei vornehmlich der sog. Triple-negative-Brustkrebs. Trotz mittlerweile zahlreicher Medikamentenkombinationen und Behandlungsschemata entwickeln die meisten Patientinnen mit fortgeschrittenem Brustkrebs auch bei initialem Therapieansprechen im Verlauf eine Resistenz gegen ihre Behandlung.

Symptome

Die Symptome von Patientinnen mit Brustkrebs sind stark abhängig vom Vorhandensein von Metastasen und deren Lokalisation. Die hauptsächliche Ursache **krebsbedingter Schmerzen** sind Knochenmetastasen und deren Folgeerscheinungen (z. B. drohende und tatsächliche Frakturen oder die Kompression angrenzender Nerven). Es können aber auch **Kopfschmerzen und Verwirrtheit** durch Hirnmetastasen oder **abdominale Schmerzen und Übelkeit** durch eine Ausdehnung der Leberkapsel vordergründig sein. Häufige Symptome sind außerdem:

- Luftnot, u. a. verursacht durch Anämie, Lungenmetastasen oder Pleuraergüsse
- Fatigue
- Kognitive Einschränkungen

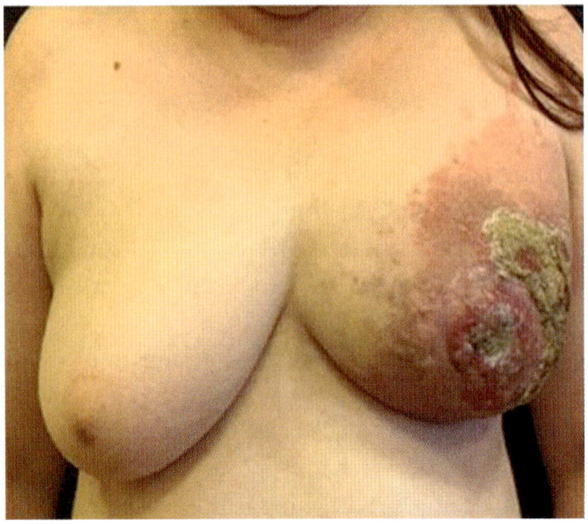

Abb. 2.16 Mammakarzinom mit Malignom-assoziierter Ulzeration (exulzerierender Tumor). [P1196, M1103]

- Behandlungsresistente Malignom-assoziierte Ulzerationen (➤ Abb. 2.16) in seltenen, aber sehr schwerwiegenden Fällen mit zahlreichen Herausforderungen durch Juckreiz, Schmerzen, Exsudate, Infektionen, unangenehme Gerüche

Bedeutung für die Palliative Care

Neben spezifischen behandelbaren Symptomen bei lokalen Metastasen (z. B. mittels antiödematöser Medikamenten bei Hirnmetastasen oder Maßnahmen bei Knochen- oder Lungenmetastasen) sollte bei Malignom-assoziierten Ulzerationen die großzügige Indikation einer zusätzlichen Analgesie vor der Wundversorgung bedacht und mit den Patientinnen frühzeitig besprochen werden.

Auch Operationen in palliativer Intention können in dieser Situation – in strenger Abwägung des Für und Wider und unter Berücksichtigung des Allgemeinzustands sowie der verbleibenden Lebenserwartung – das Körperempfinden und die Lebensqualität entscheidend fördern.

Die Wundversorgung folgt dabei palliativen Prinzipien. Die Wundheilung ist nicht das Ziel, vielmehr steht die Wiederherstellung bzw. der Erhalt einer bestmöglichen Lebensqualität im Vordergrund.

MERKE

Brustkrebs ist heutzutage auch im fortgeschrittenen Stadium eine Erkrankung mit zahlreichen Therapiemöglichkeiten, bei der gleichwohl die palliative Mitversorgung der vielfältigen Symptome durch „chronische" Metastasen einen sehr hohen Stellenwert besitzt.

2.3.8 Eierstockkrebs

Ätiologie, Häufigkeit und Prognose

Eierstockkrebs *(Ovarialkarzinom)* ist relativ selten ist (unter 5 %) und macht im Vergleich zu anderen gynäkologischen Tumoren nur eine Minderheit aus [3]. Doch für die Bedeutung einer Erkrankung für die Palliative Care ist nicht nur die Zahl der Neuerkrankungsfällen entscheidend, sondern auch die Rate an fortgeschrittenen Erkrankungen sowie die Komplexität und Schwere der Symptomlast. Beide Faktoren qualifizieren das Ovarialkarzinom als Krankheit mit meist frühem palliativmedizinischen Versorgungsbedarf. So ist der Eierstockkrebs nach dem viel häufigeren Brustkrebs für die zweitmeisten gynäkologischen Krebstodesfälle verantwortlich und wird in ungefähr 75 % der Fälle erst im fortgeschrittenen Stadium entdeckt [3]. Das heißt, dass bereits bei der Diagnosestellung eine ausgedehnte Tumorausbreitung in der Bauchhöhle *(Peritoneum)* sowie Metastasen vor allem in Leber, Lunge oder weiteren entfernten Organen die Regel sind.

Symptome

Patientinnen mit Eierstockkrebs können eine Vielzahl von Symptomen aufweisen, häufig sind:

- Schmerzen
- Darmbeschwerden wie chronische Verstopfung, Obstruktionen und Durchfall
- Bauchauftreibungen mit Völlegefühl aufgrund von rezidivierendem Aszites
- Luftnot aufgrund von Pleuraergüssen oder pulmonaler Stauung

Insbesondere Aszites tritt bei mehr als einem Drittel der Patientinnen auf und kann zu vielfältigen Problemen führen [15]. Gerade die peritoneale Metastasierung ist dabei mit rascher Aszitesbildung assoziiert. Aszites kann in der Folge zu einer Reihe von Symptomen führen:

- Bauchschmerzen
- Übelkeit
- Müdigkeit
- Verstopfung
- Dyspnoe
- Nabelbruch
- Ödemen in den unteren Extremitäten

Bedeutung für die Palliative Care

Bei **ausgeprägtem Aszites** sollte die kurz- oder längerfristige Ableitung über Punktionen oder Drainagen frühzeitig zur Diskussion stehen, sofern Diuretika nicht zum gewünschten Erfolg führen. Ein weiteres Charakteristikum des fortgeschrittenen Eierstockkrebses sind **Darmverschlüsse** (über 20 % aller Patientinnen erleben mindestens eine Periode), denen meist eine Dünndarmobstruktion bedingt durch komprimierende Tumormassen oder vergrößerte Lymphknoten zugrunde liegt [16], [17], [18]. Andere Ursachen können Tumorinfiltrationen des Dünndarmgekröses *(Mesenteriums)*, der Darmmuskulatur oder von Nerven sein. Außerdem können Ödeme in der Darmwand, Kotstauungen mit Kotsteinen und verstopfende Medikamente wie Opioide die Entwicklung und Schwere eines Darmverschlusses negativ beeinflussen. Gastrointestinale Probleme sind laut Studien gegen Lebensende der Betroffenen einer der häufigsten Gründe für Krankenhauseinweisungen und führen häufig zu Darmoperationen. Weil aber auch Maßnahmen wie die Anlage einer nasogastralen Sonde oder einer Ablauf-PEG neben medikamentösen Therapieversuchen kurzfristige Linderung bringen können, sind diese bei mäßigem Allgemeinzustand als Alternative zu einer Operation unbedingt zu erwägen.

MERKE

Eierstockkrebs ist selten, aber bei Diagnosestellung meist fortgeschritten und mit einer komplexen Symptomlast verbunden. Daher sollte eine interdisziplinäre Zusammenarbeit der Palliative Care mit u. a. der Gynäkologie, Gastroenterologie und Viszeralchirurgie bei Exazerbationen von Symptomen wie Aszites oder Darmverschlüssen selbst bei Notfalleinweisungen unbedingt erfolgen.

2.3.9 Weitere gynäkologische Tumoren

Die Bandbreite an möglichen gynäkologischen Tumoren ist groß. Im Rahmen dieses Buchs erwähnenswert sind insbesondere die Krebserkrankungen des Gebärmutterhalses sowie der Gebärmutterschleimhaut.

Gerade der **Gebärmutterhalskrebs** *(Zervixkarzinom)* hat in den letzten Jahrzehnten in den Industrieländern durch Maßnahmen wie Impfungen (HPV-Impfung für Mädchen und Jungen im Alter von 9 bis 14 Jahren) und Früherkennungsuntersuchungen sowie durch eine verbesserte Genitalhygiene in seiner Häufigkeit deutlich abgenommen und wird aller Voraussicht nach in der Palliative Care in Deutschland zukünftig nur noch eine untergeordnete Rolle spielen. In weniger entwickelten Nationen ist diese Erkrankung allerdings bis heute eine der häufigsten krebsbedingten Todesursachen bei Frauen.

Auch der **Gebärmutterschleimhautkrebs** *(Endometriumkarzinom)* spielt hier zu Lande nur eine geringe Rolle in der Palliative Care. Dies lässt sich damit erklären, dass dieser häufig postmenopausale Blutungen verursacht, weshalb er meist in einem frühen Stadium entdeckt wird. Für die palliative Therapie fortgeschrittener Befunde können bei beiden Erkrankungen die Grundsätze des Eierstockkrebses (➤ 2.3.8) herangezogen werden.

Weitere mögliche Krebserkrankungen sind das **Karzinom der äußeren weiblichen Geschlechtsorgane** *(Vulvakarzinom)*, das insbesondere im höheren Lebensalter auftritt, und die seltenen gestationsbedingten Trophoblasterkrankungen, die mit Schwangerschaften in Verbindung stehen und in vereinzelten Fällen in Form eines **Chorionkarzinoms** bösartig entarten können.

2.3.10 Prostatakrebs

Ätiologie, Häufigkeit und Prognose

Der **Prostatakrebs** *(Prostatakarzinom)* ist beim biologisch männlichen Geschlecht die mit Abstand am häufigsten diagnostizierte maligne Tumorerkrankung in Deutschland [3]. Er ist vorwiegend eine Krankheit älterer Männer – in den westlichen Industrieländern entwickeln fast 40 % im Lauf ihres Lebens ein Prostatakarzinom (➤ Abb. 2.10). Von diesen 40 % haben aber nur etwa 10 % Symptome, und letztlich versterben ungefähr 3 % an ihrer Erkrankung [19]. Aufgrund des demografischen Wandels ist jedoch zu erwarten, dass das Vorkommen von Prostatakarzinomen in den kommenden Jahren deutlich steigen wird. Dies wird u. a. dazu führen, dass bei immer besseren Therapiemöglichkeiten auch längerfristige „chronische" Verläufe selbst im fortgeschrittenem oder metastasiertem Stadium zunehmen und folglich auch in der Palliative Care eine größere Rolle spielen werden.

Symptome

Die Symptome des Prostatakarzinoms können in lokale (durch den Primärtumor selbst) und systemische (durch Therapien und/oder Metastasen) verursachte Einschränkungen unterteilt werden.

Zu den **lokalen Symptomen** zählen insbesondere:
- Probleme und Schmerzen beim Wasserlassen
- Einschränkungen der Blase und des Mastdarms
- Einschränkungen der Sexualfunktionen

Häufige **systemische Symptome** sind:
- Fatigue
- Schmerzen, vor allem bei Knochenmetastasen
- Schlafprobleme
- Allgemeine Schwäche
- Gastrointestinale Beschwerden
- Gewichtsverlust

Eine wichtige Therapiesäule ist in vielen Fällen der Entzug der Wirkung von männlichen Geschlechtshormonen, den Androgenen, angezeigt **(Hormonentzugstherapie)**, die das Tumorwachstum für Monate oder Jahre bremsen können. Dieser Eingriff in den Hormonhaushalt kann jedoch zu vielfältigen Veränderungen und belastenden Symptomen führen. Hierzu gehören u. a.:
- Libidoverlust
- Erektile Dysfunktion
- Hitzewallungen (bis zu 80 % aller Patienten) [21]
- Brustwachstum *(Gynäkomastie)* und Brustschmerz
- Muskelabbau mit Zunahme des Körperfetts
- Anämie
- Abnahme der Knochendichte
- Verschlechterung der kognitiven Fähigkeiten

Bedeutung für die Palliative Care

Da die Knochen die mit Abstand häufigste Lokalisation von Metastasen sind, ist einer adäquaten Schmerztherapie hierbei besondere Aufmerksamkeit zu schenken. In einer aktuellen Studie gaben allerdings 55 % der Betroffenen an, dass sie davon ausgehen, mit ihren Schmerzen leben zu müssen. 45 % ignorierten ihre Schmerzen bisweilen, und 39 % äußerten sogar Schwierigkeiten, überhaupt über Schmerzen sprechen zu können [20]. Aus diesem Grund liegt es auch in der Aufgabe von Pflegefachpersonen, nonverbale Schmerzäußerungen frühzeitig zu erkennen und entsprechende Maßnahmen einzuleiten.

Weiter belegen Studien, dass Themen wie die Wahrnehmung der männlichen Identität und das Abwägen von Überlebensvorteilen in Konkurrenz zur Lebensqualität wichtige Fragestellungen im Alltag von Erkrankten sind. Palliative Care muss daher auch für diese sehr intimen Bereiche eine Adressierung im multiprofessionellen Rahmen vorhalten und ermöglichen.

MERKE

„Ein Indianer kennt keinen Schmerz." Dieses Motto ist leider unter Menschen mit Prostatakarzinom nach wie vor weit verbreitet. Deshalb sind Schmerzen insbesondere beim Vorhandensein von Knochenmetastasen proaktiv und in regelmäßigen Abständen zu evaluieren.

2.3.11 Weitere urologische Tumoren

Es gibt in der Urologie eine Reihe weiterer Tumoren, die spezifisch beim **biologischen Mann** auftreten. Hierzu gehört der **Hodenkrebs,** der mit Abstand die häufigste bösartige Krebserkrankung beim jungen Mann ist, aber gleichzeitig eine der besten Überlebenswahrscheinlichkeiten aller Krebserkrankungen besitzt [22]. Deutlich seltener, aber meist schwerwiegender ist das **Peniskarzinom.** Es wird überwiegend in fortgeschrittenem Stadium diagnostiziert und geht oft mit einer komplexen psychischen Belastung durch Einschränkungen der Lebensqualität und Sexualfunktionen einher. Auch bein- oder genitalbetonte Lymphabflussstörungen durch die Entfernung von Lymphknoten können mit schwer beherrschbaren Symptomen wie Druck- oder Schweregefühl, Schmerzen und Bewegungseinschränkungen einhergehen.

Dementgegen stehen urologische Krebserkrankungen, die beide Geschlechter betreffen können. Zwei Krebsarten sind hierbei besonders relevant:

- Tumorerkrankungen der Nieren
- Tumorerkrankungen der Blase bzw. der ableitenden Harnwege

Bei der Behandlung von fortgeschrittenem **Nierenkrebs** stellen die üblichen Therapiesäulen wie Bestrahlung oder Chemotherapien in der Regel keine wirksamen Optionen dar. Vielmehr spielen – neben den eher kurativ ausgerichteten Operationen – üblicherweise zielgerichtete Subtanzen wie die sog. Tyrosinkinase-Inhibitoren eine entscheidende Rolle. Diese werden meist gut vertragen und zeigen auch über längere Zeit ein insgesamt gutes Kosten-Nutzen-Verhältnis, gehen allerdings überproportional häufig mit Fatigue bis hin zu Depressionen einher. Daher ist bei einer palliativen Therapie ein besonderes Augenmerk auf diese Symptome zu legen, und ggf. ist eine psychosoziale Expertise hinzuziehen.

Das **Urothelkarzinom** (Blasenkrebs bzw. Tumoren des Harnleiters oder der Harnröhre) tritt etwa doppelt so häufig bei Männern wie bei Frauen auf und zeichnet sich durch eine hohe Aggressivität mit beachtlichen Rezidiv- und Progressionsraten aus. Bei Männern rangiert diese Erkrankung auch deshalb mittlerweile unter den Top Five der krebsbedingten Todesfälle [23]. Aufgrund der sehr eingeschränkten Prognosen des fortgeschrittenen Urothelkarzinoms sollte vor Beginn einer Therapie eine ausführliche Berücksichtigung und Abwägung des Allgemeinzustands, der Komorbiditäten und des Metastasierungsmusters der Patientinnen erfolgen. Um zu einer tragfähigen Therapiezielfindung zu gelangen, hat bei überwiegend negativer Evaluation dieser Prognosefaktoren daher unbedingt die frühzeitige Einbeziehung der Palliative Care vor dem Start einer ggf. trotzdem angedachten Systemtherapie (Chemo- oder Immuntherapie, die auf den gesamten Organismen einwirkt) zu erfolgen.

2.3.12 Hautkrebs

Ätiologie, Häufigkeit und Prognose

Hautkrebs wird im allgemeinen Sprachgebrauch meist in „weißen“ und „schwarzen“ Hautkrebs differenziert. Zu Ersterem zählen medizinisch betrachtet hauptsächlich das **Basalzellkarzinom** (➤ Abb. 2.17) und das **Plattenepithelkarzinom,** die meist nur lokal wachsen. Weitaus gefürchteter ist hingegen der „schwarze" Hautkrebs, das **maligne Melanom** (➤ Abb. 2.18), das aus den pigmentbildenden Zellen der Haut entsteht und für seine häufig sehr aggressive Fernmetastasierung bekannt ist. Sowohl die Neuerkrankungs- als auch die Sterblichkeitsrate dieses Tumors hat in den letzten Jahren durch Änderungen der Freizeit- und Urlaubsgewohnheiten mit deutlich vermehrter UV-Exposition merklich zugenommen. Mittlerweile rangiert er sowohl bei Frauen als auch Männern unter den fünf häufigsten Krebsarten (➤ Abb. 2.10)[24]. Melanome können dabei nicht nur auf der Haut entstehen, sondern haben ihren Ursprung in seltenen Fällen u. a. im Auge **(Aderhautmelanom)** oder den Schleimhäuten **(mukosales Melanom).** Manchmal bleibt selbst bei gesichertem Vorliegen von Metastasen eines Melanoms und trotz intensiver Diagnostik die konkrete Lokalisation des Primärtumors erfolglos. Bis vor wenigen Jahren waren die Therapiemöglichkeiten im metastasierten Stadium sowie die Überlebenszeiten noch sehr begrenzt. Dies hat sich mit der Einführung von Immun- und zielgerichteten Therapien deutlich gebessert.

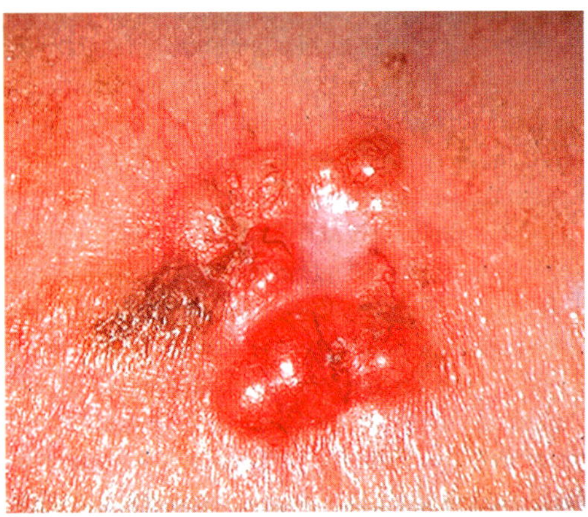

Abb. 2.17 Basalzellkarzinom. [R299]

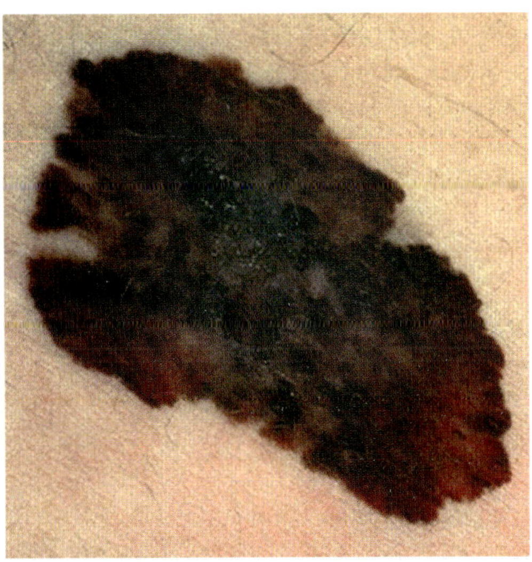

Abb. 2.18 Malignes Melanom. [M123]

Symptome

Die Allgemeinsymptome des malignen Melanoms können hauptsächlich auf die jeweiligen Lokalisationen der Metastasen zurückgeführt werden und dürfen nicht mit ggf. therapieassoziierten Nebenwirkungen verwechselt werden. Die Einordnung von Symptomen wird in der klinischen Praxis aber oftmals dadurch erschwert, dass sich Fernmetastasen des malignen Melanoms in annähernd allen Organsystemen manifestieren können. Neben der Haut selbst sind Metastasen in Lunge, Leber, Skelettsystem und Gehirn häufig. Es sind aber auch für andere Krebserkrankungen eher exotische Lokalisationen wie z. B. Herzmetastasen möglich, sodass bei einer disseminierten Metastasierung oftmals eine sehr uneinheitliche wie komplexe Symptomlast vorliegen kann. Im Zweifelsfall sind daher bei Verdacht eines durch die Therapie hervorgerufenen Symptoms oder einer neuen bzw. ungewöhnlichen Metastasierung die ärztlichen Kolleginnen der jeweils zuständigen Fachabteilung zeitnah zu involvieren.

Bedeutung für die Palliative Care

Immun- und zielgerichtete Therapien, die nicht nur beim malignen Melanom relevant sind, können selbst für vielfältige Nebenwirkungen verantwortlich sein (➤ Tab. 2.3), von denen insbesondere immunvermittelte Darm-, Leber- und Lungenentzündungen häufig und schwerwiegend sind. Auch Veränderungen der Haut und Schleimhaut, der Verdauung und des Allgemeinbefindens sowie Schmerzen können dadurch

Tab. 2.3 Nebenwirkungen unter Immuntherapie [25], [26], [27], [28].

Organsystem	Mögliche Krankheitsbilder/Symptome
Dermatologisch (50 %)	Hautausschlag, Juckreiz, Dermatitis, Vitiligo, bullöse Dermatitis
Gastrointestinal (bis zu 40 %)	Kolitis, Hepatitis, Pankreatitis
Schilddrüse (bis zu 20 %)	Hyper- oder Hypothyreosen
Pulmonal	Pneumonie/Pneumonitis (häufiges Abbruchkriterium für Immuntherapien!), Sarkoidose
Muskuloskeletal	Arthritis, Myalgien, Myositis
Renal	Oligurie, Hämaturie, periphere Ödeme
Ophthalmologisch (< 1 %)	Sehveränderungen, Uveitis, Blepharitis
Neurologisch (< 1 %)	Myasthenia gravis, periphere Neuropathie, Enzephalitis, Meningitis, Hypophysitis
Kardiovaskulär (< 1 %)	Myokarditis, Herzrhythmusstörungen, Herzbeutelentzündung, Herzinsuffizienz

hervorgerufen werden. Unter der Therapie sind aber auch Entzündungen der Hirnanhangsdrüse *(Hypophyse)* zu beobachten, die u. U. eine schwerwiegende Störung des Hormonhaushalts **(Addison-Syndrom)** zur Folge haben. Die Patientinnen können hierdurch deutlich in ihrem Allgemeinzustand eingeschränkt werden. Durch eine Substitution von Hormonen, insbesondere von Kortisol, kann diese Symptomatik jedoch nachhaltig behoben werden. Es ist daher äußerst relevant, bei Patientinnen mit malignem Melanom unter Immuntherapie auf diese Nebenwirkungen zu achten. In ➤ Tab. 2.3 sind einige häufige Nebenwirkungen aufgeführt.

MERKE

Immuntherapien können bei Patientinnen mit malignem Melanom eine Vielzahl von Nebenwirkungen hervorrufen, die neben den durch die Metastasen verursachten Symptomen bei einer palliativen Behandlung berücksichtigt werden müssen. Bei schweren Nebenwirkungen sind frühzeitig Gespräche über eine Therapie- oder eine Therapiezieländerung zu initiieren.

2.3.13 Bösartige Erkrankungen des blutbildenden Systems

Ätiologie, Häufigkeit und Prognose

Die **bösartigen Erkrankungen des blutbildenden Systems** mit ihren unzähligen beteiligten Organsystemen und Zellreihen übersteigen in ihrer Vielfalt den Rahmen dieses Kapitels. Daher erfolgt hier nur eine grobe Unterteilung der hämatologischen Erkrankungsbilder. Durch innovative oder verbesserte Therapien und die immer genauere Unterteilung in Subgruppen dieser Krebserkrankungen ist heute die Grenze zwischen kurativer und palliativer Therapie deutlich schmaler. Sie muss in kurzfristigeren Zeiträumen als bei den soliden Tumorerkrankungen evaluiert und gezogen werden. Außerdem handelt es sich hier um Erkrankungsbilder, die mit unterschiedlicher Häufigkeit von der Kindheit bis in das hohe Lebensalter auftreten, und von chronisch bis hochakut mit sehr unterschiedlichen Symptomlasten und Prognosen aufwarten können. Wichtig ist allerdings, dass die Symptomlast der für die Palliative Care relevanten Faktoren im Durchschnitt nicht geringer als bei soliden Tumoren ausfällt [29]. Grob lassen sich hämatologische Krebserkrankungen einteilen in:

- Akute Leukämien
- Chronische Leukämien
- Lymphome
- Myelome

Die **Leukämien** werden nochmals in **lymphatische** und **myeloische Formen** unterteilt. Bei den Lymphomen werden hauptsächlich **Hodgkin**- und **Non-Hodgkin-Lymphome** unterschieden. ➤ Tab. 2.4 sind genauere Informationen über die jeweiligen Erkrankungsbilder zu entnehmen.

Symptome

Häufige Symptome von Patientinnen mit hämatologischen Erkrankungen, von denen in Studien jeweils bis zu 70 % der Teilnehmenden betroffen waren, sind vor allem [32]:

- Kraftlosigkeit
- Schlafstörungen
- Schmerzen
- Mundtrockenheit

2

Tab. 2.4 Bösartige Erkrankungen des blutbildenden Systems [3], [30], [31].

Erkrankung	Abkürzung	Fünf-Jahres-Überlebensrate	Durchschnitts-alter	Wissenswertes
Akute lymphatische Leukämie	ALL	Ca. 50 %	< 30 Jahre	Häufigste Krebserkrankung des Kindesalters (höchste Inzidenz < 5 Jahren) **Pathogenese:** unkontrolliertes Wachstum von lymphatischen Zellen
Akute myeloische Leukämie	AML	Ca. 20 %	> 70 Jahre	Geht z. T. mit starken Blutungskomplikationen einher **Pathogenese:** unkontrolliertes Wachstum von myeloischen Zellen
Chronische lymphatische Leukämie	CLL	Ca. 85 %	> 70 Jahre	Wird den niedrig-malignen NHL zugeordnet (s. unten), u. U. über Jahre keine spezifische Therapie notwendig **Pathogenese:** s. Hodgkin-Lymphom bzw. NHL
Chronische myeloische Leukämie	CML	Ca. 80 %	> 65 Jahre	Phasenhafter Verlauf, wobei die anfängliche chronische Phase bis zu Jahrzehnten anhalten kann **Pathogenese:** Chromosomentranslokation mit nachfolgender Vermehrung von weißen Blutzellen
Hodgkin-Lymphom	Diverse	Ca. 85 %	< 50 Jahre	Charakteristisch: schmerzlose Lymphknoten schwellungen und B-Symptomatik (Fieber, Nachtschweiß, Gewichtsverlust) **Pathogenese:** vom lymphatischen System (z. B. Lymphknoten) ausgehende Krebsart
Non-Hodgkin-Lymphom (➤ Abb. 2.19)	NHL	Ca. 70 %	> 70 Jahre	Oberbegriff für eine Gruppe teilweise sehr heterogener Erkrankungen des lymphatischen Systems **Pathogenese:** s. Hodgkin-Lymphom
Multiples Myelom	MM	Ca. 55 %	> 70 Jahre	Aufgrund der Lokalisation im Knochen sind Schmerzen häufig **Pathogenese:** maligner Tumor der Plasmazellen im Knochenmark

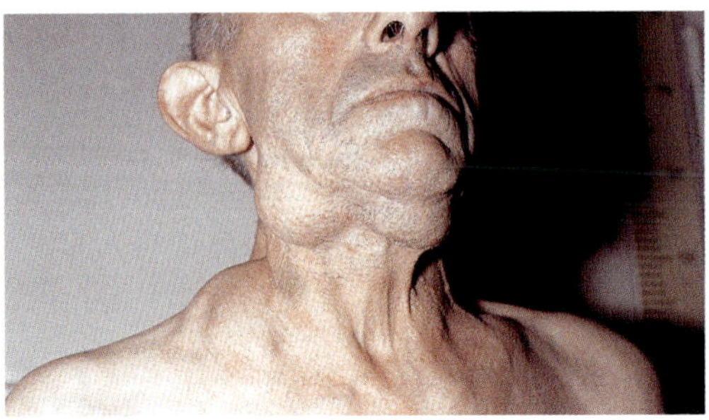

Abb. 2.19 Non-Hodgkin-Lymphom (NHL) mit ausgeprägter Lymphknotenschwellung. [R246]

Aber auch:

- Atemnot
- Übelkeit
- Appetitlosigkeit

Die Symptome kommen dabei nicht seltener als bei soliden Tumorerkrankungen vor. Ein weiteres Hauptproblem und oftmals nur mäßig zu linderndes Symptom ist die **Fatigue,** welche bis zu 90 % aller Patientinnen betrifft [33]. Zu bedenken ist auch, dass Patientinnen, die eine **Stammzelltransplantation** oder **CAR-T-Zell-Therapie** (gentechnisch veränderte

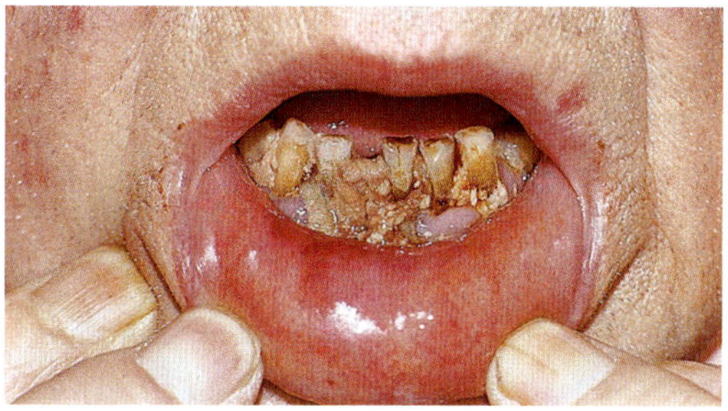

Abb. 2.20 Akute-lymphatische Leukämie (ALL) mit nekrotisierender Gingivostomatitis. [R490]

körpereigene Immunzellen) erhalten, während dieser Behandlungen mit einer drastischen Zunahme von Symptomen wie

- Übelkeit und Erbrechen
- Entzündungen der Schleimhaut (Mukositis, ➤ Abb. 2.20)
- Fatigue
- Durchfall

zu kämpfen haben. Intensive Chemotherapien bei hämatologischen Erkrankungen verursachen ebenfalls häufig ähnliche Symptome [34].

Bedeutung für die Palliative Care

Für die Integration von Palliative Care in den Krankheitsverlauf bei hämatoonkologischen Erkrankungen wurden in der gegenwärtigen Forschung eine Reihe von Herausforderungen identifiziert, die es für die nächsten Jahre zu beheben gilt. So schätzen aktuell die Betroffenen oftmals ihre Chance auf Heilung deutlich zu hoch ein. In diversen Studien konnten indes sowohl die Machbarkeit als auch die Vorteile einer Integration von Palliative Care bei Hochrisiko- oder weit fortgeschrittenen hämatologischen Erkrankungen – selbst im Rahmen der Durchführung von Stammzelltransplantationen – gezeigt werden [35], [36], [37], [38], [39].

MERKE

Das Spannungsfeld zwischen Therapieerfolgen und -misserfolgen ist – trotz großer Hoffnung von Betroffenen, Zugehörigen, Behandelnden und Pflegenden – wohl in keinem Fachbereich stärker ausgeprägt als in der Hämatologie. Dies erschwert zwar die zeitgerechte Implementierung der Palliative Care, macht sie aber umso notwendiger.

2.3.14 Hirntumoren

Ätiologie, Häufigkeit und Prognose

Hirntumoren sind eine sehr heterogene Gruppe von unterschiedlichen Gewebsvermehrungen in der Schädelhöhle. Sie haben die Besonderheit, dass selbst gutartige Unterformen durch ein verdrängendes Wachstum oder eine Lokalisation an funktionell wichtigen Hirnarealen in ungünstigen Fällen zu schwersten Symptomen bis hin zum Tod führen können. Auch wenn **Meningeome** (Entartungen der Hirnhäute) rein zahlenmäßig mit Abstand die häufigsten Hirntumoren sind [40], wird aufgrund ihrer überwiegenden Gutartigkeit hier nicht näher auf sie eingegangen. Zu den weiteren, hier ebenfalls nicht näher erläuterten Unterformen zählen außerdem die **oligodendroglialen, ependymalen, embryonalen und hypophysären Tumoren.** Dieses Kapitel fokussiert dagegen die sogenannten **Astrozytome,** die ungefähr 85 % aller bösartigen Tumoren im Erwachsenenalter ausmachen. Die häufigste Unterform ist hierbei zu über zwei Drittel das sogenannte **Glioblastom** *(Astrozytom IV),* das gleichzeitig auch die schlechteste Prognose mit Fünf-Jahres-Überlebensraten von deutlich unter 10 % aufweist [41].

Symptome

Die Symptome von Patientinnen mit Astrozytomen können abhängig von Größe und Lage des Tumors sowie den anatomischen Strukturen des jeweils betroffenen Gehirnareals sehr unterschiedlich sein.

- Häufig zeigen sich u. a. Symptome eines erhöhten Hirndrucks (z. B. Kopfschmerzen) oder neurologische Defizite.
- Außerdem sind epileptische Anfälle bei bis zu 25 % der Patientinnen ein Erstsymptom und können bei bis zu 50 % in einem späteren Stadium der Erkrankung auftreten [42].

Da auf den Tumor oder die Therapie zurückzuführende Hirnödeme in vielen Fällen eine langfristige Einnahme von Kortikosteroiden (z. B. Cortison) erfordern, sind dadurch bedingte Nebenwirkungen recht häufig, z. B.:

- Schlaflosigkeit
- Myopathien

- Gewichtszunahme
- Gastrointestinale Symptome
- Verhaltensänderungen, Reizbarkeit

Auch ist zu beachten, dass kognitive Einschränkungen mit Hirntumoren vergesellschaftet sein können, u. a.:

- Abnahme des Kurzzeitgedächtnisses
- Persönlichkeitsveränderungen
- Verlust der Exekutivfunktion (Planen, Entscheidungen treffen, kognitive Flexibilität)
- Verringertes psychomotorisches Tempo
- Depressionen

Bedeutung für die Palliative Care

Kognitive Einschränkungen sind bei inadäquaten oder kränkenden Verhaltensweisen der Patientinnen in Betracht zu ziehen. Zwar ist der Nutzen einer frühen Einbeziehung von Strukturen der Palliative Care bei Patientinnen mit Glioblastomen aufgrund der hohen Symptomlast und kurzfristig schlechten Prognose offensichtlich, er wird laut aktuellen Daten aber bislang weder im Sinne der regelhaften Durchführung einer vorausschauenden Versorgungsplanung (Advance Care Planning, ➤ 1.8.4) noch einer ausreichenden Inanspruchnahme von palliativer Expertise tatsächlich berücksichtigt [43].

MERKE

Die stationäre wie ambulante Versorgung von Patientinnen mit Glioblastomen sollte ausnahmslos und von Anfang an qualifizierte Strukturen und Akteurinnen der Palliative Care integrieren. Diese sollten bei Zustands- oder Befundverschlechterungen sowie neuerlichem Vorliegen von palliativen Bedürfnissen kurzfristig und unkompliziert reaktiviert werden können.

2.3.15 Kopf-Hals-Tumoren

Ätiologie, Häufigkeit und Prognose

Die Gruppe der **Kopf-Hals-Tumoren** umfasst eine Reihe von Erkrankungen, die durch verschiedene Fachdisziplinen wie der Hals-Nasen-Ohrenheilkunde, Mund-Kiefer-Gesichtschirurgie, Allgemein- und Viszeralchirurgie bis hin zur Strahlentherapie oder Nuklearmedizin betreut werden.

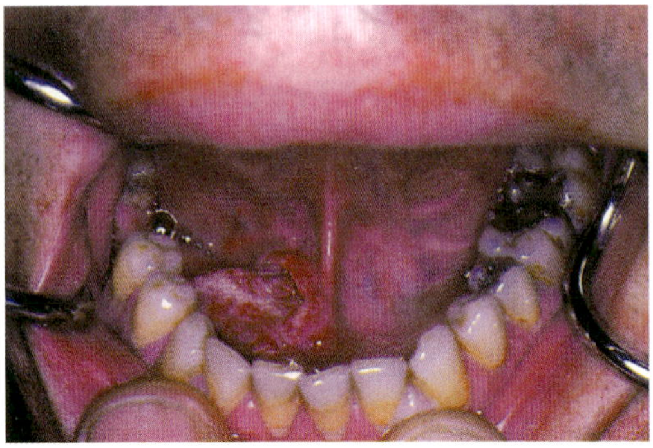

Abb. 2.21 Mundbodenkarzinom. [R391]

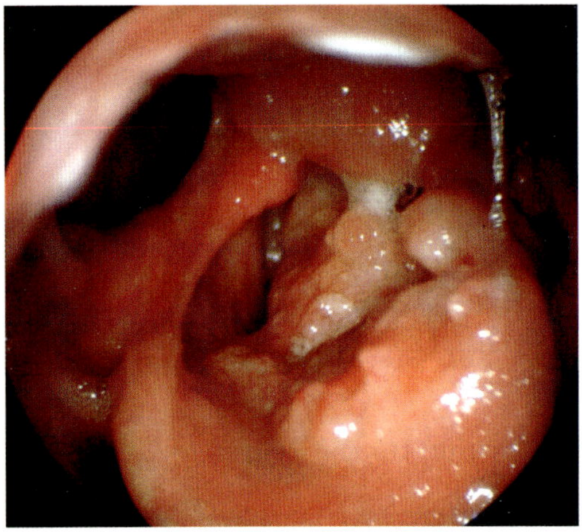

Abb. 2.22 Supraglottisches Larynxkarzinom rechts, das auf der zur Betrachterin gerichteten Epiglottis gut zu erkennen ist. [S700-T872]

Grob unterteilen lassen sich Kopf-Hals-Tumore in Neubildungen

- der Mundhöhle und des Rachens,
- der Speicheldrüse,
- des Kehlkopfs,
- der Nase und Nasennebenhöhlen sowie
- der Schilddrüse.

Die verschiedenen Erkrankungen gehen dabei mit sehr unterschiedlichen Heilungsaussichten einher. So hat das **Mundhöhlen-** (➤ Abb. 2.21) und **Rachenkarzinom** *(Larynxkarzinom,* ➤ Abb. 2.22*)* ein Fünf-Jahres-Überleben von nur 55 %, während es bei **Schilddrüsenkarzinomen** > 90 % beträgt [3]. Für bestimmte Subgruppen wie dem anaplastischen Schilddrüsenkarzinom sind gleichwohl foudroyante Verläufe mit Überlebenszeiten von nur 3–5 Monaten und Fünf-Jahres-Überlebensraten unter 5 % möglich [44], [45].

Symptome

Alle Tumoren im Kopf-Hals-Bereich eint, dass sie neben einer möglichen Fernmetastasierung insbesondere über eine Verdrängung von Strukturen der luft- und nahrungsleitenden Wege Probleme bereiten können. Folgen hiervon sind u. a.:

- Schluckstörungen
- Atemprobleme
- Schmerzen
- Übelkeit und Erbrechen, insbesondere auch bei enteraler Ernährung
- Mundtrockenheit oder Sekretretention
- Tumorblutungen
- Pilzbesiedelungen
- Husten
- Kommunikationsschwierigkeiten
- Weichteilödeme

Bedeutung für die Palliative Care

Aufgrund des Tumorwachstums, therapieassoziierter Nebenwirkungen wie Schwellungen, als Aspirationsschutz oder zur Symptomkontrolle kann die Anlage eines Tracheostomas mit Einlage einer Trachealkanüle oder die Anlage einer PEG-Sonde im Krankheitsverlauf indiziert sein.

Trachealkanülen

Trachealkanülenmanagement ➤ 3.2.7

Im klinischen Alltag sind verschiedene Arten von Trachealkanülen anzutreffen, mit denen eine verbale Kommunikation jedoch häufig nicht möglich ist. Auch sind diese nicht nur eine temporäre „Überbrückung“, sondern müssen in manchen Fällen lebenslang im Körper verbleiben. Trachealkanülen können mit einem nicht unerheblichen Maß an Pflege (z. B. Wechsel und regelmäßige Absaugung) sowie Komplikationen (z. B. Infektionen) einhergehen.

PEG-Sonden

Enterale Ernährung ➤ 3.5.1, ➤ 3.5.3

Beachtenswert bei der Anlage von PEG-Sonden ist, dass Patientinnen mit Kopf-Hals-Tumoren diese Sonde meist nicht mit einer Einschränkung der Lebensqualität assoziieren und sich sogar mehrheitlich erneut für eine prophylaktische Anlage entscheiden würden – und dies unabhängig davon, ob die Sonde letztlich gar nicht, lediglich unterstützend oder zur vollständigen Ernährung genutzt wird. Daher ist eine Indikationsstellung auch in der Palliative Care unter Berücksichtigung der Lebenserwartung und Symptomlast durchaus noch in Betracht zu ziehen. Dabei müssen der sozio-ökonomische Status der Patientinnen, die häuslichen und regionalen Versorgungsstrukturen sowie die Frage, ob Trachealkanülen oder PEG-Sonden adäquat toleriert und gepflegt werden können, sorgfältig beachtet und abgewogen werden. Es sollte daher eine ausführliche Sozialanamnese vor der Beratung und gemeinsamen Entscheidungsfindung erfolgen.

2.3.16 Knochen- und Weichteiltumoren

Ätiologie, Häufigkeit und Prognose

Bösartige **Knochen- und Weichteiltumoren** *(Sarkome)* sind sehr seltene Erkrankungen, die jeweils unter 1 % aller Krebsfälle ausmachen. Weichteiltumoren treten dabei ungefähr zehnmal häufiger als Knochentumoren auf [46]. Sie können an fast jeder Stelle im Körper vorkommen und umfassen selbst Erkrankungen wie die **gastrointestinalen Stromatumoren (GIST)** oder **Leiomyorsarkome der Gebärmutter.** Weichteiltumoren haben ihren Erkrankungsgipfel ab dem 50. Lebensjahr, Knochentumore treten dementgegen typischerweise bereits bei jungen Erwachsenen zwischen 20 und 30 Jahren auf. Die häufigste Entität bildet hierbei das **Osteosarkom** [46]. Es sind diverse Unterformen von Knochen- und Weichteiltumoren bekannt, die jeweils mit sehr unterschiedlichen Prognosen einhergehen. Im Folgenden werden die Probleme der hochmalignen Formen fokussiert, die mit einer höheren Wahrscheinlichkeit von Metastasierung und systemischen Symptomen einhergehen.

Nichtsdestotrotz sind nur bei 20 % aller Patientinnen bei der Diagnosestellung überhaupt Metastasen nachweisbar. Die mit Abstand häufigste Lokalisationsstelle sind Lungenmetastasen, gefolgt von deutlich seltener vorkommenden Knochenmetastasen [47], [48].

Eine entscheidende Säule der Therapie ist sowohl beim Primärtumor als auch bei lokalen Rückfällen und Metastasen die chirurgische Entfernung, die auch in fortgeschritteneren Stadien mit einer deutlichen Prognoseverbesserung einhergeht und je nach Unterart um weitere Therapiearten ergänzt wird. Dabei ist zu bedenken, dass diese Operationen zwar in der Regel die betreffende Region erhalten sollen, u. U. (z. B. durch postoperative Infektionen oder Rezidive) aber im Nachhinein bis hin zu Amputationen eskaliert werden müssen oder langwierige Krankenhausaufenthalte durch Wundheilungsstörungen erfordern können.

Bedeutung für die Palliative Care

Durch die ausgesprochene Seltenheit von Knochen- und Weichteiltumoren ist über die Bedeutung von Palliative Care bisher nur wenig bekannt. Eine amerikanische Studie kam allerdings zum Ergebnis, dass derzeit wohl nur etwa 2,8 % aller Osteosarkom-Patientinnen eine palliative Mitbetreuung erhalten [49].

MERKE

Weil Knochen- und Weichteiltumoren so selten sind und häufig von Fachabteilungen betreut werden, die wenig Kontakt zur Palliative Care pflegen, besteht die Gefahr, dass Patientinnen mit palliativen Bedürfnissen übersehen werden. Die Betreuung durch Teams der pädiatrischen und adulten Palliative Care muss gerade für in der Jugend erkrankte Personen – wie es für alle lebenslimitierenden Krankheiten mit Diagnosestellung im späten Kindes- oder frühen Erwachsenenalter gilt – kooperativ und längerfristig ausgerichtet erfolgen.

2.3.17 Fazit

Glücklicherweise haben die Bereiche Palliative Care und (Hämato-)Onkologie in den letzten Jahrzehnten große Schritte aufeinander zu gemacht und konnten so das Leben und Sterben vieler an bösartigen Tumoren erkrankter Menschen gemeinsam positiv beeinflussen. Aus gutem Grund sind deshalb auch Strukturen der Palliative Care mittlerweile integrale Voraussetzung für die Zertifizierung von Krebszentren.

Gleichwohl bestehen trotz dieser erfreulichen Entwicklungen auch in der Krebsmedizin nach wie vor große Herausforderungen in der standardisierten und nach objektiven Kriterien „ausreichenden" Implementierung von Palliative Care, die auf ganz unterschiedlichen Ebenen zu finden sind. Es bleibt daher wichtig, auch in einem scheinbar gut funktionierenden und etablierten Team seine derzeitige Arbeitsweise und erreichte Klientel fortlaufend kritisch zu hinterfragen, nach blinden Flecken (z. B. seltenen Tumorerkrankungen in spärlich frequentierten Abteilungen) zu suchen und so die Identifizierung von Patientinnen mit palliativen Bedürfnissen – unabhängig von Überlebenswahrscheinlichkeiten und Diagnosen – weiter zu verbessern.

Ohne Frage kann und wird zwar auch in der Zukunft nicht bei allen Patientinnen mit fortgeschrittenen malignen Erkrankungen eine spezialisierte Form der Palliative Care notwendig und sinnvoll sein. Wichtig ist daher aber für die kommenden Jahre besonders, dass auf der einen Seite bei der Betreuung von weniger komplexen Fällen zumindest in Grundzügen der palliative Gedanke auch den primären Behandlungsteams bekannt ist und in entsprechenden Situationen eigenständig Berücksichtigung findet und auf der anderen Seite bei komplexeren Fällen der Bedarf an spezialisierten Formen der Palliative Care erkannt wird und geeignete ambulante wie stationäre Strukturen kurzfristig eingeschaltet werden können. Fachpflegekräfte sind und werden dabei in ihrer Funktion als Expertinnen und Multiplikatorinnen im Bereich der Palliative Care in diesem Prozess auch zukünftig ein entscheidender Baustein hin zu einer bestmöglichen Versorgung dieser Patientinnen sein.

LITERATUR

1. Hess S et al. Trends in specialized palliative care for non-cancer patients in Germany --data from the national hospice and palliative care evaluation (HOPE). European Journal of Internal Medicine. 2014; 25(2): 187–192.
2. Barnes B et al. Bericht zum Krebsgeschehen in Deutschland 2016. Berlin: Robert Koch-Institut, 2016. Aus: https://edoc.rki.de/bitstream/handle/176904/3264/28oaKVmif0wDk.pdf?sequence=1&isAllowed=y (letzter Zugriff: 14.7.2025).

3. Erdmann F et al. Krebs in Deutschland für 2017/2018. Berlin: Zentrum für Krebsregisterdaten, 2021. Aus: www.krebsdaten.de/Krebs/DE/Content/Publikationen/Krebs_in_Deutschland/kid_2021/krebs_in_deutschland_2021.pdf?__blob=publicationFile">www.krebsdaten.de/Krebs/DE/Content/Publikationen/Krebs_in_Deutschland/kid_2021/krebs_in_deutschland_2021.pdf?__blob=publicationFile (letzter Zugriff: 14.7.2025).
4. Kraywinkel K, Schönfeld I. Epidemiologie des nichtkleinzelligen Lungenkarzinoms in Deutschland. Der Onkologe. 2018; 24(12): 946–951.
5. Kraywinkel K, Barnes B. Epidemiologie des kleinzelligen Lungenkarzinoms in Deutschland. Der Onkologe. 2017; 23(5): 334–339.
6. Ambroggi M et al. Can early palliative care with anticancer treatment improve overall survival and patient-related outcomes in advanced lung cancer patients? A review of the literature. Supportive Care in Cancer. 2018; 26(9): 2945–2953.
7. Villanueva A. Hepatocellular Carcinoma. The New England Journal of Medicine. 2019; 380(15): 1450–1462.
8. Zhao Z, Liu W. Pancreatic Cancer: A Review of Risk Factors, Diagnosis, and Treatment. Technology in Cancer Research and Treatment. 2020; 19: 1533033820962117.
9. Wolfgang CL et al. Recent progress in pancreatic cancer. CA: A Cancer Journal for Clinicians. 2013; 63(5): 318–348.
10. Abrams RA et al. Combined modality treatment of resectable and borderline resectable pancreas cancer: expert consensus statement. Annals of Surgical Oncology. 2009; 16(7): 1751–1756.
11. Castellanos JA, Merchant NB. Intensity of follow-up after pancreatic cancer resection. Annals of Surgical Oncology. 2014; 21(3): 747–751.
12. Kamisawa T et al. Pancreatic cancer. The Lancet. 2016; 388(10039): 73–85.
13. Porta M et al. Exocrine pancreatic cancer: symptoms at presentation and their relation to tumour site and stage. Clinical and Translational Oncology. 2005. 7(5): 189–197.
14. Yamauchi H, Takei J. Management of hereditary breast and ovarian cancer. International Journal of Clinical Oncology. 2018; 23(1): 45–51.
15. Ayantunde A, Parsons S. Pattern and prognostic factors in patients with malignant ascites: a retrospective study. Annals of Oncology. 2007; 18(5): 945–949.
16. Fauci J et al. The utilization of palliative care in gynecologic oncology patients near the end of life. Gynecologic Oncology. 2012; 127(1): 175–179.
17. Caceres A et al. Colorectal stents for palliation of large-bowel obstructions in recurrent gynecologic cancer: an updated series. Gynecologic Oncology, 2008. 108(3): 482–485.
18. Tran E et al. Malignant bowel obstruction in patients with recurrent ovarian cancer. American Journal of Hospice and Palliative Medicine. 2016; 33(3): 272–275.
19. Bott S et al. Prostate cancer management:(1) an update on localised disease. Postgraduate Medical Journal. 2003; 79(936): 575–580.
20. Drudge-Coates L et al. Recognizing symptom burden in advanced prostate cancer: a global patient and caregiver survey. Clinical Genitourinary Cancer. 2018; 16(2): e411–e419.
21. Heidenreich A et al. EAU guidelines on prostate cancer. European Urology. 2008; 53(1): 68–80.
22. Bertz JN, Buttmann-Schweiger N, Kraywinkel K. Epidemiologie bösartiger Hodentumoren in Deutschland. Der Onkologe, 2017. 23(2): 90–96.
23. Dräger D-L et al. Urothelkarzinom der Harnblase. In: Berberich HJ, Dräger D-L (Hrsg). Psychosoziale Uroonkologie. Berlin: Springer, 2022. S. 83–93.
24. AWMF et al. (Hrsg.). S3-Leitlinie zur Diagnostik, Therapie und Nachsorge des Melanoms. Langversion 3.3. 2020. Aus: www.leitlinienprogramm-onkologie.de/fileadmin/user_upload/Downloads/Leitlinien/Melanom/Melanom_Version_3/LL_Melanom_Langversion_3.3.pdf (letzter Zugriff: 14.7.2025).
25. Winkler JK et al. Malignes Melanom – aktueller Stand. Der Radiologe. 2017; 57(10): DOI: 10.1007/s00117-017-0281-4.
26. Bohne A-S, Kähler KC. Nebenwirkungsmanagement unter dermatoonkologischer Systemtherapie. hautnah dermatologie, 2021. 37: 38–41.
27. Araujo P et al. Ipilimumab-induced hypophysitis: review of the literature. Journal of Endocrinological Investigation. 2015; 38(11): 1159–1166.
28. Ralli M et al. Immunotherapy in the treatment of metastatic melanoma: current knowledge and future directions. Journal of Immunology Research. 2020; 1: DOI: 10.1155/2020/9235638.
29. Moreno-Alonso D et al. Palliative care in patients with haematological neoplasms: an integrative systematic review. Palliative Medicine. 2018; 32(1): 79–105.
30. Aigner K et al. Leukämien und Lymphome. In: Aigner K, Stephens FO (Hrsg.). Onkologie Basiswissen. Berlin: Springer, 2016. S. 223–239.
31. AWMF et al. (Hrsg.). Diagnostik, Therapie und Nachsorge des Hodgkin Lymphoms bei erwachsenen Patienten. Langversion 3.2. 2022. Aus: https://register.awmf.org/assets/guidelines/018-029OLl_S3_Hodgkin-Lymphom_Erwachsene_Diagnostik_Therapie_Nachsorge_2022-10.pdf (letzter Zugriff: 14.7.2025).
32. Manitta V et al. The symptom burden of patients with hematological malignancy: a cross-sectional observational study. Journal of Pain and Symptom Management. 2011; 42(3): 432–442.
33. Hochman MJ et al. Comparing the palliative care needs of patients with hematologic and solid malignancies. Journal of Pain and Symptom Management. 2018; 55(1): S. e1 82–88.
34. El-Jawahri A et al. Palliative and end-of-life care for patients with hematologic malignancies. Journal of Clinical Oncology. 2020; 38(9): 944–953.

35. Selvaggi KJ et al. Bridging the gap: a palliative care consultation service in a hematological malignancy-bone marrow transplant unit. The Journal of Community and Supportive Oncology. 2014; 12(2): 50–55.
36. Roeland E et al. Symptom control in stem cell transplantation: a multidisciplinary palliative care team approach. Part 2: psychosocial concerns. The Journal of Supportive Oncology. 2010; 8(4): 179–183.
37. Loggers ET et al. Pretransplantation supportive and palliative care consultation for high-risk hematopoietic cell transplantation patients. Biology of Blood and Marrow Transplantation. 2016; 22(7): 1299–1305.
38. Foxwell AM et al. Palliative care office hours for patients with hematologic malignancies: an innovative model for symptom management and education. Journal of Palliative Medicine. 2017; 20(10): 1148–1151.
39. Porta-Sales J et al. Is early palliative care feasible in patients with multiple myeloma? Journal of Pain and Symptom Management. 2017; 54(5): 692–700.
40. Ostrom QT et al. CBTRUS statistical report: Primary Brain and Other Central Nervous System Tumors Diagnosed in the United States in 2009–2013. Neuro-Oncology. 2016; 18(Suppl. 5): v1–v75.
41. Kraywinkel K, Spix C. Epidemiologie primärer Hirntumoren bei Kindern und Erwachsenen in Deutschland. Der Onkologe. 2019; 25(1): 5–9.
42. Davis ME. Glioblastoma: Overview of Disease and Treatment. Clinical Journal of Oncology Nursing. 2016; 20(Suppl. 5): S2–S8.
43. Wu A et al. Palliative Care Service Utilization and Advance Care Planning for Adult Glioblastoma Patients: A Systematic Review. Cancers. 2021; 13(12): 2867.
44. Prasongsook N. et al. Survival in Response to Multimodal Therapy in Anaplastic Thyroid Cancer. The Journal of Clinical Endocrinology and Metabolism. 2017; 102(12): 4506–4514.
45. Wendler J et al. Clinical presentation, treatment and outcome of anaplastic thyroid carcinoma: results of a multicenter study in Germany. European Journal of Endocrinology. 2016; 175(6): 521–529.
46. Harrasser N et al. Knochen- und Weichteiltumoren. In: Harrasser N, von Eisenhart-Rothe R, Biberthaler P (Hrsg.). Facharztwissen Orthopädie Unfallchirurgie. 2. A. Berlin, Heidelberg: Springer 2021. S. 121–187.
47. Marko TA, Diessner BJ, Spector LG. Prevalence of metastasis at diagnosis of osteosarcoma: an international comparison. Pediatric Blood and Cancer. 2016; 63(6): 1006–1011.
48. Meazza C, Scanagatta P. Metastatic osteosarcoma: a challenging multidisciplinary treatment. Expert Review of Anticancer Therapy. 2016; 16(5): 543–556.
49. McMahon K M et al. Utilization of Palliative Care in Osteosarcoma: A National Cancer Database Review. American Journal of Hospice and Palliative Medicine. 2022; 40(8): 926–935.

2.4 Nicht onkologische internistische Erkrankungen

Florian Bernhardt, Philipp Lenz

Woran sterben Menschen in Deutschland?
Die Antwort ist eindeutig: Erst auf Platz vier der Todesursachen findet sich mit bösartigen Neubildungen der Bronchien und der Lunge eine derzeit „klassische" palliative Indikation, danach folgt erst wieder auf dem neunten Rang die nächste onkologische Erkrankung mit den bösartigen Neubildungen der Brustdrüse. Davor und dazwischen finden sich vielfältige anderweitige Todesursachen, von denen die meisten internistischer Natur sind. So sterben aktuell die meisten Menschen in Deutschland

- an einer chronisch ischämischen Herzkrankheit,
- einem akuten Myokardinfarkt oder
- einer Herzinsuffizienz.

Aber auch die chronische obstruktive Lungenkrankheit (COPD), die hypertensive Herzkrankheit und die Pneumonie sind für einen nicht unerheblichen Teil der Todesfälle verantwortlich [1].

Wenn in der Palliative Care also sowohl die Restlebenszeit als auch die Symptomlast von entscheidender Rolle bei der Zuweisung von Patientinnen sind, so müssen zukünftig auch **nicht onkologische internistische Erkrankungen** stärker in den Fokus der Palliative Care rücken. Dazu gehören auch seltenere (trotzdem jedoch insgesamt häufige) Krankheitsbilder wie die Leberzirrhose oder das chronische Nierenversagen.

MERKE

Der Anteil an nicht onkologisch internistischen Patientinnen in der Palliative Care – bei leicht positiver Tendenz – liegt immer noch unter 10 % [2]. Dies mag auch daran liegen, dass die Prognose bei diesen Erkrankungen oftmals schwieriger einzuschätzen ist. Zudem wird angenommen, dass der geringere Anteil und die späte Überweisung dieser Patientinnen u. a. auf mangelndes Wissen über die Bedürfnisse von Nicht-Krebspatientinnen zurückzuführen ist. Ein wichtiger erster Schritt zur Versorgungsgerechtigkeit ist daher die generelle Offenheit der Behandelnden gegenüber den durch Palliative Care zu adressierenden Bedürfnissen von Patientinnen aller Abteilungen, mit allen denkbaren Krankheitsbildern und in den verschiedenen gesundheitsbezogenen Problemfeldern. Dies ist allein deshalb wichtig, weil der Bedarf an Palliative Care bei dieser Patientinnengruppe ähnlich hoch ist wie bei Krebspatientinnen, in Teilbereichen (vor allem im psychosozialen Bereich) sogar höher. In der physischen Symptomlast lassen sich lediglich geringfügige Unterschiede zwischen onkologischen und nicht onkologischen Patientinnen feststellen: Letztere leiden etwas häufiger unter Dyspnoe, Schwäche und Müdigkeit und etwas weniger unter Übelkeit, Erbrechen oder Appetitlosigkeit. Bei Schmerzen und Verstopfung gibt es keine Unterschiede.

Ein erster Indikator für einen palliativen Behandlungsbedarf können Faktoren der **gesundheitsbezogenen Lebensqualität** sein:

- Auf physischer Ebene spielen verhältnismäßig einfach feststellbare Parameter wie die Dauer des Krankenhausaufenthalts und der Aktivitätsstatus (z. B. Karnofsky-Index) eine wichtige Rolle.
- Auf psychischer Ebene finden sich aufwendiger zu evaluierende Faktoren wie das Vorliegen von Angstzuständen und Depressionen.

Weil gerade die psychische Ebene im Alltag leicht übersehen werden kann, sollten Akteurinnen der Palliative Care hier eine besonders intensive Evaluation anstreben. Ebenso ist es wichtig, dass die internistischen Abteilungen ihre Rolle als Multiplikatoren nutzen. Bislang geben die hier tätigen Pflegefachpersonen zwar häufig eine hohe Sicherheit im Umgang mit Schmerzen und Symptomen an, haben nach aktuellen Studien aber noch eine eher gemischte Einstellung gegenüber der Palliative Care [3]. Auch aktuell bestehende Wissenslücken gilt es noch abzubauen. Dabei liegen die Vorteile für die internistischen Abteilungen auf der Hand: Palliative Care geht auch bei nicht onkologisch internistischen Patientinnen im Vergleich zur üblichen Versorgung mit einer signifikant geringeren Inanspruchnahme der Notaufnahme, weniger Krankenhausaufenthalten und einer geringfügig niedrigeren Symptombelastung einher.

2.4.1 Multimorbidität

„*Das Ganze ist mehr als die Summe seiner Teile*", soll einst Aristoteles gesagt haben. Und ähnlich verhält es sich bei der Versorgung von komplex erkrankten Menschen, die mehr als die bloße Summe ihrer Diagnosen sind.

DEFINITION

Multimorbidität: Der Begriff ist bis heute heterogen und unscharf definiert. Gemäß der S3-Leitlinie handelt es sich um das gleichzeitige Vorliegen mehrerer chronischer Erkrankungen (drei oder mehr), wobei nicht eine einzelne Erkrankung im besonderen Fokus der Aufmerksamkeit steht und Zusammenhänge zwischen den Krankheiten zwar bestehen können (z. B. über geteilte Risikofaktoren oder bei Folgeerkrankungen), aber nicht müssen. Teilweise wird auch das Vorliegen von Risikofaktoren wie Bluthochdruck oder zu hohe Blutfette sowie unspezifische Symptome wie chronische Rückenschmerzen darunter verstanden.
Multimorbidität betrifft vor allem ältere, zunehmend aber auch jüngere Menschen (➤ Abb. 2.23, ➤ 2.1.3).

Ätiologie, Häufigkeit und Prognose

Aufgrund der fehlenden Trennschärfe der Abgrenzung von **Multimorbidität** zu ähnlichen Phänomenen wie z. B. der **Komorbidität** (eine Krankheit steht im Fokus, andere Krankheiten verschlechtern diese lediglich) lässt sich die genaue Prävalenz der Multimorbidität national wie international nur schwer beziffern. Laut verschiedener Studien bewegt sich die Prävalenz der Multimorbidität grob zwischen 17 und 80 % [4]. Für Deutschland scheinen Prävalenzen von durchschnittlich ca. 40 % realistisch zu sein, wobei von den 18- bis 29-Jährigen um die 7 % betroffen sind, bei den über 70-Jährigen über 70 % [5].

Ebenso unklar ist, wie Multimorbidität genau entsteht und wie sie verhindert werden kann, auch wenn einige Risikofaktoren bekannt sind:

- Niedriges Bildungsniveau
- Übergewicht
- Bluthochdruck
- Rauchen
- Körperliche Inaktivität
- Depressionen

Bedeutung für die Palliative Care

Zu Beginn der Arbeit mit Patientinnen mit mehreren Grunderkrankungen ist es hilfreich, sich ein genaueres Bild über die jeweilige Person und den Umgang mit der aktuellen Situation zu verschaffen. Hauptsächlich bestehen zwei Bewältigungsstrategien:

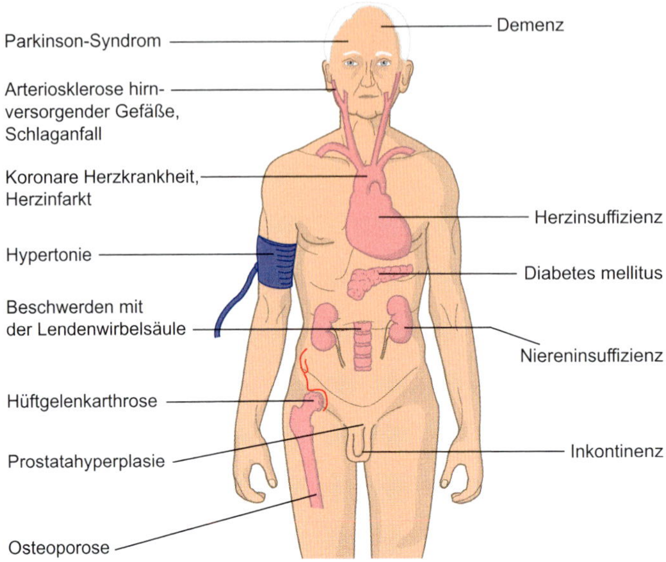

Abb. 2.23 Häufige medizinische Probleme des älteren Menschen, von denen oft mehrere gleichzeitig vorliegen (= Multimorbidität). [L190]

- Aktives Symptommanagement (planen, ablenken, Hilfe holen und unterstützende Maßnahmen ergreifen)
- Passives Symptommanagement (resignieren und aushalten)

Ein **aktives Symptommanagement** führt dazu, dass die Patientinnen selbstständiger und -bestimmter handeln, häufiger die Ursache ihrer Symptome beschreiben können und das Gefühl haben, selbst etwas zur Linderung ihrer Symptome beitragen zu können. Ein sinnvoller erster Schritt ist daher, das aktive Wahrnehmen und Verbalisieren von Symptomen – gleich welcher Natur – bei komplexer Krankheitslast zu fördern.

MERKE

Da die Herausforderungen bei Multimorbidität insgesamt sehr breit ausfallen können, ist es sinnvoll, bei der Anamnese auf verschiedene Bereiche gezielt einzugehen und dabei auch gezielt palliative Bedürfnisse zu erfragen. Eine umfassende Erhebung kann sich in körperliche, lebenspraktische, psychologische, soziale und spirituelle Bedürfnisse gliedern (➤ Tab. 2.5).

Tab. 2.5 Umfassende Erhebung bei Multimorbidität.

Bedürfnisbereich	Häufige Probleme/ Themenfelder (Beispiele)
Körperlich	Schmerz, eingeschränkte Funktionsfähigkeit im Alltag, Atemnot, gastrointestinale Probleme, kognitive Schwierigkeiten, Energielosigkeit, mangelnde Körperhygiene
Lebenspraktisch	Zukunftsgestaltung, personenzentrierte Versorgung
Psychisch	Traurigkeit, Einsamkeit, Ängste, Depressionen
Sozial	Aufrechterhaltung sozialer Kontakte, Wahrung von Persönlichkeit und Identität, Vertrauen in Pflegefachpersonen, familiäre Unterstützung
Spirituell	Bedeutung und Bestimmung, Trauer und Verlust, Religiosität und Glaubenspräferenzen, ein gutes Leben in der Gegenwart

Es gilt gerade bei multimorbiden Patientinnen außerdem jenseits von Leitlinien einzelner Krankheitsbilder zu denken und – mit Blick auf die Verschreibung oder das Absetzen von Medikamenten und die Indikation für invasive Maßnahmen – alle eingeschränkten Organsysteme sorgfältig miteinzubeziehen. Wirkung, Nebenwirkung und Risiko für z. B. die Nieren-, Leber- und Lungen- und Herzfunktion sowie das Nervensystem müssen bei therapeutischen Entscheidungen Berücksichtigung finden.

Es bleibt für die Palliative Care aber vor allem ein Aspekt wichtig: die deutlich eingeschränkte Lebenserwartung dieser Patientinnen zusätzlich zu den schlechteren körperlichen Funktionen, einer geringeren Lebensqualität sowie einer erhöhten Inanspruchnahme des Gesundheitswesens.

MERKE

Bei vorerkrankten Patientinnen mit allen nachfolgend genannten oder sonstigen Erkrankungen, die in diesem Buch thematisiert werden, und der Neudiagnose der Multimorbidität ist eine frühe und niedrigschwellige Integration der Palliative Care in vielen Fällen auch dann sinnvoll, wenn einzelne Diagnoseschlüssel hierfür noch nicht zu qualifizieren scheinen.
Der gesamte Mensch mit seiner Symptomlast ist in der Realität mehr als die Summe seiner Teile. Auch die Kumulation von mehreren leichten bis mittelschweren Krankheitsbildern kann die Prognose und Symptomlast der Patientinnen deutlich verschlechtern und so einen palliativen Versorgungsbedarf begründen.

2.4.2 Herzinsuffizienz

Ätiologie, Häufigkeit und Prognose

Die Charakterisierung der **Herzinsuffizienz** ist simpel: Das Herz ist nicht mehr in der Lage, den Organismus mit ausreichend Blut und Sauerstoff zu versorgen. Die Herzinsuffizienz lässt sich in akute und chronische Formen unterteilen. Besonders die **chronischen Formen** sind mit einem Bedarf an palliativer Mitbetreuung verbunden. Wichtig im Kontext der Herzinsuffizienz ist zu wissen, dass diese durch vielfältige Grunderkrankungen (u. a. koronare Herzerkrankung, arterielle Hypertonie, Kardiomyopathien, Klappenerkrankungen oder Herzfehler) entstehen kann.

Typisch – gerade bei fortgeschrittenen Stadien – ist die häufige Hospitalisierung der Patientinnen. Knapp die Hälfte hat mindestens einen Krankenhausaufenthalt pro Jahr, wobei wiederholte Einweisungen nicht selten sind [6], [7]. Nicht zuletzt ist auch das Risiko, bei fortgeschrittener Erkrankung (NYHA IV, ➤ Tab. 2.6) kurzfristig zu versterben, hoch und übertrifft dabei viele Tumorerkrankungen.

Trotzdem bleibt die Prognoseeinschätzung ein sehr komplexes Thema, u. a. scheinen aber kürzliche kardiologische Krankenhausaufenthalte, behandlungsresistente ventrikuläre Rhythmusstörungen, ein eingeschränkter Funktionszustand, Anämie, Hyponatriämie, Kachexie und das Vorhandensein von Komorbiditäten mit einer erhöhten Sterblichkeit assoziiert zu sein.

Tab. 2.6 Schweregrade der Herzinsuffizienz nach New York Heart Association (NYHA). [W917]

Schweregrad	Symptomatik
NYHA I	Keine Symptome, voll belastbar
NYHA II	Leichte Symptome bei stärkerer körperlicher Belastung
NYHA III	Mittelschwere Symptome bei leichter körperlicher Belastung
NYHA IV	Schwere Symptome auch in Ruhe

Symptome

Typische Symptome sind u. a.:

- Dyspnoe
- Leistungsminderung, Gefühl der raschen Erschöpfung
- Periphere Ödeme (➤ Abb. 2.24)
- Nykturie

Klassischerweise findet man im Gesundheitssystem eine Einteilung der Schweregrade anhand einer **Klassifikation** der **New York Heart Association (NYHA).** Diese sollte auch in der Palliative Care bekannt sein, da erst bei einer höhergradigen Funktionseinschränkung

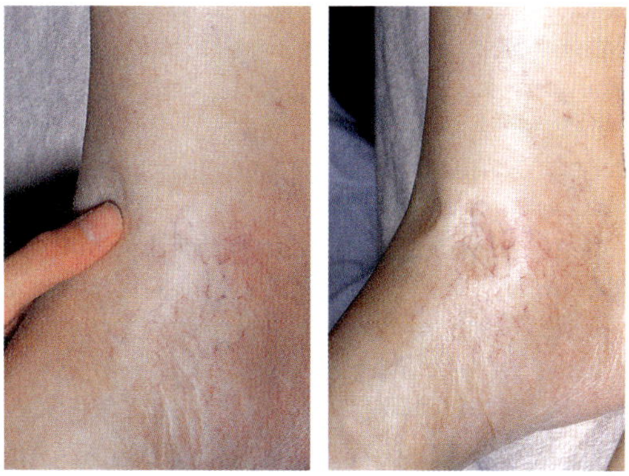

Abb. 2.24 Unterschenkelödeme bei Herzinsuffizienz. Das Ödem bei Wassereinlagerung ist weich und gleichmäßig. Bei Druck bleibt eine Delle zurück. [R229]

(ab NYHA III) palliative Bedürfnisse zu erwarten sind (➤ Tab. 2.6).

Bedeutung für die Palliative Care

Frühzeitige Gespräche über die Therapieziele und eine vorausschauende Pflegeplanung sind wichtig, wenngleich beides in der Versorgungsrealität bei Patientinnen mit Herzinsuffizienz häufig zu selten und zu spät stattfindet. Wann genau eine palliative Expertise hinzugezogen werden sollte, ist nach wie vor Gegenstand der Diskussion, da allein aufgrund der großen Anzahl an Patientinnen und vielen eher milden Verlaufsformen mit nur kurzfristigen Verschlechterungen eine generelle Hinzuziehung weder machbar noch zielführend wäre.

Mögliche Triggerfaktoren können sein:

- Häufigere stationäre Behandlungen aufgrund von Exazerbationen
- Schwer zu behandelnde Brustenge *(Angina pectoris)*
- Wiederholte Schocks bei implantierten Herzschrittmachern
- Angstzustände und Depressionen

Bei der Erfassung der Symptomlast ist insbesondere auf spezifischere Symptome der Herzinsuffizienz und deren Auswirkungen zu achten, wie:

- Appetitlosigkeit und Kachexie
- Verwirrtheit
- Husten
- Ödeme
- Schlaflosigkeit

Aber auch „klassischere" Symptome wie Luftnot, Müdigkeit, Schmerz sowie Angstzustände und Depressionen finden sich häufig und beeinflussen unbehandelt die Lebensqualität, die Anzahl der Notfallaufnahmen, die Krankenhausaufenthalte und selbst die Langzeitmortalität negativ.

Eine Besonderheit bei der Versorgung von Patientinnen mit Herzinsuffizienz ist zusätzlich dann gegeben, wenn bereits ein implantierter Herzschrittmacher vorliegt. Sofern dieser defibrillieren kann, sollte am (absehbaren) Lebensende eine Deaktivierung erwogen und angesprochen werden, was den Tod der Patientinnen beschleunigen könnte. Wichtig in diesem herausfordernden Prozess ist insbesondere eine intensive Beratung und Begleitung der Patientinnen und ihrer Zugehörigen, wofür ebenfalls eine Hinzuziehung von Strukturen der Palliative Care sinnvoll und hilfreich sein kann.

2.4.3 Chronisch-obstruktive Lungenerkrankungen

Ätiologie, Häufigkeit und Prognose

Ein sehr häufiges, belastendes und manchmal komplex zu behandelndes Symptom in der Palliative Care ist die Luftnot. Deshalb sind **chronisch-obstruktive Lungenerkrankungen (COPD),** die zunehmende Luftnot als ein charakteristisches Symptom aufweisen, im Kontext der Palliative Care zunehmend relevant und stärker vertreten. Noch dazu ist die COPD eine recht häufige Erkrankung, die nach Schätzungen bis zu 10 % der erwachsenen Bevölkerung betrifft [8]. Von diesen Patientinnen werden ca. 200 pro 100.000 Einwohnerinnen pro Jahr in ein Krankenhaus eingewiesen. **COPD-Exazerbationen** (akute Verschlechterungen der Luftnot) zeigen dabei eine Sterblichkeit im Krankenhaus von ca. 7 % und eine 90-Tage-Mortalität von ca. 15 %. Nach ihrer Entlassung werden über 50 % dieser Patientinnen innerhalb eines Jahres erneut aufgenommen [9].

Symptome

Die klinische Symptomlast der COPD unterliegt sehr großen Variationen (➤ Abb. 2.25). Leitsymptome sind die **AHA-Symptome:**

- **A**temnot *(Dyspnoe),* zunächst nur bei Belastung, im Krankheitsverlauf zunehmend
- **H**usten, chronisch mit rezidivierendem Giemen
- **A**uswurf, chronisch

Die Klassifikation des Schweregrads sowie die Einteilung der atemnotbedingten Symptomlast bieten im Zusammenspiel gute Anhaltspunkte für mögliche palliative Bedürfnisse (➤ Tab. 2.7).

Bedeutung für die Palliative Care

Mittlerweile besteht in den pneumologischen Fachgesellschaften klarer Konsens, dass bei weit fortgeschrittenen COPD-Erkrankungen primär pallia-

Tab. 2.7 Modified-Medical-Research-Council-(mMRC)-Skala zur klinischen Einschätzung des Schweregrads einer Dyspnoe nach ATS News 1982 [34]. [F759-007]

Subjektiver mMRC-Schweregrad	Bedeutung: Wie stark kann ich mich belasten?
Stufe 0	Kurzatmigkeit nur bei starker Belastung
Stufe 1	Kurzatmigkeit bei schnellerem Gehen auf ebener Erde oder bei leichtem Anstieg
Stufe 2	Langsameres Gehtempo als Gleichaltrige oder Notwendigkeit, auf ebener Strecke anzuhalten
Stufe 3	Notwendigkeit, nach 100 m oder nach wenigen Minuten auf ebener Strecke zum Luftholen anzuhalten
Stufe 4	Zu kurzatmig, um das Haus zu verlassen, oder Kurzatmigkeit beim An- und Ausziehen

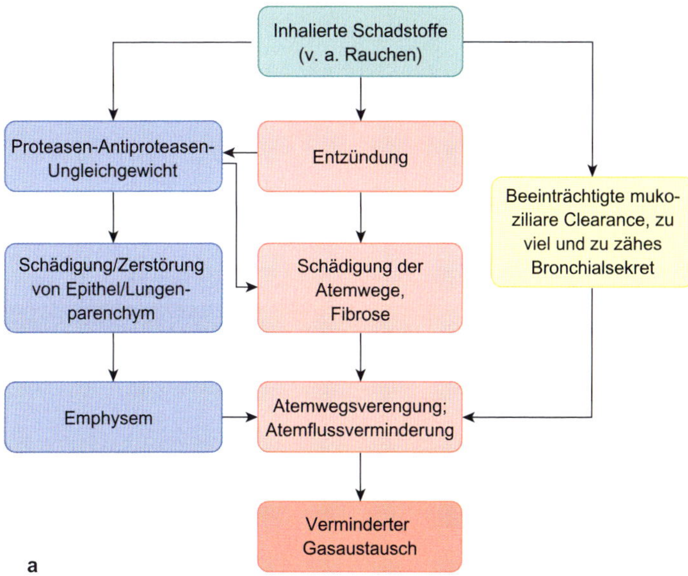

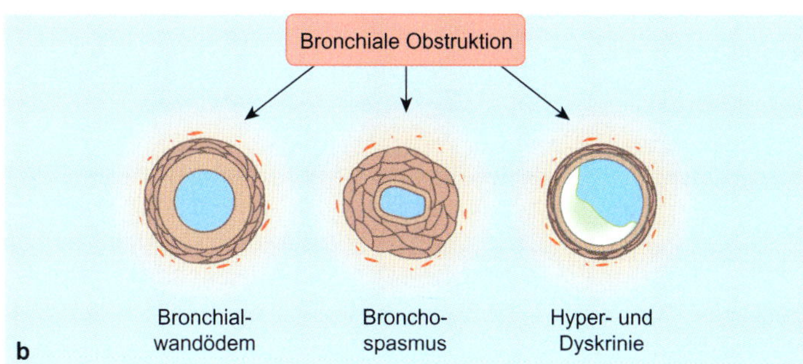

Abb. 2.25 COPD: a) Pathogenese. [L143] b) Auswirkungen. [L138]

tivmedizinisch orientierte Therapieoptionen bis hin zu einer Betreuung im Hospiz adäquate und sinnvolle Versorgungsmöglichkeiten darstellen können. In Studien zeigte sich außerdem, dass die Symptomlast bei Patientinnen mit schwerer COPD ähnlich oder sogar höher als bei Lungentumoren ist, diese Personen aber bislang deutlich seltener durch Strukturen der Palliative Care versorgt werden [10], [11].

Auch aus diesem Grund ist eine zeitgerechte Integration von Palliative Care von großer Bedeutung. Insbesondere die Behandlung refraktärer schwerer Atemnot sollte standardisiert unter Berücksichtigung der Palliative Care erfolgen. Ein wichtiger Baustein kann hierbei neben nicht pharmakologischen Maßnahmen auch der Off-Label-Use von Opioiden sein. Auch weitere häufige Symptome wie Schlaflosigkeit, Angstzustände oder Depression bei Patientinnen mit COPD dürfen nicht übersehen und sollten therapeutisch abgedeckt werden.

MERKE

Weit fortgeschritten erkrankte COPD-Patientinnen gehören grundsätzlich in eine palliative Mitbehandlung. Spätestens sollte diese bei rezidivierenden Exazerbationen oder therapierefraktärer Atemnot durch das Behandlungsteam initiiert werden.

2.4.4 Leberversagen

Ätiologie, Häufigkeit und Prognose

Das **Leberversagen** ist in der klinischen Praxis ein sehr heterogenes Bild von verschiedenen Erkrankungen, die mit einer unterschiedlichen Symptomlast, Sterblichkeit und damit auch einer sehr uneinheitlichen Notwendigkeit und Intensität einer palliativen Mitbetreuung einhergehen können.

Grob lassen sich vier Formen des Leberversagen unterscheiden, die teilweise ineinander übergehen bzw. gemeinsam auftreten (➤ Tab. 2.8).

Die Prognose dieser Erkrankungen hängt in vielen Fällen entscheidend davon ab, ob und wie zeitnah eine Lebertransplantation durchgeführt werden kann.

Symptome

Tab. 2.8 Vier Formen des Leberversagens [12], [13], [14], [15], [16], [17], [18], [19], [20].

Erkrankung	Definition
Chronisches Leberversagen/ Leberzirrhose	• Langsame Zerstörung und Umbau des Lebergewebes durch z. B. Alkohol, starkes Übergewicht, leberschädigende Medikamente, Infektionen (z. B. Hepatitis B oder C) oder Stoffwechselerkrankungen • Kann mit zahlreichen, teils sehr unspezifischen Symptomen einhergehen, z. B.: – Müdigkeit – Völlegefühl – Juckreiz • Bleibt ansonsten häufig lange Zeit klinisch stumm • Hat in seiner Maximalform eine Zirrhose (Vernarbung) mit Problemen der Durchblutung und Leberfunktionsstörung zur Folge • Hat in seinem Anfangsstadium eine fast normale Lebenserwartung, die sich mit zunehmender Schwere auf bis zu 35 % 1-Jahres-Überlebensrate verringert und damit eine schlechtere Prognose als viele Krebserkrankungen aufweist
Dekompensierte Leberzirrhose	• Chronisches Leberversagen *und* • Kurzfristige Verschlechterung einzelner Symptome (➤ Abb. 2.26, ➤ Abb. 2.27), z. B.: – Starke Aszitesbildung – Blutungen aus der Speiseröhre (Ösophagusvarizenblutung) – Kognitive Störungen durch unzureichende Entgiftung
Akutes Leberversagen	• Entwicklung eines Leberversagens innerhalb eines kurzen Zeitraums, z. B. aufgrund von: – Vergiftungen (u. a. durch Medikamente oder Pilze) – Infektionen (u. a. Hepatitis B und C) – Autoimmunen Ursachen • Schlechte kurzfristige Prognose mit bis zu 30 % Mortalität und bei 25 % Notwendigkeit einer Lebertransplantation im Verlauf
Akut-auf-chronisches Leberversagen (ACLF)	• Akute Dekompensationen eines chronischen Leberversagens mit dem zusätzlichen Ausfall von mindestens einem weiteren Organsystem (z. B. Niere oder Lunge) • Kann durch Infektionen oder übermäßigem Alkoholkonsum verursacht werden. Je nach Stadium und ohne Lebertransplantation sehr schlechte Prognose (90-Tage-Mortalität 14–79 %)

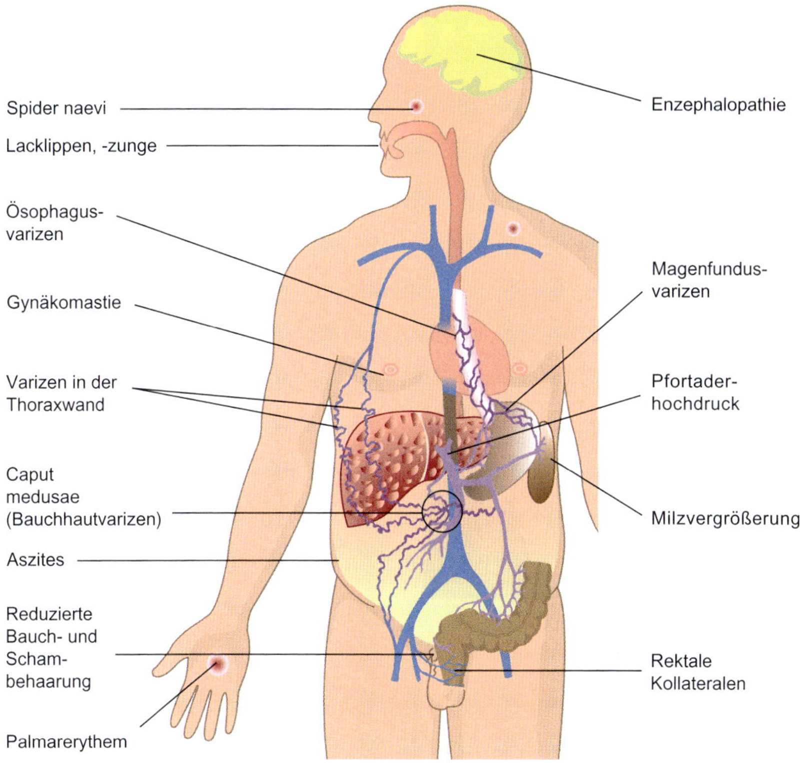

Abb. 2.26 Typische Symptome der Leberzirrhose. [L138]

Bedeutung für die Palliative Care

Je nach Stadium kann die Leberzirrhose sehr unterschiedliche Symptome und Prognosen aufweisen. So liegt die Fünf-Jahres-Sterblichkeit bei wiederholten Dekompensationen bei bis zu 88 %, während die Sterblichkeit bei weit fortgeschrittener Dekompensation innerhalb eines Jahres bei 60–80 % liegt [21]. Gleichzeitig gibt es deutliche Hinweise darauf, dass die Nutzung von Strukturen der Palliative Care bei Patientinnen mit Leberzirrhose gering ausfällt. Auch Gespräche über eine vorausschauende Versorgungsplanung werden nur selten geführt und finden in der Regel erst spät im Krankheitsverlauf statt. Dieser Mangel ist ebenso bei Patientinnen auf der Transplantationsliste zu beobachten, von denen trotz des medizinischen Fortschritts nach wie vor bis zu 14,3 % nach der Transplantation versterben [22].

Da für eine Lebertransplantation zum Teil bestimmte Vorgaben gemacht werden (z. B. ein bestimmter Zeitraum der Alkoholkarenz) oder während der Wartezeit weitere Komplikationen (z. B. ein hepatozelluläres Karzinoms bei Leberzirrhose) auftreten können, sollte der Einbezug von Strukturen der Palliative Care auch bei der grundsätzlichen Möglichkeit einer Transplantation frühzeitig und großzügig erfolgen. Auch invasive Maßnahmen wie die Punktion oder Dauerableitung von Aszites sowie wie die Anlage eines TIPS (transjugulärer intrahepatischer portosystemischer Stent-Shunt) sind während dieser Phase zu erwägen.

Es gilt also, Patientinnen mit palliativen Bedürfnissen frühzeitig zu identifizieren und bei fortgeschritteneren Krankheitsbildern die Symptomlast regelmäßig zu reevaluieren.

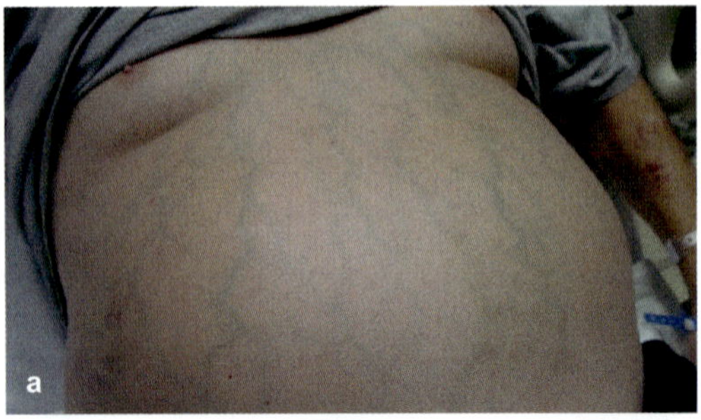

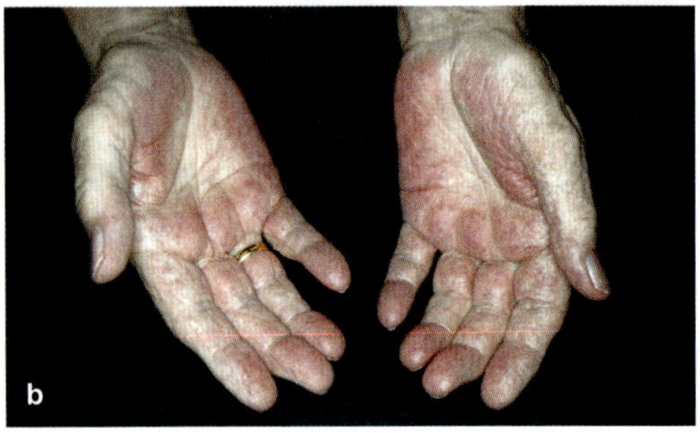

Abb. 2.27 Symptome bei Leberzirrhose. a) ausgeprägter Aszites („Trommelbauch"); die verstärkte Venenzeichnung der Bauchhaut *(Caput medusae)* ist ein Zeichen eines Pfortader-Umgehungskreislaufs. [E752] b) Palmarerythem. [R246]

2.4.5 Chronische Nierenerkrankungen/Nierenversagen

Ätiologie, Häufigkeit und Prognose

Nierenfunktionseinschränkungen sind häufig. So ist ein gewisser Verlust der Nierenfunktion mit zunehmendem Alter durchaus normal. Man schätzt, dass derzeit insgesamt ca. 10 % der erwachsenen Bevölkerung von einer **chronischen Nierenerkrankung** betroffen sind [23]. Eine **terminale Niereninsuffizienz** mit Notwendigkeit einer Nierenersatztherapie *(Dialyse)* ist dementgegen mit 0,05–0,1 % deutlich seltener [24].

Die Ursachen einer chronischen Nierenschädigung können vielfältig sein. Häufig sind Schädigungen infolge von:

- Diabetes oder Hypertonie
- Glomerulonephritiden (Entzündungen der Nierenfilter)
- Medikamenten (interstitielle Nephritis)
- angeborenen Erkrankungen wie Zystennieren

Symptome

Die Symptome bei chronischer Nierenerkrankung und terminaler Niereninsuffizienz sind vielfältig (➤ Tab. 2.9, ➤ Abb. 2.28).

Bedeutung für die Palliative Care

Weil es sich bei der chronischen Nierenerkrankung um eine fortschreitende Krankheit handelt, die zu existenziellen Entscheidungen wie der Notwendigkeit einer Dialyse oder Nierentransplantation führen kann, spielen die frühzeitige vorausschauende Therapiezielfindung und Pflegeplanung eine besonders wichtige Rolle. Wichtig ist u. a. die Abklärung, unter welchen Umständen der Wunsch nach Initiierung, Fortsetzung oder Beendigung einer Dialysetherapie besteht. Ergänzend sollte besprochen werden, inwie-

Tab. 2.9 Symptome bei chronischer Nierenerkrankung und terminaler Niereninsuffizienz.

Mögliche Symptome bereits in frühen Stadien	Mögliche Symptome bei weiterer Verschlechterung	Mögliche Symptome bei Nierenversagen
Appetitlosigkeit	Veränderungen der Hautfarbe	Blutarmut (Anämie)
Müdigkeit und Schwäche	Schläfrigkeit	Luftnot (durch Flüssigkeit in der Lunge)
Juckreiz und trockene Haut	Taubheitsgefühle	Häufiges nächtliches Wasserlassen
Erbrechen	Atemgeruch	Schwellungen (Ödeme) der Knöchel und Füße
Ungewollter Gewichtsverlust	Häufiger Schluckauf	Bluthochdruck
Einschränkungen der Kognition	Blutige Stühle	Menstruationsbeschwerden
Muskelzuckungen und -krämpfe	Schlafprobleme	Verdauungsprobleme

fern anderweitige lebenserhaltende Maßnahmen wie eine Beatmung gewünscht oder abgelehnt werden.

Es bietet sich in der Versorgung die Anwendung eines klassischen **Vier-Stufen-Modells der Palliative Care** an, das auch für alle anderen Krankheitsbilder sinnvoll genutzt werden kann:

1. Patientenidentifikation
2. Vorausplanung der Versorgung (➤ 1.4.2, ➤ 1.8.4)
3. Symptombeurteilung und -management
4. Betreuung der sterbenden Patientin und Trauerarbeit

Voraussetzung ist die Identifikation entsprechender Patientinnen. Neben der vorliegenden Symptomlast, deren Verlauf sehr variabel sein kann, bietet sich hierfür insbesondere ein Blick auf die verbleibende Filterfunktion der Niere über die glomeruläre Filtrationsrate (GFR) an (➤ Tab. 2.10).

Bei hoher Symptomlast oder einer Erkrankung im Stadium G4 oder G5 ist sowohl die Vorausplanung der weiteren Behandlung als auch die Integration der Palliative Care sinnvoll. Allerdings kann auch z. T. bereits in früheren Stadien eine hohe Symptomlast vorliegen, die u. U. eine palliative Mitbetreuung erfordert.

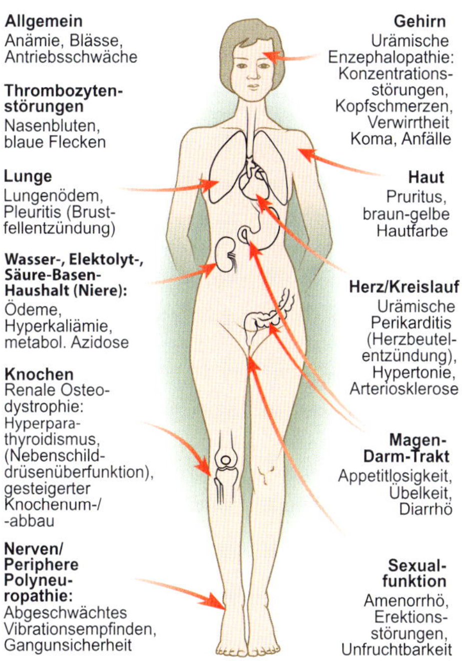

Abb. 2.28 Symptome des chronischen Nierenversagens. [L255]

MERKE

Die durchschnittliche Dialysepatientin leidet an mehr als sieben Symptomen, von denen das Vorliegen von mehr vier Symptomen als schwerwiegende Symptomlast eingestuft wird (➤ Abb. 2.28). Die Fünf-Jahres-Überlebenswahrscheinlichkeit beträgt nur knapp 35 % [25], [26].
Allein diese Daten verdeutlichen, warum die Entscheidung über den Beginn oder die Weiterführung einer Dialysetherapie sorgfältig getroffen werden muss und eine standardisierte palliative Begleitung bei besonders symptombelasteten Patientinnen dringend notwendig ist. Da hauptsächlich ältere Menschen mit weiteren Komorbiditäten an einer chronischen Nierenerkrankung leiden, sollte sich sowohl die Nephrologie als auch die Palliativmedizin mit erfahrenen Kolleginnen der Geriatrie austauschen.

2.4.6 Chronisches Darmversagen und Kurzdarmsyndrom

Ätiologie, Häufigkeit und Prognose

Das **chronische Darmversagen** kann aufgrund verschiedener Mechanismen auftreten, grob lassen sich diese einteilen in:

- Probleme der Darmschleimhaut
- Probleme der Darmbewegungen
- Probleme aufgrund von zu geringer Länge des Darms **(Kurzdarmsyndrom)**

Nachfolgend liegt der Schwerpunkt auf dem Kurzdarmsyndrom. Zahlen über die Häufigkeit des Kurzdarmsyndroms sind aufgrund der vielfältigen

Tab. 2.10 Die fünf Stadien der Nierenfunktion bzw. einer Niereninsuffizienz, abhängig von der glomerulären Filtrationsrate (GFR).

Stadium	Beschreibung	GFR [ml/Min.]
G1	Normal bis erhöhte Nierenfunktion	> 90
G2	Leichtgradig reduzierte Nierenfunktion	60–89
G3	Mittelgradig reduzierte Nierenfunktion	30–59
G4	Hochgradig reduzierte Nierenfunktion	15–29
G5	Nierenversagen	< 15

*GFR = pro Zeiteinheit von den Glomeruli der Nieren filtriertes Volumen in ml/Min.

Ursachen nur schwer zu erheben, grob wurde eine Häufigkeit von 34 Fällen/1 Mio. Einwohnerinnen errechnet [27].

Ein besonders wichtiger Faktor für die Prognose ist hierbei die verbleibende Länge des Restdarms. Bei unter 20 % Restdarmlänge (< 80 cm) fällt die Prognose besonders ungünstig aus [28]. Aber auch welche Abschnitte entfernt bzw. beibehalten wurden, spielt bei der Prognose eine entscheidende Rolle. Als prognostisch ungünstig wird vor allem das Fehlen von Ileum (Krummdarm) und Ileozäkalklappe angesehen sowie ein reseziertes oder ausgeschaltetes Kolon (Dickdarm).

Therapeutisch werden zunehmend Darmtransplantationen erfolgreich eingesetzt, die teilweise mit der Transplantation weiterer Organe wie Leber oder Magen kombiniert werden. Gleichwohl ist zu betonen, dass die Patientinnen bis zu diesem Schritt und auch darüber hinaus mit vielfältigen Belastungen zu kämpfen haben:

- Parenterale Ernährung, die mit spezifischen Einschränkungen einhergehen kann, z. B. Übelkeit, Abhängigkeit von anderen Menschen, Einschränkungen der Freizeitgestaltung
- Körperliche Probleme, z. B. Durchfälle, Energielosigkeit, Veränderungen des Körperbilds
- Psychische Faktoren, z. B. Angst vor Infektionen oder weiteren Operationen, Arbeitsunfähigkeit

Symptome

Trotz der verschiedenen Krankheitsmechanismen des chronischen Darmversagens resultieren aus dieser letztlich ähnliche Probleme, was die Aufnahme und Verwertung von Nahrungsbestandteilen angeht. Wichtige Problemfelder des Kurzdarmsyndroms sind z. B.:

- Resorptionsstörungen, die eine konsequente Ernährungstherapie (ggf. mit Einsatz einer zusätzlichen parenteralen Ernährung) erfordern
- Störungen der Leberfunktionen
- Infekte und Thrombosen (vor allem in Zusammenhang mit Kathetern)
- Bakterielle Fehlbesiedelungen

Bedeutung für die Palliative Care

Wichtig für die Palliative Care ist es insbesondere, jene Patientinnen zuverlässig zu identifizieren, die eine hohe Symptomlast und/oder eine erhöhte kurz- bis mittelfristige Exazerbations- und Versterbenswahrscheinlichkeit aufweisen. Hinweise hierfür sind:

- Hospitalisierungen mit schwerwiegenden Infektionen, z. B. mit Sepsis
- Höhergradige Leberfunktionsstörungen
- Schwere Mangelernährungen
- Zusätzliche Komorbiditäten wie Krebserkrankungen

Nichtdestotrotz ist das Kurzdarmsyndrom eine bisher eher selten von der Palliative Care mitbetreute Erkrankung, für die aktuell kaum klare Empfehlungen existieren.

2.4.7 Chronische Pankreatitis

Ätiologie, Häufigkeit und Prognose

Auch die **Pankreatitis** lässt sich in eine akute und chronische Form unterteilen, die sich hinsichtlich Symptomlast, Prognose und Bedarf einer palliativen Versorgung deutlich unterscheiden. Auch wenn bei ca. 20 % der Patientinnen mit **akuter Pankreatitis** eine schwere Verlaufsform mit bis zu 50 % Sterblichkeit vorliegt, so liegt hier der Fokus meist auf einer akut- und intensivmedizinischen Betreuung [29]. Bedeutsamer im Zusammenhang der Palliative Care ist die **chronische Pankreatitis,** die allerdings nicht selten als Folge einer überstandenen akuten Pankreatitis entsteht. Es besteht ebenfalls eine Assoziation zur Dialysepflichtigkeit, sodass bei der chronischen Pankreatitis das Vorliegen von Ko- bzw. Multimorbidität(en) mit Blick auf die Integration der Palliative Care sorgfältig evaluiert werden sollte. Eine häufige Ursache der Pankreatitis ist außerdem ein übermäßiger Alkoholkonsum, dessen Fortführung einen entscheidenden Einfluss auf die Lebenserwartung dieser Patientinnen hat.

Symptome

Ein besonders wichtiges und oftmals therapeutisch herausforderndes Symptom der chronischen Pankreatitis ist starker Schmerz, der multifaktoriell (z. B. durch Pankreasgangstenosen oder neuropathisch) bedingt sein kann. Er ist frühzeitig durch spezialisierte ärztliche Kolleginnen zu behandeln.

Symptome einer **exokrinen Pankreasinsuffizienz** (Funktionsstörung der Teile der Bauchspeicheldrüse, der die Verdauungsenzyme produziert) sind:

- Unspezifische klinische Zeichen wie Einschränkungen der Kognition, Leistungsfähigkeit und Lebensqualität
- Ungewollter Gewichtsverlust, Appetitlosigkeit, Mangelernährung, Vitaminmangel
- Auftreten von Fettstühlen

Eine regelmäßige Evaluation der exokrinen Pankreasfunktionen ist auch in der Palliative Care sinnvoll, da die fehlenden Verdauungsenzyme problemlos oral substituiert werden können und diese Therapie einen positiven Einfluss auf die Schmerzsymptomatik haben kann. Ein weiterer positiver Effekt der Substitution ist die Reduktion einer durch eingeschränkte Aufnahme von Vitamin D häufig vorliegenden Osteoporose mit deutlicher Senkung des Frakturrisikos dieser Patientinnen.

Symptome einer **endokrinen Pankreasinsuffizienz** (Funktionsstörung des Teils der Bauchspeicheldrüse, der Insulin produziert) ist die Entstehung eines Diabetes mellitus mit häufig stark schwankenden Blutzuckerwerten.

Bedeutung für die Palliative Care

Da die Nutzung von Palliative-Care-Strukturen noch sehr gering ausfällt und dezidierte Studien zur chronischen Pankreatitis in diesem Kontext selten sind, lohnt sich bei Patientinnen mit fraglichen palliativen Bedürfnissen eine sehr offene und besonders ausführliche Evaluation der Symptomlast sowie eine intensive Zusammenarbeit mit der primär betreuenden Fachabteilung.

2.4.8 Organtransplantationen

Zunächst mag es widersprüchlich erscheinen, sich in der Palliative Care mit Patientinnen zu beschäftigen, die eine **Organtransplantation** (➤ Abb. 2.29) erhalten sollen oder bereits erhalten haben. Nichtsdestotrotz lässt sich bei Transplantationen eindrücklich die Diskrepanz zwischen großen Hoffnungen auf längerfristige Heilung auf der einen Seite und vergebenes Warten und hoher Sterblichkeit auf der anderen Seite aufzeigen.

Es lohnt sich dafür der Blick auf zwei Konstellationen:

1. Eine Patientin mit einer weit fortgeschrittenen Erkrankung befindet sich auf einer Transplantationsliste.
2. Eine Patientin hat bereits eine Organtransplantation erhalten.

Einerseits warten Patientinnen oft lange und teilweise vergeblich auf ein Organ mit zahlreichen Herausforderungen sowohl körperlicher als auch psychosozialer Natur. Andererseits ist auch bei erfolgter Transplantation die Prognose zwar besser (mit großen Unterschieden zwischen den jeweiligen transplantierten Organen) als bei Patientinnen auf der Warteliste, es treten aber nicht unerhebliche Raten an Organversagen, Abstoßungen und Komplikationen auf. Daher konnte das Langzeitüberleben den immer besseren kurzfristigen Erfolgen der letzten Jahre bislang nicht folgen.

Mittlerweile wurden zahlreiche Studien zur Integration der Palliative Care in den Prozess der Transplantation bei verschiedenen Organsystemen positiv evaluiert, sodass eine frühzeitige standardisierte Einbeziehung unbedingt stärker in die Versorgungspraxis implementiert werden sollte. Mögliche sinnvolle Situationen und Beratungsanlässe können sein:

- Diskussion und Ausgestaltung einer frühzeitigen vorausschauenden Planung
- Evaluation der generellen Sinnhaftigkeit einer Organtransplantation
- Behandlung von Symptomen während der Wartezeit auf eine Transplantation
- Betreuung bei akuten Komplikationen oder eines Versagens nach Transplantation
- Betreuung bei längerfristigen Komplikationen oder Versagen der Transplantation inklusive Reevaluation der Sinnhaftigkeit einer erneuten Transplantation
- Unterstützung der An- und Zugehörigen während des gesamten Prozesses

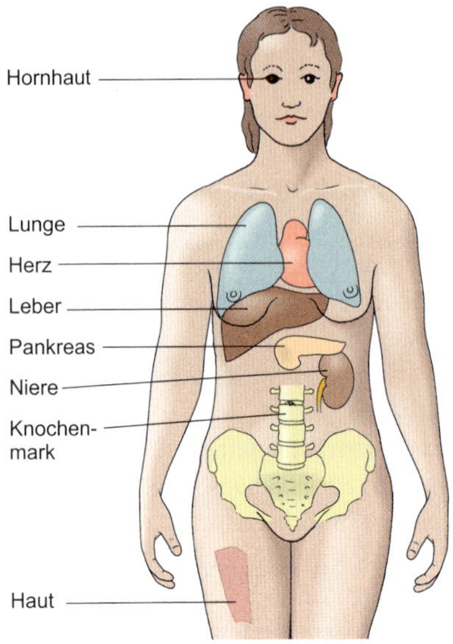

Abb. 2.29 Organtransplantationen, die zurzeit medizinisch möglich sind. 2023 wurden in Deutschland 2122 Nierentransplantationen, 868 Lebertransplantationen, 330 Herztransplantationen, 311 Lungentransplantationen, 59 Pankreastransplantationen und 1 Darmtransplantation durchgeführt [32]. 2022 erfolgten in Deutschland 6.835 Stammzellentnahmen (aus Knochenmark oder peripherem Blut), somit bekamen 6.835 nationale und internationale Personen die Chance auf ein neues Leben [33]. [L190]

2.4.9 Infektionskrankheiten

Ein in Deutschland vor der COVID-19-Pandemie häufig übersehenes, aber weltweit umso wichtigeres Teilgebiet der Inneren Medizin ist die Infektiologie. Und auch für die Palliative Care spielen **Infektionskrankheiten** noch immer in bestimmten Regionen der Welt (Stichwort: „Global Health") eine entscheidende Rolle, die teilweise sogar größer als die von onkologischen Erkrankungsbildern ist. Ein bekanntes und wichtiges Beispiel ist die Versorgung von Patientinnen mit dem **humanen Immundefizienz-Virus (HIV)** sowie dem **erworbenen Immunschwäche-Syndrom (AIDS).** Auch hierzulande bislang eher unbekanntere Infektionskrankheiten wie das Ebola-Virus, das zu fast 50 % tödlich endet [30], verdienen zukünftig mehr Aufmerksamkeit in Bezug auf die Palliative Care.

Da das Wissen über die Möglichkeiten der Palliative Care bei diesen Erkrankungsbilder aktuell eher gering ist, sollten hier zukünftig gezielt Vorurteile abgebaut und Bildungsangebote für die Behandelnden geschaffen werden.

Exkurs: COVID-19

Dass Palliative Care bei Ausbrüchen von Infektionskrankheiten eine wichtige Rolle spielen sollte und muss, ist auch in Europa seit 2020 mit dem Ausbruch von **COVID-19** stärker in den öffentlichen und wissenschaftlichen Diskurs gelangt.

Besonders häufige **Symptome** von an COVID-19 sterbenden Menschen sind:

- Luftnot
- Unruhe
- Husten
- Schläfrigkeit
- Delir
- Schmerzen

Aber auch psychosoziale und spirituelle Symptome finden sich regelmäßig. Das frühzeitige Hinzuziehen von Akteurinnen der Palliative Care führt laut Studien zu einer Verbesserung der Symptomkontrolle und der Kommunikation mit Patientinnen und Angehörigen.

2.4.10 Seltene und angeborene Erkrankungen

Pädiatrische Erkrankungen ➤ 2.2

Die Palliative Care im Kinder- und Jugendalter unterscheidet sich erheblich von der im Erwachsenenalter, was die Behandlungsdauer und das Spektrum der betreuten Erkrankungen angeht. Während pädiatrische Teams sehr häufig **seltene und angeborene Erkrankungen** versorgen, ist in der adulten Palliative Care der Anteil dieser Erkrankungen und die Erfahrung in der Betreuung von betroffenen Personen ausgesprochen gering. Dies lässt sich allein damit erklären, dass seltene Erkrankungen – wie es der Name bereits sagt – sehr selten auftreten und oftmals mit einer frühen Sterblichkeit im Kindes- oder Jugendalter einhergehen. Gleichwohl scheint der Wissensstand bei Akteurinnen der Palliative Care aktuell eher gering auszufallen und die Entwicklung neuer Versorgungskonzepte und die wissenschaftliche Aufarbeitung dringend notwendig zu sein. Insbesondere die Erfassung von psychosozialen Faktoren, gerade bei Patientinnen, die durch ihre Eltern oder sonstige Angehörige versorgt werden, ist dabei große Beachtung zu schenken.

Exkurs: Transition von der Kinder- in die Erwachsenen-Palliative-Care

DEFINITION

Transition: *„[…] zielgerichtete[r], geplante[r] Übergang von Jugendlichen und jungen Erwachsenen mit chronischen Beeinträchtigungen von kind-zentrierten zu erwachsenen-orientierten Gesundheitsversorgungssystemen, mit dem Ziel, eine koordinierte, ununterbrochene Gesundheitsversorgung zu gewährleisten"* [31, S. 7].

Auch wenn eine Beschäftigung mit seltenen und angeborenen Erkrankungen besonders in der Versorgung von Kindern und Jugendlichen wichtig ist, führt der wissenschaftliche Fortschritt aber auch bei diesen Erkrankungen zunehmend dazu, dass Patientinnen deutlich länger als zunächst gedacht überleben und im Verlauf in Strukturen der Erwachsenenmedizin ankommen. Ebenfalls kann bei jungen Patientinnen mit unheilbaren Krebsdiagnosen, Organproblemen oder neurologischen Krankheitsbildern eine Weiterbehandlung durch Versorgungsstrukturen der Erwachsenenmedizin nötig werden. Um diesen Prozess optimal zu gestalten, wurde das Konzept der **Transition** eingeführt.

Der Prozess der Transition kann auch für junge Patientinnen mit palliativen Bedürfnissen vonnöten und sinnvoll sein und sollte daher sowohl den pädiatrischen als auch den Erwachsenenteams bekannt sein.

Als wichtige Rahmenbedingungen für diesen Prozess empfiehlt die nationale Leitlinie [31] u. a.:

- Erstellung eines individualisierten Transitionsplans mit Definition und Terminierung der einzelnen Maßnahmen
- Ausführliche Erfassung der Transitionsbereitschaft und -befähigung
- Berücksichtigung der Besonderheiten der Erkrankung und der Patientin, keine starre Kopplung an den 18. Geburtstag
- Schulung der Patientin und ggf. ihrer Eltern/Betreuungspersonen zu relevanten Aspekten der Krankheit und des Transfers
- Interdisziplinäre Gestaltung des Transitionsprozesses
- Erstellung einer strukturierten Epikrise (Abschlussberichts) zum bisherigen Krankheitsverlauf mit medizinischen und psychosozialen Inhalten sowie behandlungsrelevanten Vorbefunden sowohl für die Patientinnen als auch die Weiterbehandelnden
- Frühzeitiger und entwicklungsangepasster Beginn der Transitionsgespräche

LITERATUR

1. Statistisches Bundesamt (Destatis). Gesundheit. Todesursachen in Deutschland 2015. Fachserie 12, Reihe 4. 2017. Aus: www.destatis.de/DE/Themen/Gesellschaft-Umwelt/Gesundheit/Todesursachen/Publikationen/Downloads-Todesursachen/todesursachen-2120400157004.pdf?__blob=publicationFile (letzter Zugriff: 14.7.2025).
2. Hess S et al. Trends in specialized palliative care for non-cancer patients in Germany --data from the national hospice and palliative care evaluation (HOPE). European Journal of Internal Medicine. 2014; 25(2): 187–192.
3. Kim S, Lee K, Kim S. Knowledge, attitude, confidence, and educational needs of palliative care in nurses caring for non-cancer patients: a cross-sectional, descriptive study. BMC Palliative Care. 2020; 19(1): 1–14.
4. Bundesgemeinschaft für Rehabilitation (BAR) (Hrsg.). Multimorbidität in der medizinischen Rehabilitation. 2018: Aus: www.bar-frankfurt.de/fileadmin/dateiliste/_publikationen/reha_grundlagen/pdfs/Multimorbidität_Final_ES.pdf (letzter Zugriff: 14.7.2025).
5. Puth M-T et al. Prevalence of multimorbidity in Germany: impact of age and educational level in a cross-sectional study on 19,294 adults. BMC Public Health. 2017; 17: 1–7.
6. White, P. and M. Myers, The classification of cardiac diagnosis. JAMA, 1921. 77(18): p. 1414–1415.
7. Gerste, B., D. Drogan, and C. Günster, 18 Diagnosehäufigkeit und Inanspruchnahme von Gesundheitsleistungen. 2013.
8. Buist AS et al. International variation in the prevalence of COPD (the BOLD Study): a population-based prevalence study. The Lancet. 2007; 370(9589): 741–750.
9. Gibson GJ et al. (Hrsg.). The European Lung White Book. Respiratory Health and Disease in Europe. Sheffield: ERS, 2013.
10. Weingaertner V et al. Breathlessness, functional status, distress, and palliative care needs over time in patients with advanced chronic obstructive pulmonary disease or lung cancer: a cohort study. Journal of Pain and Symptom Management. 2014; 48(4): e1 569–581.
11. Au DH et al. Differences in health care utilization at the end of life among patients with chronic obstructive pul-

monary disease and patients with lung cancer. Archives of Internal Medicine. 2006; 166(3): 326–331.
12. Weiler N et al. The Epidemiology of Acute Liver Failure: Results of a Population-Based Study Including 25 Million State-Insured Individuals. Deutsches Ärzteblatt International. 2020; 117(4): 43–50.
13. Canbay A et al. Acute liver failure: a life-threatening disease. Deutsches Ärzteblatt International. 2011; 108(42): 714–720.
14. Hernaez R et al. Acute-on-chronic liver failure: an update. Gut, 2017. 66(3): 541–553.
15. Moreau R et al. Acute-on-chronic liver failure is a distinct syndrome that develops in patients with acute decompensation of cirrhosis. Gastroenterology. 2013; 144(7): 1426–1437.
16. Artru F et al. Liver transplantation in the most severely ill cirrhotic patients: A multicenter study in acute-on-chronic liver failure grade 3. Journal of Hepatology. 2017; 67(4): 708–715.
17. Wiegand J, Berg T. The etiology, diagnosis and prevention of liver cirrhosis: part 1 of a series on liver cirrhosis. Deutsches Ärzteblatt International. 2013; 110(6): 85–91.
18. Gülberg V, Gerbes AL. Komplikationen der Leberzirrhose. Der Gastroenterologe. 2013; 8(3): 241–249.
19. Krishnan S. Liver disease – an overview. World Journal of Pharmacy and Pharmaceutical Sciences. 2019; 8(1): 1385–1395.
20. Berumen J et al. Liver fibrosis: Pathophysiology and clinical implications. WIREs Mechanisms of Disease. 2021; 13(1): e1499.
21. D'Amico G et al. Clinical states of cirrhosis and competing risks. Journal of Hepatology. 2018; 68(3): 563–576.
22. Loosen SH et al. Hospital Mortality and Current Trends in Liver Transplantation in Germany: a Systematic Analysis of Standardized Hospital Discharge Data, 2008–2017. Deutsches Ärzteblatt International. 2021; 118(29–30): 497–502.
23. Weckmann G, Chenot J-F, Stracke S. Versorgung von Patienten mit chronischer nichtdialysepflichtiger Nierenerkrankung in der Hausarztpraxis. Deutsches Ärzteblatt International. 2020; 117: 745–751.
24. Klein S et al. Status quo und Zukunft der Heimdialyse. Baden-Baden: Nomos. 2014.
25. Bruera E et al. The Edmonton Symptom Assessment System (ESAS): a simple method for the assessment of palliative care patients. Journal of Palliative Care. 1991; 7(2): 6–9.
26. Johansen KL et al. US renal data system 2021 annual data report: epidemiology of kidney disease in the United States. American Journal of Kidney Diseases. 2022; 79(4): A8–A12.
27. von Websky M et al. Short bowel Syndrome in Germany: Estimated prevalence and standard of care. Die Chirurgie. 2014; 85(5): p. 433–439.
28. Messing B et al. Long-term survival and parenteral nutrition dependence in adult patients with the short bowel syndrome. Gastroenterology. 1999; 117(5): 1043–1050.
29. Schepers NJ et al. Impact of characteristics of organ failure and infected necrosis on mortality in necrotising pancreatitis. Gut. 2019; 68(6): 1044–1051.
30. Escobio F, Nouvet E. Ebola virus disease and palliative care in humanitarian crises. The Lancet. 2019; 393(10176): 1100.
31. Gesellschaft für Transitionsmedizin (Hrsg.). S3-Leitlinie: Transition von der Pädiatrie in die Erwachsenenmedizin. Version 1.1. 2021. Aus: www.awmf.org/leitlinien/detail/ll/186-001.html (letzter Zugriff: 14.7.2025).
32. Deutsche Stiftung Organtransplantation. Jahresbericht Organspende und Transplantationen in Deutschland 2023. 2024. Aus: https://dso.de/SiteCollectionDocuments/DSO-Jahresbericht-2023.pdf (letzter Zugriff: 30.5.2025).
33. Zentrales Knochenmarkspender-Register Deutschland. Zwischen Bangen und Hoffen: 2022 erhielten 6.835 Patienten weltweit durch Stammzellspenden aus Deutschland eine neue Chance auf Leben. 2025. Aus: https://zkrd.de/zwischen-bangen-und-hoffen-2022-erhielten-6-835-patienten-weltweit-durch-stammzellspenden-aus-deutschland-eine-neue-chance-auf-leben/ (letzter Zugriff: 30.5.2025).
34. Brooks SM. Task force on surveillance for respiratory hazards in the occupational setting. Surveillance for respiratory hazards. ATS News. 1982; 8: 12–16.

2.5 Neurologische Erkrankungen

Merle Stulken, Martin Groß

Der Fachbereich der **Neurologie** umfasst das Wissen und die Behandlung von Patientinnen mit Schädigungen des zentralen und peripheren Nervensystems sowie der Muskulatur. Das zentrale Nervensystem besteht aus Gehirn und Rückenmark, das periphere Nervensystem umfasst alle übrigen Bestandteile des Nervensystems wie die peripheren Nerven, Ganglien und das enterische Nervensystem (Darmnervensystem).

Die Besonderheit der **neurologischen Erkrankungen** liegt darin, dass nicht die Erkrankung an sich die Symptomatik bestimmt, sondern das anatomische Schädigungsgebiet. Dementsprechend können Patientinnen mit der gleichen Erkrankung völlig unterschiedliche Symptomatiken zeigen und Patientinnen mit unterschiedlichen Erkrankungen eine ähnliche Symptomatik aufweisen können.

2.5.1 Neurologische Symptome

Je nach Grunderkrankung und Schädigungsgebiet treten bei neurologischen Erkrankungen unterschiedliche **neurologische Symptome** auf, die zu Einschränkungen der Autonomie, Aktivität, Teilhabe und Lebensqualität führen können.

Störungen der Vigilanz

DEFINITION

Vigilanz (lat. *vigilantia* = Wachsamkeit): Wachheit bzw. Daueraufmerksamkeit einer Patientin.
Somnolenz: Vermehrte Schläfrigkeit; die Patientin ist jederzeit durch äußere Reize erweckbar.
Sopor (lat. *sopor* = tiefer Schlaf): Die Patientin ist nur durch starke Reize (z. B. Schmerzreize, Anschreien) erweckbar.
Koma: Bewusstseinsstörung, bei der die Patientin nicht mehr erweckbar ist.

Somnolenz, Sopor und **Koma** bezeichnen Störungen der Vigilanz, die in der Akutphase nach Hirnschädigungen auftreten und sich im Verlauf meist zurückbilden.

Das **Syndrom reaktionsloser Wachheit** (**SRW;** früher Wachkoma, apallisches Syndrom) und der **minimale Bewusstseinszustand** (**MCS,** minimalresponsives Syndrom) können nach der Akutphase auftreten, wenn die Vigilanz wiedereingetreten ist. Beim Syndrom reaktionsloser Wachheit ist die Patientin wach, kann aber nicht mit der Umwelt beispielsweise über Motorik oder Kommunikation interagieren. Wenn zielgerichtete Motorik (z. B. Blickfolgebewegungen, nicht aber das Wegziehen der Füße auf Schmerzreiz), das Befolgen von einfachen Aufforderungen (z. B. Handdrücken, nicht aber Greifreflex) oder basale Kommunikation (z. B. Ja-nein-Code) möglich sind, liegt das minimalresponsive Syndrom vor.

Beim **Locked-in-Syndrom (LiS)** ist die Patientin bei vollem Bewusstsein, hat aber eingeschränkte motorische Fähigkeiten. Zusätzlich kann auch die Vigilanz eingeschränkt sein. Das Locked-in-Syndrom wird in drei verschiedene Formen unterteilt:

- **Klassisches Locked-in-Syndrom:** Lidbewegungen und vertikale Augenbewegungen sind erhalten, ansonsten keine motorischen Funktionen.
- **Inkomplettes Locked-in-Syndrom:** Zusätzlich sind motorische Funktionen des Kopfs, des Halses oder der Extremitäten möglich.
- **Totales Locked-in-Syndrom:** Es sind keine motorischen Fähigkeiten möglich, dieser Zustand kann bei der amyotrophen Lateralsklerose im Endstadium erreicht werden.

Atmungsstörungen und Husten

Atemnot und respiratorische Insuffizienz ➤ 3.1

Das respiratorische System besteht aus Lunge, Atempumpe, Kehlkopf, oberen Atemwegen, neuronalen Afferenzen und Efferenzen und zentraler Atemregulation. Das neuronale Netzwerk der Atemregulation in der Medulla oblongata und der Pons ist mit etlichen anderen Hirnregionen verknüpft. Der Atemantrieb wird zentral zunächst durch den arteriellen CO_2-Partialdruck gesteuert, in zweiter Linie durch den arteriellen O_2-Partialdruck. Im Schlaf ist die Atemmechanik ungünstiger, Atemantrieb und Muskeltonus sind geringer, sodass der Schlaf die Manifestation von Atmungsstörungen bei neurologischen Erkrankungen begünstigt.

Durch neuromuskuläre Erkrankungen sowie Querschnittslähmungen können Lähmungen der Atempumpe verursacht werden, welche einen pCO_2-Anstieg verursachen können. Zudem kann durch eine Schädigung des Hirnstamms, der für den hyperkapnischen Atemantrieb zuständig ist, ein zentrales Hypoventilationssyndrom auftreten, bei dem es ebenfalls zu einem pCO_2-Anstieg kommt. Nach Schädigungen des Gehirns können außerdem obstruktive und zentrale Hypopnoen und Apnoen oder eine Cheyne-Stoke-Atmung auftreten. Zerebrale und neuromuskuläre Erkrankungen sowie Querschnittslähmungen können eine Husteninsuffizienz verursachen, die wiederum tracheobronchiale Sekretretentionen und Sauerstoffentsättigungen zur Folge haben kann (➤ 3.1).

Neurogene Dysphagie

Schluckstörung ➤ 3.5.1

Neurogene Dysphagie bezeichnet einen gestörten Schluckakt durch Schädigungen des zentralen oder peripheren Nervensystems, der neuromuskulären Endplatten oder der Muskulatur.

Der Schluckakt kann in vier Phasen unterteilt werden.

1. In der **oralen Vorbereitungsphase** wird die Nahrung durch Beißen und Kauen zerkleinert und mit Speichel durchmischt.
2. In der **oralen Transportphase** wird der Bolus durch die Zunge in den Rachenraum befördert. Der Transport erfolgt entlang der zentralen Zungenrinne. Die Muskelkontraktionen sind reaktiv koordiniert.
3. In der **pharyngealen Phase** findet ein pharyngealer Nahrungstransport statt. Nasopharynx und Epipharynx verschließen sich, und es erfolgen unwillkürlich ringförmige Kontraktionen der Rachenmuskulatur.
4. In der **ösophagealen Phase** wird der Bolus durch rasch aufeinanderfolgende Kontraktionswellen und Peristaltik der Speiseröhre in den Magen transportiert.

Manche Autorinnen grenzen noch eine präorale Phase ab, in der die Nahrung zum Mund geführt wird.

Neurogene Dysphagien können in einer, mehreren oder allen Phasen des Schluckakts auftreten und daher unterschiedliche Symptome auslösen:

- **Anteriores Leaking:** Bolus oder Speichel läuft unkontrolliert aus dem Mund.
- **Posteriores Leaking:** Bolus oder Speichel läuft unkontrolliert in den Rachen.
- **Penetration:** Bolus oder Speichel gelangt in den Kehlkopfeingang und verbleibt oberhalb der Stimmlippen.
- **Aspiration:** Bolus oder Speichel gelangt durch die Stimmlippen in die obere Luftröhre.

Sowohl Penetration als auch Aspiration können „still", d. h. ohne Auslösung des Hustenreflexes, erfolgen. Eine **verzögerte Triggerung** des Schluckreflexes wiederum führt zu einer Ansammlung von Bolusteilen oder Speichel im Hypopharynx vor Auslösung des Schluckreflexes.

Störungen der Sensorik

Im Bereich der **Sensorik** können unterschiedliche **Störungen** auftreten:

- **Hypästhesie:** Störung des Berührungsempfindens.
- **Anästhesie:** vollständiger Verlust des Berührungsempfindens.
- **Thermhypästhesie:** Störung der Temperaturwahrnehmung.
- **Hypalgesie:** Störung der Schmerzwahrnehmung.
- **Pallhypäasthesie:** Störung der Vibrationswahrnehmung.
- **Dysästhesien:** Missempfindungen, zu dieser Kategorie gehören auch **Parästhesien** („Ameisenlaufen").
- **Neuropathische Schmerzen** äußern sich unterschiedlich, können brennend (Brennparästhesien) oder einschießend (Neuralgie) sein.

Um **Sehstörungen** zu verstehen, ist zu beachten, dass die Fasern des Sehnervs, die von der medialen Hälfte der Netzhaut stammen, im Verlauf der Sehbahn im Chiasma opticum auf die Gegenseite kreuzen. Schädigungen des Auges oder eines Sehnervs wirken sich nur auf ein Auge aus, Schädigungen der Sehrinde im Okzipitallapppen zeigen Symptome auf beiden Augen, aber nur in einer Hälfte des Gesichtsfelds: als **Hemianopsie** einer Seite oder **Quadrantenanopsie** (links oben, links unten, rechts oben oder rechts unten).

Störungen des Hörens werden als **Hypakusis,** Störungen des **Schmeckens** als **Dysgeusie** und Störungen des **Riechens** als **Hyposmie** bezeichnet. **Störungen des Gleichgewichtsorgans** und des N. vestibularis äußern sich durch Drehschwindel, Übelkeit, Gangunsicherheit oder Nystagmus. Die letztgenannten Symptome können aber auch infolge einer Hirnschädigung auftreten.

Bewegungsstörungen und Muskelatrophie

Spastisches Syndrom ➤ 3.14

Lähmung

Lähmungen, der teilweise oder vollständige Verlust der Muskelkraft mit Bewegungseinschränkung oder -verlust, lassen sich anhand verschiedener Aspekte unterscheiden (➤ Abb. 2.30).

Muskelatrophie

Bei der **Muskelatrophie** bilden sich die Muskeln durch Schädigungen des zweiten Motoneurons, Inaktivität, Nährstoffmangel, Stoffwechselstörungen

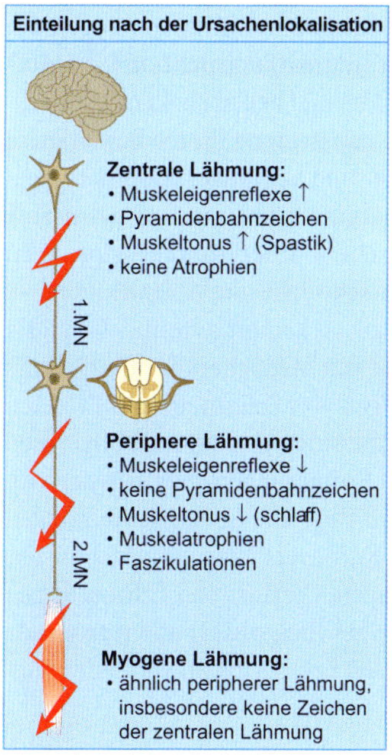

Einteilung nach dem Muskeltonus

Lähmung mit Spastik:	Schlaffe Lähmung:
Muskeltonus bei passiver Bewegung geschwindigkeitsabhängig erhöht	Muskeltonus erniedrigt

Lähmung

Einteilung nach dem Schweregrad

Kraftgrad	Beschreibung
5/5	Kraft gegen starken Widerstand
4/5	Kraft gegen leichteren Widerstand
3/5	Bewegung gegen die Schwerkraft möglich (gegen Eigengewicht anheben)
2/5	Bewegung unter Ausschaltung der Schwerkraft (ohne Eigengewicht) möglich
1/5	fühl- oder sichtbare Muskelaktivität ohne Extremitätenbewegung
0/5	Plegie, keine Muskelaktivität

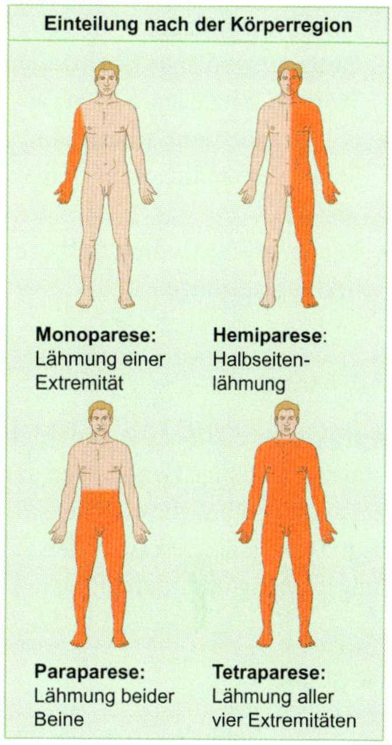

Abb. 2.30 Einteilungsmöglichkeiten von Lähmungen. MN = Motoneurone. [L255]

oder altersbedingt **(Sarkopenie)** zurück. Bei einer Schädigung des zweiten Motoneurons tritt eine Muskelschwäche auf und die Muskelatrophie wird häufig von Faszikulationen (Muskelzuckungen ohne Bewegungseffekt) und einem abgeschwächten Reflexniveau begleitet.

Ataxie

Eine **Ataxie** ist eine Störung der Bewegungskoordination, welche sich durch unkontrollierte und überschießende Bewegungen äußert. Grundlegend hierfür sind Schädigungen des Kleinhirns oder des Rückenmarks. Die Ataxie kann alle Bereiche des Körpers betreffen.

Störungen von Sprechen, Sprache und höherer Hirnleistung

Sprechstörungen

Die **Dysarthrie** bezeichnet eine Sprechstörung, welche durch eine Beeinträchtigung der Sprechmotorik nach einer Schädigung des zentralen oder peripheren Nervensystems entsteht. Es resultiert eine verwaschene Artikulation. Bei der **Dysphonie** wiederum ist die Stimmbildung gestört. Zugrunde liegt eine Störung im Bereich der Stimmbänder, z. B. eine Lähmung. Bei dieser Störung ist die Aussprache gestört, das Gesagte klingt heiser oder gehaucht. Die **Rhinolalie** wiederum ist auf eine Störung des Gaumensegels zurückzuführen. Die Sprache klingt näselnd. All diese Störungen können auch in Kombination vorkommen, z. B. bei der amyotrophen Lateralsklerose.

Aphasie

Aphasien sind erworbene Störung der Sprache nach vollzogenem Spracherwerb infolge einer umschriebenen Hirnschädigung. Zu den Modalitäten zählen Sprechen, Verstehen, Lesen, Schreiben, Mimik und Gestik.

- Die **Broca-Aphasie** (motorische Aphasie) bezeichnet eine verlangsamte, unflüssige und agrammatische, telegrammstilartige Sprache.
- Die **Wernicke-Aphasie** zeichnet sich durch eine flüssige, überschießende Sprache mit semantischen Paraphrasien (falsch benutzten Wörtern mit ähnlicher Bedeutung), phonematischen

Paraphrasien (lautlich entstellten Wörtern) und Paragrammatismus (Ineinanderschachteln von Wörtern, Satzteilen, Sätzen) aus.
- Bei der **globalen Aphasie** sind sowohl das Sprachverständnis als auch die Sprachproduktion gestört.
- Bei der **amnestischen Aphasie** treten Wortfindungsstörungen auf.

Apraxie

Apraxie bezeichnet die Unfähigkeit, zielgerichtete und zweckmäßige Handlungen durchzuführen, ohne dass eine motorische oder sensorische Störung vorliegt. Dabei können verschieden Störungen der Handlungsplanung und -durchführung auftreten.

Neglect

Bei einem **Neglect** vernachlässigen die Betroffenen die kontralaterale Seite (➤ Abb. 2.31). Er kann die Raumseite *(allozentrisch)* und/oder die Körperseite *(egozentrisch)* betreffen und alle Sinnesmodalitäten betreffen, sodass verschiedene Reize, die sich auf der kontralateralen Seite befinden, nicht wahrgenommen oder auf die ipsilaterale Seite projiziert werden.

Aufmerksamkeits- und Gedächtnisstörungen

Aufmerksamkeit beruht zum einen auf einem **Selektivitätsaspekt,** bei dem die Aufmerksamkeit auf dem aktuell wichtigen Aspekt einer Situation liegt, zum anderen auf einem **Intensitätsaspekt,** um die Aufmerksamkeit zu lenken und beizubehalten. Aufmerksamkeit ist Grundvoraussetzung für die Bewältigung täglicher praktischer und kognitiver Anforderungen mit Ausnahme von routinierten und automatisierten Handlungen. Typische Aufmerksamkeitsstörungen sind Konzentrationsschwäche und Ablenkbarkeit.

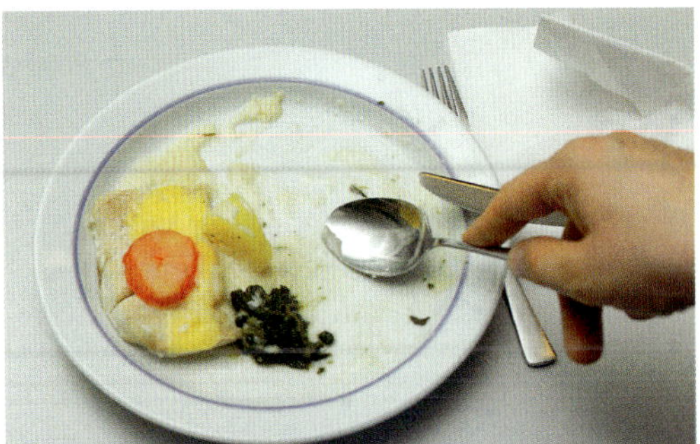

Abb. 2.31 Bei einem Neglect nimmt der Betroffene eine Körper- oder Raumseite nicht wahr, was zu erheblichen Auswirkungen auf das Sehen, Hören und das Gleichgewicht führt. Betroffene essen z. B. nur die Hälfte der Speisen auf einem Teller, weil sie nur diese wahrnehmen. [K115]

Das **Gedächtnis** gilt als komplexeste und wichtigste kognitive Fähigkeit des Menschen. Im Gedächtnis werden Erinnerungen von Erlerntem und Erlebten aufgenommen, aufbewahrt und können abgerufen werden. Aus diesen Erinnerungen leitet sich das Verhalten der Person ab. Typische Gedächtnisstörungen sind Störungen des Kurz- oder Langzeitgedächtnisses, **anterograde Amnesie** (Verlust von Erinnerungen ab dem Zeitpunkt eines Ereignisses) und **retrograde Amnesie** (Verlust von Erinnerungen vor dem Ereignis).

Antriebsstörungen

Antrieb bezeichnet eine persönlichkeitsspezifische, vom Willen weitgehend unabhängige, treibende innere Kraft im Sinne von Energie und Initiative als Voraussetzung psychischer und physischer Leistungen. Eine Antriebsstörung kann einen gesteigerten oder verminderten Antrieb beinhalten.

Persönlichkeitsveränderungen

Bei Schädigungen des Frontallappens oder frontotemporaler Demenz können **Persönlichkeitsveränderungen** entstehen (Frontalhirnsyndrom). Dabei sind u. a. Impulskontrolle und Selbstwahrnehmung gestört, was desorganisierte und dissoziale Verhaltensweisen zur Folge haben kann. Auch eine emotionale Labilität mit situativ unangepassten Emotionen kann vorliegen, was vom sozialen Umfeld ein erhebliches Anpassungsvermögen erfordert.

Vegetative Störungen

Vegetative Störungen treten in der akuten und chronischen Phase bei neurologischen Erkrankungen auf. Insbesondere nach schwerer akuter Schädigung des Nervensystems wie hypoxische Enzephalopathie und Schädel-Hirn-Trauma kommt es zu vegetativen Entgleisungen mit Schwitzen, Anspannung, Zittern, Grimassieren, Tachykardie, Tachypnoe und Hypertonie. Initial treten vegetative Entgleisungen ohne äußere Einflüsse auf, während sie im Verlauf eher durch Umweltfaktoren getriggert werden. Vegetative Entgleisungen geben bei nicht kommunikativen Patientinnen wichtige Hinweise auf ihren Zustand, z. B. ob sie Schmerzen haben.

2.5.2 Neurologische Erkrankungen

Neurologische Erkrankungen können
- akut auftreten oder
- chronisch-progredient verlaufen.

Zu den **akut** auftretenden Erkrankungen gehören beispielsweise der Schlaganfall, das Schädel-Hirn-Trauma oder die traumatisch bedingte Querschnittslähmung. **Chronisch-progredient** verlaufende Erkrankungen umfassen die primär und sekundär progrediente Multiple Sklerose, das idiopathische Parkinson-Syndrom, die Alzheimer-Demenz und viele neuromuskuläre Erkrankungen, u. a. Muskeldystrophien.

Exemplarisch sind in diesem Kapitel der Schlaganfall, die Querschnittslähmung, neuromuskuläre Erkrankungen und Epilepsie dargestellt.

Schlaganfall

DEFINITION

Schlaganfall: Sammelbegriff für (umschriebene) **Durchblutungsstörungen** des Gehirns *(zerebrale Ischämien)* und **Hirnblutungen** mit dem gemeinsamen klinischen Merkmal plötzlicher (schlagartiger) neurologischer Ausfälle.

Ätiologie, Häufigkeit und Prognose

Weltweit gilt der **Schlaganfall** als zweithäufigste Todesursache und eine der häufigsten Ursachen für eine dauerhafte Behinderung, betroffen sind überwiegend ältere Menschen (ca. 80 % sind über 60 Jahre alt [2]). In Deutschland treten etwa 250.000 Schlaganfälle jährlich auf, die das Hirngewebe akut schädigen [20]. Am häufigsten ist der **ischämische Schlaganfall** oder **Hirninfarkt,** der durch einen arteriosklerotisch oder embolisch bedingten Gefäßverschluss entsteht. In 15 % der Fälle kommt es zu einem **hämorrhagischen Schlaganfall (Hirnblutung),** bei dem eine Hirnblutung durch Gefäßrupturen auftritt [21]. Aufgrund der Mangeldurchblutung durch den Gefäßverschluss oder der Raumforderung durch die aufgetretene Blutung zeigen sich lokalisationsbedingt neurologische Symptome.

Symptome

Schlaganfälle verursachen für das Versorgungsgebiet betroffener Arterien meist typische Symptome (➤ Tab. 2.11, ➤ Abb. 2.32).
- Die **linke Hemisphäre** ist in der Regel sprachdominant und für die Handlungsplanung relevant, sodass bei Infarkten der linken A. cerebri media Aphasien, Apraxien und Aufmerksamkeitsstörungen auftreten können.
- Die **rechte Hemisphäre** ist in der Regel der Kreativität und Visuokonstruktion zugeordnet, sodass bei Infarkten der rechten A. cerebri media

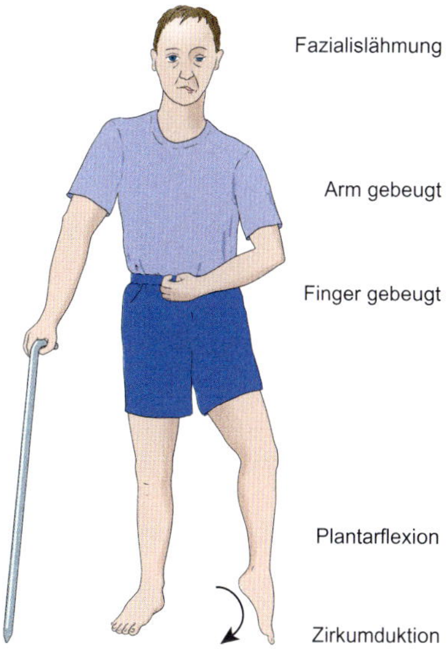

Abb. 2.32 Hemiparese links nach Hirninfarkt. Wernicke-Mann-Lähmung (spastische Flexion des Arms und Extension des Beins) nach Läsion der absteigenden motorischen Bahnen in der rechten Hemisphäre. Das gelähmte Bein wird in einer Halbkreisbewegung (Zirumduktion) nach außen geschwungen, um die fehlende Kniebeugung und Fußhebung zu kompensieren. [L190]

Tab. 2.11 Zusammenhang zwischen Schlaganfalllokalisation und typischen klinischen Befunden (ipsilateral = auf der Seite des Schlaganfalls; kontralateral = auf der gegenüberliegenden Seite).

Lokalisation	Klinische Symptome
Versorgungsgebiet der A. cerebri media	
Großhirnrinde, Marklager, Basalganglien	• Hemiparese/-plegie (Halbseitenlähmung) kontralateral, besonders in Gesicht und Arm (➤ Abb. 2.32) • Sensible Halbseitensymptomatik kontralateral • Aphasie und Apraxie vor allem bei linksseitigen Infarkten • Neglect nach links vor allem bei rechtsseitigen Infarkten • Blickwendung zur Seite des Infarkts • Bei sehr großem Schlaganfall Bewusstseinsstörung infolge Hirndruckerhöhung
Versorgungsgebiet der A. cerebri anterior	
Großhirnrinde, Frontalhirn	• Beinbetonte Hemiparese/-plegie kontralateral • Antriebsstörung • Gelegentlich Aphasie
Versorgungsgebiet der A. vertebralis und A. basilaris	
Kleinhirn	• Halbseitenataxie ipsilateral, Rumpfataxie • Intentionstremor • Dysarthrie (stockendes, abgehacktes Sprechen) • Nystagmus
Hirnstamm	• Hemi- oder Tetraparese/-plegie (Babinski-Zeichen beidseits positiv) • Dysarthrie, Schluckstörung • Doppelbilder, Störung der Augenbeweglichkeit • Typisch: *ipsilaterale* Hirnnervenausfälle und *kontralaterale* Extremitätenlähmung
Versorgungsgebiet der A. posterior	
Hinterhauptlappen, Capsula interna, Thalamus	• **Homonyme Hemianopsie** zur Gegenseite (Ausfall der kontralateralen Gesichtsfeldhälfte auf beiden Augen) • Je nach Verschlusslokalisation zusätzlich Hemiparese/-plegie kontralateral, Bewusstseinsstörungen • Bei beidseitigem Infarkt der Sehrinde **kortikale Blindheit** (blindes Sehen, Blindsicht, fehlende bewusste Sehwahrnehmung bei intakten Augen)

ein Neglect, visuospatiale (visuell-räumliche) Störungen und Aufmerksamkeitsstörungen auftreten können.

Rechtshänder weisen meist eine linkshemisphärische Sprachdominanz auf, während die Sprachdominanz bei Linkshändern links-, rechts- oder bihemisphärisch bestehen kann. Aufgrund der Kreuzung der Pyramidenbahn im Hirnstamm treten Paresen infolge eines Infarkts der A. cerebri media auf der kontralateralen Seite auf.

Typisch ist die schlagartige, d. h. sehr schnelle (Sekunden bis Minuten) Symptomentstehung.

Bedeutung für die Palliative Care

Neuropalliative Care ➤ 2.5.3

Querschnittsyndrom

DEFINITION

Querschnittsyndrom (QS): Motorische, sensible oder vegetative Symptome infolge einer teilweisen oder vollständigen Schädigung des Rückenmarks.

Ätiologie, Häufigkeit und Prognose

Circa 15 von 1 Mio. Einwohnern in Deutschland erleiden pro Jahr eine Querschnittlähmung [19]. In den meisten Fällen ist das Querschnittsyndrom traumatisch bedingt, es kann aber auch durch Spina bifida, Entzündungen, Durchblutungsstörungen (z. B. bei Aortendissektion) oder Raumforderungen (z. B. Blutungen, Tumoren) im Bereich des Rückenmarks auftreten. Je nach Ursache kann sich das Querschnittsyndrom akut, subakut oder chronisch entwickeln. Die Prognose ist abhängig von der zugrunde liegenden Erkrankung. Negative prognostische Faktoren sind ein höherer Schweregrad und ein höheres Lebensalter. Innerhalb des ersten Jahres findet ein Großteil der neurologischen Erholung statt, anschließend wird ein Plateau erreicht.

Symptome

Vom Niveau der Schädigung abwärts treten sensible und motorische Ausfälle sowie vegetative Störungen auf. Der Verlust der motorischen und sensiblen Funktionen unterhalb der Schädigungshöhe kann vollständig oder unvollständig sein (➤ Tab. 2.12). Man spricht von einem **kompletten** bzw. **inkompletten Querschnittsyndrom** (genauere Einteilung z. B. nach der ASIA-Klassifikation in Grad A–E mit zunehmender Funktion). Bei einem kompletten Querschnittsyndrom sind in der Regel die **vegetativen Funktionen** wie Blasensteuerung, Stuhlkontrolle und Sexualfunktion schwer beeinträchtigt. Diese können bei einem inkompletten Querschnitt ebenfalls eingeschränkt sein.

- In der **Akutphase** nach einer plötzlichen Schädigung fallen motorische, sensible und bei einem kompletten Querschnittsyndrom auch vegetative Funktionen auf Höhe und unterhalb der Schädigung komplett aus. Alle Lähmungen sind schlaff. Krankhafte Reflexe wie der Babinski-Reflex sind nicht auslösbar, obwohl die durch das Rückenmark verlaufende Pyramidenbahn geschädigt ist. Diese Phase wird als **spinaler Schock** bezeichnet. Ob Beine, Arme und Beine oder Arme, Beine und Atemmuskulatur betroffen sind, hängt von der Höhe der Schädigung ab.
- In der **chronischen Phase** sind nur noch die Lähmungen auf Höhe der Läsion schlaff, denn hier ist das zweite motorische Neuron betroffen. Die Lähmungen unterhalb davon werden spastisch, und krankhafte Reflexe wie der Babinski-Reflex sind nun nachweisbar.

Bedeutung für die Palliative Care

Neuropalliative Care ➤ 2.5.3

Neuromuskuläre Erkrankungen

DEFINITION

Neuromuskuläre Erkrankungen: Erkrankungen, bei denen die Muskelzellen, die neuromuskuläre Übertragung und/oder die peripheren Nerven beeinträchtigt sind. Zu dieser großen und inhomogenen Gruppe zählen:
- Motoneuronenerkrankungen
- Neuropathien
- Erkrankungen der neuromuskulären Endplatte
- Myopathien

Ätiologie, Häufigkeit und Prognose

Neuromuskuläre Erkrankungen gehören zu seltenen Erkrankungen und haben typischerweise eine Prävalenz von 1–20/100.000 [5].
- **Motoneuronenerkrankungen** umfassen Schädigungen des ersten und zweiten Motoneurons wie z. B. bei der amyotrophen Lateralsklerose (ALS).
- Als **Neuropathien** werden Schädigungen der peripheren Nerven bezeichnet wie bei der hereditären motorisch-sensiblen Neuropathie (HMSN).
- Zu den **Endplattenerkrankungen** gehört die Myasthenia gravis.
- **Myopathien** sind Erkrankungen der Muskelzelle wie die Muskeldystrophie Typ Duchenne (DMD).

Neuromuskuläre Erkrankungen haben im Bereich der Palliative Care eine hohe Bedeutung. ALS und DMD sind die häufigsten schweren neuromuskulären Erkrankungen.

Amyotrophe Lateralsklerose

Die **amyotrophe Lateralsklerose (ALS)** zeichnet sich durch eine fortschreitende Degeneration der ersten Motoneurone im Gyrus praecentralis in der Großhirnrinde und des zweiten Motoneurons im Hirnstamm und Vorderhorn des Rückenmarks aus.

Tab. 2.12 Symptome bei einem Querschnittsyndrom.

System	Symptom
Atmung	Bei vollständiger Schädigung oberhalb der Motoneurone des Zwerchfells, die auf der Höhe der Segmente C3–C5 gelegen sind, resultiert ein Versagen der Atempumpe mit Abhängigkeit von Beatmung oder Phrenicus-Stimulation. Bei tieferen Läsionen oder unvollständiger Schädigung ist die Symptomatik entsprechend geringer ausgeprägt
Schultern, Arme und Hände	Die Motoneurone, die die Muskulatur der Schultern, Arme und Hände innervieren, liegen in den Segmenten C5–Th1. Die Schwere und die exakte Höhe der Schädigung bestimmen, in welchem Ausmaß Schultern und Arme betroffen sind
Rumpf	Die tiefen Rückenmuskeln sowie die ventrolaterale Bauchmuskulatur werden durch die Segmente Th7–Th12 versorgt und sind für die Rumpfstabilität maßgeblich. Je tiefer die Schädigung, desto geringer ist die Beeinträchtigung der Rumpfstabilität
Hüfte, Beine und Füße	Die Motoneurone, die für die Bewegung der Hüfte, der Beine und der Füße zuständig sind, liegen in den Segmenten L2–S1. Das Störungsmuster resultiert aus Schwere und exakter Höhe der Schädigung
Blase	Die Innervation der unteren Harnwege erfolgt durch die Segmente Th10–L2 sowie S2–S4. Somit muss bei einer Querschnittlähmung immer an eine neurogene Blasenstörung gedacht werden. Harnwegsinfektionen tragen erheblich zur Sterblichkeit bei Querschnittlähmung bei. Für den Umgang damit existiert eine eigene Leitlinie [7]
Gastrointestinales System	Die gastrointestinale Symptomatik bei der Querschnittlähmung ist komplex. Es wird allerdings grundsätzlich zwischen areflexivem Darm bei einer Schädigung des Conus medullaris oder der Cauda equina und einem reflexiven Darm bei einer oberhalb davon gelegenen Schädigung unterschieden. Auch für den Umgang damit gibt es eine eigene Leitlinie [6]
Sexualfunktion	Die Segmente Th11–L2 und S2–S4 haben besondere Bedeutung für die Sexualfunktion. Sexualfunktionsstörungen sind bei Männern und Frauen mit Querschnittlähmungen häufig. Zudem gehört die Sexualität zu den Bereichen mit höchster Bedeutung für die Betroffenen und verdient daher besondere Beachtung

- **Symptome des ersten Motoneurons** sind Spastik, gesteigerte Muskeleigenreflexe und Pyramidenbahnzeichen.
- **Symptome des zweiten Motoneurons** sind atrophe Paresen, Faszikulationen und Krämpfe.

Die genannten Symptome bilden sich meistens erst im Krankheitsverlauf vollständig aus, die Initialsymptome können sehr unterschiedlich sein. Die **spinale ALS** manifestiert sich zunächst im Bereich der Extremitäten, während die **bulbäre Form** zunächst die Schluck- und Sprechmuskulatur betrifft und eine Dysphagie sowie eine Dysarthrie verursacht. Die bulbäre Form tritt bei 25–30 % der Erkrankten auf und hat eine schlechtere Prognose [14]. Kognitive Störungen treten bei 30–75 % der Betroffenen auf und auch Störungen des Verhaltens sind häufig (Apathie bei 60 %) [1]. Bei 10–15 % liegt schließlich eine manifeste frontotemporale Demenz vor [14].

Die Mortalität der ALS liegt in den ersten drei Jahren bei etwa 50 %, innerhalb von 6 Jahren bei 90 % [11]. Der Einsatz lebenserhaltender Technologien wie PEG, Beatmung und Tracheotomie wirkt sich entscheidend auf die Lebenserwartung aus.

Muskeldystrophie Typ Duchenne

Die **Muskeldystrophie Typ Duchenne** ist eine X-chromosomal rezessiv vererbte Erkrankung, welche dementsprechend nur das männliche Geschlecht betrifft und mit einer Wahrscheinlichkeit von 1:3.500 Geburten auftritt [16]. Die Erkrankung wird durch eine Genmutation verursacht, die sich als Destabilisierung der Muskelfasermembran und damit zu mikroskopischen Rissen im Sarkolemm auswirkt. Die betroffenen Kinder erlernen zunächst das Gehen, verlieren diese Fähigkeit im Alter von 8–12 Jahren aufgrund einer progredienten, proximal betonten schlaffen Parese aber wieder. Im weiteren Verlauf kommen eine Lähmung der Atempumpe und eine

Kardiomyopathie hinzu. Die Lebenserwartung liegt bei ca. 30 Jahren.

Epileptischer Anfall und Epilepsie

DEFINITION

Epileptischer Anfall: durch abnorme elektrische Aktivität von Nervenzellgruppen im Gehirn verursachter Anfall mit vorübergehender Veränderung von Motorik, Bewusstsein, Vegetativum und/oder Erleben. Je nach Lokalisation und Aufgabe der betroffenen Nervenzellen z. B. Zuckungen der Extremitäten und Bewusstlosigkeit, aber auch kurze „Abwesenheitsphasen" oder Wahrnehmung von Gerüchen. Prinzipiell bei ausreichend großem Reiz bei jedem Menschen möglich. Der Begriff „Krampfanfall" ist unpräzise und sollte vermieden werden.
Epilepsie: ➤ 2.2.2
Status epilepticus: ➤ 2.2.2

Ätiologie, Häufigkeit und Prognose

Die **Epilepsie** zählt zu den häufigsten neurologischen Erkrankungen (knapp 1 % der Bevölkerung [17]) und kann in jedem Lebensalter auftreten, besonders häufig ist die Erstmanifestation aber bei Kindern und über 50-Jährigen. Um eine Epilepsie diagnostizieren zu können, müssen epileptische Anfälle mindestens zweimal unprovoziert auftreten, oder es muss nach einmaligem Auftreten ein erhöhtes Risiko für ein Wiederauftreten in den nächsten Jahren besteht. Unterschieden werden:

- **Genetische** (angeborene) **Epilepsie,** bei der häufig generalisierte Anfälle auftreten
- **Strukturelle Epilepsie,** bei der hirnorganische Veränderungen (z. B. Hirntumoren, Hirnmetastasen, Hirninfarkte, intrakranielle Blutungen oder entzündliche Prozesse) vorliegen und die als
  - fokale (auf eine räumlich abgrenzbare Hirnregion bezogene) Anfälle
  - komplex-fokale Anfälle (mit zusätzlichem Bewusstseinsverlust) und
  - generalisierte Anfälle

  auftreten können.
- Allgemeininfektionen, metabolische Erkrankungen oder Störungen des Immunsystems können epileptische Anfälle begünstigen.

Grand-Mal-Anfall

Der **Grand-mal-Anfall** ist ein generalisierter tonisch-klonischer Anfall (➤ 2.2.2, ➤ Abb. 2.33), bei dem zunächst eine tonische Phase (mit Muskelverkrampfung) und anschließend eine klonische Phase (mit Muskelzuckungen) auftritt. Das Bewusstsein ist erloschen.

Hält ein Anfall mindestens 5 Min. an oder treten innerhalb dieser Zeit mindestens zwei Anfälle auf, zwischen denen nicht der neurologische Ausgangsstatus erreicht wird, spricht man von einem **Status epilepticus.**

Das Risiko, dass neuronale Schäden infolge eines Anfalls auftreten, liegt bei einem generalisiert tonisch-klonischen Anfall bei 30 Min. und bei einem komplex-fokalen, nicht bewusst erlebten Anfall bei mehr als 60 Min.

Eine klinische Herausforderung stellen der **nonkonvulsive epileptische Anfall** und der **nonkonvulsive Status epilepticus** dar, bei denen motorische Entladungen wie eine tonische Anspannung der Muskulatur und Kloni fehlen. Es muss daher bei einer unklaren Bewusstseinsstörung immer auch an einen nonkonvulsiven epileptischen Anfall und einen nonkonvulsiven Status epilepticus gedacht werden, der mittels EEG diagnostiziert werden kann und prinzipiell einer Pharmakotherapie (➤ 2.2.2) zugänglich ist.

Bedeutung für die Palliative Care

Neuropalliative Care ➤ 2.5.3, *Häufige Symptome in der pädiatrischen Palliativversorgung* ➤ 2.2.2

Im palliativen Setting tritt ein nonkonvulsiver Status epilepticus am häufigsten bei primären Hirntumoren oder Metastasen, besonders in Kombination mit Hirnödemen, auf. Bei älteren Patienten, die sich nicht in einem palliativen Setting befanden, trat ein Status epilepticus bei 40 % durch einen ischämischen Schlaganfall oder eine intrakranielle Blutung, bei 17 % durch eine Hypoxie, bei 17 % durch Stoffwechselstörungen und 10 % durch Hirntumoren auf [13]. Der Status epilepticus wird initial mit Benzodiazepinen therapiert, und eine zugrunde liegende Epilepsie wiederum mit Antikonvulsiva (➤ 2.2.2). Bei fehlendem Ansprechen kann eine intravenöse Anwendung von Anästhetika in Betracht gezogen werden.

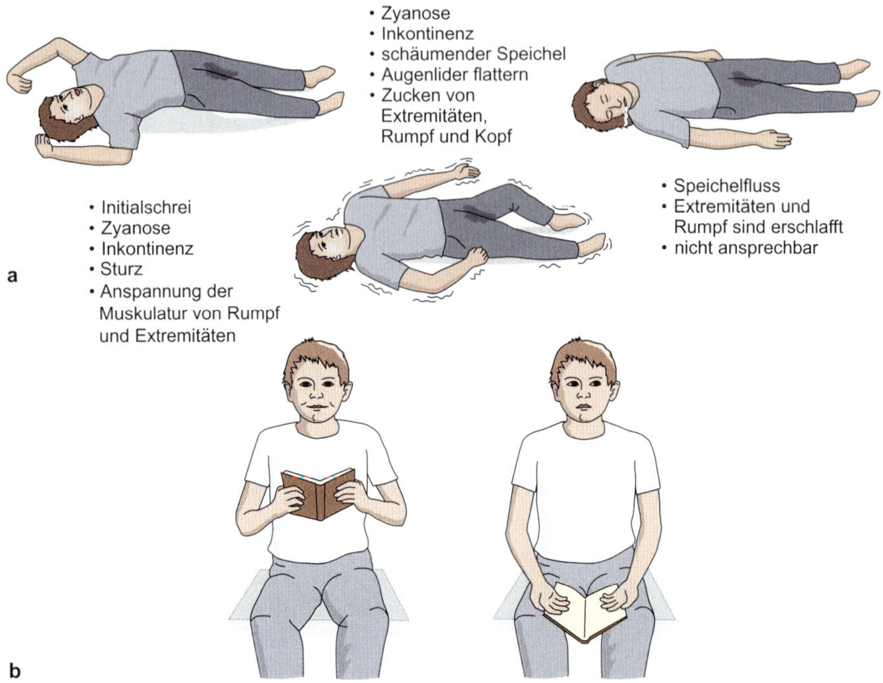

Abb. 2.33 Epilepsie. a) Grand-mal-Anfall: links tonische Phase, Mitte klonische Phase, rechts postiktale (nach dem Anfall) Phase. b) Person, links unauffällig, rechts während einer Absence (Bewusstseinsstörung mit starrem Blick sowie fehlender Antwort auf Ansprache und fehlenden motorischen Äußerungen). [L157]

2.5.3 Neuropalliative Care

DEFINITION

Neuropalliative Care (NPC): Interdisziplinäres, ganzheitliches, palliatives Konzept für von lebensbedrohlichen neurologischen Erkrankungen Betroffene, das früh in den Behandlungsprozess integriert und intersektoral organisiert wird.

Die **Neuropalliative Care** kann auf Palliativ-, Akut- und Intensivstationen, in der Rehabilitation und im ambulanten Bereich implementiert werden. Zum interdisziplinären Team gehören Neurologinnen und Palliativmedizinerinnen ebenso wie Pflegefachpersonen, Physio- und Ergotherapeutinnen, Logopädinnen, Atmungstherapeutinnen, Sozialdienst, Neuropsychologinnen und Seelsorgerinnen.

Symptomkontrolle ➤ Kap. 3

Patientinnen in der Neuropalliative Care

Patientinnen, die Neuropalliative Care in Anspruch nehmen, lassen sich in vier Kategorien einteilen. Sowohl die unterschiedlichen Kategorien als auch die Betroffenen mit gleichen Erkrankungen weisen verschiedene Herausforderungen auf:

1. Schnelle Verschlechterung (z. B. ALS)
2. Episodische Verschlechterung (z. B. Multiple Sklerose)
3. Prolongierte (verlängerte) Verschlechterung (z. B. Morbus Parkinson)
4. Akute Krise und unklare Genesung (z. B. Schlaganfall)

Symptome

Typische physische Symptome der Betroffenen sind:

- Störungen von Bewusstsein und Wahrnehmung
- Störungen von Kognition, Sprache und Sprechen
- Lähmungen
- Schmerzen (➤ 3.3)
- Trockener Mund oder Sialorrhoe (➤ 3.10)
- Obstipation (➤ 3.6), Appetitverlust (➤ 3.5)
- Schlafstörungen und Fatigue (➤ 3.7)

Die am häufigsten auftretenden emotionalen und spirituellen Symptome sind (Total Pain, ➤ 3.3.1):

- Trauer (➤ 1.10, ➤ 1.8.3), Depression (➤ 3.8.2), Angst (➤ 3.8.1)
- Spirituelles Leiden
- Verlust der Würde
- Depersonalisierung

Auch bei den Angehörigen können physische sowie emotionale und spirituelle Symptome auftreten, welche wiederum Einfluss auf das Befinden der Patientinnen haben können. Daher sollte Neuropalliative Care einen ganzheitlichen Ansatz verfolgen, welcher alle Ebenen des **bio-(somato-)psycho-sozialen Modells der ICF** (➤ 2.9.1) beleuchtet.

Voraussetzungen und Fähigkeiten des interdisziplinären Teams

Zusammenarbeit der Berufsgruppen ➤ 1.5, *Das interdisziplinäre Team* ➤ 1.5.1

Im Rahmen des NPC-Konzepts sind verschiedene Voraussetzungen und Fähigkeiten des Behandlungsteams notwendig.

Die grundlegenden **vertrauensbildenden Voraussetzungen umfassen:**

- Eigene Emotionen benennen können
- Mit der Patientin erfolgreich kommunizieren können
- Respekt verbal und nonverbal wahren
- Unterstützung anbieten
- Emotionen der Patientin identifizieren können

Zu den **essenziellen Voraussetzungen** zählen:

- Identifizieren der Bedürfnisse der Patienten (und Angehörigen)
- Vertrauensaufbau
- Erfassen der Präferenzen der Patienten in Bezug auf die Erkrankung
- Patienten- (und Angehörigen-)Edukation
- Symptomkontrolle
- Diskussion bzw. Festlegen von Maßnahmen für die Terminal- und Sterbephase (➤ 1.10.1) (engl. *End of Life Care*)
- Teamwork

Notwendige **Skills der Teammitglieder** beinhalten:

- Effektive Prognosekommunikation
- Gemeinsame präferenzsensitive und hypervigilante (mit erhöhter Wachsamkeit) Entscheidungen
- Erfassen und Managen von Ganzkörperschmerzen
- Durchführen palliativer Maßnahmen am Ende des Lebens

MERKE

Schlaganfallbetroffene, die palliativ beraten werden, erreichen eine höhere Lebensqualität und Zufriedenheit sowie eine geringere Symptomlast [21]. Bedürfnisse der Betroffenen und Angehörigen hängen von der Prognose, dem Stadium und dem Verlauf der Erkrankung ab. Die Bedürfnisse der Betroffenen sind:

- Soziale Unterstützung
- Prognosegespräche
- Festgelegte Ziele im Sinne des Advance Care Planing
- Komfortmaßnahmen
- Anwendung von individuell gewünschten bzw. besprochenen Maßnahmen in der Terminal- und Sterbephase

Herausforderungen

Partizipative und vorausschauende Entscheidungsfindung

Patientenverfügung ➤ 1.4.1

Eine der wichtigsten Herausforderungen im Bereich der NPC stellt die **partizipative und vorausschauende Entscheidungsfindung** dar. Dabei bezieht sich die Entscheidungsfindung auf den Zustand, in dem die Patientinnen ihre eigenen Wünsche in Bezug auf den weiteren Behandlungsverlauf nicht (mehr) selbstständig äußern können. Dies dient dem Erhalt der subjektiven und dementsprechend individuellen Lebensqualität und der Wahrung der Autonomie der Patientinnen.

Bei Erkrankungen, die schnelle, episodische und prolongierte Verschlechterungen verursachen, liegt der Fokus der Entscheidungsfindung auf der frühzeitigen Erstellung einer **Patientenverfügung.** Diese erfolgt idealerweise mit Unterstützung einer

Neurologin, die über eine Zusatzqualifikation in der palliativen Medizin verfügt. Dabei kann auf den bisherigen Krankheitsverlauf sowie die möglichen Verlaufsformen und die daraus resultierenden Behandlungsmöglichkeiten speziell eingegangen werden. Bei rasch fortschreitenden Erkrankungen kann das autonome Treffen von Entscheidungen z. B. durch Demenz oder eine Kommunikationsstörung eingeschränkt sein.

Erkrankungen, die durch eine akute Krise und unklare Genesung charakterisiert sind, führen zu besonderen Herausforderungen in Bezug auf die partizipative Entscheidungsfindung, wenn keine Patientenverfügung existiert oder eine existierende Patientenverfügung auf den vorliegenden Zustand nicht angewandt werden kann. Haben die Patientinnen im Vorfeld keine Patientenverfügung verfasst, aber Zugehörigen ihre Wünsche kommuniziert, können Letztere diese mitteilen. Wenn dies nicht der Fall ist, muss der **mutmaßliche Patientenwille** im Gespräch mit der bevollmächtigten Zugehörigen oder der gesetzlichen Betreuerin eruiert werden. Auf dem solchermaßen eruierten Patientenwillen basiert die ärztliche Entscheidung über den Einsatz kurativer oder palliativer Therapien. Fokus dieses Prozesses kann Beginn, Erhalt oder Beendigung einer medizinischen Maßnahme sein. Für die Entscheidungsfindung kann auch ein unabhängiges Ethikkomitee um Mitbeurteilung gebeten werden. Eine der Leitfragen ist, ob mit der derzeitigen Behandlung eine Lebensverlängerung oder Sterbeverhinderung erfolgt.

MERKE

Moralische Entscheidungen bzw. die Sicht auf den möglichen Patientenwillen sind aufgrund eigener ethischer Überzeugungen und Vorstellungen in Bezug auf ein gutes Leben und eine gute Lebensqualität **immer subjektiv** gefärbt. Dementsprechend erfordert der Prozess der Entscheidungsfindung das Einholen unterschiedlicher Meinungen innerhalb des interdisziplinären Teams unter Berücksichtigung der medizinischen Möglichkeiten, und es kann nicht von einer richtigen oder falschen Entscheidung gesprochen werden.

Psychische Belastung der Teammitglieder

Selbstpflege und Supervision ➤ 1.11

Aufgrund der Patientencharakteristika haben Pflegefachpersonen im neurologischen und palliativen Bereich ein erhöhtes Risiko, an Burn-out zu erkranken. Dies scheint stationär arbeitende Pflegefachpersonen mehr zu betreffen als im ambulanten Bereich tätige. Grundlegend hierfür ist die erhöhte Arbeitsbelastung. Parallel zur erhöhten Arbeitsbelastung sinkt die Arbeitszufriedenheit [9]. Ein Großteil der Pflegefachpersonen, die z. B. Schlaganfallbetroffene betreuen, erleben dennoch subjektiv empfunden eine Steigerung der Wertschätzung des Lebens [3].

Um die Belastungen im palliativen Kontext zu bewältigen, sollten Teammitglieder resilient sein, sich selbst reflektieren und eine konstruktive Stressbewältigung durchführen können sowie über ein gutes Privatleben und Spiritualität verfügen. Strategien für die Stressbewältigung im Team sind das Eingebundensein in ein multiprofessionelles Team, Abschiedsrituale, Humor, Kommunikation (regelmäßige Absprachen, Übergaben, Fallbesprechungen etc.) und Supervision.

Hilfsmittel und assistive Technologien

Eine weitere Herausforderung stellen Hilfsmittel und assistive Technologien dar. Der Begriff **Hilfsmittel** ist in § 47 SGB IX und § 33 SGB V verankert und wird weitestgehend synonym mit dem Begriff der assistiven Technologiengebraucht. **Assistive Technologien** umfassen allerdings auch speziell entwickelte Hard- oder Software zur barrierefreien Nutzung von Informationstechnologien.

Hilfsmittel dienen vor allem zur Unterstützung der Autonomie der Patientinnen sowie zur verbesserten Teilhabe am täglichen Leben und damit auch der Lebensqualität. Diese erfordern u. U. eine Einweisung. Vielen Pflegefachpersonen ist der Umgang mit Hilfsmitteln wie einem Rollstuhl oder Orthesen bekannt, aber z. B. das Handling von Geräten zur unterstützten Kommunikation weniger geläufig.

Je nach Krankheitsbild und Einschränkungen sind unterschiedliche Hilfsmittel und assistive Technologien erforderlich. Sind diese noch nicht vorhanden, erscheinen aber sinnvoll, müssen sie von erfahrenen Teammitgliedern erprobt und angepasst werden. Beispielhaft werden im Folgenden Orthesen, der Elektrorollstuhl mit Sondersteuerung und die unterstützte Kommunikation erläutert.

Orthesen

Eines der am häufigsten verwendeten Hilfsmittel im Bereich der Neurologie sind **Orthesen.** Sie dienen dem Erhalt oder der Verbesserung von Körperstrukturen und -funktionen und können darüber Einfluss auf das Aktivitätsniveau haben. Im Bereich der Orthopädie werden Orthesen klassischerweise verwendet, um Strukturen nach Verletzungen zu entlasten und ruhigzustellen. Sie werden in der passenden Größe ausgewählt oder individuell von Orthopädietechnikerinnen angefertigt. Die Versorgung mit Orthesen bietet sich u. a. bei einer Spastik an, um den Tonus zu senken, Schmerzen zu verhindern oder zu reduzieren und Kontrakturen zu vermeiden. Bei muskulärem Hypotonus werden Orthesen eingesetzt, um die Funktion zu verbessern sowie Schmerzen und Sekundärschäden zu verhindern.

Elektrorollstuhl mit Sondersteuerungen

Die selbstständige Bedienung eines **Elektrorollstuhls** außerhalb der eigenen Räumlichkeiten erfordert die Fähigkeit, am Straßenverkehr teilnehmen zu können. Bei progredienten Erkrankungen, insbesondere ALS, sollte eine frühzeitige Versorgung mit einem Elektrorollstuhl mit Steh- und Liegefunktion erfolgen. Dieser bietet zum einen die Möglichkeit, sich eigenständig fortzubewegen und am alltäglichen Leben teilzuhaben, und zum anderen die Möglichkeit der eigenständigen Lageänderung, um Druckstellen zu vermeiden, den Kreislauf anzuregen und Kontrakturen wie einem Spitzfuß vorzubeugen.

Der Rollstuhl kann je nach Funktionen und Fähigkeiten unterschiedlich gesteuert werden:

- Bei der Joysticksteuerung müssen minimale Funktionen einer Hand bestehen. Die Steuerung kann in ihrer Sensitivität eingestellt und der Joystick seitlich bei den Armlehnen oder mittig vor dem Körper auf einem Tisch platziert werden.
- Steuerung über den Kopf an der Kopfstütze oder die Steuerung über das Kinn.
- Augensteuerung, wenn keine motorischen Fähigkeiten der Extremitäten oder des Kopfs vorhanden sind.

Die Steuerung des Rollstuhls und die unterstützte Kommunikation (s. unten) können mittels eines Tablets, das am Rollstuhl befestigt ist, kombiniert werden.

Unterstützte Kommunikation

Hilfsmittel der **unterstützten Kommunikation (UK)** umfassen alle Maßnahmen, die eine Erweiterung der kommunikativen Möglichkeiten bezwecken. Dies sind z. B.:

- Bildkarten mit den wichtigsten Grundbedürfnissen oder eine Buchstabentafel, auf die der Betroffene zeigen kann
- Tablet, das über eine Tastatur oder per Augensteuerung bedient werden kann und mit einer Sprachausgabe versehen ist. Eduardo Mendel entwickelte z. B. ein Tool, bei dem die Sprachausgabe der Kommunikationshilfe mit der eigenen Stimme erfolgt [15], was dem Erhalt einer der wichtigsten Dimensionen der Persönlichkeit dient und insbesondere bei ALS eine wichtige Rolle spielt.

LITERATUR

1. Bjelica B et al. Non-motor symptoms in patients with amyotrophic lateral sclerosis: current state and future directions. Journal of Neurology. 2024; 271(7): 3953–3977.
2. Busch M, Kuhnert R. 12-Monats-Prävalenz von Schlaganfall oder chronischen Beschwerden infolge eines Schlaganfalls in Deutschland. Journal of Health Monitoring. 2017; 2(1):70–75.
3. Creutzfeld C, Holloway R, Walker M. Symptomatic and Palliative Care for Stroke Survivors. Journal of General Internal Medicine. 2012; 27: 853–860.
4. Dorst J. Diagnose und Therapie von Motoneuronenerkrankungen. InFo Neurologie + Psychiatrie. 2014; 16(6): 34–42.
5. Deenen JC et al. The Epidemiology of Neuromuscular Disorders: A Comprehensive Overview of the Literature. Journal of Neuromuscular Diseases. 2015; 2(1):73–85.
6. Deutschsprachige Medizinische Gesellschaft für Paraplegie et al. (Hrsg.). S2k-Leitlinie Neuro-urologische Versorgung querschnittsgelähmter Patienten. 2021. Aus: https://register.awmf.org/assets/guidelines/179-001l_S2k_Neuro-urologische-Versorgung-querschnittgelaehmter-Patienten_2021-11.pdf (letzter Zugriff: 24.02.2025).
7. Deutschsprachige Medizinische Gesellschaft für Paraplegie et al. (Hrsg.). S2k-Leitlinie Neurogene Darmfunktion bei Querschnittlähmung. 2019. Aus: https://register.awmf.org/assets/guidelines/179-004l_S2k_Neurogene-Darmfunktionsstoerung-Querschnittlaehmung_2024-10-abgelaufen.pdf (letzter Zugriff: 24.02.2025).
8. Ertl J et al. Guideline conform initial monotherapy increases in patients with focal epilepsy: A population-based study on German health insurance data. Seizure. 2016; 41: 9–15.
9. Gencer D et al. Belastungen im Berufsalltag von Palliativpflegekräften – eine Befragung in Kooperation mit dem KompetenzZentrum Palliative Care Baden-Württemberg (KOMPACT). Gesundheitswesen. 2019; 81(2): 92–98.
10. Groß, M. (Hrsg.) (2020). Neurologische Beatmungsmedizin. Berlin, Heidelberg: Springer.

11. Hübers A et al. Amyotrophe Lateralsklerose – Eine Multisystemdegeneration. Nervenarzt. 2016; 87: 179–188.
12. Jäncke L. (Funktionale Links-rechts-Asymmetrien. In: Karnath H, Thier P (Hrsg.). Kognitive Neurowissenschaften. Berlin, Heidelberg: Springer, 2012. S.693–703.
13. Lorenzl S et al. Nonconvulsive Status Epilepticus in Terminally Ill Patients – A Diagnostic and Therapeutic Challenge. Palliative Care Rounds. 2008; 36(2): 200–205.
14. Masrori P, van Damme P. Amyotrophic lateral sclerosis: a clinical review. European Journal of Neurology. 2020; 27(10): 1918–1929.
15. Mendel E. Meine eigene Stimme – Computergestützte Kommunikation mit der eigenen Stimme nach Stimmverlust. In: Voigt-Zimmermann S et al. (Hrsg.). Stimmstörungen – ein Fokus der Klinischen Sprachwissenschaften. Aktuelle Beiträge aus der Wissenschaft, Forschung und Praxis. Berlin: Frank & Timme, 2016. S. 163–168.
16. Ohlendieck K. Biomarkeridentifizierung und Anwendung bei der Muskeldystrophie Typ Duchenne. Nervenheilkunde. 2015; 34 (1/2): 77–82.
17. Ott-Ordelheide P. Epilepsie: Formen und Klassifikation. Heilberufe. 2019; 71: 25–28.
18. Picelli A et al. Electrical Stimulation of Injected Muscles to Boost Botulinum Toxin Effect on Spasticity: Rationale, Systematic Review and State of the Art. Toxins 2021; 13(5): 303.
19. Rau Y et al. Incidence of spinal cord injuries in Germany. European Spine Journal. 2023; 32(2): 601–607.
20. Robert Koch-Institut (RKI). Wie steht es um unsere Gesundheit? 2015. Aus: https://doi.org/10.17886/rkipubl-2015-003-2 (letzter Zugriff: 13.6.2025)
21. Schröter C, Kottmann T. Rehabilitation bei neuromuskulären Erkrankungen. Neurologie & Rehabilitation. 2012; 18(1): 70–78.
21. Shlobin N, Garcia R, Bernstein M. Neuropalliative care for the neurosurgeon: a primer. Journal of Neurosurgery. 2022; 137: 850–858.
22. Stahmeyer JT et al. The Frequency and Timing of Recurrent Stroke: An Analysis of Routine Health Insurance Data. Deutsches Ärzteblatt. 2019; 116(42): 711–717.
23. Robinson M, Holloway R. Palliative Care in Neurology. Mayo Clinic Proceedings. 2017. 92(10): 1592–1601
24. von Moers, A. (2011). Muskeldystrophie Typ Duchenne. Nervenheilkunde, 30, 805–812.
25. Warnecke T, Dziewas R. Neurogene Dysphagien: Diagnostik und Therapie. Stuttgart: Kohlhammer, 2018.

2.6 Geriatrische Erkrankungen und Demenz

Sylvia Kotterba

2.6.1 Alter und chronische Erkrankungen

DEFINITION

Gerontologie: Wissenschaft von den Veränderungen im Alter.
Geriatrie: Wissenschaft von den Erkrankungen im Alter.
Alter nach WHO-Definition [28]:

- Im Übergang ins Alter befindliche Menschen: 60- bis 65-Jährige
- Junge Alte: 66- bis 74-Jährige
- Betagte und Hochbetagte: 75- bis 89-Jährige
- Höchstbetagte: 90- bis 99-Jährige
- Langlebige: 100-Jährige und Ältere

Kalendarisches/Chronologisches Alter: Zeitspanne zwischen der Geburt bis zum heutigen Tag. Spiegelt nur bedingt den Leistungszustand von Körper und Geist wider und sagt nichts über den Gesundheitszustand aus.
Biologisches Alter: Zustand des Körpers auf zellulärer und funktioneller Ebene, was abhängig von Faktoren wie Genetik, Lebensstil, Ernährung, Bewegung, Umwelteinflüsse ist.
Lebenserwartung: Im Durchschnitt zu erwartende Lebensspanne von der Geburt bis zum Tod, die in Deutschland und weltweit zwischen 1950 und 2019 kontinuierlich angestiegen ist.

Lebenserwartung und demografischer Wandel ➤ 2.1.1, *Multimorbidität* ➤ 2.4.1

Alter selbst ist keine Erkrankung, aber **ältere Menschen** haben häufig mehrere chronische Erkrankungen, die einer kurativen Behandlung nicht mehr zugänglich sind. Es gibt keine speziellen Alterserkrankungen, doch bei älteren Patientinnen findet sich häufig ein verlängerter Krankheitsverlauf mit verzögerter Heilung. Durch vorhandene altersbedingte Beeinträchtigungen kann eine ältere Patientin viel schneller dauerhafte Schädigungen durch eine Erkrankung davontragen.

MERKE

Nicht jeder alte Mensch benötigt eine palliative Versorgung, doch wenn diese notwendig ist, sollte sie auch bereitgestellt werden.

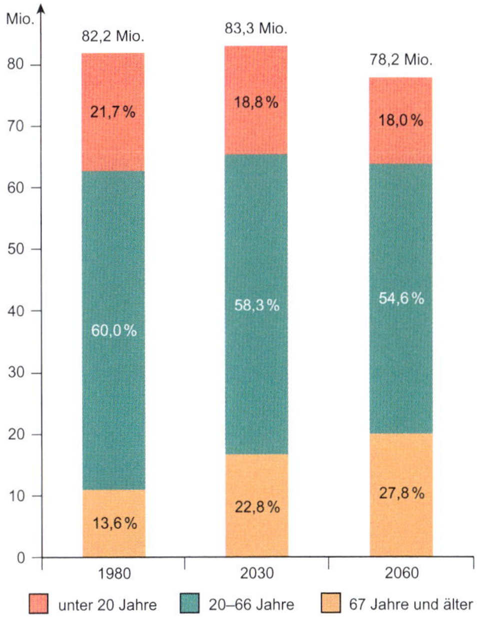

Abb. 2.34 Altersentwicklung der deutschen Bevölkerung von 1970 bis 2060 (2040 und 2060 geschätzt). Variante mit moderater Entwicklung der Geburtenrate und Lebenserwartung und schwächerer Zuwanderung [3]. [W193-06, L143]

Die Bevölkerungspyramide (➤ Abb. 2.34) zeigt, dass die geburtenstarken Jahrgänge per Definition nun zu den älteren Menschen gehören.

Die **Lebenserwartung** steigt – nach den Ergebnissen der Sterbetafel 2021/23 haben neugeborene Mädchen eine durchschnittliche Lebenserwartung von 83,0 Jahren und Jungen von 78,2 Jahren [2]. 2021 lebten hierzulande gut 23.500 Menschen, die mindestens 100 Jahre alt waren [2].

Laut Fachkreisen kommt ab dem 70. Lebensjahr alle 5 Jahre eine chronische Erkrankung hinzu, außerdem weitere altersbedingte Leiden, z. B. Altersschwerhörigkeit, Visusstörungen infolge eines Katarakts, Inkontinenz, Harndrangssymptomatik, Dekubitalulzera, chronische rezidivierende Schmerzen, Schwankschwindel, Sturzneigung, Immobilität, Depression, Fehl-/Mangelernährung, Altersvergesslichkeit [2].

Allerdings ist das Gesundheitsbewusstsein heute ein anderes als vor 30 Jahren. Viele Menschen achten auf Bewegung, Ernährung und geistige Fitness. Es ist also nicht das kalendarische, sondern das **biologische Alter** für Prognosen bezüglich chronischer/inkurabler Erkrankungen zu berücksichtigen. 80-Jährige machen heute das Sportabzeichen, sind zumindest noch beratend in ihren Berufen tätig, kulturell interessiert und fahren Auto (➤ Abb. 2.35). Daher steht die Prävention der geriatrietypischen Multimorbidität heute im Fokus der Altersforschung und -therapie.

DEFINITION

Frailty: Gebrechlichkeit. Geriatrisches Syndrom, das durch eine allgemein erhöhte Anfälligkeit älterer Menschen gegenüber exogenen Stressfaktoren (Überlastung, Unruhe, Erkrankungen usw.) gekennzeichnet ist (➤ Abb. 2.36). Im Umkehrschluss kann von einer verminderten Resistenz gegen Stressoren gesprochen werden. Frailty entsteht durch ein Zusammenspiel von physiologischen Alterungsprozessen und ihren pathologischen Folgen.

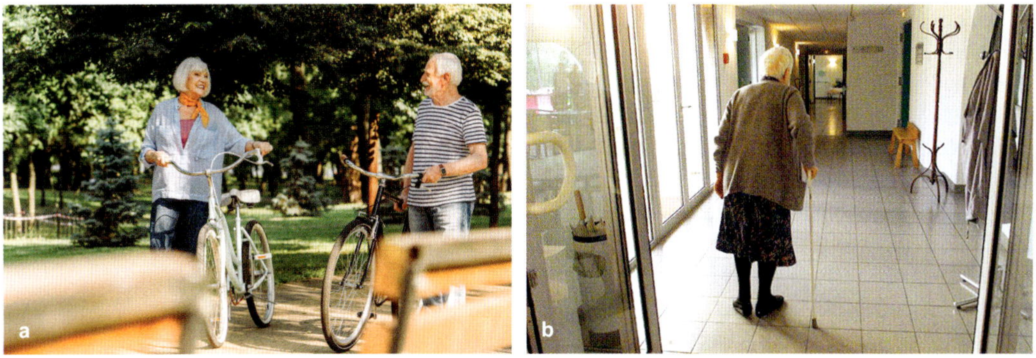

Abb. 2.35 Ältere und alte Menschen sind eine äußerst heterogene Gruppe. Links: das moderne Bild von älteren Menschen. [J787-248] rechts: Frailty. [J787]

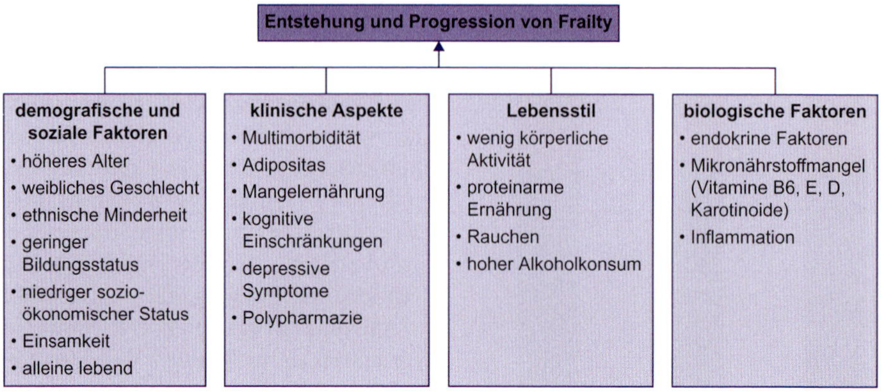

Abb. 2.36 Entstehung und Progression von Frailty (nach [13]). [F210-038, L231]

Die typischen altersbedingten Einschränkungen werden mit dem Begriff **Frailty** bezeichnet.

Nach Fried et al. [10] kann von einer **Frailty** ausgegangen werden, wenn mindestens drei der fünf Leitsymptome vorhanden sind:

- Unbeabsichtigte **Gewichtsreduktion** von > 5 kg/Jahr bzw. nach der Deutschen Gesellschaft für Ernährungsmedizin definiert als Gewichtsverlust um > 5 % in 3 Monaten oder > 10 % in 6 Monaten
- **Abnahme der groben Körperkraft** (Handkraftmessung 20 % gegenüber der Vergleichspopulation)
- **Subjektiv empfundene Erschöpfung** bei körperlicher und/oder psychisch-mentaler Anstrengung
- **Reduzierte Ganggeschwindigkeit** (5 m Gehstrecke mit 20 % der Geschwindigkeit gegenüber der Vergleichspopulation) im Sinne einer reduzierten Mobilität
- **Reduzierte allgemeine Aktivität**

Liegen nur ein oder zwei Kriterien vor, spricht man von **Prefrailty.**

Etliche Populationsstudien [7] belegen deutlich, dass der Erhalt der körperlichen Beweglichkeit und soziale Kontakte eine Prävention gegen kognitiven Abbau und Entwicklung einer Demenz sind. Doch gerade die sozialen Kontakte werden mit zunehmendem Alter weniger. Es gibt kaum noch Großfamilien, und gleichaltrige ältere Freundinnen und Bekannte sind aufgrund ähnlicher Gebrechen in ihrer Mobilität – gerade im ländlichen Raum – eigeschränkt, sodass viele ältere Menschen sozial isoliert sind.

2.6.2 Bedeutung für die Palliative Care

Das Verständnis von **Palliative Care** für hochbetagte Menschen hat sich erweitert. Es geht nicht mehr nur um die Sterbebegleitung, Palliative Care beginnt vielmehr dann, wenn eine unheilbare Krankheit durch quälende Schmerzen und andere Beschwerden für die Betroffenen zur schweren Belastung wird.

Menschen in stationären Pflegeeinrichtungen sollten bereits beim Einzug hinsichtlich der Notwendigkeit von Palliative Care gescreent und im Verlauf regelmäßig überprüft werden.

Bei weit fortgeschrittener Multimorbidität (➤ 2.4.1) und/oder Demenz mit ihren belastenden körperlichen, seelischen, sozialen und spirituellen Folgen sind z. B. Toilettentraining, Aktivierung und Animation nicht mehr die wichtigsten Ziele der Betreuung. Bei diesen schwer chronisch kranken Patientinnen besteht eine individuell spezifische Care-Bedürftigkeit, die ihre Berücksichtigung in Pflege, Betreuung und Therapie finden muss.

MERKE

- Entscheidend für die Prognose akuter und chronischer Erkrankungen ist das biologische Alter und das eventuelle Vorliegen einer geriatrischen Multimorbidität.
- Nicht jeder ältere Mensch bedarf Palliative Care.
- Palliative Care ist Bewohnerinnen in stationärer Pflegeeinrichtungen anzubieten.

AUS DER PRAXIS

Fallbeispiel Multimorbidität

Ein 78-jähriger Mann mit Zustand nach mehreren Herzinfarkten und einer Bypass-OP entwickelt eine schwere Herzinsuffizienz (NYHA 3–4, ➤ 2.4.2) mit einer verminderten Pumpfunktion des Herzens um 30 %. Zusätzlich besteht eine COPD (➤ 2.4.3), eine Gehbehinderung durch schwere Kniearthrose rechts und eine Fast-Blindheit bei beidseitiger Makuladegeneration. In den letzten 6 Monaten hatte der Mann vier lange Krankenhausaufenthalte, meist aufgrund von Luftnot. Aktuell nimmt er zehn verschiedene Medikamente ein.

Die aktuelle Aufnahme in eine Klinik erfolgt aufgrund schwerer Ruhedyspnoe, beidseitig bestehen Pleuraergüsse. Laborchemisch zeigt sich ein akutes Nierenversagen bei bestehender chronischer Niereninsuffizienz. Der Patient benötigt durchgehend Sauerstoff. Unter der diuretischen Therapie steigen die Nierenretentionsparameter an, bei Verminderung der Diuretika kommt es zu Wassereinlagerung in Lunge und Extremitäten.

Der Patient ist geschieden und bewohnt die obere Etage eines Hauses. Sein Sohn wohnt 400 km entfernt, sodass er mit ihm nur regelmäßig telefoniert. Der Patient hat zudem einen ebenfalls fast blinden Freund, ansonsten aber keine sozialen Kontakte.

Während des stationären Aufenthalts kann der Mann das Bett nicht selbstständig verlassen und hat keine Abwechslung, da er weder lesen noch fernsehen kann. Er wünscht, nach der Entlassung in seine Wohnung zurückzukehren, obwohl die häusliche Versorgung nicht mehr ohne Hilfe möglich sein wird.

Dieser Mann ist sicher multimorbide und hat körperliche und soziale Probleme. Ist er deshalb aber ein Palliativpatient? Die Antwort ist nicht pauschal zu geben, denn allein chronische, nicht kurable Erkrankungen machen diese Person nicht zu einem Palliativpatienten. Bei diesen Patientinnen wird daher die **Surprise Question** gestellt: *Wären Sie überrascht, wenn Ihre Patientin innerhalb der nächsten (6) 12 Monate versterben würde?* Daraus lassen sich folgende Strategien ableiten:

- Diese Frage würde man im vorliegenden Fall sicher verneinen und somit palliative Ziele favorisieren. Das muss mit dem Patienten und seiner Hausärztin besprochen werden, damit zukünftige unnötige Krankenhauseinweisungen vermieden werden.
- Neben Sicherung der pflegerischen Versorgung (24-Std.-Pflegekraft, Notfallsystem) ist eine SAPV-Anbindung notwendig. Diese ist gerechtfertigt, da sowohl Herzinsuffizienz als auch COPD immer wieder zu akuten Verschlechterungen führen können, die ein akutes Anpassen der Medikation erfordern.
- Der Patient nimmt zehn verschiedene Medikamente ein. Neben unklaren Wechselwirkungen gibt es bei geriatrischen Patienten zwei Hauptprobleme bei der **Medikamentenanpassung** und bezüglich einer **Polypharmazie:**
  - Nierenfunktion: Es reicht nicht aus, den Kreatininwert zu betrachten, denn dieser überschreitet erst bei einer 50 %igen Einschränkung der glomerulären Filtrationsrate (GFR) den Referenzbereich. Damit kommt es aber schon zu einer Akkumulation von Medikamenten, die Dosis muss angepasst werden. Daher sollte immer die GFR berücksichtigt werden, die häufig auch bei fehlender Flüssigkeitszufuhr steigt, was im Alter nicht selten ist (fehlendes Durstgefühl, Angst vor Inkontinenz).
  - Enzyminduktion: In der Konkurrenz um abbauende Enzyme kumulieren Medikamente. Zu berücksichtigen ist, dass die Enzyminduktion nicht nur durch die rezeptierten Medikamente bedingt ist. So kann z. B. Grapefruitsaft zu Wechselwirkungen mit pharmazeutischen Wirkstoffen führen. Als wichtigster Mechanismus wird die Hemmung des metabolischen Enzyms CYP3A4 im Darm angesehen: Die Bioverfügbarkeit von Medikamenten wird erhöht, die Wirkungen und Nebenwirkungen nehmen zu.

MERKE

Um die medikamentöse Therapie älterer Menschen zu verbessern, wurde am Institut für Klinische Pharmakologie der Medizinischen Fakultät Mannheim der Universität Heidelberg das Konzept „Fit fOR The Aged" (FORTA) entwickelt [26]. Die veröffentlichte **FORTA-Liste,** zuletzt aktualisiert 2020, teilt die Alterstauglichkeit von Substanzen für 30 alterstypische Erkrankungen nach ihrer Wirksamkeit und Verträglichkeit in **vier Kategorien** ein:

- A: unverzichtbar
- B: vorteilhaft
- C: fragwürdig
- D: vermeiden

Achtung: Für ältere Palliativpatientinnen kann die FORTA-Liste nur eine Orientierungshilfe sein, denn in der Palliative Care ist kein Medikament „verboten", wenn dadurch Symptome gelindert werden.

2

Im oben geschilderten Beispiel war die Niereninsuffizienz lebenslimitierend. Eine Dialyse wurde auf Wunsch des Patienten noch begonnen, konnte aber bei daraus resultierender massiver Hypotonie nicht fortgesetzt werden. Der Patient verstarb gut symptomkontrolliert (Absetzen aller Medikamente, Gabe niedriger Morphin- und Midazolamdosen) noch während des stationären Aufenthalts.

2.6.3 Delir

Unruhe ➤ 3.8.3

DEFINITION

Delir: Akute, vorübergehende, meist reversible fluktuierende Störung der Aufmerksamkeit, der Kognition und des Bewusstseinszustands. Auch als akuter Verwirrtheitszustand bezeichnet. Kann in jedem Alter auftreten, ist aber bei älteren Menschen häufiger.

Delirantes Syndrom: Ursächlich verschiedenes, klinisch ähnliches Bild mit meist subakut einsetzender Veränderung des Bewusstseins und Störung von Orientierung, Auffassung, Gedächtnis, Affekt und Antrieb.

AUS DER PRAXIS

Fallbeispiel Delir

Ein 90-jähriger Mann wird in die Notaufnahme eingeliefert. Er ist unruhig, zu keiner Qualität (Ort, Zeit, Person und Situation) orientiert. Die Notärztin hatte bereits 5 mg Diazepam verabreicht, was die Unruhe verstärkte. Der Patient versucht immer wieder, aufzustehen. Die Geriaterin wird direkt hinzugezogen, „da der Patient ja dement ist". Bei der Untersuchung weist der Patient eine Körpertemperatur von 39,5 °C auf und hat offensichtlich Atemprobleme. Die Röntgenaufnahme des Thorax zeigt eine ausgeprägte linksseitige Pneumonie.

Inzwischen ist auch die Tochter eingetroffen. Sie berichtet, dass sich ihr Vater bis zum Vortag komplett selbst versorgt habe, einmal pro Woche komme eine Haushaltshilfe. Manchmal vergesse er Kleinigkeiten, Namen machten ihm immer schon Probleme. Vor 2 Jahren hatte er einen Schlaganfall und seither leichte Schwierigkeiten mit der linken Hand.

Wie so häufig bei älteren Patientinnen wurde in obigem Beispiel ein Delir mit einer Demenz verwechselt.

Ätiologie, Häufigkeit und Prognose

Es gibt Unterschiede im klinischen Erscheinungsbild von Delir und Demenz (➤ Tab. 2.13), entscheidend ist der Zeitfaktor. Die psychopathologischen Auffälligkeiten entstehen beim Delir perakut, weshalb die Fremdanamnese entscheidend ist. Prädestiniert für die Entwicklung eines Delirs im Alter sind Personen mit:

- Zerebrovaskulären Vorerkrankungen
- Herzinsuffizienz

Tab. 2.13 Unterscheidung (Differenzialdiagnose) Delir und Demenz.

	Delir	Demenz
Beginn	Plötzlich mit definiertem Anfangspunkt	Langsam und schrittweise mit unsicherem Anfangspunkt
Dauer	Tage bis Wochen, möglicherweise auch länger	Normalerweise dauerhaft
Ursache	Akute klinische Veränderung, z. B. • Infektion • Dehydrierung • Gebrauch oder Entzug bestimmter Arzneimittel/Drogen	Üblicherweise chronische Erkrankung des Gehirns, z. B. • Alzheimer-Demenz • Vaskuläre Demenz
Verlauf	Reversibel, wenn rechtzeitig behandelt	Langsam fortschreitend
Bewusstseinsniveau	Variabel beeinträchtigt	Zu Beginn unbeeinträchtigt, dann nach und nach beeinträchtigt
Orientierung bezüglich Zeit und Ort	Variierend	Beeinträchtigt
Gedächtnis	Variierend	Kurzzeitgedächtnis meist bald verloren, Langzeitgedächtnis länger erhalten

	Symptome	Symptom/Bewertung 0 = nicht vorhanden 1 = mäßig ausgeprägt 2 = stark ausgeprägt
1	**Desorientierung** Manifestierung einer Desorientierung zu Zeit und Ort durch Worte oder Verhalten oder Nichterkennen der umgebenden Personen	☐ 0 ☐ 1 ☐ 2
2	**Unangemessenes Verhalten** Unangemessenes Verhalten zu Ort und/oder Person, z. B. Ziehen an Kathetern oder Verbänden, Versuch, aus dem Bett zu steigen, wenn es kontraindiziert ist	☐ 0 ☐ 1 ☐ 2
3	**Unangemessene Kommunikation** Unangemessene Kommunikation zu Ort und/oder Person, z. B. zusammenhanglose oder gar keine Kommunikation, unsinnige oder unverständliche sprachliche Äußerungen	☐ 0 ☐ 1 ☐ 2
4	**Illusionen/Halluzinationen** Sehen oder Hören nicht vorhandener Dinge, Verzerrung optischer Eindrücke	☐ 0 ☐ 1 ☐ 2
5	**Psychomotorische Retardierung** Verlangsamte Ansprechbarkeit, wenige oder keine spontane Aktivität/Äußerung, z. B. wenn der Patient angestupst wird, ist die Reaktion verzögert und/oder der Patient nicht richtig erweckbar	☐ 0 ☐ 1 ☐ 2
	Summe **Delir** Score 2 und darunter Score über 2	______ Nein Ja

Abb. 2.37 Nursing Delirium Screening Scale. [F780-008, L143]

- Pneumonie
- Weiteren schweren internistischen Erkrankungen (➤ 2.4)
- Schädel-Hirn-Trauma
- Vorbestehender Demenz
- Alkohol- und Drogenabusus

Ein unbehandeltes Delir hat eine hohe Mortalität. Daher ist umgehend eine **Ursachenabklärung** durchzuführen.

Zur **Diagnose** ist ein leicht umzusetzendes Screening, z. B. die **Nursing Delirium Screening Scale** (➤ Abb. 2.37), geeignet.

Typische veränderte **Laborparameter** sind:

- Erhöhte CK (Kreatinkinase) und erhöhtes Myoglobin (z. B. durch Stürze oder toxische Myopathie

VORSICHT

Eine erhöhte CK kann auf eine **Rhabdomyolyse** (Zerfall der quer gestreiften Muskulatur) u. a. nach Traumata/Quetschung, Kompartmentsyndrom, Einnahme bestimmter Medikamente/Toxine/Drogen), epileptischem Anfall hinweisen. Der CK-Verlauf und die GFR sind zu beobachten, da es bei unzureichender Flüssigkeitszufuhr zu einem Nierenversagen kommen kann.

- Elektrolytstörungen, vor allem Kalium, Natrium
- Erhöhte Nierenretentionswerte
- CRP (C-reaktives Protein), Leukozytose
- Veränderte Schilddrüsenwerte, Nachweis von Schilddrüsenantikörpern
- Veränderte Werte in der Blutgasanalyse: Hypoxämie? Hyperkapnie? Azidose?

Zusatzdiagnostik zur Ursachenabklärung:

- **Kraniale Computertomografie (CCT)** bei:
  - Unerklärbaren fokal-neurologischen Zeichen
  - Trauma, gerinnungshemmender Therapie, Immunsuppression
  - Onkologischen Patientinnen
- Röntgen-Thorax

- Urinstatus
- EKG
- MRT (virale, limbische Enzephalitis)
- Liquorpunktion bei V. a. Meningoenzephalitis
- EEG nach Anfallsereignis zum Ausschluss eines epileptischen Anfalls/Status epilepticus
- Antikörperdiagnostik bei V. a. limbische Enzephalitis
- Endokrine Diagnostik bei V. a. Hashimoto-Enzephalopathie, primärem Hyperparathyreoidismus

Delirauslösende Medikamente können sein: Z-Substanzen (Schlaf- und Beruhigungsmittel), Antiparkinsonmittel, Anticholinergika, trizyklische Antidepressiva, Digitalis.

Symptome

➤ Abb. 2.38 zeigt mögliche Symptome eines Delirs.

MERKE

Psychomotorische Symptome

Zu unterscheiden sind:
- Hyperaktives Delir mit motorischer Unruhe
- Hypoaktives Delir mit Apathie und reduzierter Bewegung; wird häufig mit einer depressiven Episode verwechselt
- Gemischtes Delir

Behandlung

MERKE

Erstes Ziel der Delirbehandlung ist die Therapie der auslösenden Grunderkrankung und die Elimination der Noxen.

Darüber hinaus ist das Erschaffen einer **sicheren Umgebung** bedeutsam, in der sich die Patientin orientieren kann. Das **Hospital Elder Life Program (HELP)** ist ein umfangreiches Konzept, das Ende der 1990er-

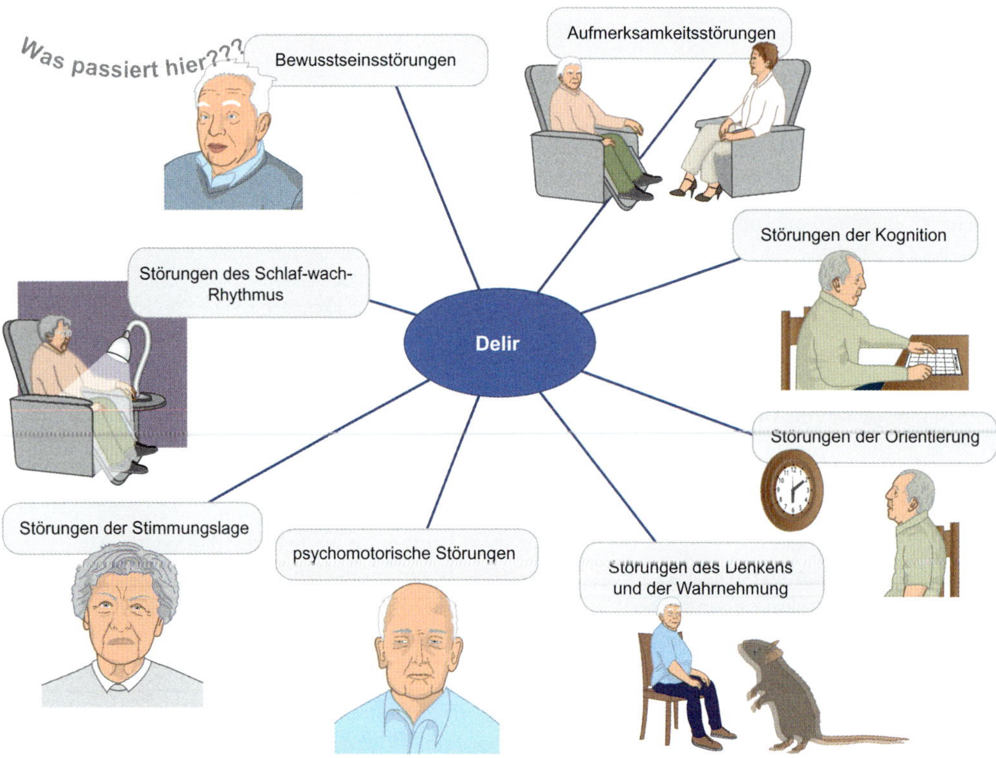

Abb. 2.38 Übersicht über mögliche Symptome eines Delirs. [L138]

Jahre von S. K. Inouye [14] zur **Delirprävention** bei älteren Patientinnen im Krankenhaus entworfen wurde. Die betreuende Pflegefachperson erfragt bei Aufnahme Vorlieben und Gewohnheiten und gestaltet nach diesen Vorgaben Zimmer und Tagesablauf. Die wichtigsten Anforderungen sind:

- Gewohnte Gegenstände und/oder Bilder von zu Hause mitbringen lassen
- Beruhigende Musik im Zimmer anstellen
- Tag-Nacht-Rhythmus (mit entsprechendem Licht) berücksichtigen
- Mobilisierung gewährleisten
- Ausreichende Ernährung und Flüssigkeit
- Bekannte Hilfsmittel einsetzen, auch Brille und Hörgerät

VORSICHT

Fixierungen sind nach Möglichkeit zu vermeiden und auch nur über einen richterlichen Beschluss möglich. Der Antrag muss von der Betreuerin kommen, Ärztinnen können nur das Zeugnis zur Notwendigkeit ausstellen.
Eine fixierte Person muss ständig überwacht werden!

Medikation

Melperon bis zu 3 × 25–50 mg
Pipamperon 1–2 × tgl. 12–40 mg
Quetiapin 1–3 × tgl. 12,5–75 mg
Risperidon 1–3 ×tgl. 0,5–1 mg
Melperon und **Pipamperon** wirken eher sedierend, **Quetiapin** und **Risperidone** eher antipsychotisch bei Wahn und Halluzinationen.

Haloperidol wird bevorzugt als Zweitlinientherapie aufgrund der stärkeren extrapyramidalen Nebenwirkungen verwendet: 4 × 0,5–1 mg p. o. bei leichten Symptomen; bei stärker ausgeprägten Symptomen initial 1–2 mg s. c., alle 30–60 Min. wiederholen, bis die Symptome unter Kontrolle sind. Wenn möglich danach oral, beginnend mit 50 % der parenteralen Dosierung.

Ultima Ratio ist **Levomepromazon** 5–10 mg 3x tgl. oral oder in starken Erregungszuständen 25 mg i. m. oder i. v.

Bei Parkinson-Delir kann zusätzlich Clozapin erwogen werden, das bis zu einer Tagesdosis von 25–50 mg langsam aufdosiert werden muss. Zudem ist eine engmaschige Laborkontrolle erforderlich, da eine Agranulozytose droht.

2.6.4 Demenz

Ätiologie, Häufigkeit und Prognose

DEFINITION

Demenz: Erkrankungsbilder mit Verlust kognitiver Funktionen (z. B. Denken, Erinnern, Orientierung, Verknüpfen von Denkinhalten), der über längere Zeit anhält und so stark ist, dass er das Alltagsleben beeinträchtigt. Dabei besteht keine Bewusstseinstrübung. Im weiteren Verlauf kommt es zum Verlust auch lebenspraktischer Fähigkeiten (z. B. Anziehen) und zunehmender Pflegebedürftigkeit. Die häufigsten Formen sind die **Alzheimer-Demenz** und die **vaskuläre Demenz.**

Demenzen sind vornehmlich Erkrankungen des höheren Lebensalters. Nur 0,1 % der unter 65-Jährigen sind betroffen, aber 13–16 % der 80- bis 84-Jährigen und mehr als 50 % der über 100-Jährigen [6]. Nach Schätzungen der Weltgesundheitsorganisation (WHO) lebten im Jahr 2019 weltweit etwa 55,2 Mio. Menschen mit **Demenz.** In Deutschland gibt es derzeit rund 1,8 Mio. Menschen mit einer Demenzerkrankung. Die meisten von ihnen sind von der Alzheimer-Krankheit betroffen. Infolge der demografischen Veränderungen gibt es mehr Neuerkrankungen als Sterbefälle unter den bereits Erkrankten, weshalb die Zahl der Demenzerkrankten kontinuierlich zunimmt. Schätzungsweise wird sich die Zahl der Menschen mit Demenz über 65 Jahren bis zum Jahr 2050 bis zu 2,7 Millionen erhöhen [4].

Symptome

Wesentliche **psychische Verhaltensauffälligkeiten** bei Menschen mit Demenz sind [15]:

- Hyperaktivität (psychomotrische Unruhe, Aggressivität) in 64 %
- Affektstörungen (Depression und Angst) in 59 %
- Apathie (Rückzug, Appetitveränderungen) in 65 %
- Psychotische Symptome (Wahn, Halluzinationen, nächtliche Unruhe) in 38 % (➤ Abb. 2.39)

Diese Verhaltensauffälligkeiten sind belastend für Pflegende und Angehörige und können Symptom der Demenz sein. Unter Umständen sind sie aber auch Ausdruck anderer körperlicher Störungen (insbesondere Schmerz), die der Mensch mit Demenz nicht mehr (ausreichend) artikulieren kann. Daher

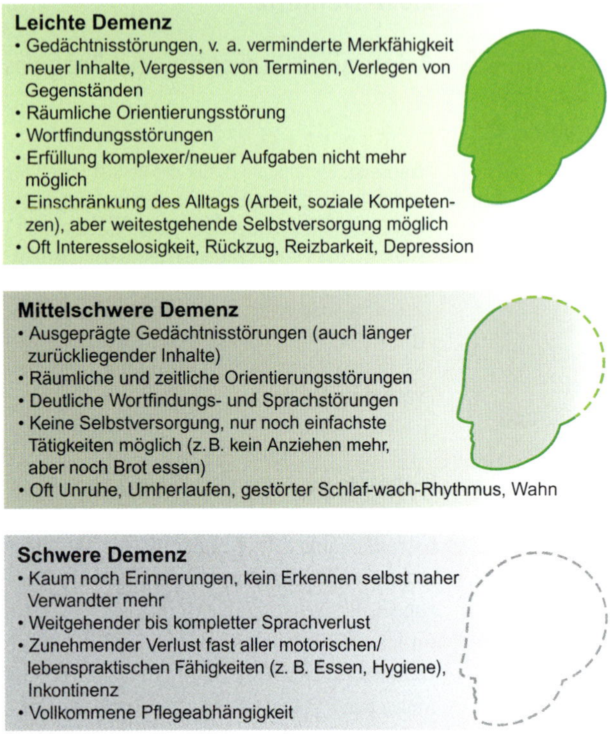

Abb. 2.39 Symptome einer Demenz, unterteilt in drei Schweregrade. Die Übergänge sind fließend. [L255]

sind gerade in der Pflege von Personen mit Demenz Beobachtungsinstrumente (z. B. spezifische Schmerz-Assessments) wichtig.

Häufige Beschwerden bei Demenz und deren Behandlung

Häufig unterschätzt werden bei Menschen mit Demenz Schmerzen, Unruhe und Schlafstörungen.

Schmerzen

Schmerz ➤ 3.3

Eine amerikanische Untersuchung mit insgesamt 21.380 Pflegeheimbewohnerinnen ergab, dass 49 % von ihnen an chronischen **Schmerzen** litten. Von diesen erhielten 24,5 % keinerlei Analgetika und von den Behandelten hatten nur 47 % eine fixe Verordnung [29]. Ein Literatur-Review kam zum Ergebnis, dass teilweise sogar deutlich mehr Menschen in Pflegeheimen unter chronischen Schmerzzuständen leiden, nämlich zwischen 49 und 83 % [11].

Menschen mit Demenz können ihre Schmerzen nicht auf der numerischen Skala (NRS) von 1 bis 10 angeben. Die Möglichkeit ist die Verwendung von **Smiley-Analog-Skala (SAS).** Sie zeigt fünf bis sechs Smiley-Gesichter, die den aktuellen Schmerzzustand darstellen. Die Betroffene wählt das Gesicht aus, das ihrem Schmerzempfinden am nächsten kommt.

Zudem ist bei Menschen mit Demenz die **Fremdbeobachtung** auf Schmerz durch Pflegende und Therapeutinnen entscheidend. Es gibt verschiedene Instrumente, z. B.:
- Beurteilung von Schmerz bei Demenz (BESD)
- Beobachtungsinstrument für das Schmerzassessment bei alten Menschen mit Demenz (BISAD)

Beurteilt werden insbesondere:
- Gesichtsausdruck, spontane Ruhehaltung, Bewegung/Mobilität
- Beziehung zu anderen
- Beobachtung in der Mobilisation

Anzeichen für Schmerz können sein:
- Vegetative Zeichen: Tachykardie, Hypertonie, flache oder hechelnde Atmung
- Hyperreflexie, gesteigerter Muskeltonus

- Blässe, Schweißneigung
- Neu auftretende Inkontinenz
- Veränderter Gesichtsausdruck
- Verbale Äußerungen, auch Stöhnen
- Spontane Ruhehaltung
- Abwehrreaktionen während der Pflege, bei der Mobilisation
- Schlafveränderungen
- Appetitveränderungen

Unruhe und Schlafstörungen

Unruhe ➤ 3.8.3

Unruhe und Schlafstörungen sind häufige Symptome bei Menschen mit Demenz. Typisch bei fortgeschrittener Demenz ist das **Sundowning:** Sobald es dunkel wird, zeigen die Betroffenen Unruhe und vermehrten Bewegungsdrang, während sie tagsüber eher lethargisch sind. Wichtig ist es, diesen umgekehrten Tag-Nacht-Rhythmus wieder mit dem physiologischen Rhythmus zu synchronisieren. Dazu tragen die körperliche Aktivierung durch Pflegende und Therapeutinnen sowie der gezielte Einsatz von Lichtquellen besonders morgens bei, während nachts so weit wie möglich auf Licht verzichtet wird. Unterstützend kann retardiertes Melatonin gegeben werden.

Oft muss eine **stärkere Medikation** gewählt werden. Zu beachten ist, dass es kein „ideales" Schlafmittel gibt, vielmehr muss bei der Wahl des Medikaments zwischen Wirkung und Nebenwirkung abgewogen werden.

- **Benzodiazepine und Z-Substanzen** führen zu einer raschen Schlafinduktion, vermindern aber den Tiefschlaf. Bei längerer Gabe entwickelt sich eine Abhängigkeit, und Dosiserhöhungen sind notwendig. Sowohl ältere als auch Palliativpatientinnen können paradox reagieren.
- **Niederpotente Neuroleptika,** z. B. Melperon und Pipamperon, wirken etwas verzögert, es entwickelt sich aber keine Abhängigkeit. Bei zu später Gabe kann ein Überhang der Sedierung am Morgen vorliegen.
- **Höherpotente Neuroleptika** sind bei zusätzlichen psychotischen Symptomen anzuraten. Quetiapin ist hier ein Zwischenmedikament zwischen nieder- und hochpotentem Neuroleptikum. Bei hochpotenten Neuroleptika ist Risperidon der Vorrang vor Haloperidol zu geben, um extrapyramidale Nebenwirkungen zu minimieren.

Bedeutung der Palliative Care

Die Bewahrung der Würde des Menschen mit Demenz steht für die Begleitung und Therapie im Fokus. Würde im hohen Alter bedeutet für die Betroffenen häufig, anderen nicht zur Last zu fallen. Gerade im palliativen Kontext ist es wichtig, in allen Phasen der Demenz die noch vorhandene Autonomie zu respektieren. Zu berücksichtigen sind:

- Selbstbestimmung
- Urteilsfähigkeit
- Verstehen
- Freiwilligkeit

MERKE

Auch wenn das Leben in stationären Pflegeeinrichtungen häufig von Institutionsregeln bestimmt ist, wird das Selbstwertgefühl des Menschen mit Demenz häufig schon durch Kleinigkeiten bei der alltäglichen Selbstbestimmung gestärkt, z. B. der Wahl der Kleidung, des Essens und dem Pflegen sozialer Kontakte.

Gültigkeit der Patientenverfügung bei Demenz

Patientenverfügung ➤ 1.4.1

AUS DER PRAXIS

Fallbeispiel progrediente Muskelerkrankung und Demenz

Eine 80-jährige Patientin leidet an einer progredienten Muskelerkrankung, an der schon einige Familienmitglieder am Ende durch Schluckstörungen und Versagen der Atmung verstorben sind. Aufgrund zunehmender Immobilität durch die krankheitsbedingte Tetraparese zog die Patientin mit 70 Jahren in eine Pflegeeinrichtung. Mit ihrem Hausarzt verfasste sie eine Patientenverfügung, in der sie festhielt, dass sie bei krankheitsbedingter Schluckstörung keine PEG wünscht.

Im letzten Jahr entwickelte die Patientin eine Demenz. Sie lässt alle pflegerischen Maßnahmen zu und nimmt am Alltag in der Pflegeeinrichtungen teil, kann aber nicht mehr ausreichend schlucken. Nun drängen die Pflegefachpersonen den Hausarzt zu einer Klinikeinweisung zur PEG-Anlage.

Zweifel an der Patientenverfügung von Menschen mit Demenz

Professionelle Teams und Angehörige reagieren gegenüber Menschen mit Demenz oft hilflos bis ohnmächtig. Dies gilt insbesondere bei Patientinnen mit stark eingeschränkter Einwilligungsfähigkeit, auch wenn diese in den frühen Phasen der Demenz eine nur geringfügig eingeschränkte Bewusstseinsfähigkeit aufweisen.

Es gibt einen Konflikt zwischen vorausverfügtem Willen und akut demonstriertem „natürlichem" Willen:

- Die Patientin lebt (offensichtlich) gern. In diesem Fall haben Betreuerinnen Schwierigkeiten, dem vorausverfügten Willen zu folgen.
- Die Patientin wendet sich (beobachtbar) ab. In diesem Fall ist das Handeln nach dem vorausverfügten Willen meist kein Problem.

Verweigerung von Essen und Trinken

Schluckstörung, Appetitlosigkeit und Kachexie, Essen und Trinken ➤ 3.5

Mit zunehmender Demenz **essen und trinken** die meisten Patientinnen **weniger,** was sich früher oder später auch am reduzierten Körpergewicht bemerkbar macht. Eine banale Ursache kann sein, dass das Essen nicht schmeckt oder unappetitlich ist (passierte Kost). In jedem Fall ist eine körperliche oder seelische Ursache auszuschließen.

Häufige körperliche Ursachen sind:

- Schmerzen und andere quälende körperliche Beschwerden
- Nebenwirkung von Medikamenten (z. B. starke Opioide, hoch dosierte Psychopharmaka)
- Organische Schluckstörungen
- Schwere Obstipation
- Mundtrockenheit, Soor, Druckstellen, offene Stellen im Mund, Stomatitis

Häufige seelische Ursachen:

- Depression
- Fühlt sich in fremder Umgebung nicht wohl
- Leidet unter Lärm, Unruhe
- Versteht nicht, wird nicht verstanden
- Wird respektlos behandelt
- Erfährt zu wenig Zuwendung

MERKE

Menschen mit schwerer Demenz sind oft dünner und essen weniger als gewünscht, aber sie „verhungern" nicht, sondern befinden sich dabei in einem Zustand der physiologischen Homöostase. Eine Untersuchung an hospitalisierten an Demenz Erkrankten zeigte, dass die Patientinnen in der Regel bereits anamnestisch einen relevanten Gewichtsverlust aufwiesen. Ihr Zustand war durch niedrige Stoffwechselraten, niedrigen Energieverbrauch und stabiles Gewicht charakterisiert. Es fanden sich jedoch keine gesundheitlichen Schäden, die damit in Verbindung gebracht werden konnten [25].

Die Überlebensraten **nach Anlage einer PEG** sind insgesamt nicht überzeugend:

- Für alle Patientengruppen zusammen beträgt die Mortalität innerhalb der ersten 30 Tage 28 % und innerhalb von 3 Monaten 44 % [21].
- Im Mittel lebten die Patientinnen nach Anlage der Sonde nur etwas mehr als 6 Monate [17].
- Menschen mit Demenz haben eine noch deutlich schlechtere Prognose: 54 % sterben im ersten Monat, 78 % innerhalb von 3 Monaten und 81 % nach 6 Monaten. Nur 10 % leben länger als ein Jahr [21].

Neben Komplikationen durch die PEG (Entzündungen, bleibende Aspirationsgefahr, u. U. notwendige Sedierung bei Manipulation durch die Patientin) vermindert die Sondenernährung soziale Kontakte, die beim Anreichen von Nahrung entstehen.

Eine ethische Beratung ist bei Unsicherheit in der Frage einer PEG-Anlage angemessen. Bei einer erfolgten PEG-Anlage sind regelmäßig die Gründe für das Belassen oder Entfernen zu evaluieren.

MERKE

- Die Patientenverfügung gilt bei Demenz genauso wie bei körperlichen Erkrankungen.
- Meist wird die Patientenverfügung auch als Ursache für die Therapiezieländerung genannt.
- Patientenverfügungen werden umso mehr respektiert, je genauer sie die konkrete Situation beschreiben.

Fazit

Schlussendlich sind die Übergänge zwischen kurativ und palliativ bei geriatrischen Patientinnen allgemein und bei Menschen mit Demenz im Besonderen fließend und erfordern ein besonderes Gespür und ethische Verantwortung des betreuenden Teams.

LITERATUR

1. Basler HD, Hüger D, Schuler MS. Beurteilung von Schmerz bei Demenz (BESD): Untersuchung zur Validität eines Verfahrens zur Beobachtung des Schmerzverhaltens. Schmerz. 2006; 20: 519–526.
2. Destatis. Sterbefälle und Lebenserwartung. 2025. Aus: www.destatis.de/DE/Themen/Gesellschaft-Umwelt/Bevoelkerung/Sterbefaelle-Lebenserwartung/_inhalt.html (letzter Zugriff: 08.03.2025).
3. Destatis. 15. koordinierte Bevölkerungsvorausentwicklung. Annahmen und Ergebnisse. 2025. Aus: www.destatis.de/DE/Themen/Gesellschaft-Umwelt/Bevoelkerung/Bevoelkerungsvorausberechnung/begleitheft.html?nn=208696#entwicklung (letzter Zugriff: 11.6.2025).
4. Deutsche Alzheimer Gesellschaft. Die Häufigkeit von Demenzerkrankungen. Informationsblatt 1. 2022. Aus: www.deutsche-alzheimer.de/fileadmin/Alz/pdf/factsheets/infoblatt1_haeufigkeit_demenzerkrankungen_dalzg.pdf (letzter Zugriff: 11.6.2025).
5. Deutsche Gesellschaft für Ernährungsmedizin u. a. Klinische Ernährung in der Geriatrie. Aktuelle Ernährungsmedizin. 2013; 38: e1–e48. Aus: www.dgem.de/sites/default/files/PDFs/Leitlinien/S3-Leitlinien/073-019l_S3_Klinische_Ernährung_Geriatrie_2015-12.pdf (letzter Zugriff: 11.6.2025).
6. Deutsche Gesellschaft für Neurologie. S3-Leitlinie Demenzen. 2023. Aus: www.dgppn.de/_Resources/Persistent/1f641e4edaf5c5d5a5114ee69146ba459a7da6b3/S3-Leitlinie Demenzen_Langversion_2023_11_28_Final (003).pdf (letzter Zugriff: 11.6.2025).
7. Dogra S et al. Active Aging and Public Health: Evidence, Implications, and Opportunities. Annual Review of Public Health. 2022; 43: 439–459.
8. Downar J et al. The „surprise question" for predicting death in seriously ill patients: a systematic review and meta-analysis. Canadian Medical Association Journal. 2017; 189(13): E484–E493.
9. Fischer T. Zur Entwicklung und Testung der BISAD Schmerzeinschätzung bei Menschen mit schwerer Demenz. Das Beobachtungsinstrument für das Schmerzassessment bei alten Menschen mit schwerer Demenz (BISAD). Bern: Hans Huber, 2012.
10. Fried LP et al. Frailty in older adults: evidence for a phenotype. The Journals o Gerontology. Series A, Biological Science and Medical Science. 2001; 56(3): M146–156.
11. Fox PL, Raina P, Jadad AR. Prevalence and treatment of pain in older adults in nursing homes and other long-term care institutions: a systema-tic review. Canadian Medical Association Journal. 1999; 160(3): 329–333.
12. Heimerl K et al. Selbstbestimmung und Autonomie in der Palliativen Geriatrie –ein Grundsatzpapier. Zeitschrift für Palliativmedizin. 2020; 21(5): 243–247.
13. Hoogendijk EO et al. Frailty: implications for clinical practice and public health. Lancet. 2019; 394(10206): 1365–1375.
14. Inouye SK et al: The Hospital Elder Life Program: a model of care to prevent cognitive and functional decline in older hospitalized patients. Journal of the American Geriatrics Society. 2000; 48(12): 1697–1706.
15. Jessen F, Spottke A. Therapie von psychischen und Verhaltenssymptomen bei Demenz. Der Nervenarzt. 2010; 81: 815–822.
16. Kojer M, Heimerl K. Palliative Care ist ein Zugang für hochbetagte Menschen – ein erweiterter Blick auf die WHO-Definition von Palliative Care. Zeitschrift für Palliativmedizin. 2009; 10(3): 154–161.
17. Mitchell SL, Tetroe JM. Survival after percutaneous endoscopic gastrostomy placement in older persons. The Journals of Gerontology. Series A, Biological Sciences and Medical Sciences. 2000; 55(12): M735–M739.
18. Murphy LM, O'Lipman T. Percutaneous endoscopic gastrostomy does not prolong survival in patients with dementia. Archives of Internal Medicine. 200; 163(11): 1351–1353.
19. Nauck F. Palliativmedizin – nicht nur für Krebspatienten. Deutsches Ärzteblatt. 2012; 109(41): A-2049.
20. Oehmichen F et al. Leitlinie der Deutschen Gesellschaft für Ernährungsmedizin (DGEM). Aktuelle Ernährungsmedizin. 2013; 38(2): 112–117.
21. Sanders DS et al. Survival Analysis in Percoutaneous Endoscopic Gastrostomy Feeding: A Worse Outcome in Patients with De-mentia. The American Journal of Gastroenterology. 2000; 95(6): 1472–1475.
22. Simon A. Ethische Aspekte. In: Löser C (Hrsg.). Unter- und Mangelernährung: Klinik, moderne Therapiestrategien, Budgetrelevanz. Stuttgart: Thieme, 2011. S. 196–205.
23. Schulze AK. Höheres Alter: Schmerzen trotz kognitiver Störung des Patienten erkennen. Deutsches Ärzteblatt. 2022; 119(27–28): A 1252–1254.
24. Singler K, Thomas C. HELP-Hospital Elder Life Program – ein multimodales Interventionsprogramm zur Delirprävention bei älteren Patienten. Die Innere Medizin. 2017; 58(2): 125–131.
25. Wang S et al. Longitudinal weight changes, length of survival, and energy requirements of long-term care residents with dementia. Journal of the American Geriatrics Society. 1997; 45(10): 1189–1195.
26. Wehling M, Burkhardt H. Die FORTA-Liste. Aus: https://www.umm.uni-heidelberg.de/klinische-pharmakologie/forschung/forta-projekt-deutsch/ (letzter Zugriff: 8.3.2025).
27. Weinrebe W et al. What does delirium cost? Zeitschrift für Gerontologie und Geriatrie. 2016; 49: 52–58.
28. WHO (Hrsg). Aktiv Altern. Rahmenbedingungen und Vorschläge für politisches Handeln. 2002. Aus: https://iris.who.int/bitstream/handle/10665/67215/WHO_NMH_NPH_02.8_ger.pdf (letzter Zugriff: 11.6.2025).
29. Won AB et al. Persistent nonmalignant pain and analgesic prescribing patterns in elderly nursing home residents. Journal of the American Geriatrics Society. 2004; 52: 867–874.

2.7 Intensivmedizin und außerklinische Intensivpflege

Thomas Demmer (2.7.1, 2.7.2), Martin Groß (2.7.1, 2.7.2), Alexandra Wessel (2.7.3)

Patientinnen mit lebensbedrohlichen Krankheiten werden im Krankenhaus meist auf Intensivstationen (➤ Abb. 2.40), Beatmungsentwöhnungsstationen und Frührehabilitationsstationen behandelt. Deutschland ist europaweit Spitzenreiter in Bezug das Verhältnis der Intensivbetten zur Bevölkerungszahl [16].

Wenn die lebensbedrohliche Krankheit nach der Behandlung auf einer dieser Stationen dauerhaft fortbesteht und „die ständige Anwesenheit einer geeigneten Pflegefachkraft zur individuellen Kontrolle und Einsatzbereitschaft oder ein vergleichbar intensiver Einsatz einer Pflegefachkraft erforderlich ist", besteht nach

§ 37c SGB V Anspruch auf **außerklinische Intensivpflege.** Diese erfolgt zumeist in Intensivpflege-Wohngemeinschaften, in der Häuslichkeit oder in stationären Intensivpflegeeinrichtungen (➤ Abb. 2.41). In Deutschland werden ca. 23.000 Menschen in der außerklinischen Intensivpflege versorgt [5].

Die Patientinnen haben in der Regel eine absaugpflichtige Trachealkanüle und sind nicht beatmet oder werden invasiv oder nicht invasiv beatmet. Ihre Lebensqualität wird in der Regel unterschätzt und kann durchaus sehr gut sein. Beispielsweise schätzen drei von vier beatmeten Patientinnen mit Muskeldystrophie vom Typ Duchenne ihre Lebensqualität als gut oder sehr gut ein [10].

Intensivmedizin, außerklinische Intensivpflege und Palliative Care haben augenscheinlich gegenläufige Ansätze, stehen den Betroffenen aber bei Entscheidungsfindungsprozessen und Therapiezieländerungen im Idealfall gleichermaßen zur Verfügung (➤ Abb. 2.40). Die Schnittstelle dieser Bereiche wird zum Wohle der Patientinnen von allen Beteiligten gemeinsam gestaltet (➤ 1.5).

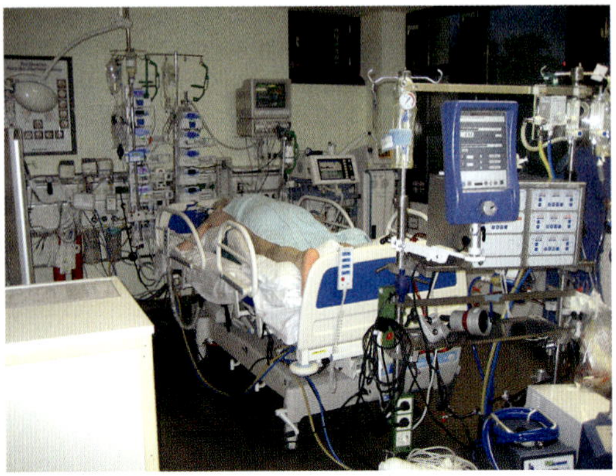

Abb. 2.40 Intensivstation. Die Intensivtherapie ist häufig geprägt von lebenserhaltender und -fördernder Medizintechnik (hier: schwerstkranker Patient mit extrakorporaler Übernahme der Lungenfunktion durch ein Gerät). Die kurative Ausrichtung steht im Vordergrund, sollte aber durch palliative Konzepte ergänzt werden. Zudem wirkt die Medizintechnik nicht nur auf die Patientin selbst, sondern auch auf die Angehörigen oft sehr beängstigend. In dieser Situation ist menschliche Zuwendung vonseiten des Behandlungsteams sehr bedeutsam. [O647]

MERKE

Intensivpatientinnen leiden inner- und außerklinisch an belastenden Symptomen wie Delir, Stress, Angst, Depression, Dyspnoe und Schmerz (➤ Kap. 3). Palliative Care sollte daher ein integraler Bestandteil auf Intensivstationen und in der außerklinischen Intensivpflege sein.

In ➤ 2.7.3 berichtet Alexandra Wessel von ihren Erfahrungen als Mensch an der Schnittstelle zwischen Intensivmedizin, außerklinischer Intensivpflege und Palliativmedizin und benennt die Bedarfe betroffener Personen.

2.7.1 Palliative Care auf Intensivstationen

Für die Etablierung von **Palliative Care auf Intensivstationen** eignen sich verschiedene Methoden, die auch kombiniert werden können.

- Ein **Standard für den Umgang mit Symptomen** am Lebensende kann, auch in Situationen der Beendigung lebenserhaltender Therapien, den Patientenkomfort erhalten und Leid lindern.
- Die **palliativmedizinische Schulung** von Intensivpersonal ist ratsam und resultiert in höherem

Wissen, mehr Selbstvertrauen, verbesserten kommunikativen Fähigkeiten und einer besseren Identifikation von Palliative-Care-Bedarf. Hierzu kann auch die Fachweiterbildung von Pflegefachpersonen der Intensivstation in Palliative Care oder der Erwerb der Zusatzbezeichnung Palliativmedizin durch Ärztinnen der Intensivstation gehören (➤ 1.3).

- Sowohl **Palliativkonsiliardienste** (➤ 1.2.1) als auch die **Teilnahme von Palliativmedizinerinnen** an Visiten auf Intensivstationen senken die Intensivverweildauer, ohne die Mortalität zu erhöhen, und verbessern die Zufriedenheit im Behandlungsteam.
- Die Implementierung von **Screeninginstrumenten** zur Identifikation des Bedarfs einer palliativmedizinischen Konsultation ist empfehlenswert. Ein einfaches Screening erfasst folgende Indikationen:
  - Alter > 80 Jahre
  - Protrahierter Verlauf mit Intensivaufenthalt > 14 Tage
  - Multimorbidität (➤ 2.4.1)
  - Vorliegen einer Patientenverfügung mit Festlegung von Therapiebegrenzungen
  - Fehlen der medizinischen Indikation zur Fortführung lebenserhaltender Therapien
- Auch die **ethische Fallbesprechung** (➤ 1.4.1, ➤ 1.11.4) ist ein wichtiges Instrument, um die Intensivverweildauer zu senken, die Belastung durch nicht nützliche Therapien zu senken und die Zufriedenheit aller Beteiligten zu verbessern.
- Instrumente für die **strukturierte Kommunikation zur Entscheidungsfindung** (➤ 1.8.4) am Ende des Lebens verbessern die Dokumentation und reduzieren die Beatmungs- und die Intensivverweildauer.
- **Palliative Familienkonferenzen** reduzieren das Risiko, am Ende des Lebens aggressive, nutzlose Therapien zu erhalten, sowie das Risiko, auf der Intensivstation zu sterben. Festgehalten werden dabei:
  - Name und Beruf bzw. Beziehung zur Patientin der teilnehmenden Personen
  - Gesetzliche Grundlage der Entscheidungsfindung (Patientenverfügung, Vorsorgevollmacht, gesetzliche Betreuung, Ehegattennotvertretung)
  - Prognose (Überlebenswahrscheinlichkeit, körperliche und geistige Beeinträchtigung, Anhängigkeit von Pflege, assistiven oder lebenserhaltenden Technologien)
  - Situation der Patientin (persönliche Vorlieben, Teilhabe, seelisches Wohlbefinden, soziale Integration)
  - Behandlungswünsche der Patientin (schriftlich oder mündlich geäußerte, mutmaßliche)
  - Therapiebegrenzungen
- **Seelsorge** (➤ 1.7.1) verbessert die Lebensqualität der Patientinnen auf Intensivstationen und ihrer Angehörigen.

Die genannten Methoden können auch miteinander kombiniert werden. Wertschätzende, aufrichtige und geduldige Kommunikation sowohl interdisziplinär im Behandlungsteam (➤ 1.5) als auch mit Patientinnen und Angehörigen (➤ 1.8, ➤ 1.9) sowie die Bereitschaft zur Selbstreflexion sind allerdings die Grundvoraussetzung für gute Entscheidungen am Lebensende.

2.7.2 Palliative Care in der außerklinischen Intensivpflege

Eine Stichprobe von ca. 2.000 Patientinnen in der **außerklinischen Intensivpflege** ergab, dass 79 % an neurologischen und 16 % an pulmonalen Erkrankungen litten. Weitere 15 % hatten pulmonale Komorbiditäten, und es bestand ein breites Spektrum weiterer Komorbiditäten. 80 % der Patientinnen litten an einer Dysphagie, bei 18 % bestand ein Wachkoma [4]. Symptome, Lebensqualität, Teilhabe und Prognose sind bei Patientinnen in der außerklinischen Intensivpflege individuell unterschiedlich.

Viele dieser Patientinnen benötigen Palliative Care, da sie lebensbedrohlich erkrankt sind, körperliches, seelisches, psychosoziales und spirituelles Leid gelindert und ihre Lebensqualität verbessert werden soll (➤ Abb. 2.41). Die zeitgerechte Integration von Palliative Care ist auch erforderlich, um Patientinnen und Angehörige in den oft langwierigen Entscheidungsprozessen bezüglich lebenserhaltender Maßnahmen passend beraten und begleiten zu können. Dabei müssen ärztliches und Pflegefachpersonal diverse Herausforderungen bewältigen:

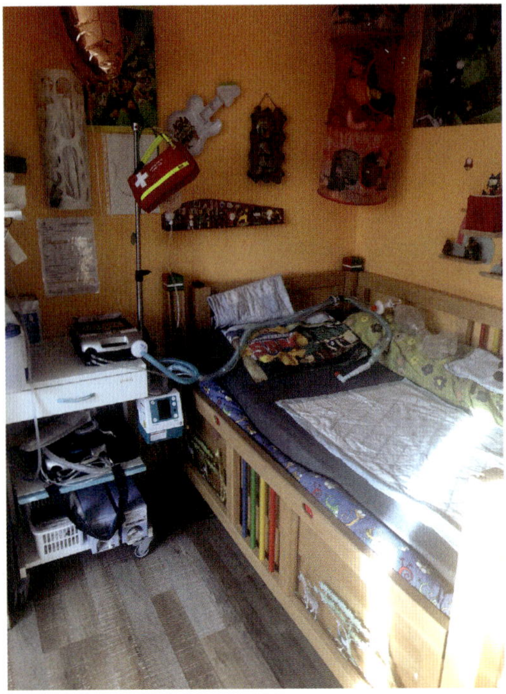

Abb. 2.41 Wohnsituation einer jungen Frau in einem außerklinischen Intensivpflegesetting. Die notwendige Medizintechnik wird so weit wie möglich reduziert, stattdessen steht ein möglichst persönlich gestaltetes Umfeld und größtmögliche Teilhabe an Lebenssituationen im Vordergrund. [P1029]

- Von der Patientin, ihren Angehörigen, Pflegefachpersonen, Ärztinnen und Therapeutinnen wird die Akzeptanz eines lang anhaltenden Nebeneinanders lebenserhaltender Therapien und palliativer Versorgung gefordert.
- Die Ansichten über Nutzen und Schaden medizinischer Behandlungen von Patientinnen/Angehörigen und Mitgliedern des Behandlungsteams können weit auseinanderliegen. In vielen Fällen fordern Angehörige medizinische Behandlungen ein, die aus Sicht von Pflegefachpersonen, Ärztinnen und anderen beteiligten Berufsgruppen für die Patientin nicht mehr nützlich oder sogar belastend sind. Solchen Forderungen kann sogar die Hoffnung auf eine Wunderheilung zugrunde liegen.
- Die Lebensqualität der Patientin wird durch Außenstehende systematisch unterschätzt (Behinderungsparadox, ➤ 2.9.3), insbesondere bei Erkrankungen mit ausgeprägten Lähmungen, aber normaler höherer Hirnleistung.
- Die Einschätzung der Lebensqualität bei Patientinnen mit Störungen der höheren Hirnleistung ist schwierig und beruht überwiegend auf Fremdbeobachtung von Atemfrequenz, Herzfrequenz, Gesichtsausdruck, Muskeltonus, motorischer Aktivität und Schweißproduktion.

MERKE

Entscheidungsfindung benötigt in der außerklinischen Intensivpflege oftmals wiederholte Gespräche mit der Patientin oder ihren Angehörigen über einen längeren Zeitraum. Eine besondere Erschwernis liegt vor, wenn die Patientin bewusstseinsgestört bzw. nicht selbst entscheidungsfähig ist.

Grundsätzlich gilt, dass gute Entscheidungen in Bezug auf das Fortführen oder Einstellen lebenserhaltender Technologien eine möglichst genaue Kenntnis der medizinischen Situation, ein Verständnis der Persönlichkeit und der Vorlieben der Patientin sowie eine Einschätzung der Tragfähigkeit des sozialen und familiären Netzwerks voraussetzen.

2.7.3 Die Patientenperspektive

Hallo, ich bin Alex, 54 Jahre alt, verheiratet, keine Kinder und leide seit 4 Jahren an amyotropher Lateralsklerose. Eigentlich leide ich nicht, denn man gewöhnt sich an jeden Zustand und an jede Verschlechterung, solange man keine Schmerzen hat.

Ende 2022, nachdem ich von mir aus (mein damaliger Neurologe hatte es nicht für nötig befunden) einen Termin zum Check meiner Blutgaswerte gemacht hatte, kam ich über die Notfallambulanz zur Ambulanz für ALS von Herrn Dr. Groß. Meine Werte waren schlecht und die Atmung sehr flach. Ich wurde freundlich, aber unumwunden ehrlich über das aufgeklärt, was man machen könnte, und gefragt, ob ich es auch so möchte – mit allen Konsequenzen.

Da ich ein sehr lebensbejahender Mensch bin, entschied ich mich dafür, meine Mitmenschen noch bisschen zu nerven, und für ein Leben mit einer Trachealkanüle in einer Intensivpflege-Wohngemeinschaft. Leider kam dieser Zeitpunkt schneller als gedacht. Innerhalb von 3 Tagen verschlechterte sich mein Zustand dermaßen rasch, dass meine favorisierte Klinik leider keine Kapazitäten frei hatte und ich die Klinik nehmen musste, die eben schnellstmöglich ein Tracheostoma anlegen konnte. Ich wurde kurz und knapp aufgeklärt, und einen Tag später bin ich mit zwei Löchern (Tracheostoma und PEG) mehr im Körper wieder aufgewacht. Ich habe in den 4 Tagen, an denen ich dort lag, bevor ich in meine favorisierte Klinik verlegt wurde, nicht einen Arzt gesehen. Er ist wohl seinem Zweitjob als Tischler nachgegangen. Jedenfalls hat er bei mir das PEG-Loch mit einem Holzhandbohrer gemacht, so ausgefranst, wie es ist.

In der anderen Klinik hatte der Höllentrip ein Ende. Auf der Intensivstation angekommen, wurde ich von Ärzten, Therapeuten, Pflegepersonal fit für mein neues Leben in der WG gemacht. Allerdings war oder ist mir die ganze Zeit bewusst, dass der Sensenmann jederzeit wieder an die Tür klopfen kann, aber vorerst bleibt sie zu. Und so, wie es jetzt aussieht, kann man mit einer Trachealkanüle sehr gut leben, endlich keine Atemnot mehr. Jetzt muss nur noch der Rest meines Körpers mitspielen.

Leider sind viele Pflegekräfte und auch Ärzte nicht ALS-kompatibel. Mit mir zu kommunizieren, wenn mal gerade mein Kommunikationscomputer mit Augensteuerung nicht zugegen ist, ist wirklich nicht einfach. Ich kann nur mit meiner Mimik kommunizieren. Allerdings haben und nehmen sich auch viele nicht die Zeit dafür.

Ich habe einige Ärzte erlebt, die sich mit meiner Krankheit nicht so richtig auskannten. Anstatt zu googeln „Was ist ALS?“, sollten sie lieber googeln „Wer ist spezialisiert auf ALS?“ und dann den Patienten weiterleiten. Oder der Notarzt, der mich mit dem RTW von zu Hause abholte, schob vorher meinen Mann in die Küche, um ihm zu erzählen, was auf **mich** zukommen würde und ob ich das wirklich wolle. Was fragt der meinen Mann? Meint der, ich habe da nicht drüber nachgedacht? Ich glaube, für viele Menschen gibt es kein Zwischending. Entweder hopp oder top, und in meinem Fall eben hopp. Aber ich sehe das nicht so, für mich heißt es top. Klar, das Leben ändert sich, aber Veränderung muss ja nicht schlecht sein, ganz im Gegenteil.

Auch habe ich erlebt, dass eine Pflegekraft nicht immer eine Fachkraft ist. Bei so vielen Körperöffnungen, die ein Mensch so hat, kann man schon mal durcheinandergeraten. Pflegefachpersonen auf einer Intensivstation sollte das aber nicht passieren. Sie sollten alle auf einem Stand geschult sein.

Der Tod gehört zum Leben und in meinem Fall leider zu früh oder auch nicht, wir werden sehen. Leider wird das Thema viel zu oft totgeschwiegen … toll, da ist das böse Wort wieder. Um für sich selbst oder für einen Angehörigen am Ende eines Lebens bestmöglich zu entscheiden, muss man vertrauensvoll mit Ärzten, Therapeuten und Pflegefachpersonal reden können. Ich bin froh, dass ich geistig noch auf der Höhe bin, um über meinen Abgang selbst zu entscheiden. Ich glaube, mein Mann würde anders entscheiden. Aber niemand kann einschätzen, wie man sich in einem erkrankten Körper fühlt, außer der Erkrankte selbst. Es gab eine Zeit, da wünschte ich mir auch, Honig im Kopf zu haben, um den Verfall meines Körpers nicht mitzubekommen. Das ist heute nicht mehr so.

Ich hoffe, dass Menschen in meiner Situation auch auf einer Intensivstation und in der außerklinischen Intensivpflege so viel Spaß haben und sich so gut aufgehoben fühlen wie ich. Auch wenn mal was danebengeht. Aber das geht auch nur, wenn die Politiker sich mal über Pflegepersonal und eine angemessene Bezahlung und über Weiterbildung bzw. Fortbildung unterhalten würden, damit Sterbenskranke auch das bekommen, was sie verdient haben: eine bestmögliche Aufklärung, Behandlung und Zuwendung.

LITERATUR

1. Anderson WG et al. Palliative Care Professional Development for Critical Care Nurses: A Multicenter Program. American Journal of Critical Care. 2017; 26(5): 361–371.
2. Au SS et al. Outcomes of Ethics Consultations in Adult ICUs: A Systematic Review and Meta-Analysis. Critical Care Medicine. 2018; 46(5): 799–808.
3. Braus N et al. Prospective Study of a Proactive Palliative Care Rounding Intervention in a Medical ICU. Intensive Care Medicine. 2016; 42(1): 54–62.
4. Deutsche Fachpflege. Unternehmens- und Qualitätsbericht 2024. Herford: 2024. Aus: https://deutschefachpflege.de/assets-qb24/downloads/QB2024.pdf?utm_source=webseite&utm_medium=link&utm_campaign=QB24 (letzter Zugriff: 4.6.2025).
5. Hornemann D et al. Versorgung von Patient*innen der Außerklinischen Intensivpflege in ärztlich geleiteten Einrichtungen – eine Querschnitterhebung der Deutschen Interdisziplinären Gesellschaft für Außerklinische Beatmung. Fortschritt der Neurologie Psychiatrie. 2024. Aus: www.researchgate.net/publication/385164940_Versorgung_von_Patientinnen_der_Ausserklinischen_Intensivpflege_in_arztlich_geleiteten_Einrichtungen_-_eine_Querschnitterhebung_der_Deutschen_Interdis

ziplinaren_Gesellschaft_fur_Ausserklinische_Beatmu/fulltext/6718c19524a01038d00054b2/Versorgung-von-Patientinnen-der-Ausserklinischen-Intensivpflege-in-aerztlich-geleiteten-Einrichtungen-eine-Querschnitterhebung-der-Deutschen-Interdisziplinaeren-Gesellschaft-fuer-Ausserklinische-Bea.pdf?origin=scientificContributions (letzter Zugriff: 4.6.2025).
6. Hurd C, Curtis JR. Education About Palliative Care in the Intensive Care Unit: Rediscovering Opportunity. 2014; 6(1): 167–169.
7. Jenko M et al. Facilitating palliative care referrals in the intensive care unit: a pilot project. Dimensions of Critical Care Nursing. 2015; 34(6): 329–339.
8. Ko PY et al. Palliative Family Conference Reduces the Risk of Death in Intensive Care Units and Cardiopulmonary Resuscitation at End of Life. Journal of Palliative Medicine. 2022; 25(7): 1050–1056.
9. Kyeremanteng K et al. The Impact of Palliative Care Consultation in the ICU on Length of Stay: A Systematic Review and Cost Evaluation. Journal of Intensive care Medicine. 2018; 33(6): 346–353.
10. Lulé D et al. Quality of life in fatal disease: the flawed judgement of the social environment. Journal of Neurology. 2013; 260(11): 2836–2843.
11. Nelson JE et al. Choosing and using screening criteria for palliative care consultation in the ICU: a report from the Improving Palliative Care in the ICU (IPAL-ICU) Advisory Board. Critical Care Medicine. 2013; 41(10): 2318–2327.
12. Norton SA et al. Proactive palliative care in the medical intensive care unit: effects on length of stay for selected high-risk patients. Critical Care Medicine. 2007; 35(6): 1530–1535.
13. Oczkowski SJ et al. Communication tools for end-of-life decision-making in the intensive care unit: a systematic review and meta-analysis. Critical Care. 2016; 20: 97.
14. Pangalila RF et al. Quality of life of adult men with Duchenne muscular dystrophy in the Netherlands: implications for care. Journal of Rehabilitation Medicine. 2015; 47(2): 161–166.
15. Pochard F et al. Symptoms of anxiety and depression in family members of intensive care unit patients: ethical hypothesis regarding decision-making capacity. Critical Care Medicine. 2001; 29(10): 1893–1897.
16. Rhodes A et al. The variability of critical care bed numbers in Europe. Intensive Care Medicine. 2012; 38(10): 1647–1653.
17. Schmidt M et al. Unrecognized suffering in the ICU: Addressing dyspnea in mechanically ventilated patients. Intensive Care Medicine. 2013; 40(1): 1–10.
18. Willemse S et al. Spiritual care in the intensive care unit: An integrative literature research. Journal of Critical Care. 2020; 57:55–78.

2.8 Rehabilitation

Merle Stulken

DEFINITION

Rehabilitation: Maßnahmen, die dazu beitragen, die Auswirkungen von Behinderung zu verringern und die soziale Integration von Menschen mit Behinderung zu fördern. Solche Interventionen richten sich nicht nur an die betroffene Person selbst, um ihre Anpassung an das Umfeld zu unterstützen, sondern beziehen auch das direkte soziale Umfeld und die Gesellschaft mit ein. Betroffene, ihre Zugehörigen und die Gemeinschaft, in der sie leben, sollten aktiv in die Planung und Umsetzung der Maßnahme eingebunden werden [2].

Palliative Rehabilitation: Ziel ist die Verbesserung der Lebensqualität, der Teilhabe und der Selbstständigkeit von Menschen mit lebensbedrohlichen Erkrankungen. Sie wird durch ein – in der Regel ärztlich geleitetes – multiprofessionelles Team angeboten, welches interdisziplinär, patientenzentriert und angehörigenorientiert arbeitet.

Rehabilitation ist ein wichtiger Bestandteil der Gesundheitsversorgung und sorgt dafür, dass ein nachhaltiges Entwicklungsziel zur globalen Gesundheit und Wohlbefinden der *Vereinten Nationen (UN)* umgesetzt werden kann [17]. Dazu gehört: *„Ein gesundes Leben für alle Menschen jeden Alters gewährleisten und ihr Wohlbefinden fördern“* [14, S. 15/38], insbesondere in Bezug auf psychische Gesundheit und soziale Isolation.

Die Palliativversorgung ist ebenfalls ein wichtiger Bestandteil der Gesundheitsversorgung. Palliative Care gewinnt zunehmend auch außerhalb der Onkologie (➤ 2.3) an Bedeutung. Neurologische (➤ 2.5) und pädiatrische Patientinnen (➤ 2.2) mit einer fortschreitenden Erkrankung und andere geraten zunehmend in den Fokus der ambulanten und stationären Palliativversorgung. Sie benötigen zumeist kurz-, aber auch langfristig rehabilitative Maßnahmen, u. a. Unterstützung bei der Hilfsmittelversorgung.

Durch die zunehmende Alterung der Bevölkerung, den Anstieg von Multimorbidität (➤ 2.4.1) und Behinderung (➤ 2.1.5) sowie einer Zunahme der Technisierung der Medizin steigt der Bedarf an rehabilitativen und palliativen Maßnahmen. Dabei kommt es zu einer wachsenden Überlappung der Patientenklientel.

Die Konzepte der rehabilitativen und palliativen Versorgung beruhen beide auf der interdisziplinären

Teamarbeit, welche durch eine ärztliche Leitung koordiniert wird und wöchentliche, patientenbezogene Teambesprechungen beinhaltet (➤ 1.5.1). **Patientenzentrierung** und **Angehörigenorientierung** sind wesentliche Bestandteile beider Konzepte. Sie haben außerdem zum Ziel, dass die Patientinnen weitgehend selbstständig in der häuslichen Umgebung leben können. Die Rehabilitation von Palliativpatientinnen resultiert diagnoseübergreifend in einer Verbesserung der Lebensqualität. Somit stehen Palliative Care und Rehabilitation nicht in einem Widerspruch, sondern können entweder als einander ergänzende Konzepte aufgefasst oder im Konzept der „Palliativen Rehabilitation" zusammengefasst werden. Die WHO veröffentlichte daher 2023 konkrete Empfehlungen zur Integration von Rehabilitation in die Palliativversorgung [18].

Dabei gibt es zwei grundsätzliche Möglichkeiten der **palliativen Rehabilitation** in Deutschland:

- Palliative Care in der Rehabilitation
- Rehabilitation in der Palliative Care

2.8.1 Palliative Care in der Rehabilitation

Infolge des Fortschritts der Medizin überleben Menschen immer schwerere und komplexere Erkrankungen. Allerdings verläuft in diesen Fällen die Erholung oft verzögert, sodass immer mehr Menschen der Beatmungsentwöhnung *(Weaning)* und der Frührehabilitation bedürfen.

Charakteristisch für die **Frührehabilitation** ist, dass schwer betroffene Patientinnen von einem multiprofessionellen, ärztlich koordinierten Team behandelt werden, welches in wöchentlichen Teamkonferenzen die patientenbezogenen Therapieziele festlegt. Verschiedene fachliche Ausrichtungen der Frührehabilitation sind im Operationen- und Prozedurenschlüssel (OPS) beschrieben:

- Neurologisch-neurochirurgische Frührehabilitation (NNFR)
- Fachübergreifende und andere Frührehabilitation
- Geriatrische frührehabilitative Komplexbehandlung
- Frührehabilitative Komplexbehandlung von Patientinnen mit Kopf-Hals-Tumoren

Außerdem existieren in Deutschland einige Einrichtungen, die eine pneumologische Frührehabilitation anbieten.

In Deutschland stehen ca. 5.000 Betten in der NNFR zur Verfügung, zu denen auch ca. 1.100 Betten für Patientinnen, die einer Beatmungsentwöhnung bedürfen, gehören [6]. NNFR-Patientinnen sind häufig in höherem Lebensalter, leiden an Multimorbidität und haben zu Behandlungsbeginn eine unklare Prognose. Die Mortalitätsrate liegt in der NNFR etwa bei 10 %, bei beatmeten Patientinnen bei 20 % [9]. Daher sollte eine frühe Integration der Palliativmedizin in das rehabilitative Setting erfolgen (➤ Abb. 2.42).

Werden im Verlauf einer Frührehabilitation Verbesserungen in unterschiedlichen Bereichen wie Selbstständigkeit und Teilhabe nicht erreicht oder kann kein Zustand erlangt werden, der im Sinne des Patientenwillens wäre, muss das weitere Vorgehen durch das interdisziplinäre Team (➤ Abb. 2.43) diesem Umstand angepasst und ggf. eine **Therapiezieländerung** vorgenommen werden. Gerade in der NNFR stellt allerdings die Ermittlung des Patientenwillens eine besondere Herausforderung dar. Aufgrund von Bewusstseinsstörungen oder Störungen der höheren Hirnleistung muss oft auf den im Vorfeld schriftlich oder mündlich geäußerten oder den mutmaßlichen Patientenwillen zurückgegriffen werden (➤ 1.8.4). Für schwierige ethischen Entscheidungssituationen stehen mittlerweile verbreitet klinische Ethikkomitees

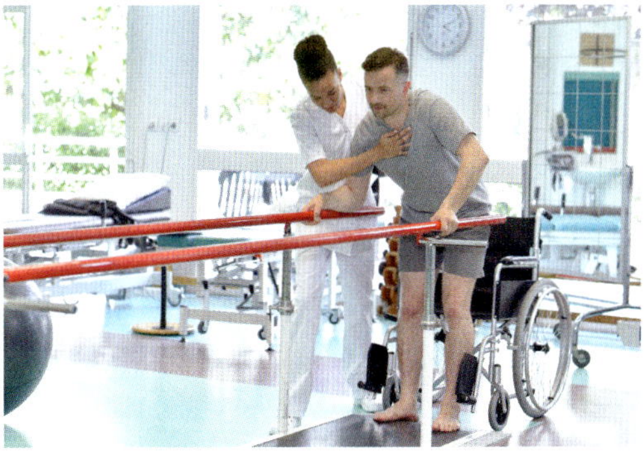

Abb. 2.42 Der frühe Beginn einer Rehabilitation hat zum Ziel, die bestmögliche Selbstständigkeit des Patienten und Teilhabe an Lebenssituationen zu erreichen – auch wenn die Prognose wie nach einem Schlaganfall oder einer Rückenmarksverletzung unklar ist. Gegebenenfalls muss im Verlauf eine Therapiezieländerung vorgenommen werden. [J787-197]

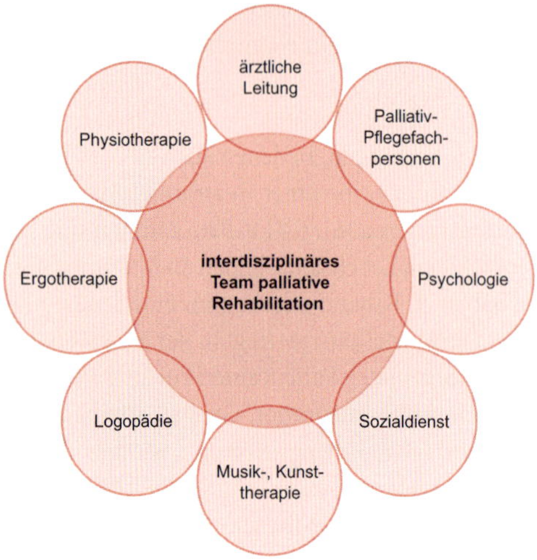

Abb. 2.43 Das interdisziplinäres Team der palliativen Rehabilitation behandelt bedürfnisorientiert die subjektiv vom Patienten empfundenen Hauptprobleme. [L143]

zur Verfügung, deren zentrale Aufgabe die klinisch-ethische Einzelfallberatung ist.

Eine Therapiezieländerung kann verschiedene Vorgehensweisen nach sich ziehen, wobei grundsätzlich zu unterscheiden ist:

- **Therapiebegrenzung,** z. B. Verzicht auf Wiederbelebung, Beatmung oder Intensivtherapie
- **Therapiebeendigung,** z. B. Beendigung von Beatmung, Intensivtherapie, Ernährung oder Flüssigkeitsgabe

Bei etwa zwei Drittel der Verstorbenen in der NNFR fand zuvor eine Änderung des Therapieziels statt [7].

MERKE

Sowohl bei der Therapiebegrenzung als auch der Therapiebeendigung ist immer darauf zu achten, dass eine angemessene palliative Medikamententherapie, z. B. mit Opiaten und Benzodiazepinen erfolgt, damit die Patientin nicht leidet (➤ 3.9).

Die **Integration von Palliative Care** in Rehabilitationseinrichtungen und auf Rehabilitationsstationen bietet für die Patientinnen und ihre Angehörigen Vorteile: Die Patientinnen müssen nicht auf eine Palliativstation verlegt werden, sondern können trotz geänderten Therapieziels in ihrer über mehrere Wochen oder sogar Monate vertrauten Umgebung verbleiben und von ihren Bezugspersonen weiterbehandelt werden.

Die Implementierung von Palliative Care kann je nach Einrichtung auf verschiedene Weise erfolgen:

- In Rehabilitationseinrichtungen stehen vielfach speziell weitergebildete Palliativteams zur Verfügung. Die Betreuung auf Frührehabilitationsstationen kann durch einen Palliativdienst erfolgen. Dieser Dienst wird als **spezialisierte palliativmedizinische Komplexbehandlung durch einen Palliativdienst** im Operationen- und Prozedurenschlüssel als *OPS 8-98h* codiert und mit dem verhandelten Zusatzentgelt vergütet.
- Wenn eine Palliativstation in der Rehabilitationseinrichtung oder im Krankenhaus zur Verfügung steht, kann die Patientin auch dorthin verlegt werden. Der Vorteil besteht darin, dass die Teams auf Palliativstationen in der Palliativversorgung erfahren sind. Von Nachteil kann sein, dass sowohl Patientin als auch Angehörige durch den Verlust der vertrauten Umgebung das Gefühl haben könnten, auf eine „Sterbestation" verlegt oder allein gelassen zu werden.
- Wenn innerhalb einer Einrichtung keine palliative Versorgung gewährleistet werden kann, muss die Patientin in eine andere Einrichtung verlegt werden.

2.8.2 Rehabilitation in der Palliative Care

Aufgrund der onkologisch geprägten Geschichte der Palliativmedizin bezieht sich die wissenschaftliche Literatur überwiegend auf diesen Kontext. Integrative Onkologie schließt sowohl die Rehabilitation als auch die Palliativmedizin ein.

Schwäche, Schmerz, Fatigue und Atemnot resultieren bei fortgeschrittenen Erkrankungen häufig aus Immobilität sowie neurologischen und muskuloskelettalen Komplikationen der Krebsbehandlung. Dem wirken motorische Übungsprogramme, multimodale Rehabilitationsprogramme, rehabilitative Konsiliardienste und ambulante Rehabilitation entgegen. Patientinnen in der **palliativen Rehabilitation** empfinden durch die Formulierung realistischer und bedeutungsvoller Ziele eine höhere Lebensqualität.

- Durch die Reduktion von Symptomen wie Fatigue, depressiver Verstimmung, funktioneller Abhängigkeit, Luftnot und Schmerzen wird

die Selbstständigkeit verbessert und somit die Belastung der pflegenden Angehörigen und der patientenseitigen Schuldgefühle diesbezüglich verringert.
- Motorische Übungsprogramme im Rahmen der palliativen Rehabilitation haben einen positiven Einfluss auf die Körperidentität, das Wohlbefinden sowie die Emotionen (➤ Abb. 2.44).

Die Patientinnen werden in der palliativen Rehabilitation ganzheitlich und bedürfnisorientiert von einem interdisziplinären Team behandelt, wobei das subjektiv empfundene Hauptproblem der Patientin im Fokus steht. Zusätzlich werden nach Möglichkeit alle weiteren Probleme angegangen, um den von der Patientin und ihren Angehörigen gewünschten Erfolg zu erreichen. Eine psychosoziale Beratung im Einzelsetting sowie den Austausch mit anderen Betroffenen erleben die pflegenden Angehörigen positiv.

2.8.3 Koordination von Rehabilitation und Palliative Care (CRPC)

Bei der **Koordination von Rehabilitation und Palliative Care (CRPC)** entstehen u. a. strukturelle, organisatorische und professionelle Herausforderungen. Semistrukturierte Interviews mit Teammitgliedern im Bereich der palliativen Rehabilitation ergaben, dass konzeptionelle Unklarheiten bezüglich der Umsetzung bestehen, sodass eine Klärung des Ansatzes sowie multidisziplinäre Schulungen als erforderlich erachtet wurden [4].

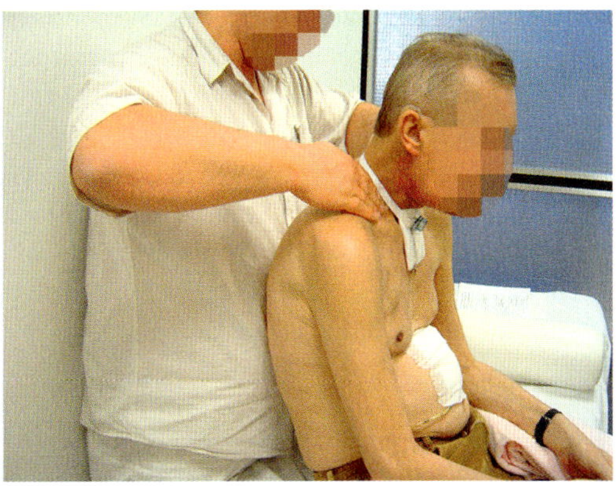

Abb. 2.44 Rehabilitation in der Palliative Care. Auch bei fortgeschrittenen unheilbaren Erkrankungen fördern angepasste Maßnahmen der Rehabilitation das Wohlbefinden und die Selbstwirksamkeit und haben einen positiven Einfluss auf die Emotionen der betroffenen Person. [O597]

Speziell in der Neurologie ist von einer Kombination aus Rehabilitation und Palliativmedizin eine Reduktion der Symptomlast zu erwarten. Allerdings kommt es bisher eher zu einer Aneinanderreihung der Fachbereiche: Nach der Akutversorgung in der Neurologie findet die Rehabilitation statt und schließlich die Palliativversorgung. Die 2022 veröffentlichte Leitlinie „Palliativmedizinische Versorgung neurologischer Erkrankungen“ [3] enthält konkrete, praxisbezogene Empfehlungen zur Rehabilitation und Versorgungskoordination.

Um eine evidenzbasierte Kombinationsbehandlung in Form von Rehabilitation und Palliative Care zu ermöglichen, ist weitere Forschung notwendig, die deren konzeptionelle Aspekte und Wirkungen darlegt. Dann könnte die CPRC formal anerkannt und im Gesundheitssystem etabliert werden.

LITERATUR

1. Barawid E et al. The benefits of rehabilitation for palliative care patients. American Journal of Hospice and Palliative Medicine. 2015; 32(1): 34–43.
2. Bundesministerium für Arbeit und Soziales. Rehabilitation und Teilhabe von Menschen mit Behinderung. 2024. Aus: www.bmas.de/SharedDocs/Downloads/DE/Publikationen/a990-rehabilitation-und-teilhabe-deutsch.pdf?__blob=publicationFile&v=10 (letzter Zugriff: 13.6.2025).
3. Deutsche Gesellschaft für Neurologie (DGN). S2k-Leitlinie Palliativmedizinische Versorgung neurologischer Erkrankungen. 2022. Aus: https://register.awmf.org/assets/guidelines/030-145l_S2k_Palliativmedizinische-Versorgung-neurologischer-Erkrankungen_2023-04.pdf (letzter Zugriff: 13.6.2025).
4. Harding Z, Hall C, Lloyd A. Rehabilitation in palliative care: a qualitative study of team professionals. BMJ Supportive & Palliative Care. 2022; 12(1): 28–38.
5. Nordentoft S et al. Evaluation of a multimodal rehabilitative palliative care programme for patients with high-grade glioma and their family caregivers. Scandinavian Journal of Caring Sciences. 2021; 36(3): 815–829.
6. Platz T et al. German hospital capacities for prolonged mechanical ventilator weaning in neurorehabilitation – results of a representative survey. Neurological Research and Practice. 2020; 2(1):18. doi: 10.1186/s42466-020-00065-1.
7. Pohl M et al. Rehabilitationsverlauf von Patienten in der neurologisch-neurochirurgischen Frührehabilitation. Nervenarzt. 2016; 87(6): 634–644.

8. Raunkiær, M. The Experience of People With Advanced Cancer and Professionals Participating in a Program With Focus on Rehabilitation and Palliative Care. OMEGA – Journal of Death and Dying. 2022; 88(4): 1240–1257.
9. Schmidt S et al. Factors influencing weaning from mechanical ventilation in neurological and neurosurgical early rehabilitation patients. European Journal of Physical and Rehabilitation Medicine. 2018; 54(6): 939–946.
10. Silver J et al. Cancer rehabilitation and palliative care: critical components in the delivery of high-quality oncology services. Support Care Cancer. 2015; 23(12): 3633–3643.
11. Tiberini R, Richardson H. Rehabilitative palliative care: enabling people to live fully until they die: a challenge for the 20th century (report). London: Hospice, 2015.
12. Timm H, Vibe-Petersen J, Thuesen J. Coordinating rehabilitation and palliative care. Ugeskrift for Laeger. 2018; 180(7): V05170395.
13. Turner-Stokes et al. From diagnosis to death: exploring the interface between neurology, rehabilitation and palliative care in managing people with long-term neurological conditions. Clinical Medicine. 2007; 7(2): 129–136.
14. Vereinte Nationen Generalversammlung. Resolution der Generalversammlung, verabschiedet am 25. September2015. Transformation unserer Welt: die Agenda 2030 für nachhaltige Entwicklung. 2015. Aus: www.un.org/depts/german/gv-70/band1/ar70001.pdf?OpenElement= (letzter Zugriff: 30.5.2025).
15. Vollmann J. Klinik: Aufgaben und Kriterien für Klinische Ethikkomitees. Bundesgesundheitsblatt – Gesundheitsforschung – Gesundheitsschutz. 2008; 51: 865–871.
16. World Health Organisation (WHO) (1981). Disability prevention and rehabilitation. Technical Report Series 668. Geneva: World Health Organisation, 1981.
17. World Health Organisation (WHO). Rehabilitation in health services. Geneva: World Health Organisation, 2017.
18. World Health Organisation (WHO), Regional Office for Europe. Policy brief on integrating rehabilitation into palliative care services. 2023. Aus: https://iris.who.int/bitstream/handle/10665/366505/WHO-EURO-2023-5825 15590 68173 eng.pdf?sequence=1 (letzter Zugriff: 13.6.2025).

2.9 Menschen mit körperlichen, geistigen und komplexen Behinderungen

Andreas Zieger (2.9.1 bis 2.9.5, 2.9.7, 2.9.8), Nathalie Scheer-Pfeifer (2.9.6)

MERKE

Jeder schwerstkranke und sterbende Mensch hat ein Recht auf eine angemessene, qualifizierte und bei Bedarf multiprofessionelle Behandlung und Begleitung. Um diesem gerecht zu werden, müssen die in der Palliativversorgung Tätigen die Möglichkeit haben, sich weiterzuqualifizieren [7].

Die Fachpflege hat in der palliativen Versorgung vom Menschen mit schweren körperlichen, geistigen und/oder komplexen Erkrankungen einen zentralen Stellenwert und wird mit besonderen Herausforderungen konfrontiert. Der fachliche Anspruch geht über das rein Medizinische hinaus und schließt pflegepädagogische, zwischenmenschliche, soziale und spirituelle Aspekte ein. Ziele und Methoden sind wie bei nicht behinderten Menschen:

- Linderung von Beschwerden
- Förderung von Wohlbefinden
- Förderung von Selbstbestimmung und soziale Teilhabe

Die Wünsche der Menschen mit Behinderungen und – wenn möglich – auch ihrer Angehörigen (Betreuenden) zu Entscheidungen am Lebensende stehen dabei im Mittelpunkt.

Nathalie Scheer-Pfeifer verfasste ➤ 2.9.6 mittels eines Kommunikationscomputers mit Augensteuerung. Sie erkrankte 2000 an ALS, ist seit 2005 schwerstgelähmt und seit 2009 von invasiver Beatmung abhängig. Als Vorsitzende des Luxemburgischen Vereins Wäertvollt Liewen setzt sich Scheer-Pfeifer politisch für die Belange von Menschen mit schweren Beeinträchtigungen und dauerhaftem komplexen Bedarf an lebenserhaltenden Technologien ein.

2.9.1 Bio-(somato-)psycho-soziales Menschenbild

Begriffsklärung Behinderung, Beeinträchtigung ➤ 2.1.1

MERKE

Die Bezeichnung „Behinderte(r)" für einen Menschen mit einer Behinderung ist ein stigmatisierendes und ausgrenzendes Unwort.

Menschen mit Behinderungen sind Menschen, die körperliche, seelische, geistige oder Sinnesbeeinträchtigungen haben, die sie in Wechselwirkung mit einstellungs- und umweltbedingten Barrieren an der gleichberechtigten Teilhabe an der Gesellschaft mit hoher Wahrscheinlichkeit länger als sechs Monate hindern können.

§ 2 (1) SGB IX

DEFINITION

Behinderung: Körper- und Gesundheitszustand weichen von dem für das Lebensalter typischen Zustand ab.
Drohende Behinderung: Eine Beeinträchtigung von Partizipation, Integration und Teilhabe (Inklusion) ist zu erwarten.
Grad der Behinderung (GdB): Einteilung gemäß der Auswirkung auf die Teilhabe an der Gesellschaft, die in 10er-Graden abgestuft ist. Ab einem GdB von mindestens 50 erhalten Betroffene einen Schwerbehindertenausweis.
Teilhabe: Einbezogensein in Lebenssituationen. Der Begriff spielt eine bedeutende Rolle im Behindertenkonzept der WHO, dem die Internationale Klassifikation der Funktionsfähigkeit, Behinderung und Gesundheit (ICF) aus dem Jahr 2001 zugrunde liegt (➤ Abb. 2.45, ➤ Abb. 2.46).

Nach dem **bio-(somato-)psycho-sozialen Verständnis und Menschenbild** haben Menschen mit Beeinträchtigungen spezielle Gesundheitsprobleme [19]. Diese beruhen auf Aktivitätsveränderungen als Folge von schweren krankheitsbedingten Veränderungen der Körperstrukturen und Körperfunktionen, die die Partizipation in Lebensbereichen und die Teilhabe am Gemeinschaftsleben beeinträchtigen [40].

Behinderung ist nicht angeboren und keine Krankheit. Sie ist ein Gesundheitsproblem, Aufgabe und „ethischer Testfall" für die Teilhabe/Inklusion. Beeinträchtigungen, die alterstypisch sind oder kürzer als 6 Monate andauern (z. B. ein Beinbruch) gelten nicht als Behinderung. Auch ein **chronisch kranker Mensch** muss nicht unbedingt behindert sein.

Körperlich, geistig oder komplex (mehrfach) Behinderte sind in ihrer menschenmöglichen Seinsweise durch jeweils individuelle, unterschiedliche Komponenten der Mensch-Umwelt-Interaktion beeinträchtigt. Diese Definition basiert auf einem integrierten, multiperspektiven, interaktionalen und relationalen Konzept.

Palliative Care setzt ein, wenn eine Heilung durch kurative Medizin und Rehabilitation mit großer Wahrscheinlichkeit nicht mehr möglich ist. Zur Umsetzung von **Teilhabe bis zum Lebensende** für Menschen Behinderung ist eine Handreichung erschienen [13].

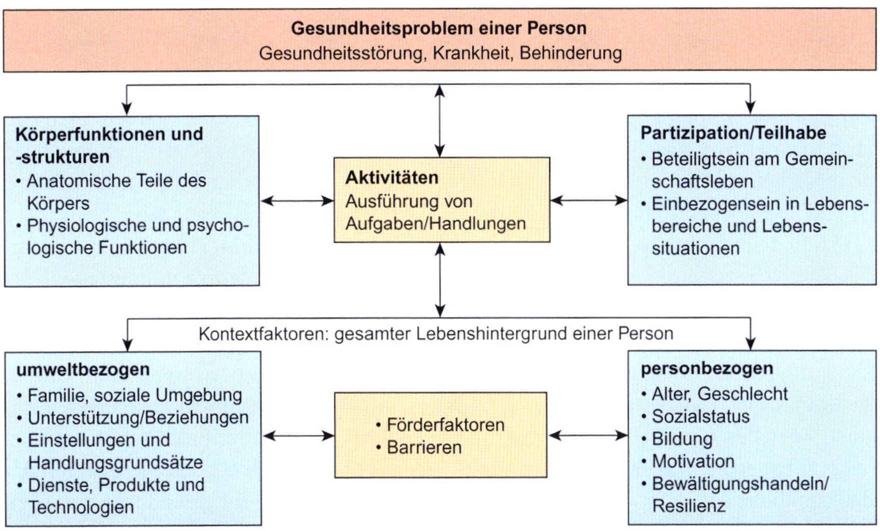

Abb. 2.45 Internationale Klassifikation der Funktionsfähigkeit, Behinderung und Gesundheit (ICF; mod. nach WHO). Ihr liegt das bio-(somato-)psycho-soziale Modell zugrunde. Mit der ICF lassen sich die Auswirkungen eines Gesundheitsproblems für einen Menschen in verschiedenen Bereichen beschreiben. [L143]

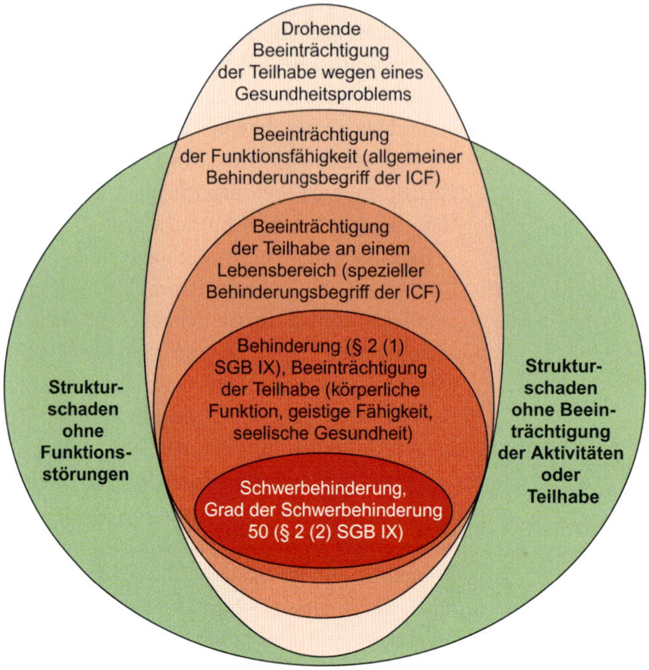

Abb. 2.46 Verhältnis von funktionaler Gesundheit nach der ICF und Behinderung/Schwerbehinderung nach dem SGB IX. [V492]

2.9.2 Unterscheidungsmerkmale von Behinderung

Das Individuum als ganzheitlicher Mensch und unteilbare Person ist nur analytisch bestimmten Unterscheidungsmerkmalen zuzuführen. Die im Folgenden beschriebenen Kategorien stellen Sammelbegriffe unterschiedlich schwerer, komplexer, physischer, psychischer und sozialer Beeinträchtigungen der Aktivitäten des täglichen Lebens dar. Dabei sind Selbstständigkeit und Selbstbestimmung, Lebensqualität, Partizipation und Teilhabe am Gemeinschaftsleben einer ganzen Person betroffen.

- Unter **körperlicher Behinderung** werden Aktivitätsbeeinträchtigungen infolge von angeborener Fehlbildung, angeborener oder erlittener Krankheit, Unfallverletzung oder Gewalteinwirkung verstanden. Sie stellen keinen Defektzustand, sondern ein anhaltendes und oft unveränderbares Gesundheitsproblem dar.
- Unter **geistiger Behinderung** werden Aktivitätsbeeinträchtigungen durch angeborene oder erworbene Störungen der Intellektuellen kognitiven, emotionalen und sozialen Entwicklung und Funktionen, z. B. auch durch frühe Gewalterfahrung, verstanden. Diese können sich in einer Lernbehinderung, unsicherer und dissozialer Bindung sowie traumatischer Anpassungs- und Persönlichkeitsstörung äußern.
- Unter **komplexer** oder **Mehrfachbehinderung** wird eine Kombination von schweren körperlichen, seelischen und geistigen Beeinträchtigungen mit entsprechend hohem Hilfe- und Unterstützungsbedarf verstanden.
- Eine **Schwerbehinderung** liegt vor, wenn der Grad der Behinderung **mindestens** 50 beträgt. Menschen mit schwererer Behinderung sind besonders vulnerabel und fragil aufgrund von Vorerkrankungen, schweren Aktivitätsbeeinträchtigungen und schweren belastenden Lebensumständen mit verminderten personalen und/oder Umweltressourcen. Diese beeinträchtigen oft den Zugang zur gesundheitlichen Versorgung, die Selbstbestimmung und die gleichberechtigte Teilhabe.

2.9.3 Behinderungsparadox

DEFINITION

Behinderungsparadox (engl. *Disability Paradox*): Fachpersonen, Außenstehende und enge Angehörige schätzen die Lebensqualität und Leiden Betroffener wesentlich schlechter ein als die Betroffenen selbst. Oder anders formuliert: Menschen mit schweren Beeinträchtigungen stufen ihre Lebensqualität höher ein als gesunde Menschen.

Menschen, die nicht der Norm entsprechen, als „behindert" zu bezeichnen, ist falsch. Eine solche Bezeichnung legt das Augenmerk auf das, was diese Menschen nicht können, statt auf das, was sie können und worin sie kompetent sind. Tatsächlich werden bei Menschen mit Behinderungen und Beeinträchtigungen positive Erfahrungen und Fähigkeiten wie auch die von ihnen subjektiv erlebte und bezeugte Lebenszufriedenheit und Lebensqualität von Außenstehenden oft nicht ernst genommen und unterschätzt. Kuehlmeyer et al. [27] und Kühlmeyer [26] konnten in einer Befragungsstudie zum Locked-in-Syndrom (LiS) unter deutschen Neurologinnen zu der Frage „Ich denke, die Behandlung bei chronischem LIS kann abgebrochen werden" aufzeigen, dass 81 % mit „Ja, unter bestimmten Umständen" und 10 % sogar mit „Ja, immer beenden" antworteten. Darüber hinaus wurde von 90 % angegeben, sich ein Leben im LIS nicht vorstellen zu können und für sich auch nicht tolerieren zu wollen.

Das **Behinderungsparadox** kann zu erheblichen Verzerrungen in Prozessen der Entscheidungsfindung und Prognosestellung führen, die von verschiedensten Faktoren wie Unwissen oder Vorurteilen beeinflusst werden. Die Fähigkeit von Menschen, sich an katastrophale Lebensereignisse anzupassen, ist dagegen beeindruckend. Sie wird in der Resilienzforschung untersucht und bleibt oft jenseits normgeprägter Vorstellungskraft und objektiver Werturteile.

2.9.4 Kompetenzen und Ressourcen

In Abhängigkeit vom Schweregrad der Beeinträchtigung werden neben den Defiziten individuelle **Kompetenzen** und soziale **Ressourcen** beachtet und wertgeschätzt. Zum Beispiel kann eine dissoziationsbedingte Lernbeeinträchtigung als Antwort auf traumatischen Stress als Kompetenz zum Selbstschutz verstanden werden und ist nicht lediglich als „geistige Behinderung" zu bewerten.

Individuelle Kompetenzen und soziale Ressourcen können mittels Pflege, Rehabilitation und Nachsorge mit dem Ziel einer bestmöglichen sozialen Integration und Teilhabe am Gemeinschaftsleben konsequent unterstützt und umgesetzt werden. Durch frühzeitige Erkennung, Vorsorge, Gewährung und den umfassenden Einsatz von Hilfen und Ressourcen können viele Menschen mit (drohender) Behinderung ein selbstbestimmtes Leben in der Gesellschaft verwirklichen. Dennoch werden Menschen mit einer Behinderung häufig in ihren elementarsten Rechten missachtet, stigmatisiert, diskriminiert, gedemütigt, herabgesetzt und ausgegrenzt [31].

2.9.5 Bedeutung für die Palliative Care

Grundsätze der Palliative Care ➤ 1.1.4

Palliative Care wird in Deutschland häufig gleichbedeutend mit Palliativversorgung verwendet. Sie ist ein international anerkanntes umfassendes Konzept zur Beratung, Begleitung und Versorgung schwerkranker Menschen jeden Alters mit einer nicht heilbaren Grunderkrankung und daraus folgenden unterschiedlich umschriebenen oder komplexen Beeinträchtigungen der Aktivität, Partizipation und Teilhabe. Sie bezweckt die Linderung von Beschwerden Förderung des Wohlbefindens unheilbar Schwerkranker und Sterbender [7].

Menschen mit geistiger und häufig auch körperlicher Behinderung haben heute eine ähnlich hohe Lebenserwartung wie Menschen ohne Behinderung. Es besteht daher in der Behindertenhilfe ein **Bedarf an Palliative Care** als Regelangebot, angepasst an die jeweiligen Bedürfnisse des Einzelnen, mit Zugang zu Palliativ- und Hospizeinrichtungen und ambulanten Diensten (➤ 1.2).

Professionelle Pflege steht im Versorgungsprozess auf Augenhöhe zu anderen, auch ärztlichen Akteurinnen. Dem Stellenwert der Pflege wird bei der Einschätzung eines Sterbefalls oder auch eines Hirntodsyndroms nicht immer genügend Rechnung getragen. Doch nicht erst in der Sterbephase, sondern während der gesamten palliativen Versorgung haben Erfahrungen und Kompetenzen der Pflegepersonen im Umgang mit Pflegebedürftigen über alle Lebensspannen, Gesundheitsstörungen, Krankheitsfolgen und Behindertenarten hinweg einen entscheidenden Einfluss auf die objektive und subjektive Lebensqualität und Zufriedenheit.

MERKE

Es besteht keine lineare Korrelation zwischen dem **Grad der Behinderung** *(GdB)* und der subjektiv wahrgenommenen Lebensqualität. Trotz starker Beeinträchtigung schätzen Menschen ihre Lebensqualität als gut ein. Mit steigendem Behinderungsgrad nimmt die Streuung der berichteten Lebensqualität zu [10].

Die Frage nach dem lebenswerten Leben ist eine Grundfrage des Menschen. Zur **Einschätzung der Lebens- und Pflegesituation** von Menschen mit Behinderung sind folgende Aspekte abzuklären:
Im Pflegeprozess zu evaluieren:

- Individuelle und familiäre soziale Versorgungssituation (wohngemeinschaftlich, hospizlich; Krankenhaus, Rehabilitationsklinik, stationäre Langzeitpflege)
- Subjektive palliative Versorgungsbedürfnisse, Wünsche und Einstellungen zum Leben und Sterben, häufig belegt durch Willensbekundung, Patientenverfügung (➤ 1.4.1), Vorsorgevollmacht (➤ 1.4.1) und gesundheitliche Vorsorgeplanung (➤ 1.8.4) oder alleinige Mutmaßung
- Objektive palliative Versorgungsbedarfe, gemessen an bekannten, begleitenden Grundkrankheiten und Schweregrad der Behinderung
- Personen- und umweltbezogene Ressourcen und Hemmnisse, insbesondere familiärer Rückhalt und soziales Eingebundensein

Im interdisziplinären Team zu reflektieren:

- Eigene Vorbehalte und Einstellungen („Berührungsängste") gegenüber Menschen mit Behinderungen mit und ohne familiären Beistand und Assistenz
- Eigene Kompetenzen, Erfahrungen und Sensibilität im Umgang mit Menschen mit Behinderungen
- Eigene Resilienz und der Offenheit gegenüber unvorhersehbaren und ungewissen Pflegesituationen

Das bedeutet, dass zur Palliative Care auch Folgendes gehört:

- Angstabbau fördern
- Schutzbedürfnisse nach Sicherheit und Geborgenheit stillen
- Beziehungsangebote machen

Dabei ist eine behindertenorientierte Kultur der Care-Ethik (s. unten) zu beachten.

Ziel ist die Ermöglichung von **Teilhabe in sozialen Grenzsituationen,** die durch Lebensgefahr, Todeswünsche und Suizidalität geprägt ist. Kenntnisse Umgang mit Ritualen, Ausdrucksverhalten, Sterbewünschen und Sterbephasen im Sterbeprozess (➤ 1.10) sind Voraussetzung. Teilhabekonferenz, Ethikfallbesprechung und Ethikkonsil können für die Zielfindung, Zielvereinbarung und Entscheidungsfindung hilfreiche Instrumente und Methoden sein.

Individuelle Bedürfnisse der betroffenen Person haben Vorrang vor objektiven Pflegebedarfen. Neben Fachwissen entscheiden Einstellung, Sensibilität und Erfahrung im Umgang mit Menschen mit Behinderung über Ziele, Wirksamkeit und Erfolg.

MERKE

Die Ziele von Palliative Care sind stets in Absprache mit dem Menschen mit Behinderung und/oder der rechtlichen Stellvertretung (Betreuerin, Bevollmächtigte) abzusprechen. Die Ziele sollen der Linderung von Beschwerden und Leidenszuständen sowie der Förderung des Wohlbefindens unter strikter Patientenorientierung dienen.

Care-Ethik

Moral, Ethik und Würde ➤ 1.6

Mit dem Buch „Das Prinzip Verantwortung" legte der Philosoph Hans Jonas eine Ethik für die technologische Zivilisation vor [24]. Im Zentrum der **Care-Ethik** (Sorgeethik, ➤ 1.4.3) stehen das aus der Perspektive des Anderen zu denkende Leben sowie die Sorge und die Verantwortung für den Anderen. Es ist nicht der egozentrische und selbstbestimmte Selbstschutz, sondern die zwischenmenschliche alterozentrische Solidarität, die von Fremdbestimmung *(Heteronomie)* nicht frei ist.

Das **Konzept einer relationalen Autonomie** stellt in der Pflegearbeit den Beziehungsaspekt und die leibliche Nähe zu Menschen in den Mittelpunkt. Der ganze Körper/Leib stellt als „Gesicht" ein Verbot *(Du* *sollst mich nicht töten)* und ein Gebot *(Du sollst mich in meinem Sterben nicht allein lassen)* dar. Die individuelle Selbstbestimmung *(Autonomie)* wird an die Sozietät des Menschen und das Eingebundensein in alle Lebensbereiche der Gemeinschaft (Teilhabe) rückgebunden.

DEFINITION

Moderne biotechnisch-orientierte Medizin: Im Vordergrund stehen die Gegensätze von Leben und Tod, Gesundheit und Krankheit, Körper und Seele, eigen und fremd.

Beziehungsmedizinisch orientierte anthropologische Medizin: Die Gegenseitigkeit von Leben und Tod wird fokussiert. Das Pathische (Leiden, Krankheit) hat dem Leben wie dem Tod zu dienen. Reichtum und Erfüllung des Lebens erwachsen aus Situationen des Mangels, der Gefährdung oder Verletzung. Der Tod ist nicht Gegenspieler des Lebens, sondern ein Teil des Lebens selbst, ohne den Leben nicht Leben wäre.

Konstituenten der Care-Ethik als Sorgeethik sind:

- Verständnis von Krankheit, Leiden und Tod als Teil des menschlichen Lebens
- Übernahme der Perspektive des Anderen
- Moralische Pflicht und Verantwortung, für das Wohlergehen des Anderen zu sorgen
- Berücksichtigung der Leiblichkeitserfahrung und Wahrnehmung des Körperausdrucks des Anderen

MERKE

„Die Sorge vom Anderen her zu denken, ist nicht nur ein Perspektivwechsel. Es zeigt sich vielmehr, dass Sorgebeziehungen nicht nur auf den Anderen als Objekt des Sorgenden Einfluss haben, sondern auch den Sorgenden in seinem Sein konstituieren."

Krause 2017, S. 14 f. [25]

Körperlich schwerstbehinderte Menschen z. B. aufgrund von ALS, LiS (➤ 2.5.1), QS (➤ 2.5.2) sind meist auch bei Beatmung und der Nutzung von Mobilitäts- und Kommunikationshilfen in der Lage, selbstständig und selbstbestimmt Entscheidungen zu treffen **(Willensautonomie).** Dagegen sind geistig schwerstbehinderte Menschen i d. R. auf fremde Hilfen und Stellvertreterinnen (Betreuerinnen, Bevollmächtigte) bei der Durchsetzung ihrer nur noch durch Körpersprache (Kopfnicken, Körperanspannung, Mimik, Schmerzausdruck) zu ermittelnde Selbstbestimmung **(essenzielle Autonomie, natürlicher Wille)** oder des **mutmaßlichen Willens,** bei dem fremdbestimmte Einflüsse letztlich nicht ausgeschlossen werden können, angewiesen.

MERKE

Unter **Palliative Care** wird eine interprofessionelle, klinisch und kommunikativ ausgerichtete Teamleistung verstanden, die sich an den Patientinnen und deren Angehörigen ausrichtet (➤ 1.1.2). Lebensqualität und Selbstbestimmung im Rahmen einer schweren, unheilbaren, fortschreitenden oder weit fortgeschrittenen Erkrankung sind zu fördern und, wenn möglich, zu verbessern sowie im Sinne eines menschenwürdigen Lebens in vertrauter Umgebung und in sozialen zwischenmenschlichen Beziehungen bis zum Tod zu ermöglichen.

Für Mitarbeitende in der Behinderten- und Eingliederungshilfe werden von der Deutschen Gesellschaft für Palliativmedizin (DGP) modulare Weiterbildungskurse zum palliativen Ansatz und zur Palliative Care angeboten.

2.9.6 Menschen mit körperlicher Behinderung – eine persönliche Sichtweise

In Art. 1 GG steht in Abs. 1 *„Die Würde des Menschen ist unantastbar. Sie zu achten und zu schützen ist Verpflichtung aller staatlichen Gewalt".*

Der stete Fortschritt der Medizin hat zur Folge, dass schwerste Krankheiten, Unfälle und/oder Behinderungen immer öfter und immer länger überlebt werden. Unsere Gesellschaft ist nicht darauf vorbereitet, dass immer mehr Menschen zeitweilig oder sogar ein Leben lang von intensivmedizinischen Maßnahmen abhängig sind. Menschen mit schwerstem Pflegebedarf sind in allen Bereichen vollkommen abhängig von der Gesellschaft, in der sie leben. Die meisten gesellschaftliche Veränderungen und/oder Bewegungen haben so unmittelbare Auswirkungen auf ihre Lebensqualität.

„Ansammlungen von physischen und/oder geistigen Defiziten"

Dinge sind wertvoll, wenn wir sie brauchen können. Bei einem Menschen ist es anders: der Mensch hat immer einen Wert, auch wenn er krank ist, auch wenn er nicht arbeiten kann. Wenn etwas immer einen Wert hat, sagt man: es hat eine Würde.

Immanuel Kant (1724–1804) (zit. n. [5])

Für mich, Nathalie Scheer-Pfeifer, ist Würde die Achtung und der Respekt, die anderen Menschen entgegengebracht werden, vor allem den Menschen, die Unterstützung benötigen. Ich bin selbst eine „Ansammlung von Defiziten" und seit dem Jahr 2000 an amyotropher Lateralsklerose (ALS) erkrankt. Diese unheilbare Krankheit hat die Nervenzellen geschädigt, die meine Muskeln steuern, sodass ich quasi im eigenen Körper „lebendig einbetoniert" wurde. Ich spüre zwar alles, aber ich kann mich nicht mehr bewegen. Reagieren kann ich nur durch Bewegen der Augen und der Augenbrauen. Sprechen und Schlucken gehen schon lange nicht mehr. Ich werde über eine Magensonde ernährt und zudem künstlich beatmet. Alle meine Texte schreibe ich mithilfe meines augengesteuerten Kommunikationscomputers. Trotz meiner extremen und permanenten Pflegebedürftigkeit liebe ich das Leben. Am Anfang konnten meine Familie und ich – so wie viele „gesunde" Menschen noch heute – uns kein lebenswertes Leben mit ALS vorstellen, und schon gar kein Familienleben, in dem ich meinen Platz als vollwertiges Mitglied habe. Es ist aber möglich. Trotz invasiver Beatmung lebe ich immer noch zu Hause und werde von meinem persönlichen Pflegeteam versorgt. Meine Familie und mein Pflegeteam helfen mir, trotz aller physischen und medizinischen Einschränkungen mein Leben als lebenswert und wertvoll zu empfinden.

Um die soziale Inklusion eines Palliative-Care-Betroffenen zu ermöglichen, müssen in der Regel drei Arten von Bedarfen ausreichend erfüllt werden:

- Der medizinische Bedarf
- Der pflegerische Bedarf
- Der Assistenzbedarf, welcher die gleichberechtigte Teilhabe erst ermöglicht

Sie sind gleicherweise wichtig, denn die Vernachlässigung eines Bedarfs beeinflusst automatisch die beiden anderen. Dazu kommen noch die persönlichen Bedürfnisse, die von Patient zu Patient unterschiedlich sein können. Der Fokus liegt zuallererst natürlich auf den medizinischen Bedürfnissen und Bedarfen von Menschen, die einer Palliative Care bedürfen. Erst wenn die medizinische Versorgung gesichert ist, kann der Mensch hinter der Krankheit umsorgt werden.

Betroffene möchten nicht nur als Ansammlung von Defiziten wahrgenommen werden. Ich erinnere mich noch gut an unsere Diskussionen während der Anfangsjahre. Wir waren alle überfordert von der Situation, und jeder hatte seine eigene Art und Weise, mit seinen Ängsten umzugehen. Mich verletzte am meisten, dass ich nicht mehr als Nathalie wahrgenommen wurde, sondern als defizitäre Kranke.

Der Mensch bleibt!

Jeder Mensch ist einzigartig und genauso individuell verläuft seine Erkrankung. Deshalb ist es wichtig, den Menschen mit seiner Biografie, seiner „medizinischen Laufbahn", seinen Erwartungen und seinen persönlichen Bedürfnissen zu respektieren und genau dort abzuholen. Dies erfordert natürlich sehr viel Fingerspitzengefühl vonseiten der Ärzte, der Pflegenden, aber auch der Angehörigen.

- Wie spricht man delikate Themen an?
- Wie informiert man den Patienten über seine Therapiemöglichkeiten oder ab wann der Patient medizinisch austherapiert ist?
- Wie informiert man die Angehörigen über die Krankheit?
- Wie hilft man dem Patienten, besser mit seiner Situation umzugehen?

Schwerstkranke Menschen können den medizinischen Fortschritt entweder als Segen oder als Fluch ansehen. Bekommen Betroffene die Möglichkeit, ein Leben in Respekt und Würde trotz dauerhaft erforderlicher intensivmedizinischer Maßnahmen zu führen, erscheint ihnen ihr Überleben hoffentlich als Segen. Werden Betroffene hingegen mit ihren lebensnotwendigen Bedürfnissen allein gelassen, erscheint ihnen ihr Überleben wahrscheinlich als Fluch.

Niemand weiß, was das Schicksal für ihn bereithält. Niemand hat die Garantie, bis ins hohe Alter körperlich und geistig fit und selbstständig zu bleiben. Ob Krankheit oder Unfall, es könnte morgen, nächsten Monat oder in 10 Jahren jeden treffen.

Aus dem Nähkästchen geplaudert

Anfang 2022 erkrankte ich an Corona und binnen 4 Tagen war mein ganzes Team auch krank. Was tun? Wir fragten den ambulanten Pflegedienst, der täglich kommt, um Unterstützung. Ich wurde von den Pflegenden hervorragend medizinisch versorgt. Trotzdem war ich nervlich am Ende, als mein Team nach und nach wieder fit war. Ich bin gewohnt, dass mein Team mich in allen Bereichen einbezieht. Sie fragen mich nach meiner Meinung und führen mit mir lange Gespräche per Abc. Sie helfen mir, mich mitzuteilen, indem sie meine Augen- und Augenbrauenbewegungen interpretieren oder meinen augengesteuerten Kommunikationscomputer so platzieren, dass ich bequem schreiben kann.

Bei erschwerter Kommunikation wie z. B. bei ALS und LiS (➤ 2.5.1) ist es unerlässlich, den Gesichtsausdruck ständig nebenbei zu scannen. Wenn ich mich mitteilen möchte, suche ich Augenkontakt. Falls ich Abc machen möchte, halte ich den Augenkontakt, bis mein Team anfängt zu buchstabieren. Falls ich nur was zeigen möchte, halte ich den Blickkontakt kurz und führe dann den Blick zum gewünschten Objekt. Als ich die Autobiografie „Le Scaphandre et le Papillon" von Jean-Dominique Bauby las, brannte sich mir ein Geschehnis direkt in die Erinnerung. Jean-Dominique schrieb, dass manche Pflegenden vorgaben, die Augenkontaktsuche nicht zu sehen. Ich kenne diese Hilflosigkeit zum Glück nur von Ausnahmefällen.

Schon lange kämpften wir für die Anerkennung meiner Bedürfnisse, welche anfangs von reiner Assistenz bis schließlich zur durchgängigen Intensivpflege reichten. Ich lebe seit über 20 Jahren mit ALS, davon über 12 Jahre mit invasiver Beatmung. Trotzdem bleibt bis heute ein großer Teil meiner Pflege immer noch reine Assistenz. Seit etwa 18 Jahren bin ich bewegungslos, d. h. an den Rollstuhl gefesselt und bettlägerig. Ich bin bei allen Handlungen des täglichen Lebens abhängig von anderen Personen. Vertrauen zu Pflegenden aufzubauen, geschieht nicht von heute auf morgen. Dies ist ein langwieriger Prozess, der viele Berg- und Talfahrten beinhaltet.

Es ist sowohl für die Pflegenden wie für den Betroffenen selbst viel befriedigender, sich gegenseitig einzubeziehen. Sich im eigenen Leben selbst wahrzunehmen, ist für Betroffene lebensnotwendig. Betroffene müssen sich selbst in das Leben miteinbeziehen, damit sie wieder richtig am eigenen Leben beteiligt sind.

Stigmatisierung in der Gesellschaft oder respektvolles Miteinander

Die Tabuisierung von Krankheiten verhindert, dass die Pflege schwerstkranker Menschen als lehrreich sowohl für die Pflegenden wie auch für die Gesellschaft erkannt wird. Es zeichnet eine hoch entwickelte Gesellschaft aus, dass sie achtsam mit ihren schwächsten Mitgliedern umgeht. Wenn die Gesellschaft den Auftrag versteht, den Pflegeanspruch als soziale Haltung und humane Verstehensweise zu erfüllen, hat die gesamte Gesellschaft gewonnen.

Als „defizitäre Kranke" überleben oder inmitten der Gesellschaft „gesunder Menschen" leben. Mit ihnen Schritt zu halten, ist schwer, vor allem in einer Welt des ständigen Fortschreitens. Es gilt, diesen Graben zusammen zu überwinden, nicht durch ein ständiges Hinterherziehen, sondern durch ein respektvolles gemeinsames Miteinander. Schwerstkranke Menschen können gesunden Menschen helfen, in eigene verborgene Regionen oder Tiefen des „Ichs" vorzudringen, und sie lehren, wie man gelassener wird oder Resilienz aufbaut.

Natürlich hätte ich mir nie und nimmer mein Leben mit einer unheilbaren, tödlichen Krankheit wie ALS vorstellen können. Trotz allen Einschränkungen habe ich heute mein Schicksal mit dieser Krankheit akzeptiert und führe ein erfülltes und glückliches Leben. Das ist aber nur möglich, weil ich und meine Familie die notwendige Unterstützung haben. Eigentlich geht es doch vor allem darum, jedem Tag durch Selbstbestimmung und soziale Einbindung mehr Leben zu schenken.

2.9.7 Menschen mit schwerer geistiger Behinderung

DEFINITION

Geistige Behinderung: Aus biomedizinischer Sicht eine Intelligenzminderung als Zustand von verzögerter oder unvollständiger Entwicklung der geistigen Denk-, Sprach- und der motorischen sowie sozioemotionalen Fähigkeiten aufgrund von angeborenen, perinatalen oder frühkindlichen Beeinträchtigungen.

Unter „geistiger Behinderung“ wird ein großes, kontrovers diskutiertes Spektrum an differenten Auffassungen verstanden, welche von einer kritischen Negation – *„Geistig Behinderte gibt es nicht“* [17] über reale Gegebenheiten [36, 4] bis zu einer Reduktion auf angeborene und vererbbare defektmedizinische Krankheitsentitäten reichen [15]. Eine Testung der Schwere der geistigen Behinderung mittels qualifizierter Tests ist nur für leicht eingeschränkte Bereiche etabliert und nur bedingt aussagekräftig.

Menschen mit schwerer geistiger Behinderung sind nicht von vornherein schwer krank oder sterbend. Sie sind jedoch besonders verwundbar und fragil aufgrund von u. a.:

- Frühkindlicher traumatisierender Gewalterfahrung (Missbrauch)
- Lernbehinderung
- Vor- und Begleiterkrankungen
- Instabilen sozioökonomischen Lebensverhältnissen
- Verminderter Resilienz
- Mangelnden sozialen Ressourcen

Wie Menschen ohne Behinderung erkranken sie im Alter häufig an Krebs, Demenz, Übergewicht, Diabetes und Herzkreislaufstörungen.

Mit geistiger Beeinträchtigung häufig **assoziiert** sind:

- Trisomie 21 (Down-Syndrom)
- Autismus
- Morbus Parkinson
- Demenz
- Schwere Sinnesbeeinträchtigungen im Bereich Sehen und Hören

Die Forderungen der UN-Behindertenkonvention nach gleichwertiger medizinischer Behandlung werden nach aktuellem Kenntnisstand nicht erfüllt. *„Insgesamt wäre für diese vulnerable Patientengruppe ein strukturiertes und spezialisiertes interdisziplinäres Therapieangebot wünschenswert“* [28, S. 23].

Auch Menschen mit kognitiven Beeinträchtigungen haben ein Entwicklungspotenzial und ein Recht darauf, dieses mit entsprechender Förderung entfalten zu dürfen. Dies gilt nicht nur für die ca. 50.000 in Deutschland lebenden Menschen mit Trisomie 21, deren Lebenserwartung regelhaft auf 60 Jahre angestiegen ist, sondern auch für Kinder und Erwachsene mit geistigen Behinderungen anderer Ursache.

Kinder mit Trisomie 21 müssen, um sich entwickeln zu können, eine ihnen adäquate Umwelt vorfinden, das heißt vor allen Dingen eine ihnen adäquate Kommunikation. Die erfahren sie aber nur, wenn wir mit den Kindern gemeinsam erforschen, was sie wesentlich in ihrer Entwicklung voranbringt und was sie hemmt.

Christel-Manske-Institut [30]

MERKE

In therapeutischen und pflegerischen Kontexten sind bei allen Handlungen nachfolgende Fähigkeiten besonders zu reflektieren und zu beachten:

- Einsichtsfähigkeit, Selbst-/Fremdschutz
- Stimmungslage, Gefühlsäußerungen, Körperausdruck
- Urteils- und Entscheidungsfähigkeit
- Orientierung und Gedächtnis
- Antrieb, Mobilität, Bewegungs- und Verhaltensauffälligkeiten
- Selbstschutz/Fremdschutz
- Aufmerksamkeit und Sinneswahrnehmung
- Kommunikation und Bewusstsein
- Husten, Schlucken und Atmung

Pflegefachpersonen beziehen diese Fähigkeiten in die Pflegeplanung mit ein.

Entscheidungs- und Urteilsfähigkeit

Ein entscheidendes Unterscheidungsmerkmal zu rein körperlichen Behinderungen stellt die **Entscheidungs- und Urteilsfähigkeit** dar. Nach Damasio [11] setzt Entscheidungsfähigkeit voraus, dass verschiedene Handlungsoptionen erkannt, Konsequenzen abgeschätzt und Entscheidungen getroffen werden können, die sich als logische Schlussfolgerung aus persönlichen Wertvorstellungen, Gründen und Zielen herleiten lassen.

MERKE

Urteilsfähigkeit beinhaltet:

- Informationen verstehen können
- Handlungsoptionen und Konsequenzen vorausschauend abschätzen können
- Entscheidungen treffen, äußern und begründen können

Eine Studie [41] hat gezeigt, dass bei kognitiv beeinträchtigten Menschen heute gleich häufig wie bei anderen Beeinträchtigten auf lebensverlängernde Maßnahmen verzichtet wird, und dass beide Gruppen

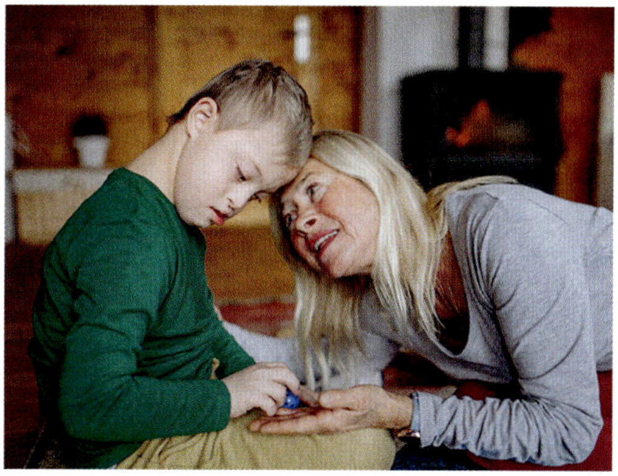

Abb. 2.47 Kinder und Erwachsene mit geistiger Behinderung sind mehr als andere Menschen darauf angewiesen, dass ihre Gefühlsäußerungen und ihr Körperausdruck beachtet werden, aber auch ihre Urteils- und Entscheidungsfähigkeit. [J787]

gleich häufig bei medizinischen Entscheidungen am Lebensende einbezogen werden. Doch trotz gesetzlicher Grundlagen ist es für Menschen mit kognitiven oder komplexen Beeinträchtigungen wegen eingeschränkter Urteilsfähigkeit oder Kommunikationsmöglichkeit nach wie vor schwierig, ihr Lebensende selbstbestimmt zu gestalten (➤ Abb. 2.47).

Es fehlt oft die Zeit für eine umfassende Abklärung des Willens der Person, wenn

- keine Patientenverfügung vorliegt und auf dem mutmaßlichen Willen zurückgegriffen werden muss,
- eine Patientenverfügung nicht auf die akute Situation anwendbar ist.

An einer wortgetreuen Umsetzbarkeit von Patientenverfügungen muss inzwischen grundsätzlich gezweifelt werden.

Eigene Wünsche, Träume und Hoffnungen der Betroffenen können jedoch bei vorausschauender Gesundheitsplanung (Advance Care Planning [ACP], ➤ 1.8.4) berücksichtigt werden, wenn sie „im Rahmen eines Gesprächsprozesses rechtzeitig auf der Basis fachkundiger Beratung ihre eigenen Behandlungswünsche für den Fall festlegen, dass sie ihre Urteilfähigkeit verlieren" [42].

Bekannte Wünsche und Präferenzen können von geschulten Personen im Rahmen eines aktiven und partizipativen ACP-Prozesses erfüllt werden, wenn „die Tragweite einer Entscheidung in Bezug auf die gewünschte oder ausgeschlossene medizinische Maßnahme in der konkret und aktuell vorliegenden Situation besprochen wird" [42, S. 9]. Dabei gilt es, auch Angehörige und Betreuende als Ressource zu nutzen und in die zentralen Fragen von Anfang an miteinzubeziehen: Wie lebt die Person gerne und welche Bedeutung hat es für die Person, noch lange weiterzuleben?

2.9.8 Menschen mit komplexer Beeinträchtigung

DEFINITION

Komplexe Beeinträchtigungen (Mehrfachbehinderung): Kombination von schweren körperlichen, seelischen und geistigen Beeinträchtigungen im Sinne des Behinderungsbegriffs nach WHO/ICF 2001.

Der Begriff **komplexe Beeinträchtigung (Mehrfachbehinderung)** bezeichnet:

- Die Beeinträchtigung sehr vieler Fähigkeiten eines Menschen *und*
- eine Beeinträchtigung seiner Aktivitäten in mehreren oder allen Lebensvollzügen
- mit einem schweren Verlust an Partizipation und Teilhabe *sowie*
- die Gefahr von Isolation und Ausgrenzung bis hin zur Auslöschung.

Dabei sind in der Regel alle Erlebens- und Ausdrucksmöglichkeiten wie emotionale, kognitive, körperliche, soziale und kommunikative Fähigkeiten betroffen. Es handelt sich demnach um Beeinträchtigungen, die sich gegenseitig bedingen oder verstärken und letztendlich zu einer komplexen Behinderung führen. Nachdem sich die Lebenssituation von Menschen mit geistiger Behinderung verbessert hat, ist im Schatten dieser Entwicklungen eine Randgruppe mit komplexen und hohen Bedarfen und Bedürfnissen entstanden [18]. Sie stellt wegen der schweren komplexen Beeinträchtigungen und Bedarfe eine besondere Herausforderung für Betroffene, Angehörige und beteiligte Akteurinnen dar.

Beispiele für **Erkrankungen,** die zu komplexen Mehrfachbeeinträchtigungen führen oder führen können (➤ 2.2.1, ➤ 2.5):

- Trisomie, Autismus mit Sinnesbeeinträchtigungen
- Infantile Zerebralparese

- Angeborene Stoffwechselstörungen
- Schwere Epilepsiesyndrome
- Morbus Parkinson mit Demenz und andere neurodegenerative Erkrankungen
- Multiple Sklerose
- Schwere maligne Folgen nach Schlaganfall, Schädel-Hirn-Trauma und Sauerstoffmangelschädigung
- Amyotrophe Lateralsklerose mit frontotemporaler Demenz
- Schwere Erschöpfungs- oder Unruhezustände, Delir (➤ 3.7, ➤ 3.8, ➤ 2.6.3)
- Chronische Bewusstseinsstörungen wie Syndrom reaktionslose Wachheit, Locked-in-Syndrom

Für die interdisziplinäre palliative Versorgung von Menschen mit schweren neurologischen Erkrankungen und Krankheitsfolgen entwickelte sich die Neuropalliative Care (➤ 2.5) als Spezialgebiet.

Für den Umgang in der Pflege werden u. a. folgende **Methoden und Konzepte** empfohlen und angewendet

- Validation
- Human-Touch-Methoden, u. a. Umarmungen, Streicheln und Berühren, sanfte Massagen (➤ 1.8.2)
- Basale Stimulation® mit Initialberührung (➤ 4.6)
- Körpernaher Dialogaufbau mit Aufbau von Ja/Nein-Verständigungscodes
- Unterstützte Kommunikation (➤ 2.5.3)

Unter Anwendung einer **Care-Ethik** (➤ 2.9.5) wurden für Menschen mit Syndrom der reaktionslosen Wachheit Grundsätze einer Palliative Care differenziert nach Sterbephasen herausgearbeitet [45]. Die Situation von Menschen mit diesem Syndrom wird nach wie vor äußerst negativ als ein „Leben schlimmer als der Tod" („a life worse than death") gesehen. Diese Einstellung wird entgegen positiver Erfahrungen in der neurologisch-neurochirurgischen Frührehabilitation in Arztgesprächen oft von Äußerungen wie „aussichtlos", „hoffnungslos" oder „lohnt sich nicht" begleitet. Dies geschieht bereits in der Intensivmedizin und geht mit Vorschlägen der Einstellung von Ernährung und Beatmung einher. Trotz wissenschaftlicher Erkenntnisse einer generellen Prognoseunsicherheit bei Menschen mit chronischer Bewusstseinsstörung und der daher empfohlenen Zurückhaltung wird aus falschem Mitleid (Erlösung von Leiden) auf die Möglichkeit des Sterbens *(Opportunity to Die)* und auf das Risiko, das Zeitfenster dieser Gelegenheit *(Window of Opportunity)* zu verpassen, verwiesen. Die negativ geprägten Vorgehensweisen sind in Verbindung mit neuen Rechtsentwicklungen, Auffassungen vom Lebenswert in der modernen Gesellschaft und unter dem Druck nach früher terminaler Prognoseeinschätzung in der Akut- und Intensivmedizin inzwischen weit verbreitet. Allerdings darf auch nicht außer Acht gelassen, dass gerade die Intensivtherapie ein hohes Maß an Leid verursachen kann und daher eingestellt werden sollte, wenn kein Behandlungsziel mehr festgelegt werden kann, welches mit dem Patientenwillen vereinbar ist.

Nicht nur der Massenanfall von Verletzten oder die Corona-Pandemie, sondern auch der Mangel an Personal und Intensivbetten kann einen hohen Versorgungs- und Entscheidungsdruck mit der Notwendigkeit einer **Triage** aufbauen. Im Positionspapier der Deutschen Interdisziplinären Gesellschaft für Beatmung (DIGAB) [21] zur diskriminierungsfreien Triage wurde gefordert, dass die gesetzlich verbriefte Würde des Menschen und das Gebot der Gleichbehandlung Grundlagen von Triageprozessen sein müssen, und nicht etwa die rein medizinische Kategorie der Überlebenswahrscheinlichkeit, z. B. unter Anwendung der Gebrechlichkeitsskala *(Frailty Scale)* als wesentliche Entscheidungskategorie gelten soll.

Pflegerische Kompetenzen und Empfehlungen aus der ethischen Fallkonferenz oder des Ethikkonsils sind gleichberechtigt und gleichwertig einzubeziehen, insbesondere wenn es um Situationen, in denen der mutmaßliche Wille herangezogen wird, oder wenn es um eine diskriminierungsfreie Triage geht.

Zur Vorausplanung schwerer gesundheitlicher Krisen von Menschen mit intellektueller und komplexer Beeinträchtigung ist eine **Handreichung** zur Umsetzung von § 132 g SGB V für Träger, Leitungen und Mitarbeitende in der Assistenz und Pflege erschienen [14] (➤ 1.4.2, ➤ 1.8.4). Unter begrenzten wirtschaftlichen und personellen Versorgungskapazitäten sowie den aktuellen politökonomischen stationären und ambulanten Versorgungsbedingungen scheint sich für vernachlässigte und allein gelassene Schwerstbehinderte und pflegende Angehörige, denen der ambulante Pflegedienst über Nacht gekündigt hat, eine existenzielle Krisensituation mit einem Verzicht auf jegliche Palliative Care und suizidalen Potenzialen aufzutun.

Die gesetzlichen Verpflichtungen zur pflegerischen Daseinsvorsorge nach §§ 7c und 8 SGB XI werden von den verantwortlichen Akteurinnen immer weniger erfüllt. Die Berücksichtigung von Unterstützungsbedürfnissen in komplexen Versorgungssituationen von Angehörigen in der häuslichen Sterbebegleitung in der Familie als „Unit of Care" wurde von Haslbeck & Schaeffer [22] eingefordert.

LITERATUR

1. Albrecht GL, Devlieger PJ. The disability paradox: high quality of life against all odds. Social Science Medicine. 1999; 48(8): 977–988.
2. Bienstein C, Fröhlich A Basale Stimulation in der Pflege. 9. A. Bern: Hogrefe, 2021.
3. Böhme R. Human Touch – Warum körperliche Nähe so wichtig ist. München: Beck, 2019.
4. Bruhn E, Strasser B (Hrsg.). Palliative Care für Menschen mit geistiger Behinderung. Interdisziplinäre Perspektiven für die Begleitung am Lebensende. Stuttgart: Kohlhammer, 2014.
5. Bundeszentrale für politische Bildung (Hrsg.). Einfach Politik: Die Würde des Menschen ist unantastbar. 2020. Aus: www.bpb.de/themen/politisches-system/politik-einfach-fuer-alle/236724/die-wuerde-des-menschen-ist-unantastbar (letzter Zugriff: 15.6.2025).
6. Butler J. Gefährdetes Leben. Politische Essays. 6. A. Frankfurt am Main: Suhrkamp, 2022.
7. Charta zur Betreuung schwerstkranker und sterbender Menschen in Deutschland. Koordinierungsstelle für Hospiz- u. Palliativversorgung in Deutschland. Berlin: 2022. Aus: www.charta-zur-betreuung-sterbender.de/die-charta.html (letzter Zugriff: 18.10.2022).
8. Cochrane T. Unnecessary time pressure in refusal of life-sustaining therapies: fear of missing the opportunity to die. American Journal of Bioethics. 2009; 9(4): 47–54.
9. Creutzfeldt CJ, Holloway RG. Treatment decisions after severe stroke: uncertainty and biases. Stroke. 2012; 43(12): 158–162.
10. Creutzfeld CJ et al. Outcome after stroke – „good" or „poor"? (Abstract WP377). Stroke. 2013; 44(Suppl. 1): 1–2013.
11. Damásio AR. Descartes' Irrtum. Fühlen, Denken und das menschliche Gehirn. München: List, 1995.
12. Deutsche Gesellschaft für Palliativmedizin e.V. (DGP) (Hrsg.) Palliative Care für Mitarbeitende in der Behinderten- und Eingliederungshilfe. Modulare Weiterbildungskurse. 2018. Aus: www.dgpalliativmedizin.de/weiterbildung/weiterbildung-fuer-mitarbeitende-in-der-behinderten-bzw-eingliederungshilfe/all-pages.html (letzter Zugriff: 14.10.2022).
13. Deutsche Gesellschaft für Palliativmedizin e.V. (DGP) (Hrsg.) Teilhabe bis zum Lebensende. Handreichung für die Entwicklung und Darstellung von Leistungen in der Begleitung am Lebensende in der Eingliederungshilfe. 2021. Aus: www.dgpalliativmedizin.de/dgp-aktuell/teilhabe-bis-zum-lebensende-neue-dgp-broschuere-konkretisiert-teilhabeplanung-und-ihre-umsetzung-bei-aelteren-kranken-und-pflegebeduerftigen-menschen-mit-intellektueller-beeintraechtigung.html (letzter Zugriff: 17.10.2022).
14. Deutsche Gesellschaft für Palliativmedizin (DGP), Deutsche interprofessionelle Vereinigung – Behandlung im Voraus planen (DiV-BVP) (Hrsg.). Menschen mit intellektueller Beeinträchtigung und die Voraussetzungen der Vorausplanung für schwere gesundheitliche Krisen - Handreichung. 2022. Aus: www.dgpalliativmedizin.de/images/220111_Handreichung_AG_Menschen_mit_Beeinträchtigung_DGP_DiV_20211213.pdf (letzter Zugriff: 14.10.2022).
15. Falkai P, Wittchen HU. Diagnostisches und Statistisches Manual Psychischer Störungen DSM-5. 2. A. Göttingen: Hogrefe, 2018. Aus: www.hogrefe.com/ch/shop/diagnostisches-und-statistisches-manual-psychischer-stoerungen-dsm-5r-pdf.html (letzter Zugriff: 10.10.2022).
16. Feil N, de Klerk-Rubin V. Validation. Ein Weg zum Verständnis verwirrter alter Menschen. 11. A. Basel: Reinhardt, 2017.
17. Feuser G. „Geistigbehinderte gibt es nicht". Zum Verhältnis von Menschenbild und Integration. Referat am 11. Österreichischen Symposium für die Integration behinderter Menschen „Es ist normal, verschieden zu sein". Innsbruck, 6.–8. Juni 1996. Aus: http://bidok.uibk.ac.at/library/feuser-geistigbehinderte.html (letzter Zugriff: 10.10.2022).
18. Fornefeld B. Menschen mit Komplexer Behinderung. München, Basel: Reinhardt, 2009.
19. Gerber B. Warum die Medizin die Philosophie braucht. Für ein umfassendes Verständnis von Krankheit und Gesundheit. Bern: Hogrefe, 2020.
20. Gerhard C. Neuro-Palliative Care. Interdisziplinäres Praxishandbuch zur palliativen Versorgung von Menschen mit neurologischen Erkrankungen. Bern: Huber, 2011.
21. Groß M et al. Positionspapier der Deutschen Interdisziplinären Gesellschaft für Außerklinische Beatmung (DIGAB) zur diskriminierungsfreien Triage. 2022. Aus: https://digab.de/aktuelles/positionspapier-der-deutschen-interdisziplinaeren-gesellschaft-fuer-ausserklinische-beatmung-digab-zur-diskriminierungsfreien-triage/ (letzter Zugriff: 10.10.2022).
22. Haslbeck JW, Schaeffer D. Palliative Care und Familie. Krankenhausdienst 2. 2006. Aus: www.researchgate.net/publication/237051964_Palliative_Care_und_Familie_Unterstutzungsbedurfnisse_von_Angehorigen_in_der_hauslichen_Sterbebegleitung (letzter Zugriff: 3.3.2023).
23. Johnson M. Moving beyond End of Life: The Ethics of Disorders of Consciousness in an Age of Discovery and Uncertainty: In: Monti M, Sanita W (eds.) Brain Function and Responsiveness in Disorders of Consciousness. Berlin: Springer, 2016. S. 185–194.
24. Jonas H. Das Prinzip Verantwortung. Versuch einer Ethik für die technologische Zivilisation. Frankfurt am Main: Suhrkamp, 1984.

3

2. Kernkompetenz nach EAPC

Das körperliche Wohlbefinden während des Krankheitsverlaufs fördern

In der Palliative Care professionell Tätige wissen, dass die Verbesserung bzw. der Erhalt des körperlichen Wohlbefindens wesentliche Bestandteile der Lebensqualität von schwer erkrankten und sterbenden Menschen und ihrer An- und Zugehörigen sind.

Fundierte Kenntnisse über Symptomentstehung und -behandlung des gesamten multiprofessionellen Teams sind grundlegend für die Palliative Care. Gemeinsam erstellt das Palliative-Care-Team einen Versorgungsplan, der immer wieder angepasst werden muss. Alle Maßnahmen orientieren sich an der individuellen Situation der zu pflegenden Menschen und ihren Wünschen, was auch beinhaltet, dass die Ablehnung von Maßnahmen und Angeboten respektiert wird.

3. Kernkompetenz nach EAPC

Den psychischen Bedürfnissen des zu pflegenden Menschen gerecht werden

In der Palliative Care professionell Tätige haben u. a. Verständnis für die psychischen Bedürfnisse und Gefühle des zu pflegenden Menschen und seiner An- und Zugehörigen, ohne diese zu werten, und sind in der Lage, mögliche Diskrepanzen im An- und Zugehörigensystem wahrzunehmen. Sie können situationsadäquat Angst, Depression, Unruhe, Trauer u. a. erkennen und im interdisziplinären Team Interventionen planen und dabei Wünsche und Ressourcen der Betroffenen berücksichtigen.

Zu pflegende Menschen in palliativen Lebenssituationen und in der Lebensendphase leiden unter verschiedensten körperlichen und psychischen Symptomen, die durch die Erkrankung und die Therapien hervorgerufen werden. Eine gute **Symptomkontrolle** ist eine der zentralen Aufgaben des behandelnden Teams – immer unter Berücksichtigung der individuellen Situation des zu pflegenden Menschen und seiner Wünsche. Der Ansatz der Symptomkontrolle ist immer multidimensional (körperlich, psychisch, sozial und spirituell), weshalb die verschiedenen Berufsgruppen im Palliative-Care-Team eng miteinander zusammenarbeiten. Um das Ziel der bestmöglichen Lebensqualität zu erreichen, werden ggf. auch unkonventionelle Maßnahmen eingesetzt.

3.1 Atemnot und respiratorische Insuffizienz

Donatha Hornemann, Martin Groß

DEFINITION

Atemnot *(Luftnot, Dyspnoe)*: Subjektives Gefühl, nicht genug Luft zu bekommen und die Atemtätigkeit steigern zu müssen. Häufig Ausdruck einer schweren Atemstörung. Korreliert nicht zwangsläufig mit Sauerstoffsättigung, Blutgasanalyse oder Lungenfunktionswerten.
Respiratorische Insuffizienz *(Ateminsuffizienz)*: Störung der Atmung mit Unfähigkeit des Atmungssystems, die arteriellen Blutgase Sauerstoff und Kohlendioxid im Normbereich zu halten. Ursachen sind Störungen der Ventilation, Diffusion und Perfusion, für die eine Vielzahl von Krankheitssituationen verantwortlich sein können
Rasselatmung („Todesrasseln"): Typisches Atemgeräusch, das entsteht, wenn sich der Hals-Rachen-Raum im Sterben entspannt, Schutzreflexe nachlassen und angesammeltes Sekret nicht mehr abgehustet oder geschluckt werden kann und im Rachen hin und her bewegt wird.

Atemnot, respiratorische Insuffizienz und tracheobronchiale Sekretretention (➤ 3.2) stellen eine große Herausforderung in der Palliativmedizin und -pflege dar (➤ Abb. 3.1). In diesem Zusammenhang besteht eine große Schnittmenge mit der Intensiv- und Rehabilitationsmedizin (➤ 2.7, ➤ 2.8).

MERKE

Lebensqualität erhalten bzw. wiederherstellen

Die Linderung von Atemnot und anderen Symptomen der respiratorischen Insuffizienz, das Sichern des Überlebens (falls gewünscht) und die Optimierung einer Heimbeatmung (falls vorhanden) sowie die Förderung von Teilhabe dienen der Optimierung der Lebensqualität. Die Grundhaltung ist also patientenzentriert, allerdings muss die Sorge für die oft hochgradig belasteten Angehörigen ebenfalls in den Blick genommen werden.

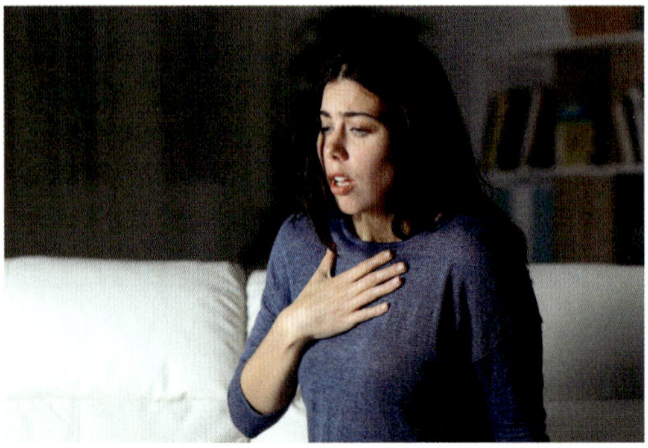

Abb. 3.1 Atemnot ist ein häufiges und belastendes Symptom, nicht nur für die Betroffenen, sondern auch für Angehörige und das professionelle Team. Die Behandlung orientiert sich individuell an der Situation des zu pflegenden Menschen und hat die bestmögliche Lebensqualität zum Ziel. [J787-221]

Den genannten Symptomen kann eine Vielzahl von Erkrankungen aus verschiedenen medizinischen Fachgebieten zugrunde liegen.

Atemnot ist eines der schwerwiegendsten Symptome, das gerade in der terminalen Phase des Lebens unerträglich sein kann und sowohl körperliche wie auch psychische Belastungen hervorruft (➤ Abb. 3.1).

Zudem steigt die Zahl der Menschen mit vorübergehendem oder dauerhaftem Bedarf an lebenserhaltenden Technologien wie Tracheotomie oder lebenserhaltender Beatmung stetig. Beispielsweise werden in Deutschland 23.000 Personen in der außerklinischen Intensivpflege (AKI) versorgt, von denen 80 % an einer neurologischen Erkrankung leiden [13].

Die WHO definiert Palliativmedizin als *„Ansatz, der die Lebensqualität von Patienten und deren Familien verbessert, die mit den Problemen im Zusammenhang einer lebensbedrohlichen Erkrankung konfrontiert sind, dies mittels Prävention und Linderung von Leiden, durch frühzeitiges Erkennen und umfassende Erfassung sowie durch die Behandlung von Schmerz und anderen Problemen auf körperliche, psychosozialen und spirituellen Ebenen"* [7, S. 2] Danach sind weder Menschen mit lebenserhaltenden Therapien von der Palliativmedizin ausgeschlossen noch der Einsatz solcher Technologien. Maßgeblich dafür, ob ein zu pflegender Mensch beispielsweise einer Tracheotomie und Beatmung zugeführt wird oder eine medikamentöse Palliativtherapie erhält, ist einzig und allein dessen dadurch zu erwartende Verbesserung der Lebensqualität.

Grundlage für eine gute Therapieentscheidung bilden die umfassenden Kenntnisse der in der Palliative Care tätigen Pflegefachpersonen und Ärzte über die verschiedenen Möglichkeiten, Atemnot, respiratorische Insuffizienz und Sekretretention zu behandeln.

3.1.1 Ursachen

MERKE

Atemantrieb

Der zentrale Atemantrieb beruht in erster Linie auf dem Kohlendioxidpartialdruck (pCO_2, gemessen in der Blutgasanalyse) und in zweiter Linie auf dem Sauerstoffpartialdruck (pO_2) im Blut. Das bedeutet, dass ein erhöhtes pCO_2 zu einer Steigerung des Atemantriebs und damit zu einer gesteigerten Atemfrequenz führt.
Des Weiteren wird der Atemantrieb durch die Körpertemperatur, hormonelle und emotionale Faktoren beeinflusst.

Die **Ursachen der Atemnot** sind komplex und nicht vollständig verstanden. Neben pulmonalen sind es auch kardiale, psychische oder metabolische Ursachen, die zu dieser Symptomatik führen.

Atemnot ist besonders stark, wenn ein gesteigerter Atemantrieb auf eine beeinträchtigte Atemmechanik trifft – wie dies z. B. bei schweren neuromuskulären Erkrankungen oder der chronisch-obstruktiven Lungenerkrankung (COPD) der Fall ist.

Die der **respiratorischen Insuffizienz** zugrunde liegenden Krankheitsbilder sind vielfältig und umfassen z. B. onkologische, pulmonale, kardiale und neuromuskuläre Erkrankungen (➤ 2.2, ➤ 2.3, ➤ 2.4):

- Maligne Grunderkrankung, z. B. Lungentumor und -metastasen, maligner Pleuraerguss, Therapiefolgen (u. a. Strahlenfibrose, Lungenresektion)
- Pulmonale Erkrankungen, z. B. COPD, Lungenfibrose, pulmonale Hypertonie, Lungenembolie, Mukoviszidose, Pneumonie, restriktive Ventilationsstörung z. B. bei Thoraxdeformität
- Kardiale Erkrankungen, z. B. Herzinsuffizienz, Perikarderguss, Cor pulmonale
- Neuromuskuläre Erkrankungen, z. B. Schwäche der muskulären Atempumpe
- Kachexie, allgemeine Schwäche
- Anämie
- Abdominelle Erkrankungen, z. B. mit Aszites einhergehend, die durch einen Zwerchfellhochstand auch die Atmung beeinträchtigen

Bei **malignen Erkrankungen** der Lunge und Therapiefolgen stehen die Verlegung von Lungenabschnitten bzw. die Verkleinerung der Gasaustauschfläche für Sauerstoff und Kohlendioxid im Vordergrund.

Bei **pulmonalen Erkrankungen** ist die Diffusion des Sauerstoffs aus den Alveolen in die Lungenkapillaren gestört und damit der Sauerstoffpartialdruck (pO_2) vermindert. Im späteren Verlauf ist auch die Diffusion von Kohlendioxid aus den Lungenkapillaren in die Alveolen gestört, sodass der Kohlendioxidpartialdruck (pCO_2) ansteigt. Zudem kommt es bei der **COPD** durch die erhöhte Atemarbeit zu einer Überlastung der muskulären Atempumpe, einer Störung der Ventilation und einem Anstieg des Kohlendioxidpartialdrucks (pCO_2, ➤ 3.1.5). Bei **Perfusionsstörungen,** z. B. durch Lungenembolie, werden Lungenbezirke nicht mehr durchblutet und in der Folge schlecht belüftet.

Kardiale Erkrankungen haben komplexe Folgen: Eine fortgeschrittene Herzinsuffizienz führt beispielsweise zu einer Beeinträchtigung von Perfusion, Diffusion und Ventilation. Bei **neuromuskulären Erkrankungen** steht – ähnlich wie bei Querschnittlähmungen – die Schwäche der muskulären Atempumpe mit daraus resultierender Ventilationsstörung im Vordergrund (➤ 2.5.2). Folge ist ein Anstieg des arteriellen Kohlendioxidpartialdrucks, da zu wenig Kohlendioxid abgeatmet wird.

3.1.2 Symptome

Atemnot kann in zwei Hauptkategorien unterteilt werden:

- **Kontinuierliche Atemnot:** Zu pflegende Menschen mit einer kontinuierlichen Atemnot klagen über eine ununterbrochene Belastung durch Atemnot, die allerdings in ihrer Intensität schwanken kann.
- **Atemnotattacken:** Sie sind zeitlich begrenzt (Sekunden bis Stunden) und treten intermittierend und unabhängig vom Vorliegen kontinuierlicher Atemnot auf. Atemnotattacken können vorhersehbar oder unvorhersehbar sein, abhängig davon, ob Auslöser benannt werden können.

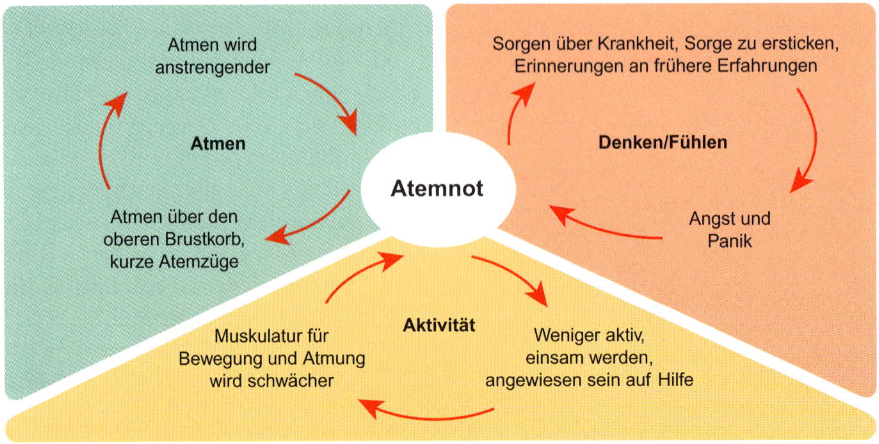

Abb. 3.2 Die drei Teufelskreise Atmen, Denken und Fühlen sowie Aktivität (Modell nach Spathis und Booth 2017), die unbehandelt die Atemnot aufrechterhalten bzw. weiter verstärken [17]. [H531-001, L143]

Die Atemnot zeigt sich je nach Schweregrad typischerweise wie folgt:

- Der Betroffene klagt unter Belastung oder schon in Ruhe, dass er keine ausreichende Luft bekommt.
- Er muss bei Aktivitäten Pausen einlegen und meidet zunehmend Aktivitäten aus Angst vor Atemnot (➤ Abb. 3.2).
- Bei schwerster Atemnot sitzt er aufrecht, stützt die Arme auf und ringt nach Luft.
- Er hat Angst bis hin zur Todesangst, ist unruhig und erregt, ggf. auch desorientiert.
- Kompensatorisch zeigt sich eine gesteigerte Erregung, die sich in einer erhöhten Atemfrequenz *(Tachypnoe)*, einer Hypertonie und einer Tachykardie zeigt.

Sind die Kompensationsmöglichkeiten erschöpft, kommt es zur Dekompensation mit Bradykardie, Hypotonie und Abfall des Herzzeitvolumens. Typischerweise ist dies bei länger besehender Hypoxämie infolge von Herz-, Lungen- oder Muskelerkrankungen der Fall.

Symptome der **respiratorischen Insuffizienz** sind:

- **Hypoxämie** (Sauerstoffmangel im arteriellen Blut): erniedrigter pO_2, in Abhängigkeit vom Alter
- **Zyanose** (sichtbare blau Färbung von Haut, Nagelbett und Schleimhäuten): Spätzeichen der Hypoxämie, bei schwerer Hypoxie (Sauerstoffmangel im Gewebe)
- **Hyperkapnie** ➤ 3.1.5
- Kopfschmerzen
- Konzentrationsstörung und Tagesschläfrigkeit
- Bei schwerer respiratorischer Insuffizienz: Bewusstseinsstörung bis hin zum Bewusstseinsverlust

MERKE

Auswirkungen von Atemnot auf Atmen, Denken und Aktivität

Atemnot, ob plötzlich oder kontinuierlich, löst immer und sehr schnell emotionale Reaktionen aus, z. B. Angst und Panik. Diese und dazu entstehende Gedanken können zur Entwicklung von Ängstlichkeit und zur Anspannung der Muskulatur führen, die die Atemnot noch verstärken. Insbesondere bei der Ausübung von körperlichen Aktivitäten keine Luft zu bekommen, führt dazu, dass der Betroffene Bewegung zunehmend vermeidet; Konditionsmangel und Inaktivität sind die Folgen und führen dazu, dass die Atemmuskulatur und die Muskulatur insgesamt schwächer werden. Außerdem drohen soziale Isolation und die Abhängigkeit von anderen.

So entstehen schnell drei Teufelskreise, die sich erhalten und die Atemnot verschlechtern (➤ Abb. 3.2). Behandlungsstrategien müssen diese Aspekte mitberücksichtigen.

3.1.3 Diagnose

Im Rahmen der **Diagnostik** muss festgestellt werden, ob die Ursache der Atemnot bzw. respiratorischen Insuffizienz reversibel oder irreversibel ist:

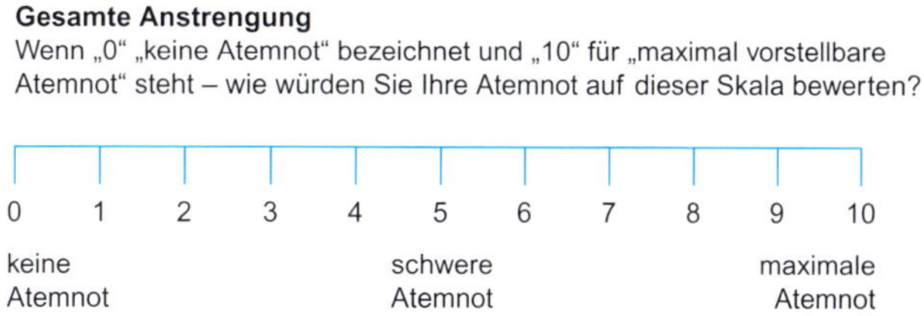

Abb. 3.3 Numerische Ratingskala (NRS) zur Beschreibung der Schwere von Atemnot. Weiteres Assessment ➤ 2.4.3, ➤ Tab. 2.7. [P210, L271]

- Erfassung der Atemnot einschließlich der Atemnotattacken in den Dimensionen:
  - **Sensorisches Erleben:** Intensität/Schweregrad der Atemnot, z. B. mittels Einzelabfrage, mit der numerischen Ratingskala/NRS (0–10, ➤ Abb. 3.3) oder der modifizierten Borg-Skala
  - **Emotionale Belastung:** unangenehmes Gefühl der Atemnot, mittels Einzelabfrage (z. B. NRS) oder Mehrfachabfragen (z. B. Generalized Anxiety Disorder/GAD-2, ➤ 3.8, ➤ Tab. 3.9)
  - **Beeinträchtigungen im Alltag durch die Atemnot:** Wie stark schränkt die Atemnot Aktivitäten des täglichen Lebens ein? (z. B. mMRC-Skala, ➤ 2.4.3)
- **Anamnese** zur Atemnot, z. B.: Seit wann vorhanden, kontinuierlich, oder Atemnotattacken, in Ruhe oder unter Belastung, Auslöser von Atemnot, weitere begleitende Symptome (z. B. Schmerzen)?
- **Körperliche Untersuchung:**
  - Beobachtung der Atmung (Atemfrequenz, -rhythmus, -tiefe bzw. -intensität, -geräusche), Nutzung der Atemhilfsmuskulatur
  - Blutdruck, Puls, Temperatur
  - Perkussion und Auskultation der Lunge
  - Abdominelle Untersuchung bei V. a. auf Aszites, Meteorismus
  - Untersuchung der Beinvenen zum Ausschluss einer tiefen Beinvenenthrombose
- Bisherige **Verordnungen überprüfen,** ggf. Reduzierung der Flüssigkeitsmenge bei V. a. Hypervolämie, ggf. schleimlösende Medikamente absetzen
- **Weiterführende Diagnostik,** insbesondere bei invasiver Diagnostik unter sorgfältiger Abwägung von Risiko und Nutzen:
  - Messung der Sauerstoffsättigung, Blutgasanalyse
  - Labor, z. B. Erythrozyten- und Hämoglobinbestimmung
  - Röntgen-Thorax
  - Sonografie der Lunge, Herzechokardiografie
  - Ggf. CT-Thorax
  - Spirometrie und Messung des Hustenspitzenflusses

3.1.4 Behandlung

MERKE

Lebensqualität bedeutet nicht nur, die Atemnot zu reduzieren, sondern auch die Möglichkeit, den Alltag leichter und mit weniger fremder Hilfe zu bewältigen. Die ärztliche Kunst besteht darin, übertriebenen Aktionismus genauso zu vermeiden wie ein verfrühtes fatalistisches Absetzen hilfreicher Therapien.

Die Linderung von Atemnot gelingt meist nur in Zusammenarbeit aller Beteiligten. Ärzte, Pflegefachpersonen, Physiotherapie u. a. müssen zusammenarbeiten und auf den zu pflegenden Menschen individuell abgestimmte Maßnahmen entwickeln. Den individuellen Erfahrungen des zu pflegenden Menschen und seiner An- und Zugehörigen ist Gehör zu schenken. Der Betroffene kennt oft schon wirkungsvolle Strategien, Angehörige können etwas über Vorlieben und Prioritäten sagen, was ein Gefühl von Vertrautheit und Sicherheit schaffen kann.

Atemnotfallplan

Für jeden zu pflegenden Menschen mit bekannter oder zu erwartender Atemnot sollte gemeinsam mit ihm und seinen Angehörigen ein **Atemnotfallplan** erstellt werden. Dieser legt individuell fest, wie im Falle einer (schweren) Atemnotattacke nicht medikamentös und medikamentös verfahren werden soll. Er legt auch fest, ob intensivmedizinische Maßnahmen wie Intubation oder Tracheotomie mit Beatmung erfolgen sollen.

MERKE

Der **Ratgeber für den Umgang mit Atemnot bei chronischer Erkrankung** zeigt Betroffenen und Angehörigen eine Vielzahl von Maßnahmen zur Prophylaxe und Behandlung von Atemnot auf. Er kann kostenlos auf der Website der AtemWeg Stiftung für Lungengesundheit heruntergeladen werden: www.stiftung-atemweg.de/news-events/news/news/article/30202/index.html.

Die **Behandlung** der Atemnot ist anspruchsvoll und umfasst kausale, medikamentöse und nicht medikamentöse Therapieoptionen.

Kausale Behandlung

Die grundsätzliche Frage in der Palliativmedizin ist: Können die Beschwerden durch **kausale Maßnahmen** gelindert werden?

Nicht alles Machbare ist sinnvoll. Therapeutische Optionen und zusätzliche Belastungen für den zu pflegenden Menschen sind sorgfältig gegeneinander abzuwägen. Häufig stehen zur Diskussion:

- Bei infauster Grunderkrankung und in der Lebensendphase vorliegende therapierbare Störungen behandeln, z. B. Gabe eines Antibiotikums bei Infekt, medikamentöse Behandlung einer Herzinsuffizienz
- Punktion(en) von Pleuraerguss, ggf. Pleurodese oder Pleuradrainage bei rezidivierenden Pleuraergüssen
- Aszitespunktion
- Transfusion bei Anämie
- Palliative Tumorbehandlung, z. B. Chemo- oder Strahlentherapie, um Lungentumor oder Metastasen zu verkleinern und so die Dyspnoe zu verbessern
- Tracheotomie
- Nicht invasive oder invasive Beatmung

Nicht medikamentöse Maßnahmen

MERKE

Ziel ist, den zu pflegenden Menschen im Umgang mit der Atemnot zu befähigen und ihm Möglichkeiten aufzuzeigen, wie er Kontrolle über Situationen im Alltag erlangen kann. Dies stärkt seine Eigenwahrnehmung und Selbstwirksamkeit – insbesondere in Atemnotsituationen.

Nicht medikamentöse Maßnahmen zur Linderung von Atemnot und Unruhe sind:

- Betroffenen nicht allein lassen, beruhigende und persönliche Zuwendung:
  - Ggf. Hand auf die Schulter legen und beruhigend mit ihm sprechen
  - Sicherheit ausstrahlen und selbst ruhig atmen
  - Aufgeregte An- und Zugehörige aus dem Zimmer bitten, um eine Übertragung von Ängsten zu verhindern.
- Zuhören und Beschwerden ernst nehmen, auch wenn die objektiven Befunde nicht auffällig sind.
- Zimmer gelüftet und eher kühl halten, bei akuter Atemnot Fenster öffnen, alternativ Luftzug durch einen Handventilator erzeugen; nasses, kühles Tuch aufs Gesicht legen.
- Aktivitäten des täglichen Lebens mit gutem Verhältnis zwischen Aktivität und Pausen planen, sich nicht zu viel auf einmal zumuten, Kräfte einteilen.
- Betroffenen zu körperlicher Aktivität und Bewegung ermuntern, um einer zunehmenden Dekonditionierung entgegenzuwirken.
- „Weg von der Atemnot", einfache Massagen z. B. der Füße und Hände können ablenken.
- **Atemerleichternde Positionierungen** helfen, das Luftvolumen in den Lungen zu steigern und die verengten Bronchien zu erweitern. Durch die Gewichtsentlastung von Armen und Schultergürtel wird die Atemmuskulatur entlastet, gleichzeitig werden die dorsobasalen Lungenbezirke besser belüftet. Mögliche Positionen sind:
  - Oberkörperhochpositionierung (Hüft- und Bettknick müssen übereinstimmen, das Herunterrutschen muss verhindert werden) und Herzbettpositionierung (➤ Abb. 3.4).
  - Einfache Dehnpositionierungen: Halbmondlage, Drehdehnlage (➤ Abb. 3.5).
  - Kutschersitz, Paschasitz, Stuhllehnensitz, Wandstellung, Torwartstellung (➤ Abb. 3.6). Alternativ können mobile Personen sich auch auf Mobilisationshilfen wie Rollator oder Unterarmgehstützen abstützen. Durch das Aufstützen der Arme bzw. Hände kann die Atemhilfsmuskulatur leichter eingesetzt und eine Atemnot reduziert werden.
  - In besonderen Fällen Bauchlage.

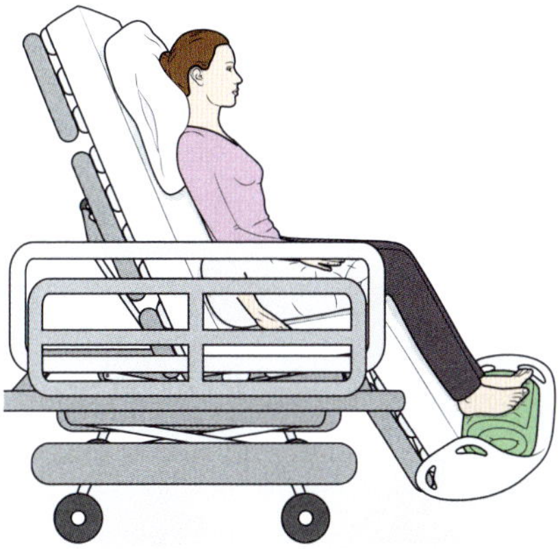

Abb. 3.4 Herzbettpositionierung. Der Oberkörper ist möglichst weit nach vorne gebeugt, die Arme sind auf Kissen positioniert. So kann die Atemhilfsmuskulatur des Schultergürtels bestmöglich zum Einsatz kommen, der Betroffene tiefer einatmen und Sekrete leichter abhusten. Durch die Beintiefpositionierung wird der venöse Rückfluss zum Herzen gesenkt. [L264]

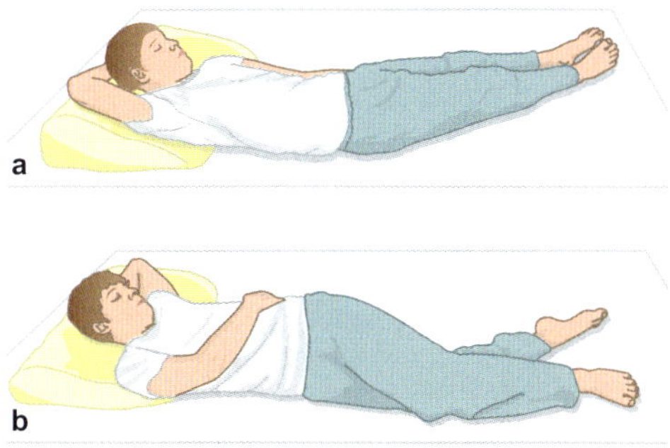

Abb. 3.5 Dehnpositionierungen. Sie bewirken eine Reduzierung des Muskeltonus und Dehnung des Lungengewebes. Die bessere Lungenbelüftung führt zu einer vergrößerten Gasaustauschfläche und kann so die Atemnot reduzieren. Links Halbmondlage, rechts Drehdehnlage. [L138]

Bei obstruktiven Lungenerkrankungen (➤ 2.4.3) ist eine Kombination von atemerleichternder Positionierung und Lippenbremse sinnvoll.

MERKE

Alle Positionierungen immer in enger Absprache mit dem unter Atemnot leidenden zu pflegenden Menschen vornehmen und Sinn der Maßnahmen erklären. Wenn keine verbale Kommunikation möglich ist, besonders auf weitere Vital- und Körperzeichen achten. Blickkontakt halten, um jederzeit zu erkennen, ob die Positionierung die Atemnot tatsächlich lindert, ggf. Positionswechsel durchführen.

- **Atemtherapie** durch Atmungstherapeuten und Pflegefachpersonen, um Betroffenen zu Atemtechniken anzuleiten, z. B.:
  - **Ruhige Nasenatmung:** „Atmen Sie ein, atmen Sie aus …"
  - **Dosierte Lippenbremse,** bei der die Ausatemluft durch die leicht geschlossenen Lippen gepresst wird. Dadurch weiten sich die Bronchien, die Atmung wird erleichtert, die Ausatmung verlängert und einer Hyperventilation entgegenwirkt.
  - **Kontaktatmung,** bei der die Hände seitlich vom Sternum, an der unteren Thoraxapertur oder auf den Bauch gelegt werden. Dadurch kann die Atmung besser wahrgenommen, gelenkt und bewusst gesteuert werden. Durch einen leichten Druck der Hände bei der Ausatmung und eine Reduktion des Drucks bei der Einatmung kann die Atmung hin zu einem physiologischen Atemmuster gelenkt werden (➤ Abb. 3.7).
  - **Manuelle Griffe am Thorax** im Rahmen einer Atemphysiotherapie können die Atmung

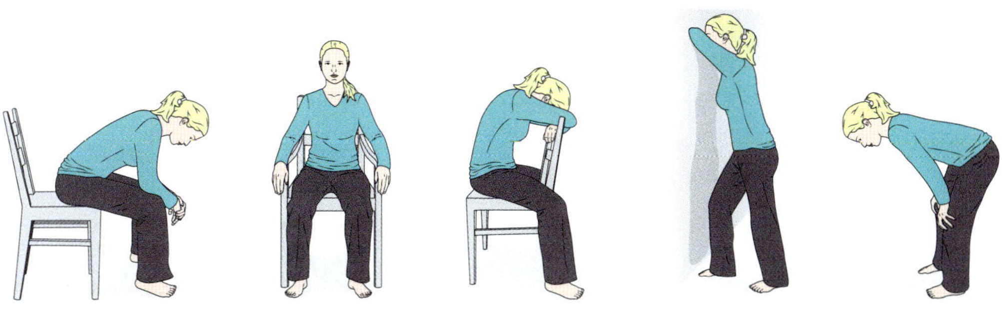

Abb. 3.6 Atemerleichternde Positionen für mobile Menschen. Von links: Kutschersitz, Paschasitz, Stuhllehnensitz, Wandstellung, Torwartstellung. [L264]

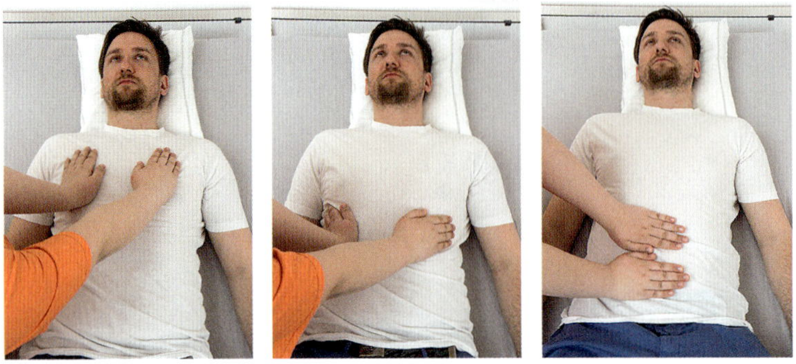

Wahrnehmung der Brustatmung — Intensivierung der Brustatmung — Förderung der Bauchatmung

Abb. 3.7 Kontaktatmung. Gelenkte Brust- und Bauchatmung. Die Hände der Pflegefachperson helfen dem zu pflegenden Menschen, seine Atmung wahrzunehmen und gezielt zu beruhigen oder zu vertiefen. [K115]

lenken und beruhigen, weil die Atemarbeit abnimmt. Oft bleibt die Atmung nach der Intervention ruhiger.
  - **Atemstimulierende Einreibung (ASE)** aus der Basalen Stimulation® (➤ 4.6) verhilft zu einer gleichmäßigeren und tieferen Atmung, gleichzeitig wird die Körperwahrnehmung gefördert. Somit kann die ASE eine Atemnot verbessern. Die Pflegefachperson kann sich bei der kreisförmigen Stimulierung an ihrer eigenen ruhigen Atmung orientieren (➤ Abb. 3.8).
- Teufelskreise berücksichtigen (➤ Abb. 3.2): Stressabbau und Verbesserung des emotionalen Zustands:
  - Entspannungsübungen oder Body-Mind-Verfahren (➤ 3.7.4) erlernen, um sie bei akuter Atemnot einzusetzen, z. B. Traumreisen, Achtsamkeitsübungen, autogenes Training, progressive Muskelentspannung nach Jacobson.
  - Entspannung der Kiefermuskulatur durch Fallenlassen des Unterkiefers, Ausstreichungen der Kiefermuskulatur, lokale Triggerpunkttherapie oder bewusstes Anspannen und Loslassen der Muskulatur (postisometrische Relaxation/PIR-Technik).
- Anwendung von ätherischen Ölen, um Ängste und Unruhe zu reduzieren und damit auch Atemnot (Aromapflege, ➤ 4.3).
- Anwendung von entspannender Musik bzw. Lieblingsmusik des zu pflegenden Menschen (Musiktherapie, ➤ 4.1).

Medikamentöse Therapie

Palliative Sedierung ➤ 3.9

Bei Menschen mit Atemnot kann durch eine schnelle, aber flache Atmung eine beachtliche Totraumventilation entstehen. **Opioide** (z. B. Morphin oral oder parenteral) reduzieren das Atemnotempfinden durch eine hemmende Wirkung auf das respiratorische Netzwerk im Hirnstamm. Die Atemfrequenz nimmt ab, das Tidalvolumen

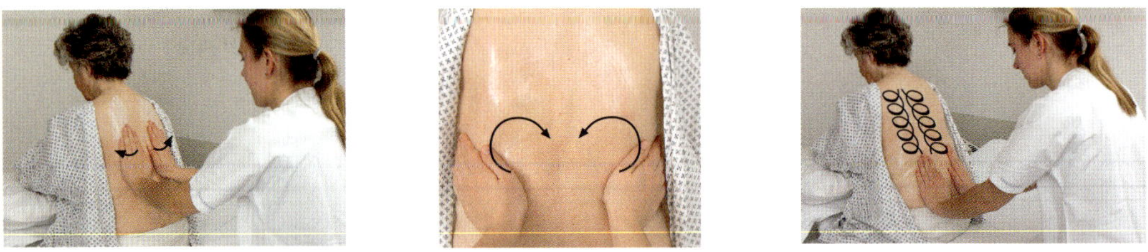

a Während der Ausatmung kräftigeren Druck links und rechts an der Wirbelsäule ausüben

b Während der Einatmung geringeren Druck zur Wirbelsäule hin ausüben

c Kreisförmige Bewegungen mit stärkerem Druck (dicker gekennzeichnet) und geringerem Druck (dünner gekennzeichnet) bis zum unteren Rippenrand durchführen

Abb. 3.8 Atemstimulierende Einreibung (ASE), hier in sitzender und nach vorne abgestützter Positionierung. [K115]

steigt hierdurch an, was wiederum die Totraumventilation vermindert. Dazu eignen sich alle Opioide, meist wird Morphin verwendet. Initial wird die Hälfte der zur Schmerztherapie erforderlichen Dosis eingesetzt.

Benzodiazepine (Lorazepam, z. B. in Tavor®, Diazepam, Midazolam, z. B. in Dormicum®) werden insbesondere im fortgeschrittenen Krankheitsstadium gegeben, wenn das Opioid allein nicht ausreicht und bei deutlicher Angst oder bei Beendigung einer lebenserhaltenden Beatmung.

Es kommen auch Medikamente zum Einsatz, die die Grunderkrankung behandeln, z. B. Inhalation mit NaCl 0,9 % oder 3 %, Bronchodilatoren bei COPD, Diuretika bei Hypervolämie (z. B. aufgrund von Niereninsuffizienz) und Lungenödem, verschiedene Medikamentengruppen bei Herzinsuffizienz, Chemotherapeutika bei Lungentumoren.

Gabe von Sauerstoff

MERKE

Sauerstoffverabreichung

Die Gabe von Sauerstoff muss individuell entschieden werden. Atemnot fühlt sich für den Betroffenen so an, als bräuchte er „mehr Sauerstoff". Dabei ist die Hyperkapnie Auslöser der Atemnot (➤ 3.1.5). Atemnot darf nicht automatisch zur Reflexhandlung Sauerstoffgabe führen.
Bei fehlender Hypoxämie (➤ 3.1.2) besteht keine Indikation für eine Sauerstoffgabe. Hier ist es besser, für frische Luft zu sorgen, z. B. mit einem auf den zentralen Gesichtsbereich (Trigeminusbereich) gerichteten Handventilator.

Bei Sauerstoffmangel und zusätzlich bestehender **chronischer Hyperkapnie** reagiert das Atemzentrum nicht mehr auf das chronisch erhöhte Kohlendioxid. Der Atemantrieb beruht nun überwiegend auf dem Sauerstoffmangel. Wird dieser durch die Sauerstoffgabe behoben, kann es zu einer weiteren Abnahme des Atemantriebs, einem weiteren Anstieg des CO_2 und schließlich einer lebensbedrohlichen CO_2-Narkose kommen.

Bei lebenslimitierenden Erkrankungen und therapierefraktärer Dyspnoe ist die Gabe von Sauerstoff nicht effektiver als die Gabe von Raumluft über die Nasenbrille und somit grundsätzlich keine geeignete Therapie für die Dyspnoe. Auf der anderen Seite kann Sauerstoff ein sinnvolles Placebo sein. Für viele zu pflegende Menschen mit Atemnot ist die Sauerstoffgabe psychisch wichtig, auch wenn keine Hypoxämie vorliegt.

Sauerstoffgabe in der Sterbephase

In den letzten Tagen und Stunden vor dem Tod verändert sich die Atmung allmählich (➤ 1.10.1). Relativ häufig beobachtet man eine oberflächliche Atmung oder Cheyne-Stockes-Atmung, ganz am Ende in der Regel eine Schnappatmung. Nach und nach sinkt der Sauerstoffgehalt im Blut und das Kohlendioxid steigt an. Dies gehört zum physiologischen Sterbeprozess, und spätestens jetzt sollte kein Sauerstoff mehr gegeben werden. Der Sterbende empfindet keine Verstärkung der Atemnot durch das Absetzen von Sauerstoff.

Rasselatmung

Die Rasselatmung *(Death Rattle)* wird von Zugehörigen und Angehörigen des therapeutischen Teams häufig als belastend empfunden, der zu pflegende Mensch leidet unter der Rasselatmung in der Regel nicht. Wenn der Zustand für ihn leidvoll erscheint, muss eine suffiziente Atemnottherapie erfolgen. Ist er dagegen ruhig und entspannt, gibt es nur Handlungsbedarf, wenn die Rasselatmung die Menschen, die den Sterbenden begleiten, sehr belastet.

Absaugen ist in der Regel nicht angezeigt, denn es belastet den zu pflegenden Menschen, und zudem wird das Sekret selten erreicht. Anticholinergika wie Robinul® s. c. oder Buscopan® s. c. reduzieren die Rasselatmung.

3.1.5 Beatmung bei chronisch respiratorischer Insuffizienz

DEFINITION

Maschinelle Beatmung (künstliche Beatmung): Die Atemarbeit wird teilweise oder vollständig von einem **Beatmungsgerät** *(Respirator)* übernommen:

- **Nicht invasive Beatmung** (engl. *Noninvasive Ventilation, NIV):* Die Beatmung erfolgt über eine Maske (Nasen-, Mund-Nasen-, Fullface-Maske) oder ein Mundstück.
- **Invasive Beatmung:** Die Beatmung erfolgt über einen Tubus bzw. in der Langzeitbeatmung über ein Tracheostoma mit Trachealkanüle.

Heimbeatmung (außerklinische Beatmung): Vorübergehende, intermittierende oder dauerhafte Beatmung außerhalb der Klinik, z. B. in der eigenen Wohnung oder in ambulant betreuten Wohngemeinschaften.
Hyperkapnie (Erhöhung des Kohlendioxids im arteriellen Blut): Der pCO_2-Wert ist > 45 mmHg.
Typische Symptome sind Einsatz der Atemhilfsmuskulatur, Tachypnoe, Atemnot, gerötete Haut, Schwitzen, Hypertonie, Tachykardie, Herzrhythmusstörungen, Kopfschmerzen, Schlafstörung und Tagesschläfrigkeit. Bei hochgradiger Hyperkapnie: Bewusstseinsstörung bis hin zum Koma als Folge einer CO_2-Narkose. Zusätzlich besteht bei neuromuskulären Erkrankungen nach Ansicht mancher Autoren eine Beatmungsindikation, wenn die Vitalkapazität rasch abfällt oder im Liegen erniedrigt ist.
Vitalkapazität (VK): Inspiratorisches Reservevolumen (IRV) + Atemzugvolumen (AZV) + exspiratorisches Reservevolumen (ERV), d. h. die Luftmenge, die maximal ein- und ausgeatmet werden kann. Sie ist bei einer Ventilationsstörung reduziert.

Die **Indikationen** zur **Langzeitbeatmung** bei COPD (➤ 2.4.3) und neuromuskulären Erkrankungen besteht grundsätzlich in einer Kombination von klinischen Symptomen und einer blutgasanalytisch und transkutan-kapnometrisch gemessenen **Hyperkapnie.** Zusätzlich besteht bei neuromuskulären Erkrankungen eine Beatmungsindikation, wenn die **Vitalkapazität** rasch abfällt oder im Liegen erniedrigt ist. Weitere Indikationen zur Langzeitbeatmung sind eine hohe Querschnittlähmung und eine gescheiterte Beatmungsentwöhnung.

Eine **invasive Beatmung** ist indiziert, wenn eine nicht invasive Beatmung nicht möglich oder das nicht invasive Sekretmanagement nicht ausreichend ist (➤ 3.2).

Therapieziele sind die Normalisierung des Kohlenstoffdioxids, die Besserung der Schlafqualität, die Entlastung der Atemmuskulatur und die Linderung der Tagessymptomatik.

Lebensqualität bei Beatmung

Mittlerweile existieren viele wissenschaftliche Erkenntnisse zur **Lebensqualität nicht invasiv und invasiv langzeitbeatmeter sowie tracheotomierter, absaugpflichtiger Menschen,** die eindeutig darauf schließen lassen, dass Lebensverlängerung und Lebensqualität trotz schwerer Erkrankung gut miteinander vereinbar sind:

- Eine korrekt indizierte und eingestellte nicht invasive Beatmung verbessert bei COPD und amyotropher Lateralsklerose die Lebensqualität und das Überleben.
- Bei Querschnittgelähmten mit und ohne Langzeitbeatmung ist trotz erheblicher Unterschiede bei der Krankheitsschwere die Lebensqualität identisch.
- Querschnittgelähmte mit einer invasiven Beatmung für > 12 Std./Tag möchten in > 90 % die Tracheotomie behalten, auch wenn eine NIV grundsätzlich möglich wäre, da bei invasiver Beatmung das Sekretmanagement und das Sprechen einfacher sind und keine Maskenprobleme auftreten [12].
- Für Menschen mit amyotropher Lateralsklerose gilt sogar, dass diejenigen, die invasiv beatmet werden, keine geringere Lebensqualität angeben als nicht invasiv beatmete, auch wenn die Tracheotomie meist notfallmäßig durchgeführt wird. Allerdings steigt die Belastung der Angehörigen erheblich.
- Sauerstoffabhängige Menschen mit COPD erfahren eine Besserung der gesundheitsbezogenen Lebensqualität durch die Initiierung einer nicht invasiven wie auch einer invasiven Beatmung.
- Im Gegensatz dazu weisen Menschen, die nach fehlgeschlagener Beatmungsentwöhnung eine invasive Langzeitbeatmung erhalten, häufig eine stark beeinträchtigte gesundheitsbezogene Lebensqualität und Lebenszufriedenheit auf.

Mehr als 50 % der Menschen mit mittelschweren und schweren Behinderungen haben eine gute oder sogar exzellente Lebensqualität [14].

MERKE

Einschätzung der Lebensqualität durch Außenstehende

Insbesondere was die amyotrophe Lateralsklerose betrifft, konnte gezeigt werden, dass gesunde Menschen und pflegende Angehörige die Lebensqualität nicht beatmeter und nicht invasiv beatmeter Betroffener systematisch unterschätzen (➤ 2.9.3). Hierfür prägte Albert Christian Ludolph, emeritierter Ordinarius für Neurologie der Universität Ulm, die Bezeichnung „Arroganz der Gesunden" [16]. Selbst für Ärzte gilt, dass diese erst durch zunehmende Erfahrung mit dem Krankheitsbild in die Lage versetzt werden, die Lebensqualität Betroffener akkurat einzuschätzen. Angehörige des multiprofessionellen Teams ohne ausreichend Erfahrung in der Behandlung von Menschen mit Beatmung werden also möglicherweise deren Lebensqualität erheblich unterschätzen.

Beatmete Menschen in der Palliativmedizin

Palliativstationen bieten für zu pflegende Menschen, die nicht invasiv beatmet werden – weil sie die Beatmung selber bedienen können oder von Angehörigen unterstützt werden –, ein im Vergleich zu Normalstationen hervorragendes Setting: Der Personalschlüssel ist besser, und das gesamte Personal ist im Bereich der Beratung und Behandlung von Menschen in lebensbedrohlichen Situationen erfahren. Die Integration von Atmungstherapeuten ins Palliativteam kann die Qualität der Beratung und Behandlung weiter verbessern. Die zweite Gruppe von beatmeten zu pflegenden Menschen, die auf Palliativstationen hervorragend versorgt werden können, sind Menschen mit invasiver Beatmung, die beendet werden soll.

Im Weiteren ist die Rolle der Palliative Care auf Intensivstationen bedeutsam (➤ 2.7). Inzwischen sind für Intensivpatienten und deren Angehörige verschieden positive Effekte nachgewiesen worden durch:

- Protokolle für das Symptommanagement am Lebensende
- Palliativmedizinische Schulung des Intensivteams
- Palliativmedizinischen Konsiliardienst und Teilnahme von Palliativärzten an Visiten
- Klinische Ethikberatung
- Frühzeitige Familienkonferenzen
- Eine offene und wertschätzende Kommunikationskultur bezüglich ethischer Behandlungsaspekte

In diesem Zusammenhang kommt es nicht auf die vollständige Umsetzung dieser Konzepte an, sondern vielmehr darauf, Kollegen im Intensivteam von der Sinnhaftigkeit der Integration von Palliative Care zu überzeugen.

Beendigung der Beatmung

Palliative Sedierung ➤ 3.9

Lebenserhaltende Therapien wie die Beatmung sind so lange zulässig, wie ihre Umsetzung vom zu pflegenden Menschen gewünscht ist, sie also dem schriftlich oder mündlich mitgeteilten oder mutmaßlichen Patientenwillen entspricht. Ist dies nicht oder nicht mehr der Fall, muss sie beendet werden. Dabei handelt es sich nicht um verbotene aktive Sterbehilfe, sondern um ein ethisch gebotenes und rechtlich zulässiges Sterbenlassen (➤ 1.4.1).

Die **Beendigung einer lebenserhaltenden Beatmung** erfordert die durchgängige Anwesenheit des zuständigen Arztes und der zuständigen Pflegefachperson, zumindest bis eine stabile klinische Situation eingetreten ist und bei den Angehörigen eine emotionale Sicherheit vorhanden ist.

Die erforderliche Dosierung der medikamentösen Therapie richtet sich nach der verbliebenen Spontanatmungskapazität. Es gibt unterschiedliche Vorgehensweisen hinsichtlich der Durchführung, allerdings haben sich nach Ansicht der Autoren der Einsatz von Morphin, Midazolam und Propofol und das Legen eines venösen Zugangs bewährt. Nie darf die ausreichend hoch dosierte Opiattherapie mit dem Ziel der vollständigen Vermeidung der Atemnot bei der Beendigung der lebenserhaltenden Beatmung unterbleiben (➤ 3.3.4, ➤ Tab. 3.3). Die zusätzliche Gabe eines Benzodiazepins erfolgt – insbesondere bei Menschen mit geringer bis vollständig erloschener Spontanatmungskapazität – bis zum Erlöschen des Lidschlussreflexes.

Wenn Dyspnoetherapie und Sedierungstiefe ausreichend sind, wird der sterbende Mensch von der Beatmung abgenommen. Eine Beatmungsmaske wird ebenfalls entfernt, ein invasiver Atemweg kann in situ verbleiben. Die Opiat- und Benzodiazepintherapie wird symptombezogen nachgesteuert. Propofol wird nur verwendet, wenn ansonsten keine ausreichende Sedierungstiefe erreicht werden kann.

LITERATUR

1. Aho-Özhan H E A et al. Experience matters: Neurologists' perspectives on ALS patients' well-being. Journal of Neurology. 2017; 264(4): 639–646.
2. Albrecht GL, Devlieger PJ. The disability paradox: high quality of life against all odds. Social Science and Medicine. 1999; 48(8): 977–988.
3. Aring C et al. GKV-IRPeG-Think Tank. 2021. https://usercontent.one/wp/www.cody.care/wp-content/uploads/2021/06/TT_ESSENTIALS_LANGVERSION.pdf?media=1627971854 (letzter Zugriff: 29.10.2023).
4. Bausewein C, Roller S, Volz R (Hrsg.). Leitfaden Palliative Care. 7. A. München: Elsevier, 2021.
5. Bausewein C et al. Umgang mit Atemnot bei chronischer Erkrankung. Ratgeber Atemnot 2. A. 2022. Aus: www.hospiz.at/wordpress/wp-content/uploads/2022/09/Atemnotbroschuere_2022.pdf (letzter Zugriff: 29.10.2023).

6. Bourke S C et al. Effects of non-invasive ventilation on survival and quality of life in patients with amyotrophic lateral sclerosis: A randomised controlled trial. The Lancet Neurology. 2006; 5(2): 140–147.
7. Deutsche Gesellschaft für Palliativmedizin (DGP). Definitionen zur Hospiz- und Palliativversorgung. 2018. Aus: www.dgpalliativmedizin.de/images/DGP_GLOSSAR.pdf (letzter Zugriff: 29.10.2023).
8. Deutsche Gesellschaft für Pneumologie und Beatmungsmedizin e.V. (Hrsg.). Nichtinvasive und invasive Beatmung als Therapie der chronischen respiratorischen Insuffizienz. Revision 2017. Aus: https://digab.de/wp-content/uploads/2019/01/2017-07-13_S2-Leitlinie.pdf (letzter Zugriff: 29.10.2023).
9. Deutsche Krebsgesellschaft (DKG), Deutsche Krebshilfe (Hrsg.). Erweiterte S3-Leitlinie Palliativmedizin für Patienten mit einer nicht heilbaren Krebserkrankung. Kurzversion 2.3. 2021. Aus: www.awmf.org/uploads/tx_szleitlinien/128-001OLk_S3_Palliativmedizin_2021-03.pdf (letzter Zugriff: 29.10.2023).
10. Groß M (Hrsg.). Neurologische Beatmungsmedizin: Auf der Intensivstation, in der Frührehabilitation, im Schlaflabor, zu Hause. Berlin: Springer 2020.
11. Groß M, Demmer T. (Hrsg.). Interdisziplinäre Palliativmedizin. Berlin: Springer, 2021.
12. Hirschfeld S et al. Langzeitbeatmung querschnittgelähmter Patienten: Ergebnisse und Ausblicke aus 25 Jahren Erfahrung mit klinischer und außerklinischer Beatmung. Trauma und Berufskrankheit. 2010; 12(3): 177–181.
13. Hornemann D et al. Der Atmungstherapeut in der Neurologie – Ein Blick auf das Berufsbild und ein Ausblick in die Zukunft. Fortschritte der Neurologie-Psychiatrie. 2023; 91(1-02):45–51.
14. Huttmann S E et al. Quality of life and life satisfaction are severely impaired in patients with long-term invasive ventilation following ICU treatment and unsuccessful weaning. Annals of Intensive Care. 2018; 8(1): 38. Aus: https://doi.org/10.1186/s13613-018-0384-8 (letzter Zugriff: 29.10.2023).
15. Kaub-Wittemer D et al. Quality of life and psychosocial issues in ventilated patients with amyotrophic lateral sclerosis and their caregivers. Journal of Pain and Symptom Management. 2003; 26(4): 890–896.
16. Lulé D et al. Quality of life in fatal disease: The flawed judgement of the social environment. Journal of Neurology. 2013; 260(11): 2836–2843.
17. Rosenbruch J et al. SOP – Atemnot bei erwachsenen Palliativpatienten. Der Onkologe. 23(5): 381–384.
18. Schippinger W, Weixler D, Müller-Busch C. Palliative Sedierung zur Symptomkontrolle massiver Dyspnoe. Wiener Medizinische Wochenschrift. 2010; 160(13–14): 338–342.
19. Schmid B, Hans FP, Lang, CN. Pulmonale Ursachen der akuten Atemnot. MMW – Fortschritte der Medizin. 2019; 161(20): 47–51.
20. Valko L et al. Home mechanical ventilation: quality of life patterns after six months of treatment. BMC Pulmonary Medicine. 2020; 20(1): 221. Aus: https://doi.org/10.1186/s12890-020-01262-z (letzter Zugriff: 29.10.2023).
21. Warschausky S et al. Quality of Life in Persons with Long-Term Mechanical Ventilation or Tetraplegic SCI without LTMV. Topics in Spinal Cord Injury Rehabilitation. 2005; 10(3): 94–101.

3.2 Sekretmanagement, Trachealkanülenmanagment

Donatha Hornemann, Martin Groß, Imke Rathmann

3.2.1 Physiologischer und reduzierter Hustenstoß

DEFINITION

Husteninsuffizienz (Hustenschwäche): Unzureichende Fähigkeit, Atemwegssekrete abzuhusten aufgrund von abgeschwächtem oder fehlendem Hustenstoß, fehlendem Glottisschluss oder Tracheostomie. Es droht Sekretverhalt in den Atemwegen mit Gefahr der Atemnot, Atelektasenbildung, Pneumonie etc.

Der **Hustenstoß** erfolgt nach Weiterleitung des sensiblen Reizes an den Hirnstamm in drei Phasen:

1. Zunächst tiefe Inspiration, dann
2. Verschluss der Stimmritzen für ca. 0,2 Sek. mit zeitgleicher Anspannung der exspiratorischen Muskulatur sowie bronchialer Konstriktion und schließlich
3. explosionsartige Öffnung der Stimmritzen unter fortbestehender Anspannung der exspiratorischen Muskulatur.

Letzteres führt unter physiologischen Bedingungen zu einem kräftigen Ausstoß der eingeatmeten Luft und zur Elimination von Sekret aus den Atemwegen.

Der Hustenstoß *(Peak Cough Flow,* PCF*)* kann mithilfe eines Peak-Flow-Meters bestimmt werden. Von einem ausreichenden Hustenstoß spricht man bei einem PCF von mindestens 270 l/Min. Ist die Messung aufgrund fehlender Kooperation, vorhandener Trachealkanüle oder unzureichenden Mundschlusses nicht möglich, obliegt die klinische Einschätzung Fachpersonen. Hierfür wird z. B. die Stärke des durch Absaugen ausgelösten Hustens herangezogen.

Eine **Husteninsuffizienz** hat verschiedenste Ursachen:

- Reduzierte laryngeale oder tracheobronchiale Sensibilität
- Zu geringes inspiratorisches Volumen, zu niedrige Flussgeschwindigkeit der Exspirationsluft
- Atemmuskelschwäche mit konsekutiv eingeschränktem Hustenstoß als Folge neuromuskulärer Erkrankungen
- Allgemeine Schwäche und Immobilität

Eine schwere Komplikation bei zu pflegenden Menschen mit Husteninsuffizienz (ohne und mit Trachealkanüle) ist der Sekretverhalt, der eine Pneumonie, eine Verlegung der Atemwege und sogar den Tod verursachen kann (➤ 3.2.3).

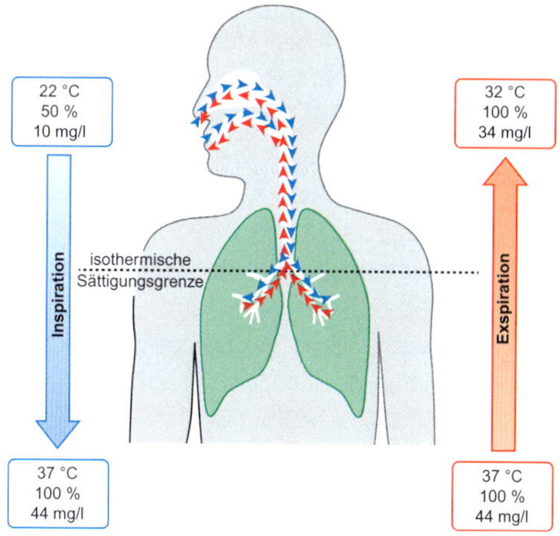

Abb. 3.9 Physiologische Erwärmung und Befeuchtung der Einatemluft bei Nasenatmung. Eine Umgebungsluft von 22 °C mit einer relativen Luftfeuchtigkeit von 50 % wird auf dem Weg in die Alveolen auf 37 °C erwärmt und auf 100 % Luftfeuchtigkeit aufgesättigt. Mehr als ¾ davon ist Leistung der Nase, die restliche Erwärmung und Befeuchtung erbringen die weiteren Atemwege. [L143]

3.2.2 Mukoziliäre Clearance und mukoziliäre Dysfunktion

DEFINITION

Mukoziliäre Clearance: Selbstreinigungsmechanismus der peripheren Atemwege, bestehend aus Schleimhaut mit schleimbildenden Becherzellen und Flimmerhärchen (Zilien).

Hypersekretion: Überproduktion von bronchialem Sekret z. B. als Folge von Atemwegs- und Lungenerkrankungen (COPD, Pneumonie, Tumoren).

Durch die gut durchblutete Schleimhaut in den Atemwegen wird die Luft bei der Einatmung befeuchtet und erwärmt. Dabei übernimmt die Nase hauptsächlich die Erwärmung und Befeuchtung (➤ Abb. 3.9). Bereits dort wird die eingeatmete Luft durch Schleimhäute und Blutgefäße auf ca. 22 °C erwärmt. Bis zur Bifurkation steigt die Temperatur der eingeatmeten Luft auf annähernd 37 °C und ist mit 100 % Feuchtigkeit aufgesättigt – unabhängig von Umgebungstemperatur und -feuchtigkeit. Dies ist die Voraussetzung für eine gute **mukoziliäre Clearance,** bei der die Atemwegssekrete eine ideale visköse Konsistenz haben und die Flimmerhärchen können gut rachenwärts schlagen (➤ Abb. 3.10).

Bei der Ausatmung werden etwa 25 % der zuvor abgegebenen Wärme und Feuchtigkeit rückresorbiert. Zu einer **mukoziliären Dysfunktion** kommt es:

- Bei Mundatmung. Dabei sind Erwärmung und Befeuchtung der Einatemluft vermindert, weil die Luft nicht über die Nase eingeatmet wird.

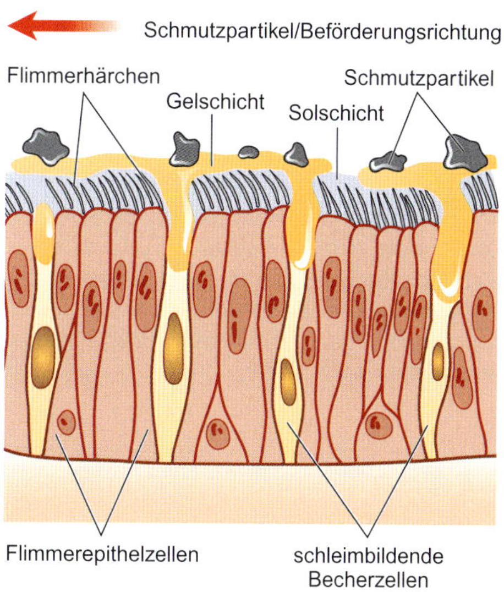

Abb. 3.10 Schleimhaut in den Atemwegen mit mukoziliärer Clearance. Bei einer physiologischen Situation mit ausreichender Erwärmung und Befeuchtung der Einatemluft werden die Atemwegssekrete viskös gehalten und die Flimmerhärchen können diese zusammen mit Staub, Mikroorganismen und Fremdkörpern rachenwärts transportieren. [L126]

- Bei Menschen mit einer (geblockten) Trachealkanüle, weil hier die oberen Atemwege umgangen werden, die für die Erwärmung und Befeuchtung der eingeatmeten Luft notwendig sind.
- Bei Beatmung über einen Respirator ohne technische Anfeuchtung und Anwärmung (Atemgasklimatisierung).
- Bei Sauerstofftherapie über eine Sauerstoffbrille oder -maske.
- Bei zu flüssigem Sekret, das fast immer durch eine falsch dosierte oder generell unnötige Inhalationstherapie bedingt ist.

Die Folgen für den Betroffenen sind:

- **Schädigung der Flimmerhärchen,** wodurch der Abtransport von Sekreten, Staub und Mikroorganismen behindert ist. Im Extremfall kommt das Flimmerepithel vollständig zum Erliegen.
- **Erhöhte Viskosität des Sekrets** (Zunahme der Zähigkeit der Sekrete). Dies verursacht wiederum:
- **Sekretverhalt in den unteren Atemwegen,** weil der Abtransport der zähen Sekrete nur unzureichend mund- und nasenwärts stattfindet, wo sie abgehustet oder abgesaugt werden könnten.

MERKE

Sowohl zu zähes als auch zu flüssiges Bronchialsekret kann nur sehr schwer mobilisiert und aus den Atemwegen entfernt werden. Während bei zu flüssigem Bronchialsekret die Gefahr besteht, dass es in die peripheren Atemwege abrutscht, kann zähes Sekret kaum von den Bronchialwänden gelöst und abgesaugt werden. Zu zähes Sekret kann zu Atemnot und Notfallsituationen führen. Grundsätzlich ist in der Palliative Care eine optimale Sekretviskosität anzustreben.

3.2.3 Ursachen und Folgen einer Sekretretention

DEFINITION

Sekretretention *(Sekretverhalt):* Unzureichende Entfernung von bronchialen Sekreten, aber auch von aspiriertem Speichel und ggf. Speisen und Getränken aus den unteren Atemwegen.

Atelektasen: Nicht belüftete Lungenbezirke, in denen die Alveolen kollabiert oder obstruiert sind. Sie entstehen durch:

- Verlegung, z. B. mit Sekret, Blut, Wasser
- Kompression von außen, z. B. durch Emphysemblasen, Tumoren

Eine **Sekretretention** hat unterschiedliche Ursachen. Sie ist Folge von:

- Husteninsuffizienz
- Unzureichende Befeuchtung und Erwärmung der Einatemluft, mukoziliäre Dysfunktion
- Speichelaspiration bei Dysphagie
- Bronchiale Hypersekretion, die verstärkt bei kardiopulmonalen oder respiratorischen wie auch bestimmten malignen Erkrankungen vorkommt.

Alle Ursachen können in Kombination auftreten.

Die **Folgen** einer Sekretretention können schwerwiegend sein:

- Vermehrter Husten.
- Gefahr der Atelektasenbildung, vor allem in den rückwärtigen und zwerchfellnahen Lungenbezirken, die den Gasaustausch verschlechtern und eine Hypoxämie zur Folge haben können.
- Erhöhte Infektionsgefahr, da gestaute Sekrete einen guten Nährboden für Keime darstellen.
- Erhöhung des Atemwegswiderstands *(Resistance)* durch gestautes Sekret. Dadurch müssen spontan atmende Personen mehr Atemarbeit leisten, um die Atemluft an den durch Sekret verlegten Atemwegen vorbeizutransportieren.
- Weitere mögliche Folgen, z. B. Schleimhautläsionen, Trachealkanülenobstruktion, Bronchospasmus, Scheitern der Trachealkanülenentfernung.

Diese Folgen sind auch für Atemnot verantwortlich.

3.2.4 Symptome

Die **Symptome** der tracheobronchialen Sekretretention sind vielfältig. Zunächst einmal können die Betroffenen selbst die Sekretretention spüren, darüber berichten und ggf. ein Absaugen einfordern. Atemnot – bis hin zur Schnappatmung – und Hustenreiz sind weitere Symptome. Es kann zur Verlegung einer Trachealkanüle kommen, wenn Sekret bis dorthin befördert und nicht abgesaugt wird. Wird die Sekretretention nicht ausreichend behoben, können die klinischen Symptome von Pneumonien und Atelektasen hinzutreten.

3.2.5 Diagnose

Die **Diagnose** der tracheobronchialen Sekretretention erfolgt auskultatorisch. Es sind zentrale, grobe Sekretrasselgeräusche hörbar. In ausgeprägteren Fällen ist die tracheobronchiale Sekretretention auch ohne Stethoskop hörbar, vor allem bei liegender Trachealkanüle. Des Weiteren können eine Tachypnoe und der Einsatz der Atemhilfsmuskulatur beobachtet werden. Pulsoxymetrisch kann eine Entsättigung vorliegen. Diese einfachen klinischen Nachweise sind Indikationen zur Einleitung therapeutischer Maßnahmen.

Bei palliativ zu pflegenden Menschen tritt die apparative Diagnostik mittels Bronchoskopie, die gleichzeitig zum therapeutischen Absaugen genutzt werden kann, in den Hintergrund.

3.2.6 Behandlung

DEFINITION

Sekretmanagement: Bezeichnung für alle Maßnahmen zur Sekretmodulation zur Unterstützung der Sekretentfernung.

Das **Sekretmanagement** hat in der palliativen Versorgung einen hohen Stellenwert und trägt erheblich zum Komfort des zu pflegenden Menschen bei. Die Verbesserung der mukoziliären Clearance, die Zentralisation des Sekrets und die Förderung der Expektoration sind die Grundprinzipien des Sekretmanagements. In der letzten Lebensphase kann es allerdings angemessen sein, auf ein spezifisches Sekretmanagement zu verzichten und lediglich lindernde Maßnahmen zu ergreifen.

Bei trachealkanülierten Patienten kann durch ein geeignetes Sekretmanagement eine Reduktion des endotrachealen Absaugens erreicht werden, welches oft mit Hustenreiz, Schmerzen oder Verletzungen verbunden ist.

MERKE

Bei Sekretverhalt findet ein individuell auf die Bedürfnisse des zu pflegenden Menschen abgestimmtes Sekretmanagement rund um die Uhr statt. Ein suffizientes Sekretmanagement kann Atemnot verbessern, soziale Isolation verhindern und die Lebensqualität insgesamt verbessern.

In der letzten Lebensphase gewinnen rein lindernde medikamentöse Maßnahmen an Bedeutung.

Nicht medikamentöse Maßnahmen

Atemtherapie, Atemunterstützende Positionen ➤ 3.1.4

Gute Raumluft

Die **Luft in Pflegezimmern** wird subjektiv oft als „verbraucht" empfunden. Sie ist aber weder sauerstoffarm noch kohlendioxidreich, jedoch mit „schlechten" Gerüchen behaftet. Vor allem während der Heizperiode ist die Raumluft häufig zu trocken (Luftfeuchtigkeit < 40 %). Fehlt der Luftaustausch, können infektiöse Aerosole, z. B. mit Grippeerregern, durch Sprechen, Husten oder Niesen in die Luft gelangen und über weite Strecken durch die Luft schweben und stundenlang infektiös bleiben.

Behaglich und gesund ist die Raumluft bei 19–21 °C und einer relativen Luftfeuchtigkeit von ca. 50 %. Im Bad darf es mit 21–23 °C etwas wärmer sein, während im Schlafbereich 18 °C für einen angenehmen Schlaf sorgen. Mit handelsüblichen Thermo-/Hygrometern lassen sich Temperatur und Luftfeuchtigkeit messen.

Die **Sorge für eine gute Raumluft** ist eine pflegetherapeutische Intervention. Pflegezimmer sind 2- bis 4-mal täglich zu lüften; das Lüften von Fluren und Gemeinschaftsräumen hängt davon ab, wie wie viele Menschen sich wie lange dort aufhalten.

Ausreichende Flüssigkeitszufuhr

Eine **ausreichende Flüssigkeitszufuhr** ist Voraussetzung, damit die physiologischen und pathologischen Atemwegssekrete nicht eindicken und somit transportabel bleiben und ist grundlegend für die Wirksamkeit von Expektoranzien, die eventuell gegeben werden. Geeignete Getränke sind Mineralwasser, Saftschorlen, Tees, vor allem Husten- und Bronchialtees (Malve, Spitzwegerich und Thymian wirken auch schleim- und hustenlösend).

VORSICHT

Bei Herz- und Niereninsuffizienz besteht häufig eine Beschränkung der Flüssigkeitszufuhr. Diese ist natürlich zu beachten.

In der terminalen Lebensphase wird die Flüssigkeitszufuhr deutlich reduziert bzw. beendet. Der Sterbende erhält nur auf Wunsch etwas zu trinken (terminale Dehydratation, ➤ 3.5.3).

3

Positionierungstherapie

Spezifische Positionierungen nutzen das Prinzip der Schwerkraft und die Anatomie der Atemwege für das Sekretmanagement (➤ Abb. 3.11, ➤ Abb. 3.12). Ziele der **Positionierungstherapie** sind:

- Verbesserung der Ventilation und Oxygenierung (➤ 3.1.4)
- Abfließen des Sekrets in Richtung Hauptbronchien, um dies leichter abhusten bzw. absaugen zu können (Positionierungsdrainage)

Grundsätzlich sollte vor jeder Positionierungstherapie eine Auskultation vorgenommen werden, um das Sekret zu lokalisieren. Oft ist es sinnvoll, die Positionierungs- mit einer Inhalationstherapie zu kombinieren.

Grundsätzlich muss der Lungenbezirk mit den gestauten Sekreten höher liegen als die Hauptbronchien:

- Um eine Drainage in den basalen Lungensegmenten zu erreichen, kann eine Trendelenburgposition genutzt werden. Hierbei wird der Oberkörper tiefer als der Unterkörper ausgerichtet.

VORSICHT

Bei dieser Positionierung kann es zu einem erhöhten Hirndruck und einem erhöhten Rückfluss zum Herzen kommen, wodurch die kardiale Vorlast steigt. Deshalb kann diese Positionierung nicht bei allen zu pflegenden Menschen umgesetzt werden.

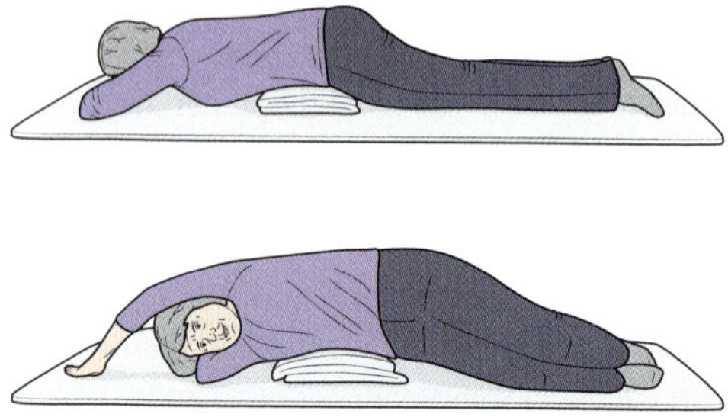

Abb. 3.12 Zwei einfache Drainagepositionierungen für den häuslichen Einsatz. Oben: Bauchlage mit einer zusammengefalteten Decke unter dem Bauch. Unten: Seitenlage mit einer zusammengefalteten Decke unter der Taille. [L264]

- Um eine Drainage in den oberen Lungensegmenten zu erreichen, eignen sich sitzende Positionen wie die Oberkörperhochpositionierung, das Herzbett oder der Pilotsitz (➤ 3.1.4).
- Einseitiges Sekret wird durch die Positionierung in Richtung der kontralateralen Seite bewegt. Die Seitenpositionierung kann mit einer Kopftief- oder einer Oberkörperhochpositionierung kombiniert werden.
- Für die Drainage des rechten Mittellappens wird der zu pflegende Mensch um 35° auf die linke Seite und in leichter Kopftiefpositionierung gedreht.

MERKE

Eine Drainagepositionierung sollte nicht länger als 30 Min. durchgeführt werden. Anschließend ist darauf zu achten, dass mobilisiertes Sekret entfernt wird.

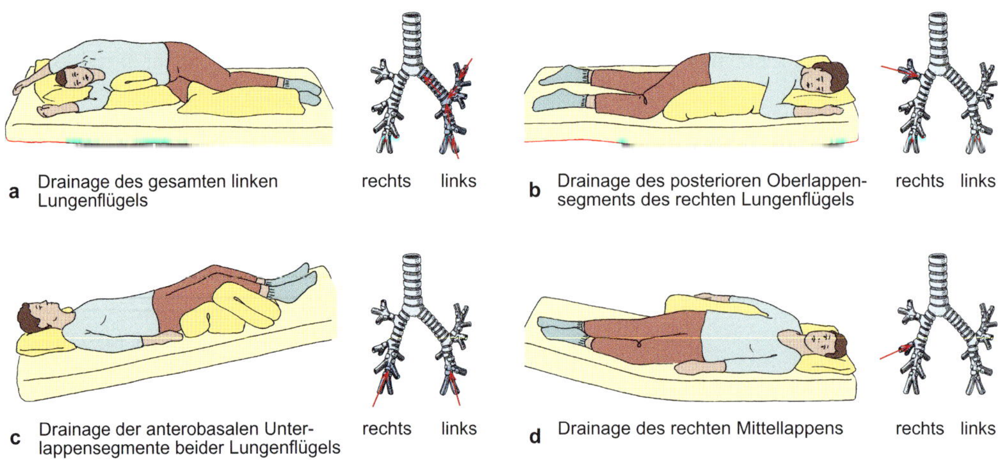

Abb. 3.11 Verschiedene Drainagepositionierungen. Für die geeignete Positionierung ist eine sorgfältige Auskultation durch das ärztliche oder atmungstherapeutische Personal Voraussetzung. [L190]

Abhusten von Sekreten

Viele Menschen wissen nicht, wie sie effektiv abhusten können. Oft ist ihnen das **Abhusten** unangenehm, oder sie vermeiden es aus Angst vor Schmerzen. Unproduktiver Reizhusten führt zu einer übermäßig mechanischen Beanspruchung des kompletten Respirationstrakts ohne wesentlichen sekreteliminierenden Effekt. Hier kann die Anleitung zu einer effektiven Hustentechnik sinnvoll sein.

Technik des effektiven Abhustens

- Der zu pflegende Mensch sitzt mit aufgerichtetem Oberkörper, eventuell leicht nach vorn gebeugt, damit er die Bauchpresse besser einsetzen kann.
- Ihn anleiten, durch die Nase einzuatmen und dann mit kurzen, kräftigen Stößen das zuvor mobilisierte Sekret abzuhusten. Das willkürliche Husten geht durch die Sekretmobilisation oft in das reflektorische, nicht mehr beeinflussbare Husten über.
- Der zu pflegende Mensch kann Sekrete im Kehlkopf- und Rachenbereich durch Räuspern mobilisieren und weiter nach oben befördern und dann ausspucken/hinunterschlucken.
- Den zu pflegenden Menschen erst dann zum erneuten Husten auffordern, wenn sich die Atmung wieder beruhigt hat.

Huffing

Huffing *(Hauchen)* ist ein forciertes Ausatemmanöver mit offen gehaltener Glottis. Durch das Sprechen des Lauts „ha" wird die Stimmritze offen gehalten, „ff" am Ende der Ausatmung wirkt wie die PEP-Atmung *(Positive Exspiratory Pressure)* und verhindert einen Bronchialkollaps. Huffing ist weniger anstrengend als Husten. Die so entstehende dynamische Kompression befördert die Sekrete aus den kleineren in die größeren Atemwege.

- Der zu pflegende Mensch sitzt mit erhöhtem Oberkörper und ggf. leicht nach vorne gebeugt.
- Ihn bitten, langsam und tief einzuatmen.
- Ihn auffordern, zunächst zu hauchen, also „haaaaaa" zu sagen, und am Ende der Exspiration „ff" zu sagen, danach die Luft 2–3 Sek. lang anzuhalten und den Vorgang zu wiederholen.

Die Technik kann verstärkt werden, wenn der zu pflegende Mensch die Luft 2-mal kurz und schnell aushaucht, z. B. wie beim Brillenputzen.

Husten gegen einen Widerstand

Das **Husten gegen einen Widerstand** fördert ebenfalls das Abhusten von Sekreten. Dazu hustet der zu pflegende Mensch mit der dosierten Lippenbremse oder gegen einen Fausttunnel. Letzterer ist die Öffnung, die entsteht, wenn man die Hand locker zur Faust ballt.

Manuelle Abdomen- oder Thoraxkompression

Manuelle Abdomen- oder Thoraxkompressionen unterstützen den Hustenstoß einfach und kostengünstig und steigern nachweislich den exspiratorischen Spitzenfluss. Bei dieser Technik wird bei der Ausatmung die physiologische Rippenbewegung manuell unterstützt.

- Manuelle Abdomenkompression: Eine Hand liegt am M. pectoralis major (großen Brustmuskel), die andere Hand auf derselben Thoraxseite direkt unter dem Rippenbogen. Wenn der zu pflegende Mensch ausatmet, komprimieren die Hände den Thorax von kaudal nach kranial (von unten nach oben).
- Manuelle Thoraxkompression: Eine Hand liegt am M. pectoralis major, die andere Hand auf derselben Thoraxseite an den Rippen/auf dem Rippenbogen. Wenn der zu pflegende Mensch ausatmet, unterstützen durch Druck die Hände die Ausatmung (➤ Abb. 3.13).

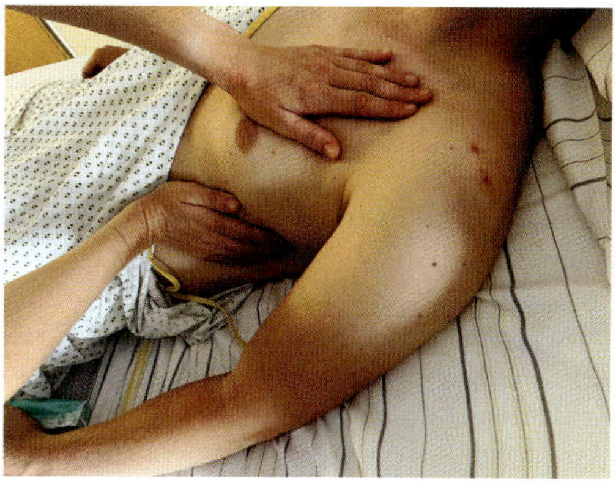

Abb. 3.13 Manuelle Thoraxkompression. Die Hände liegen einseitig im Bereich des M. pectoralis major und am unteren Rippenbogen. Synchron zur Ausatmung erfolgt die Kompression des Thorax mit den Händen. [M1441]

3

Mechanisch unterstütztes Husten

Bei Husteninsuffizienz – typischerweise bei neuromuskulären Erkrankungen – ist die Anwendung eines **mechanischen Insufflator-Exsufflator-Geräts** (Hustenassistent) ein wichtiger Bestandteil des Sekretmanagements. Diese Geräte (z. B. Cough Assist®) erzeugen bei der Inspiration einen Überdruck, während der Exspiration schaltet das Gerät auf Unterdruck (Sog) um. Dabei wird das Sekret in Richtung der zentralen Atemwege bewegt, wo es abgehustet oder abgesaugt werden kann. Bei den meisten Geräten können Oszillationen zugeschaltet werden, die zusätzlich zum Lösen des Sekrets von den Bronchialwänden beitragen sollen.

Die Anwendung des mechanischen Insufflator-Exsufflators kann entweder über eine Beatmungsmaske oder eine Trachealkanüle erfolgen. Im Gegensatz zum alleinigen endotrachealen Absaugen wird peripherer gelegenes Sekret mobilisiert, sodass die Sekretentfernung deutlich effektiver wird.

Kontraindikationen im palliativen Kontext sind das bullöse Lungenemphysem oder ein vorbestehendes hohes Pneumothoraxrisiko.

Passive und aktive Atemgasklimatisierung

DEFINITION

Passive Atemgasklimatisierung: Das Befeuchten und Erwärmen der Einatemluft erfolgt durch das Konservieren der Feuchtigkeit und Wärme der Ausatemluft.
Aktive Atemgasklimatisierung: Das Befeuchten und Erwärmen der Einatemluft erfolgt „aktiv" durch das Zuführen von Feuchtigkeit und Wärme in das Beatmungssystem mithilfe einer externen Befeuchtungs- und Wärmequelle, einem sog. **Aktivbefeuchter.**

Die **Atemgasklimatisierung** wird bei tracheostomierten und beatmeten zu pflegenden Menschen notwendig.

Passive Befeuchtungssysteme bestehen aus einem speziellen hygroskopischen (wasseranziehenden) Material, das die Feuchtigkeit und Wärme der Ausatemluft aufnehmen und speichern kann. Beim nächsten Einatmen gibt es diese an die Inspirationsluft ab. Deshalb heißen passive Befeuchtungssysteme auch **HME (Heat and Moisture Exchanger,** Wärme- und Feuchtigkeitsaustauscher) oder **künstliche bzw. feuchte Nasen.** Moderne HME dienen auch als Partikel-, Bakterien- und Virenfilter **(HME-Filter).** Die Filtrationsleistung bezüglich Bakterien und Viren liegt in der Regel bei über 99 % (➤ Abb. 3.14).

Aktivbefeuchter sollen das Atemgas im Rahmen einer Beatmung auf 37 °C anwärmen und auf 80–100 % anfeuchten (➤ Abb. 3.15). Sie können mit Beatmungsschläuchen mit Schlauchheizung (Heizdrahtbetrieb) zum Einsatz kommen, was der Kondenswasserbildung vorbeugt, weil die Temperatur auf dem Weg zum zu pflegenden Menschen nicht abkühlt. Unabhängig von Aktivbefeuchtern im Rahmen einer Beatmungstherapie kann eine spezielle Erwärmungs- und Befeuchtungseinheit (z. B. myAirvo™ der Fa. Fisher & Paykel) auch bei einer spontan atmenden Person eingesetzt werden, z. B. im Rahmen einer Sauerstofftherapie.

Medikamentöse Therapie und Inhalationstherapie

Expektoranzien

Bei **Expektoranzien** handelt es sich um eine chemisch uneinheitliche Gruppe von Arzneimitteln, welche

- die bereits gebildeten Sekrete durch die Aktivierung von Enzymen verflüssigen und damit die Ablösung des zähen Schleims von den Bronchialwänden ermöglichen *(Sekretolytika, Mukolytika);* Wirkstoffe: Acetylcystein (z. B. ACC®, Fluimucil®, Myxofat®), Bromhexin (z. B. Bisolvon®, Bromhexin®), Ambroxol (z. B. Mucosolvan®, Ambroxol®), aber auch pflanzliche Öle wie Anis- und Fenchelöl,
- den Abtransport der Sekrete fördern, indem sie die Aktivität des Flimmerepithels steigern *(Sekretomotorika);* Wirkstoffe: Clenbuterol (Spiropent®, mit Ambroxol in Spasmo-Mucosolvan®).

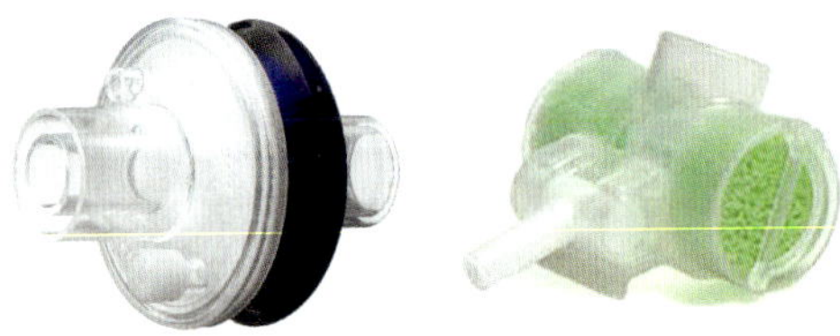

a b

Abb. 3.14 Verschiedene Heat and Moisture Exchanger (HME). a) Hygrovent® HME-Filter für die Beatmung. [V482] b) Hydro Trach® für die Spotanatmung über Trachealkanüle mit Anschlussmöglichkeit für Sauerstoff. [V973]

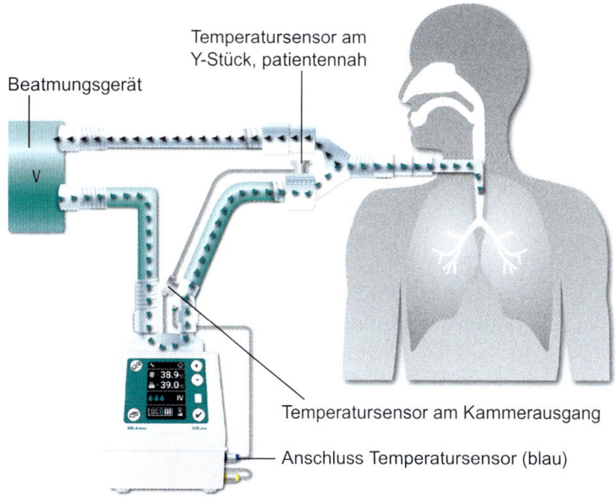

Abb. 3.15 Aktivbefeuchter AIR-con Gen2 der Fa. Wilamed in der maschinellen Beatmung. V = Ventilator/Beatmungsgerät. Am Display können die Temperaturen abgelesen werden, die zwei Temperatursensoren ständig messen. [V724]

Voraussetzung für die Wirksamkeit von Expektoranzien ist eine ausreichende Flüssigkeitszufuhr. Nur wenn dem Körper genug Flüssigkeit zur Verfügung steht, kann er die Sekrete verflüssigen.

Inhalationstherapie

Die **Inhalationstherapie** verfolgt unterschiedliche **Ziele:**

- Medikamentenapplikation, z. B. zur Entzündungshemmung oder Bronchodilatation bei COPD und Asthma bronchiale
- Sekretverflüssigung (visköses Sekret) bei zähen Atemwegssekreten
- Schleimhautpflege und Unterstützen der mukoziliären Clearance (➤ 3.2.2)
- Linderung von unproduktivem Hustenreiz

Die Inhalation hat den **Vorteil,** dass

- der Wirkstoff direkt an den Wirkungsort in den Atemwegen gelangt,
- eine niedrigere Dosierung im Vergleich zur systemischen Gabe möglich ist und
- Nebenwirkungen geringer sind.

MERKE

Kochsalzlösung zur Inhalation

Kochsalzlösung *(Natriumchlorid, NaCl)* in der **physiologischen** (0,9 %igen) **Konzentration** reicht häufig als Inhalat aus, um der belasteten oder erkrankten Bronchialschleimhaut bei der Reinigungsfunktion *(mukoziliäre Clearance)* zu unterstützen. Auch bei unproduktivem Hustenreiz und empfindlicher Bronchialschleimhaut ist physiologische Kochsalzlösung besonders gut verträglich. Das Anfeuchten der Schleimhaut kann den Hustenreiz mildern. Physiologische Kochsalzlösung hat im Gegensatz zu chemischen Wirkstoffen keine unerwünschten Wirkungen. **Hypertone Kochsalzlösung** (NaCl 3 %, 6 %, z. B. MucoClear® 3 %) kann festsitzende Sekrete verflüssigen – je hypertoner, umso stärker. Der höhere Salzgehalt in der Inhalationslösung zieht Wasser aus dem Interstitium in die Atemwege und verflüssigt und löst dort sehr zähe Sekrete, z. B. bei Mukoviszidose.

Geräte, die zur Inhalation eingesetzt werden:

- **Druckluftvernebler** (Düsenvernebler, kompressorbetriebenes Inhaliergerät): Die Druckluft, die auch durch einen Kompressor erzeugt werden kann, vernebelt Flüssigkeiten mit oder ohne Medikamentenzusatz in einer Verneblerkammer.
- **Ultraschallvernebler:** Mithilfe von Ultraschall wird Flüssigkeit in Schwingung versetzt. Es entsteht ein Nebel aus allerfeinsten Tröpfchen, die in die kleinsten Bronchien gelangen. Sie erzeugen Wärme und sind deshalb nicht für jedes Inhalat geeignet.
- **Mesh-Vernebler:** Eine Schwingmembran wird durch Energiezufuhr in extrem schnelle Schwingungen versetzt, wodurch Flüssigkeiten sehr fein vernebelt werden.

Therapie der (Pseudo-)Hypersalivation

DEFINITION

Hypersalivation: Erhöhte Speichelbildung.
Pseudohypersalivation *(Sialorrhö):* Unkontrollierter Fluss von Speichel aus dem Mund bei eingeschränkter Schluckfähigkeit.

(Pseudo-)Hypersalivation kann für den betroffenen Menschen belastend sein, insbesondere am Ende des Lebens, und ein Gefühl der Atemnot auslösen.
Möglichkeiten der Speichelreduktion:

- **Systemische Anticholinergika** *(Parasympatholytika):* Scopolamin-Pflaster (Scopodern® TTS) oder Glycopyrroniumbromid s.c (Rubinol®). Als Nebenwirkung kann es zu Mundtrockenheit, zähem Bronchialsekret und Desorientiertheit kommen.
- Ultraschallgesteuerte Injektion von **Botulinumtoxin** in die Speicheldrüsen. Indikation ist die chronische Silarrhoe.
- Die **Bestrahlung** der Speicheldrüsen wird zzt. in Deutschland nur in wenigen Zentren durchgeführt.

3.2.7 Trachealkanülenmanagement

DEFINITION

Trachealkanülenmanagement: Umfasst alle Tätigkeiten, welche mit der Trachealkanüle in Verbindung stehen: von der Anlage des Tracheostomas über die Auswahl der optimalen Trachealkanüle und die Pflege des Tracheostomas bis hin zu einer möglichen Dekanülierung.
Tracheotomie *(Luftröhrenschnitt):* Eröffnung der Luftröhrenvorderwand. Kann durch Operation **(chirurgische Tracheostomie)** oder Punktion und Dilatation **(Punktionstracheotomie)** erfolgen.
Tracheostoma: Durch Tracheotomie entstandene Verbindung zwischen Außenwelt und Luftröhre. Kann vorübergehend oder auf Dauer angelegt sein.

Indikationen

Eine **Tracheotomie** kann notwendig werden, wenn auf einer Akutintensivstation eine verlängerte Beatmungsdauer bzw. eine prolongierte Beatmungsentwöhnung erwartet wird oder bei neurologischen Erkrankungen mit tracheobronchialer Sekretretention weniger invasive Maßnahmen des Sekretmanagements nicht oder – bei fortschreitenden Erkrankungen – nicht mehr ausreichen.

Die Tracheotomie ermöglicht das **endotracheale Absaugen** von auf anderem Weg nicht zu eliminierendem tracheobronchialem Sekret. Zudem kann die Tracheotomie für die Einlage einer Trachealkanüle zur invasiven Langzeitbeatmung erforderlich sein. Auch Erkrankungen im Bereich des Hals-Nasen-Raums, z. B. die operative Entfernung eines Larynxkarzinoms, können eine Tracheotomie notwendig machen.

Anlagearten

Je nach Vorgehen bei der Anlage des Tracheostomas wird zwischen einer **perkutanen Dilatationstracheotomie** *(PDT, Punktionstracheotomie)* und einer **konventionellen chirurgischen Tracheostomie** unterschieden. Während bei der Dilatationstracheotomie der Zugang zur Trachea lediglich dilatiert wird und der Eingriff schnell, zeit- und kostensparend und direkt am Patientenbett erfolgen kann, wird beim konventionellen, chirurgischen Tracheostoma ein sicherer Zugang durch Vernähen der äußeren Haut mit der Trachealwand geschaffen.

Gerade die ersten Trachealkanülenwechsel sind beim chirurgischen angelegten Tracheostoma meist mit weniger Komplikationen verbunden, da die zu pflegenden Menschen weniger Missempfindungen haben und das Einsetzen der neuen Kanüle wegen des größeren und stabileren Tracheostomas sicherer ist.

Die Tracheotomie kann das Überleben beispielsweise bei amyotropher Lateralsklerose verlängern, führt aber gleichzeitig zu einer Mehrbelastung der Angehörigen und Pflegenden. Sprechen, Schlucken oder soziale Interaktion werden durch die Tracheotomie meist beeinträchtigt.

Auswahl der Trachealkanüle

Es gibt eine große Anzahl unterschiedlichster Modelle von **Trachealkanülen** verschiedener Hersteller sowie auch in komplizierten Einzelfällen die Möglichkeit individueller Anfertigungen. Trachealkanülen unterscheiden sich durch:

- Material
- Innen- und Außendurchmesser
- Länge
- Krümmungswinkel
- Vorhandensein eines Cuffs sowie Cuffart und -form
- Vorhandensein einer Innenkanüle
- Kanülenschild
- Funktionen: subglottische Absaugung, Sieb/ Fenster zum Sprechen

MERKE

Jedem tracheotomierten Menschen muss die individuell passende Trachealkanüle angepasst werden.

Zunächst gilt es zu klären, ob der zu pflegende Mensch eine Trachealkanüle mit oder ohne Cuff benötigt. **Indikationen für eine blockbare Trachealkanüle** (➤ Abb. 3.16) sind:

- Zeitweise oder dauerhafte Beatmung
- Ausgeprägte Speichelaspiration ohne reflektorisch ausreichenden Hustenstoß
- Einsatz eines mechanischen Insufflator-Exsufflators (➤ 3.2.6), während dessen Einsatz die Trachealkanüle geblockt sein muss

Für Menschen mit Speichelaspiration besteht die Option einer **subglottischen Absaugung** (➤ Abb. 3.17), die es ermöglicht, auf dem geblockten Cuff liegendes Sekret (hauptsächlich Speichel aus dem Mund) durch einen dünnen Absaugkanal mit einer Spritze oder einem speziellen Absauggerät zur subglottischen Absaugung abzuziehen. Dafür darf der Speichel nicht zu zäh sein, weil er sonst nicht durch den Schenkel gleitet.

MERKE

Handling subglottische Absaugung

Die subglottische Absaugung ist für das Sekretmanagement gerade in der Langzeitversorgung von Menschen mit Trachealkanülen hilfreich und reduziert wahrscheinlich das Pneumonierisiko. Dabei gilt es jedoch, verschiedene Aspekte zu beachten:

- Es sollte gewährleistet sein, dass die Öffnung des Absaugkanals nicht an der Trachealwand anliegt und sich bei Aspiration nicht festsaugt.
- Bei vielen Trachealkanülen ist der Absaugkanal außen oben oder seitlich am Kanülenrohr angebracht. Das Sekret kann sich aufgrund der Schwerkraft nur bei bestimmten Positionierungen von der kleinen Öffnung oberhalb des Cuffs entfernen und somit absaugbar sein.
- Durch einen sich außen vorwölbenden Absaugkanal besteht die Gefahr von Druckschäden am Tracheostoma. Treten solche auf, muss das Kanülenmodell gewechselt werden.

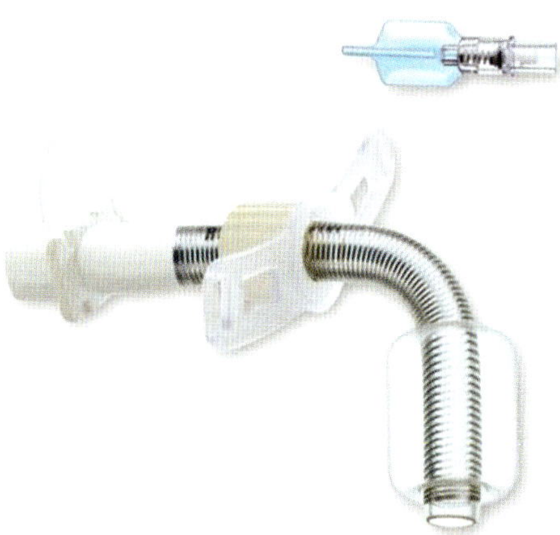

Abb. 3.16 Trachealkanüle mit Niederdruckcuff (TracFlex Plus® der Fa. Teleflex). [V420]

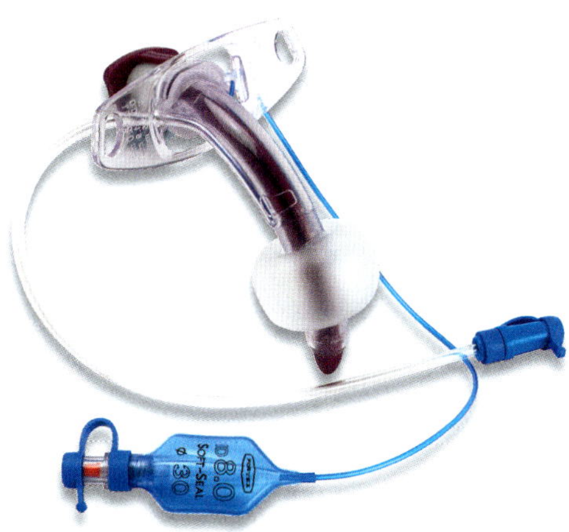

Abb. 3.17 Trachealkanüle mit subglottischer Absaugung (BLUselect Suctionaid (TM) der Fa. ICU Medical). Die Absaugöffnung ist oberhalb des Cuffs, der Absaugschlauch ist seitlich außen am Kanülenrohr angebracht. [V090]

Trachealkanülen verfügen teilweise über eine **Innenkanüle** (**IK,** Inlet, ➤ Abb. 3.18), die zum Reinigen entfernt werden kann (in der Regel einmal pro Schicht). Dies ist besonders im ambulanten Bereich sinnvoll, um der Verlegung der Trachealkanüle durch Sekret vorzubeugen.

Zum **Sprechen** gibt es Kanülen, die in der Außenkanüle über ein Phonationsfenster oder eine Siebung verfügen. Zu dieser Kanüle gibt es zwei Innenkanülen: eine gefensterte/gesiebte Innenkanüle und eine geschlossene Innenkanüle. Wird die gefensterte/gesiebte Innenkanüle eingesetzt, kann bei entblockter Kanüle und gleichzeitig aufgesetztem Sprechventil die Ausatemluft an der Kanüle vorbei zum Kehlkopf gelangen

- zum Sprechen,
- zur Belüftung des Rachenraums.

Wenn eine Fensterung/Siebung (teilweise) im Tracheostoma liegt oder an der Tracheahinterwand anliegt, kann dies zu Verletzungen führen. Daher kommt der ohnehin bei allen Trachealkanülen empfohlenen endoskopischen Lagekontrolle nach dem Einsetzen und nach dem Trachealkanülenwechsel bei gesiebten oder gefensterten Trachealkanülen eine besondere Bedeutung zu.

Kontrolle der Trachealkanülenlage, der Trachea und des Tracheostomas

MERKE

Lagekontrolle und Passgenauigkeit müssen kontrolliert werden!

Bei der endoskopischen Lagekontrolle wird überprüft, ob

- die Kanüle in der Trachea zentriert liegt, um Läsionen an der Trachealwand und im Tracheostoma zu verhindern,
- die Kanüle nicht zu kurz ist (insbesondere bei Cuffkanülen) und sich in der optimalen Tiefe befindet, um Läsionen der Trachealbifurkation zu vermeiden,
- nicht in einem der beiden Hauptbronchi liegt, sodass die Lunge nicht einseitig belüftet wird,
- ggf. die Lage von Fensterung bzw. Siebung korrekt ist.

Nicht nur die **Lage der Trachealkanüle,** sondern auch die **Trachea** und das **Tracheostoma** sind regelmäßig zu überprüfen. Bei der Trachea wird die Schleimhaut beurteilt und auf Läsionen durch die Trachealkanüle oder das endotracheale Absaugen geachtet. Beim Blick mit dem Endoskop retrograd in Richtung Stimmlippen (direkt über das Tracheostoma nach Entfernung der Trachealkanüle) kann der subglottische Raum auf Granulationen oder andere Auffälligkeiten untersucht sowie ein Blick auf die Stimmlippen geworfen werden. Dies ermöglicht auch die schnelle Diagnose einer Speichelaspiration oder einer Lähmung der Stimmlippen.

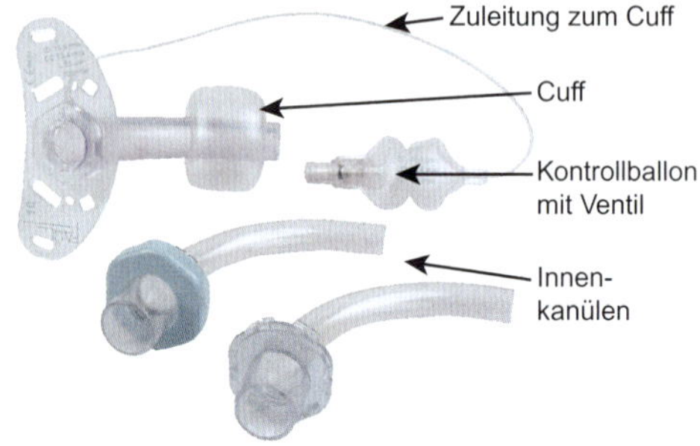

Abb. 3.18 Trachealkanüle mit Innenkanülen, hier ohne Fensterung/Siebung (Tracoe Twist® plus der Fa. Atos). [V090]

Ein Blick von außen auf das Tracheostoma lässt Einschätzungen über eventuelle Granulationen am äußeren Stomarand sowie im Stomakanal und über den Hautzustand um die Stomaregion zu.

Kleinere Granulationen am äußeren Stomarand können mittels eines Silbernitratstifts komplikationsarm entfernt werden. Bringt man mit den ätzenden Silbernitratstift ausschließlich mit der Granulation in Kontakt, ist die Maßnahme nicht schmerzhaft. Granulationen innerhalb des Stomakanals können nach Erfahrung der Autoren (wissenschaftliche Publikationen hierzu existieren nicht) mithilfe von Diprogenta® Salbe (Betametason, Gentamycin) behandelt werden. Hierzu wird diese vor dem Einsetzen dünn auf die Trachealkanüle aufgetragen. Für ein gutes Ergebnis erfolgt diese Maßnahme über 2–3 Wochen täglich und im Anschluss daran eine endoskopische Kontrolle. Sind die Granulationen bereits zu ausgeprägt, ist ein HNO-Arzt für eine operative Revision des Stomas hinzuzuziehen.

MERKE

Da Granulationen häufig durch Druck aufgrund einer unpassenden Kanüle entstehen, muss die Passgenauigkeit der Kanüle überprüft werden.

Trachealkanülenwechsel

MERKE

Nach dilatativer Anlage eines Tracheostomas erfolgt der erste Kanülenwechsel nach 7–21 Tagen und immer durch ärztliches Personal. Bei einem chirurgisch angelegten Trachestoma kann der erste Wechsel früher erfolgen, wird aber auch von einem Arzt durchgeführt.

Weitere Wechsel finden nach Herstellervorgabe statt, bei zähem Sekret und Verborkung/Verlegung der Trachealkanüle auch häufiger. Ein geplanter Trachealkanülenwechsel wird immer zu zweit durchgeführt.

Materialien

- Neue Trachealkanüle, Trachealkompresse, Halteband, Gleitmittel
- Zwei 10-ml-Spritzen
- Absauggerät und Absaugkatheter
- Unsterile Schutzhandschuhe, sterile Handschuhe
- Kochsalzlösung 0,9 % zur Reinigung, ggf. Octenisept®, sterile Kompressen oder Tupfer
- Cuffdruckmesser
- Stethoskop
- Notfallausrüstung: Notfalltrachealkanüle mit einem kleineren Durchmesser als die einzusetzende, Trachealspreizer, Beatmungsbeutel mit Maske, Reservoirbeutel und Sauerstoffschlauch, Sauerstoff, Xylometazolin (Otriven®) zum Stillen von Blutungen, ggf. schnell wirksames Bronchospasmolytikum, alle Materialien zum Abkleben des Tracheostomas

Durchführung

- Trachealkanüle vorbereiten: Cuff durch einmaliges Blocken und Entblocken auf Intaktheit kontrollieren, ggf. Kanülenschild korrekt positionieren (Einstellung sollte dokumentiert sein), Gleitgel auf die Trachealkanüle aufgetragen; Cuff nicht komplett entblocken, damit die „scharfen" Kanten des Cuffs das Stoma nicht verletzten
- Zu pflegenden Menschen in Rückenlage mit erhöhtem Oberkörper positionieren (ca. 45°), um die Refluxgefahr zu minimieren und das Abhusten zu erleichtern; ggf. Kopfkissen entfernen, um eine gute Sicht auf den Hals zu erlangen
- Ggf. endotracheal, subglottisch oder Mund-Rachen-Raum absaugen
- Trachealkanüle unter gleichzeitiger endotrachealer Absaugung (2. Person) entblocken und Trachealkanüle entfernen
- Tracheostoma und Umgebung inspizieren, ggf. mit einer Taschenlampe in das Stoma leuchten
- Tracheostomaumgebung reinigen, ggf. desinfizieren
- Neue Trachealkanüle dem Stomaverlauf folgend einführen, Kanüle blocken
- Trachealkompresse anlegen und Kanüle mit Halteband fixieren
- Cuffdruck mit Cuffdruckmesser kontrollieren, Lunge auskultieren und Belüftung beider Lungen kontrollieren
- Zu pflegenden Menschen beobachten, ihn noch eine Weile mit erhöhtem Oberkörper belassen, Sauerstoffsättigung kontrollieren

MERKE

Bei einem beatmeten Menschen ohne eigene Atmung muss der Kanülenwechsel ruhig und zügig erfolgen. Eine erfahrene Pflegefachperson sollte die Führung übernehmen und dem zu pflegenden Menschen Sicherheit vermitteln.
Reinigung und Pflege des Tracheostoma erfolgen in der Regel nach dem Kanülenwechsel.
Es gibt keinen allgemeingültigen Standard für den Trachealkanülenwechsel. Vielmehr sind anerkannte Prinzipien zu beachten und an die individuelle Situation anzupassen. Bei zu erwartenden Schwierigkeiten sollte ein Arzt anwesend sein.

Tracheostomapflege

Die **Pflege der Umgebungshaut** um das Tracheostomas erfolgt täglich:

- Trachealkompresse entfernen, bei Bedarf auch Halteband erneuern
- Haut um das Tracheostoma mit Kompressen und Wasser oder Reinigungstüchern reinigen, ggf. desinfizieren
- Stomaumgebung und -eingang beurteilen, ggf. Foto machen
- Hals des zu pflegenden Menschen waschen und gut abtrocknen, ebenfalls beurteilen
- Bei Bedarf Hautpflege- oder Hautschutzprodukt auftragen

- Neue Trachealkompresse anlegen, wenn das Hautschutzprodukt (z. B. Cavilon®) getrocknet/eingezogen ist
- Kanülenhalteband nur so fest schließen, dass zwei Finger darunter Platz haben
- Cuffdruck kontrollieren
- Maßnahmen dokumentieren, bei Bedarf verändern

Entblocken der Trachealkanüle

Behandlung bei Dysphagie ➤ 3.5.1

Tracheotomierten und beatmeten Menschen kann durch die interdisziplinäre Zusammenarbeit mit erfahrenen Logopäden das Sprechen ermöglicht (➤ Abb. 3.19) und ein großes Stück Lebensqualität zurückgegeben werden. Voraussetzung ist, dass sie über eine ausreichende Funktion der Sprech- und Schluckmuskulatur verfügen.

Nach einer klinischen Schluckuntersuchung, am besten mittels flexibler endoskopischer Evaluation des Schluckakts (FEES), wird die Trachealkanüle zunächst im Rahmen der logopädischen Therapie entblockt. Funktioniert das gut, werden durch den Logopäden **Entblockungszeiten** außerhalb der logopädischen Therapie freigegeben und in der Dokumentation vermerkt:

- Zeiträume, z. B. 2 × tägl. 30 Min.
- Ausgangssituation, z. B. im Bett oder im Rollstuhl sitzend
- Weitere Maßnahmen, z. B. subglottische Absaugung (wenn vorhanden), Kanüle unter Absaugung entblocken, Sprechaufsatz oder Verschlusskappe, Sauerstoffgabe über Sprechventil oder Nasenbrille

Handelt es sich um einen zu pflegenden Menschen, der über 24 Std. auf die Beatmung angewiesen ist, wird ebenfalls nach Rücksprache mit dem Logopäden oder Atmungstherapeuten die Trachealkanüle entblockt sowie bei Bedarf ein Sprechventil (z. B. Primedi-Phon Vent®) zwischen Trachealkanüle und Beatmungsschlauch eingesetzt. Wenn angeordnet, wird am Heimbeatmungsgerät das Beatmungsprofil für das Sprechen unter Beatmung eingestellt bzw. gewählt.

MERKE

Die Pflegefachperson ist – trotz Anordnung – verantwortlich dafür, zu beurteilen, ob die Trachealkanüle des beatmeten Patienten entblockt werden kann. Ist er in Bezug auf Vigilanz, Blutdruck oder anderen Werten außerhalb seiner Norm, kommt es zu einem starken Hustenreiz oder einer untypisch belegten Stimme, darf und sollte die Entblockungsphase vorzeitig beendet oder ggf. gar nicht erst eingeleitet werden, d. h., die Trachealkanüle verbleibt geblockt mit dem Aufsatz der feuchten Nase.
Wichtig ist eine Rückmeldung hierüber an das interdisziplinäre Team, um das Trachealkanülenmanagement an eine veränderte klinische Situation anpassen zu können.

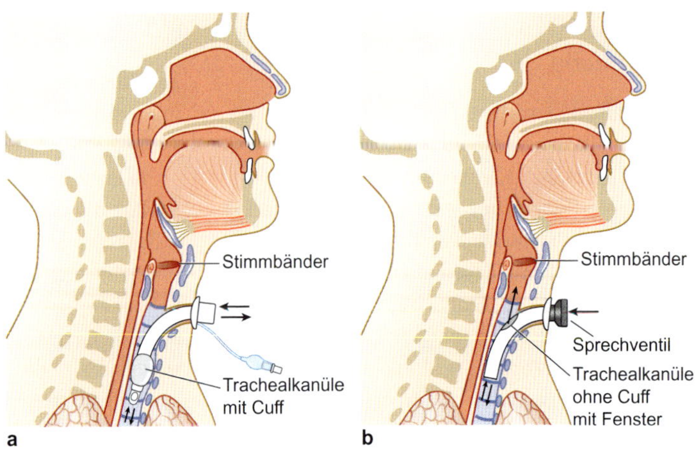

Abb. 3.19 Sprechen mit einer Trachealkanüle. a) In dieser Ausgangssituation ist das Sprechen nicht möglich, da die Ausatemluft durch den geblockten Cuff nicht über die Stimmbänder und oberen Atemwege gelangen kann. b) Entblockt oder mit einer Trachealkanüle ohne Cuff ist das Sprechen möglich, da die Ausatemluft am Cuff vorbei (hier noch zusätzlich durch die Fensterung) an den Stimmbändern vorbei in die oberen Atemwege gelangt. Das Sprechventil verhindert das Ausströmen der Luft über die Trachealkanüle. [L126]

Dekanülierung

DEFINITION

Dekanülierung: (Schrittweises) Entfernen der Trachealkanüle (Entwöhnung) bis zum Verschluss des Tracheostomas.

Eine **Dekanülierung** erfolgt optimalerweise in interdisziplinärer Zusammenarbeit zwischen Pflegefachpersonen, behandelndem Arzt und Logopäden, bei beatmeten Personen zusätzlich mit einem Atmungstherapeuten.

Hat sich die Dysphagie eines zu pflegenden Menschen ausreichend gebessert, sodass keine Trachealkanüle mehr notwendig ist, oder soll die Beatmung auf eine Maskenbeatmung umgestellt werden, kann die Dekanülierung eingeleitet werden.

Terminale Dekanülierung

Die Entfernung der Trachealkanüle bei großer Sekretlast kann rasch zum Tod führen, da der Zugang zur Trachea fehlt und eine sichere Entfernung des Trachealsekrets nicht mehr gewährleistet ist, was eine akute Verlegung der Atemwege mit Atemnot verursachen kann. Ob die terminale Entfernung einer Trachealkanüle im palliativen Kontext indiziert ist, muss sorgsam abgewogen werden. Fällt die Entscheidung positiv aus, orientiert sich das Vorgehen – wegen des Risikos akuter Atemnot – am Vorgehen bei Beendigung einer maschinellen Beatmung (➤ 3.1.5).

LITERATUR

1. Windisch W. S2k-Leitlinie nichtinvasive und invasive Beatmung als Therapie der chronischen respiratorischen Insuffizienz – Revision 2017. 2. A. Stuttgart: Thieme, 2018.
2. Oczenski W. Atem – Atemhilfen. 10. A. Stuttgart: Thieme, 2017.
3. Snurawa C. Atemgasklimatisierung und Inhalation. In: Keller C (Hrsg.). Fachpflege Außerklinische Intensivpflege. 2. A. München: Elsevier, 2021. S. 271–282.
4. Diesener P, Keller C, Tersteegen R. Pflegetherapeutisches Handeln. In: Keller C (Hrsg.). Fachpflege Außerklinische Intensivpflege, 2. A. München: Elsevier 2021. S. 295–326.
5. Arcuri JF et al. Benefits of interventions for respiratory secretion management in adult palliative care patients-a systematic review. BMC Palliative Care. 2016; 15: 74.
6. Pari. Kochsalzlösung inhalieren. Aus: www.pari.com/de/inhalation/richtig-inhalieren/womit-inhalieren (letzter Zugriff: 30.10.2023).
7. Groß M (Hrsg.). Neurologische Beatmungsmedizin: Auf der Intensivstation, in der Frührehabilitation, im Schlaflabor, zu Hause. Berlin: Springer, 2020.
8. Deutsche Gesellschaft für Pneumologie und Beatmungsmedizin e.V. (Hrsg.). Nichtinvasive und invasive Beatmung als Therapie der chronisch respiratorischen Insuffizienz. Revision 2017. S2k-Leitlinie. Aus: https://digab.de/wp-content/uploads/2019/01/2017-07-13_S2-Leitlinie.pdf (letzter Zugriff: 30.10.2023).
9. Grode-Trübenbach J. Perkutanes Dilatationstracheostoma versus Konventionell-chirurgisches Tracheostoma: Evaluation der Verteilung von Spätkomplikationen in Pflegeeinrichtungen. Charité – Universitätsmedizin Berlin. 2021. Aus: https://refubium.fu-berlin.de/handle/fub188/32010 (letzter Zugriff: 30.10.2023).
10. Richter T, Sutarski S. Tracheostoma: Handhabung und Komplikationen. Der Anaesthesist. 2009; 58(12): 1261–1274.
11. Schwegler H. Trachealkanülenmanagement: In sicheren Schritten in Richtung Dekanülierung. Idstein: Schulz-Kirchner, 2017.

3.3 Schmerzen

Nils Wommelsdorf

3.3.1 Schmerz als komplexes Geschehen

DEFINITION

Schmerz: Unangenehmes Sinnes- und Gefühlserlebnis, das mit einer tatsächlichen oder drohenden Gewebeschädigung verknüpft ist oder mit Begriffen einer solchen Schädigung beschrieben wird. Neufassung des Schmerzbegriffs 2020 durch die International Association for the Study of Pain (IASP) [1].

Total Pain (engl. *total* = völlig, total; *pain* = Schmerz, Qual): Bezeichnet den allumfassenden, absoluten Schmerz, den unheilbar Kranke individuell und unterschiedlich ausgeprägt auf körperlicher, psychischer, sozialer und spiritueller Ebene verspüren (➤ Abb. 3.20).

Schmerzen haben – trotz ihrer biologisch zunächst sinnvollen Funktion – für die Betroffenen zahlreiche negative Folgen. Auf physiologischer Ebene können durch Schmerz ausgelöste Stressreaktionen (z. B. Blutdruckanstieg, Tachykardie) den zu pflegenden

Menschen gefährden und auch die Behandlung der Schmerzursache erschweren.

Schmerzen sind das mit Tumorerkrankungen am häufigsten assoziierte Symptom. In Abhängigkeit von Tumor- und Metastasenlokalisation sowie des Tumorstadiums leiden 55–60 % der Betroffenen unter Schmerzen [11]. Aber auch andere chronische Erkrankungen gehen häufig mit Schmerzen einher.

Total Pain, also ein umfassender („totaler") Schmerz, wird als Begriff vorrangig in der Palliative Care benutzt (➤ Abb. 3.20). Cicely Saunders, die als Begründerin der Palliative Care gilt (➤ 1.1.2), entwickelte diese Beschreibung des mehrdimensionalen Schmerzes in den 1960er-Jahren in Großbritannien. Basis ihrer Forschungen waren unzählige Gespräche mit an Tumoren erkrankten Menschen. Jeder körperliche Schmerz als Reaktion auf mechanische, thermische oder andere Reize hat in diesem Konzept auch eine psychische, soziale und spirituelle Dimension, wobei sich Spiritualität auf Sinnfindung und nicht auf Religiosität bezieht.

Somit entspricht Total Pain der heute vorherrschenden Ansicht, dass jedes Symptom neben einer rein körperlichen Belastung Auswirkungen auf Psyche, Sozialleben und Spiritualität haben kann bzw. dadurch (mit)bedingt sein kann.

MERKE

Entwicklung des Total-Pain-Konzepts

Cicely Saunders selbst hörte von Total Pain erstmalig 1963 von einer Patientin. Die Betroffene antwortete auf die Frage nach ihren Schmerzen, dass sie im Rücken begonnen hätten, jetzt aber der ganze Körper betroffen wäre *(„It seems that all of me is wrong"* [3, S. 9]*)*. Sie erwähnte auch, dass niemand sie verstehen würde und wie wichtig die Anwesenheit ihrer Familie für sie sei.
Saunders versteht Total Pain als physischen, emotionalen und sozialen Schmerz, verbunden mit dem Bedürfnis nach Sicherheit, Sinnfindung und Selbstwert *(„Physical, emotional and social pain and the spiritual need for security, meaning and self-worth"* [3, S. 9]*)*.

Der Einfluss verschiedener Faktoren auf das Schmerzerleben ist bekannt. Bei der Schmerzreizleitung durch den Körper wird der Reiz nach der **Transduktion** (Schmerzentstehung) und **Transmission** (Schmerzleitung) beim Übergang in die Großhirnrinde individuell

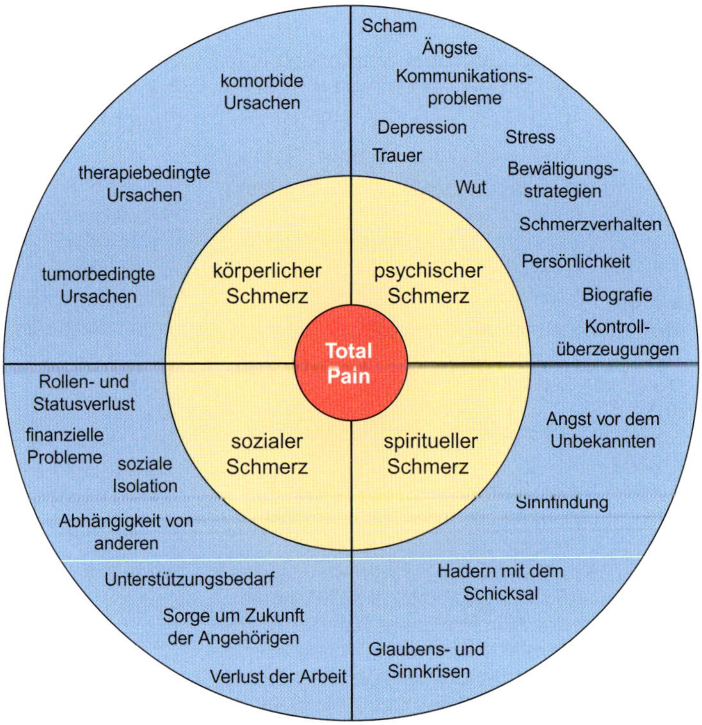

Abb. 3.20 Total Pain (mod. nach IASP 2009): Menschen mit einer unheilbaren Erkrankung und am Ende des Lebens erleben Schmerzen in unterschiedlichen Dimensionen. [L143]

wahrgenommen. Der Schmerz dringt ins Bewusstsein und wird „bewertet“. So löst er subjektive Gefühlswahrnehmungen und Reaktionen aus unter Einfluss von

- **schmerzverstärkenden Faktoren,** z. B. Angst, Einsamkeit, Sorgen, Schlafstörungen oder Depressionen,
- **schmerzmindernden Faktoren,** z. B. Sicherheit, Zuwendung, Verständnis durch nahestehende Menschen, Selbstbestimmung, gutem Schlaf und Ablenkung.

Durch diese Faktoren erhöht bzw. senkt sich die **Schmerzschwelle** (Stärke, ab der ein Reiz als Schmerz wahrgenommen wird) und die **Schmerztoleranz** (Schmerzstärke, die vom Betroffenen noch toleriert werden kann). Durch **Modulation** (körpereigene Schmerzbeeinflussung) kann der Körper selbst durch Endorphine und andere Substanzen die Symptomwahrnehmung dämpfen. So können Glücksmomente oder Ablenkung im Allgemeinen die Schmerzlast verringern.

Zur Erklärung der Chronifizierung von Schmerzzuständen setzte sich das **bio-psycho-soziale Modell** (➤ Abb. 3.21), dem auch das Konzept des Total Pain zugrunde liegt, durch.

Schmerzformen

Schmerzen lassen sich nach Pathologie, Zeitdauer oder Stabilität der Schmerzsituation unterscheiden. Diese Unterscheidung hat großen Einfluss auf Art und Ziel der Therapie, ungeachtet der kürzeren Lebensprognose in der Palliative Care.

DEFINITION

Nozizeptiver Schmerz: Durch Schädigung verschiedener Köpergewebe ausgelöster Schmerz.
Neuropathischer Schmerz: Schmerzen aufgrund einer Läsion oder Erkrankung des peripheren oder zentralen Nervensystems.
Noziplastischer Schmerz: Schmerzen, die nicht aufgrund einer Gewebeschädigung oder Nervenbeeinträchtigung entstehen, sondern denen eine Veränderung in der Reizverarbeitung im zentralen Nervensystem (ZNS) zugrunde liegt.

Schmerzen können anhand der ihnen zugrunde liegenden **Pathologie** unterschieden werden (➤ Tab. 3.1).

Die verschiedenen Schmerzformen lassen sich häufig anhand der Schmerzqualität („Wie fühlt sich der Schmerz an?“) und der Schmerzlokalisation („Wo fühlen Sie den Schmerz?“) unterscheiden.

Unter anderem lösen Tumoren Schmerzen aus, die sowohl nozizeptive (z. B. bei Durchdringung von Hohlorganen) als auch neuropathische (bei Kompression und Entzündung der Nervenfasern) Anteile haben. Treten Schmerzen unterschiedlicher Form gleichzeitig auf, werden sie als **Mixed Pain** bezeichnet.

Bei manchen Menschen mit Schmerzen lässt sich auch nach gründlicher Diagnostik keine körperliche (mehr) Ursache finden, die das Ausmaß der Symptome hinreichend erklärt. In diesen Fällen wird von

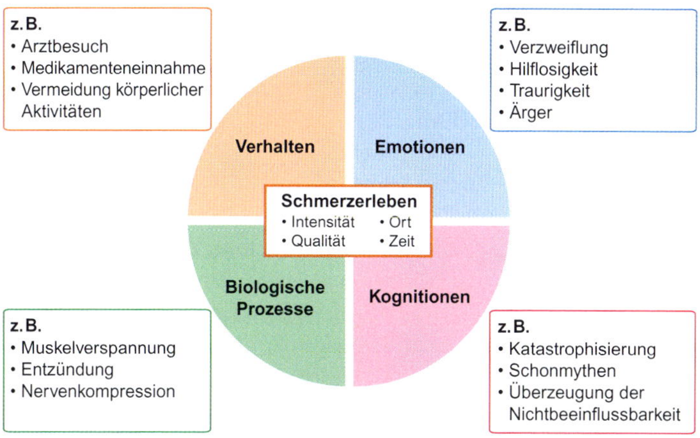

Abb. 3.21 Bio-psycho-soziales Modell der Entstehung chronischer Schmerzen. Chronische Schmerzen lassen sich nicht einfach erklären. Neben biologischen Faktoren tragen insbesondere Gefühle und Überzeugungen zur Chronifizierung bei, begünstigen ein bestimmtes Verhalten und halten sich gegenseitig aufrecht. [L143]

Tab. 3.1 Schmerzformen nach Pathologie.

	Nozizeptiver Schmerz			Neuropathischer Schmerz		Noziplastischer Schmerz
	Somatisch		Viszeral	Zentral	Peripher	
Ursprung/ Ursache	Oberflächenschmerz: Haut	Tiefenschmerz: Knochen, Gelenke, Muskeln, Bindegewebe	• Dehnung von Hohlorganen • Spasmen glatter Muskulatur • Durchblutungsstörungen • Entzündungen	• ZNS-Schädigungen (z. B. nach einem Schlaganfall) • Fehlregulationen des sympathischen Nervensystems	• Phantomschmerz • Postzosterische Neuralgie (nach Infektion mit Herpes zoster) • Neuropathien (z. B. aufgrund von Diabetes mellitus oder Alkoholmissbrauch) • Mononeuropathien (z. B. aufgrund von Nervenkompressionen bei Bandscheibenvorfall, Trigeminusneuralgie)	Veränderung der Reizverarbeitung im ZNS (z. B. Fibromyalgie)
Schmerzqualität	• Kurz, hell, scharf • Diffus, dumpf, brennend	Dumpf, bohrend, manchmal spannend	Krampfartig, kolikartig, dumpf	Einschießend, stechend, schneidend, kribbelnd, brennend, bohrend		Unterschiedlich/ Unklar
Schmerzlokalisation	Gut lokalisierbar	Schlecht lokalisierbar, in die Umgebung ausstrahlend	Meist schlecht lokalisierbar	Unterschiedlich	Lokalisierbar, ausstrahlend	Teilweise unabhängig voneinander an verschiedenen Orten

einer **somatoformen** oder **psychosomatischen Schmerzstörung** (umgangssprachlich auch „Seelenschmerz") gesprochen. Oft stehen diese Schmerzen in Zusammenhang mit stark belastenden Lebensereignissen (Total Pain, ➤ Abb. 3.20, bio-psycho-soziales Modell, ➤ Abb. 3.21).

DEFINITION

Akuter Schmerz: Durch ein akutes Ereignis ausgelöster Schmerz, der für einen kurzen Zeitraum auftaucht und kurativ behandelt wird.

Chronischer Schmerz: Lang andauernde oder wiederkehrende Schmerzzustände, deren Ursache oft nicht (mehr) ergründbar ist. Die Behandlung zielt hier meist lediglich auf eine Linderung der Schmerzbelastung ab.

Der **akute Schmerz** ist ein Warnsignal des Körpers zum Selbstschutz des Organismus. Er geht meist auf eine fassbare Gewebeschädigung (z. B. einen Unfall oder auch eine Operation) zurück. Der Betroffene kann den akuten Schmerz in der Regel gut lokalisieren, wobei die Schmerzlokalisation oft dem Ort der Schädigung entspricht.

Prozedurale Schmerzen sind eine Unterform der akuten Schmerzen und entstehen durch schmerzhafte Behandlungen.

Von **chronischen Schmerzen** spricht man, wenn die Schmerzen über einen längeren Zeitraum andauern, als die betroffenen Körperstrukturen üblicherweise für die Heilung bräuchten. Im Allgemeinen werden Schmerzen, die länger als 3–6 Monate andauern, als chronische Schmerzen bezeichnet. Die Chronifizierung kann sich jedoch auch schon früher ausbilden.

Während akuter Schmerz eine Warnfunktion erfüllt, haben chronische Schmerzen diese Funktion weitgehend verloren. Hierbei spielen sowohl körperliche Veränderungen in der Schmerzverarbeitung selbst, ein verändertes Schmerzerleben, als auch psychische und soziale Faktoren eine Rolle (bio-psycho-soziales Modell, ➤ Abb. 3.21).

Werden Nozizeptoren durch ein nicht ausreichend gelindertes akutes Schmerzgeschehen ständig gereizt, erfolgt eine stetige Signalübertragung an die Neuronen des peripheren Nervensystems, die zu Veränderungen der Sensibilität in den peripheren Nervenzellen und dem Rückenmark selbst führt. Es bildet sich eine Art **Schmerzgedächtnis.**

Chronische Schmerzen können ständig vorhanden sein oder chronisch-intermittierend auftreten, z. B. bei körperlicher Belastung. Zusätzlich zu einem chronischen Schmerz kann in entsprechenden Situationen auch ein akuter Schmerz auftreten.

VORSICHT

Plötzlich auftretende „andersartige" Schmerzen sind immer ein Alarmzeichen! Akute Schmerzen können auch bei Menschen mit chronischen Schmerzen auftreten. Es kann sich um „Schmerzausbrüche" *(Exazerbationen)* der chronischen Erkrankung oder um davon unabhängige Schmerzereignisse handeln.

DEFINITION

Stabile Schmerzsituation: Die Betroffenen erleben ihre Schmerzen ausreichend gelindert und können nach ihren Möglichkeiten am Alltagsleben teilnehmen.

Instabile Schmerzsituation: Der Betroffene erleben ihre Schmerzen als nicht ausreichend gelindert, eine Teilhabe am Alltagsleben ist nicht (ausreichend) möglich. Eine umgehende Anpassung der Schmerztherapie ist notwendig.

Die Unterscheidung der Schmerzsituation in **stabile** oder **instabile Zustände** bezieht und das bio-(somato-)psycho-soziale Modell mit ein und damit auch das Total-Pain-Konzept (➤ Abb. 3.20, ➤ Abb. 3.21). Sowohl chronische als auch akute Schmerzen können tolerabel oder intolerabel für die Betroffenen sein.

Initial ist bei akuten Schmerzen immer von einer instabilen Situation auszugehen, die durch das Schmerzmanagement mit medikamentösen und nicht medikamentösen Maßnahmen stabilisiert werden kann. Die Stabilisierung chronischer Schmerzerkrankungen gestaltet sich meist langwieriger und komplexer.

MERKE

Underreporting of Pain

Es gibt Menschen, die selten bis gar nicht von ihren Schmerzen berichten und selten bis gar nicht nach einer Schmerztherapie fragen. Die Ursachen dafür sind unterschiedlich:

- Ein in der mitteleuropäischen Gesellschaft verbreitetes Konzept ist, dass Jungen und Männer weniger empfindlich sein dürfen als Mädchen und Frauen. Ermahnungen im Kindesalter wie „Ein Junge weint nicht" sind auch heute noch häufig. Durch solche Aussagen bzw. Leitbilder von klein auf kann die Einstellung zur Schmerzbelastungen nachhaltig negativ verändert werden.
- Schmerzen werden von vielen Menschen als Herausforderung wahrgenommen, das Eingestehen von Schmerzen als Schwäche. Viele befürchten auch eine Abhängigkeit von Schmerzmitteln, vorrangig bei Opioiden. Dieses erlernte Verhalten, die Ängste, Sorgen und Befürchtungen der Betroffenen müssen beachtet und ernst genommen werden.
- Mit zunehmendem Alter rechnen Menschen mit Einschränkungen ihrer Leistungsfähigkeit. Schmerzen z. B. durch Gelenk- oder Rückenschmerzen werden statistisch häufiger. Ältere Menschen pflegen in sozialer Hinsicht außerdem eher Zurückhaltung als jüngere Menschen, denn sie möchten anderen nicht „zur Last" fallen.
- Auch Angst vor Injektionen, beispielsweise bei Kindern, kann dazu führen, dass Schmerzen lieber verheimlicht werden, als eine „Spritze zu riskieren".

Tumorschmerzen

Onkologische Erkrankungen ➤ 2.3

55 % der onkologisch erkrankten Menschen unter Therapie und 66 % der Tumorerkrankten mit fortschreitender Metastasierung leiden unter behandlungsbedürftigen Schmerzen **(Tumorschmerzen)** [11]. Dafür gibt es verschiedene Ursachen:

Tumorbedingte Schmerzen

Tumorbedingte Schmerzen entstehen direkt durch den Tumor, z. B. durch:

- Verlegung eines Hohlorgans (z. B. Darm)
- Infiltration von Geweben, Faszien und anderen schmerzempfindlichen Strukturen
- Infiltration von Nerven und Gefäßen
- Verschluss eines arteriellen oder venösen Gefäßes

- Kompression von Nervenwurzeln, Nervenplexus
- Nekrosen von Tumormassen, tumorassoziierte Wunden etc.

Therapiebedingte Schmerzen

Therapiebedingte Schmerzen sind Folge der Therapie von Tumoren und Metastasen, z. B.:

- Nervenschädigung, Lymphödem, Narbenbildung, Muskelverspannung etc. als Folge von Operationen
- Fibrose, Neuropathie, Mukositis, Hautveränderungen als Folge von Bestrahlung
- Entzündung, Neuropathie, Mukositis etc. als Folge von Chemotherapie, Immuntherapie und anderen Behandlungsoptionen

Tumorassoziierte Schmerzen

Tumorassoziierte Schmerzen sind beispielsweise durch Schwäche oder Immunsuppression als Folge der onkologischen Erkrankung bedingt:

- Thrombosen, Dekubitus, Pilzinfektionen
- Paraneoplastische Syndrome

MERKE

Auch vollkommen unabhängig von einer Tumorerkrankung können Schmerzen auftreten, die häufig wenig Beachtung finden, die Betroffenen aber dennoch belasten. Diese sind z. B. begründet in:

- Migräne, Spannungskopfschmerzen oder anderen Kopfschmerzarten
- Degenerativen Gelenkerkrankungen, z. B. Arthrose

3.3.2 Schmerzbeobachtung und Diagnostik

Die **Beobachtung von Schmerzen** bildet die Grundlage einer adäquaten Schmerztherapie. Pflegefachpersonen in allen Einrichtungen des Gesundheitswesens übernehmen hier eine wichtige Aufgabe, da sie den intensivsten Kontakt zu den zu pflegenden Menschen haben.

Initiales Screening

Mit Beginn des pflegerischen Auftrags oder des ersten Kontakts führen Pflegefachpersonen ein **initiales Screening** durch. Sie erfassen, ob Schmerzen vorliegen oder aufgrund von Vorerkrankungen oder Behandlungen zukünftig wahrscheinlich werden. Sie fragen den zu pflegenden Menschen proaktiv, ob Schmerzen vorliegen oder Schmerzmedikamente eingenommen werden, und bedienen sich dabei einer Sprache und Begriffen, die dem zu pflegenden Menschen geläufig sind, z. B.: „Tut es irgendwo weh?“, „Ist Ihnen nicht wohl?“ Pflegefachpersonen beobachten und fragen den zu pflegenden Menschen auch bei Aktivitäten, denn häufig werden Schmerzen erst unter Belastung wahrgenommen.

- Nein, keine Schmerzen = Screening ist negativ
- Ja, Schmerzen = Screening ist positiv
  - Bei starken Schmerzen ärztliches Personal für eine sofortige Schmerztherapie informieren
  - Weiterführendes Assessment durchführen

Weiterführendes Assessment

Beim **weiterführenden Assessment** wird erfragt:

- Welche Eigenschaften hat der Schmerz?
- Handelt es sich um einen akuten oder chronischen Schmerz?
- Besteht eine stabile oder instabile Schmerzsituation?

Schmerz wird in **mehreren Dimensionen** erlebt. Diese Dimensionen sind wichtige Kriterien für die Schmerztherapie und der pflegerischen Begleitung:

- **Schmerzintensität** *(Schmerzstärke)* ist für die Erfassung von Triggern (Auslösern) und die Wirkung der Behandlung wichtig. *Wie stark ist der Schmerz?*
- **Schmerzqualität** lässt Rückschlüsse auf die Schmerzursache zu und ist Ausdruck des Schmerzleidens. *Wie wird der Schmerz beschrieben (z. B. stechend, brennend, dumpf)?*
- **Schmerzlokalisation und Schmerztiefe** weisen auf den Ursprung des Schmerzes hin. *Wo ist der Schmerz? Ist er oberflächig oder tief?*
- **Schmerzdauer** ist das Unterscheidungskriterium für akute und chronische Schmerzen. *Wie lange besteht der Schmerz?*
- **Schmerzbeeinflussende Faktoren** sind wichtige Ansätze und Zielgrößen für die Behandlung. *Was verringert bzw. verstärkt den Schmerz (z. B. bestimmte Bewegungen, Stress, Wärme, Kälte)?*

- **Schmerzauswirkungen** sind die wichtigste Dimension chronischer Schmerzen. *Welche Auswirkungen hat der Schmerz, z. B. auf Schlaf, Aktivitäten in Freizeit, Beruf, Schule, Familie, auf die Stimmung?*

Instrumente zur Schmerzselbst- und Fremdeinschätzung

Es gibt eine Vielzahl von **Instrumenten zur Selbst- und Fremdeinschätzung** von Schmerzen.

Instrumente zur Selbsteinschätzung

- Eindimensionale Instrumente (z. B. **numerische Rating Skala [NRS], visuelle Analogskala [VAS]**) fragen nur die Schmerzstärke ab.
- Mehrdimensionale Instrumente (z. B. **Brief Pain Inventory [BPI]**) (➤ Abb. 3.22) erfassen zusätzlich auch die Auswirkungen von Schmerzen auf die Psyche, Alltags- und Sozialleben.

Da im palliativen Bereich häufig mehrere belastende Symptome gleichzeitig auftreten, kann die Schmerzerfassung auch in Assessments integriert werden, z. B. in die

- **Symptomcheckliste der Hospiz- und Palliativ-Erhebung (HOPE)** im Rahmen des palliativmedizinischen Basisassessments (PBA),
- **Edmonton Symptom Assessment Scale (ESAS),** die häufige Symptome bei palliativen Patienten in der letzten Lebensphase abbildet (➤ Abb. 3.23),
- **Integrated Palliative Care Outcome Scale (IPOS).**

Instrumente zur Fremdeinschätzung

Zur möglichst objektiven **Fremdeinschätzung** des Schmerzerlebens, wenn eine Selbstauskunft nicht oder nur unzuverlässig möglich ist, stehen u. a. folgende Instrumente zur Verfügung:

- Die **Beurteilung von Schmerz bei Demenz (BESD)** umfasst fünf Kategorien mit je drei Abstufungen.
- Die **Behavioral Pain Scale (BPS)** wird bei beatmeten Personen verwendet und umfasst drei Kategorien mit je vier Abstufungen.
- Die **Kindliche Unbehagens- und Schmerzskala (KUSS)** eignet sich für Kinder unter 4 Jahren und umfasst fünf Kategorien mit je drei Abstufungen.
- Das **Zurich Observation Pain Assessment (ZOPA)** wird bei kognitiver Beeinträchtigung eingesetzt und umfasst vier Kategorien mit insgesamt 13 Kriterien.

MERKE
Jede Einrichtung muss für die von ihr versorgten Menschen geeignete Einschätzungsinstrumente bereithalten.

Apparative Diagnostik

MERKE
Eine **weitergehende Diagnostik,** insbesondere eine apparative (z. B. Röntgen, Endoskopie), sollte bei fortgeschrittenen Erkrankungen und in der Lebensendphase nur nach sorgfältigster Risiko-Nutzen-Abwägung eingesetzt werden. Grundlage der Schmerztherapie ist immer die Selbstauskunft der Betroffenen.

Mögliche diagnostische Maßnahmen:

- Sichtung der oft zahlreichen Vorbefunde
- Labor, z. B. Kalzium, Entzündungsparameter
- Radiologie:
  - Röntgenaufnahme bei V. a. Fraktur
  - Sonografie bei V. a. Harnstauung, Aszites, Subileus, Lebermetastasen
  - MRT bei V. a. Hirnmetastasen, Rückenmarkkompression

3.3.3 Folgen und Komplikationen

Schmerzen haben weitreichende **Folgen und Komplikationen.**

Anhaltende akute Schmerzen

Anhaltend starke Akutschmerzen aktivieren das willkürliche sowie das vegetative Nervensystem mit pflegerelevanten Auswirkungen:

- **Steigerung der Aufmerksamkeit gegenüber Schmerz:** Permanenter Schmerz führt zu Angst, Schlaflosigkeit und Hilflosigkeit, also schmerzverstärkenden Faktoren, die so das Schmerzempfinden weiter steigern. Es entsteht ein sich selbst verstärkender Kreislauf, mit Gefahr der

9 **Wurden Sie im letzten Monat operiert?**

① ⬭ ja ② ⬭ nein

10 **Die meisten von uns haben von Zeit zu Zeit Schmerzen (z.B. Kopfschmerzen, Zahnschmerzen, bei Verstauchungen). Hatten Sie in der letzten Woche andere als diese Alltagsschmerzen?**

① ⬭ ja ② ⬭ nein

Heute: ① ⬭ ja ② ⬭ nein

Falls Sie eine der beiden letzten Fragen mit ja beantwortet haben, füllen Sie diesen Bogen bitte weiter aus. Falls Sie beide Fragen mit nein beantwortet haben, sind Sie mit diesem Fragebogen fertig. Danke.

11 **Bitte schraffieren Sie in der nachstehenden Zeichnung die Gebiete, in denen Sie Schmerzen haben. Makieren Sie mit "x" die Stelle, die Sie am meisten schmerzt:**

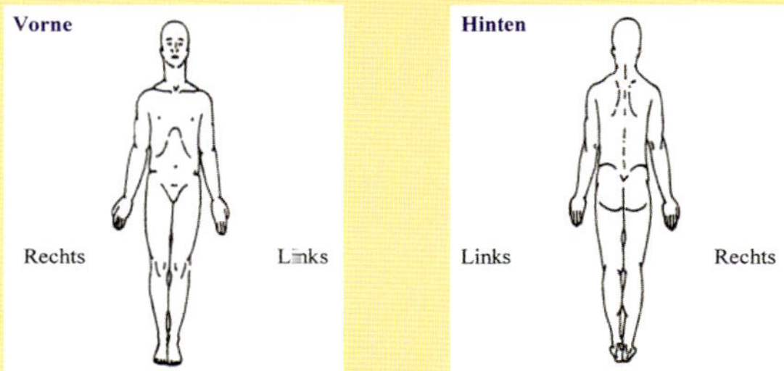

12 **Kreisen Sie die Zahl ein, die Ihre stärksten Schmerzen in der letzten Woche am besten beschreibt:**

0	1	2	3	4	5	6	7	8	9	10
kein Schmerz										stärkste vorstellbare Schmerzen

13 **Kreisen Sie die Zahl ein, die Ihre geringsten Schmerzen in der letzten Woche angibt:**

0	1	2	3	4	5	6	7	8	9	10
kein Schmerz										stärkste vorstellbare Schmerzen

14 **Kreisen Sie die Zahl ein, die Ihre durchschnittlichen Schmerzen in der letzten Woche angibt:**

0	1	2	3	4	5	6	7	8	9	10
kein Schmerz										stärkste vorstellbare Schmerzen

15 **Kreisen Sie die Zahl ein, die aussagt, welche Schmerzen Sie in diesem Moment haben:**

0	1	2	3	4	5	6	7	8	9	10
kein Schmerz										stärkste vorstellbare Schmerzen

16 **Welche Dinge und Tätigkeiten lindern Ihre Schmerzen (z.B. Wärme, Medikamente, Ausruhen):**

17 **Welche Dinge und Tätigkeiten verstärken Ihre Schmerzen (z.B. Gehen, Stehen, etwas Heben):**

18 **Welche Behandlungen oder Medikamente erhalten Sie gegen Ihre Schmerzen?**

19 **Bitte denken Sie an die letzte Woche. Wieviel Schmerzlinderung haben Sie durch Behandlungen oder Medikamente erfahren? Bitte kreisen Sie die Prozentzahl ein, die am besten die Schmerzlinderung beschreibt:**

0	10	20	30	40	50	60	70	80	90	100%
keine Linderung										vollständige Linderung

20 **Falls Sie Schmerzmedikamente einnehmen: Wie viele Stunden dauert es, bis Ihre Schmerzen wieder auftreten?**

① ⬭ Schmerzmedikamente helfen gar nicht	⑤ ⬭ 4 Stunden
② ⬭ 1 Stunde	⑥ ⬭ 5 - 12 Stunden
③ ⬭ 2 Stunden	⑦ ⬭ mehr als 12 Stunden
④ ⬭ 3 Stunden	⑧ ⬭ Ich nehme keine Schmerzmedikamente

21 **Worauf führen Sie Ihre Schmerzen zurück? Bitte markieren Sie die Antwort, die am besten zutrifft:**

1. Folge der Behandlung (z.B. Medikamente, Operation, Bestrahlung, Prothesen) ① ⬭ ja ② ⬭ nein
2. Primärerkrankung (das ist die Erkrankung, die z. Zt. behandelt und bewertet wird) ① ⬭ ja ② ⬭ nein
3. Eine medizinische Ursache ohne Bezug zur Primärerkrankung (z.B. Arthritis) ① ⬭ ja ② ⬭ nein

Abb. 3.22 Das Brief Pain Inventory (hier ein Auszug) erfasst neben rein körperlichen Faktoren auch psychische und soziale Auswirkungen von Schmerzen. [F516]

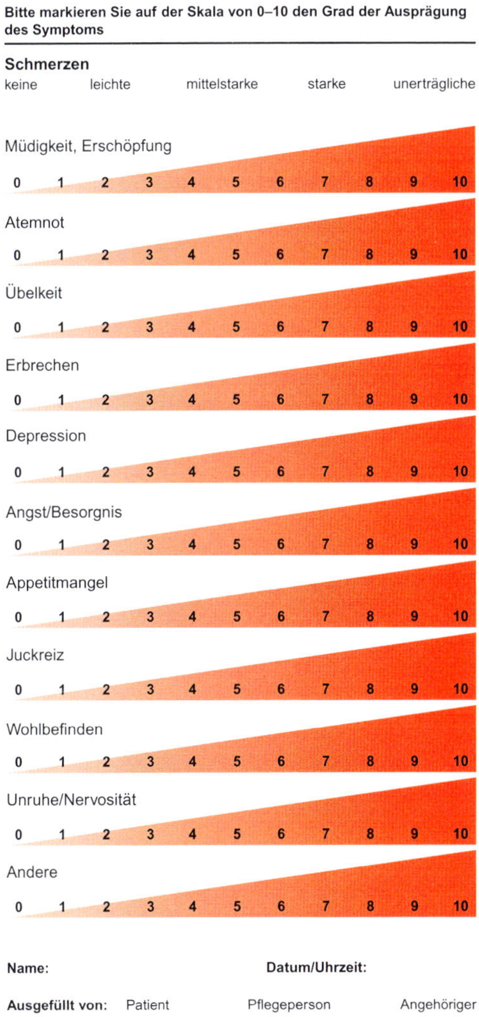

Abb. 3.23 Edmonton Symptom Assessment Scale. [F239-003, L143]

Demoralisierung (Verlust der psychischen Stärke) und Verlust von Resilienz (Widerstandsfähigkeit).

- **Einnahme einer Schonhaltung:** Dadurch entsteht die Gefahr von venösen Thrombosen, Dekubitalulzera und Pneumonien. Eine verminderte oder falsche Belastung führt zu eingeschränkter Beweglichkeit, Kraft und Ausdauer. Die soziale Teilhabe ist kaum noch möglich und die Selbstpflege beeinträchtigt.
- **Irreversible Veränderungen der Schmerzreizleitung:** Rezeptoren werden hypersensibilisiert und Gewebe neu oder umgebildet. Normalerweise nicht schmerzhafte Reize wie Druck, Berührung und Bewegung werden als schmerzhaft empfunden *(Allodynie)*, und Schmerzreize entstehen ohne Trigger. Es besteht die Gefahr der Schmerzchronifizierung.
- **Aktivierung des Stresssystems:** Die Stimulation des Sympathikus steigert Blutdruck und Puls, was zu einem erhöhten Sauerstoffverbrauch führt. Bei Menschen mit Herz-Kreislauf-Erkrankungen besteht die Gefahr der Myokardischämie (Angina pectoris, Herzinfarkt). Außerdem wird die Thrombozytennaggregation gesteigert, was zur katabolen (abbauenden) Stoffwechsellage mit Gefahr von Thrombosen und Wundheilungsstörungen führt.

Anhaltende chronische Schmerzen

Anhaltende chronischer Schmerzen haben vielfältige Folgen, u. a.:

- Gesteigerte Sensibilität gegenüber Schmerzreizen
- Funktionseinschränkungen, z. B. in der Mobilität oder Selbstpflege, schlechter bzw. unzureichender Schlaf
- Nicht mehr ausreichende oder fehlende Bewältigungsstrategien
- Beeinträchtigte Rollen in Schule, Beruf, Freizeit, Familie
- Massive Einschränkungen in der Lebensqualität, u. a. mit Ängsten, Depression, Unruhe, Leid

3.3.4 Behandlung

Die Ziele einer **Schmerzbehandlung** und der Behandlung von Total Pain (➤ Abb. 3.20) müssen mit dem zu pflegenden Menschen besprochen werden, um

- dessen Ziele zu erfahren,
- zu hoch gesteckte Ziele und Enttäuschungen zu vermeiden.

Realistische Behandlungsziele können sein:

- Schmerzreduktion um 50 %
- Verbesserung des Schlafs und anderer Funktionen
- Verbesserung der Lebensqualität
- Erhalt bzw. Wiederaufnahme von sozialen Kontakten und Aktivitäten

DEFINITION

Lebensqualität ist die Summe der Faktoren, die die individuellen Lebensbedingungen bestimmen. Sie wird subjektiv wahrgenommen und ist ein multidimensionales Konstrukt, das nicht direkt, sondern nur über Indikatoren erfasst werden kann.

Lebensqualität in der Endphase des Lebens ist kein starres Konzept, sondern u. a. stark abhängig von der eigenen Gestaltungsmöglichkeit des (letzten) Lebensorts. Jeder unfreiwillige Ortswechsel am Ende des Wegs bedeutet Stress für den schwer kranken Menschen und seine Bezugspersonen, der schmerzverstärkend wirken kann.

Zugehörige und Pflegefachpersonen wünschen sich eine bestmögliche Lebensqualität für den Patienten. Doch letztlich kann nur er selbst definieren, was dies konkret für ihn bedeutet. Doch wie lassen sich Lebensqualität und -freude beurteilen, wenn sich der Betroffene nicht oder nur bedingt selbst dazu äußern kann? Folgende Fragen können bei der Einschätzung helfen:

- Zeigt der betroffenen Mensch Emotionen, z. B. Freude, Interesse am Geschehen?
- Kann man ihm etwas Gutes tun bzw. zeigt er annehmende oder ablehnende Reaktionen?
- Ist er gut symptomkontrolliert?
- Was sagen Angehörige/nahe Bezugspersonen, wie nehmen sie die betroffene Person wahr? Woran merken sie, ob es ihm gut oder schlecht geht, ob er sich wohl oder unwohl fühlt?
- Was wünschen sich die Angehörigen für ihn? Was können sie aktiv tun, um Wohlbefinden und Lebensqualität der betroffenen Person zu steigern?

Die **Schmerzbehandlung** umfasst meist eine Kombinationstherapie verschiedener Analgetika in Verbindung mit psychoonkologischer/psychologischer, ggf. spirituell-religiöser und ehrenamtlicher Begleitung, Physio-, Ergotherapie und/oder Logopädie wie auch Anleitung und Beratung zum Selbstmanagement bei Schmerzen.

Die Schmerzbehandlung und ihr Verlauf richten sich – wie in der Schmerztherapie üblich – auch in der Palliativversorgung nach den Angaben und Wünschen der zu pflegenden Menschen.

MERKE

„Schmerz ist das, was die betroffene Person darunter versteht, er ist vorhanden, wann immer die betroffene Person sagt, dass sie Schmerzen hat." (McCaffery 1968, [11, S. 95])

Medikamentöse Schmerztherapie

DEFINITION

Analgetikum (griech. *algos* = Schmerz; Schmerzmittel): Medikament, das die Schmerzentstehung bzw. -wahrnehmung hemmt.

Ko-Analgetika (lat. *co-* = zusammen-, griech. *algos* = Schmerz): Medikament, das unterstützend zu Analgetika gegeben wird.

WHO-Stufenschema

Für die **medikamentöse Schmerztherapie,** gerade von Tumorschmerzen, ist das WHO-Stufenschema zur Schmerztherapie (➤ Abb. 3.24) etabliert:

- **WHO-Stufe I:** Nicht-Opioid-Analgetika
- **WHO-Stufe II:** Schwache Opioid-Analgetika in Kombination mit Analgetika der Stufe I und ggf. Ko-Analgetika
- **WHO-Stufe III:** Starke Opioid-Analgetika in Kombination mit Analgetika der Stufe I und ggf. Ko-Analgetika

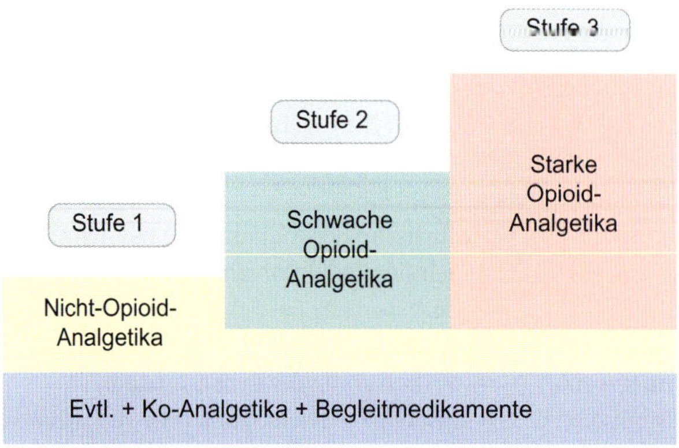

Abb. 3.24 WHO-Stufenschema. [A400]

Die Schmerzmittel werden auf jeder Stufe ausdosiert, bei unzureichender Wirkung wird auf die nächste Stufe gewechselt. Dabei wird die Medikation der Stufe I und die Gabe von Ko-Analgetika beibehalten. Prinzipiell ist die medikamentöse Therapie kontinuierlich und vorausschauend. Auf jeder Stufe sind neben Ko-Analgetika weitere Verfahren der Schmerztherapie wie etwa lokalanästhetische Methoden oder Bestrahlungen möglich.

Das WHO-Stufenschema gilt auch für Kinder und alte Menschen, wobei auf die Wahl geeigneter Substanzen und Verabreichungsformen zu achten ist.

Die **Analgetikatherapie bei Tumorschmerz** wird entsprechend dem WHO-Stufenschema gesteigert. Dabei kann die Stufe I auch übersprungen werden. Die Kombination von Analgetika der Stufe II bzw. Stufe III mit Nicht-Opioid-Analgetika (Stufe I) ist sinnvoll.

MERKE

Insbesondere neuropathische Schmerzen und komplexe Schmerzsyndrome sind schwierig zu behandeln, deshalb sollte frühestmöglich die spezielle Schmerzpflege, -medizin, -physiotherapie und -psychotherapie einbezogen werden.

MERKE

Nicht-Opioid-Analgetika

Nicht-Opioid-Analgetika (➤ Tab. 3.2) sind Schmerzmittel unterschiedlicher chemischer Struktur, die meist über eine Synthesehemmung der schmerzvermittelnden Prostaglandine wirken. Sie sind besonders bei leichten bis mäßigen Schmerzen, bei Knochenschmerzen und teils auch als Antirheumatika geeignet.

Metamizol

Metamizol (z. B. Novaminsulfon-Generika, Novalgin®) ist ein Analgetikum und Antipyretikum und wirkt außerdem krampflösend *(spasmolytisch)*. Eine sehr seltene, aber lebensbedrohliche Nebenwirkung ist eine Agranulozytose. Zudem kann es zu einem Blutdruckabfall, vor allem nach schneller i. v. Gabe, kommen.
Metamizol ist verschreibungspflichtig, jedoch aufgrund seiner starken Schmerzlinderung auch bei Kindern und älteren Menschen in der Schmerztherapie gebräuchlich.

Paracetamol

Paracetamol (z. B. ben-u-ron®) wirkt schmerzlindernd und fiebersenkend, aber nicht antientzündlich. Es wird häufig zur kurzzeitigen Bekämpfung von Schmerzen und Fieber eingesetzt, auch in der Selbstmedikation.
Paracetamol ist gut verträglich und kann in angepasster Dosierung auch zur Schmerztherapie bei Kindern und älteren Menschen genutzt werden. Bei Überdosierung, auch durch wiederholt geringe Überschreitung der Tageshöchstdosis, sind jedoch schwerste Leberschäden mit Todesfolge möglich.

Nicht steroidale Antirheumatika (NSAR)

Nicht steroidale Antirheumatika *(NSAR, nicht steroidale Antiphlogistika)* wirken analgetisch und antientzündlich sowie unterschiedlich stark fiebersenkend. **Nicht selektive nicht steroidale Antirheumatika** *(traditionelle, klassische NSAR)* hemmen beide Isoenzyme (Unterformen) der Zyklooxygenase, **selektive COX-2-Hemmer** *(COX-2-Inhibitoren, Coxibe)* vor allem das Isoenzym COX-2. Daher sorgen selektive COX-2-Hemmer seltener für gastroinstestinale Beschwerden.
In geschädigtem Gewebe werden Prostaglandine freigesetzt, die Schmerzen, Entzündungsreaktionen und Fieber hervorrufen oder verstärken. **Prostaglandinsynthesehemmer** wie NSAR hemmen vor allem die Zyklooxygenase (in den Geweben, viele auch im ZNS). Durch die verminderte Prostaglandinbildung wirken sie schmerzlindernd *(analgetisch)*, fiebersenkend *(antipyretisch)* und teilweise entzündungshemmend *(antiphlogistisch)*. **Nicht selektive nicht steroidale Antirheumatika** (traditionelle, klassische NSAR) hemmen beide Isoenzyme (Unterformen) der Zyklooxygenase (COX-1 und COX-2), **selektive COX-2-Hemmer** (COX-2-Inhibitoren, Coxibe) vor allem das Isoenzym COX-2. Daher sorgen selektive COX-2-Hemmer seltener für gastroinstestinale Beschwerden.
Häufigste Nebenwirkungen der Prostaglandinsynthesehemmer sind Magenbeschwerden bis zu (blutenden) Magengeschwüren. Außerdem sind eine Abnahme der Nierenfunktion (insbesondere bei vorbestehender Herzinsuffizienz oder Nierenfunktionsstörung), pseudoallergische Reaktionen (vor allem das sog. Analgetika-Asthma und Hautausschläge) sowie bei hoch dosierter Einnahme ZNS-Nebenwirkungen (Kopfschmerzen, Schwindel, Ohrensausen, Sehstörungen) möglich. Bei Langzeiteinnahme können NSAR das kardiovaskuläre Risiko erhöhen und zur Analgetika-Nephropathie bis zur Dialysepflicht führen. Hauptindikation für NSAR sind Schmerzen am Bewegungsapparat sowie rheumatische Erkrankungen. Ibuprofen und Acetylsalicylsäure (ASS) sind für viele auch in der Selbstmedikation Schmerzmittel der ersten Wahl, Ibuprofen auch für Kinder. ASS hemmt außerdem die Aggregation (Verklumpung) von Thrombozyten und wird daher hauptsächlich als Thrombozytenaggregationshemmer bei der Gefahr arterieller Gefäßverschlüsse eingesetzt. Da ASS bei Kindern und Jugendlichen das seltene, aber lebensbedrohliche Reye-Syndrom auslösen kann und aufgrund des allgemein schlechten Nebenwirkungsprofils wird es in der modernen Schmerztherapie nicht mehr empfohlen.

Tab. 3.2 Übersicht über die Nicht-Opioid-Analgetika.

Substanz (Bsp. Handelsname)	Applikationsform, Dosierung	Wirkdauer	Wichtigste Nebenwirkungen (NW)/ Kontraindikationen (KI)
Metamizol, z. B. Novaminsulfon-Generika, Novalgin®	Oral, rektal, i. v. ED 0,5–1 g, THD 4–6 g	4–6 Std.	**NW:** Allergie; sehr selten (tödliche) Agranulozytose. Wegen der Gefahr schwerer anaphylaktischer Reaktionen und eines Blutdruckabfalls vor allem bei Fieber i. v. Gabe als Kurzinfusion. (Harmlose) Rotfärbung des Urins möglich
Paracetamol, z. B. ben-u-ron®	Oral, rektal, i. v. ED 0,5–1 g, THD 4 g	6–8 Std.	**NW:** Bereits bei (mäßiger) Überdosierung Leberschäden **KI:** Schwere Leber- und Nierenfunktionsstörungen, Suizidgefahr
Nicht selektive nicht steroidale Antirheumatika (NSAR), z. B. • Acetylsalicylsäure (ASS, z. B. Aspirin®) • Diclofenac (z. B. Voltaren®) • Ibuprofen (z. B. Imbun®) • Indometacin (z. B. Indo-CT®) • Naproxen (z. B. Naproxen AL®) **Selektive COX-2-Hemmer**	• Oral, i. v. ED 0,5–1 g, THD 3 g • Oral, rektal, (i. m.). ED 50–100 mg, THD 150–200 mg • Oral, rektal. ED 200–800 mg, THD 0,8–1,2 g • Oral, rektal. ED 25–100 mg, THD 150–200 mg • Oral, rektal. ED 250–750 mg, THD 0,5–1,25 g	4–12 Std.	**NW:** Gastrointestinale Beschwerden, ZNS-Störungen (z. B. Kopfschmerz, Depressionen, Müdigkeit), Nierenfunktionsverschlechterung, Analgetika-Asthma, bei ASS außerdem Reye-Syndrom bei Kindern und Jugendlichen **KI:** Magen- oder Duodenalgeschwüre, schwere Leber- und Nierenschäden, Blutgerinnungsstörungen, Schwangerschaft. ASS bei Kindern und Jugendlichen

ED = Einzeldosis (je nach Zubereitung), THD = Tageshöchstdosis (teilweise nur kurzzeitig zulässig), jeweils bezogen auf Erwachsene. Bei Kindern und älteren Menschen möglicherweise angepasste Dosierung nötig.
NW = Nebenwirkung, KI = Kontraindikation

MERKE

Opioid-Analgetika

Opioid-Analgetika (➤ Tab. 3.3) sind von der natürlichen Substanz Opium abgeleitete, stark wirksame Schmerzmittel, die ihre Wirkung über die verschiedenen **Opioidrezeptoren** des zentralen und peripheren Nervensystems entfalten. Aufgrund ihres Abhängigkeits- und Missbrauchspotenzials unterliegen sie überwiegend der Betäubungsmittelverschreibungsverordnung und dem Betäubungsmittelgesetz.
Opioid-Analgetika eignen sich zur Bekämpfung starker Schmerzen, z. B. bei Tumoren, aber auch bei schweren chronischen Schmerzen. Bei neuropathischen Schmerzen wirken sie oft weniger gut.

Wirkungen und Nebenwirkungen

Alle Opioid-Analgetika besitzen im Wesentlichen die gleichen Wirkungen und Nebenwirkungen:
- Starke Schmerzstillung *(Analgesie)*
- Sedierung, Schwindel, vor allem bei Therapiebeginn
- Reizung des Brechzentrums im Stammhirn mit Übelkeit und Erbrechen (vor allem zu Behandlungsbeginn)
- Hemmung des Atemzentrums (daher in niedriger Dosierung auch zur Linderung von Dyspnoe, bei sehr hohen Dosierungen kritische „Atemdepressivität")
- Hemmung des Hustenreflexes
- Einfluss auf die Stimmung (besonders bei schnellem Wirkeintritt durch i. v. Injektionen oder Gabe über die Schleimhäute); sowohl euphorisierende als auch angstauslösende und niederschlagende Wirkung
- Immunsuppression
- Tonuserhöhung der glatten Muskulatur des Magen-Darm-Trakts und der ableitenden Harnwege mit den Folgen Obstipation (wichtigste Nebenwirkung bei Dauerbehandlung), Druckanstieg in den Gallenwegen und Harnverhalt
- Pupillenverengung, Mundtrockenheit
- Histaminfreisetzung mit Juckreiz, Bronchialverengung und Gefäßweitstellung

Die **Toleranzentwicklung** gegenüber den Wirkungen und Nebenwirkungen der Opioide ist unterschiedlich. Die Toleranzentwicklung gegenüber der analgetischen Wirkung wird häufig überschätzt und kann durch eine Dosissteigerung meist ausgeglichen werden.
Referenzsubstanz für die analgetische Wirkung ist Morphin. Die meisten Opioide lassen sich in ihrer Wirkstärke, bezogen auf Morphin, „umrechnen" *(analgetische Potenz zu Morphin)*. Tilidin und Tramadol wirken schwächer (ca. 1/10 der Stärke von Morphin), Fentanyl ca. 100-mal so stark wie Morphin.
Trotz des gleichen Wirkmechanismus und eines ähnlichen Nebenwirkungsprofils werden verschiedene Opioide unterschiedlich gut vertragen. Daher kann z. B. bei starken

Nebenwirkungen der Wechsel auf ein anderes Opioid Erfolg bringen **(Opioidrotation).** Eine Kombination verschiedener Opioide ist meist nicht sinnvoll.
Opioide haben zwar **Abhängigkeitspotenzial,** die Gefahr psychischer Abhängigkeit ist in der Schmerztherapie jedoch gering, wenn die Opioide regelmäßig nach Zeitplan gegeben werden, sodass der Blutspiegel relativ konstant ist. Die körperliche Gewöhnung ist nur bei plötzlichem Absetzen relevant, deshalb werden Opioide „ausgeschlichen".

Pflegerische Maßnahmen bei Opioidnebenwirkungen

Bei mit Opioiden behandelten zu pflegenden Menschen können einige spezifische Nebenwirkungen auftreten, deren Erkennen, Prophylaxe und Behandlung in den Verantwortungsbereich der Pflegefachpersonen fällt:

- Obstipationsprophylaxe (➤ 3.6). Eine Obstipation ist häufig und andauernd, sodass immer prophylaktische Maßnahmen (einschließlich Laxanziengabe) nötig sind.
- Übelkeit und Erbrechen (➤ 3.4). Sie treten vor allem zu Beginn einer Opioidtherapie auf, verlieren aber in aller Regel nach kurzer Zeit an Bedeutung. Ggf. sind (vorübergehend) Antiemetika angezeigt.
- Überwachung der Blasenentleerung wegen der Möglichkeit eines Harnverhalts.
- Ggf. Pflege bei Juckreiz (➤ 3.11). Selten und meist nur vorübergehend erforderlich.
- Bei Müdigkeit und Sedierung Begleitung beim Aufstehen.
- Kontrolle von Puls, Blutdruck und Atmung, um eine mögliche Überdosierung, besonders bei erstmalig mit Opioiden behandelten Personen, zu erkennen.
- Achten auf Anzeichen eines Missbrauchs bzw. auf das Sammeln von Arzneimitteln zu Suizidversuchen oder zur Weitergabe/Weiterverkauf.

Zeichen der Opioidintoxikation (Vergiftung)

- Atemdepression mit stark verminderter Atemfrequenz (< 8 Atemzüge/Min.)
- Bewusstseinsstörungen bis hin zum Koma, zerebrale Krämpfe
- Anfangs Pupillenverengung *(Miosis),* in fortgeschrittenen Stadien Pupillenerweiterung *(Mydriasis)*
- Zyanose (durch zentrale Atemlähmung und Ansammlung von Bronchialsekret in den Atemwegen wegen Dämpfung des Hustenreflexes), toxisches Lungenödem bei Heroin, Hypothermie

Antidot *(Gegenmittel)* ist **Naloxon,** z. B. Narcanti®, in kurzen Abständen i. v. gespritzt. Eventuell ist eine Beatmung nötig.

Die Medikation folgt dem **Basis-Bolus-Prinzip,** auch **patientenkontrollierte Analgesie (PCA)** genannt. Hier können die Betroffenen zur dauerhaft eingenommen, lang wirksamen (retardierten) Basis-

Tab. 3.3 Opioid-Analgetika mit möglichen Applikationsformen und Angabe der analgetischen Potenz zu Morphin (immer mit 1 angegeben).

Substanz (Bsp. Handelsname)
Schwache (niedrigpotente) Opioide (WHO-Stufe 2)
Dihydrocodein, unretardiert, z. B. DHC Mundipharma®. Analgetische Potenz: 0,2 : 1
Tilidin • Unretardiert, z. B. Tilidin Lösung (mit BtM-Rezept) • Retardiert, z. B. Valoron® N retard **Tageshöchstdosis:** 600 mg Analgetische Potenz: 0,1 : 1
Tramadol • Unretardiert, z. B. Tramal®, • Retardiert, z. B. Tramal® long **Tageshöchstdosis:** 400 mg Analgetische Potenz: 0,1 : 1
Starke (hochpotente) Opioide (WHO-Stufe 3)
Buprenorphin • Unretardiert, z. B. Temgesic® • Transdermales therapeutisches System, z. B. Norspan® Analgetische Potenz: 60–80 : 1
Fentanyl • Unretardiert, z. B. Abstral® Schmelztabletten oder Instanyl® Nasenspray • Transdermales therapeutisches System, z. B. Durogesic® SMAT Analgetische Potenz: 100 : 1
Hydromorphon, unretardiert und retardiert, z. B. Palladon® Analgetische Potenz: 5–7,5 : 1
Levomethadon, unetardiert, z. B. Methaddict® Analgetische Potenz: individuell, ca. 4 : 1
Morphin • Unretardiert, z. B. Capros® • Retardiert, z. B. MST Mundipharma® Analgetische Potenz: 1 : 1
Oxycodon • Unretardiert, z. B. Oxygesic® • Retardiert, z. B. Oxycodon-HCl Hexal® ret., mit Naloxon in Targin® Analgetische Potenz: 1,5–2,5 : 1
Piritramid, unretardiert, z. B. Dipidolor® Analgetische Potenz: 2 : 1
Remifentanil, unretardiert, z. B. Ultiva® Analgetische Potenz: 100–200 : 1
Sufentanil, unretardiert, z. B. Sufenta® Analgetische Potenz: 1000 : 1
Tapentadol, unretardiert oder retardiert, z. B. Palexia® Analgetische Potenz: 0,4–0,6 : 1

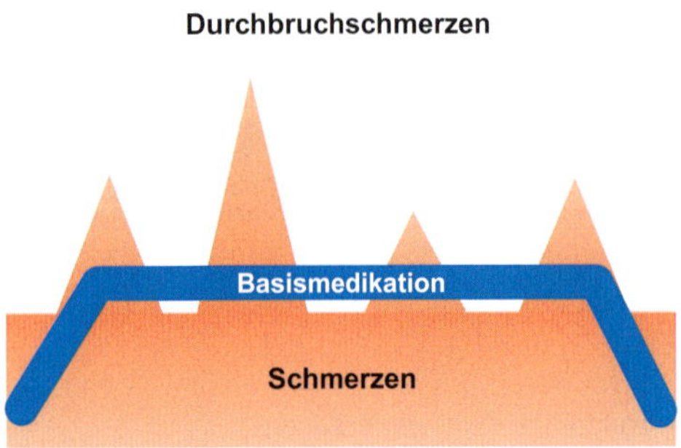

Abb. 3.25 Bei chronischen und Tumorschmerzen erhalten die zu pflegenden Menschen eine regelmäßig einzunehmende lang wirksame Basismedikation. Insbesondere bei Tumorerkrankungen sind immer wieder Durchbruchschmerzen typisch. Dann ist zügig ein schnell und kurz wirksames Analgetikum einzunehmen. Ist Schlucken nicht möglich, kann ein Analgetikum verabreicht werden, das über die Mundschleimhaut aufgenommen wird, oder eine s.c. Injektion. [L143]

oder Regelmedikation bei **Durchbruchschmerzen** (vorübergehende Schmerzspitzen, vor allem bei Tumorerkrankungen, ➤ Abb. 3.25) kurz wirksame Bedarfsmedikamente zu sich nehmen.

Nach Abklingen der Wirkung können weitere Bolusgaben oder eine Dosiserhöhung der Basismedikation notwendig sein. Sollten die Schmerzen nach dieser initialen Behandlung nicht abnehmen oder häufig Bedarfseinnahmen nötig werden, wird die Gesamtdosis der zum Erreichen einer stabilen Schmerzsituation nötigen Analgetika über einen Tag zusammengerechnet und dann auf regelmäßige, lang wirksame Basisgaben verteilt (➤ Abb. 3.25). Kurz wirksame Analgetika sind nicht für die Dauermedikation geeignet, da sie Schmerzen nicht dauerhaft stabil unterdrücken, stärkere Nebenwirkungen haben und eine höhere Abhängigkeitsneigung erzeugen. Gegebenenfalls werden Ko-Analgetika dazu gegeben.

MERKE

Wenn opioide Analgetika (WHO-Stufe II und II) keine ausreichende Wirkung erzielen, starke Nebenwirkungen auftreten oder durch Organinsuffizienzen schlecht verstoffwechselt werden können, kann das Opioid gewechselt („rotiert") werden. Bei der Rotation wird die Dosierung mittels der äquianalgetischen Potenz, abzüglich einer Toleranz, in ein anderes Opioid „umgerechnet".

Ko-Analgetika

Analgetika jeder WHO-Stufe können mit **Ko-Analgetika** (➤ Tab. 3.4) kombiniert werden. Die Kombination verbessert je nach Schmerzform die Wirkung einiger Analgetika oder führt überhaupt erst zu einer adäquaten Analgesie.

Tab. 3.4 Beispiele für Ko-Analgetika.

Substanzgruppe (Bsp. Handelsname)	Wirkungsweise	Indikationen in der Schmerztherapie
Antikonvulsiva Pregabalin, z. B. Lyrica®, Gabapentin, z. B. Gabagamma®	Stabilisierung der Nervenzellmembranen	• Stechende, einschießende oder polyneuropathische Schmerzen • Tumorbedingte Nerveninfiltration
Antidepressiva Amitriptylin, z. B. Saroten®, Duloxetin, z. B. Cymbalta®, Venlafaxin, z. B. Trevilor®	Verstärkung der Schmerzhemmung im ZNS	• Brennende neuropathische Schmerzen • Spannungskopfschmerz
Glukokortikoide Prednisolon, z. B. Decortin®, Dexamethason, z. B. Fortecortin® etc.	• Verringerung des Gewebedrucks auf schmerzsensible Strukturen • Hemmung von Entzündungen und der damit verbundenen Nozizeption • Zusätzlich antiemetische Wirkung einiger Glukokortikoide	• Entzündlich bzw. ödematös bedingte akute und chronische, durch Nerven- oder Rückenmarkkompression verursachte Schmerzen • Verdrängendes Tumorwachstum, z. B. in der Leber, Rückenmark
Kalzitonin und Bisphosphonate (Regulatoren des Kalziumstoffwechsels) Aledronat, z. B. Fosamax®, Risedronat, z. B. Risedronat® AL etc.	• Hemmung des Knochenabbaus • Analgetische Wirkung im Rückenmark (Kalzitonin)	• Schmerzhafte Knochentumoren und -metastasen • Osteoporotische Schmerzen • Phantomschmerz und chronisches regionales CRPS (Kalzitonin)

Tab. 3.4 Beispiele für Ko-Analgetika. *(Forts.)*

Substanzgruppe (Bsp. Handelsname)	Wirkungsweise	Indikationen in der Schmerztherapie
Parasympatholytika Butylscopolamin, z. B. Buscopan®, Scopolamin, z. B. Scopoderm®, Glycopyrronium, z. B. Bevespi®	Verminderung der Wandspannung der glatten Muskulatur	Kolikartige Schmerzen im Abdomen
Muskelrelaxanzien Baclofen, z. B. Lioresal®, Methocarbamol, z. B. Methocarbamol®	Zentrales Muskelrelaxans durch Dämpfung der Erregungsübertragung im Rückenmark	Muskelhypertonie z. B. bei Multipler Sklerose u. a. Erkrankungen des Zentralnervensystems
Clonidin z. B. Catapresan®	Förderung der körpereigenen Schmerzhemmung im Rückenmark	• Opioidtoleranz • Abmilderung evtl. Entzugssymptome beim Absetzen von Opioiden
Ketamin	Diverse Wirkungen, u. a. Opioidsensibilisierung	• Wirkverstärkung von Opioiden allgemein • Therapieresistente Schmerzen, insbesonders neuropathische Schmerzen
Cannabinoide → THC (Tetrahydrocannabiol)	Bindet sich an spezifische Rezeptoren im zentralen und peripheren Nervensystem: antiemetisch, analgetisch, appetitsteigernd, muskelentspannend, sedierend, psychotrop u. a.	• Spastische Schmerzen • Allgemein therapieresistente Schmerzen
Capsaicin (Wirkstoff der Chilischote) z. B. Qutenza® kutanes Pflaster	Inaktivierung von Nozizeptoren der C-Fasern	Klar abgegrenzte, lokale neuropathische Schmerzen

Adjuvanzien

Adjuvanzien sind Begleitmedikamente ohne schmerzlindernde Wirkung, die zur Prophylaxe und/oder Behandlung von Nebenwirkungen gegeben werden. Sie können mit Analgetika jeder WHO-Stufe kombiniert werden.

„Magenschutz"

Als **Schutz der Schleimhaut** von Magen und Zwölffingerdarm vor Geschwüren (Ulkusprophylaxe) hat sich die regelmäßige Einnahme von **Protonenpumpenhemmern** (z. B. Pantoprazol) bewährt. Dies gilt vor allem bei der Therapie mit NSAR oder Kortison.

Antiemetika

Übelkeit und Erbrechen im Rahmen einer Analgetikatherapie können mit verschiedenen Wirkstoffgruppen verhindert bzw. behandelt werden (➤ 3.4).

Laxanzien

Zur Prophylaxe bzw. Behandlung einer Obstipation unter Opioidtherapie gibt es pflanzliche und chemisch definierte Medikamente (➤ 3.6). **Laxanzien** werden zunächst begleitend zur Opioidtherapie oral, bei bestehenden Obstipationsbeschwerden auch rektal eingesetzt.

MERKE

Aufgrund der kürzeren Lebensprognose liegt das Gewicht in der palliativen Schmerztherapie auf der raschen Leidenslinderung, meist ohne Rücksicht auf mögliche Spätfolgen der Analgetikatherapie. Dies betrifft insbesondere
- das Überschreiten der Höchstdosis,
- nicht zugelassene Indikationen oder Applikationswege (Off-Label-Use),
- die Gabe trotz Abhängigkeitsgefahr.

Patientenkontrollierte Analgesie mit Medikamentenpumpen

Wenn die orale, bukkale, transdermale oder nasale Aufnahme nicht ausreichend wirkt oder möglich ist, können Pumpen zur parenteralen Analgetikagabe genutzt werden, welche die Patienten selbst bedienen können: die **patientenkontrollierte Analgesie** *(Patient-Controlled Analgesia, PCA)*. Die PCA kann s. c. oder i. v. meist mit Opioiden, aber auch epidural als Nervenblockade z. B. mit Bupivacain durchgeführt werden.

Die zu pflegenden Menschen können neben einer voreingestellten Basisdosis (Basalrate) an Analgetika durch Knopfdruck zusätzlich festgelegte Schmerzmitteldosen (Bolusdosis) abrufen. Eine einprogrammierte Sperrzeit und Höchstdosis pro Stunde verhindern eine Überdosierung. Belastende und aufwendige Einzelinjektionen entfallen.

Vorteile dieser Art der Analgetikagabe sind die zuverlässige und genaue Dosierung der Medikamente ohne die Gefahr von Überdosierung, die deutlich vereinfachte Einnahme der Bedarfsmedikation (per Knopfdruck) und eine bessere Überprüfung der Therapie durch die in der Pumpe gespeicherten Bedarfsgaben.

Indikationen

Indikationen für eine PCA-Therapie mit Pumpensystem sind:

- Toleranzentwicklung bei anderen Applikationsarten (hoher Analgetikaverbrauch)
- Schluck- und/oder Resorptionsstörungen
- Unregelmäßige Medikamenteneinnahme aufgrund von ungenügender Adhärenz
- Terminalphase bei dekompensierter Symptomlage

Nicht medikamentöse Maßnahmen

In der Palliativversorgung werden dieselben **nicht medikamentösen Maßnahmen** der Schmerztherapie eingesetzt, die auch in anderen Versorgungsbereichen genutzt werden. Typische Maßnahmen sind u. a.

- Geeignete Positionierungs- und Mobilisationstechniken (➤ 4.5)
- Physikalische Verfahren, z. B. Wärme- oder Kälteanwendungen, transkutane elektrische Nervenstimulation (TENS)
- Body-Mind-Verfahren (➤ 3.7.4), Atemübungen, -techniken
- Ablenkung, Imaginationstechniken wie geführte Reisen
- Musiktherapie (➤ 4.1)
- Aromapflege (➤ 4.3)
- Akupressur und Akupunktur (➤ 4.4)
- Psychoonkologische Begleitung und Gesprächspsychotherapie

Ziele dieser Maßnahmen sind u. a. eine Verringerung der mit den Schmerzen verbundenen physischen und psychischen Stressreaktionen, Ablenkung vom Schmerzempfinden und Kontrollierbarkeit des Schmerzerlebens, Auflösung schmerzbedingter Muskelspannungen, optimierte Selbstwahrnehmung und Schmerzreduktion bzw. Schmerzverhinderung.

Nicht medikamentöse Maßnahmen sind individuell gemeinsam mit jedem zu pflegenden Menschen auszuwählen, ggf. müssen mehrere Angebote gemacht und ausprobiert werden.

Palliative Sedierung

Sollten selbst Medikamente der Stufe 3, auch in Kombination mit Stufe-1- und Ko-Analgetika und nicht medikamentösen Maßnahmen, keine ausreichende Linderung der Schmerzen bringen, kann eine **palliative Sedierung** (➤ 3.9) notwendig sein.

3.3.5 Pflegerische Maßnahmen

Pflegerische Maßnahmen im Rahmen der Schmerztherapie sind:

- Einschätzung der Schmerzsituation und Dokumentation, Verlaufsbeobachtung
- Planung und Koordinierung von Maßnahmen im Rahmen des Schmerzmanagements einschließlich prophylaktischer Maßnahmen bei zu erwartenden Schmerzen
- Information, Beratung, Schulung und Begleitung des zu pflegenden Menschen und ggf. seiner Angehörigen
- Verabreichung der medikamentösen Schmerztherapie, Beobachtung auf Wirkung und Nebenwirkungen
- Anwendung bzw. Anleitung zu nicht medikamentösen Maßnahmen einschließlich Beobachtung der Wirkung

Delegationsfähige Tätigkeiten in der Palliativpflege

Die **Delegationsfähigkeit** primär ärztlicher Behandlungen und die pflegerischen Vorbehaltsaufgaben unterscheiden sich prinzipiell nicht von denen anderer pflegerischer Settings, da es keine anerkannte Fachweiterbildung in der Palliative Care gibt. Trotzdem haben sich einige Tätigkeiten in den Fachgesellschaften und Behandlungsteams als übliche Tätigkeiten von Pflegefachpersonen etabliert. Hierzu gehören in Bezug auf die Schmerztherapie:

- Anamnese und Kontrolle des Therapieverlaufs
- Herausarbeiten von wirksamen symptomlindernden Maßnahmen
- Beratung, Anleitung und Edukation zu Behandlungsmaßnahmen, zum Therapiebedarf und -verzicht
- Unterstützung bei Krisensituation
- Verabreichung nach eigenständiger Einschätzung und im Rahmen der Evaluation von Anordnungen moderate Anpassung der Bedarfs- und Regelmedikation
- Punktion von Portkathetern
- Infusionen und Injektionen s. c. oder über Portkatheter

MERKE

Körperliche, psychische, soziale und spirituelle Bedürfnisse berücksichtigen

Insbesondere bei unheilbaren Krankheiten und am Lebensende muss die Situation des zu pflegenden Menschen ganzheitlich gesehen werden, denn Total Pain lässt sich nicht allein mit Analgetika behandeln.
Gemeinsam mit den anderen Berufsgruppen im multiprofessionellen Team und den An- und Zugehörigen finden Pflegefachpersonen körperliche, psychische, soziale und spirituelle Bedürfnisse der zu pflegenden Menschen heraus bzw. erkennen, wo Belastungen bestehen. Das ist die Grundlage, um diese Personen auf allen Ebenen bestmöglich begleiten zu können.

LITERATUR

1. Nobis H-G, Rolke R. Was ist Schmerz? Deutsche Schmerzgesellschaft. 2025. Aus: www.schmerzgesellschaft.de/patienteninformationen/herausforderung-schmerz/was-ist-schmerz (letzter Zugriff: 30.5.2025).
2. Bausewein C, Roller S, Volz R (Hrsg.). Leitfaden Palliative Care. 7. A. München: Elsevier, 2021.
3. Saunders C. The evolution of palliative care. Patient Education and Counseling. 2000; 41(1): 7–13.
4. Deutsches Netzwerk für Qualitätsentwicklung in der Pflege (DNQP) (Hrsg.). Expertenstandard Schmerzmanagement in der Pflege. Aktualisierung 2020 Osnabrück: 2020.
5. Sendera M, Sendera A. Schmerztherapie im Alter. Wien: Springer, 2015. Aus: https://doi.org/10.1007/978-3-7091-1841-2_18 (letzter Zugriff: 31.10.2023).
6. Deutsche Krebsgesellschaft (DkG) et al. (Hrsg.). Erweiterte S3-Leitlinie Palliativmedizin für Patienten mit einer nicht-heilbaren Krebserkrankung. Langversion 2.2. 2020. Aus: www.dgpalliativmedizin.de/images/stories/pdf/LL_Palliativmedizin_Langversion_2.2.pdf (letzter Zugriff: 31.10.2023).
7. MD Anderson Center. The Brief Pain inventory (BPI). 2023. Aus: www.mdanderson.org/research/departments-labs-institutes/departments-divisions/symptom-research/symptom-assessment-tools/brief-pain-inventory.html (letzter Zugriff: 31.10.2023).
8. Deutsche Gesellschaft für Palliativmedizin e.V. et al. (Hrsg.). Dokumentation und Qualitätssicherung in der Spezialisierten ambulanten Palliativversorgung (SAPV) für palliativmedizinische und hospizliche Einrichtungen und Netzwerke. Unter Nutzung der bundesweiten online-Datenbank der Hospiz- und Palliativ-Erfassung (HOPE). Aus: www.dgpalliativmedizin.de/category/17-stellungnahmen-2009.html?download=146 (letzter Zugriff: 31.10.2023).
9. Murtagh FEM et al. A brief, patient- and proxy-reported outcome measure in advanced illness: Validity, reliability and responsiveness of the Integrated Palliative care Outcome Scale (IPOS). Palliative Medicine. 2019; 33(8):1045–1057.
10. Pathum A. Schmerz. In: Keller C (Hrsg.). Pflegen. Grundlagen und Interventionen. 3. A. München: Elsevier, 2021. S. 611–634.
11. World Health Organization (WHO) (Hrsg.). WHO guidelines for the pharmacological and radiotherapeutic management of cancer pain in adults and adolescents. Geneva: 2018. Aus: https://iris.who.int/bitstream/handle/10665/279700/9789241550390-eng.pdf?sequence=1 (letzter Zugriff: 31.10.2023).
12. Wommelsdorf N. Pflege bei Schmerzen. In: Menche N, Keller C, Teigeler B. (Hrsg.). Pflege Heute. 8 A. München: Elsevier, 2023. S. 286–305.
13. Hach M. Darf ich oder darf ich nicht? Vorbehaltsaufgaben und Verantwortungsübernahme in der Palliativpflege. Zeitschrift für Palliativmedizin. 2022; 23(2): Beilage.
14. Deutsche Schmerzgesellschaft et al. (Hrsg.). Langzeitanwendung von Opioiden bei chronischen nicht-tumorbedingten Schmerzen (LONTS). 2. Aktualisierung. 2020. Aus: https://register.awmf.org/assets/guidelines/145-003l_S3_LONTS_2020-10.pdf (letzter Zugriff: 31.10.2023).
15. Margo McCaffery. Nursing practice theories related to cognition, bodily pain, and man – environment interactions. Los Angeles: UCLA Students' Store (University of California), 1968.

3.4 Übelkeit und Erbrechen

Dorothee Steinker, Christine Keller

DEFINITION

Übelkeit *(Nausea):* Starkes und unangenehmes Gefühl, sich erbrechen zu müssen. Subjektive Empfindung, die sowohl im Magen als auch zentral im Nervensystem entstehen kann. Geht häufig dem Erbrechen voraus, muss aber nicht zwangsläufig zum Erbrechen führen.
Erbrechen *(Emesis, Vomitus):* Komplexer, vom Brechzentrum gesteuerter, reflexartiger Auswurf von Magen- und/oder Darminhalt. Schutzreflex, z. B. gegen giftige oder verdorbene Lebensmittel. Meist geht Übelkeit voraus.
Würgen: Kontraktion der Atemmuskulatur gegen die geschlossene Glottis; geht häufig dem Erbrechen voraus.
Antizipatorisches Erbrechen: „Erlernte" Symptomatik als Folge einer klassischen Konditionierung nach negativer Erfahrung von Übelkeit/Erbrechen unter Chemotherapie und/oder Bestrahlung. Schon der Gedanke an oder die Angst vor der nächsten Behandlung, der Anblick der Infusion mit dem Chemotherapeutikum oder ein bestimmter Geruch löst Übelkeit und Erbrechen aus.
Regurgitation: Passives Zurückfließen von Nahrung aus der Speiseröhre und dem Magen in den Mund ohne Übelkeit, z. B. bei Stenose in der Speiseröhre, Achalasie (Beweglichkeitsstörung der Speiseröhre). Differenzialdiagnose zum Erbrechen.

Übelkeit und **Erbrechen** sind zwei eigenständige Symptome, die häufig miteinander einhergehen, aber auch getrennt voneinander auftreten können. Sie sind zwei der häufigsten Symptome bei Menschen mit einer fortgeschrittenen Tumorerkrankung. 30 % aller Menschen mit terminalen Tumorerkrankungen leiden an Erbrechen, 60 % an Übelkeit. 70–80 % aller Betroffenen, die mit einer Chemotherapie oder Bestrahlung behandelt werden, verspüren ohne eine prophylaktische Gabe von Medikamenten Übelkeit [1]. Ca. 20–30 % leiden trotz antiemetischer Therapie unter Erbrechen und 40–50 % unter Übelkeit [2]. Aber auch viele chronisch kranke Menschen ohne Tumorleiden leiden häufig an Übelkeit und Erbrechen.

Insbesondere für die Behandlung werden unterschieden:

- **Nicht tumortherapiebedingte Übelkeit/Erbrechen**
- **Tumortherapiebedingte Übelkeit/Erbrechen:**
  - Akutes Erbrechen, wenn innerhalb von 24 Std. nach Chemotherapie oder Bestrahlung
  - Verzögertes Erbrechen, wenn später als 24 Std. nach Chemotherapie oder Bestrahlung und Dauer bis zu 5 Tagen
  - Antizipatorisches Erbrechen

Die **Pathophysiologie** ist komplex. Verschiedene anatomische Strukturen spielen bei der Entstehung von Übelkeit und Erbrechen eine Rolle. Im zentralen Nervensystem sind es die Chemorezeptortriggerzone (CTZ) am Boden des IV. Ventrikels, das Brechzentrum im Hirnstamm, der zerebrale Cortex, weiter das Gleichgewichtsorgan im Innenohr, peripher Anteile des N. Vagus und der Gastrointestinaltrakt (GIT). Die Impulsübermittlung erfolgt über eine Vielzahl von Neurotransmittern und Rezeptoren (➤ Abb. 3.28).

3.4.1 Ursachen

Übelkeit und Erbrechen können unterschiedliche **Ursachen** haben, nicht selten sind es mehrere gleichzeitig (➤ Tab. 3.5).

Tab. 3.5 Ursachen und differenzierte Diagnosen für Übelkeit und Erbrechen.

Ursache	Mögliche Diagnosen
Gastrointestinale Erkrankungen	• Erkrankungen des Ösophagus, z. B. Stenose, Spasmus • Erkrankungen des Magens, z. B. Entzündung, Ulkus, Tumor, Irritation durch Alkohol, Antibiotika, NSAR u. a. • Raumforderung im Abdomen, z. B. Aszites, Tumor • Obstipation, Ileus (mechanisch, paralytisch)
	• Infektion, z. B. Clostridien, Rotaviren, Salmonellen • Stauung der Pfortader und der Gallenwege • Exzessive Nahrungsaufnahme, unverträgliche Nahrungsmittel, zu schnelle oder ungeeignete Sondennahrung • Gerüche, Geschmack als Auslöser
Metabolische Veränderungen	Urämie, Infektionen, Elektrolytstörungen, Ketoazidose, Tumortoxine u. a.

Tab. 3.5 Ursachen und differenzierte Diagnosen für Übelkeit und Erbrechen. *(Forts.)*

Ursache	Mögliche Diagnosen
Medikamentenbedingt	Eine Vielzahl von Medikamenten kann lokal oder zentral einen Brechreiz auslösen, z. B. Opioide, Zytostatika, Kortikosteroide, NSAR, Antibiotika, Carbamazepin, Eisenpräparate, Levodopa, aber auch die Kombination aus mehreren Präparaten und die Einnahme vieler Medikamente
ZNS-Veränderungen	• Erhöhter Hirndruck, z. B. bei Hirntumor, Metastasen, Hirnödem nach Schädel-Hirn-Trauma • Meningitis • Vestibuläre (den Gleichgewichtssinn betreffende) Störungen, z. B. Akustikusneurinom, Knochenmetastasen im Bereich der Schädelbasis • Durchblutungsstörungen, z. B. Schlaganfall
Psychosoziale Veränderungen	• Schmerzen, Angst, Stress, Depressionen, sozialer Druck u. a. • Antizipatorisch (Angst, Erinnerung, Geruch, Geschmack, Ekel)
Weitere Ursachen	• (Starker) Husten • Schwangerschaft • Strahlentherapie • Herzinfarkt • Postoperativ u. a.

3.4.2 Symptome

Übelkeit wird von den Betroffenen oft als stark belastend empfunden, insbesondere wenn sie dauerhaft besteht. Erbrechen wird dann in vielen Fällen als Erleichterung erlebt. Bei Pflegenden und Angehörigen verhält es sich genau umgekehrt, diese erleben Erbrechen belastender. Je nach Ursache werden verdaute und unverdaute Nahrung, Galle, Schleim, Blut oder Stuhl *(Miserere)* erbrochen.

Begleitende **Symptome** sind häufig Appetitlosigkeit, Würgen, vermehrter Speichelfluss. Schwitzen, Tachykardie und Blutdruckabfall sind Zeichen eines **vasovagalen Syndroms** (Überaktivierung des N. vagus). Urin- und Stuhlabgang sind möglich.

Übelkeit und Erbrechen gehen oft mit einem ausgeprägten Krankheits- und Schwächegefühl einher. Wiederholtes Auftreten ist sehr kräfteraubend und schränkt die Lebensqualität der Betroffenen erheblich ein. Der Ekel vor dem Akt des Erbrechens, die Scham gegenüber Außenstehenden, die ständige Angst, sich erneut übergeben zu müssen, das durch das Erbrechen ausgelöste Unwohlsein und die reduzierte Nahrungs- und Flüssigkeitsaufnahme zehren am zu pflegenden Menschen und schwächen ihn. Anhaltende Übelkeit und Erbrechen kann eine gesundheitliche Abwärtsspirale auslösen.

MERKE

Ausdruck psychosozialer Probleme

Übelkeit und Erbrechen könne auch auf psychosoziale Probleme hindeuten. Pflegefachpersonen achten auf Aussagen wie „etwas zum Kotzen finden", „etwas steht einem bis zum Hals", „etwas liegt schwer im Magen", „die Galle kommt hoch" oder „seinen Ärger ausspucken". Sie zeigen dann Gesprächsbereitschaft oder schlagen geeignete Gesprächspartner vor.

3.4.3 Komplikationen

Länger bestehende Übelkeit und Erbrechen bringen eine Vielzahl von schwerwiegenden **Komplikationen** mit sich:

- Unsichere Wirkung von Medikamenten
- „Angst vor dem Verhungern" bei Betroffenen und Angehörigen
- Appetitlosigkeit, Gewichtsverlust und Mangelernährung
- Ablehnung einer notwendigen Therapie
- Elektrolytentgleisung mit Schwäche, Müdigkeit und Exsikkose
- Mundschleimhautentzündung und Zahnschmelzdefekt, Schäden an den Schleimhäuten von Ösophagus und Magen, Mallory-Weiss-Läsionen (Einrisse in der Speiseröhrenschleimhaut)
- Aspiration

3.4.4 Diagnose

Eine spezifische Behandlung setzt eine **Diagnose** voraus bzw. die Abklärung von vermuteten Ursachen. Die Suche nach der Ursache erfolgt interdisziplinär und unter Einbezug von Betroffenen sowie An- und Zugehörigen:

- Systematische Erfassung von Übelkeit und Erbrechen. Dafür eignet sich ein Assessment, anhand dessen der zu pflegende Mensch strukturiert beobachtet und befragt werden kann (➤ Abb. 3.26). Je genauer Übelkeit und Erbrechen beschrieben werden, umso klarer können mögliche Ursachen eingegrenzt werden
- Körperliche Untersuchung, z. B. Fieber? Exsikkose? Auffälliges, schmerzhaftes Epigastrium?
- Labor nach Verdachtsdiagnose und Anamnese, z. B. Elektrolyte, Medikamentenspiegel, harnpflichtige Substanzen
- Sonografie, Endoskopie

Eine weitergehende apparative und invasive Diagnostik ist selten indiziert, da bei palliativ zu versorgenden Menschen die symptomatische Therapie im Vordergrund steht. Das Ausmaß der Diagnostik richtet sich nach medizinischer Indikation, Therapieziel, Patientenwille und Lebensphase.

MERKE

Zu pflegende Menschen mit einer nicht heilbaren Krebserkrankung sind im Rahmen der systematischen Symptomerfassung immer auch nach Übelkeit und Erbrechen zu befragen. Die Intensität der Belastung durch Übelkeit und Erbrechen soll bei kognitiv dazu fähigen Personen durch Selbsteinschätzung erhoben werden (➤ Abb. 3.26).
Zur schnellen und häufigen Erfassung der subjektiven Belastung durch Übelkeit und Erbrechen können eindimensionale Erfassungsinstrumente wie Visuelle Analogskala (VAS), oder Numerische Ratingskala (NRS) verwendet werden.

3.4.5 Behandlung

Aufgrund des oft komplexen Zusammenspiels verschiedener Ursachen für Übelkeit und Erbrechen ist eine differenzierte **Behandlung** erforderlich. Dabei gelten die Grundsätze der Palliativversorgung (➤ 1.1.4).

Konkrete **Ziele** sind:

- Übelkeit und Erbrechen sind auf ein Minimum reduziert, individuelle Strategien des zu pflegenden Menschen zur Linderung wurden berücksichtigt.
- Die Ursachen von Übelkeit/Erbrechen sind erkannt und entsprechende Maßnahmen zur Unterstützung oder Linderung ergriffen.
- Der zu pflegende Mensch erfährt individuelle Unterstützung unter Wahrung der Intimsphäre.
- Ekel, Angst und Scham des zu pflegenden Menschen in Bezug auf Übelkeit/Erbrechen sind kommuniziert und der Umgang damit erleichtert.
- Das Wohlbefinden des zu pflegenden Menschen wurde verbessert bzw. erhalten.
- Wirkungen und Nebenwirkungen von antiemetischen Medikamenten sind bekannt; der Verlauf von Übelkeit/Erbrechen wird regelmäßig eingeschätzt und dokumentiert.
- Eine individuell gewünschte Ernährung ist gewährleistet und eine ausreichende Flüssigkeitsversorgung sichergestellt.
- Der zu pflegende Mensch und seine An- und Zugehörigen sind über die Ursachen und Behandlungsmöglichkeiten von Übelkeit/Erbrechen informiert.
- Die An- und Zugehörigen fühlen sich mit ihren Gefühlen (z. B. Ekel, Hilflosigkeit) begleitet. Sie wissen, wie sie den zu pflegenden Menschen unterstützen können.

Maßnahmen bei Übelkeit und Erbrechen

Die **Maßnahmen** (➤ Abb. 3.27) lassen sich unterscheiden in

- Behandlung der auslösenden Ursache (falls angemessen),
- nicht medikamentöse Maßnahmen und
- medikamentöse Maßnahmen.

In der Regel ist eine Kombination aus nicht medikamentösen und medikamentösen Maßnahmen notwendig, die vom interdisziplinären Team aufeinander abgestimmt werden.

Einschätzung bzw. Beobachtung von Übelkeit	
Name der Patientin/des Patienten: ______ **Geburtsdatum:** ______ **Datum der Einschätzung/Beobachtung:** ______	
Beginn Wann begann die Übelkeit? Wann tritt sie auf? Gibt es eine Regelmäßigkeit?	
Intensität	0 1 2 3 4 5 6 7 8 9 10 keine Übelkeit … unerträgliche Übelkeit
Dauer Ist die Übelkeit gleichbleibend oder schwankend?	
Belastung Wie sehr sind Sie beeinträchtigt? Welche Bedeutung messen Sie der Übelkeit bei?	0 1 2 3 4 5 6 7 8 9 10 keine Belastung … unerträgliche Belastung
Lindernde Faktoren Was lindert Ihre Übelkeit? Was haben Sie schon ausprobiert?	
Verstärkende Faktoren Gibt es auslösende oder verstärkende Faktoren? Medikamente? Mahlzeiten? Gerüche? Situationen? Angst? Sorgen? Anspannung? Körperliche Anstrengung? Sonstiges? In welchem Zusammenhang tritt die Übelkeit auf?	
Weitere Symptome? Gibt es begleitende Symptome wie (Kopf-)Schmerzen, Durst?	
Beobachtung durch Arzt, Pflegefachperson	☐ kein bis wenig Appetit ☐ aufgeblähtes oder schmerzhaftes Abdomen ☐ verminderte Darmgeräusche ☐ blasse Hautfarbe ☐ Kaltschweißigkeit ☐ Tachykardie ☐ Würgen ☐ Husten
Einschätzung bzw. Beobachtung von Erbrechen	
Häufigkeit Wie häufig müssen Sie am Tag erbrechen? Einmalig? Mehrmals am Tag?	
Zeitliches Auftreten Wann tritt das Erbrechen auf? In welchen Intervallen? Tritt es in Verbindung mit bestimmten Situationen auf, z.B. Bewegung, Nahrungsaufnahme, psychischer Belastung?	
Qualität Wie ist das Erbrechen? Schwallartig? Würgend? Quälend? Mit Magen-Darm-Krämpfen?	
Menge Erbrechen Sie große oder kleine Mengen?	
Übelkeit Besteht vorher Übelkeit? Ist die Übelkeit nach dem Erbrechen gelindert?	
Effekt Empfinden Sie nach dem Erbrechen Erleichterung? Wie lange hält diese an?	
Beobachtung durch Arzt, Pflegefachperson	☐ unverdaute Nahrungsreste ☐ angedaute, säuerlich riechende Nahrungsreste ☐ Schleimbeimengung ☐ Gallebeimengung (grünlich-gelblich) ☐ frisch hellrotes Blut ☐ angedautes Blut (braun-schwarz), kaffeesatzartig ☐ mit Stuhlbeimengung, Koterbrechen

Abb. 3.26 Assessment zur systematischen Erfassung von Übelkeit und Erbrechen. Nach Möglichkeit als Selbsteinschätzung durch den zu pflegenden Menschen, ergänzt durch pflegerische und ärztliche Beobachtungen. [W881-008, L143]

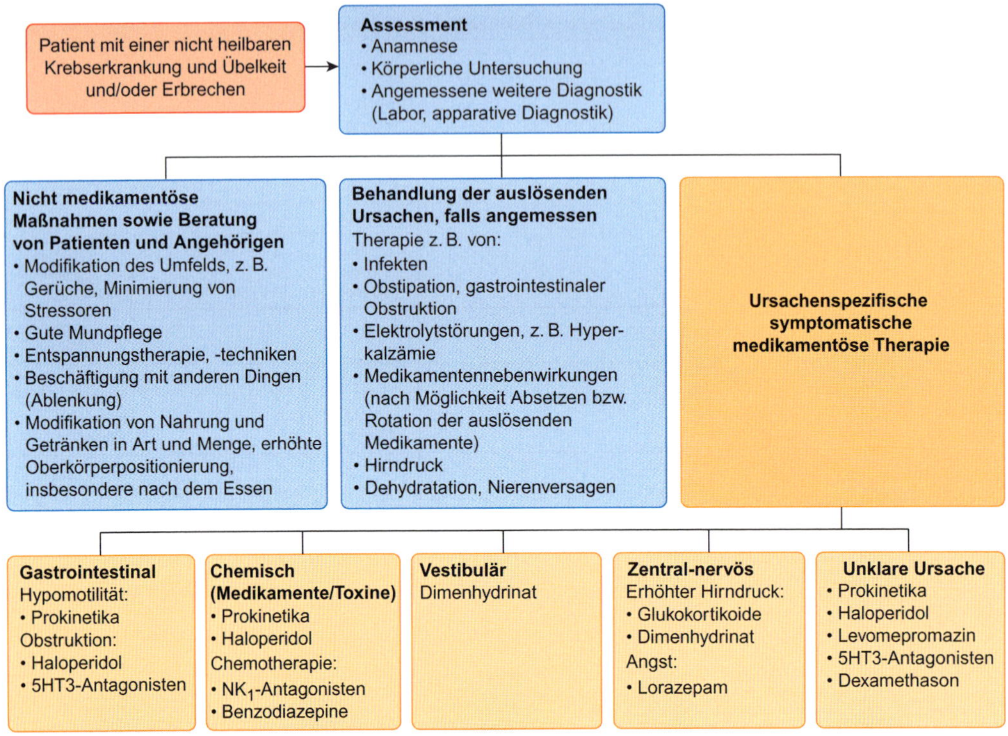

Abb. 3.27 Algorithmus zur Diagnostik und Therapie von Menschen mit einer Krebserkrankung sowie Übelkeit und Erbrechen. [W881-008, L143]

Behandlung der auslösenden Ursache

Reversible Ursachen (➤ Tab. 3.5) werden der palliativen Situation angemessen und vom zu pflegenden Menschen gewünscht behandelt. Infrage kommt z. B. die Behandlung von Infektionen, erhöhtem Hirndruck, Hyperkalziämie, Obstipation, Schmerzen oder Aszites.

Nicht medikamentöse Maßnahmen

Es gibt eine Vielzahl **nicht medikamentöser Maßnahmen,** die gemeinsam mit dem zu pflegenden Menschen ausprobiert werden können:

- Beratung des zu pflegenden Menschen sowie seiner An- und Zugehörigen zu Ursachen und Behandlungsmöglichkeiten.
- Überprüfen, ob Medikamente, die Übelkeit und Erbrechen auslösen können, abgesetzt, ausgetauscht oder reduziert werden können.
- Für Entspannung sorgen:
  - Wunsch nach Ruhe ermöglichen.
  - Medizinische und pflegerische Maßnahmen in ruhiger Atmosphäre durchführen.
  - Entspannungsübungen und -maßnahmen anbieten, z. B. progressive Muskelentspannung nach Jacobsen, autogenes Training, Musik- oder Maltherapie, Fantasiereisen, entspannende Fuß- und Handmassage, Fußreflexzonenmassage.
  - Für Ablenkung sorgen, z. B. durch Musik, Lesen/Vorlesen, Malen, Fernsehen, Gespräche.
  - Für frische Luft sorgen, an der frischen Luft spazieren gehen.
  - Gesicht und Hals kalt oder warm abwaschen.
  - Lockere Kleidung tragen.
  - Akupunktur, Akupressur, Hypnose ausprobieren.
- Auslöser für Übelkeit/Erbrechen reduzieren:
  - Gerüche und individuell unangenehmen Düfte eindämmen, z. B. stark duftende Blumen aus dem Raum entfernen, keine Speisereste in der Nähe aufbewahren, aufdringliches Parfüm/Deo vermeiden, Zigarettenrauch vermeiden.

- Zimmer häufig lüften.
- Raumbeduftung mit naturreinen ätherischen Ölen (z. B. mit Duftstein, elektrischer Duftlampe), wenn gewünscht, dabei unbedingt persönliche Vorlieben und Abneigungen beachten. Geeignete Düfte: Zitrone, Orange, Mandarine, Grapefruit, Limette, Bergamotte, Pfefferminze (➤ 4.3).

MERKE

Pflegefachpersonen bedenken, dass „normale" Gerüche unter Umständen schon Übelkeit und Erbrechen bei der Betroffenen auslösen können. Das kann auch ein Parfüm sein oder der Geruch einer kürzlich gerauchten Zigarette, wenn jemand vom Rauchen kommt. Raucher im interdisziplinären Team achten daher besonders penibel auf die Geruchsbeseitigung (Mund, Hände, Kleidung).

- Für eine geeignete Positionierung sorgen:
  - Wunschposition des zu pflegenden Menschen erfragen.
  - Personen mit erhöhtem Hirndruck immer mit erhöhtem Oberkörper (30–45°) positionieren, nie in flacher Rückenlage – auch nicht zum Betten.
  - Bewusstlose und somnolente zu pflegende Menschen in Seitenlage positionieren, wache Personen bei Reflux und Aspirationsgefahr mit erhöhtem Oberkörper.
  - Knierolle zur Bauchdeckenentspannung anbieten.
- Geeignete Speisen und Getränke anbieten:
  - Wunschkost anbieten, Speisen ansprechend anrichten; oft werden kalte Speisen und kleine Portionen (fünf bis sechs Mahlzeiten am Tag) bevorzugt; dem zu pflegenden Menschen Flexibilität in Bezug auf Art, Menge und Einteilung der Mahlzeiten ermöglichen.
  - Nach dem Essen den zu pflegenden Menschen ausruhen lassen, dabei aber nicht flach positionieren.
  - Nicht nüchtern lassen, weil das die Übelkeit eher fördert; vielen Betroffenen hilft es, morgens gleich nach dem Aufwachen eine Kleinigkeit zu essen (abends schon bereitstellen).
  - Süße, stark gewürzte und riechende, blähende und fettreiche Speisen vermeiden. Zwieback, Toast, Salzstangen, Kräcker, Butterkekse, Kartoffeln/Kartoffelpüree und gedünstetes Gemüse, Kompotte, Naturjoghurt, Eier werden meist gut vertragen; ggf. Diätassistenten einschalten.
  - Zum langsamen Essen und gründlichem Kauen auffordern.
  - (Gekühlte) Wunschgetränke, Ingwertee oder Ingwerwasser (frische Ingwerstücke in stillem Wasser) anbieten (wirkt antiemetisch); ebenfalls geeignet sind stilles Wasser, leicht gesüßte Tees (z. B. Fenchel, Kamille, Schwarztee), auch Gemüse- und Obstsäfte können ausprobiert werden.
  - Nicht zum Essen trinken, um Völlegefühl zu vermeiden, aber immer wieder kleine Schlucke verteilt über den Tag trinken.
  - Eiswürfel lutschen lassen, Wassereis oder Zitronensorbet anbieten.
  - Zitronen- und Pfefferminzbonbons oder andere saure Bonbons ausprobieren lassen.

MERKE

Der zu pflegende Mensch soll ausprobieren, ob bzw. wie viel er vor der Chemo- oder Strahlentherapie essen und trinken kann. Manche fühlen sich wohler, wenn sie nichts essen, anderen geht es besser, wenn sie eine Kleinigkeit zu sich nehmen. Betroffene sollen sich jedoch nicht zur Nahrungsaufnahme zwingen.

Medikamentöse Maßnahmen

DEFINITION

Antiemetika: Arzneimittel zur Prophylaxe und Behandlung von Übelkeit und Erbrechen. Es gibt verschiedene Klassen von Antiemetika, die über die Blockade von Neurotransmittern an verschiedenen Rezeptoren wirken: im GIT, an der CTZ und am Brechzentrum (➤ Abb. 3.28).

Die Wahl des **Antiemetikums** hängt von der Ursache der Übelkeit und des Erbrechens ab (➤ Abb. 3.27). Verschiedene Antiemetika können auch miteinander kombiniert werden. Einsatz und Dosierung erfolgen auch unter Berücksichtigung der Nebenwirkungen.

Wirkmechanismen

Die einzelnen Antiemetika wirken an unterschiedlichen **Rezeptoren** (➤ Tab. 3.6):

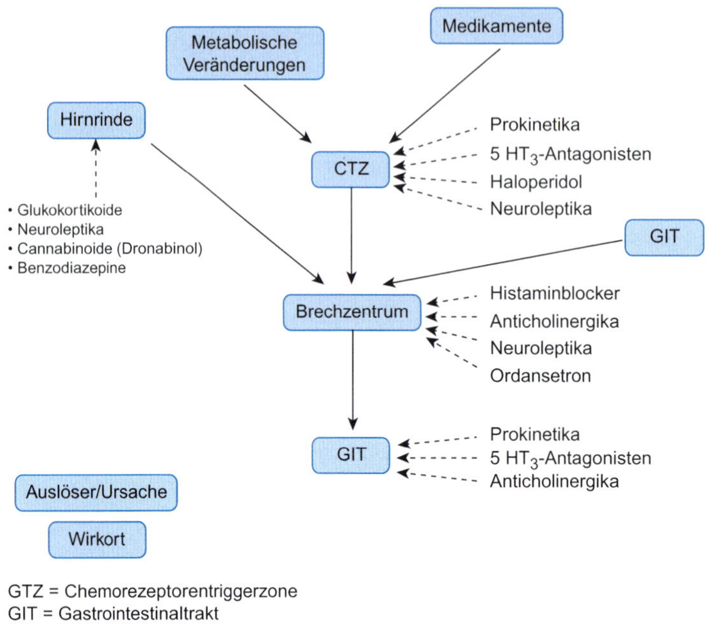

Abb. 3.28 Wirkorte von Antiemetika (mod. n. [6]). [L143]

Tab. 3.6 Wirkmechanismus unterschiedlicher Antiemetika und mögliche Nebenwirkungen (➤ Abb. 3.28).

	Wirkung	Nebenwirkungen
Prokinetika (D_2-Rezeptor-Antagonisten) Metoclopramid, z. B. in Paspertin®; Domeridon, z. B. MCP®	• Blockieren zentral Dopaminrezeptoren in der CTZ • Blockieren periphere Dopaminrezeptoren im unteren GIT und vermehren die Freisetzung von Acetylcholin an den $5HT_4$-Rezeptoren → Beschleunigung der gastralen Motilität	• Müdigkeit, Schläfrigkeit • Kopfschmerzen • Schwindel • Extrapyramidale Bewegungsstörungen • Depression • …
Histaminblocker (Antihistaminika) Dimenhydrinat, z. B. in Vomex®; Promethazin, z. B. in Atosil®	Blockieren H_1-Rezeptoren im Brech- und Vestibularzentrum	• Schläfrigkeit • Trockener Mund • Verstopfung • Sehstörungen • …
Anticholinergika Scopolamin, z. B. in Scopoderm® TTS; N-Butylscopolamin, z. B. in Buscopan®	Blockieren Acetylcholinrezeptoren im Brechzentrum	• Tachykardie, Blutdruckabfall • Schwindel • Mundtrockenheit • Müdigkeit • …
$5HT_3$-Antagonisten (Seterone) Ondansetron in Zofran®; Granisetron, z. B. in Kavatril®; Tropisetron in Navoban®	Blockieren $5HT_3$-(Serotonin-)Rezeptoren in der CTZ und im GIT	• Verstopfung, Durchfall • Kopfschmerzen • Schwindel • Schläfrigkeit • …
NK_1-Antagonisten Aprepitant in Emend®; Fosaprepitan in Ivemend®	• Blockiert die Neurokinin-1-Rezeptoren und damit die Signalkette, die das Brechzentrum im Gehirn aktiviert • Bei akuter und verzögerter Übelkeit/Erbrechen bei hoch emetogener Chemotherapie	• Verdauungsbeschwerden • Appetitlosigkeit • Singultus • Müdigkeit • …

Tab. 3.6 Wirkmechanismus unterschiedlicher Antiemetika und mögliche Nebenwirkungen (➤ Abb. 3.28). *(Forts.)*

	Wirkung	Nebenwirkungen
Neuroleptika Levopromazin, z. B. in Neurocil®, Haloperidol in Haldol®; Olazapin, z. B. in Olazapin 1A Pharma®	• Blockieren zentrale Dopamin-, Histamin-, Acetylcholin und $5HT_2$-Rezeptoren • Breiteste antiemetische Wirkung überhaupt • Zur Antiemesis deutlich niedrigere Dosis als zur antipsychotischen Therapie	• Müdigkeit, Schläfrigkeit • Extrapyramidale Bewegungsstörungen: Dyskinesien • Gewichtszunahme • …
Glukokortikoide Dexamethason, z. B. in Fortecortin®	• Antiemetische Wirkung ist nicht genau geklärt, evtl. zentrale Hemmung der Prostaglandinsynthese • Verkleinerung von Tumorödemen und damit Senkung des intrakraniellen Drucks • Verminderung der Obstruktion bei abdominalen Tumoren	• Höhere Infektanfälligkeit • Wundheilungsstörungen • Hyperglykämie • Myopathie • …
Cannabinoide (auf BtM-Rezept verschreibbar) Dronabinol = Tetrahydrocannabinol (THC); Nabilon (synthetisches Cannabinoid) in Camenes®	Blockieren eigene Cannabinoid-Rezeptoren im Kortex (Großhirnrinde)	• Müdigkeit, Schläfrigkeit • Schwindel • Trockener Mund • Verwirrung • …

MERKE

Ingwer

Ingwer hat eine über 2000-jährige Geschichte in der medizinischen Anwendung und wird traditionell genutzt, um die Verdauung zu unterstützen und Magenbeschwerden und Übelkeit zu behandeln. Ingwer kann z. B. als Tee, aber auch in Kapselform verabreicht werden. Studien zeigen, dass Substanzen in der Ingwerwurzel u. a. $5\text{-}HT_3$- und Acetylcholinrezeptoren blockieren, antientzündliche Eigenschaften haben und die gastrointestinale Motilität einschließlich der Magenentleerung fördern.
Zur Einnahme von Ingwer zur Prophylaxe und Therapie chemotherapieinduzierter Übelkeit gibt es Studien [8, 9], die eine positive Wirkung beschreiben. Für Krebspatienten mit nicht therapiebedingter Übelkeit und Erbrechen gibt es keine ausreichende Evidenz für die Verwendung von Ingwer.

MERKE

Opioidinduzierte Übelkeit und Erbrechen

Opioidinduzierte Übelkeit und Erbrechen werden zunächst mit Metroclopramid oder Haloperidol behandelt, wenn die Opioiddosis für die Kontrolle von Schmerzen (medikamentöse Schmerztherapie ➤ 3.3.4) oder Atemnot passend erscheint. Wird keine ausreichende Linderung der Übelkeit oder des Erbrechens erreicht, sollte ein anderes Opioid oder eine Dosisreduzierung in der Erwägung gezogen werden.

MERKE

Übelkeit und Erbrechen unter Tumortherapie

Das Risiko von Übelkeit und Erbrechen unter medikamentöser Tumortherapie *(Chemotherapy-induced Nausea and Vomiting, CINV)* ist vor allem vom emetogenen (brechreizauslösend) Potenzial der applizierten Therapie abhängig. Auch intravenöse Applikation, hohe Dosierung, hohe Applikationsgeschwindigkeit u. a. können das Risiko für CINV erhöhen. Häufigkeit und Schwere der Radiotherapie-induzierten Nausea und Emesis *(Radiotherapy induced Nausea and Vomiting, RINV)* hängen vor allem von Lokalisation, Strahlentherapievolumen, Einzel- und Gesamtdosis sowie Fraktionierungen und Strahlentherapietechnik ab. Hinzu kommen patientenindividuelle Risikofaktoren, wie z. B. schlechter Allgemeinzustand und ängstliche Persönlichkeit. Es gibt Therapieschemata zur Prophylaxe und Behandlung von Übelkeit/Erbrechen für Chemo- und Bestrahlungstherapie – abhängig vom emetogenen Potenzial. Vor jedem neuen Zyklus wird die Wirksamkeit evaluiert und die antiemetische Therapie ggf. angepasst. Bei antizipatorischem Erbrechen werden zur Anxiolyse auch Benzodiazepine (Lorazepam, z. B. in Tavor®; Alprazolam, z. B. in Tafil®) gegeben.

Anwendung

- Antiemetika werden als Basismedikation und für den zusätzlichen Bedarf verschrieben.
- Dosiserhöhung bei nicht ausreichender Wirkung; bei Versagen einer ausreichenden antiemetischen Therapie wird auf ein alternatives Antiemetikum

ausgewichen, evtl. Kombination von zwei Antiemetika mit unterschiedlichem Wirkmechanismus.
- Applikation: Orale Gabe ist nur zur Prophylaxe und bei leichter Übelkeit möglich. Ansonsten rektale oder parenterale (s. c.) Applikation.
- Wechsel von parenteraler auf orale Gabe, wenn Übelkeit und Erbrechen 72 Std. unter Kontrolle sind.

Pflege bei Erbrechen

Menschen, die erbrechen, fühlen sich elend. Oft schämen sie sich auch, weil sie das Erbrechen nicht verhindern konnten und so den Pflegenden Mühe machen, hinzu kommt oft auch Ekel. Daher achten Pflegefachpersonen darauf, dass zu pflegende Menschen beim Erbrechen nicht alleine sind und unterstützen sie:
- Den Patienten aufrecht sitzen lassen, um Aspiration zu vermeiden (➤ Abb. 3.29); ist dies nicht möglich oder ist er bewusstlos, in Seitenlage bringen
- Ggf. beengende Kleidungsstücke sowie Zahnprothesen entfernen
- Nierenschale oder Tüte und Zellstoff reichen, Bett und Kleidung abdecken
- Zum ruhigen Atmen auffordern, Fenster öffnen
- Kopf des Patienten halten, mit der flachen Hand leicht auf evtl. vorhandene Operationswunden drücken, um die Schmerzen zu lindern
- Erbrochenes möglichst in einer Nierenschale auffangen/Tüte, Auffälligkeiten der Ärztin zeigen
- Erbrochenes möglichst schnell aus dem Zimmer entfernen
- Nach dem Erbrechen Mundpflege anbieten (z. B. Mund gründlich ausspülen, ggf. Zähne putzen), um den unangenehmen Geschmack zu beseitigen und weil Magensäure die Zähne angreift
- Gesicht (kühl) abwaschen
- Beschmutzte Kleidung/Bettwäsche umgehend wechseln
- Patienten bis zur Rücksprache mit dem Arzt nüchtern lassen, jedoch Vorsicht bei Menschen mit Diabetes mellitus (Unterzuckerung)

Nach dem Erbrechen beobachtet die Pflegefachperson den zu pflegenden Menschen auf Anzeichen eines erneuten Erbrechens, einer Diarrhö und einer Kreislaufschwäche. Zudem begutachtet sie das Erbrochene und dokumentiert Erbrechen und Aussehen des Erbrochenen (➤ Abb. 3.26).

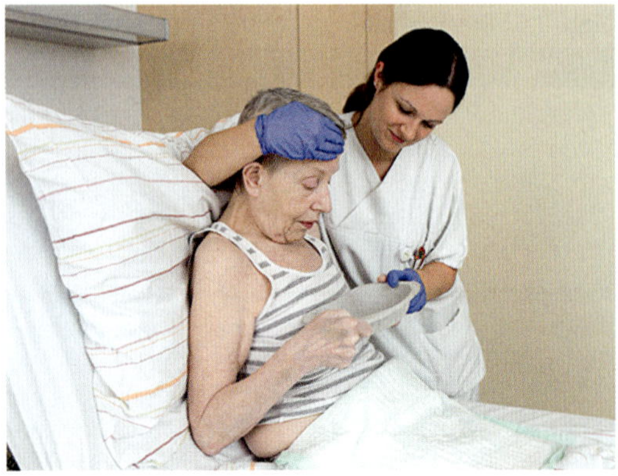

Abb. 3.29 Die Pflegefachperson unterstützt die Patientin beim Erbrechen, indem sie sanft ihren Kopf hält. Die Patientin sitzt aufrecht, Oberkörper und Kopf sind nach Möglichkeit leicht nach vorne gebeugt. [K115]

Insbesondere bei unstillbarem Erbrechen wird dem zu pflegenden Menschen ggf. eine nasogastrale Magensonde angeboten. Liegt eine PEG, kann eine Sekretbeutel zur Entlastung angeschlossen werden.

Angehörigenberatung

An- und Zugehörige sind im Umgang mit Übelkeit und Erbrechen anzuleiten, denn sie empfinden oft Ekel und Hilflosigkeit. Es ist wichtig, ihnen die Möglichkeit zu geben, ihre Gefühle, Ängste und Sorgen zu kommunizieren sowie ihre persönlichen Grenzen aufzuzeigen.

Wenn möglich, leiten Pflegefachpersonen Angehörige an, den Patienten zu unterstützen, z. B. bei der Mundhygiene, zu Hand- und Fußmassagen und in Bezug auf Speisen und Getränke. Mit Routine und Ritualen können Angehörige von der Übelkeit ablenken, sie sollten dazu angehalten werden, diese beizubehalten und durchzuführen. Es ist zudem wichtig, den Angehörigen zu vermitteln, dass sie dem Ruhebedürfnis der Betroffenen nachkommen.

Angehörige werden auch begleitet und darin bestärkt, nicht änderbare Zustände zu akzeptieren und mit auszuhalten.

LITERATUR

1. Leitlinien der Deutschen Gesellschaft für Palliativmedizin Sektion Pflege: Übelkeit und Erbrechen. Stand: Juli 2014. Aus: www.dgpalliativmedizin.de/images/stories/pdf/Leitlinie_Übelkeit_Erbrechen_end.pdf (letzter Zugriff: 12.9.2023).

2. Jahn F et al. Prophylaxe und Therapie von Übelkeit und Erbrechen bei Tumortherapie. Deutsches Ärzteblatt International. 2022; 119: 382–392.
3. Bausewein S, Roller S, Voltz R (Hrsg.). Leitfaden Palliative Care. 7. A. München: Elsevier 2021.
4. Leitlinienprogramm Onkologie. Erweiterte S3-Leitlinie Palliativmedizin mit einer nicht-heilbaren Krebserkrankung. Stand: September 2020. Aus: www.leitlinienprogramm-onkologie.de/fileadmin/user_upload/Downloads/Leitlinien/Palliativmedizin/Version_2/LL_Palliativmedizin_Langversion_2.2.pdf (letzter Zugriff: 12.9.2023).
5. Eckhardt C. Was essen bei Übelkeit und Erbrechen? 2022. Aus: www.was-essen-bei-krebs.de/was-essen-bei/beschwerden/uebelkeit-und-erbrechen (letzter Zugriff: 12.9.2023).
6. Kränzle S et al. (Hrsg.). Palliative Care. 6. A. Berlin: Springer, 2018.
7. Leitlinienprogramm Onkologie. S3-Leitlinie Supportive Therapie bei onkologischen PatientenInnen. Stand: Februar 2020. Aus: www.leitlinienprogramm-onkologie.de/fileadmin/user_upload/Downloads/Leitlinien/Supportivtherapie/LL_Supportiv_Langversion_1.3.pdf (letzter Zugriff: 12.9.2023).
8. Choi J et al. Effects of Ginger Intake on Chemotherapy-Induced Nausea and Vomiting: A Systematic Review of Randomized Clinical Trials. Nutrients. 2022; 14(23), 4982.
9. Ryab JL et al. Ginger (Zingiber officinale) reduces acute chemotherapy-induced nausea: a URCC CCOP study of 576 patients. Support Care Cancer. 2012; 20(7): 1479–1489.

3.5 Schluckstörung, Appetitlosigkeit und Kachexie, Essen und Trinken

Imke Rathmann, Janina Runkel, Christine Keller (3.5.3 Sterbefasten)

3.5.1 Schluckstörung

DEFINITION

Schlucken, Schluckvorgang: Komplexer physiologischer Vorgang, bei dem Material aus der Mundhöhle und dem Rachen (Speichel, Sekret aus dem Rachen, Nahrung, Flüssigkeit) in den Magen transportiert wird. Daran sind eine Vielzahl an Muskeln, Zunge, Zähne und Speicheldrüsen, Rachen, Kehlkopf und Speiseröhre, zentrale Nerven (Schluckzentren) und periphere Nerven beteiligt.

Schluckstörung (*Dysphagie;* lat. *dys* = gestört, griech. *phagein* = essen): Störung der Aufnahme, der Zerkleinerung und des Transports von Flüssigkeit, Nahrung und Speichel in einer oder mehreren Schluckphasen.

Der Mensch produziert zwischen 0,5 und 1,5 l Speichel und schluckt im Mittel 580-mal pro Tag. Damit gehört das **Schlucken** zu den häufigsten Bewegungsvorgängen im menschlichen Körper. Als lebenserhaltende Funktion verdient es auch im palliativen Setting eine große Aufmerksamkeit.

Der **Schluckvorgang** läuft teils willentlich, teils reflektorisch ab. Während der Kauvorgang bis zum Zeitpunkt des Schluckens je nach Konsistenz, Zeitmanagement oder äußeren Umständen (isst man alleine oder in einer Gruppe) fast unbegrenzt in die Länge gezogen werden kann, hat der Mensch auf den eigentlichen Schluckakt keinen Einfluss mehr, sobald die Schluckreaktion ausgelöst wurde.

Der Schluckakt lässt sich in **vier Phasen** einteilen:

1. **Orale Vorbereitungsphase:** Kauen und Formen des Bolus
2. **Orale Phase:** Beförderung des Bolus bis zu den Triggerarealen, u. a. in den Schleimhäuten von Mundhöhle, Gaumenbögen, im Rachen, Kehldeckel und Kehlkopf
3. **Pharyngeale Phase:** Auslösung des Schluckreflexes und Beförderung des Bolus in den Ösophagus, ab hier reflektorisch
4. **Ösophageale Phase:** Transport des Bolus durch die Speiseröhre in den Magen

Mitunter wird dem Schluckakt noch eine fünfte Phase zugeordnet: die **präorale Phase,** die die subjektive Wahrnehmung beim Essen (Sehen, Riechen, Zum-Mund-Führen der Speisen), die Koordination von Haltung und Bewegung sowie psychosoziale Umgebungsfaktoren umfasst.

Die Unterscheidung der einzelnen Phasen ist insbesondere im Rahmen der Diagnostik und Behandlung wichtig, wenn es darum geht, eine Schluckstörung zu identifizieren, um sie gezielt zu behandeln.

Eine **Schluckstörung** ist gekennzeichnet durch funktionelle Einschränkungen oder eine mechanische Behinderung des Schluckakts im Bereich von Mund, Rachen oder Ösophagus.

Ursachen

Die **Ursachen** sind vielfältig (➤ Abb. 3.30):

- **Allgemein:** Schwäche, Demenz, Mundtrockenheit, in den letzten Lebenstagen, evtl. -wochen normal

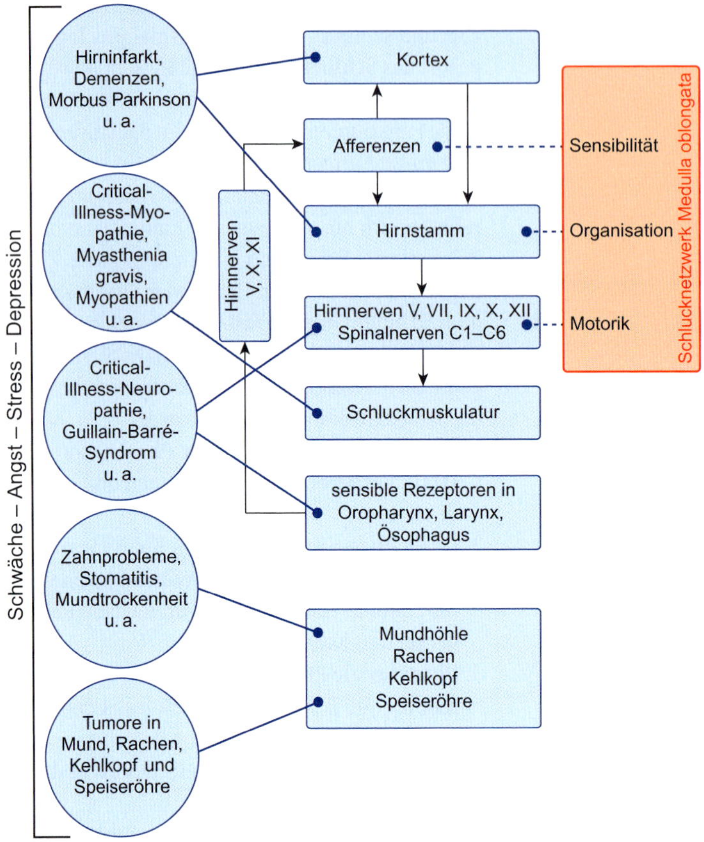

Abb. 3.30 Verschiedene Erkrankungen, die mit einer Schluckstörung einhergehen, und Lokalisation der Störung im Schlucknetzwerk. [L143]

- **Mechanisch:**
  - Tumoren im HNO-Bereich und oberen Gastrointestinaltrakt mit Infiltration und Obstruktion
  - Kompression von außen bei metastasierenden Tumoren oder Lymphknotenmetastasen
  - Sekretverlegung, Fremdkörper (z. B. Tablette, Nahrung, Zahnprothese), Spasmus
  - Z. n. Operationen, z. B. Zungenteilresektion, Bestrahlung (z. B. Strahlenfibrose), Mukositis, Soorinfektion (➤ 3.10.3)
- **Neurologisch (neurogene Dysphagie, ➤ 2.5):**
  - Erkrankungen des zentralen Nervensystems, z. B. Schlaganfall, Schädel-Hirn-Trauma, Tumoren, degenerative Erkrankungen (z. B. idiopathisches Parkinsonsyndrom, Alzheimer-Demenz), zerebrale Hypoxien, Intoxikationen oder Medikamentennebenwirkungen (z. B. durch Neuroleptika)
  - Erkrankungen/Schädigungen der peripheren Hirnnerven: Tumoren, traumatische Läsionen, entzündliche Erkrankungen und Infektionen (z. B. Guillain-Barré-Syndrom), Polyneuropathien
  - Erkrankungen der neuromuskulären Endplatte: Myasthenia gravis
  - Erkrankungen der Muskulatur, z. B. Muskeldystrophien
  - Motoneuronerkrankungen, z. B. amyotrophe Lateralsklerose (ALS)
- **Psychisch:** Angst, Depression, „etwas bleibt im Hals stecken", „etwas ist schwer zu schlucken", „ein armer Schlucker sein"

Symptome

Symptome sind klinisch leicht sichtbar und werden häufig zuerst von Pflegefachpersonen bemerkt, die in der Regel die meiste Zeit mit den Patienten verbringen:

- Verlängerte orale Phase.

- Auslösung des Schluckvorgangs erschwert oder nicht mehr möglich.
- Nahrung, Flüssigkeit und Speichel bleiben im Mund und Rachenraum *(Residuen)* oder laufen unkontrolliert aus dem Mund *(Drooling)*.
- Husten direkt nach dem Schlucken (Penetration oder Aspiration); **Achtung:** nicht bei stiller Aspiration!
- Gurgelnde oder belegte Stimme/feuchter Stimmklang nach dem Schlucken, weil Material im Bereich der Stimmbänder liegt *(Penetration)*, Übergang zur Aspiration nicht hörbar bzw. nicht auszuschließen.
- Globusgefühl, Schmerzen beim Schlucken.
- Pseudohypersalviation (➤ 3.2.6) → Aspirationsgefahr, ggf. Speichelfluss aus dem Mund, Sekret neben dem Tracheostoma bei geblockter Trachealkanüle.
- Nasse Tracheostomaumgebung, paratracheales Sekret.

VORSICHT

Nicht jedes Symptom ist von außen direkt erkennbar. Eine sogenannte **stille Aspiration** liegt vor, wenn Speichel, Nahrung oder Flüssigkeiten ohne klinische Reaktion (z. B. Husten) in die Luftröhre gelangen.

MERKE

Schwere der Symptome

Die Schwere dieser Symptome bestimmt das Ausmaß der Dysphagie und bedingt die Therapieindikationen. All den Symptomen liegen pathophysiologische Ursachen zugrunde, welche die Grundlage für die Therapieplanung bilden.

Komplikationen

Die **Folgen und Komplikationen** sind massiv und können für den zu pflegenden Menschen lebensbedrohlich sein (➤ Abb. 3.31):

- Erstickungsanfall mit Atemnot bis hin zum Bolustod

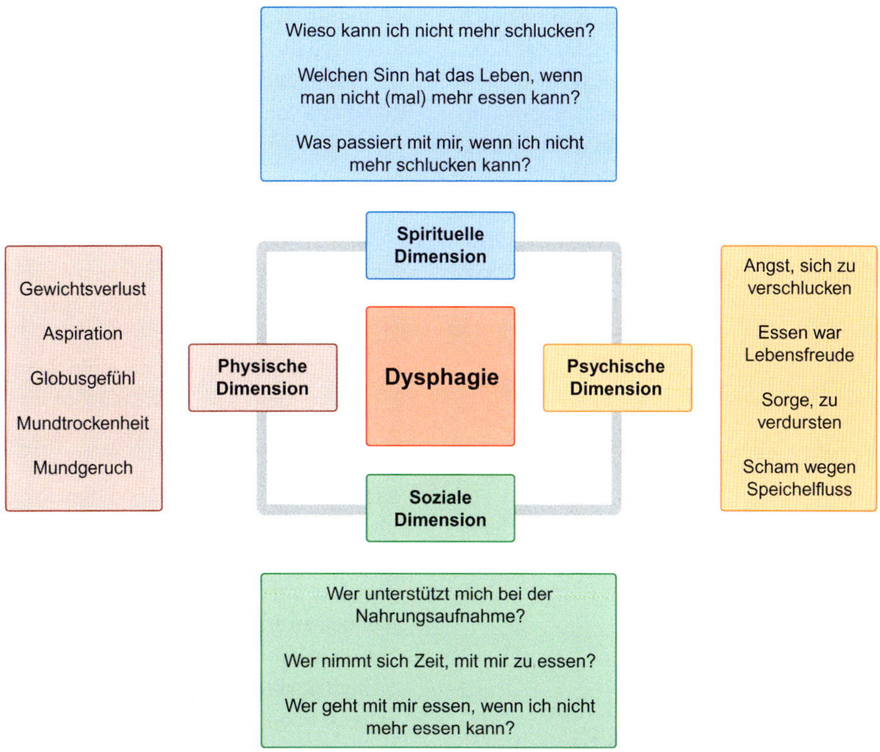

Abb. 3.31 Multidimensionalität der Dysphagie. Eine Schluckstörung hat vielschichtige Folgen (nach S2k-Leitlinie Palliativmedizinische Versorgung neurologischer Erkrankungen, 2023. © Dr. Alexander Kowski [5]). [W1087-010, L143]

- Folgen von Aspiration und stiller Aspiration:
  - Verstärkte Verschleimung, Atemnot, Zyanose, Abfall der Sauerstoffsättigung
  - Absaugen von Nahrungsresten
  - Unklare Temperaturerhöhung
  - Bronchopulmonaler Infekt, Aspirationspneumonie
- Verweigerung der Nahrungsaufnahmen aus Angst vor dem Verschlucken → Gewichtsabnahme und Mangelernährung, Dehydratation
- Sozialer Rückzug, Vermeiden von Essen in Gesellschaft, psychische Belastung

Diagnose

Das Erkennen einer Schluckstörung ist essenziell, da sie einerseits zu Pneumonien, Bolusaspirationen und letztlich zum Tod führen kann und andererseits die Lebensqualität des zu pflegenden Menschen stark einschränkt (➤ Abb. 3.31).

Besteht Verdacht auf eine Schluckstörung, wird eine **klinische Schluckuntersuchung,** zumeist durch Logopäden, durchgeführt. Diese umfasst in der Regel eine Anamneseerhebung (mit dem Betroffenen selbst oder den Angehörigen), eine Untersuchung der am Schlucken beteiligten Organe und eine Schluckprobe, bestenfalls mit verschiedenen Konsistenzen.

Darüber hinaus gibt es die Möglichkeit der **fiberoptischen endoskopischen Evaluation des Schluckens (FEES)** und der **Videofluoroskopie (VFSS).** Mittels FEES können laryngeales und pharyngeales Sekret, Sensibilität und Schleimhautbeschaffenheit und das Schlucken verschiedener Nahrungskonsistenzen beurteilt werden. Die VFSS gibt Auschluss über die pharyngeale und ösophageale Phase des Schluckakts und die Öffnung des oberen Ösophagussphinkters.

Eventuell sind auch eine Ultraschalluntersuchung des Halses, HNO-ärztliche und weitere neurologische Untersuchungen notwendig, seltener Röntgen, Ösophagogastroskopie oder CT/MRT.

MERKE

Qualität von Hustenstoß und Räuspern

Ist der Husten kräftig und ausreichend? Kann der Patient sich räuspern? Wenn ja, besteht ein Schutz bei Penetration und/oder Aspiration von Speichel, Nahrung oder Flüssigkeiten. Ist dies nicht der Fall, ist das Risiko einer Aspiration und damit einer Aspirationspneumonie deutlich erhöht.

Nach Abschluss von ärztlicher und/oder logopädischer Diagnostik wird das Ausmaß der Dysphagie in **vier Stufen** festgehalten:

1. **Schwere Dysphagie** mit hohem Aspirationsrisiko, keine orale Ernährung möglich
2. **Moderate Dysphagie** mit Aspirationsrisiko
3. **Leichte Dysphagie**
4. **Keine bis sehr leichte Dysphagie**

Behandlung

Die **Behandlung** richtet sich nach der zugrunde liegenden Erkrankung, die auch eine wichtige Prognose im Hinblick auf die Entwicklung der Schluckstörung gibt.

Bei Tumorerkrankungen im Hals-Nasen-Ohren-bereich sind Operation, Chemotherapie oder Bestrahlung Behandlungsoptionen, ggf. auch ohne kuratives Ziel. Bei fortschreitenden Erkrankungen oder Erkrankungen im Endstadium kann das Ziel auch „nur" das Lindern der Symptomlast oder die erfolgreiche Behandlung von Symptomen und Schmerzen sein.

Ziele

Die **Ziele** der Behandlung sind individuell mit dem zu pflegenden Menschen und seinen Angehörigen zu erarbeiten und geben die Behandlungsstrategien vor. Mögliche Ziele sind z. B.:

- Die Schluckfähigkeit und die orale Nahrungsaufnahme werden so lange wie möglich – zumindest teilweise und ggf. mit Kompensationsstrategien – gewährleistet.
- Die Schluckfähigkeit wird im Rahmen einer Dysphagietherapie bestmöglich wiederhergestellt oder möglichst lange auf dem aktuellen Stand gehalten, um eine (teilweise) orale Nahrungsaufnahmen zu ermöglichen.
- Die orale Nahrungsaufnahme wird zugunsten der Sicherheit eingestellt, die Ernährung über eine enterale Sonde gewährleistet.
- Die (teilweise) orale Nahrungsaufnahme wird trotz Aspirationsgefahr fortgesetzt, um die Lebensqualität aufrechtzuerhalten.

MERKE

Wer eine Schluckstörung hat, darf nichts essen?!

Diese Frage muss immer im Einzelfall entschieden werden. Bei **akuter Schluckstörung** wird in der Regel zunächst die Einstellung der oralen Nahrungs- und Flüssigkeitszufuhr angeordnet, bei schwerer Schluckstörung erhält der Betroffene ggf. ein Tracheostoma und eine Trachealkanüle.
Bei **chronischer Schluckstörung** muss bei Wunsch des zu pflegenden Menschen nach oraler Nahrungsaufnahme mit Aspirationsrisiko und gutem Hustenreflex abgewogen werden zwischen Nahrungsverzicht/Schutz vor Aspiration und dem Wunsch zu essen/Lebensqualität.

Logopädische Strategien

Nach Abschluss der Schluckdiagnostik wird eine Empfehlung gegeben, ob und in welcher Konsistenz der zu pflegende Mensch Nahrung und Flüssigkeiten zu sich nehmen kann, ohne die Gefahr einer Penetration und/oder Aspiration einzugehen.

Zudem können, je nach Compliance und Vigilanz, ggf. **Schlucktechniken** und die Einnahme bestimmter **Kopfpositionen** beim Schlucken erarbeitet werden, um auch bei nicht komplett physiologischem Schluckakt ein aspirationsfreies Schlucken gewährleisten zu können.

Logopäden/Schlucktherapeuten leiten Pflegefachpersonen dazu an, an den therapiefreien Tagen Maßnahmen zur Erhaltung bzw. Verbesserung der Schluckfähigkeit durchzuführen.

Dysphagiekostformen

Abhängig vom Schweregrad der Dysphagie werden bestimmte **Nahrungskonsistenzen** empfohlen:

- **Schwere Dysphagie:** Die Speisen werden zu einem homogenen Brei verarbeitet und durch ein Sieb gestrichen. Sie können oral begleitend zur Sondenernährung oder vollständig über eine nasogastrale Sonde oder eine perkutane endoskopische Gastrostomie (PEG) verabreicht werden. Da mit passierter Kost die Abdeckung aller Nährstoffe nur schwer möglich ist, sollte sie durch hochkalorische Zusatz- oder Sondennahrung ergänzt werden.
- **Moderate Dysphagie:** Die Speisen werden püriert oder als breiige, dickflüssige Kost zubereitet.
- **Leichte Dysphagie:** Die Konsistenz der Nahrungsmittel ist so weich, dass sie mit der Zunge zerdrückt werden können. Einzelne Komponenten einer Mahlzeit können auch püriert werden, um den Schluckvorgang zu erleichtern.
- **Sehr leichte Dysphagie:** Die Speisen werden individuell ausgewählt, dabei haben jedoch alle Komponenten dieselbe Konsistenz. Folgende Konsistenzen werden differenziert: stark angedickt (honigartig), leicht angedickt (nektarartig) und dünnflüssig.
  Von einem Eintopf mit flüssigen und festen Bestandteilen ist also abzusehen, ebenso von faserigen Nahrungsmitteln wie Ananas (besser: Pfirsich) und krümeligen Nahrungsmitteln wie Reis (besser: Kartoffeln). Die Fließgeschwindigkeit von Flüssigkeiten wie Getränken oder Suppen kann mithilfe von Verdickungsmitteln verlangsamt werden.

Die Kostform ist stets individuell zu wählen, denn auch wenn sie für einen Dysphagieschweregrad als nicht geeignet gilt, kann bei Beherrschen einer Kostform diese (teilweise) freigegeben werden.

Bei der Zusammenstellung der Speisen ist auf die Unterstützung eines Ernährungsberaters zurückzugreifen, um eine ausreichende Kalorien- und Nährstoffzufuhr sicherzustellen. In der Regel gibt es in Einrichtungen wie Krankenhäusern eine spezielle Dysphagiekost für Menschen mit Schluckstörungen. Die Koststufen sind zwar nicht vereinheitlicht, die Einrichtungen haben aber meist eine Übersicht, welche Koststufe welche Konsistenzen enthält.

Tracheostoma und Trachealkanüle

Trachealkanülenmanagement ➤ 3.2.7, *Medikamentöse Reduktion der Speichelproduktion* ➤ 3.2.6

Bei sehr schwerer Dysphagie mit einer Aspiration von Speichel und – oft begünstigt durch eine Husteninsuffizienz – resultierender tracheobronchialer Sekretretention, ist eine Trachealkanüle zum einfachen endotrachealen Absaugen indiziert (➤ 3.2).

MERKE

Geblockte Trachealkanüle

Eine **geblockte Trachealkanüle** ist bis zu einem gewissen Maß in der Lage, die Aspiration von Speichel, Nahrung und Flüssigkeiten sowie den Reflux von Mageninhalt zu verhindern. **Mikroaspirationen** insbesondere

3

von flüssigeren Konsistenzen sind jedoch möglich – selbst bei einer Überblockung, von der unbedingt abzusehen ist, das sie Schäden an der Trachealschleimhaut bedingt.
Eine **geblockte Trachealkanüle** wirkt sich **nachteilig auf den Schluckakt** aus:

- Der Luftstrom führt nicht über die Stimmbänder, sodass ein effektiver Hustenstoß mit Glottisschluss nicht möglich ist.
- Riechen und Schmecken – beides wichtige, den Schluckvorgang vorbereitende Wahrnehmungen – sind beeinträchtigt.
- Dauerhaft geblockte Kanülen haben durch die fehlende Rachenbelüftung einen negativen Einfluss auf die Sensibilität im Rachenraum, die aber eine Voraussetzung für den physiologischen Schluckakt ist → die Schluckfrequenz wird geringer, der Schluckreflex verzögert ausgelöst.
- Das Anheben des Kehlkopfs im Rahmen des Schluckreflexes wird durch die geblockte Kanüle erschwert.
- Erhöhtes Sekret- und Speichelaufkommen im Kehlkopf führt zu Schwellungen der Schleimhäute, was ein zusätzliches Erschwernis darstellen kann.

Grundlegend ist von einer oralen Ernährung bei geblockter Trachealkanüle abzuraten. Doch im palliativen Setting gilt auch hier, dass gemeinsam mit dem zu pflegenden Menschen und unter Darstellung der möglichen Risiken ein Konzept entwickelt werden kann, wie er trotzdem Nahrung zu sich nehmen kann, und sei es nur aus Gründen des Genusses.
Unter **entblockter Trachealkanüle** (➤ 3.2.7) ist je nach zu pflegenden Menschen, Erkrankung und Schwere der Dysphagie auch eine vollständige orale Ernährung möglich. Des Weiteren ist die Entblockung der Trachealkanüle Inhalt einer Dysphagietherapie und kann im Rahmen neurogener Dysphagien u. a. durch Steigerung der Sensibilität zu einer Verbesserung der Schluckstörung beitragen.

Künstliche Ernährung

DEFINITION

Künstliche Ernährung: Ernährung mittels oraler Nahrungssupplementation (ONS), enteraler Ernährung oder parenteraler Ernährung.

Die Ernährung und Flüssigkeitsversorgung bei Menschen mit Schluckstörung muss vorübergehend oder dauerhaft, teilweise oder vollständig „künstlich" gewährleistet werden. Wann immer möglich, erfolgt die Ernährung enteral (über den Magen-Darm-Trakt mittels enteraler Sonde).

MERKE

Für und wider enterale Ernährung

Enterale Sonden (nasogastrale Sonde, PEG, PEJ) stellen die Ernährung und Flüssigkeitsversorgung sicher und bieten die Möglichkeit, Medikamente zu verabreichen.
Die enterale Ernährung vereinfacht die pflegerische Versorgung, sie ist für Pflegefachpersonen damit auch zeitsparend und bequem. Andererseits führt sie aufgrund der wegfallenden Unterstützung bei der Nahrungsaufnahme und der fehlenden Teilhabe an gemeinsamen Mahlzeiten zu einem Verlust an Zuwendung durch Angehörige und bedeutet einen Verlust an Autonomie für den Betroffenen. Zudem ist die Nahrungsaufnahme vielmehr als nur Erhaltung des Körpers und der Organfunktionen – Essen bedeutet auch Genuss und Lebensqualität.
Das Legen einer Ernährungssonde kann also Hunger, Durst und Verlust der Muskelmasse vermeiden, das Überleben sichern und Lebensqualität erhalten helfen, aber auch erhebliche Einschränkungen für den Patienten bedeuten.

Pflege bei Schluckstörung

Bei der Behandlung und **Pflege bei Schluckstörung** muss zwischen behandelbaren Situationen und palliativen Situationen/Lebensendsituationen unterschieden werden. Insbesondere am Lebensende können die möglichen Folgen einer Aspiration zugunsten einer Verbesserung von Lebensqualität und Genuss in Kauf genommen werden.

Im Rahmen einer funktionellen Dysphagietherapie sind auch **adaptive Maßnahmen** wichtig, mit denen das Umfeld und die „äußeren Schluckbedingungen" an die Schluckstörung angepasst werden. Der Logopäde bzw. Schlucktherapeut leitet die Pflegefachpersonen entsprechend an.

- Einhaltung von „Essregeln":
  - Ablenkung durch Fernsehen, Radio oder Unterhaltung vermeiden.
  - Zu pflegenden Menschen in eine optimale Sitzposition bringen (➤ Abb. 3.32) und auf dessen korrekte Kopfposition achten (wenn nichts anderes angeordnet, Kopf leicht nach vorne beugen).
  - Zum langsamen Essen und langem Kauen auffordern, zum Räuspern und Nachschlucken anhalten; erst nach Kontrolle des Mundraums nachtrinken lassen.
  - Überprüfen, ob ein Bissen komplett geschluckt ist, bevor der nächste Bissen aufgenommen wird.

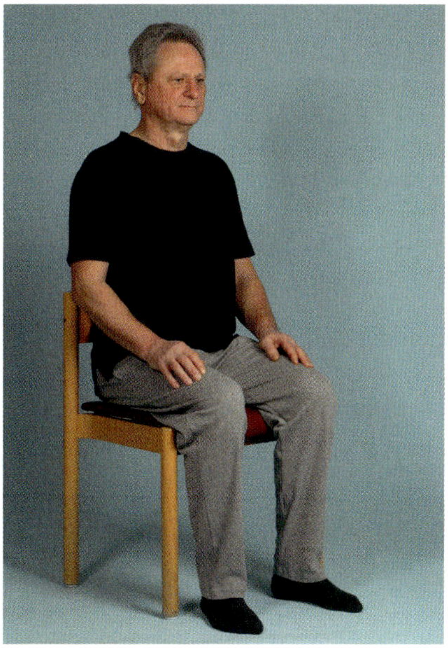

Abb. 3.32 Normale Sitzhaltung. Ein nach vorn gekipptes Becken sorgt dafür, dass Lenden-, Brust und Halswirbelsäule sowie der Kopf physiologisch ausgerichtet sind; es entsteht eine Schwerkraftlinie vom Kopf zu den Sitzbeinhöckern. Diese dynamische Sitzhaltung ist Voraussetzung für die Kopfkontrolle und viele Interventionen, z. B. physiologisches Atmen, Schlucken und Sprechen. Dynamisches Sitzen muss auch beim Sitzen im Bett angestrebt werden. [K353]

- Nicht gleichzeitig essen und trinken.
- Ggf. Pause machen, wenn die Konzentration und/oder die Schluckfähigkeit nachlässt.
- Zu pflegenden Menschen mehrmals husten lassen und Stimmkontrolle nach dem Essen durchführen.
- Kontrolle der Wangentaschen auf Residuen und Mundpflege nach dem Essen durchführen.
- Zu pflegenden Menschen nach dem Essen noch 20 Min. in sitzender Position belassen.

- Spezielle Ess- und Trinkhilfen wie Sicherheitstrinkbecher, Becher mit Nasenausschnitt (Kopf muss zum Trinken nicht nackenwärts gestreckt werden, ➤ Abb. 3.33) Schnabelbecher nur mit Trinkhalm mit Rücklaufstopp nutzen.
- Zahnbürste mit Absaugmöglichkeit (➤ Abb. 3.33).
- Anpassung der Nahrungskonsistenz, Andickung von Flüssigkeiten mittels Andickungspulver (Wirkungsweise wie Speisestärke, s. oben).
- Tablettenschuckhilfe, z. B. Gloup® Zero, Medcoat® Schluckhilfe (zuckerfreie Ummantelung um große Tabletten/Kapseln, die das Schlucken erleichtert).
- Bei Durstgefühl oder trockenen Schleimhäuten und Schluckschwierigkeiten kann intermittierend der Mund mit Wasser aus einer Sprühflasche angefeuchtet werden.

MERKE

Schluckstörung im palliativen Setting

In der letzten Lebensphase steht der Patientenwille stets im Mittelpunkt der Behandlung und Pflege. Wenn der zu pflegende Mensch eine formal indizierte Trachealkanüle ablehnt oder trotz Penetrations- und Aspirationsgefahr Nahrung aufnimmt, ist er ärztlicherseits über die resultierenden Gefahren (z. B. Pneumonien) aufzuklären. Er hat jedoch die Möglichkeit, sich trotz dieser Risiken für eine orale Ernährung, gegen die Anlage einer PEG und gegen ein Tracheostoma mit Trachealkanüle zu entscheiden.
In der Palliativversorgung spielen zudem die Symptome in der präoralen Phase (s. oben) eine große Rolle. Der zu pflegende Mensch kann häufig nicht mehr an gemeinsamen Mahlzeiten teilnehmen oder nur unter veränderten

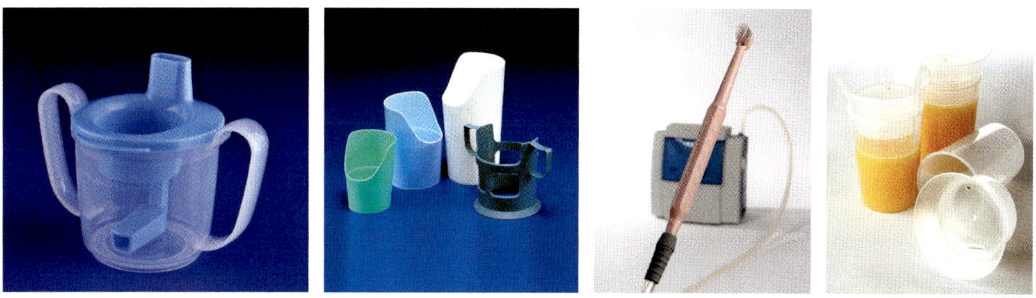

Abb. 3.33 Verschiedene Hilfsmittel bei Dysphagie. Von links nach rechts: Sicherheitstrinkbecher (gibt nur eine definierte Flüssigkeitsmenge pro Schluck ab), Becher mit Nasenausschnitt, Zahnbürste zum Anschließen an ein Absauggerät. [V731, V105] Dysphagiebecher nach Kay Coombs. [V536]

Bedingungen, da die Nahrung bereits adaptiert ist (z. B. weiche oder homogene Kost, angedickte Flüssigkeiten) oder weil eine selbstständige Nahrungsaufnahme nicht mehr möglich ist. Doch insbesondere in den letzten Lebenstagen und -wochen kann Genussessen oder das Wahrnehmen von Lieblingsgeschmäckern Symptome lindern. Dazu können Mundschwämmchen oder Sprühfläschchen verwendet werden oder kleine Eiswürfel mit Geschmack. Jede Flüssigkeit ist denkbar, z. B. Kaffee, Tee, Rot- und Weißwein, Bier, Fruchtsäfte. Es können auch Kompressensäckchen mit Obst zum Lutschen angeboten werden. Dies lindert zugleich die Mundtrockenheit (➤ 3.10.6), gibt ein beruhigendes Gefühl und die Möglichkeit, die Angehörigen einzubinden.

Angehörigenberatung

An- und Zugehörige wollen gerne etwas tun und an der Therapie teilhaben. Ihrem Lieben etwas Gutes zu Essen mitzubringen und anzureichen ist ein häufiger Wunsch. Dieser führt nicht selten zu Konflikten mit dem interprofessionellen Team, wenn eine Dysphagie besteht.

Pflegefachpersonen und Logopäde erkennen dieses Bedürfnis an. Sie tadeln nicht „mit erhobenem Zeigefinger" und weisen auf die Gefahr der Aspiration hin, sondern suchen gemeinsam mit dem zu pflegenden Menschen und seinen Angehörigen nach gangbaren Wegen, z. B. geeignete Konsistenz, Essenseingabe nur in guter Sitzposition und in Anwesenheit einer Pflegefachperson. Oder sie erkennen an, wenn sich der zu pflegende Mensch für eine normale Kostaufnahmen mit den damit verbundenen Risiken entscheidet.

3.5.2 Anorexie und Kachexie

DEFINITION

Anorexie *(Appetitlosigkeit, Inappetenz):* Verlust des Appetits bzw. des Verlangens nach Nahrung. In der Folge verminderte Nahrungs- bzw. Kalorienaufnahme und Gefahr einer Mangelernährung.
Kachexie: Ungewollter Gewichtsverlust durch den Abbau von sowohl Fettgewebe als auch Muskulatur. Bestehend ist immer eine gering- bis mittelgradige Inflammation, weshalb die Kachexie nicht allein durch Ernährungsmaßnahmen behoben werden kann. Differenziert wird zwischen einer **allgemeinen Kachexie** und einer **Tumorkachexie** (➤ Abb. 3.35).

Anorexie-Kachexie-Syndrom: Multifaktorielles Syndrom, charakterisiert durch Appetitlosigkeit, ungewollten Gewichtsverlust, Muskelatrophie, Müdigkeit und Schwäche. Verursacht durch eine chronische Aktivierung systemischer inflammatorischer (entzündlicher) Prozesse, die typisch für Tumoren sind. Das Syndrom besteht häufig schon bei Stellung der Tumordiagnose, d. h., der Betroffene berichtet über eine bestehende Appetitlosigkeit, ungewollte Gewichtsabnahme, Nachtschweiß.

Die **Anorexie** stellt eines der häufigsten Probleme in der Palliativmedizin dar. Viele Patienten leiden zudem unter Gewichtsverlust (75 % bei Tumorerkrankungen, 40 % bei chronischer Niereninsuffizienz, rund 30 % bei COPD, 16 % bei chronischer Herzinsuffizienz [3]). Die Prävalenz von Mangelernährung variiert dabei je nach Lebens- und Gesundheitssituation und nimmt generell mit schlechter werdendem Gesundheits- und Allgemeinzustand zu.

Die **Kachexie** ist die typische Folge einer Anorexie im Rahmen einer chronischen Erkrankung und bedingt wiederum die Appetitlosigkeit (➤ Abb. 3.34). **Diagnostische Kriterien** der Kachexie sind: Gewichtsverlust von ≥ 5 % in ≤ 12 Monaten (bei nicht zu ermittelndem Gewichtsverlust ist ein BMI < 20 kg/m² ausreichend) bei Vorliegen einer Erkrankung plus zusätzlich drei der nachfolgenden Kriterien: verringerte Muskelkraft, Müdigkeit, Anorexie, niedriger fettfreier Masse-Index, abnormale Biochemie (erhöhte Entzündungsparameter, Anämie, niedriges Serumalbumin).

Ursachen

Unterschieden werden:

- **Primäre Anorexie und Kachexie:** Zugrunde liegen immunologische und tumorbedingte Mechanismen. Diese inflammatorischen Prozesse führen zu einem Abbau von körpereigenen Substanzen und damit zu ungewollter Gewichtsabnahme.
- **Sekundäre Anorexie und Kachexie:** Sie wird durch Symptome und Begleiterscheinungen von chronischen Erkrankungen (Leber-, Nieren-, Herzinsuffizienz, respiratorische Insuffizienz u. a.) und Tumorerkrankungen bedingt:
  - Infektionen und Katabolismus
  - Therapiebedingte Nebenwirkungen, z. B. Verlust von Geschmacksempfinden, Stomatitis, Mundtrockenheit, Obstipation, chronische

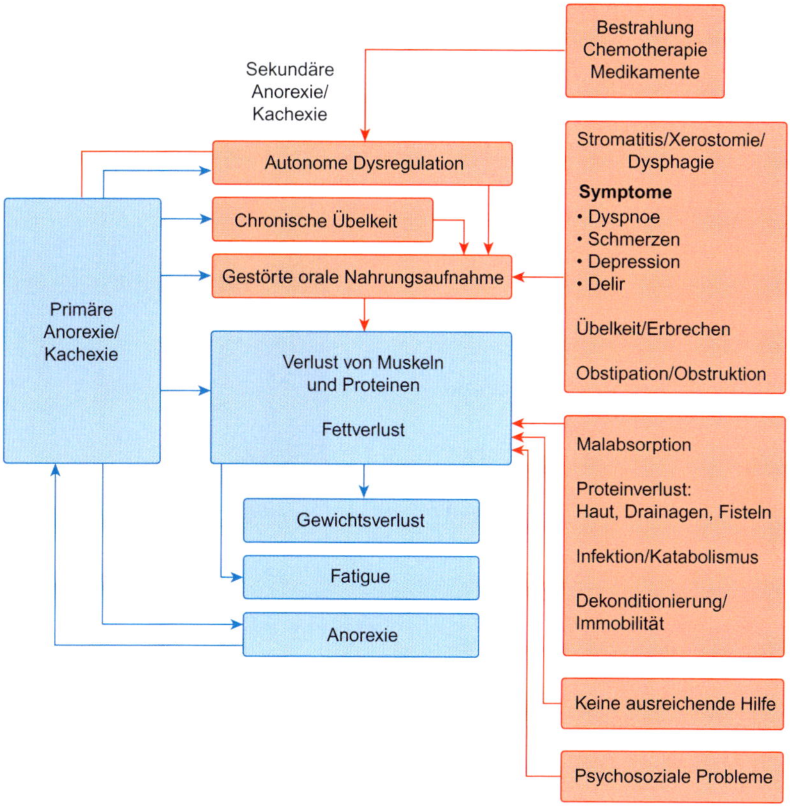

Abb. 3.34 Einflussnahme und Rückkopplungsmechanismen bei der primären und sekundären Anorexie und Kachexie. [L337, M845, L143]

Übelkeit, Medikamente mit negativem Einfluss auf den Appetit
- Malabsorption von Nähstoffen, Verlust über Drainagen oder Wunden
- Schmerzen, Immobilität, Depression, Verwirrtheit, Fatigue, Delir
- Nicht ausreichende Hilfe, z. B. unzureichende oder ungeeignete Ernährung, unangepasste Ernährung bei Dysphagie, fehlende Unterstützung bei der Nahrungsaufnahme, z. B. bei eingeschränkter Kognition
- Psychische Ursachen, z. B. Diagnose und Prognose, Stress, Angst
- Psychosoziale Situation, z. B. Hospitalisierung, fehlendes soziales Umfeld, bedrängende Angehörige, Wunsch, zu sterben (bewusste oder unbewusste Nahrungsverweigerung)
- Weitere Erkrankungen, z. B. Diabetes mellitus, Hyperthyreose

Symptome der Anorexie

- Kein Verlangen, zu essen, oft auch zu trinken
- Abneigung gegen bestimmte Lebensmittel oder gegen Essen generell, oft auch verbunden mit einer Überempfindlichkeit gegen Gerüche
- Schnell einsetzendes Sättigungsgefühl

Komplikationen

- Gewichtsabnahme
- Muskelschwäche mit zunehmender Immobilität, auch Sturzgefahr
- Kachexie
- Erhöhtes Risiko für Infektionen allgemein, Pneumonie und Dekubitus
- Letztendlich: Verkürzung des Lebens

Diagnostik

- **Ernährungsanamnese,** idealerweise mit einem geeigneten Assessment (z. B. Malnutrition Universal Screening Tool [MUST], Nutritional Risk Screening [NRS]).
  - Wie hat sich die Ernährungssituation geändert? Seit wann?
  - Wie erlebt der Betroffene die Ernährungssituation?
  - Wie ist das Durstempfinden?
  - Wie hat sich das Gewicht verändert?
  - Was beeinflusst die Nahrungsaufnahmen positiv und negativ?
  - Gibt es Lieblingsspeisen und -getränke, besondere Ernährungsgewohnheiten?
  - Bestehen Geschmacks-, Geruchs-, Kau- und Schluckstörungen oder gastrointestinale Symptome wie Übelkeit, Erbrechen, Blähungen, abdominelle Schmerzen?
- Dokumentation der Ernährungsgewohnheiten und der Essmenge, am besten in einem Essprotokoll (oft besteht das Gefühl, zu wenig zu essen, objektiv reicht die Menge aber aus)
- Wiederholte Inspektion von Mund und Rachenraum, bei V. a. Dysphagie Schluckdiagnostik, ggf. zahnärztliche Kontrolle
- Labor (Blutbild, Kalzium, Blutzucker, Nieren- und Leberwerte, Eiweiß etc.)
- Evtl. weitergehende Abklärung des Magen-Darm-Trakts
- Gewichtskontrollen. **Achtung:** Das Wiegen kann die Not des zu pflegenden Menschen verstärken!

MERKE

In der terminalen Lebensphase (➤ 1.10.1) ist Anorexie normal.

Eine neu aufgetretene Anorexie ist bei Tumorerkrankungen oft ein Zeichen für eine Progression der Erkrankung (➤ Abb. 3.35).

Behandlung

MERKE

Eine Kachexie kann vorbeugend behandelt werden, wenn die sekundären Ursachen sorgfältig korrigiert werden (➤ Abb. 3.34).

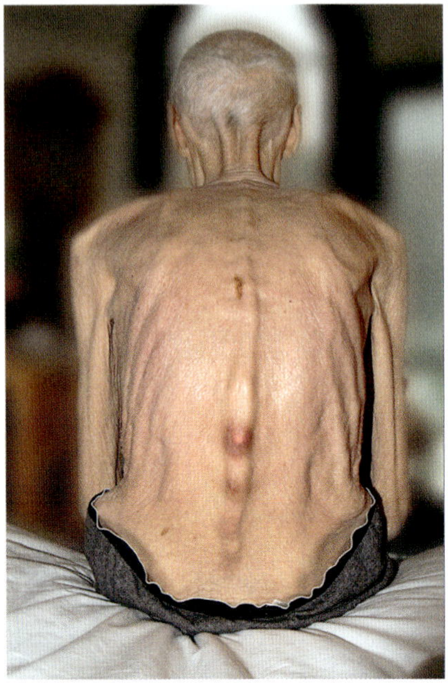

Abb. 3.35 Patient mit fortgeschrittener Tumorkachexie. Ein Körper, der nur noch aus „Haut und Knochen" zu bestehen scheint, ist insbesondere für An- und Zugehörige, aber auch für Pflegende schwer auszuhalten – so wird die fortgeschrittene Erkrankung auch äußerlich sichtbar. [M703]

Medizinische und **pflegerische Maßnahmen** sind:

- Aufklärendes Gespräch über den zurückgehenden Kalorienbedarf bei fortgeschrittener Erkrankung und durch Aktivitätsminderung zum Ende des Lebens
- Beratung, dass eine zu hohe Nahrungszufuhr auch Probleme, z. B. Übelkeit und Völlegefühl, mit sich bringen kann
- Bei Bedarf den Fokus der Angehörigen weg vom Essen auf andere Dinge lenken, z. B. das Vermitteln körperlicher Nähe
- Dem Patienten zugestehen, weniger zu essen
- Ernährungstagebuch führen lassen, um Zeiten mit mehr oder weniger Appetit und das Gegessene zu objektivieren
- Ernährungsberatung:
  - Vor dem Essen Zimmer lüften
  - Mehrere kleine Mahlzeiten über den Tag verteilt anbieten (immer Vorrat bereithalten), Snacks für zwischendurch, am besten Fingerfood (z. B. Nüsse, Trockenfrüchte, Kekse, Müsliriegel)

- Kleine Portionen appetitlich anrichten, Umgebung und Tisch schön gestalten
- Essen in Gesellschaft ermöglichen
- Wunschkost anbieten (muss auch kurzfristig möglich sein), Lieblingsessen von zu Hause mitbringen lassen
- Tageszeiten herausfinden, an denen der Appetit am größten ist, und zu diesen Zeiten Wunschkost anbieten
- Nicht vor oder zum Essen trinken lassen, aber berücksichtigen, dass auch flüssige Lebensmittel einen Nährwert haben, z. B. Suppen, Milch, Bier
- Kalorienreiche Lebensmittel bevorzugen, z. B. Speisen mit Sahne oder Butter verfeinern, Milchprodukte mit hohem Fettgehalt, Fruchtnektare

- Überprüfung der Arzneimitteltherapie, insbesondere einer Polypharmakotherapie; wenn möglich, Absetzen von Arzneimitteln, die sich negativ auf den Appetit auswirken
- Maßnahmen bei Dysphagie (➤ 3.5.1)
- Psychische Begleitung anbieten bzw. organisieren

MERKE

Hinter dem Wunsch des zu pflegenden Menschen, die Appetitlosigkeit zu behandeln, kann auch die Hoffnung stehen, wieder gesund zu werden.

Medikamentöse Appetitanregung

Es gibt verschiedene Substanzen, die zur **Steigerung des Appetits** eingesetzt werden, teilweise fehlt jedoch eine ausreichende Evidenz:

- Dexamethason 2–4 mg/Tag oral oder s. c. kann für ein paar Wochen den Appetit steigern. **Achtung:** Begünstigt Soor und Magenschleimhautentzündungen.
- Megesterol in Megestat® (synthetisch hergestelltem Abkömmling des Progesterons) 160–400 mg/Tag. Nebenwirkung: Gefahr von Thromboembolie, Hypertonie, Ödembildung; hohe Kosten.
- Dronabinol/Tetrahydrocannabiol (THC; natürlicher Inhaltsstoff der Hanfpflanze), meist als Rezeptur aus der Apotheke.

Traditionell werden zur Appetitanregung eingesetzt:

- Aperitif: kleines, alkoholisches Getränk vor dem Essen, z. B. Sekt, Wein, Aperol Spritz, Martini, Wermut
- Bitterstoffe (müssen ausprobiert werden, da sie den Appetit auch zügeln können), z. B. in Kapseln, Tropfen, Tees (u. a. Wermut, Kalmus, Ingwer, Rosmarin, Löwenzahn, Hopfen), oft auch in Kombination. **Achtung:** Bei Tumoren im Magen-Darm-Trakt können Bitterstoffe Schmerzen verursachen.

MERKE

Appetitanregende Tees

- 20 g Wermutkraut – 40 g Kalmuswurzel – 30 g Ingwerwurzel – 10 g Rosmarinblätter (Pfefferminze)
- 20 g Wermutkraut – 40 Angelikawurzel – 20 g Bitterorange – 20 g Condurangorinde
- 30 g Bitterorange – 30 g Schafgarbenkraut – 30 g Ingwerwurzel – 10 g Andornkraut

- Fruchtsäfte mit hohem Säuregehalt, z. B. Orangen-, Ananas-, Johannisbeernektar
- Appetitanregende Kräuter, z. B. Anis, Basilikum, Dill, Estragon, Schnittlauch, Zimt, Senf, Zwiebeln, Kresse, Rucola, Radicchio

3.5.3 Essen und Trinken

AUS DER PRAXIS

Auszug eines Gesprächs einer Enkelin mit ihrem Großvater beim Erstellen einer Patientenverfügung im Hinblick auf seine Wünsche zur Ernährung in der letzten Lebensphase:
Enkelin: „Opa, was ist dir wichtig in Bezug auf die Ernährung?"
Opa: „Ich möchte keinen Durst und keinen Hunger erleiden, aber auch nicht künstlich ernährt werden!"

Im Rahmen einer palliativen Betreuung, insbesondere in der Lebensendphase, ist **Essen und Trinken** im Gegensatz zur Betreuung in einer rehabilitativen Situation anders zu betrachten.

- In der **Rehabilitation,** z. B. nach einem Schlaganfall oder nach einer Operation, benötigt der zu pflegende Mensch eine ausreichende Versorgung mit Nahrung/Nährstoffen und Flüssigkeit zum Überleben.

MERKE

In **rehabilitativen Situationen** (z. B. nach Schlaganfall, einer Operation) und zu Beginn einer schwerwiegenden chronischen Erkrankung (z. B. Tumorerkrankung, ALS, chronische Niereninsuffizienz, Demenz) kommt einer ausreichenden und adäquaten Ernährung, der Vorbeugung einer Mangelernährung und der Stabilisierung des Gewichts eine große Bedeutung zu. Hier können die Betroffenen von einer (vorübergehenden) künstlichen Ernährung besonders profitieren. Studien belegen z. B. für Menschen mit einem Schlaganfall, dass eine Mangelernährung die Prognose verschlechtert und zu mehr Komplikationen führt [4], [13]. Bei amyotropher Lateralsklerose kann die frühzeitige Anlage einer PEG den Gewichtsverlust stoppen und die Zufuhr von hochkalorischer Sondennahrung das Körpergewicht stabilisieren; mehr Körpergewicht bedeutet eine längere Lebenserwartung. Auch beatmete Menschen mit ALS und einer schweren Dysphagie können oft lange oral Nahrung aus Genussgründen und zur Linderung von Durst und Hunger zu sich nehmen. PEG und orale Kost schließen sich nicht aus.

- Im **palliativen Setting** geht es insbesondere darum, Hunger und Durst zu stillen – unabhängig von der Nahrungs- und Flüssigkeitsmenge. Denn ein Zuviel an Nahrung und Flüssigkeit kann zu zusätzlichen Symptomen führen.

Die Frage nach ungenügendem Essen und Trinken stellt sich bei fast jedem Schwerkranken und Sterbenden und betrifft alle Beteiligten – zu pflegenden Menschen, dessen An- und Zugehörige, Pflegende, Ärzte und andere Berufsgruppen. Essen ist ein emotionales Thema und die Diskussionen werden oft sehr emotional geführt. Ernährung und Flüssigkeitsversorgung haben insbesondere für Behandelnde und Angehörige einen irrationalen Stellenwert („Man kann noch niemanden verhungern und verdursten lassen!"). Das Beenden der Ernährung wird oft mit aktiver Sterbehilfe verwechselt (➤ 1.4.1).

MERKE

Sterbebegleitung besteht darin, Hunger und Durst zu stillen, nicht eine adäquate Flüssigkeitszufuhr und Ernährung zu gewährleisten.

Ernährung in der Lebensendphase

Die Entscheidung über die Art der **Ernährung in der Lebensendphase** (Tage, Woche, ggf. auch Monate) muss immer individuell gestellt werden, insbesondere auch die Entscheidung für eine künstliche (enterale oder parenterale) Ernährung.

Folgende **Prinzipien** gelten:

- Solange der zu pflegende Mensch zu einer (auch noch so geringen) Willensäußerung fähig ist, muss sein Wille erfragt und respektiert werden. Eine „Zwangsernährung" ist nicht möglich.
- Zu klären ist:
  - Gibt es eine medizinische Indikation für die künstliche Ernährung?
  - Falls nicht: Für wen ist es wichtig, dass der zu pflegende Mensch isst bzw. künstlich ernährt wird?
  - Hat er Hunger? Die meisten schwer kranken und sterbenden Menschen haben keinen Hunger.
  - Welche Symptome sollen mit der (künstlichen) Ernährung gelindert werden? Welche Symptome sind durch eine künstliche Ernährung zu erwarten, z. B. Übelkeit, Reflux, Diarrhö, Ödeme?
  - Gibt es andere Möglichkeiten der Symptomkontrolle bzw. zum Erhalt oder zur Wiedererlangung der oralen Nahrungsaufnahme statt künstlicher Ernährung?
  - Was möchte der Betroffene? Jeder Mensch hat ein Recht darauf, die Nahrungsaufnahme von sich aus zu beenden.
  - Wie ist die vermutliche Lebenserwartung?
- Solange der zu pflegende Mensch noch kleine Mengen essen kann, sollte dies unterstützt werden.
- Alle Maßnahmen (Legen einer PEG, s. c. Infusion usw.) benötigen die Zustimmung der zu pflegenden Menschen bzw. seines Vorsorgebevollmächtigten/Betreuers.

Mit Beginn einer künstlichen Ernährung fällt meist ein großer Teil der Zuwendung weg, der zu pflegende Mensch wird mit dem Anhängen von Sondennahrung oder Infusionslösungen meist schnell „abgefüttert".

Entscheidungsfindung pro oder kontra künstliche Ernährung

Rechtliche Grundlagen ➤ 1.4.1

Da Diskussion für oder gegen eine künstliche Ernährung (heute meist mittels PEG) oft sehr emotional geführt wird, kann es hilfreich sein, rechtliche und ethische Prinzipien systematisch abzufragen (➤ Abb. 3.36).

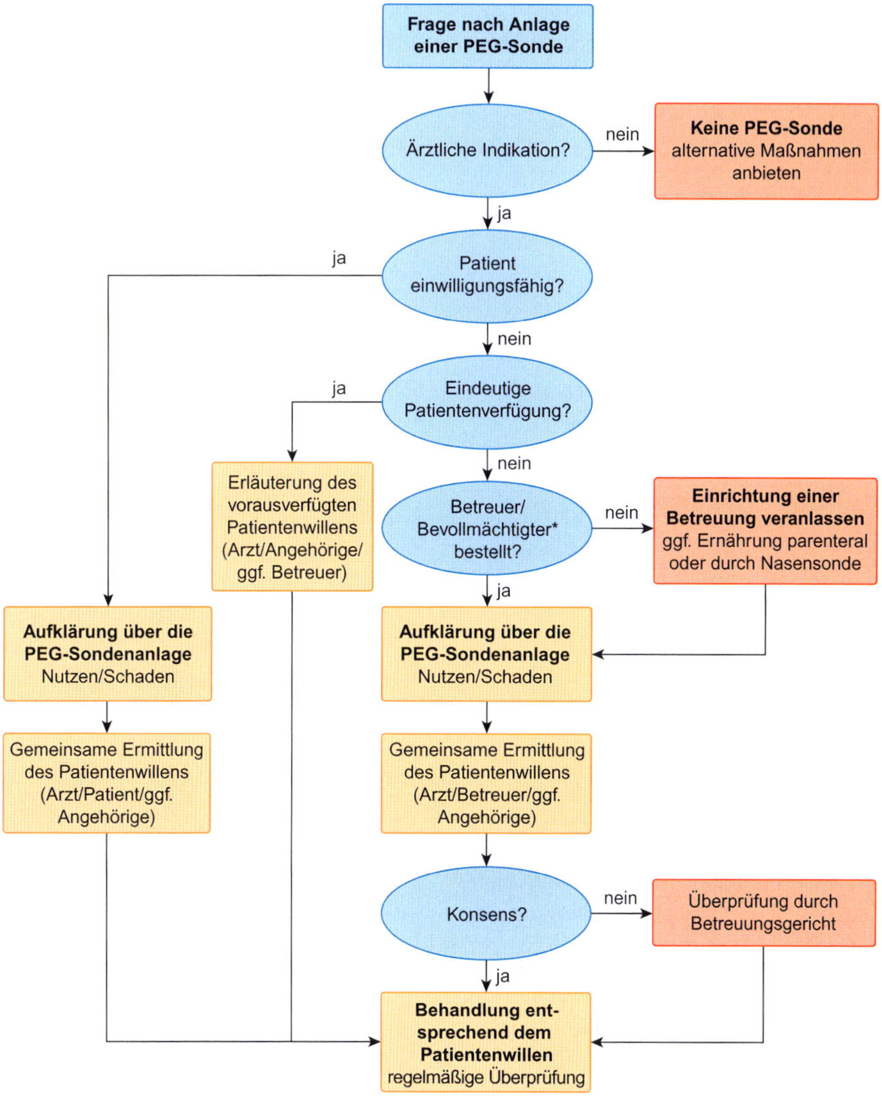

Abb. 3.36 Flussdiagramm zur Entscheidungsfindung über die Anlage einer PEG nach Borasio u. a. 2009, Bayerischer Landespflegeausschuss 2008 [15]. Gemäß dem Notvertretungsrecht sind auch Ehegatten gemeint (➤ 1.4). [L143]

MERKE

Individuelle Entscheidung notwendig

Der Beginn wie das Beenden einer künstlichen Ernährung muss immer individuell gestellt werden. Der Wille des zu pflegenden Menschen hat dabei oberste Priorität. Dieser kann auch in einer Patientenverfügung festgelegt sein (➤ 1.4.1).

Die künstliche Ernährung stellt eine medizinische Maßnahme dar, die der Einwilligung des zu pflegenden Menschen bzw. seines Bevollmächtigten/Betreuers/Ehegatten (gemäß Notvertretungsrecht, ➤ 1.4) bedarf. Aus medizinischer Sicht muss immer eine Nutzen-Schaden-Risikoanalyse durchgeführt werden.

Wird die Diskussion interdisziplinär geführt, haben alle an der Versorgung Beteiligten die Möglichkeit, ihre Meinung und Sichtweise einzubringen, auch wenn am Ende die Entscheidung vom zu pflegenden Menschen bzw. von seinem Vorsorgebevollmächtigten/Betreuer/Ehegatten (gemäß Notvertretungsrecht, ➤ 1.4) gemeinsam mit dem Arzt getroffen wird (dieser darf nicht ohne Zustimmung eine künstliche Ernährung durchführen).

Besteht zwischen Arzt und Bevollmächtigtem/Betreuer/Ehegatten (gemäß Notvertretungsrecht, ➤ 1.4) Konsens, kann entsprechend dem (mutmaßlichen) Patientenwillen gehandelt werden. Besteht ein Dissens, kann eine ethische Fallberatung (➤ 1.11.4) weiterhelfen. Ansonsten bleibt nur der Gang zum Betreuungsgericht.
Ist das gewünschte Therapieziel bzw. eine Verbesserung der Symptome nach 1–2 Wochen nicht erreicht, muss die Indikation für die künstliche Ernährung überprüft werden.

Flüssigkeitszufuhr

Für viele Menschen ist es unvorstellbar, auch nur einen Tag ohne Flüssigkeit auszukommen.

Die **Flüssigkeitszufuhr,** ob oral, per Infusion oder per PEG kann je nach Schwere der Erkrankung zu einer Verbesserung oder Verschlechterung des derzeitigen Zustands führen. Es ist aber nicht bewiesen, dass der Durst eines sterbenden Menschen durch eine parenterale Flüssigkeitsgabe (wenn keine PEG liegt), gelindert werden kann.

MERKE

Eine Flüssigkeitszufuhr führt nicht automatisch zu weniger Durst, denn das Durstgefühl wird durch eine trockene Schleimhaut im oralen Bereich getriggert. Verspürt ein Mensch kein Trockenheitsgefühl im Mund, empfindet und äußert er auch keinen Durst. Der Feuchtigkeitszustand der Mundschleimhaut ist daher elementar und damit auch eine ausreichende und intensive Mundpflege (➤ 3.10.6).

Wie bei der künstlichen Ernährung muss auch die Indikation für die künstliche Flüssigkeitsgabe (z. B. als s. c. Infusion) individuell gestellt werden. Auch dies ist eine ärztliche Maßnahme und bedarf der Zustimmung des Betroffenen oder seines Bevollmächtigten/Betreuers. Nutzen und Schaden müssen gegeneinander abgewogen werden.

Die unreflektierte Fortführung einer (s. c.) Flüssigkeitsgabe bis in die Terminalphase ist kontraproduktiv, sie erhöht das Risiko von peripheren Ödemen, Aszites, Pleuraergüssen und Lungenödemen. Diese Nebenwirkungen schränken die Lebensqualität ein und können das Sterben qualvoll verlängern.

Die Entscheidung für eine parenterale Flüssigkeitsgabe erfolgt individuell und zielt auf die Vermeidung belastender Symptome ab, z. B. wenn trotz regelmäßiger Mundpflege ein Durstgefühl besteht.

Terminale Dehydratation

DEFINITION

Terminale Dehydratation: Langsame und allmähliche Verminderung des Wasser- und Salzgehalts des Körpers in der Sterbephase (➤ 1.10.1). Abzugrenzen davon ist die **akute Dehydratation,** z. B. durch Blutverlust, schweres Erbrechen und Durchfall, die immer behandlungsbedürftig ist.

Die **terminale Dehydratation** ist physiologisch, also dem Sterbeprozess natürlich zugehörig, und verursacht typische Symptome:

- Verringerung der Urinmenge → oft kein Blasenkatheter (mehr) notwendig
- Blutdrucksenkung und Durchblutungsminderung
- Schläfrigkeit, abnehmende Unruhe, manchmal gesteigerte Verwirrtheit
- Geringeres Schmerzempfinden
- Weniger Darmbewegungen, Erbrechen und Übelkeit, dafür Obstipation
- Geringere Atemnot, Sekretbildung und Husten, aber evtl. zähes Sekret
- Geringere Ödembildung, z. B. periphere Ödeme, Hirnödem, Lungenödem
- Natürliche Anästhesie durch Abnahme der Elektrolyte → Entspannung, manches Mal Muskelkrämpfe
- Natürliche Endorphinproduktion aufgrund geringeren Leidens

Rehydratation in der Terminalphase

Indikationen für eine **Rehydratation in der Terminalphase** sind:

- Unruhe, Delir (➤ 3.8.3)
- Übelkeit
- Durstgefühl trotz intensiver Mundpflege
- Muskelkrämpfe
- Toxische Medikamentenkonzentration
- Wunsch des zu pflegenden Menschen

Meist reichen 500 ml NaCl 0,9 %/Tag, um die Symptome zu verbessern. Nach 24 Std. muss die Indikation im Sinne einer erreichten Symptomverbesserung überprüft werden.

MERKE

Die Beendigung einer (nicht mehr indizierten oder vom Patienten gewünschte) Flüssigkeitszufuhr ist ethisch und rechtlich mit der Beendigung anderer lebensverlängernder Maßnahmen gleichzusetzen.

MERKE

Künstliche Ernährung und Demenz

Untersuchungen [22, 23] belegen, dass Menschen mit Demenz häufig nicht von der Anlage einer PEG profitieren, die erfolgt, um eine Aspirationspneumonie zu verhindern, die Ernährung zu verbessern oder das Leben zu verlängern. Menschen mit Demenz können in den letzten Lebensphasen mehrere Monate mit minimaler Kalorienzufuhr überleben. Zudem bringt die PEG keine Besserung der Lebensqualität. Die Verweigerung von Nahrung und Flüssigkeit am Lebensende ist als Willensäußerung des zu pflegenden Menschen zu respektieren – auch wenn er ggf. nicht mehr die gesamte Situation beurteilen kann. Der Nutzen sollte den Schaden einer PEG-Anlage überwiegen, um sie zu empfehlen. Hierbei müssen auch Komplikationen einer PEG-Anlage wie lokale Infektionen, Peritonitis, Durchfälle, Fixierungsmaßnahmen und ihre Folgen berücksichtigt werden. Eine Aspirationspneumonie lässt sich durch die PEG nicht verhindern.

MERKE

Künstliche Ernährung im Syndrom reaktionsloser Wachheit

Eine künstliche Ernährung bei Menschen mit dem Syndrom reaktionsloser Wachheit muss nach denselben Kriterien eingeleitet werden wie in anderen Situationen (➤ Abb. 3.36). Schwierig ist die Entscheidung, wenn kein Patientenwille vorliegt und auch der mutmaßliche Wille des Betroffenen nicht klar ist.
Die fachlichen Positionen dazu sind kontrovers oder unklar. Einige Fälle sind in den letzten Jahren an die Öffentlichkeit und zu den Gerichten gelangt und zeigen, wie problematisch eine Entscheidung für oder gegen eine künstliche Ernährung bei Menschen mit einer schweren Hirnschädigung ist. Meist geht es darum, eine einmal begonnene künstliche Ernährung zu einem bestimmten Zeitpunkt einzustellen, wenn keine Remission mehr vermutet wird.
Ein Syndrom der reaktionslosen Wachheit ist kein hinreichendes Kriterium für die Beendigung einer künstlichen Ernährung. Jedoch können weitere Komplikationen die Fortführung der Ernährung nicht mehr sinnvoll erscheinen lassen oder der Wille des zu pflegenden Menschen einer weiteren Ernährung entgegenstehen.

Pflegerische Maßnahmen

- Den Menschen in der letzten Lebensphase immer wieder nach Hunger und Durst, Essens- und Trinkwünschen fragen. Es muss sichergestellt sein, dass er immer essen und trinken kann, wenn er möchte und was er möchte.
- Wunschkost erfragen und anbieten; Lieblingsessen von den Angehörigen mitbringen lassen; Speisen in kleinen Portionen ansprechend herrichten.
- Flüssige Nahrung und Getränke bei Bedarf und auf Wunsch anbieten; das Trinken kann evtl. mit einem Trinkhalm erleichtern.
- Zulassen, dass der zu pflegende Mensch nur geringe Mengen isst und trinkt. Das Verweigern von Essen und Trinken im Sterbeprozess muss akzeptiert werden.
- Zu pflegenden Menschen ermutigen, Lieblingsspeisen und -getränke in den Mund zu nehmen, sie zu kauen, zu schmecken und dann ggf. auszuspucken (Genuss statt Muss).
- Zu pflegenden Menschen anbieten, Speisen nachzuwürzen oder zu pürieren.
- Zu pflegenden Menschen zum Essen in eine angenehme Position bringen.
- Verschiedene Hilfsmittel (u. a. geeignete Trinkbecher, Löffel) anbieten und ausprobieren lassen.
- Essen in Gesellschaft anbieten, Ablehnung respektieren.
- Sekundäre Ursachen und Symptombelastungen in Bezug auf Essen und Trinken (➤ 3.5.2) behandeln (lassen).
- Mundtrockenheit engmaschig behandeln, halbstündliche bis stündliche Mundpflege (➤ 3.10.6) anbieten.
- Orale Flüssigkeitsgabe so lange wie möglich aufrechterhalten. Die meisten Sterbenden können bis kurz vor ihren Tod kleine Schlucke trinken. Falls nicht, können kleine Flüssigkeitsmengen mittels Pipette oder eines Sprühfläschchens (➤ Abb. 3.53) in den Mund eingebracht werden.
- An- und Zugehörigen die Angst nehmen, der Betroffene könnte verdursten. Es gibt viele positive Erfahrungen mit friedlich Sterbenden mit terminaler Dehydratation. Den Angehörigen andere Möglichkeiten der Zuwendung aufzeigen.

MERKE

Weniger künstlich zugeführte Flüssigkeit und Ernährung bedeutet für die meisten Sterbenden mehr Lebensqualität. Die Verringerung von Flüssigkeit und Ernährung führt dazu, dass vermehrt Endorphine ausgeschüttet werden, die eine Verringerung von Schmerzen und eine Stimmungsaufhellung bewirken können.

Eine bereits begonnene künstliche Ernährung muss ggf. reduziert oder eingestellt werden. Das kann der Fall sein, wenn der zu pflegende Mensch seine Einwilligung zur künstlichen Ernährung widerruft, sich aus der Patientenverfügung ergibt, dass er ab einem bestimmten Zeitpunkt nicht mehr ernährt werden möchte oder der zu pflegende Mensch bzw. sein Bevollmächtigter/Betreuer diese Entscheidung treffen, weil der Sterbeprozess eingesetzt hat.

Angehörigenberatung

Für **An- und Zugehörige** stellt es eine große Belastung dar, dass der sterbende Mensch immer weniger isst. Sie haben Angst, der er verhungert und verdurstet. Zudem leiden sie darunter, dass sie ihre Liebe und Zuneigung nicht mehr über die Zubereitung und ggf. die Anreichung von Kulinarischem zeigen können.

- An- und Zugehörige darüber aufklären, dass ein Organismus im Sterbeprozess weniger Nahrung und Flüssigkeit benötigt
- Gespräche anbieten, in denen sie über ihre Ängste sprechen können
- Darauf hinweisen werden, dass das Wichtigste das Wohlbefinden des Sterbenden ist
- Darüber informieren, dass mögliche Probleme (z. B. Übelkeit, Wassereinlagerung) durch Nahrungs- und Flüssigkeitszufuhr ausgelöst werden können
- An- und Zugehörige in die Pflege miteinbeziehen (wenn gewünscht), damit sie weiterhin ihre Liebe und Zuneigung zum Ausdruck bringen können, z. B. Mundpflege durchführen, Haare kämmen, eincremen, etwas vorlesen, Hände oder Füße massieren lassen

Sterbefasten

DEFINITION

Sterbefasten: Freiwilliger Verzicht auf Essen und Trinken (FVET)/Nahrung und Flüssigkeit (FVNF) aufgrund unerträglich anhaltenden Leidens als Entscheidung, den Sterbeprozess zu beschleunigen oder das eigene Leben selbstbestimmt vorzeitig zu beenden. Der freiwillige Verzicht auf Essen und Trinken ist nicht als Suizid zu werten.

Sterbefasten ist eine besondere Form der Nahrungsverweigerung und muss unbedingt von der Nahrungsverweigerung als Folge von Übelkeit und Erbrechen, Depression, im Rahmen von Demenz oder Schmerzen u. a. abgegrenzt werden.

Seit 2010 ist das Sterbefasten zunehmend in die fachliche und gesellschaftliche Öffentlichkeit gerückt. Doch Dokumente, schon aus der Antike, belegen eine lange Tradition in Kulturen in Bezug auf einen selbstbestimmten Tod.

Der **freiwillige Verzicht auf Nahrung und Flüssigkeit** stellt eine Option dar, den Zeitpunkt des Todes früher herbeizuführen, um unerträgliche Leidenszustände zu beenden. Der Mensch wiedersetzt sich dem Verlangen, zu essen und zu trinken, was letztendlich zu seinem Tod führt. Die Entscheidung eines FVET geht von einer entscheidungsfähigen und aufgeklärten Person aus, die urteilsfähig ist und grundsätzlich essen und trinken könnte, dies aber aus freiem Willen ablehnt. Die so sterbewilligen Personen leiden in den meisten Fällen an einer Krebserkrankung, aber auch an anderen körperlichen oder psychischen Erkrankungen, oft mit Fatigue und Schmerzen, sehen keine Aussicht auf Besserung des Zustands und haben Angst davor, von anderen abhängig zu sein.

Dieser Entschluss sollte genau wie jede andere Form eines Sterbewunschs bei palliativ zu pflegenden Menschen vom Behandlungsteam wahrgenommen und respektiert werden. FVET ist nicht als Suizid zu bewerten, kann aber auch nicht als Therapieverzicht eingeordnet werden. Vielmehr ist FVET als eigene Handlungskategorie zu betrachten. In die Todesbescheinigung kann „natürlicher Tod" eingetragen werden.

MERKE

Beim Sterbefasten isst und trinkt ein Mensch nicht mehr, weil er sterben will. Davon abzugrenzen ist die Tatsache, wenn jemand nicht mehr isst und trinkt, weil er z. B. unter Übelkeit oder Appetitlosigkeit leidet, das Essen und Trinken vergisst (z. B. bei Demenz) oder im Sterben liegt.

MERKE

Essen und Trinken ist keine medizinische Behandlung, deshalb kann weder für die Weiterführung noch für den Verzicht auf Essen und Trinken eine medizinische Indikation gestellt werden. Die Entscheidung über FVET liegt deshalb allein beim zu pflegenden Menschen. Eine Aufklärung oder gemeinsame Entscheidungsfindung ist nicht notwendig und auch nicht sinnvoll.

Die Entscheidung für eine FVET ist für das Behandlungsteam oft ethisch komplex und manchmal herausfordernd. Der Entschluss einer entscheidungsfähigen Person zum FVET sollte nicht infrage gestellt werden. Diese Entscheidung liegt allein beim sterbewilligen Menschen, sie ist vom Behandlungsteam zu akzeptieren und zu respektieren. Jedoch ist vom Behandlungsteam zu prüfen, wie weit der Entschluss zur FVET die Therapie beeinflussen kann. So kann z. B. die Umstellung einer oralen Medikation notwendig werden.
Sowohl von der Deutschen Gesellschaft für Palliativmedizin (DGP) als auch von der Österreichischen Palliativgesellschaft (OPG) und der Schweizerischen Akademie der Medizinischen Wissenschaften gibt es Stellungnahmen bzw. orientierende Hinweise zum Umgang mit Sterbefasten (s. Weiterführende Literatur).

Zwischen Selbstbestimmung und Abhängigkeit

Die Entscheidung zum FVET ist ein hochindividueller und autonomer Prozess. Im Verlauf ist die sterbewillige Person aber zunehmend auf die Begleitung und Unterstützung von An- und Zugehörigen und den Pflegenden angewiesen, weil sie körperlich immer schwächer wird und irgendwann das Bett nicht mehr verlassen kann. Deshalb muss die Begleitung durch andere im Vorhinein geplant werden. Es muss auch an Hilfsmittel gedacht werden, z. B. einen Toilettenstuhl, Inkontinenzversorgung, evtl. eine Antidekubitusmatratze.

Eine FVET ist in allen Versorgungssettings möglich. Im häuslichen Bereich sollte eine 24-Stunden-Begleitung gewährleistet und der Kontakt zu einem SAPV-Team hergestellt sein.

MERKE

Dokumentation des Sterbewillens

Um den eigenen Willen zu dokumentieren, aber auch, um diejenigen, die den Prozess des Sterbefastens begleiten, abzusichern, hält die sterbewillige Person idealerweise vor Beginn in einer Verfügung – auch zusätzlich zu einer bereits vorhandenen Patientenverfügung – ihren Entschluss zum Sterbefasten fest. Die Gültigkeit der Verfügung in rechtlicher Hinsicht sollte durch einen Zeugen bestätigt werden.
Zudem ist festzuhalten, ob die sterbewillige Person möchte, dass ihr während des Sterbefastensprozesses unaufdringlich Nahrung und Flüssigkeit angeboten werden. Auch für den Fall, dass sie irgendwann den starken Wunsch nach einem Getränk verspürt und diesen spontan äußert, ist festzuhalten, ob man diesem Bedürfnis nachgeben soll oder nicht und sie darauf aufmerksam machen soll, dass damit der Sterbeprozess verlängert würde.
Eine solche Verfügung bietet die Deutsche Gesellschaft für Humanes Sterben als Anlage in ihrer Publikation zum Thema [19]. Die Deutsche Gesellschaft für Palliativmedizin, Sektion Ernährung, stellt einen Fragenbogen zur Vorbereitung auf FVET in ihrer Publikation zum Thema zur Verfügung [20].

Prozess des Sterbefastens

Das Hungergefühl wird meist gut toleriert und ist nach einigen Tagen nicht mehr zu spüren. Außerdem werden durch den Nahrungsverzicht Endorphine aktiviert, die zu gehobener, manches Mal auch zu euphorischer Stimmung führen. Das Durstgefühl wird dagegen eher als unangenehm wahrgenommen, denn Rezeptoren im Mund- und Rachenraum signalisieren dem Gehirn bei trockener Schleimhaut durch zunehmende Dehydratation „Durst". Das Symptom bleibt bis zum Schluss bestehen. Der vollständige Verzicht auf Flüssigkeit (< 50 ml/Tag) führt am schnellsten zum Tod. Wird konsequent auf Flüssigkeit verzichtet, liegt die Dauer des Sterbefastens bei wenigen Tagen (3–10, selten länger). Wird auf Trinken nicht völlig eingestellt, kann es 4–6 Wochen dauern, bis der Tod eintritt.

Bis auf wenige Tage vor Eintritt des Todes ist der Sterbewillige meist bei vollem Bewusstsein und geistig klar. Er nimmt sowohl die Beschwerlichkeit seines Wegs (körperlicher Zerfall wird „hautnah" bis zum Ende erlebt) als auch die Hilfe und Zuwendung der Begleitenden war. Im Idealfall kann der Prozess des Sterbefastens zu einer erfüllenden Zeit des harmonischen Abschiednehmens genutzt werden, was später den Angehörigen die Trauerarbeit sehr erleichtert.

Ähnlich wie beim natürlichen Sterbeverlauf kommt es auch beim Sterbefasten im späteren Verlauf mitunter zu unruhigen Phasen, gelegentlich von nur wenigen Minuten, selten von mehr als 1–2 Tagen. Diese können mit Medikamenten abgemildert oder beendet werden (➤ 3.9). Äußert der Sterbewillige in einer solchen Situation den Wunsch, etwas trinken oder essen zu wollen, kann das für alle Seiten entlastend sein – diesem Wunsch ist dann nachzukommen.

Es ist nicht auszuschließen, dass es auch beim Sterbefasten zu einem Delir kommen kann, das umgehend zu behandeln ist.

Rolle der Angehörigen

Vor allem wenn Sterbefasten im häuslichen Umfeld stattfinden soll, ist eine frühzeitige und kontinuierliche Kommunikation zwischen der sterbewilligen Person und ihren Angehörigen notwendig, die beide Seiten oft als langwierigen Prozess erleben – bis hin zu einer friedlichen Annahme der Situation.

Nicht immer gelingt ein guter Konsens, z. B., wenn sich Sterbewillige und Familie schon länger entfremdet haben oder wenn aufseiten der Familie moralische und ambivalente Bedenken gegen eine suizidale Absicht bestehen. Nicht selten gibt es auf beiden Seiten Schuldgefühle und -zuweisungen, aufseiten der Angehörigen auch Verlustangst und Überforderung.

In dieser Zeit benötigen An- und Zugehörige eine besonders intensive Zuwendung vom Behandlungsteam sowie sensible und achtsame Begleitung. Abschiednehmen braucht Zeit, Gefühle von Angst, Verzweiflung, Schuldgefühle, Trauer können diesen Prozess erschweren. Entlastung ist möglich, wenn die Autonomie des Sterbewilligen in den Mittelpunkt gestellt wird.

Angehörigen muss abgeraten werden, ein Sterbefasten zu begleiten, wenn sie dazu nicht Ja sagen können, weil die Belastungen auf beiden Seiten zu groß wären.

MERKE

Vom Behandlungsteam werden sowohl der sterbewilligen Person wie auch ihren Angehörigen Informationen zum erwarteten Verlauf, über mögliche Symptome und Symptomkontrolle angeboten. Der Sterbewillige sollte auch wissen, dass der Wunsch nach Essen und Trinken immer erfüllt wird. Doch auch im Behandlungsteam gibt es manches Mal moralische Bedenken und ethisch kontroverse Diskussionen.

Empfehlungen zum zeitlichen Ablauf

Um Nebenwirkungen zu minimieren, ist der Entzug von Nahrung und Flüssigkeit schrittweise zu reduzieren (➤ Abb. 3.37). Das gilt auch für eine schon begonnene künstliche Ernährung. Auf Wunsch des zu pflegenden Menschen kann es noch ein Abschiedsessen geben.

Wichtig ist, die Flüssigkeitsgabe zunächst fortzusetzen, damit Abbauprodukte, z. B. Harnsäure, besser ausgeschieden werden können und so einem Gichtanfall und Nierensteinen vorgebeugt wird. Nach einigen Tagen kann die Flüssigkeitszufuhr schrittweise reduziert werden.

Durch das Absetzen der Nahrung kommt es zu einem niedrigen Blutdruck, der kompensatorisch mit einer erhöhten Herzfrequenz, Schwindel, innerer Un-

Phase	Essen	Trinken
1	Reduktion der Nahrungsaufnahme und Energiezufuhr bis ca. 1500 kcal/Tag	Trinkmenge entsprechend den bisherigen Gewohnheiten; Trinkmenge bzw. Flüssigkeitszufuhr bilanzieren
2	Schrittweise Reduktion der Nahrungsaufnahme und Energiezufuhr bis ca. 600 kcal/Tag	Abgesetzte Nahrungsmenge durch zusätzliche orale Flüssigkeitszufuhr ersetzen
3	Komplettes Einstellen der Nahrungsaufnahme	Erhöhung der Trinkmenge auf max. 30 ml/kg Körpergewicht, gleichmäßig über den Tag verteilt
4		Schrittweise Reduktion der oralen Flüssigkeitszufuhr, z. B. tägliche Halbierung
5		Reduzierung der Flüssigkeitsmenge auf max. 50 ml/Tag (diese Menge verlängert das Leben nicht)

Abb. 3.37 Eine schrittweise Reduzierung von Nahrung und Flüssigkeitszufuhr verhindert Nebenwirkungen. Dieser prinzipielle Ablauf kann und soll jedoch individualisiert werden. [M845, L143]

ruhe und Irritationen in der Körperwahrnehmung einhergehen kann. Bei empfindlichen Menschen kann es zu Magenschmerzen kommen, die mit warmen, milden Kräutertees oder warmem Wasser behandelt werden können, solange der Patient noch trinken möchte.

Pflegerische Begleitung

- Intensive Mundpflege zur Behandlung von Mundtrockenheit (➤ 3.10.6).
- Kleine Flüssigkeitsmengen anbieten (nach Absprache), wenn sich der Durst nicht ausreichend mit der Mundpflege lindern lässt – mit entsprechend längerem zeitlichen Verlauf bis zum Tod.
- Appetitsteigernde Medikamente nach Absprache mit dem zu pflegenden Menschen absetzen (➤ 3.5.2).
- Maßnahmen bei Verwirrtheit/Unruhe und Delir, evtl. befristete Gabe von Flüssigkeit; im Vorhinein mit der sterbewilligen Person absprechen, ob im Fall der Verwirrtheit Flüssigkeit parenteral gegeben werden soll.
- Beratung zur Sturzgefahr durch Schwäche und Schwindel aufgrund der Dehydratation und zunehmenden Gewichtsabnahme; Toilettenstuhl bereitstellen.
- Beratung zur Dekubitusgefahr durch zunehmende Kachexie, Anbieten von prophylaktischen Maßnahmen, um zusätzliche Schmerzen zu vermeiden; ggf. Antidekubitusmatratze organisieren, wenn sich der Sterbeprozess verzögert.
- Vor Beginn des Sterbefastens – wie bei Fastenkuren – eine Darmreinigung erwägen (orale Abführmittel, Klistier, Einlauf), um einer starken Obstipation mit Druck im Bauch und Völlegefühl vorzubeugen. Zur Entspannung der Bauchregion Bauchmassage (z. B. mit Lavendelöl, Vier-Winde-Öl: Anis, Fenchel, Koriander, Kümmel).
- Zunehmendes Ruhebedürfnis durch die allgemeine Schwäche und Müdigkeit beachten; pflegerische Maßnahmen immer mit der sterbewilligen Person absprechen, oft wird die Schläfrigkeit als wohltuend empfunden.
- Für wasserdichte Unterlage oder Inkontinenzversorgung sorgen, da in der zweiten Hälfte der Sterbefastenzeit Endurin ausgeschieden wird.
- Zu Beginn der FVET mit dem zu pflegenden Menschen absprechen, ob und in welchem Umfang ihm Nahrung und Flüssigkeit angeboten werden sollen, ggf. kann immer ein Glas mit Wasser in erreichbarer Nähe stehen.
- Medikamente und Therapien, die nicht dem Ziel der bestmöglichen Lebensqualität dienen, absetzen lassen.
- Notwendige symptomlindernde Medikamente (z. B. Analgetika) parenteral verabreichen.
- Im Behandlungsteam absprechen, welche Parameter gemessen und dokumentiert werden sollen. In der Regel kann das Messen von Parameter wie Vitalzeichen, Blutzucker, Sauerstoffsättigung eingestellt werden, wenn kein Nutzen für eine Symptomlinderung besteht.
- Symptomlast erfassen, insbesondere Schmerzen, Atemnot, Verwirrtheit, Angst, Mundtrockenheit, Bewusstseinszustand – nach Möglichkeit als Selbsteinschätzung, ansonsten als Fremdeinschätzung durch An- und Zugehörige bzw. Pflegefachpersonen.
- Arzt informieren, wenn sich ein delirantes Syndrom mit verwirrtem und aggressivem Verhalten entwickelt; für ruhige Umgebung sorgen, nur wenige Personen sorgen für Pflege und Betreuung.

LITERATUR

1. Bartolome G, Neumann S. Physiologie des Schluckvorgangs. In: Bartolome G, Schröter-Morasch H. (Hrsg.). Schluckstörungen. Diagnostik und Rehabilitation. 4. A. München: Elsevier, 2010.
2. Prosiegel M, Weber S. Dysphagie, 3. A. Berlin: Springer, 2018.
3. Bausewein S, Roller S, Voltz R (Hrsg.). Leitfaden Palliative Care, 7. A. München: Elsevier, 2021.
4. Dziewas R, Pflug C et al. Neurogene Dysphagie. S1-Leitlinie. 2020. Aus: https://register.awmf.org/assets/guidelines/030-111l_Neurogene-Dysphagie_2020-05.pdf (letzter Zugriff: 1.11.2023).
5. Ploner C, Rollke R et al. Palliativmedizinische Versorgung neurologischer Erkrankungen. S2k-Leitlinie. 2023. Aus: https://register.awmf.org/assets/guidelines/030-145l_S2k_Palliativmedizinische-Versorgung-neurologischer-Erkrankungen_2023-04.pdf (letzter Zugriff: 1.11.2023).
6. Schwegler H. Trachealkanülenmanagement. 3. A. Idstein: Schulz-Kirchner, 2020.
7. Dziewas R, Warnecke T. Schlucken und Schluckstörungen. In: Groß M. (Hrsg.). Neurologische Beatmungsmedizin. Auf der Intensivstation, in der Frührehabilitation, im Schlaflabor, zu Hause. Berlin: Springer, 2020. S. 89–104.
8. Valentini L et al. Deutsche Gesellschaft für Ernährungsmedizin (DGEM). DGEM-Terminologie in der Klinischen

Ernährung. Aktuelle Ernährungsmedizin 2013; 38(2): 97–111. Aus: www.dgem.de/sites/default/files/PDFs/Leitlinien/Terminologie.pdf (letzter Zugriff: 1.11.2023).
9. Volkert D et al. Leitlinie der Deutschen Gesellschaft für Ernährungsmedizin (DGEM) in Zusammenarbeit mit der GESKES, der AKE und der DGG. Klinische Ernährung in der Geriatrie. Teil des laufenden S3-Leitlinienprojekts Klinische Ernährung. 2013; 38(3): e1–e48. Aus: www.dgem.de/sites/default/files/PDFs/Leitlinien/S3-Leitlinien/073-019l_S3_Klinische_Ernährung_Geriatrie_2015-12.pdf (letzter Zugriff: 1.11.2023).
10. Kränzle S et al. (Hrsg.). Palliative Care. 6. A. Berlin: Springer, 2018.
11. Dahse K, Hoffmann UM. Essen und Trinken am Lebensende. Palliative Care. Pharmazeutische Zeitung. 9.4.2023. Aus: www.pharmazeutische-zeitung.de/essen-und-trinken-am-lebensende-139265 (letzter Zugriff: 1.11.2023).
12. Österreichische Gesellschaft für Phytotherapie. Magentees bei Appetitlosigkeit, z. B. Rekonvaleszenz. 2025. Aus: www.phytotherapie.at/archiv/rezeptursammlung_archiviert/rezepturen_magentees_appetitlosigkeit.htm (letzter Zugriff: 15.6.2025).
13. Wirth R et al. Leitlinie der Deutschen Gesellschaft für Ernährungsmedizin (DGEM) in Zusammenarbeit mit der GESKES, der AKE und der DGG. Klinische Ernährung in der Neurologie. Teil des laufenden S3-Leitlinienprojekts Klinische Ernährung. 2013; 38(4): e49–e89. Aus: www.dgem.de/sites/default/files/PDFs/Leitlinien/Terminologie.pdf (letzter Zugriff: 1.11.2023).
14. Groß M, Summ O. Rehabilitation bei Amyotropher Lateralsklerose. Nervenheilkunde. 2019; 38(5): 249–256.
15. Löser C (Hrsg.). Unter- und Mangelernährung. Stuttgart: Thieme, 2011.
16. Leitlinie der DGP Sektion Pflege. Ernährung und Flüssigkeit in der letzten Lebensphase. o. J. Aus: www.dgpalliativmedizin.de/images/stories/pdf/Leitlinie_Ernährung_end.pdf (letzter Zugriff: 1.11.2023).
17. Kojer M (Hrsg.). Alt, krank und verwirrt. Einführung in die Praxis der Palliativen Geriatrie. 4. A. Stuttgart: Kohlhammer, 2022.
18. Züricher Hochschule für Angewandte Wissenschaften. Sterbefasten. 2025. Aus: www.zhaw.ch/de/gesundheit/forschung/pflege/projekte/sterbefasten (letzter Zugriff: 15.6.2025).
19. Birnbacher D et al. Mit Sterbefasten das Leben selbstbestimmt beenden. Informationen für die Praxis. DGHS-Schriftenreihe 18. 2022. Aus: www.dghs.de/fileadmin/content/02_service/08_publikationen/00_pdfs/18_Broschuere_18_klein.pdf (letzter Zugriff: 15.6.2025).
20. Radbruch L et al. Positionspapier der Deutschen Gesellschaft für Palliativmedizin zum freiwilligen Verzicht auf Essen und Trinken. 2019. Aus: www.dgpalliativmedizin.de/phocadownload/stellungnahmen/DGP_Positionspapier_Freiwilliger_Verzicht_auf_Essen_und_Trinken.pdf (letzter Zugriff: 15.6.2025).
21. Bullermann-Benend M et al. Zur Begleitung beim freiwilligen Verzicht auf Essen und Trinken (FVET). Handreichung der Sektion Ernährung der Deutschen Gesellschaft für Palliativmedizin. 2. A. 2022. Aus: www.dgpalliativmedizin.de/images/RZ_220713_Broschuere_FVET_online.pdf (letzter Zugriff: 1.11.2023).
22. Davies N et al. Enteral tube feeding for people with severe dementia. Cochrane Library. 2021 Aus: www.cochranelibrary.com/cdsr/doi/10.1002/14651858.CD013503.pub2/full (letzter Zugriff: 30.5.2025).
23. Deutsche Alzheimer Gesellschaft. Empfehlungen zum Einsatz einer Magensonde bei Demenz. Selbsthilfe Demenz. 2020. Aus: www.deutsche-alzheimer.de/fileadmin/Alz/pdf/empfehlungen/empfehlungen_einsatz_magensonde_bei_demenz.pdf? (letzter Zugriff: 30.5.2025).

Weiterführende Literatur

Bayerisches Staatsministerium für Arbeit und Sozialordnung, Familie und Frauen (Hrsg.). Künstliche Ernährung und Flüssigkeitsversorgung. Leitfaden des bayerischen Landespflegeausschusses. 2008. www.krh.de/fileadmin/user_upload/krh.de/ethik/krh_kek_kuern-leitfaden.pdf

Boudwijan C, Walther C. Ausweg am Lebensende, 6. A. München: Reinhardt, 2021.

Bundesärztekammer. Sterbebegleitung. www.bundesaerztekammer.de/themen/medizin-und-ethik/sterbebegleitung

Feichtner A, Weixler D, Birklbauer A. Freiwilliger Verzicht auf Nahrung und Flüssigkeit um das Sterben zu beschleunigen. Wiener Medizinische Wochenschrift. 2018; 168(7–8): 168–176. https://link.springer.com/article/10.1007/s10354-018-0629-z

Kaufmann P, Trachsel M, Walther C. Sterbefasten. Fallbeispiele zur Diskussion über den Freiwilligen Verzicht auf Nahrung und Flüssigkeit. 2. A. Stuttgart: Kohlhammer, 2022.

Schweizerische Akademie der Medizinischen Wissenschaften (SAMW). Sterben und Tod. www.samw.ch/de/Ethik/Themen-A-bis-Z/Sterben-und-Tod.html

www.sterbefasten.ch: Prof. André Fringer (Zürcher Hochschule für Angewandte Wissenschaften, ZHAW) und Mitarbeitende publizieren eine Reihe von Erhebungen zum Sterbefasten und bieten Informationen und Beratungen an.

www.sterbefasten.com: Christiane und Hans-Christoph zur Nieden geben Infos, Fortbildungen sowie Beratungen bei Sterbefasten.

www.sterbefasten.org: Breites Informationsangebot zum Sterbefasten, u. a. FAQs, 25 Fallbeispiele in Kurzform.

3.6 Obstipation und Ileus

Dorothee Steinker, Christine Keller

DEFINITION

Obstipation *(Verstopfung):* Stuhlverhalt mit hartem Stuhl, Schmerzen bei der Defäkation, seltenen Defäkationen (Stuhlentleerung) und dem Gefühl der unvollständigen Entleerung.

Obstipation tritt bei etwa 30–80 % aller Menschen in Palliativversorgung auf [5, 8]. Bei Opioideinnahme leiden alle Patienten ohne Prophylaxe unter einer Obstipation.

Die Defäkationsfrequenz pro Woche allein ist für die Diagnosestellung nicht ausreichend, denn diese ist individuell unterschiedlich.

3.6.1 Formen und Ursachen

Es können verschiedene **Formen** der Obstipation unterschieden werden, die auch auf unterschiedliche **Ursachen** zurückzuführen sind:

- **Akut:** Plötzlich auftretend und von kurzer Dauer, z. B. in ungewohnter Umgebung, nach einer Operation, nach Einnahme bestimmter Medikamente, nach veränderter Nahrungsaufnahme
- **Chronisch:**
  - Chronisch-habituell (funktionell, d. h. ohne körperliche bzw. krankheitsbedingte Ursachen) als Folge von unguten Lebensgewohnheiten wie Bewegungsmangel, ballaststoffarmer Kost, Flüssigkeitsmangel, hektischer Lebensweise mit zu wenig Zeit für Essen und Toilettengänge
  - In Zusammenhang mit Erkrankungen, z. B. Querschnittsyndrom, Myopathien, Dickdarmkrebs, dauerhafter Einnahme von Opioiden, allgemeiner Schwäche
- **Pseudoverstopfung:** Kurzeitige Reduzierung der Defäkationsfrequenz, z. B. nach Ernährungsumstellung, beim Fasten, nach Durchfällen

Eine **chronische Obstipation** liegt vor, wenn die drei folgenden Kriterien seit mindestens 3 Monaten bestehen:

- ≥ 2 der folgenden Symptome bei mehr als 25 % der Stuhlentleerungen:
  - Klumpiger oder harter Stuhl
  - Starkes Pressen notwendig
  - Gefühl der unvollständigen Entleerung
  - Gefühl der Obstruktion
  - Manuelle Manöver, z. B. digitale Manipulation, zur Erleichterung notwendig
  - < 3 spontane Stuhlentleerungen/Woche
- Weiche Stühle kommen ohne Laxanzien nur selten vor.
- Es besteht kein Reizdarmsyndrom.

MERKE

Bei einer neu aufgetretenen Obstipation ist auch an die Möglichkeit einer Rückenmarkskompression durch Tumoren, Metastasen bzw. Wirbelkörperfrakturen zu denken.

MERKE

Obstipation in palliativen Situationen

Die häufigsten Ursachen für Obstipation sind

- Allgemeine Schwäche → Pressen nicht mehr möglich (Verlust der Bauchpresse).
- Veränderungen im Tagesablauf, z. B. durch den Umzug in eine Einrichtung.
- Verminderte Nahrungsaufnahme und Flüssigkeitszufuhr; Flüssigkeitsverluste z. B. durch Erbrechen, Fieber.
- Bewegungsmangel, Bettlägerigkeit.
- Scham, Gefühl der Abhängigkeit, Schwierigkeiten mit der Defäkation auf fremden Toiletten, auf dem Toilettenstuhl oder der Bettschüssel, insbesondere in Anwesenheit weiterer Personen.
- Medikamente, z. B. trizyklische Antidepressiva, Diuretika, Sedativa, Anticholinergika, Neuroleptika, Eisen, Laxanzienabusus.
- **Opioidinduzierte Obstipation (OIC):** Opioide wirken auch an Opioidrezeptoren im enterischen Nervensystem und führen dort u. a. zu einer Hemmung von Magenentleerung, Darmperistaltik und gastrointestinalen Sekreten (➤ 3.3.4). Durch geringere Sekretion gelangt weniger Flüssigkeit ins Darmlumen. In der Folge verweilt der Stuhl länger im Darm, und es wird ihm mehr Flüssigkeit entzogen, weiter begünstigt durch den erhöhten Ruhetonus von gastrointestinalen Sphinkteren. Die OIC ist die häufigste Nebenwirkung der Opioidtherapie, die Häufigkeit liegt bei bis zu 95 % [3]. Bei der Behandlung mit Opioiden gibt es keine Toleranzentwicklung bezüglich der Obstipation. Während der ganzen Einnahmezeit muss daher auch ein Laxans verabreicht werden (➤ 3.6.5).
- Gastrointestinale Obstruktion: Tumoren/Metastasen im Magen-Darm-Trakt oder Bauchraum, Verwachsungen/Vernarbungen.
- Erkrankungen und ihre Folgen, z. B. Dialyse, Hyperkalziämie, Hypokaliämie.

3.6.2 Symptome

Die **Symptome** einer Obstipation sind typisch:

- Abdominales Unwohlsein
- Übelkeit, ggf. auch Erbrechen
- Aufgeblähter Bauch/Geblähtsein (*Meteorismus* = abnorme Gasansammlung im Darm), teilweise mit Abgang von Blähungen *(Flatulenz)*

- Krampfartige Schmerzen
- Zwingender Drang zur Defäkation, ohne den Darm entleeren zu können *(Tenesmus)*
- Paradoxe Diarrhö: Periodisch durchfälliger Stuhl bei einem Hindernis (z. B. Tumor, Kotballen) im Dick- oder Enddarmbereich, oft im Wechsel mit Obstipation
- Vollkommener Stuhlverhalt

3.6.3 Diagnose

Die Feststellung oder der Verdacht auf eine Obstipation obliegt in vielen Fällen den Pflegefachpersonen, die ihre Beobachtungen an das ärztliche Personal weitergeben. Da Stuhlausscheidung und Obstipation bei vielen Menschen schambesetzt ist, gehen Pflegende entsprechend einfühlsam vor, wenn sie mit zu pflegenden Menschen darüber sprechen.

Zur **Diagnose** gehören:

- Zu pflegenden Menschen täglich nach Defäkation, Probleme bei der Defäkation und Art des Stuhls bzw. Stuhlform (s. unten) und weiteren Beschwerden (z. B. Blähungen, Krämpfe) fragen; Stuhl inspizieren
- Täglich den Bauch vorsichtig abtasten (z. B. bei der Körperpflege) (➤ Abb. 3.38a): Ist der Bauch weich und entspannt oder angespannt, gebläht bis hin zu bretthart? Äußert der zu pflegende Mensch Schmerzen beim Abtasten?
- Bauch auf Darmgeräusche auskultieren (➤ Abb. 3.38b): Jede Pflegefachperson sollte Dick- und Dünndarm auskultieren können und wissen, wie sich eine normale Peristaltik anhört (mittlere bis mittelhohe gurgelnde Geräusche alle 5–15 Sek.), um Abweichungen von der Norm feststellen zu können.
- Nach Ursachen einer Obstipation fragen bzw. suchen (➤ 3.6.2)
- Anamnese: Nach früheren/bisherigen Ernährungs- und Stuhlgewohnheiten fragen; Werden/Wurden Laxanzien eingenommen, gibt es Hämorrhoiden oder andere anale Probleme?
- Bei Auffälligkeiten, z. B. Verdacht auf mechanischen oder paralytischen Ileus (➤ 3.6.6), umgehend ärztliches Personal informieren.
- Weitergehende Diagnostik im Krankenhaus: Abdomen-Sonografie, Röntgen-Abdomen, ggf. CT oder MRT, Endoskopie.

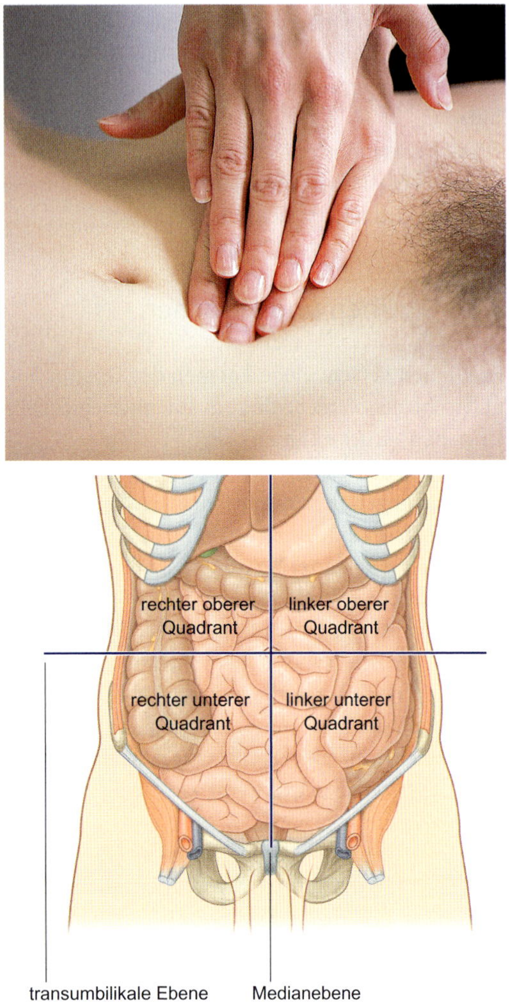

Abb. 3.38 Untersuchung des Abdomens durch Pflegefachpersonen. a) Bauch vorsichtig abtasten. Der normale Bauch ist weich und leicht eindrückbar, der Patient äußert keine Schmerzen. [G175] b) Die vier Quadranten des Abdomens auskultieren. Normal sind lebhaft glucksende oder blubbernde Geräusche alle 5–15 Sek. [E402]

MERKE

In weit fortgeschrittenen palliativen Situationen bzw. in der Lebensendphase muss vor einer invasiven Diagnostik immer die Frage nach Sinn und Nutzen gestellt werden bzw. danach, ob das Ergebnis eine Konsequenz nach sich ziehen würde.
Ändert das Ergebnis nichts an medizinischen oder pflegerischen Maßnahmen, müssen belastende Untersuchungen unterlassen werden.

MERKE

Bristol-Stuhlformen-Skala

Die Bristol-Skala ist eine weit verbreitete skizzenartige Darstellung zur Beurteilung der Konsistenz des menschlichen Stuhls. Sie wurde von Wissenschaftlern der Universität Bristol entwickelt und unterscheidet je nach Konsistenz sieben Stuhltypen von hart bis flüssig:

- Typ 1: einzelne, feste Kügelchen
- Typ 2: wurstartig, klumpig
- Typ 3: wurstartig mit rissiger Oberfläche
- Typ 4: wurstartig mit glatter Oberfläche
- Typ 5: einzelne weiche Klümpchen mit glatten Kanten, leicht ausscheidbar
- Typ 6: einzelne weiche Klümpchen mit unregelmäßigem Rand
- Typ 7: flüssig, keine festen Bestandteile

Eine Obstipation liegt bei Typ 1 und 2 vor, eine Diarrhö bei Typ 6 und 7.

Dieses Schema lässt sich sehr gut bei der Anamnese und der fortlaufenden Stuhlbeobachtung einsetzen.

3.6.4 Obstipationsprophylaxe

Maßnahmen der **Obstipationsprophylaxe** sollen eine Obstipation mit erschwerter Defäkation verhindern. Das Risiko, dass schwer chronisch Kranke und Menschen mit einer nicht heilbaren Krebserkrankung eine Obstipation entwickeln, ist aufgrund der Allgemeinumstände deutlich erhöht.

Aus diesem Grund ist eine **nicht medikamentöse primäre Obstipationsprophylaxe** sinnvoll.

Wie immer in palliativen Situationen gilt, dass für jeden Patienten individuelle prophylaktische Maßnahmen gefunden werden müssen – immer unter Anstrebung, die bestmögliche Lebensqualität zu gewährleisten.

Ziel aller Maßnahmen – auch der Behandlung (➤ 3.6.5) – ist die Entlastung des Betroffenen.

MERKE

Veränderungen der Lebensgewohnheiten wie mehr Bewegung, ballaststoffreichere Kost, vermehrte Flüssigkeitszufuhr etc. sind bei vielen schwer kranken oder sterbenden Menschen nicht mehr möglich.

Eine vermehrte Ballaststoffzufuhr (z. B. über Weizenkleie im Joghurt) kann bei unzureichender Flüssigkeitszufuhr die Obstipation noch verstärken.

Ernährung

Die **Ernährung** spielt eine wichtige Rolle bei der Obstipationsprophylaxe. Dabei ist es wichtig, die Ernährung langsam umzustellen, damit sich der Darm daran gewöhnen kann. Ein Behandlungserfolg lässt oft länger (mehrere Tage, auch mal Wochen) auf sich warten.

- Zu pflegenden Menschen in Ruhe essen lassen und dazu anhalten, die Nahrung gründlich zu kauen.
- Mehrere kleine Mahlzeiten reichen. Fünf kleine Mahlzeiten sind besser als drei große.
- Ballaststoffreiche Ernährung (ca. 35–40 g/Tag), z. B. Früchte, Gemüse, Vollkornprodukte, Ballaststoffe (z. B. Flohsamenschalen, Weizenkleie) in Speisen einrühren.
- Sauermilchprodukte ausprobieren, z. B. Naturjoghurt, Molke, Buttermilch, Kefir, Ayran.
- Probiotika (Mikroorganismen des Darmmikrobioms) können versucht werden, z. B. OmniBiotic®, Kijimea®; ebenso Synbiotika (Kombination aus Probiotika und Präbiotika = Ballaststoffe), z. B. Synbiotic®, Multilac® Synbiotikum.
- Darmperistaltikanregende Nahrungsmittel wie Trockenpflaumen oder Pflaumensaft ausprobieren und/oder Milchzucker in Getränke rühren; Sennesblätter und Schlehenblütentee, bei Blähungen Anis-, Fenchel-, Kümmel-, Pfefferminztee; schwarzer und grüner Tee wirken durch das Koffein verdauungsfördernd.
- Stopfende Nahrungsmittel, z. B. Schokolade, Bananen, Kakao, Schwarztee, Weißmehlprodukte, vermeiden.
- Nahrungsmittel wie Leinsamen oder Weizenkleie nur in Kombination mit reichlich Flüssigkeit verabreichen, da der Darm sonst „verklebt" und eine Obstipation bis hin zum Ileus begünstigt werden kann.

Flüssigkeitszufuhr

Die **(Gesamt-)Flüssigkeitszufuhr** sollte bei Erwachsenen mindestens 2 l pro Tag betragen, bei Kindern entsprechend weniger. Bei Kontraindikationen wie Nieren- oder Herzinsuffizienz erfolgt eine Rücksprache mit dem Arzt. Speziell zur Obstipationsprophylaxe sind vorwiegend Mineralwasser, Kräutertee und Obst-

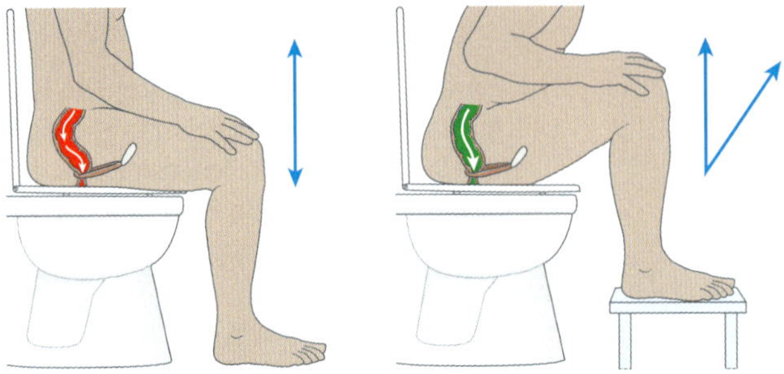

Abb. 3.39 Hocksitzhaltung: Das Sitzen mit angewinkelten Beinen bringt den Enddarm in eine gerade Stellung und entspannt den Beckenboden. Das erleichtert die Defäkation, besonders bei Obstipation, Hämorrhoiden und anderen Stuhlentleerungsproblemen. [L234]

bzw. Gemüsesaft zu trinken. Pflaumen- und Sauerkrautsaft regen zudem die Verdauung an.

Bewegung

Wann immer möglich, sollte die Bewegung gesteigert werden.

Ausscheidung

Pflegende schaffen zur **Ausscheidung** eine ruhige und ungestörte Umgebung (Intimität ermöglichen). Dem zu pflegenden Menschen ist wann immer möglich der Toilettengang oder die Nutzung des Toilettenstuhls statt der Stuhlentleerung auf der Bettschüssel zu ermöglichen. Pflegende raten zu:

- Gewöhnung an feste Ausscheidungszeiten. Besonders geeignet ist die Zeit nach dem Aufstehen, da dann der Darm sehr aktiv ist. Zusätzlich hilft ein lauwarmes Glas Wasser auf nüchternen Magen, die Verdauung anzuregen.
- Zeit lassen für den Toilettengang.
- Stuhldrang nie unterdrücken, um eine weitere Eindickung zu vermeiden.
- Hocksitzhaltung einnehmen (➤ Abb. 3.39).
- Weiches oder feuchtes Toilettenpapier verwenden.

Kolonmassage nach Vogler

Betroffene können die **Kolonmassage nach Vogler,** bei der die Darmperistaltik reflektorisch angeregt wird, nach Anleitung auch selbst durchführen, ansonsten übernimmt dies eine Pflegefachperson oder auch ein Angehöriger. Die Kolonmassage ist insbesondere bei funktioneller Obstipation und Obstipation im Rahmen von neurologischen Erkrankungen erfolgreich.

- Dickdarm in Verlaufrichtung von rechts unten nach links unten massieren, evtl. mit Lotion
- Entweder mit großen oder spiralförmig kreisenden Bewegungen im Uhrzeigersinn oder an den fünf in ➤ Abb. 3.40 eingezeichneten Punkten massieren
- **Leichten** Druck während der Ausatmung ausüben, Druck bei der Einatmung reduzieren und sich dabei nach dem individuellen Empfinden des zu pflegenden Menschen richten
- Dauer der Massage mindestens 5 Min.

VORSICHT

Bei bekannten krankhaften Veränderungen im Abdomen (z. B. Tumoren) oder Verdacht darauf, darf keine Kolonmassage durchgeführt werden!

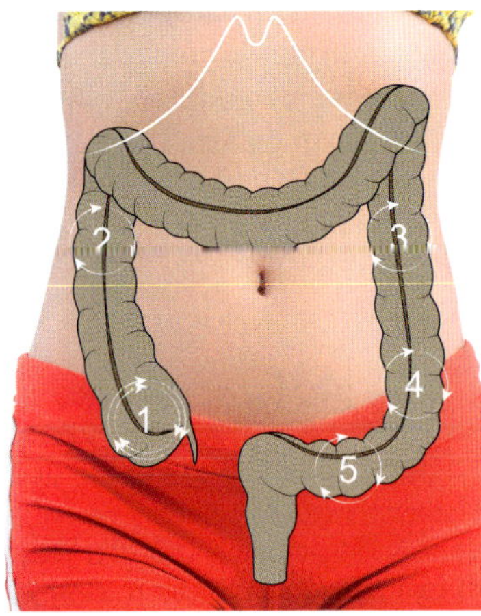

Abb. 3.40 Bei der Kolonmassage nach Vogler werden die fünf markierten Punkte im Uhrzeigersinn massiert. Alternativ kann der gesamte Dickdarmverlauf spiralig massiert werden. [J787, L264]

Feucht-warme Bauchauflage

Die **feucht-warme Bauchauflage** entspannt die Darm- und Bauchmuskulatur und ist insbesondere bei Darmkrämpfen, aber auch bei Unruhe geeignet.
Durchführung:
- Handtuch körperwarm (ca. 37 °C) befeuchten und auf den Bauch des Patienten legen
- Wärmflasche oder erwärmtes Kirschkernkissen und trockenes Handtuch darüber legen
- Auflage für 15–20 Min. belassen

Leibwaschung nach Kneipp

Durchführung der **Leibwaschung nach Kneipp:**
- Zu pflegender Mensch liegt mit angezogenen Beinen zur Entlastung der Bauchmuskulatur auf dem Rücken.
- Mit anfangs zimmerwarmem, dann immer kühlerem, nassem Waschlappen 20- bis 30-mal den Dickdarmverlauf im Uhrzeigersinn nachfahren.
- Leichten Druck mit den Fingerkuppen ausüben.

Digitale Stimulation

Die **digitale Stimulation** unterstützt die Entleerung durch Auslösen des Analreflexes und damit eines Entleerungsreizes. Sie ist insbesondere bei Menschen mit Querschnittsyndrom eine häufig praktizierte Maßnahme.
Durchführung:
- Handschuhe anziehen.
- Fetthaltige Creme auf Finger auftragen, ggf. Hilfsmittel *(Digital Bowel Stimulator).*
- Finger behutsam in den Mastdarm des Patienten einführen und ca. 15 Sek. lang kreisende Bewegungen entlang der Darmwand ausführen. Reagiert der Schließmuskel spastisch, pausieren, dann die Stimulation fortsetzen.
- Vorgang bis zur Entleerung wiederholen.

Achtung: Diese Maßnahme greift weit in die Intimsphäre des zu pflegenden Menschen ein!

3.6.5 Behandlung

MERKE

Obstipation in der terminalen Lebensphase

In der terminalen Lebensphase (➤ 1.10.1) steht die Lebensqualität an allererster Stelle. Es geht nicht (mehr) um eine regelmäßige Stuhlentleerung. Alle Maßnahmen werden mit Zurückhaltung und unter Abwägung des Nutzens durchgeführt. Zur Entlastung werden vor allem rektale Abführmaßnahmen bei Beschwerden wie Völlegefühl oder analem Druckgefühl durchgeführt.
In der Finalphase (24–48 Std.) vor dem (vermuteten) Tod sind Abführmaßnahmen nicht mehr angebracht. Wurde im Vorfeld eine gute Obstipationsprophylaxe und -behandlung durchgeführt, kann die Stuhlausscheidung in dieser Phase getrost vernachlässigt werden.

3

DEFINITION

Laxanzien *(Abführmittel):* Arzneimittel zur Förderung und Erleichterung der Darmentleerung. Sie werden oral und/oder rektal (als Suppositorien, Klistier, im Rahmen eines Einlaufs oder einer Darmspülung) verabreicht.

Laxanzien werden nach ihrer Wirkungsweise unterschieden:

MERKE

Durchführung von Abführmaßnahmen

Abführmaßnahmen werden oral oder rektal (Ausnahme Relistor®, ➤ Tab. 3.7) durchgeführt.
- Die **orale Einnahme** „reinigt" den gesamten Magen-Darm-Trakt. Für eine gute Wirkung ist eine ausreichende Flüssigkeitszufuhr notwendig, die bei Palliativpatienten oft nicht möglich ist. Außerdem muss die Magen-Darm-Peristaltik ausreichend funktionieren, um das Mittel in den Dickdarm zu transportieren. Blähungen und Durchfall sind recht häufig. Mit der abführenden Wirkung ist nach 6–8 Std. (bis zu 12 Std.) zu rechnen. (Relative) Kontraindikationen sind Dysphagie, Tumoren und andere Geschehnisse im Darm.
- Bei der **rektalen Verabreichung** spielen verabreichte Menge (Mikroklist 5 ml, Klistier 300 ml, Einlauf bis 2 l, Darmspülung bis 5 l) und damit auch die Höhe der Darmabschnitte, die gereinigt/entleert werden, eine Rolle. Bei Mikroklist und Klistier wird die Ampulle des Rektums gereinigt, bei Einläufen und Darmspülung mithilfe eines Darmrohrs Rektum und absteigender Dickdarm. Mittels eines Suppositoriums (Abführzäpfchen) wird die Ampulle des Rektums entleert. Vorteil der rektalen Verabreichung ist, dass sich die Wirkung auf den Darm beschränkt, was für den zu pflegenden Menschen weniger belastend ist. Zudem muss das Mittel nicht geschluckt werden, was ein Vorteil bei Dysphagie und für Menschen ist, die oral nichts aufnehmen können oder wollen. Die abführende Wirkung, in der Regel immer in der

3

nächsten Stunde, ist gut planbar. Je größer die eingebrachte Spülmenge, umso stärker ist die Belastung, insbesondere die des Kreislaufs. Kontraindikationen sind Tumoren oder Operationen im Enddarm und Anus.

- Die **manuelle Entleerung/digitale Ausräumung** kommt nur bei schwerer Gebrechlichkeit und sehr schwerer Verstopfung (**Kotsteine** in der Ampulle des Rektums) infrage. Wenn die Kotsteine entfernt sind, kann der weichere Stuhl nachrutschen. Wie bei allen Abführmaßnahmen ist auch hier eine ärztliche Anordnung notwendig. Zur manuellen Ausräumung liegt der zu pflegende Mensch mit angezogenen Beinen auf der linken Seite. Die Pflegefachperson führt ihren gefetteten Zeigefinger vorsichtig über den Anus ein und bewegt mit kreisförmigen Bewegungen die Kotsteine in Richtung Darmausgang.

Die **Behandlung der Obstipation** erfolgt nach einem Stufenschema (➤ Abb. 3.41). Der Übergang von der Prophylaxe zur Therapie ist in der Regel fließend, die nicht medikamentösen Maßnahmen werden weiter begleitend fortgeführt.

MERKE

Opioidinduzierte Obstipation

Die **opioidinduzierte Obstipation (OIC)** ist eine der häufigsten Nebenwirkungen im Rahmen einer Analgetikatherapie mit Opioiden. Daher muss bei Beginn der Opioidtherapie der zu pflegende Mensch über die Gefahr der Obstipation aufgeklärt werden.
Als Basis der Obstipationsprophylaxe ist ein Versuch mit Ballaststoffen (vorzugsweise Quellstoffen, ➤ Tab. 3.7) und ausreichender Flüssigkeitszufuhr sinnvoll. Auf der nächsten Stufe kommen die klassischen Laxanzien wir Magrocol, Bisacodyl oder Natriumpicosulfat zum Einsatz. Magrocol wird bevorzugt und kommt in der Regel schon bei Beginn der Opioidtherapie zum Einsatz.
Sind diese Laxanzien ineffektiv oder werden schlecht vertragen, kann der 5-HT_4-Agonist Prucaloprid in Resolor® angewandt werden, sofern keine höhergradigen Stenosen im Gastrointestinaltrakt bestehen. Prucaloprid verstärkt über die präsynaptische Aktivierung von 5-HT_4-Rezeptoren die Ausschüttung von Acetylcholin und somit den peristaltischen Reflex, wodurch die Darmmotorik direkt stimuliert wird.
Inzwischen stehen verschiedene peripher wirksame μ-Opioidrezeptor-Antagonisten (PAMORA) zur Verfügung (➤ Tab. 3.7), die die analgetische Wirkung der Opioide nicht hemmen, da sie die Blut-Hirn-Schranke nicht überwinden können. Relistor® ist in Deutschland für die OIC zugelassen, ebenso Moventig®.

Tab. 3.7 Wirkungsweisen von Laxanzien.

Wirkstoff und Wirkungseintritt (WE)	Wirkungsweise	Nebenwirkungen
Quell- und Füllstoffe		
• Flohsamen *(Psyllium)*, Flohsamenschalen, Weizenkleie, Leinsamen • Sennesfrüchte etc. z. B. in Agiolax® (Flohsamen, Flohsamenschalen, Sennesfrüchte) WE: initial 24–72 Std., bei regelmäßiger Anwendung 10–24 Std.	• Binden Wasser → Vergrößerung des Darminhalts, Stuhl wird weicher • Dehnungsreflex und Peristaltik werden angeregt	• Blähungen in der Anfangsphase • Verstärkung der Obstipation bei unzureichender Flüssigkeitszufuhr → wenig Relevanz in der Palliativmedizin, da häufig keine ausreichende Flüssigkeitszufuhr möglich ist • **Achtung:** Nicht bei opioidinduzierter Obstipation und weit fortgeschrittenen Erkrankungen!
Osmotisch wirksame und/oder peristaltikanregende (propulsive) Laxanzien		
• Laktulose, z. B. in Bifiteral® WE: 8–10 Std. (bis zu 48 Std.) • Sorbitol, Glyzerin, z. B. in Mikrolax®, Glycilax® als Mikroklist, Suppositorium WE: 15–50 Min. • Magrogol 3350, z. B. in Movicol®, Miralex®, Magrogol Hexal® plus Elektrolyte WE: Initial 2–3 Tage, bei regelmäßiger Anwendung 8–24 Std. • Natriumhydrogencarbonat, z. B. in Lecicarbon® Suppositorium WE: 15–60 Min.	• Binden Wasser im Darmlumen, wodurch das Volumen des Darminhalts zunimmt → Dehnungsreflex und Peristaltik werden angeregt • Viel geringere Flüssigkeitsmenge als bei Quell- und Füllstoffen nötig • Lecicarbon®: Freisetzung von Kohlendioxid im Darm, das die Peristaltik anregt	• Orale Einnahme: Zunahme gasbildender Bakterien → Blähungen, Völlegefühl, Durchfall • Magrogol am besten verträglich; Laxans der 1. Wahl bei opioidinduzierter Obstipation • Rektale Anwendung: anale Verletzungen, leichtes Brennen

Tab. 3.7 Wirkungsweisen von Laxanzien. *(Forts.)*

Wirkstoff und Wirkungseintritt (WE)	Wirkungsweise	Nebenwirkungen
Stimulierende Laxanzien		
• Bisocodyl, z. B. in Dulcolax® • Sennosid B, z. B. in Liquidepur® • Natriumpicosulfat, z. B. in Laxoberal®, Picolax® • Ricinolsäure, in Rizinusöl, z. B. in Rizinuskapsel Pohl® • Docusat-Natrium, in Norgalex® Mikroklist • Prucaloprid, z. B. in Resolor® WE: 6–12 Std. bei oraler Einnahme, 15–60 Min. bei rektaler Verabreichung	• Antiabsorptiv-sekretorisch: reduzierte Rückresorption von Wasser und Na^+-Ionen → mehr Wasser im Darm, das zum Aufweichen des Stuhls und Vergrößerung des Stuhlvolumens führt • Resolor®: selektiver Serotonin-(5-HT_4)-Rezeptoragonist → regt die propulsive Motilität an, prokinetisch	• Kopf- und Bauchschmerzen • Übelkeit, Durchfall • Blähungen
• Methylnaltrexoniumbromid (MNTX), in Relistor®: Injektionslösung zur s. c. Injektion, Dosierung nach Körpergewicht; jeden 2. Tag WE: 30–60 Min. (bis zu 4 Std.) • Naloxegol, in Moventig®, zur oralen Einnahme WE: 6–12 Std.	• Peripherer µ-Opioidrezeptor-Antagonist (PAMORA) blockiert die Opioidrezeptoren im Darm • Einsatz, wenn die konventionelle Laxanzientherapie unzureichend wird, Verabreichung zusätzlich zum Laxans • Nicht liquorgängig, deshalb Erhalt der analgetischen Wirkung der Opioide	• Bauchschmerzen, Übelkeit, Blähungen, Durchfall • Schwindel • Sehr teuer, deshalb erst einsetzbar, wenn andere Laxanzien nicht ausreichend wirken
Gleitmittel		
• Paraffin, z. B. in Obstinol® WE: 8–12 Std. • Glyzerin, z. B. in Mikrolax® Mikroklist WE: 15–60 Min.	Darminhalt wird aufgeweicht und gleitfähiger gemacht	• Resorption von Substanzen • Bei Aspiration Lipidpneumonien
Salinische Laxanzien		
• Natriumhydrogenphosphat, in Freka-Clyss® Klistier, in Lecicarbon® Suppositorium, in Colophos® Lösung • Natriumsulfat (Glaubersalz)	• Stark wasserbindende Eigenschaft → Stuhl wird aufgeweicht, Stuhlvolumen vergrößert sich → Darmperistaltik wird angeregt • „Spülmittel" für den Darm, deshalb oral auch vor Koloskopien eingesetzt	• Bauchschmerzen • Übelkeit, Durchfall, Blähungen • Wasser- und Elektrolytverluste
Andere Medikamente mit zusätzlich laxierender Wirkung		
Neostigmin, in Prostigmin®	• Indirektes Parasympathomimetikum, hemmt das Enzym Acetylcholinesterase und erhöht dadurch die Erregung der glatten Muskelzellen • Bei schwerster therapieresistenter Obstipation und paralytischem Ileus (➤ 3.6.6)	• Durchfall, Bauchkrämpfe • Schwitzen • Bradykardie • Muskelschwäche etc.

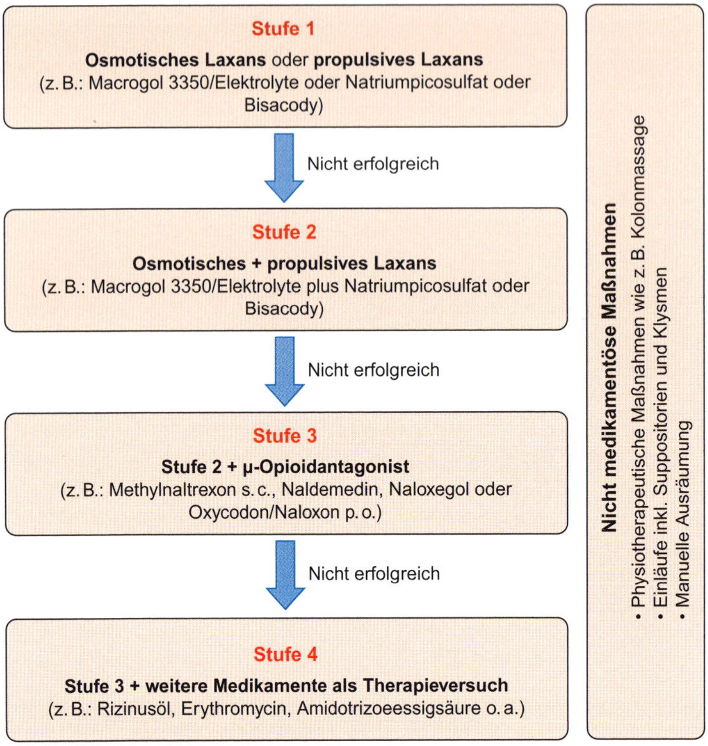

Abb. 3.41 Behandlung der Obstipation nach Stufenschema (➤ Tab. 3.7). [W881-008, L143]

3.6.6 Komplikation Ileus

DEFINITION

Ileus (Darmverschluss): Lebensbedrohliches Krankheitsbild mit Unterbrechung der Dünn- oder Dickdarmpassage durch
- ein mechanisches Hindernis (mechanischen Ileus),
- eine Darmlähmung (paralytischen Ileus, Darmparalyse).

Die Symptome der Obstipation schränkten die Lebensqualität deutlich ein. Defäkation nur mit viel Mühe oder immer wieder notwendige Abführmaßnahmen belasten Menschen mit chronischen und palliativen Erkrankungen. Ein Ileus ist dagegen lebensbedrohlich und muss sofort behandelt werden.

Krankheitsentstehung

Der **mechanische Ileus** entsteht durch Verengung des Darmlumens infolge Tumoren/Metastasen *(maligne intestinale Obstruktion/MIO)*, Polypen, inkarzerierter Hernien, Fremdkörpern oder Kompressionen von außen (z. B. durch Verwachsungen, Tumoren). Sonderform des mechanischen Ileus ist der **Strangulationsileus,** bei dem die Blutversorgung der Darmwand zusätzlich durch eine Abschnürung oder Verdrehung der Mesenterialgefäße unterbrochen ist.

Ein **paralytischer Ileus** entsteht vor allem:
- Bei schweren Entzündungen im Bauchraum, z. B. Pankreatitis, Peritonitis oder intraabdominellen Abszessen
- Reflektorisch, z. B. nach ausgedehnten abdominellen Eingriffen (sog. Darmatonie), abdominellen Verletzungen, bei retroperitonealem Hämatom, Gallen- oder Nierenkoliken
- Bei Stoffwechselentgleisungen, z. B. Urämie, Hypokaliämie oder diabetischer Azidose
- Bei Durchblutungsstörungen des Darms, z. B. Mesenterialinfarkt

Symptome und Befund, Diagnostik

Der mechanische und der paralytische Ileus zeigen teils unterschiedliche, teils gemeinsame **Symptome** (➤ Tab. 3.8).

Tab. 3.8 Klinische Unterscheidung zwischen mechanischem und paralytischem Ileus.

Mechanischer Ileus	Paralytischer Ileus
Kolikartige Schmerzen durch Hyperperistaltik	Meist nur Druckgefühl
Stuhl-/Windverhalt bei Dickdarm- und tiefem Dünndarmileus	Stuhl-/Windverhalt
Auskultatorisch: „Stenoseperistaltik" (Darmmuskulatur „kämpft" gegen die Stenose an), deshalb „metallische", „spritzende", „hochgestellte" oder „klingende" Darmgeräusche Nach Stunden bis Tagen fehlende Darmgeräusche (Ermüdung der Darmmuskulatur)	Auskultatorisch: Fehlen von Darmgeräuschen („Totenstille über dem Abdomen")

Gemeinsame Symptome und Untersuchungsbefunde beider Ileusformen sind:

- Übelkeit und Erbrechen, bei fortgeschrittenem, unbehandeltem Ileus auch kotiges Erbrechen *(Miserere)*
- Meteorismus
- Zeichen eines **Volumenmangels/-schocks:** Durch die fehlende Rückresorption von Verdauungssäften verbleiben mehrere Liter Flüssigkeit im Darmlumen. Zusätzliche Flüssigkeitsverluste entstehen durch Erbrechen
- Evtl. Fieber, Tachykardie, Leukozytose

Diagnose: Beim Ileus staut sich der Darminhalt und die Darmschlingen weiten sich *(Dilatation).* Da die Peristaltik fehlt, werden Darmgase und flüssiger Darminhalt nicht mehr miteinander vermischt. Die Darmgase steigen in den dilatierten Darmschlingen nach oben und der flüssige Darminhalt setzt sich unten ab, was deutlich auf der Röntgenaufnahme des Abdomens zu sehen ist. Zusätzlich kann ein Abdomen-CT, ggf. mit rektaler Kontrastmittelfüllung durchgeführt werden.

Behandlung

- **Mechanischer Ileus:** Ein mechanischer Ileus erfordert stets eine rasche Operation zur Beseitigung des Hindernisses. Vor und während der Operation werden Infusionen zum Flüssigkeits- und Elektrolytersatz verabreicht.
- **Paralytischer Ileus:** Liegt dem paralytischen Ileus ein chirurgisch behandelbares Krankheitsgeschehen zugrunde, z. B. Mesenterialinfarkt, intraabdomineller Abszess, Hämatom oder Peritonitis, so wird auch bei paralytischem Ileus operiert. Ansonsten steht die konservative Behandlung der Grunderkrankung im Vordergrund. Diese umfasst Nahrungskarenz, Legen einer Magen- oder Duodenalsonde und Absaugen des gestauten Sekrets, Anregung der Peristaltik durch Medikamente (z. B. Prostigmin® i. v.), ggf. abführende Maßnahmen, die Korrektur des Flüssigkeits- und Elektrolythaushalts durch Volumensubstitution und evtl. Antibiotikagabe.

VORSICHT

Kein eindeutiges klinisches Bild

Analgetika und Spasmolytika verschleiern das klinische Bild des Ileus und erschweren dadurch die Diagnose, z. B. in der postoperativen Phase.

LITERATUR

1. Kränzle S. et al. (Hrsg.). Palliative Care. 6. A. Berlin: Springer, 2018.
2. Andresen V et al. Aktualisierte S2k-Leitlinie chronische Obstipation der Deutschen Gesellschaft für Gastroenterologie, Verdauungs- und Stoffwechselkrankheiten (DGVS) und der Deutsche Gesellschaft für Neurogastroenterologie & Motilität (DGNM). 2022. Aus: https://register.awmf.org/assets/guidelines/021-019l_S2k_Chronische_Obstipation_2022-04_01.pdf (letzter Zugriff: 2.11.2023).
3. Arzneimittelkommission der deutschen Ärzteschaft. Opioidinduzierte Obstipation. 2016. Aus: www.akdae.de/arzneimitteltherapie/arzneiverordnung-in-der-praxis/ausgaben-archiv/ausgaben-ab-2015/ausgabe/artikel/2016/2016-01/opioidinduzierte-obstipation (letzter Zugriff: 29.8.2023)
4. Bausewein S, Roller S, Voltz R (Hrsg.). Leitfaden Palliative Care. 7. A. München: Elsevier, 2021.
5. Deutsche Krebsgesellschaft (Hrsg.). Erweiterte S3-Leitlinie Palliativmedizin für Patienten mit einer nicht-heilbaren Krebserkrankung. Langversion 2.2. 2020. Aus: www.dgpalliativmedizin.de/images/stories/pdf/LL_Palliativmedizin_Langversion_2.2.pdf (letzter Zugriff: 2.11.2023)

6. Bundesinstitut für Arzneimittel und Medizinprodukte. Fachinformation Relistor. 2008. Aus: www.bfarm.de/SharedDocs/Downloads/DE/Arzneimittel/Pharmakovigilanz/Risikoinformationen/RI_rhb/relistor-fachinfo.pdf?__blob=publicationFile (letzter Zugriff: 2.11.2023)
7. Böhme H. Wer darf digital ausräumen? Die Schwester Der Pfleger. 2017; 11: 80. Aus: www.bibliomed-pflege.de/sp/artikel/33604-wer-darf-digital-ausraeumen. (letzter Zugriff: 2.11.2023)
8. Erichsén E et al. Constipation in Specialized Palliative Care: Prevalence, Definition and Patient-Perceived Symptom Distress. Journal of Palliative Medicine. 2015; 18(7): 585–592.

3.7 Fatigue

Christine Keller

DEFINITION

Fatigue (engl./frz. Ermüdung, Müdigkeit): Körperlicher, geistiger und seelischer Erschöpfungszustand, der unabhängig von körperlichen Belastungen auftritt. Ruhe- und Schlafphasen bringen keine Erholung. Belastendes Symptom, häufig bei Tumorerkrankungen und -therapie (**Cancer Related Fatigue [CRF],** tumorassoziierte Fatigue), chronischen Erkrankungen (z. B. Multipler Sklerose, amyotropher Lateralsklerose, kardiopulmonalen Erkrankungen, Niereninsuffizienz) und in der letzten Lebensphase.

Fatigue ist ein anhaltendes und subjektives Gefühl von Müdigkeit und Erschöpfung, das die Betroffenen häufig als sehr belastend empfinden. Neben einer großen körperlichen Kraftlosigkeit besteht auch eine geistig-kognitive und seelische Ermüdung, was die Betroffenen stark in der Bewältigung des Alltags einschränkt und die Lebensqualität mindert. Dieses Gefühl der Erschöpfung nimmt auch nach Ruhe- und Schlafphasen nicht wesentlich ab. Im schlimmsten Fall kann die Fatigue chronisch werden.

3.7.1 Ursachen

Die **Ursachen** der Fatigue sind nicht vollständig geklärt, auch nicht, warum manche Menschen daran leiden, andere in der gleichen Situation nicht. In der Regel liegen mehrere Faktoren vor, die sich gegenseitig verstärken.

Fatigue ist eines der häufigsten Begleitsymptome, die Tumorpatienten während und nach ihrer Krebserkrankung und Therapie zeigen. Die Zahlen schwanken, 60–90 % klagen während der Tumortherapie darüber, 20–50 % auch noch nach der Therapie, teilweise über Jahre [1].

Es kann zwischen auslösenden Faktoren (biochemisch, pathophysiologisch, immunologisch, psychologische, krankheits- und therapiebedingt) und der Art und Weise, wie Betroffene Fatigue wahrnehmen, unterschieden werden.

- Krankheitsbedingt:
  - Tumorerkrankung
  - Infektionen, Fieber
  - Anämie
  - Kardiale und pulmonale Erkrankungen
  - Endokrine Störungen u. a.
- Therapiebedingt:
  - Als Folge einer Operation mit Anästhesie, Blutverlust, Schmerzen
  - Zytostatika- und Strahlentherapie
  - Immun- und biologische Therapien
  - Infektionen, Fieber
  - Medikamente wie Opioide, Histaminblocker (z. B. Vomex®, Atosil®), Neuroleptika (z. B. Neurocil®), Sedativa, Psychopharmaka, Betablocker u. a.
  - Durch die individuelle Art und Weise des Betroffenen, mit der Krankheit und Behandlung, Angst und Stress umzugehen
  - Schlafstörungen, Angst, Stress u. a.
- Weitere Ursachen:
  - Mangelernährung mit Gewichtsabnahme und Muskelabbau
  - Dehydratation, Elektrolytverschiebung
  - Immobilität
  - Schmerzen und ihre Folgen
  - Fehlende soziale Unterstützung, fehlendes Verständnis durch das Umfeld
  - Finanzielle Sorgen u. a.

3.7.2 Symptome

Die **Symptome** sind vielfältig. Ein von Fatigue Betroffener fühlt sich ohne vorherige Aktivität kraftlos und erschöpft. Er kann häufig den Anforderungen des Alltags nicht mehr gerecht werden, was zu Unsicherheiten, in jedem Fall zur Einschränkung von Lebensqualität, führt.

MERKE

Hilflosigkeit und Kontrollverlust

Fatigue lässt bei vielen Betroffenen das Gefühl von Kontrollverlust entstehen, weil sie merken, dass sie oft die einfachsten alltäglichen Dinge nicht mehr erledigen können. Das führt zur Niedergeschlagenheit, die nicht selten einen Rückzug aus alltäglichen Lebenssituationen zur Folge hat. Die meisten Menschen mit Fatigue können ihre Erschöpfung anderen nur schwer begreiflich machen und oft auch selbst nicht verstehen, was ihr Selbstwertgefühl weiter senkt und den sozialen Rückzug begünstigt. Erwerbstätige Menschen mit Fatigue müssen unter Umständen berentet werden, was finanzielle Nöte bedingen kann.

Nicht alle Menschen mit Fatigue leiden an den gleichen Symptomen. Am häufigsten kommt es zu körperlichen Einschränkungen, gefolgt von seelischen und schließlich geistigen.

- Körperliche Symptome:
  - Reduzierte körperliche Leistungsfähigkeit
  - Allgemeine Schwäche, Kraftlosigkeit, Erschöpfung
  - Gliederschwere
  - Plötzliche, starke und dauerhafte Müdigkeit
  - Schlafstörungen
- Seelische Symptome:
  - Traurigkeit, Niedergeschlagenheit, Antriebslosigkeit
  - Ängste
  - Anspannung, Frust, Gereiztheit
  - Desinteresse an Aktivitäten, die früher Spaß machten
  - Wunsch, sich zurückzuziehen
- Geistig-kognitive Symptome:
  - Konzentrationsstörungen
  - Ablenkbarkeit
  - Wortfindungsstörungen
  - Verminderte Merkfähigkeit
  - Geringe Aufmerksamkeitsspanne

All diese Symptome haben auch Auswirkungen auf das soziale Umfeld, sie belasten die sozialen Beziehungen und führen zur Notwendigkeit, Rollen, z. B. innerhalb der Familie, neu zu gestalten. Das Umfeld ist nicht selten ratlos oder gar überfordert.

3.7.3 Diagnose

Bevor die **Diagnose** Fatigue gestellt wird, müssen alle anderen infrage kommenden Krankheiten ausgeschlossen sein, zudem wird die aktuelle Medikation erfasst. Differenzialdiagnostisch muss eine Depression (➤ 3.8.2) ausgeschlossen werden.

Betroffene berichten oftmals nicht von ihrer Erschöpfung, weil sie es nicht als medizinischen Problem wahrnehmen. Und der ärztliche sowie pflegerische Fokus liegt oftmals auf den stärker bedrohlichen Symptomen.

Es gibt verschiedene Assessments, z. B. das **Brief Fatigue Inventory (BFI)** oder das **Fatigue Assessment Questionaire (FAQ).** Um einem möglichen Fatigue-Syndrom auf die Spur zu kommen, eignen sich folgende Fragen:

- „Haben Sie sich in der letzten Zeit erschöpft gefühlt?"
- „Wie geht es Ihnen heute?"

Wie die Schmerzintensität kann der Grad der Erschöpfung anhand einer Analogskala benannt werden: 0 = „Ich fühle mich nicht unüblich müde" bis 10 = „Ich fühle mich maximal müde und erschöpft".

Mit weiteren Fragen kann die Situation weiter differenziert werden:

- „In welchen Situationen erleben Sie die Müdigkeit ganz besonders?"
- „Wie ergeht es Ihnen dann?"
- „Wie lange halten Müdigkeit und Erschöpfung an?"
- „Was erleichtert oder verstärkt die Situation?"
- „Gibt es weitere Begleiterscheinungen?"

MERKE

ICF-Diagnose

Die deutsche Fassung des ICD-10 (International Classification of Diseases) enthält in der aktuellen Fassung von 2023 als G93.3 das chronische Fatigue-Syndrom als Diagnose. Die ehemalige stigmatisierende Übersetzung „chronisches Müdigkeitssyndrom" wird ab sofort nicht mehr verwendet.

3.7.4 Behandlung

Die **Behandlung** ist so vielgestaltig wie das Symptom auch. Zunächst werden behandelbare Ursachen angegangen, z. B. die Therapie einer Infektion oder Anämie, Optimierung der medikamentösen Maßnahmen bei kardialen und pulmonalen Erkrankungen, Behandlung von Hormonstörungen und Elektrolytverschiebung.

3

Nach Möglichkeit wird eine Mangelernährung verbessert. Bei Menschen in der Endphase des Lebens wird eine Mangelernährung als Teil des Sterbeprozesses hingenommen.

Medikamente

Es gibt verschiedene **Medikamente,** die bei Fatigue eingesetzt werden:

- Steroide (Dexamethason 2–4 mg täglich): nur in palliativen Behandlungssituationen
- Amphetamine (antriebssteigernde Substanzen, z. B. Attentin®)
- Methylphenidat (in der Behandlung von ADHS eingesetzt, z. B. Ritalin®): kann in Einzelfällen bei Fatigue hilfreich sein
- Antidepressiva (➤ 3.8.2): nur bei depressionsbedingter Fatigue

Ginseng wird als traditionelles Mittel gegen Erschöpfungszustände eingesetzt. Studien belegen die Wirksamkeit gegen Fatigue bei Krebspatientinnen. Um Wechselwirkungen mit anderen Medikamenten auszuschließen, sollte Ginseng nicht ohne ärztlichen oder pharmazeutischen Rat eingenommen werden. Ginseng wird in der Regel gut vertragen, allerdings setzt die Wirkung erst nach einigen Wochen ein.

Medizinische Rehabilitation

Chronische Fatigue kann nach Abschluss einer Tumorbehandlung noch jahrelang bestehen. Deshalb sollte allen Tumorpatienten eine **onkologische medizinische Rehabilitation** empfohlen werden, die stationär oder ambulant durchgeführt wird. Therapieangebote sind, je nach Leistungsfähigkeit und Bedarf, u. a. psychoedukative Gruppen, körperliches Training und Bewegungstherapie, Entspannungsverfahren und psychosoziale Unterstützung.

Körperliches Training

Durch **körperliches Training** kann sowohl die körperliche als auch die geistige und seelische Fatigue verringert werden. Es fördert Kraft, Ausdauer und Beweglichkeit, führt zu einem besseren Körpergefühl und anschließender Entspannung und steigert das Selbstwertgefühl.

MERKE

Nicht am früheren Zustand orientieren

Betroffene werden darüber informiert, dass sie sich nicht am früheren Leistungszustand orientieren dürfen. Vielmehr geht es darum, das körperliche Training den jetzigen Möglichkeiten anzupassen und die Fatigue zu verbessern bzw. erst gar nicht entstehen zu lassen.

Trainingsmöglichkeiten:

- Bewegung im Alltag: z. B. Treppen steigen, zu Fuß gehen
- Sport: ist unter Anleitung besonders wirksam (z. B. in einer Reha-Sportgruppe oder im Fitnessstudio), 2- bis 3-mal pro Woche Ausdauertraining, 1- bis 2-mal pro Woche Krafttraining. Geeignete Sportarten sind Soft Walking, Nordic Walking, Radfahren, Schwimmen, Reha-Sport, Yoga (➤ Abb. 3.42).

Nach ärztlicher Verschreibung übernehmen die Krankenkassen die Kosten für 50 Sporteinheiten, ggf. auch für bis zu 120 Sporteinheiten. Auch Volkshochschule und Fitnessvereine bieten Sportkurse an, deren Kursgebühr oft anteilig von der Krankenkasse übernommen wird.

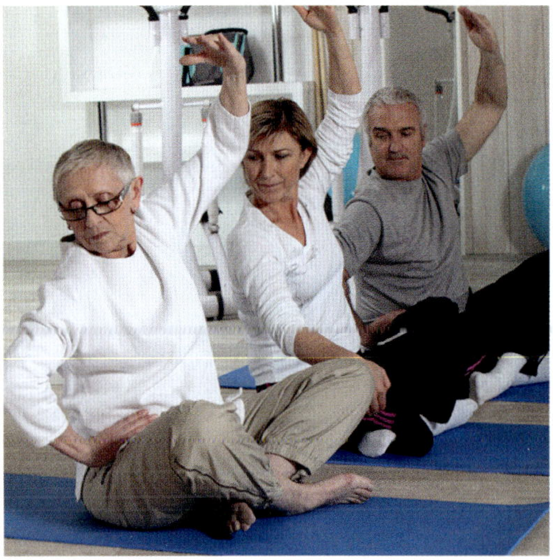

Abb. 3.42 Bewegungstherapie bei Fatigue. Menschen mit chronischen Erkrankungen und Fatigue profitieren von individuell angepasster körperlicher Aktivität. Vor allem in einer Gruppe von Gleichbetroffenen findet man Austausch und Verständnis. [J787]

Mind-Body-Verfahren

Ziel der **Mind-Body Verfahren** ist der achtsame Umgang mit sich selbst, die Verbesserung der Selbstwahrnehmung und das Erkennen und Einsetzen von Ressourcen.
Zu diesen Verfahren gehören u. a.:
- Meditation
- Yoga
- Atemübungen
- Autogenes Training
- Musiktherapie (➤ 4.1)

Auch wenn viele Mind-Body-Verfahren über elektronische Medien (z. B. YouTube) gelernt werden können, ist ein fachkundig angeleitetes Training in einer Gruppe meist wirkungsvoller.

Psychoonkologie

Psychoonkologen helfen Tumorpatienten mit Fatigue, seelische Belastungen zu erkennen und einen guten Umgang damit zu finden. Als Strategien stehen in Einzel- als auch in Gruppentherapie psychoedukative, psychotherapeutische und verhaltenstherapeutische Maßnahmen zur Verfügung.

3.7.5 Pflege bei Fatigue

Pflegefachpersonen verbringen die meiste Zeit mit den zu pflegenden Menschen, ihnen kommen deshalb wichtige Aufgaben zu:
- Sie nehmen die Symptome einer Fatigue wahr, dokumentieren diese und leiten sie an das therapeutische Team weiter.
- Sie beraten zu Fatigue und zeigen Behandlungsmöglichkeiten und Strategien auf. Zudem unterstützen sie beim Umgang mit der Erschöpfung und sind Ansprechpersonen, auch für Angehörige.
- Sie unterstützen die Betroffene abhängig von der aktuellen Situation bei Aktivitäten des täglichen Lebens, planen Pausen ein, respektieren einen „schlechten“ Tag.

MERKE

Fatigue am Lebensende

Am Ende einer schweren erschöpfenden Erkrankung bzw. am Lebensende muss Fatigue als Ergebnis der schwindenden Lebensenergie anerkannt werden.
Jegliche Maßnahmen müssen sich jetzt bedingungslos an den Wünschen der Betroffenen orientieren. Notwendigste pflegerische Maßnahmen werden in Etappen aufgeteilt und jeden Tag der Leistungsfähigkeit des zu pflegenden Menschen angepasst.

Patientenberatung

Alle Hilfen sollen zur **Selbsthilfe** *(Empowerment)* gegeben werden. Internetadressen, Literatur und Filme, Selbsthilfegruppen u. a. sollen helfen, die Betroffene wieder in die eigene Kraft zu bringen.
Beratungsschwerpunkte sind:
- Die chronische Krankheit „raubt“ Energie. Die Energie, die noch zur Verfügung steht, ist begrenzt. Deshalb ein Maß zwischen Über- und Unterforderung finden, Überlastung vermeiden.
- Mit der Familie und Freunden offen sprechen, denn nur wenn diese die Situation kennen, können sie sich darauf einstellen.
- Prioritäten setzen, Aufgaben delegieren und Hilfe annehmen.
- Den Tagesablauf bewusst gestalten; dabei nicht nur Wichtiges und Notwendiges einplanen, sondern auch bewusst schöne Aktivitäten und Auszeiten.
- Termine absagen, wenn sie die momentane Kraft übersteigen.
- Erreichbare Ziele setzen, eigene Ansprüche überdenken, Rückfälle akzeptieren.
- Energietagebuch führen: darin notieren, was am Tag gemacht wurde, wann Ruhepausen waren, wie das jeweilige Befinden war. So lernen Betroffene, ihre Belastungsfähigkeit besser einzuschätzen.
- Strategien wie körperliche Aktivitäten, Mind-Body-Verfahren täglich umsetzen. Dabei richtet sich die Intensität immer nach den aktuellen Möglichkeiten.
- Selbsthilfegruppe besuchen. Betroffene stoßen dort auf Verständnis, können sich mit anderen austauschen, neue Hoffnung und Strategien finden und beugen einer Isolation vor.

- Beruflicher Wiedereinstieg nach längerer Krankheit bzw. mit chronischer Erkrankung über eine stufenweise Wiedereingliederung. Gegebenenfalls muss dauerhaft die wöchentliche Arbeitszeit reduziert werden, in manchen Fällen ist auch eine Berentung notwendig.

LITERATUR

1. Deutsche Fatigue Gesellschaft e.V. Was ist Fatigue? Aus: https://deutsche-fatigue-gesellschaft.de/fatigue/was-ist-fatigue/ (letzter Zugriff: 2.7.2023).
2. Kränzle S, Schmid U, Seeger C (Hrsg). Palliative Care – Praxis, Weiterbildung, Studium. 6. A. Berlin: Springer, 2018.
3. Likar R et al. (Hrsg). Palliativmedizin – Lehrbuch für Ärzte, psychosoziale Berufe und Pflegepersonen. 3. A. Bremen: Uni-Med 2022.
4. Deutsche Fatigue Gesellschaft e.V. Behandlung. Aus: https://deutsche-fatigue-gesellschaft.de/behandlung/ (letzter Zugriff: 5.6.2023).

Weiterführende Literatur

Deutsche Fatigue Gesellschaft. www.deutsche-fatigue-gesellschaft.de

Deutsche Gesellschaft für Allgemeinmedizin und Familienmedizin e.V. Müdigkeit. S3-Leitlinie. Stand 2022. https://register.awmf.org/assets/guidelines/053-002l_S3_Muedigkeit_2023-01_01.pdf

3.8 Angst, Depression und Unruhe

Inge Fresenborg

Kommunikation und Beratung in der Palliative Care ➤ 1.8, *Begleitung von An- und Zugehörigen* ➤ 1.9

Die emotionale Situation von palliativ begleiteten Menschen und ihren An- und Zugehörigen ist in den meisten Fällen eine ausgesprochene Ausnahmesituation, eine Krise, auf welche die wenigsten in irgendeiner Form vorbereitet sind.

In der heutigen Gesellschaft sind chronische Krankheit und Behinderung, Sterben und Tod kaum Thema – werden doch in der Werbung und auf Social Media eher ewige Jugend und Gesundheit propagiert. Das Färben der Haare oder chirurgische Eingriffe sollen die Zeichen des Alterns beseitigen. Kirche und ihre Glaubensrituale, u. a. entwickelt, um Menschen in Krisensituationen zu begleiten und zu trösten, verlieren ihre Bedeutung und geraten in Vergessenheit.

Der Alltag von palliativ Tätigen ist stark davon geprägt, die Betroffenen und ihre Angehörigen mit Angeboten zur Bewältigung dieser Ausnahmesituationen zu unterstützen, da häufig wenig eigene Ressourcen zur Verfügung stehen. Nicht selten findet sich ein sterbender Mensch in seiner Situation allein wieder, weil sein Umfeld mit der Begleitung überfordert ist und daher den Kontakt meidet. Die Unterstützung des sozialen Umfelds spielt bei der Bewältigung und damit im Hinblick auf die Lebensqualität jedoch eine große Rolle.

3.8.1 Angst

DEFINITION

Angst: Gefühlszustand der Bedrohung und Gefahr (= normale Angst, Realangst). Erwartung, dass etwas Schlimmes passieren könnte. Gewöhnlich von vegetativen Erscheinungen wie Herzklopfen, Schwitzen, Atemnot, Zittern, Mundtrockenheit oder Magendruck begleitet.

Ängstlichkeit: Persönlichkeitseigenschaft. Der ängstliche Mensch fühlt sich chronisch unsicher, angespannt und besorgt.

Angst- und Panikstörungen: Oberbegriff für Erkrankungen, die durch massive Angstreaktionen bei gleichzeitigem Fehlen akuter externer Gefahren und Bedrohungen charakterisiert sind. Unterschiedliche Erscheinungsweisen der Angst sind möglich (z. B. Phobien, Panikstörung, generalisierte Angststörung). Angstsymptome treten scheinbar grundlos auf und können zu einem psychopathologischen Symptom mit Krankheitswert werden.

Subsyndromale Ängste: Erfüllen die Kriterien einer Angst- und Panikstörung nach ICD-10 nicht vollständig und werden demnach nicht als solche diagnostiziert.

Angst und **Depression** (➤ 3.8.2) gehören zu den psychischen Hauptsymptomen von Menschen in palliativer Behandlung und schränken deren Lebensqualität deutlich ein. Palliativ versorgte Menschen mit einer depressiven Störung oder einer Angsterkrankung geben u. a. ein höheres Ausmaß an Schmerzen und ein intensiveres Krankheits- und Schwächegefühl an als palliativ zu versorgende Menschen ohne diese Erkrankungen.

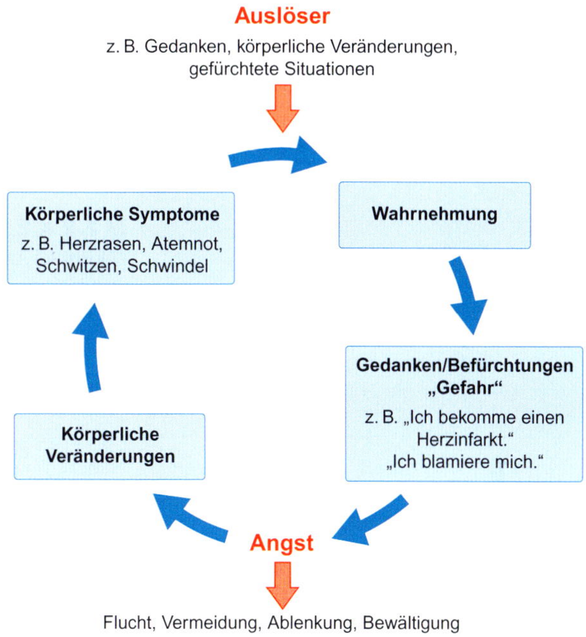

Abb. 3.43 Angstkreis nach Markgraf und Schneider. [L143]

Bei **Angst** liegen unklare und unsichere Bedrohungsbedingungen vor. Sie wird als Störung bezeichnet, wenn sie zu häufig oder in einem unangebrachten Moment auftritt und so intensiv und lang anhaltend ist, dass sie die normalen Aktivitäten einer Person beeinträchtigt. Angst ist ein Zustand, der als unangenehm erlebt wird und mit deutlichen Zeichen der Erregung und vielen vegetativen Symptomen einhergeht. Angstgefühle können akut als Panik auftreten oder sich allmählich über Minuten, Stunden oder Tage aufbauen. Sie dauern unterschiedlich lang an, von wenigen Sekunden bis zu Jahren, und variieren in ihrer Intensität zwischen kaum spürbaren Bedenken und ausgewachsenen Panikattacken, die Kurzatmigkeit, Schwindel, Herzrasen und Zittern verursachen können.

Bei der Angstentstehung spielen auch lerntheoretische Aspekte **(klassische Konditionierung)** eine Rolle. Lebensgeschichtliche und genetische Prozesse kommen als **disponierende Faktoren** hinzu. Auch **Modelllernen** scheint eine Rolle zu spielen. **Auslösende Faktoren** können u. a. bedeutsame Lebensereignisse sein. **Aufrechterhaltende Faktoren** sind z. B. ängstliche Selbstbeobachtung oder Vermeidungsverhalten. Das Zusammenspiel von körperlichen und psychischen Faktoren kann ebenfalls zu einer Verstärkung führen – diese Beziehungen lassen sich anschaulich im **Angstkreis** (➤ Abb. 3.43) darstellen.

Risikofaktoren und Ursachen

Es gibt vielfältige **Risikofaktoren** für das Auftreten von subsyndromalen und spezifischen Ängsten bei palliativ zu versorgenden Menschen, u. a.:

- Affektive Erkrankungen und Angststörungen in der Anamnese
- Ungünstige Kommunikation mit dem Behandlungsteam, z. B. geringes Maß an Aufklärung, mangelnde Kommunikation
- Mangel an sozialer Unterstützung
- Unzureichende Symptomkontrolle (z. B. Schmerzen, Atemnot)
- Lange Behandlungsphasen
- Chirurgische Eingriffe
- Behandlungsnebenwirkungen
- Negative Auswirkungen progredienter Erkrankung, hohes Ausmaß von Einschränkungen der Funktionen und ggf. Angst vor Unterversorgung

MERKE

Das Bewusstsein oder Bewusstwerden des bevorstehenden Lebensendes kann Angst und Verunsicherung auslösen. Dabei kann die Angst auf verschiedene Aspekte gerichtet sein:
- Angst vor dem Sterbeprozess, z. B. vor Schmerzen oder Atemnot
- Angst vor dem Totsein
- Angst vor Kontrollverlust
- Angst vor dem Fortschreiten der Erkrankung
- Angst, ausgelöst durch die Unsicherheit, wie es mit den Angehörigen weitergeht, sie allein zu lassen
- Angst als Ausdruck einer existenziellen Sinnkrise

„Patienten mit nicht-heilbarer Krebserkrankung erleben in ihrer Angst zumeist eine der Existenzialität ihres Umstandes angemessene und gesunde Reaktion" [4, S. 355].

Weitere **Ursachen** für Ängste sind:
- Ängste vor Entscheidungen, z. B. bei der Nachlassregelung, bei unerledigten Geschäften, aber auch für oder gegen die Entscheidung einer Behandlung
- Medikamente wie Steroide, Medikamentenentzug (z. B. von Diazepinen, Opioiden), Alkoholentzug
- Erkrankungen wie Herzerkrankungen (z. B. Angina pectoris), Lungenerkrankungen (insbesondere COPD, Embolie), hirnorganische Veränderungen, rezidivierende Hypoglykämien, Hypoxie, Sepsis
- Depression, Demenz, generalisierte Angststörung, Phobien, Angst bei Anpassungsstörungen
- Psychotische Ängste bei Wahn, Halluzinose, Delir

Symptome

Angst zeigt sich mit vielfältigen **Symptomen:**
- Angstgefühle, Panik
- Innere Unruhe, körperliche und psychische Angespanntheit
- Schlafstörungen, Gedankenkreisen, Unkonzentriertheit
- Gefühl der Hilflosigkeit
- Häufiges Läuten nach dem Pflegepersonal und Wiederholung der immer gleichen Fragen
- Diffuse Klagen über unspezifische Symptome
- „Angst vor der Angst"
- Gelegentlich nur körperliche Symptome, z. B. Tachykardie, Druckgefühl in der Brust, Schwitzen, Durchfälle, Kloßgefühl im Hals, Schwindel, ohne dass dem zu pflegenden Menschen Angstgefühle bewusst sind

Modell der Sterbephasen nach Elisabeth Kübler-Ross ➤ 1.10.1

MERKE

Normale Angst vs. pathologische Angstzustände und Depression

Die Anzeichen einer nachvollziehbaren, „normalen" Reaktion auf die lebensbedrohliche Situation, auf die prognostische Unsicherheit, Angst vor Schmerz, Sterben und Tod, Verlust von Lebensqualität, Unabhängigkeit und soziale Rollen lassen sich **kaum** von den Symptomen klinisch relevanter Angststörung und Depression und Angststörung abgrenzen, 10–20 % der Betroffenen entwickeln [6].
Psychologische Theorien gehen davon aus, dass zwischen normaler Angst bzw. Depression und pathologischen, behandlungsbedürftigen Zuständen dieser Affekte **lediglich graduelle Unterschiede** in Dauer, Häufigkeit und Intensität der Symptomatik bestehen.

Diagnose

Eine frühzeitige systematische Abfrage/Erfassung und Dokumentation von Angst und deren (subjektiver) Belastung ist Grundlage für das Unterstützungsangebot und die Möglichkeit der Linderung und Behandlung von Ängsten. Möglichkeiten der Erfassung sind die **Selbstaussage des Patienten** und/oder die **Fremdanamnese**. Wichtig ist, dass die Erfassung durch Selbstauskunft so niedrigschwellig wie möglich erfolgt und den Kriterien standardisierter Screeningverfahren entspricht.

Es gibt verschiedene Screeninginstrumente, u. a. das **Minimale Dokumentationssystem für Palliativpatienten (MIDOS)** und der **Generalized Anxiety Disorder-2 (GAD-2)**, der insbesondere aufgrund seiner Kürze besonders geeignet ist (➤ Tab. 3.9).

Liegen Ängste vor, erfolgt eine vertiefte Exploration hinsichtlich der Angstinhalte und -intensität, um u. a. die Behandlungsbedürftigkeit abzuklären. Zu bedenken ist, das zu pflegende Menschen nicht immer offen über ihre Ängste sprechen; in diesen Fällen ist besonders auf nonverbale Signale und die Aussagen von An- und Zugehörigen zu achten.

Gleichzeitig sind auch Ängste und angstbedingte Belastungen der Angehörigen zu erfassen.

Tab. 3.9 GAD-2. Das Assessment ist stationär mindestens einmal wöchentlich durchzuführen, ambulant alle 6–8 Wochen. [W881-008]

Wie oft fühlten Sie sich im Verlauf der letzten 2 Wochen durch die folgenden Beschwerden beeinträchtigt?	Überhaupt nicht	An einzelnen Tagen	An mehr als der Hälfte der Tage	Beinahe jeden Tag
Nervosität, Ängstlichkeit oder Anspannung	0	1	2	3
Nicht in der Lage sein, Sorgen zu stoppen oder zu kontrollieren	0	1	2	3

Behandlung und Pflege

Die **Behandlung** erfolgt zunächst nicht medikamentös und ist durch eine achtsame, empathische und wertschätzende Haltung gekennzeichnet:

- Alle an der Behandlung Beteiligten sind für die Anzeichen von Ängsten sensibilisiert.
- Sie nehmen Ängste des zu pflegenden Menschen wahr und weichen dessen existenziellen Ängsten nicht aus.
- Sie sind in ihrer Beziehungsgestaltung durch Wortwahl und Haltung gegenüber dem zu pflegenden Menschen stützend und vertrauensstärkend, durch
  - angstreduzierende Kommunikation mittels Halt und Sicherheit gebender Worte, Würde wahrender Kommunikation und Handlungen, annehmender und akzeptierender Haltung,
  - ausreichende und sachliche Informationen,
  - Herstellen eines subjektiven Gefühls der Transparenz beim Betroffenen, u. a. durch eine verbindliche therapeutische Beziehung und Mitbestimmung.
- Unkontrollierte Symptome (wie Atemnot, Schmerzen, Übelkeit, Delir), die Ängste verursachen, werden zuerst oder gleichzeitig behandelt.
- Ein psychiatrischer/psychotherapeutischer Experte wird hinzugezogen, wenn
  - Unsicherheiten im Team,
  - eine komplexe psychiatrische Vorgeschichte oder ein komplexes klinisches Syndrom sowie
  - akute Selbst- oder Fremdgefährdung

  bestehen.

MERKE

Häufige Bewältigungsmechanismen

Verleugnung, Vermeidung, Verdrängung, Projektion oder Regression können Bewältigungsversuche des zu pflegenden Menschen von Angst sein – es sind die Strategien, die ihm momentan zur Verfügung stehen, um ein innerpsychisches Gleichgewicht aufrechtzuhalten. Insbesondere bei starker Angst führen diese Bewältigungsmechanismen jedoch zu Erschwernissen in der Behandlung oder behindern die notwendige Kommunikation. Dann ist ein behutsames, sicherheitsstiftendes Vorgehen wichtig, um die Ängste nicht zu verstärken. Das Hinzuziehen psychotherapeutischer-psychiatrischer Expertise, z. B. im Rahmen einer Fallsupervision, kann für das Team sehr hilfreich sein.

ABCD der Würde

Eine **Würde wahrende Kommunikation** spiegelt eine grundlegende Haltung wider. Diese Haltung ermöglicht, Ressourcen und Stärken therapeutisch zu identifizieren, die zur Angstreduktion und Stabilisierung genutzt und gestärkt werden können.

A = Attitude, Haltung: Betrachtung bzw. Überprüfung der eigenen Einstellungen und Annahmen gegenüber einem zu pflegenden Menschen. Die eigenen Einstellungen beeinflussen das individuelle Denken und Handeln in bestimmten Situationen.

B = Behaviour, Benehmen: Freundlichkeit und Respekt sind die Basis für Würde bewahrendes Verhalten. Viele einfache Gesten und Taten bewirken, dass sich der zu pflegende Mensch aufmerksam und respektvoll behandelt fühlt und sich Vertrauen und Beziehung verbessern, z. B. den Patienten vor Handlungen um Erlaubnis zu fragen („Ist es für Sie in Ordnung, wenn ich jetzt …" oder „Darf ich …"), aktiv, aber sensibel Interesse für den Menschen, seine Geschichte, seine Kompetenzen und sein Umfeld zu zeigen sowie im Gespräch Augenhöhe herzustellen und zu halten, die Privatsphäre und die Intimität zu achten und zu wahren, Stolz ausdrückende Gegenstände anzusprechen (z. B. Foto von den Enkelkindern auf dem Nachttisch).

C = Compassion, Mitgefühl: Mitgefühl ist ein tiefes Bewusstsein für das Leiden eines anderen, verbunden mit dem Wunsch, dies zu lindern, und ein wesentliches Qualitätsmerkmal der Versorgung. Mitgefühl kann durch liebenswürdiges Anschauen oder eine beruhigende Berührung schnell und authentisch vermittelt werden.

D = Dialogue, Gespräch: Gute medizinische Versorgung setzt guten Informationsaustausch voraus. Um die bestmögliche Versorgung anbieten zu können, müssen die Behandelnden genaue Angaben über die gesamte Person einholen, nicht nur über die Krankheit. Gespräche mit dem Patienten müssen die Person hinter der Erkrankung würdigen und die emotionale Bedeutung der Krankheit. Dabei ist die zentrale Frage: „Was sollte ich über Sie als Person wissen, um Ihnen die bestmögliche Versorgung zu ermöglichen?"

MERKE

Partizipative Entscheidungsfindung

Bei der Behandlungsplanung hat die Entscheidungsfindung immer partizipativ zu erfolgen, damit sich der Betroffene als aktiv Handelnder erleben kann, was Hilflosigkeitsgefühle, Depression und Angst vermindert. Behandlungsoptionen sind verständlich vorzustellen.
In den Prozess der Entscheidungsfindung sind neben den palliativ zu versorgenden Menschen die unterschiedlichen betreuenden Berufsgruppen und möglichst auch die Angehörigen mit einzubeziehen. Eine solche partizipative Entscheidungsfindung *„setzt die Bereitschaft von Patienten voraus und kann in Situationen, in denen aufgrund der Schwere der Erkrankung die Einwilligungsfähigkeit eingeschränkt ist oder sich die Patienten davon überfordert fühlen, weniger sinnvoll sein"* [7, S. 7].

Mind-Body-Verfahren

Auch wenn viele Mind-Body-Verfahren (> 3.7.4) über elektronische Medien (z. B. YouTube) erlernt werden können, ist eine Anleitung durch einen Experten und in einer Gruppe meist empfehlenswert.

Medikamente

DEFINITION

Anxiolyse (lat. *anxeitas* = Angst, griech. *lysis* = Auflösen): Medizinische Behandlung von Ängsten; in der Regel wird die Anwendung bestimmter Medikamente damit bezeichnet, aber auch die Durchführung anderer Verfahren, z. B. Hypnose.
Anxiolytika: Arzneimittel zur Behandlung von Ängsten. Beeinflussen Botenstoffe im Gehirn, die für Angstzustände verantwortlich sind.

Es gibt verschiedene **Medikamente,** die bei Angst, Angststörungen eingesetzt werden können:

- Akut-Benzodiazepine (wirken beruhigend, angst- und spannungslösend, schlaffördernd), z. B. Lorazepam (z. B. in Tavor®) oder Alprazolam (z. B. in Tafil®). **Achtung:** Paradoxe Reaktion mit Erregungszuständen sind möglich (selten).
- Opipramol (wirkt angstlösend, beruhigend, dämpfend und schwach antidepressiv), z. B. in Insidon®.
- Alternativ selektive Serotonin-Wiederaufnahmehemmer (SSRI), u. a. Citalopram (z. B. in Cipramil®), Sertralin (z. B. in Zoloft®) und selektive Serotonin-Noradrenalin-Wiederaufnahmehemmer (SSNRI), u. a. in Duloxetin (z. B. in Cymbalta®) und Venlafaxin (z. B. in Trevilor®).
- Alternativ sedierende Antipsychotika wie Promethazin (z. B. in Atosil®), Prothipendyl (in Dominal®), Pipamperon (z. B. in Dipiperon®). **Achtung:** Diese Wirkstoffe haben eine affektiv entspannende Wirkung, jedoch ohne wesentliche Anxiolyse.

3.8.2 Depression

DEFINITION

Depression, depressive Episode: Affektive (die Stimmung betreffende) Störung, die über einen längeren Zeitraum von Symptomen wie Niedergeschlagenheit, Interessenverlust, Antriebsmangel, Freud- und Hoffnungslosigkeit gekennzeichnet und oft von erhöhter Ängstlichkeit und rascher Ermüdbarkeit begleitet ist. Beschwerdebild und Verlauf können individuell stark variieren.

Depressionen bzw. **depressive Episoden** sind auch bei somatisch schwer kranken Menschen krankhafte Zustände. Da sie die Betroffenen schwerwiegend belasten, sind sie bis in die Terminalphase hinein zu behandeln.

Depression ist insbesondere bei Menschen mit nicht heilbaren Tumorerkrankungen untersucht. Die Häufigkeit depressiver Symptome ist bei schweren somatischen Erkrankungen im Vergleich zur Allgemeinbevölkerung um das 2- bis 4-Fache erhöht. Es ist davon auszugehen, dass mindestens 25 % aller Menschen mit einer Tumorerkrankung eine behandlungsbedürftige Depression erleiden [8].

Tab. 3.10 Merkmale einer Depression und einer Trauerreaktion. [W881-008]

Depression	Trauerreaktion (➤ 1.10.3)
Gefühl des Alleinseins oder Ausgestoßenseins	Gefühl, mit anderen in Verbindung zu stehen
Gefühl der Unveränderlichkeit	Gefühl, es geht wieder vorbei
Beständiges Gedankenkreisen, Hoffnungslosigkeit	Kann Erinnerungen genießen
Starke Selbstabwertung	Erhaltenes Selbstwertgefühl
Konstant	Wellenförmig
Keine Hoffnung, kein Interesse an der Zukunft	Schaut vorwärts
Nur wenig Freude an Aktivitäten	Kann sich freuen
Suizidalität	Lebenswunsch

Eine allgemeine hohe psychische Belastung *(Distress)* findet sich bei bis zu 59 %, starke Ängste bei bis zu 48 % der Menschen mit Krebserkrankungen. Depressivität und Niedergeschlagenheit kommen bei bis zu 58 % der Menschen mit Krebserkrankungen vor, häufig gemeinsam mit einer hohen Ängstlichkeit [9].

Gemeinsames Merkmal von Depression und Angst ist, dass sie als emotionale Erfahrungen zum normalen menschlichen Leben gehören: Angst als unabdingbare existenzielle Aktivierungsreaktion des Menschen auf reale Bedrohungen, Trauer und Depression als adaptive, angemessene Ablösungsreaktion auf reale Verluste. ➤ Tab. 3.10 listet die Merkmale auf, anhand derer sich eine „physiologische" Trauerreaktion von einer Depression abgrenzen lässt.

Trauer ➤ 1.10.3

Risikofaktoren und Ursachen

- Eher jüngere Erkrankte, eher Frauen als Männer
- Erkrankte mit starken Einschränkungen, Verlust von Selbstständigkeit und Unabhängigkeit
- Existenzielle Sorgen
- Depressive Episoden in der Anamnese
- Bipolare oder depressive Störungen in der Familiengeschichte
- Wenig beherrschbare Symptome, z. B. Schmerzen
- Mangelnde, ungeeignete Kommunikation zwischen zu pflegendem Menschen und Palliativteam
- Persönlichkeitsfaktoren wie Rigidität und starkes Kontrollbedürfnis, labiles Selbstwertgefühl
- Geringe soziale oder religiös-spirituelle Anbindung, Einsamkeit
- Ungelöste psychische Probleme

Biologisch kommen hinzu:
- Metabolische Störungen, z. B. Hyperkalziämie, Organversagen (Leber, Niere, Lunge)
- Endokrine Störungen
- Zerebrale Tumoren, Metastasen, Infarkte, Hämorrhagien
- Medikamente, z. B. Chemotherapeutika, Interferone, Steroide
- ZNS-Bestrahlung
- Alkohol- und Medikamentenmissbrauch

Symptome

Nach ICD-10 F32 müssen die Diagnose einer Depression mindestens zwei der drei folgenden **Hauptsymptome** vorliegen:
- Gedrückte Stimmung
- Verminderung von Antrieb und Aktivität
- Verminderung von Freude, Interesse und Konzentration

Zusätzliche Symptome (**Nebensymptome**) sind:
- Ausgeprägte Müdigkeit, schon nach jeder kleinsten Anstrengung.
- Gestörter Schlaf, verminderter Appetit.
- Reduziertes Selbstwertgefühl und Selbstvertrauen, Schuldgefühle oder Gedanken über eigene Wertlosigkeit.
- Die gedrückte Stimmung verändert sich von Tag zu Tag wenig, reagiert nicht auf Lebensumstände und kann von sog. somatischen Symptomen wie Interessenverlust oder Verlust der Freude,

Früherwachen, Morgentief, deutlicher psychomotorischer Hemmung, Agitiertheit, Appetitverlust, Gewichtsverlust und Libidoverlust begleitet werden.

Abhängig von Anzahl und Schwere der Symptome ist eine depressive Episode als leicht, mittelgradig oder schwer zu bezeichnen.

Diagnose

Die **Diagnose** wird ärztlicherseits anhand der Symptome und Aussagen gestellt, dafür ist ein ausführliches Gespräch notwendig. Menschen mit einer Depression berichten oft nicht spontan über ihre Befindlichkeit, deshalb müssen depressive Symptome aktiv erfragt werden.

Für die Abklärung eines ersten Verdachts auf eine Depression kann das **Zwei-Fragen-Screening** eingesetzt werden:

1. Fühlten Sie sich im letzten Monat häufig niedergeschlagen, traurig bedrückt oder hoffnungslos?
2. Hatten Sie im letzten Monat deutlich weniger Lust und Freude an Dingen, die Sie sonst gerne tun?

Es gibt verschiedene Assessment und Fragebögen, z. B. die **Hospital Anxiety and Depression Scale (HADS),** die **Karnofsky Performance Status Scale (KPS),** der Selbstbeobachtungstest **Beck Depression Inventar (BDI)** oder der **State-Trait Anxiety Inventory (STAI).**

Häufig ist es sinnvoll, nahestehende Personen im Rahmen einer Fremdanamnese mit einzubinden.

Ängste und Angststörungen (➤ 3.8.1) stellen einen bedeutsamen komorbiden Faktor einer depressiven Störung dar.

Von einer Depression/depressiven Episode abzugrenzen sind:

- Anpassungsstörungen, die ebenfalls mit einer gedrückten Stimmung einhergehen können, jedoch in Schwere und Dauer der Symptome weniger stark ausgeprägt sind
- Normale Trauerreaktion, die oft nur schwer von einer Depression zu unterscheiden sind (➤ Tab. 3.10)
- Fatigue (➤ 3.7)
- Delir

Behandlung und Pflege

MERKE

Übergeordnetes Ziel der Therapie im palliativen Setting ist immer die Herstellung bzw. Aufrechterhaltung der Lebensqualität, wobei sich Lebensqualität nur über die Einschätzung des betroffenen Menschen selbst definieren lässt. Daher erfordert die Erfassung der Lebensqualität einen gemeinsamen Klärungsprozess von palliativ Behandeltem und Behandelnden. Oft ist es auch hilfreich, vertraute Angehörige in einen solchen Klärungsprozess mit einzubeziehen.

Das Behandlungsangebot im palliativen Rahmen sollte gerade vor dem Hintergrund der steigenden Pluralität der Gesellschaft und des Verlusts der Einbindung in traditionelle Strukturen (z. B. kirchliche Gemeinschaften, die Sterbende begleiteten und trösteten) möglichst vielfältig sein.

Die Komorbidität zwischen einer Depression und einer Angsterkrankung ist hoch und hat deutliche Konsequenzen. In einer Untersuchung berichten 82,9 % der Betroffenen mit komorbider Problematik von mittelgradigem bis extremem Leiden und beklagen totalen Schmerz [13]. Damit wird deutlich, dass die Behandlung von depressiven Störungen und Angsterkrankungen bei palliativ zu versorgenden Menschen zur Herstellung und Wahrung einer guten Lebensqualität eine große Rolle spielt.

Behandlungsprinzipien sind:

- Wenn möglich, Behandlung von organischen Ursachen
- Tragende empathische Beziehung gestalten (ABCD der Würde, ➤ 3.8.1)
- Über die Behandlung gemeinsam mit dem zu pflegenden Menschen entscheiden
- Psychiatrische/psychotherapeutische Experten hinzuziehen bei:
  - Unsicherheit in der Diagnose sowie der Behandlungsplanung
  - Komplexer psychiatrischer Vorgeschichte bzw. Symptomatik
  - Schwerer depressiver Symptomatik mit psychotischen Symptomen
  - Depressivem Stupor
  - Akuter Suizidalität
  - Fremdgefährdung
  - Nichtansprechen auf die antidepressive Therapie
- Psychotherapeutische Verfahren und Body-Mind-Verfahren (➤ 3.7.4) anbieten zur Unterstützung

bei sozialer Isolation, Entwicklung grundlegender Coping-Fertigkeiten, Aufarbeitung von belastenden Ereignissen und familiären Spannungen
- Im Weiteren: Tagesstrukturierung, Aromatherapie, Massagen, positives Erleben über angepasste Bewegung, Musik, genusstherapeutische Maßnahmen, z. B. Genussessen

MERKE

Psychotherapeutische Verfahren und Body-Mind-Verfahren sind bei Anpassungsstörungen und leichten depressiven Episoden einer medikamentösen Therapie vorzuziehen.
Bei akuter mittelgradiger depressiver Episode ist Betroffenen ein Antidepressivum anzubieten.
Bei akuter schwerer depressiver Episode ist eine Kombinationsbehandlung mit medikamentöser Therapie und Psychotherapie anzubieten. Für psychotherapeutische Interventionen muss auch die Prognose insgesamt beachtet werden.

Medikamente

DEFINITION

Antidepressivum: Arzneimittel, das durch Beeinflussung der Signalübertragung zwischen den Nervenzellen im Gehirn die Stimmung aufhellt, den Antrieb steigert oder dämpfend wirkt.
Am häufigsten eingesetzt werden:
- **Trizyklische, tetrazyklische Antidepressiva,** u. a. Amitryptilin (z. B. in Saroten®), Trimipramin (z. B. in Trimineurin®), Doxepin (z. B. in Aponal®) → verringern die Wirkung von Acetylcholin
- **Selektive Serotonin-Wiederaufnahmehemmer (SSRI),** u. a. Citalopram (z. B. in Cipramil®), Sertralin (z. B. in Zoloft®) und **selektive Serotonin-Noradrenalin-Wiederaufnahmehemmer (SSNRI),** u. a. in Duloxetin (z. B. in Cymbalta®) und Venlafaxin (z. B. in Trevilor®) → hemmen die Wiederaufnahme von Serotonin und ggf. Noradrenalin aus dem synaptischen Spalt in die Nervenzelle und erhöhen deren Konzentration im synaptischen Spalt und damit die Wirkung
- **Johanniskraut,** z. B. in Felis®, Jarsin®, Laif®

Bei der **Einnahme von Antidepressiva** ist zu beachten:
- Dosierung so gering wie möglich, aber so hoch wie nötig
- Ein Wirkungseintritt kann u. U. mehrere Tage dauern

VORSICHT

Erhöhte Suizidgefahr bei Therapiebeginn

Depressive Menschen sind mehr oder weniger suizidgefährdet. Problematisch sind deshalb insbesondere die antriebssteigernden Antidepressiva. Im schlimmsten Fall ist der bisher gehemmte Mensch durch die plötzliche Antriebssteigerung in der Lage, Suizidgedanken umzusetzen. Eine Antriebssteigerung tritt schon wenige Stunden nach Therapiebeginn ein, die Stimmungsaufhellung jedoch erst nach etwa 2 Wochen.

- Pflegefachpersonen beobachten den zu pflegenden Menschen zu Beginn der Behandlung sehr genau und sprechen mit ihm.
- Ggf. bleiben sie für die Einnahme bei ihm. Antidepressiva haben eine geringe therapeutische Breite und führen bei Überdosierung schnell zur Vergiftung. Tabletten können aus suizidaler Absicht gehortet werden oder weil der zu pflegende Mensch keine Hoffnung in der Einnahme sieht.
- Pflegefachpersonen achten auf eine regelmäßige Einnahme, damit sich ein gleichmäßiger Spiegel aufbauen kann. Die antidepressive Wirkung setzt etwa nach 1–3 Wochen ein, unerwünschte Nebenwirkungen können schon vorher auftreten.
- Sie achten darauf, dass der zu pflegende Mensch nicht eigenständig das Antidepressivum absetzt, weil er glaubt, die schlimmsten depressiven Symptome wären überwunden. Antidepressiva müssen sehr langsam ausgeschlichen werden, um einen Rebound-Effekt mit Zittern, Albträumen, Kopfschmerzen, Unruhe, Angst und Schweißausbrüchen zu verhindern.
- Pflegefachpersonen informieren den Betroffenen gemeinsam mit dem Arzt darüber, dass es auch bei länger dauernder Einnahme zu keiner Abhängigkeit kommt und eine antidepressive Therapie immer über einen längeren Zeitraum (mehrere Monate) erfolgen muss.
- Sie informieren gemeinsam mit dem Arzt über unerwünschte Nebenwirkungen (anticholinierge Wirkung) und zeigen Gegenmaßnahmen auf. Nebenwirkungen sind u. a. Mundtrockenheit, trockene Nase, trockene Augen, Gewichtszunahme, Verstopfung, Kopfschmerzen, Schlaflosigkeit, Blutdrucksenkung (insbesondere bei warmem, schwülem Wetter), Tachykardie. Trizyklische Antidepressiva haben meist belastendere Neben-

wirkungen, hier wird die Therapie häufiger abgebrochen.
- Sie empfehlen, auf Alkohol zu verzichten und Kaffee in Maßen zu trinken.

MERKE

Eine Behandlung der Depression erfolgt auch bei Menschen mit einer kurzen Lebensprognose von wenigen Wochen.
Bei Eintritt in die Sterbephase wird die Therapie mit Antidepressiva beendet.

3.8.3 Unruhe

Delir ➤ 2.6.3

DEFINITION

Unruhe: Zustand, in dem der Betroffene motorisch oder mental unruhig ist.
Motorische Unruhe: Ziellose und ungerichtete motorische Aktivität. Der Betroffene ist in ständiger Bewegung (auch im Bett), kann nicht ruhig sitzen oder liegen bleiben.
Innere (mentale) Unruhe: Zeigt sich als ständiges Denken/Grübeln, die Gedanken können nicht zur Ruhe kommen, kreisen; der Betroffene befindet sich beständig in Aufregung oder Anspannung. Kann mit oder ohne motorische Unruhe einhergehen.
Terminale Agitation: Gesteigerte motorische Unruhe und mentale Beeinträchtigung in der terminalen Sterbephase, ca. 1 Tag bis wenige Minuten vor dem Tod eintretend.

Motorische und/oder **mentale Unruhe** ist ein häufiges Symptom in palliativen Situationen.

Ursachen und Symptome, Diagnose

Ursachen:
- Unzureichend behandelte Symptome wie Schmerzen, Atemnot, Harnverhalt, Obstipation
- Medikamente, z. B. Amphetamine, antriebssteigernde Antidepressiva (➤ 3.8.2), Antipsychotika, paradoxe Reaktion auf Benzodiazepine
- Delirantes Syndrom (➤ 2.6.3), terminale Agitation/Unruhe

Symptome: Der Betroffene ist motorisch unruhig, ggf. kreisen seine Gedanken beständig und er ist mental angespannt.

Die **Diagnose** wird klinisch gestellt. Differenzialdiagnostisch sind z. B. Demenz (➤ 2.6.4), Restless-Legs-Syndrom, Dyskinesien, Dystonie, Nebenwirkungen von Antipsychotika und Angst (➤ 3.8.1) abzuklären.

Behandlung und Pflege

Starke Unruhezustände sind sowohl für den zu pflegenden Menschen als auch für seine Angehörigen belastend und müssen behandelt werden.
- Vorbeugende Maßnahmen sind z. B. ausreichende Flüssigkeitszufuhr, Vermeidung von Störungen des Schlafs, angemessenes Schmerzmanagement, persönliche Zuwendung, Versorgung mit Sehhilfe und Hörgeräten, Integration von Angehörigen, bekannte, lieb gewonnene Gegenstände in der Umgebung, Vermeidung von freiheitsbeschränkenden Maßnahmen (z. B. Bettgitter) und Fremdkörpern (z. B. Blasenkatheter, i. v. Katheter)
- Ausschaltung bzw. Behandlung von (körperlichen) Ursachen; Harn- und Stuhlverhalt behandeln
- Möglichst viele Medikamente absetzen oder die Dosis reduzieren, ggf. Opioid wechseln; bei Entzug Substanz wieder ansetzen und langsam ausschleichen
- **Ruhe vermitteln** und **Orientierung geben,** z. B. durch beruhigende Gespräche, ruhiges und klares Vorgehen bei Maßnahmen, Ruhe im Zimmer, Uhr und Kalender, bekannte Gegenstände im Gesichtsfeld (z. B. Familienbilder), Einhaltung des Tag-Nacht-Rhythmus, wohldosierte Informationen und Gespräche, Zulassen scheinbar „verrückter" Aktionen, solange sie nicht schaden, Maßnahmen mit Berührung (Basale Stimulation®, ➤ 4.6) durchführen, nach Möglichkeit Verzicht auf Weichpositionierungsmatratzen

Medikamente

Gegebenenfalls muss eine medikamentöse Therapie erfolgen. Hierfür stehen verschiedene Wirkstoffe zur Verfügung:
- Bei leichter bis mittelgradiger ängstlicher Unruhe: Lorazepam (z. B. in Tavor®), Midazolam (z. B. in Dormicum®, Buccolam®) auch als i. v. oder s. c. Injektion möglich

- Bei ausgeprägter psychomotorischer Unruhe: Prothipendyl (in Dominal®), Pipameron (z. B. in Dipiperon®), Melperon (z. B. in Melneurin®), Levomepromazin (z. B. in Neurocil®)
- Bei Halluzinationen, Albträumen, paranoiden Symptomen, delirantem Syndrom, Delir unbekannter Ursache: Haloperidol (z. B. in Haldol®), Risperidon (z. B. in Risperdal®)

LITERATUR

1. Delgado-Guay M et al. Symptom distress in advanced cancer patients with anxiety and depression in the palliative care setting. Support Care Cancer. 2009; 17: 573–579.
2. Falkai P et al. Psychiatrie, Psychosomatik und Psychotherapie. Duale Reihe. 7. A. Stuttgart: Thieme, 2021.
3. Barnhill JW. Überblick über Angststörungen. 2020. Aus: www.msdmanuals.com/de-de/profi/psychische-störungen/anst-und-stressbezogene-erkrankungen/überblick-über-angststörungen (letzter Zugriff: 2.11.2023).
4. Deutsche Krebsgesellschaft (Hrsg.). Erweiterte S3-Leitlinie Palliativmedizin für Patienten mit einer nicht-heilbaren Krebserkrankung. Langversion 2.2. 2020. Aus: www.dgpalliativmedizin.de/images/stories/pdf/LL_Palliativmedizin_Langversion_2.2.pdf (letzter Zugriff: 2.11.2023)
5. Bausewein S, Roller S, Voltz R (Hrsg.). Leitfaden Palliative Care. 7. A. München: Elsevier, 2021.
6. Hautzinger M. Differentielle psychologische Theorien zu Angst und Depression. In: Helmchen H, Linden M. (Hrsg.). Die Differenzierung von Angst und Depression. Tropon-Symposium I. Berlin: Springer, 1986. S. 123–134.
7. Anderl-Doliwa B. Aktuelles Wissen zur Depression. Die Schwester Der Pfleger. 2023; 3: 5–12.
8. Likar R et al. (Hrsg.). Palliativmedizin – Lehrbuch für Ärzte, psychosoziale Berufe und Pflegepersonen. 3. A. Bremen: Uni-Med, 2022.
9. Deutsche Krebsgesellschaft (DKG) et al. (Hrsg.). Leitlinie Psychoonkologische Diagnostik, Beratung und Behandlung von erwachsenen Krebspatient*innen. Version 2.1. 2023. Aus: https://register.awmf.org/assets/guidelines/032-051OLl_S3_Psychoonkologische-Diagnostik-Beratung-Behandlung-von-erwachsenen-KrebspatientInnen_2023-09.pdf (letzter Zugriff: 2.11.2023).
10. Jelinek A. Arzneimittellehre für Pflegeberufe. 3. A. München: Elsevier, 2019.
11. Wilson KG et al. Depression and Anxiety Disorders in Palliative Cancer Care. Journal www.jpsmjournal.com/article/S0885-3924(06)00588-4/fulltext (letzter Zugriff: 2.11.2023).
12. Gärtner J et al. Palliativversorgung im finalen Tumorstadium: Sinnvolle Strategien für die Versorgung im Delir. Deutsches Ärzteblatt. 2022; 119(48): DOI: 10.3238/PersOnko.2022.12.02.02.
13. Wilson KG et al. Clinch, Depression and Anxiety Disorders in Palliative Cancer Care. Journal of Pain and Symptom Management. 2007; 33(2): 118–129.
14. Gärtner J et al. Palliativversorgung im finalen Tumorstadium: Sinnvolle Strategien für die Versorgung im Delir. Deutsches Ärzteblatt. 2022; 119(48): 12. Aus: www.aerzteblatt.de/archiv/palliativversorgung-im-finalen-tumorstadium-sinnvolle-strategien-fuer-die-versorgung-im-delir-7346245d-82fb-40cb-94ca-99caab641fb6 (letzter Zugriff: 30.5.2025).

3.9 Palliative Sedierung

Dorothee Steinker

DEFINITION

Sedierung: Dämpfung von Funktionen des zentralen Nervensystems durch ein Sedativum (Beruhigungsmittel), z. B. bei motorischer Unruhe oder delirantem Syndrom. In Verbindung mit einem Analgetikum (Schmerzmittel) spricht man von **Analgosedierung.**

Palliative Sedierung(stherapie, PST): Überwachter Einsatz sedierend wirkender Medikamente, um durch Bewusstseinsminderung Leiden bei nicht (ausreichend) behandelbaren Symptomen chronischer Erkrankungen zu lindern. In der Lebensendphase auch **terminale Sedierung** genannt.

Eine zentrale Aufgabe von Palliative Care ist es, Patienten mit schweren palliativen Erkrankungen und am Ende des Lebens eine adäquate Symptombehandlung zukommen zu lassen, um damit Leiden zu lindern. Durch die Symptombehandlung wird Lebensqualität erhalten und es kann verhindert werden, dass der zu pflegende Mensch durch starke Symptome immer schwächer wird und einen qualvollen Tod erleidet. In manchen Situationen ist das nur durch eine **palliative Sedierung** zu erreichen.

3.9.1 Indikationen

Häufig ist es trotz adäquater Expertise in der Palliative Care, ausreichenden Ressourcen und größtem Engagement des Betreuungsteams nicht immer möglich, eine hinreichende Kontrolle quälender physischer, psychischer und sozialer Symptome zu erreichen. Dann kann eine überwachte palliative Sedierung die Symptomlast so weit senken, dass die Situation für den zu pflegenden Menschen und seine Angehörigen würdevoll und aushaltbar ist.

MERKE

Palliative Sedierung als Ultima Ratio

Bei unerträglichen, quälenden Symptomen, die das „Maß des Ertragbaren" überschreiten, wenn

- keine anderen Maßnahmen Linderung ermöglicht haben und
- nur noch Maßnahmen mit intolerablen Nebenwirkungen zur Verfügung stehen.

„Unerträgliches Leid" wird in diesem Zusammenhang als die individuell und subjektiv empfundene Intensität von Symptomen und Situationen verstanden, deren Empfinden bzw. Erleben so belastend ist, dass sie von der Betroffenen nicht akzeptiert werden können.

Die palliative Sedierung erfolgt in der Regel Stunden bis wenige Tage vor dem mutmaßlichen Versterben des zu pflegenden Menschen.

In den nachfolgenden Situationen ist eine palliative Sedierung ethisch geboten und unverzichtbar:

- Schwere Dyspnoe (in Kombination mit Opiaten)
- Agitiertes Delir, delirantes Syndrom
- Nicht ausreichend behandelbare stärkste Schmerzen
- Notfallsituationen wie akute Blutung, akutes Ersticken
- Krampfanfälle
- Unstillbar und anhaltende Übelkeit oder Erbrechen
- Angst, existenzielles Leid, z. B. Verzweiflung
- Nicht behandelbare Depression, wenn alle anderen Behandlungsformen ausgeschöpft sind

MERKE

Einwillungsfähigkeit

Grundsätzlich muss der zu pflegende Mensch einer palliativen Sedierung **zustimmen.** Eine problematische Situation liegt vor, wenn er nicht mehr (ausreichend) verbal oder anderweitig kommunizieren kann und An- und Zugehörige oder Pflegefachpersonen eine palliative Sedierung wünschen. Wer darf bzw. soll in diesem Fall die Entscheidung treffen? Dies muss ggf. in einer ethischen Fallbesprechung (➤ 1.11.4) geklärt werden.

Wesentlich für die moralische Bewertung einer Handlung sind die **Absicht** (Intention), unter der sie begonnen wird, die **Art und Weise** (Mittel), wie sie durchgeführt wird, und die **Wirkung** (Effekt), die erreicht werden soll. Intention, Mittel und Effekt der palliativen Sedierung unterscheiden sich klar von der Euthanasie.

Eine palliative Sedierung ist **abzulehnen,** wenn der Wusch ausschließlich vonseiten der An- und Zugehörigen und dem betreuenden Personal kommt, nicht aber vom Betroffenen selbst.

3.9.2 Aufklärung über die palliative Sedierung

Wenn wir beabsichtigen, einen Menschen zu einer bestimmten Stelle zu führen, müssen wir uns zunächst bemühen, ihn dort anzutreffen, wo er sich befindet. Wenn ich wirklich einem anderen helfen will, muss ich mehr verstehen als er, aber zuallererst muss ich begreifen, was er verstanden hat.

Sören Kierkegaard um 1900 (zit. n. [1])

Eine frühzeitige und umfangreiche **Aufklärung** eines bewusstseinsklaren zu pflegenden Menschen und seinen An- und Zugehörigen über die Möglichkeit der palliativen Sedierung ist wichtig, insbesondere wenn im Verlauf bestimmter Erkrankungen mit therapierefraktären Symptomen zu rechnen ist. Der zu pflegende Mensch hat dann die Möglichkeit, im Rahmen einer Patientenverfügung (➤ 1.6.1) auch die palliative Sedierung festzulegen oder mit seiner Vorsorgebevollmächtigten oder Betreuerin darüber zu sprechen. Eine solche Aufklärung hilft ihm auch, den richtigen Zeitpunkt des Abschiednehmens zu bestimmen.

Angehörige, Freundinnen, Pflegefachpersonen und andere Begleitende sind von Anfang an mit einzubeziehen. Doch die, die zu diesem Kreis gehören, sind oft unterschiedlich informiert. Um alle Personen zusammenzuführen und auf den gleichen Wissensstand zu bringen, müssen sie dort abgeholt werden, wo sie sich im jeweiligen Moment psychisch und emotional befinden. Das bedeutet auch, dass jede die Möglichkeit erhalten muss, über ihre Ängste zu sprechen.

Im besten Fall sind alle Beteiligten über die Schwere der Erkrankung aufgeklärt und begleiten den zu pflegenden Menschen schon eine Zeit lang. Schwierig wird es, wenn beim zu pflegenden Menschen oder seinen Angehörigen keine Krankheitseinsicht besteht oder die Krankheit in ihrer Schnelle alle Involvierten „überrollt".

Alle Beteiligten befinden sich in einer Ausnahmesituation. Fragen von Angehörigen, Freunden und Begleitenden wiederholen sich daher oft und müssen geduldig beantwortet werden, auch wenn sie schon häufig gestellt wurden. Beispiele für häufig gestellte Fragen sind:

- Sind alle anderen Therapien und Maßnahmen zur Symptomkontrolle ausgeschöpft?
- Hat der Sterbende Hunger oder Durst?

- Bin ich als pflegende Person, die die Medikamente verabreicht, dafür verantwortlich, wenn der zu pflegende Mensch stirbt?
- Hätte ich noch etwas anderes tun können?

Angehörigen und Freunde des Sterbenden müssen die Möglichkeit haben, Abschied zu nehmen. Hierfür ist nach Möglichkeit ein geschützter Raum zur Verfügung zu stellen. An- und Zugehörige dürfen nicht das Gefühl haben, vergessen oder vernachlässigt zu werden. Die letzte Lebenszeit, in der der Sterbende begleitet wird, ist fast immer auch die letzte, prägende Erinnerung an die Person.

Gespräche zur palliativen Sedierung

Manches Mal müssen Gespräche zur palliativen Sedierung häufiger geführt werden. Aufregung, Angst, Leid führen dazu, dass nicht alle Informationen beim ersten Mal zur Betroffenen und ihren Angehörigen durchdringen. Die Standardisierung von Fragen und die Dokumentation stellt sicher, dass nichts vergessen wird.

Mögliche Fragen für das **Gespräch mit der betroffenen Person:**

- „Was sind Ihre Ängste und Sorgen?"
- „Soll zunächst mit einer intermittierenden (zeitweise unterbrochenen) Sedierung begonnen werden, z. B. nur nachts?"
- „Wer soll Sie in dieser Zeit begleiten?"
- „Haben Sie Wünsche, z. B. zu Kleidung, Schmuck, Besuchsregelung?"
- „Möchten Sie einen transurethralen Blasenverweilkatheter?"

Mögliche Fragen und Inhalte für das **Gespräch mit den Angehörigen:**

- „Was sind Ihre Ängste und Sorgen?"
- „Können Sie sich vorstellen, die ganze Zeit bei Ihrem Angehörigen zu bleiben?"
- „Brauchen Sie seelsorgerliche Begleitung?"
- Wenn die betroffene Person nicht mehr entscheiden kann: „Was hätte sie sich gewünscht?"
- Symptome, die unter der Sedierung auftreten können, Nebenwirkungen
- Flüssigkeitszufuhr während der Sedierung, z. B. subkutan

Ärzte, Pflegefachpersonen und die weiteren Angehörigen des interdisziplinären Teams, die den Sterbenden betreuen (z. B. in einer häuslichen Situation), sind rechtzeitig über die palliative Sedierung zu informieren.

3.9.3 Arten der palliativen Sedierung

Grundsätzlich lassen sich **zwei Arten** der palliativen Sedierung unterscheiden.

Akute Linderung von Beschwerden bzw. intermittierende Sedierung

Zur akuten Linderung der Beschwerden kann ein zu pflegender Mensch zunächst auf wenige Stunden begrenzt in den Tiefschlaf versetzt und nach einer vorher abgesprochenen Zeit wieder geweckt werden. Diese Zeiten werden in Absprache mit dem zu pflegenden Menschen festgelegt und ggf. erweitert oder zur Linderung der Symptome tageweise gleichbleibend wiederholt.

Dauerhafte Sedierung

Sind die Symptome des zu pflegenden Menschen derart gravierend, dass er sich im Gespräch mit Ärzten und Pflegefachpersonen dahin gehend äußert, dass er sie nicht mehr aushalten kann, kommt eine dauerhafte Sedierung infrage. Deren Ziel ist nicht notwendigerweise die Herbeiführung eines Tiefschlafs, sondern eine ideale Bewusstseinsdämpfung zur Minderung von Ängsten und Symptomen. Das bedeutet, dass manches Mal bereits eine oberflächliche Sedierung ausreichend ist.

Ablauf:

- Der Sterbende verabschiedet sich von seinen An- und Zugehörigen bzw. die zeitliche Begleitung des Sterbeprozesses wird mit dem sozialen Umfeld abgesprochen.
- Der Sterbende hat auf Wunsch eine seelsorgerische Begleitung erfahren.
- Weitere Fragen sind geklärt, z. B. Kleidung, Legen eines Dauerkatheters, und verbliebende Wünsche wurden thematisiert.
- Beginn der Sedierung.

Der Ablauf wird in einem **Protokoll über die palliative Sedierung** festgehalten (➤ Abb. 3.44).

Mustervorlage zur Dokumentation der palliativen Sedierung

1. Patient/-in

Name, Vorname: ______________________

geboren am: ______________ (oder Namensetikett)

Zugrundeliegende Diagnosegruppe:

- ☐ fortgeschrittene Tumorerkrankung
- ☐ fortgeschrittene kardio-pulmonale Erkrankung
- ☐ fortgeschrittene neurologische Erkrankung (inkl. demenzielles Syndrom)
- ☐ Sonstiges:

Ansprechpartner/-in / Pat.vertreter/-in:

____

Telefon: ______________________

2. Indikation(en)

Unerträgliches Leiden des / der Pat.: ☐ Ja ☐ Nein

In den folgenden Problembereichen:

- ☐ Luftnot
- ☐ Schmerzen
- ☐ Übelkeit / Erbrechen
- ☐ (akute) Blutungen
- ☐ Delir
- ☐ Epileptische Anfälle
- ☐ Angst[1]
- ☐ Unruhe
- ☐ Existenzielles Leid[1]
- ☐ Sonstiges:
- ☐ Die Symptomatik tritt als akute Krise auf, in der eine Absprache mit und Einwilligung durch Patienten/-in nicht möglich ist.

Sind alle Alternativen (auf Expertenniveau) ausgeschöpft und damit die Probleme therapierefraktär?

Ist die Dokumentation ausreichend? ☐ Ja ☐ Nein

Einschätzung zur verbleibenden Lebenszeit:

- ☐ Stunden bis wenige Tage
- ☐ unbestimmt (länger als wenige Tage)

[1] Besondere Anforderungen bei psychischem Leid als Indikation für eine palliative Sedierung (nach EAPC Empfehlung):
- Therapiealternativen wiederholt abklären
- Einschätzung durch in der psychologischen Begleitung erfahrene Ärztinnen / Ärzte
- vorausgehende angemessene Behandlung von Angst und Depression
- Entscheidung im Rahmen einer multiprofessionellen Fallbesprechung
- primär Entlastungssedierung über begrenzten Zeitraum

3. Entscheidungsprozess

In Entscheidungsprozess involviert waren:

- ☐ Patient/-in
- ☐ Angehörige
- ☐ Vorsorgebevollmächtigte/-r / Betreuer/-in
- ☐ Behandlungsteam
- ☐ Weitere:

____

____

____

Eine multiprofessionelle Fallbesprechung hat stattgefunden (Protokoll in der Akte)

☐ Ja ☐ Nein

Eine ethische Fallbesprechung hat stattgefunden (Protokoll in der Akte)

☐ Ja ☐ Nein

Ergebnis des Entscheidungsprozesses:

____

____

____

____

____

4. Zustimmungsprozess

Falls Patient/-in einwilligungsfähig:

☐ Zustimmung durch Patient/-in

Falls Patient/-in nicht mehr einwilligungsfähig:

- ☐ vorausverfügter Wille
- ☐ mutmaßlicher Wille des / der Patienten/-in
- ☐ Zustimmung durch Vorsorgebevollmächtigte/-r / Betreuer/-in:

Name: ______________________

Im Falle einer akuten Krise:

☐ Zustimmung wird auf Grundlage des mutmaßlichen Willens des / der Patienten/-in vorausgesetzt.

Abb. 3.44 Dokumentationsempfehlung zur Entscheidungsfindung für die palliative Sedierung. Die Zustimmung kann gemäß Notvertretungsgesetz (➤ 1.4) auch durch den Ehegatten erfolgen. [T1540]

5. Konzept der Sedierung

5.1. Angestrebte Sedierungstiefe

☐ stufenweise bis zur Symptomlinderung (RASS-PAL[2]: -1 bis -5)

☐ oberflächlich (RASS-PAL[2]: -1 bis -3)

☐ tief (RASS-PAL[2]: -4 und -5)

☐ wechselnd (z.B. nach Tageszeit)
Schema:___________________________

5.2. Geplante Sedierungsdauer

☐ intermittierend

☐ nachts (Zeit: _____________)

☐ anderer Zeitraum (_____________)

☐ kontinuierlich

Geplante Dauer:___________________________

Zeitpunkt für Re-Evaluation:_________________

dafür Sedierungspause: ☐ Ja ☐ Nein

5.3. Initiale Medikation zur Sedierung

☐ Midazolam ☐ Lorazepam ☐ Propofol

☐ Sonstige:

Applikationsart:

diskontinuierlich:

☐ p.o. / sublingual ☐ s.c. ☐ i.v.

kontinuierlich: z.B. Spritzenpumpe

☐ s.c. ☐ i.v.

(Dokumentation der Dosierung und des Schemas sowie Änderungen im Verlauf über Tageskurve / Medikamentenplan)

5.4. Weiteres:

☐ Überprüfung der bisherigen Medikation und der weiteren medizinischen und pflegerischen Maßnahmen zur Anpassung an veränderte Bedingungen unter Sedierung durchgeführt

Urinableitung geregelt? ☐ Ja ☐ Nein

Künstliche Nahrungs- und Flüssigkeitszufuhr gemäß Indikation und Absprache mit Patient/-in / Bevollmächt.

Nahrung	☐ Ja	☐ Nein
Flüssigkeit	☐ Ja	☐ Nein

Begründung:___________________________

____

____

6. Monitoring / Dokumentation

Erfasst werden sollen:

☐ Symptomlast / Intensität des Leidens

☐ Sedierungstiefe (RASS-PAL)[2]

☐ Nebenwirkungen

Bei Patienten/-innen mit intermitt. oder oberflächlicher Sedierung können zusätzliche Überwachungsmaßnahmen sinnvoll sein – bitte Parameter hier aufführen:

____

Überwachungsintervall (bitte auswählen):

in der Einstellphase	☐ 20 min	☐ _____ min
in der Erhaltungsphase	☐ 8 h	☐ _____ h

Bemerkungen:___________________________

____

7. Angehörigenbetreuung

☐ Angehörige sind über pall. Sedierung aufgeklärt

Eine regelmäßige Begleitung und Betreuung ist

sichergestellt: ☐ Ja ☐ Nein

_______________________ Datum, Unterschrift

[2] "Richmond Agitation-Sedation Scale modified for palliative care inpatients (RASS-PAL)"

+4 Streitlustig: Offene Streitlust, gewalttätig, Gefahr für das Personal (z.B. wirft Gegenstände); +/- versucht aus dem Bett oder vom Stuhl aufzustehen

+3 Sehr agitiert: Zieht an Schläuchen oder Kathetern oder entfernt diese (z.B. i.v. / s.c.-Zugang; O_2-Schlauch); aggressiv; +/- versucht, aus Bett oder Stuhl aufzustehen

+2 agitiert: Häufige ungezielte Bewegung, +/- versucht, aus dem Bett oder vom Stuhl aufzustehen

+1 Unruhig: Gelegentliche ungezielte Bewegung, aber Bewegungen nicht aggressiv oder lebhaft

0 Aufmerksam und ruhig

-1 Schläfrig: Nicht ganz aufmerksam, bleibt aber auf Ansprache wach (Augen öffnen / Blickkontakt; mindestens 10 Sekunden)

-2 leichte Sedierung: Erwacht kurz mit Blickkontakt auf Ansprache hin (weniger als 10 Sekunden);

-3 Mäßige Sedierung: Irgendeine Bewegung (Augen oder Körper) oder Augenöffnen auf Ansprache (aber kein Blickkontakt)

-4 Tiefe Sedierung: Keine Reaktion auf Ansprache, aber irgendeine Bewegung (Augen oder Körper) oder Augenöffnen auf leichte Berührung hin

-5 Nicht erweckbar: Keine Reaktion auf Ansprache oder auf leichte Berührung hin

Abb. 3.44 *(Forts.)* Dokumentationsempfehlung zur Entscheidungsfindung für die palliative Sedierung. [T1540]

3.9.4 Medikamente

Zur palliativen Sedierung werden folgende **Medikamente** eingesetzt:

- Benzodiazepin **Midazolam** (z. B. Dormicum® 2,5–5 mg) s. c. und schrittweise Steigerung. Im Notfall (z. B. massive terminale Blutung, Atemnot): Midazolam i. v. oder i. m., beginnend mit 5–10 mg.
- Bei länger andauernder Sedierung kann Midazolam wegen der kurzen Halbwertzeit auch kontinuierlich als s. c. Infusion gegeben werden.
- Monotherapie mit Propofol, wenn Erfahrung damit vorliegt (seltener).

In der Regel wird mit einer einschleichenden Dosissteigerung begonnen, selten sind anfangs hohe Dosierungen zur raschen Symptomkontrolle notwendig. Ziel ist, den zu pflegenden Menschen so weit zu sedieren, dass eine optimale Symptom- und Angstkontrolle erreicht wird. Angestrebt wird nachts ein ausreichender Schlaf, tagsüber die bestmögliche Wachheit und Kommunikationsmöglichkeit.

Obwohl die Sedierung ein kontinuierlicher, stufenloser Prozess ist, sind allgemein **vier Stadien** festgelegt:

1. Anxiolyse (Beseitigung/Linderung von Angstzuständen)
2. Leichte Sedierung, verbale Kommunikation noch möglich
3. Tiefe Sedierung, verbale Kommunikation nicht mehr möglich
4. Narkose (Koma), zu pflegender Mensch reagiert auch auf stärkste Reize nicht mehr

Zur Einschätzung der Tiefe der Sedierung werden beobachtungsorientierte Assessments empfohlen, z. B. **Agitation Distress Scale, Richmond Agitation Sedations Scale** (➤ Abb. 3.45) oder **Critical Care Pain Observation Scale.**

Die Sedierung wird mit anderen Arzneimitteln kombiniert (z. B. Opioide, Antiemetika), sofern diese die Symptomkontrolle in der Terminalphase unterstützen.

Bei Unverträglichkeit von Midazolam (z. B. Unruhe, Agitiertheit) können andere Benzodiazepine wie Flunitrazepam (Rohypnol®) oder Lorazepam (z. B. Tavor®), evtl. auch Phenothiazine wie Levomepromazin (z. B. Neurocil®) oder Chlorpromazin (Megaphen®) gegeben werden.

Die palliative Sedierung ist möglichst immer von in der Palliativmedizin erfahrenen Ärztinnen durchzuführen und wird von entsprechend spezialisierten Pflegefachpersonen begleitet.

MERKE

Es darf **keine weitere Dosissteigerung** erfolgen, wenn das Symptom/die Symptome bzw. deren Auswirkungen (z. B. Tachykardie, Hypertonie, Tachypnoe) **nicht mehr nachweisbar** sind. Würde eine weitere Dosiserhöhung stattfinden, wären die Grenzen zur aktiven Sterbehilfe (Tötung auf Verlangen) überschritten! Alle weiteren Maßnahmen, die nicht ausschließlich der Symptomlinderung dienen, sind zu unterlassen.
Der zu pflegende Mensch stirbt **in** der Sedierung, nicht **an** der Sedierung.

3.9.5 Begleitung und Pflege

Im Vorfeld einer palliativen Sedierung muss dem Sterbenden versichert werden, dass er gut aufgehoben und sicher ist (➤ Abb. 3.46). Er muss darauf vertrauen können, dass nichts geschieht, was sie nicht gewollt hätte. Deshalb sind Gespräche, Aufklärung und Erfragen von Wünschen – auch für den Zeitraum nach dem Tod (➤ 3.9.2) – im Vorfeld so wichtig.

Muss die palliative Sedierung aufgrund einer akuten Verschlechterung des Allgemeinzustands zeitnah eingeleitet werden und kann sie nicht mehr mit dem Sterbenden selbst besprochen werden, ist es umso wichtiger, die An- und Zugehörigen nach dessen Wünschen zu fragen und diese umzusetzen.

Sedierte Personen sind in der Kommunikationsfähigkeit eingeschränkt und können meist nicht mehr adäquat ihren Willen oder Diskomfort äußern. Deshalb sollte eine Pflegefachperson in der Nähe/im Hintergrund sein, um

- das Einschlafen zu begleiten und die richtige Dosierung des Arzneimittels zu finden,
- eine genaue und kontinuierliche Beobachtung des zu pflegenden Menschen sicherzustellen,
- die An- und Zugehörigen zu begleiten, die häufig verunsichert sind. Sie werden angeleitet, wie sie ihren Sterbenden begleiten können,
- zu pflegenden Menschen ohne An- und Zugehörige das Gefühl zu geben, nicht allein sterben zu müssen. Eventuell unterstützt ein ambulanter Hospizhelfer dabei.

Palliativmedizin

PM FO Dokumentation Palliative Sedierung

Patient/-in: ______________________, Geb.-dat.: ______________ Blatt: _____

Überwachungsintervall: alle ____h Zielparameter: Symptomlast: kein; RASS-PAL: ______; weitere Parameter: (1)__________(2)_________

Ggf. Bedarfsmedikation geben nach Bedarfsplan; DA verständigen, wenn Parameter nicht im Zielbereich zu halten

Medikation: Perfusor 1, Substanz: ______________ Perfusor 2, Substanz: ______________

Dat. / Uhrzeit	Bewusstseinslage (RASS-PAL[1])	Intensität von Leiden / Symptomlast				Einschätzung		aktuell führendes Symptom	(1) Param.	(2) Param.	Medikation:		Anmerkungen (z. B. Angehörigengespräch) Besonderheiten (z. B. Nebenwirkungen)	Hdz.
		kein	leicht	mittel	stark	fremd	selbst (Pat.)				Perf. 1 LR ml/h	Perf. 2 LR ml/h		
		☐	☐	☐	☐	☐	☐							
		☐	☐	☐	☐	☐	☐							
		☐	☐	☐	☐	☐	☐							
		☐	☐	☐	☐	☐	☐							
		☐	☐	☐	☐	☐	☐							
		☐	☐	☐	☐	☐	☐							
		☐	☐	☐	☐	☐	☐							
		☐	☐	☐	☐	☐	☐							
		☐	☐	☐	☐	☐	☐							
		☐	☐	☐	☐	☐	☐							
		☐	☐	☐	☐	☐	☐							
		☐	☐	☐	☐	☐	☐							
		☐	☐	☐	☐	☐	☐							
		☐	☐	☐	☐	☐	☐							

[1] "Richmond Agitation-Sedation Scale modified for palliative care inpatients (RASS-PAL)"

- +4 **Streitlustig:** Offene Streitlust, gewalttätig, Gefahr für das Personal (z.B. wirft Gegenstände); +/- versucht aus dem Bett oder vom Stuhl aufzustehen
- +3 **Sehr agitiert:** Zieht an Schläuchen oder Kathetern oder entfernt diese (z.B. i.v. / s.c.-Zugang; O2-Schlauch); aggressiv; +/- versucht aus Bett oder Stuhl aufzustehen
- +2 **Agitiert:** Häufige ungezielte Bewegung, +/- versucht aus dem Bett oder vom Stuhl aufzustehen
- +1 **Unruhig:** Gelegentliche ungezielte Bewegung, aber Bewegungen nicht aggressiv oder lebhaft
- 0 **Aufmerksam und ruhig**
- -1 **Schläfrig:** Nicht ganz aufmerksam, bleibt aber auf Ansprache wach (Augen öffnen / Blickkontakt; mindestens 10 Sekunden)
- -2 **Leichte Sedierung:** Erwacht kurz mit Blickkontakt auf Ansprache hin (weniger als 10 Sekunden)
- -3 **Mäßige Sedierung:** Irgendeine Bewegung (Augen oder Körper) oder Augenöffnung auf Ansprache (aber kein Blickkontakt)
- -4 **Tiefe Sedierung:** Keine Reaktion auf Ansprache, aber irgendeine Bewegung (Augen oder Körper) oder Augenöffnung auf leichte Berührung hin
- -5 **Nicht erweckbar:** Keine Reaktion auf Ansprache oder auf leichte Berührung hin

Abb. 3.45 Dokumentationsempfehlung über die palliative Sedierung einschl. Richmond Agitations-Sedation Scale (modifiziert für palliative Situationen, RASS-PAL). [T1540]

Palliativmedizin

PM FO Dokumentation Palliative Sedierung

RASS-PAL nach Bush et al. (BMC Palliative Care. 2014)

Übertragung ins Deutsche: E. Schildmann und C. Klein

Vorgehen:

1) Patient/-in 20 Sekunden beobachten

- Wenn Patient/-in für mehr als 10 Sekunden wach, unruhig oder agitiert ist: **Wert 0 bis +4 nach Beobachtung**
- Falls Patient/-in weniger als 10 Sekunden wach, unruhig oder agitiert und ansonsten schläfrig ist, erfolgt die Beurteilung anhand des zeitlich überwiegenden Verhaltens.

2) Wenn Patient/-in nicht wach ist, Patient/-in mit Namen ansprechen und ihn / sie bitten, die Augen zu öffnen und den / die Sprecher/-in anzuschauen.

- Patient/-in wacht auf Ansprache auf, öffnet die Augen und hält Blickkontakt (mindestens 10 Sekunden): **Wert -1**
- Patient/-in wacht auf Ansprache auf, öffnet die Augen und hält Blickkontakt (weniger als 10 Sekunden): **Wert -2**
- Patient/-in zeigt auf Ansprache Bewegungen (Augen oder Körper), nimmt aber keinen Blickkontakt auf: **Wert -3**

3) Wenn keine Reaktion auf Ansprache erfolgt, Patienten/-in leicht berühren, z.B. behutsam an der Schulter rütteln

- Patient/-in zeigt irgendeine Bewegung (Augen oder Körper) auf leichte Berührung hin: **Wert -4**
- Patient/-in zeigt keine Reaktion auf Ansprache oder leichte Berührung hin: **Wert -5**

Abb. 3.45 *(Forts.)* Dokumentationsempfehlung über die palliative Sedierung einschl. Richmond Agitations-Sedation Scale (modifiziert für palliative Situationen, RASS-PAL). [T1540]

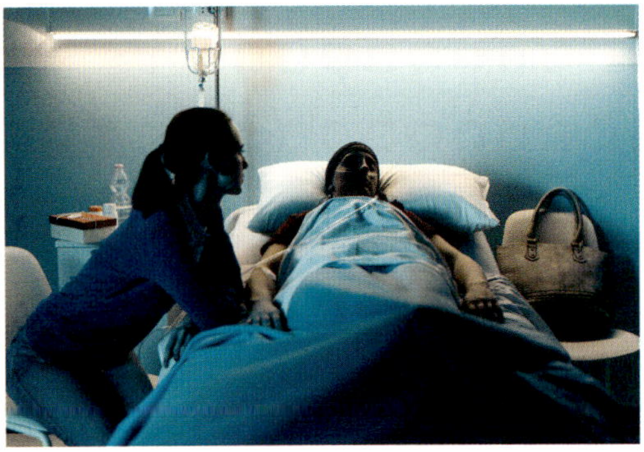

Abb. 3.46 Während der palliativen Sedierung muss sich der zu pflegende Mensch gewiss sein, dass er nicht allein ist. Nach Möglichkeit können An- und Zugehörige oder Hospizhelferinnen rund um die Uhr anwesend sein und während der letzten Stunden und Tage begleiten. [J787]

Pflegerische Maßnahmen

Pflegefachpersonen verabreichen die Medikamente nach ärztlicher Anordnung und überwachen den zu pflegenden Menschen insbesondere im Hinblick auf Sedierung und Symptomlinderung. Die Dokumentation findet in einem spezifischen Überwachungsbogen statt (➤ Abb. 3.45).

Pflegerische Maßnahmen werden unter Berücksichtigung der palliativen Situation durchgeführt und haben das Wohlbefinden als oberstes Ziel:

- Pflegefachpersonen achten auf eine bequeme und schmerzfreie Positionierung.
- Sie befeuchten den Mund, um Erleichterung bei Mundtrockenheit zu schaffen.
- Sie achten auf den Schutz der Augen (evtl. unvollständiger Lidschluss).
- Sie kontrollieren, ob Ausscheidungen stattgefunden haben.
- Sie führen kleine, wohltuende Körperpflegemaßnahmen durch, z. B. Gesicht waschen.
- Sie handeln gemäß den vorher von der Sterbenden geäußerten Wünschen und Vorgaben und führen entsprechende Maßnahmen durch.

VORSICHT

Die (Schutz-)Reflexe (insbesondere Husten, Schlucken) sind in der Sedierung reduziert. Es ist sinnvoll, einen abgesprochenen Maßnahmenplan für das Vorgehen bei Aspiration, z. B. von Erbrochenem, zu haben.
Eine Atemdepression (Abfall der Atemzüge/Min.) und ein Blutdruckabfall können als Folge der Sedierung auftreten, sind aber auch Zeichen des nahenden Todes. Dies ist den An- und Zugehörigen zu erklären.

LITERATUR

1. Bausewein C. Was ist Palliative Care? Mitschnitt des Vortrags auf dem Seelsorgetag des Forum-Seelsorge in Verbindung mit dem Interdisziplinären Zentrums für Palliativmedizin der Universität München in Großhadern am 21.09.2004. Aus: https://forum-seelsorge.de/downloads/Vortrag_Bausewein-4.pdf (letzter Zugriff: 19.6.2025).
2. Bausewein S, Roller S, Voltz R (Hrsg.). Leitfaden Palliative Care. 7. A. München: Elsevier 2021.
3. Kränzle S, Schmid U, Seeger C (Hrsg.). Palliative Care – Praxis, Weiterbildung, Studium. 6. A. Berlin: Springer, 2018.
4. Likar R et al. (Hrsg.). Palliativmedizin – Lehrbuch für Ärzte, psychosoziale Berufe und Pflegepersonen. 3. A. Bremen: Uni-Med 2022.
5. Uniklinikum Erlangen. Dokumentationsvorlagen Palliative Sedierung. 2025. Aus: www.palliativmedizin.uk-erlangen.de/forschung/downloads/dokumentations-vorlagen-palliative-sedierung (letzter Zugriff: 19.6.2025).

3.10 Mundpflege

Dorothee Steinker, Janina Runkel, Christine Keller

DEFINITION

Allgemeine Mundpflege: Maßnahmen der Mundpflege, die ein Mensch ohne gesundheitliche Beeinträchtigung selbst ausführen würde, z. B. Zähne putzen, Prothese reinigen, Mund ausspülen.
Spezielle Mundpflege: Maßnahmen der Mundhygiene bei zu pflegenden Menschen, bei denen die allgemeine Mundpflege nicht ausreicht, um Erkrankungen vorzubeugen oder zu behandeln. Sie umfasst u. a. die Mukositis-, Soor- und Parotitisprophylaxe sowie abhängig von vorliegenden Erkrankungen der Mundhöhle weitere Maßnahmen. In der Lebensendphase hat die Mundpflege zum Ziel, Lebensqualität und Wohlbefinden zu verbessern, oft steht die Linderung von Mundtrockenheit im Vordergrund.

Mundgesundheit ist ein wichtiger Bestandteil der allgemeinen Gesundheit und des Wohlbefindens. Sind Menschen mit pflegerischen Unterstützungsbedarf nicht in der Lage, die Mund- und Zahnpflege selbst durchzuführen, wird diese zur pflegerischen Aufgabe. Sie besteht in einer individuellen Mundpflege mit dem Ziel, Erkrankungen der Zähne und des Zahnhalteapparats, Entzündungen, unerwünschte Veränderungen oder Verletzungen von Mund und Mundschleimhaut sowie Komplikationen im Zusammenhang mit Zahnersatz vorzubeugen.

MERKE

Mundpflege in der Palliative Care

Der Mund ist einer der wahrnehmungsstärksten Bereiche des menschlichen Körpers und ein sehr intimer Raum. Gleichzeitig ist die Mundpflege eine der wichtigsten Maßnahmen in palliativen Pflegesituationen. Es gibt viele Gründe, weshalb eine spezielle Mundpflege notwendig ist, z. B. fehlende orale Ernährung, Mundtrockenheit, Mundschleimhautentzündung, Beläge und Mundgeruch. Dennoch möchten zu pflegende Menschen in der Lebensendphase die Mundpflege häufig nicht zulassen, da es für sie oft die einzige Möglichkeit ist, Nähe abzuwehren. Eine Abwehr der Mundpflege kann auch bedeuten, dass der Betroffene nichts mehr essen möchte – auch das gilt es zu beachten. Für Pflegefachpersonen und Angehörige stellt die Ablehnung der Mundpflege eine große Herausforderung dar. Eine wesentliche Voraussetzung für eine gelingende Mundpflege ist ein Vertrauensverhältnis, nur dann lassen es zu pflegende Menschen zu, dass Pflegende diesen intimen Raum „betreten" dürfen.
Pflegefachpersonen beachten, dass immer das Wohlbefinden des zu pflegenden Menschen im Vordergrund steht. Die Inspektion der Mundhöhle und Maßnahmen der Mundhygiene werden entsprechend seinen Bedürfnissen und Wünschen durchgeführt. Abwehrendes Verhalten ist immer zu berücksichtigen. Pflegefachpersonen reflektieren in diesem Fall ihr Tun und den Einsatz von Hilfsmitteln und Mundpflegelösungen und machen alternative Angebote.

3.10.1 Physiologische Grundlagen

Die Mundhöhle besteht aus dem **Mundhöhlenvorhof** (Raum zwischen Wangen, Lippen und Zähnen) und der eigentlichen **Mundhöhle** (Raum, der von den Zähnen umschlossen ist). Begrenzt wird sie oben vom **harten** und **weichen Gaumen,** unten von der Unterseite der **Zunge** und der **Mundbodenmuskulatur,** seitlich von den **Zahnreihen,** nach hinten geht die Mundhöhle in den **Rachen** *(Pharynx)* über (➤ Abb. 3.47a).

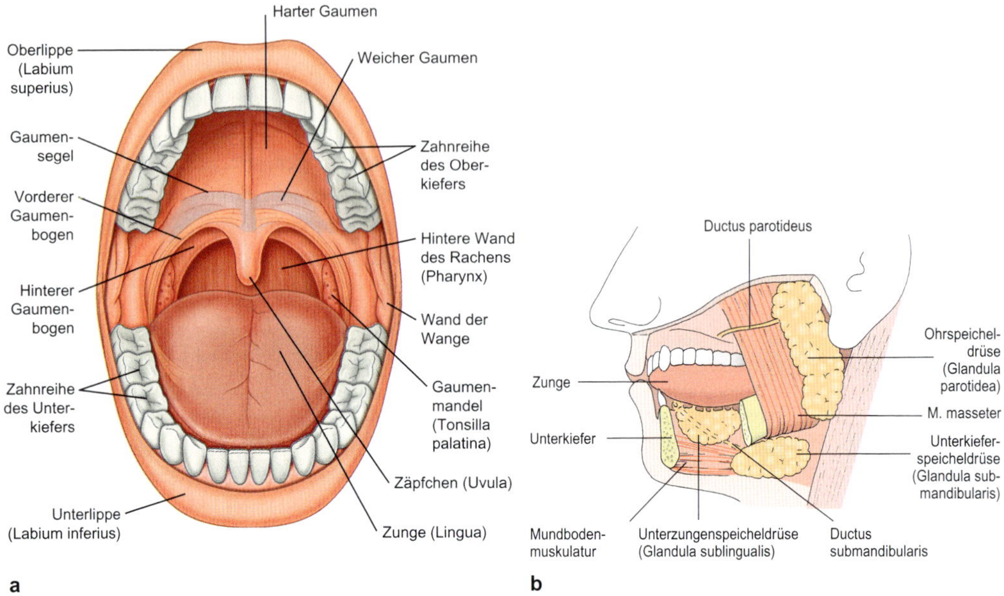

Abb. 3.47 a) Aufbau der Mundhöhle. [E402-004] b) Die großen Speicheldrüsen und ihre Ausführungsgänge. [L190]

Die **Zunge** ist ein von Schleimhaut überzogener Muskel, der die Mundhöhle bei geschlossenem Mund fast ausfüllt. Auf ihrer Oberseite trägt die Zunge die Geschmacksknospen. Die **Zähne** zerkleinern die Nahrung mechanisch und bereiten sie somit für die chemische Verdauung vor. Drei große **Speicheldrüsen** und zahlreichere kleinere produzieren zusammen ca. 1–1,5 l Speichel am Tag (➤ Abb. 3.47b).

Milliarden verschiedenster **Mikroorganismen** siedeln in der Mundhöhle *(physiologische Mundflora, orales Mikrobiom)* und halten sich gegenseitig im Gleichgewicht. Solange sich keine Erregerart übermäßig vermehren kann, bleibt der Mund gesund.

3.10.2 Beobachtung von Mund und Mundhöhle

Zu Beginn des pflegerischen Auftrags führen Pflegefachpersonen eine erste Einschätzung *(Screening)* bei Menschen in palliativen Situationen durch, ob Probleme im Mundbereich oder Risiken dafür bestehen. Bei (vermuteten) Problemen führen sie ein weiterführendes **Assessment** mittels pflegefachlicher Einschätzung durch. Dafür ist es auch notwendig, die Mundhöhle zu inspizieren (➤ Tab. 3.11).

Inspektion der Mundhöhle

Der Mund ist ein intimer Bereich, und viele Menschen empfinden es als unangenehm, sich in den Mund schauen zu lassen, oder schämen sich gar. Die **Inspektion der Mundhöhle** erfolgt daher sehr sensibel mithilfe einer kleinen Taschenlampe und eines angefeuchteten Spatels, mit dem nicht nur die Mundhöhle, sondern auch der hintere Rachenraum sorgfältig inspiziert werden.

Erkrankungen der Mundhöhle sind unangenehm und schmerzhaft, sodass die Inspektion zusätzliche Schmerzen auslösen und in der Folge zur Abwehr führen kann. Umso mehr ist sehr achtsames Vorgehen wichtig. Bei Kindern wird die Untersuchung spielerisch vorgenommen.

Bei gefährdeten Personen (➤ Tab. 3.11) wird die Mundinspektion mindestens zweimal täglich, bei Bedarf auch häufiger durchgeführt.

MERKE

Bei zu pflegenden Menschen, bei denen die Gefahr besteht, dass sie auf den Holzspatel beißen bzw. ihn durchbeißen, wird die Inspektion mit zwei oder drei übereinandergelegten und mit einer Kompresse umwickelten Spateln durchgeführt, sodass ggf. keine Holzsplitter im Mund verbleiben. Keinen Mundspreizer oder Mundzange verwenden!

Tab. 3.11 Screening und Assessment zur Mundgesundheit (modifiziert nach [2]).

Screening
Objektiv wahrnehmbarer bzw. geäußerter **Unterstützungsbedarf** und/oder **Probleme** im Mund-, Kiefer-, Gesichtsbereich, z. B. • Schmerzen, Schwellungen oder Verletzungen • Probleme bei Essen und Kauen, auch Nahrungskarenz • Probleme mit den Zähnen, Zahnersatz • Probleme bei der Mundpflege • Auffälligkeiten wie Mundtrockenheit, Mundgeruch, trockene/rissige Lippen
Assessment, wenn beim Screening Auffälligkeiten beobachtet wurden
Probleme im Bereich Mund, Mundhöhle, Zähne: • Lippen, Mundschleimhaut und Zunge sind belegt, gerötet, geschwollen, verletzt, trocken/rissig oder anders auffällig. • Zahnfleisch ist geschwollen, gerötet, blutet, auffällig. • Zähne, Zahnersatz weisen weiche/harte Beläge oder Essensreste auf. • Zähne sind verändert, z. B. lose, defekt, fehlen teilweise oder sind anders auffällig. • Schmerzen, Verletzungen → Lokalisation, ggf. Ursache erkennen. **Probleme mit dem Zahnersatz:** • Fehlt, wurde länger nicht getragen oder ist beschädigt. • Sitzt locker, verursacht Druckstellen oder andere Probleme. **Mundtrockenheit, reduzierter Speichelfluss:** • Flüssigkeitsaufnahme unzureichend • Nebenwirkung von Medikamenten • Mundatmung • Speicheldrüsenfunktion beeinträchtigt **Mundgeruch:** • Durch Nahrungsmittel, Diäten, Nahrungskarenz • Auffälligkeiten, vor allem Beläge an Zähnen/Zahnersatz, Zahnfleisch • Auffälligkeiten im Bereich Mundschleimhaut und Zunge • Bei Diabetes mellitus, Reflux, Antibiotika, Tumor **Pflegerischer Unterstützungsbedarf:** • Körperliche und/oder kognitive Beeinträchtigung • Erschwerter Zugang zur Mundhöhle, z. B. durch Tubus, hohen Muskeltonus, abwehrendes Verhalten • Fehlende oder nicht angemessene Hilfsmittel, Pflegemittel

3.10.3 Beurteilung von Mund, Mundhöhle und Lippen

Normalzustand

Die normale **Mundschleimhaut** ist rot und feucht glänzend. Es sind keine Beläge, Verletzungen oder Bläschen vorhanden. Die **Zunge** ist mattrosa, gut feucht, leicht rau und weist keine Beläge oder Verletzungen auf. Die **Zähne** sind sauber, glatt, weiß bis hellgelb, intakt und vollständig vorhanden, die Zahnwurzeln sind ganz im Zahnfleisch eingebettet. **Zahnersatz** sitzt stabil und verursacht keine Druckstellen. Die **Lippen** sind rosarot, weich und geschmeidig und haben keine Einrisse.

Veränderungen der Mundschleimhaut

Veränderungen der Mundschleimhaut sind oft schmerzhaft und erschweren das Sprechen und Schlucken, weshalb die Nahrungsaufnahme oft verweigert wird. Bei abwehrgeschwächten Personen kann sich die Entzündung ausbreiten und auf andere Organe übergehen.

Orale Mukositis

Die **orale Mukositis** *(Stomatitis, Entzündung der Mundschleimhaut)* tritt bei einer Vielzahl von Erkrankungen auf, z. B.:

- Bei Darm- und Lebererkrankungen

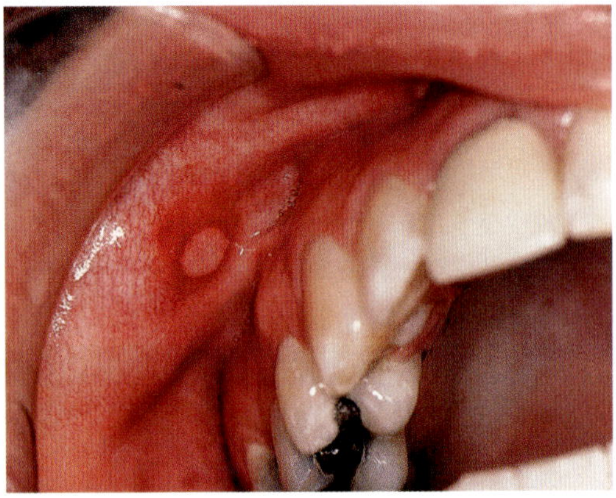

Abb. 3.48 Stomatitis mit Aphthe an der rechten Oberlippe. [E1143-C]

- Als Folge einer Radiotherapie (3–5 Wochen nach Bestrahlungsbeginn und bis zu 2–3 Wochen nach Bestrahlungsende oder länger) oder Chemotherapie (oft schon wenige Stunden nach der ersten Chemotherapie)
- Als Folge von Infektionen mit Candida albicans, Bakterien und Viren
- Nach Behandlung mit Kortikosteroiden, Antibiotika, Immunsuppressiva
- Bei Mangelernährung: Vitamin- und Eisenmangel, Eiweißmangel
- Bei Mundtrockenheit (s. unten)
- Durch mangelnde Mundhygiene

Die Schleimhaut ist gerötet und geschwollen, die Betroffenen klagen über brennende Schmerzen, Schmerzen beim Kauen und Schlucken, Trockenheitsgefühl und Mundgeruch (➤ Abb. 3.48, ➤ Tab. 3.12). Eine Stomatitis führt oft zur Nahrungsverweigerung.

Behandlung

Ziel ist, die Infektion zu bekämpfen, die Symptome zu lindern und Komplikationen (z. B. unzureichende Nahrungsaufnahme, Anorexie, schweres Krankheitsgefühl) zu verhindern.

Maßnahmen:

- Sorgfältige Mundpflege mit weicher Zahnbürste, milder Zahnpasta und Lösungen, die nicht brennen (kein Alkohol, nichts Säurehaltiges); alternativ Kompressen, Watteträger oder Mundpflegestäbchen aus Schaumstoff verwenden
- Antiseptische, entzündungshemmende oder antimykotische Substanzen anwenden (➤ Tab. 3.12)
- Schmerzlindernde und adstringierende Substanzen anwenden (➤ Tab. 3.13), ggf. Lokalanästhetikum vor der Nahrungsaufnahme auftragen oder Analgetikum geben; Tee-Eiswürfel zum Lutschen anbieten
- Weiche Speisen anbieten, die nicht scharf gewürzt sind; Verzicht auf Alkohol und Nikotin

Weitere Veränderungen an der Mundschleimhaut

- **Aphthen** sind rundliche, flache, milchig-gelbe Erosionen an Zunge, Zahnfleisch, Gaumen- und Wangenschleimhaut (➤ Abb. 3.48); Anzahl und Größe variieren. Sie verursachen Schmerzen und werden als störend empfunden, sind aber fast immer harmlos und heilen meist innerhalb von 2 Wochen ab. Eine Ursache wird nicht immer gefunden, denkbar sind Druckstellen durch eine Prothese, Stress oder ein geschwächtes Immunsystem.

Tab. 3.12 Einteilung der oralen Mukositis/Stomatitis nach WHO [7].

Grad	Merkmale, Beobachtungen
0	Normale Mundschleimhaut, keine Veränderung erkennbar
1	Leichte Rötung und Schwellung einzelner Stellen der Mundschleimhaut, keine Ulzerationen, milde Schmerzen
2	Deutliche Rötung und Schwellung, kleine/vereinzelte Ulzerationen, starke und störende Schmerzen; Probleme beim Essen und Trinken, weiche Speisen können meist noch gegessen werden
3	Starke Rötung und Schwellung, ineinander fließende Ulzerationen (mehr als 25 % der Mundschleimhaut), stärkste Schmerzen; nur noch Trinken möglich
4	Starke Rötung und Schwellung, blutende Ulzerationen (mehr als 50 % der Mundschleimhaut), sehr starke und sehr störende Schmerzen; Essen und Trinken nicht mehr möglich

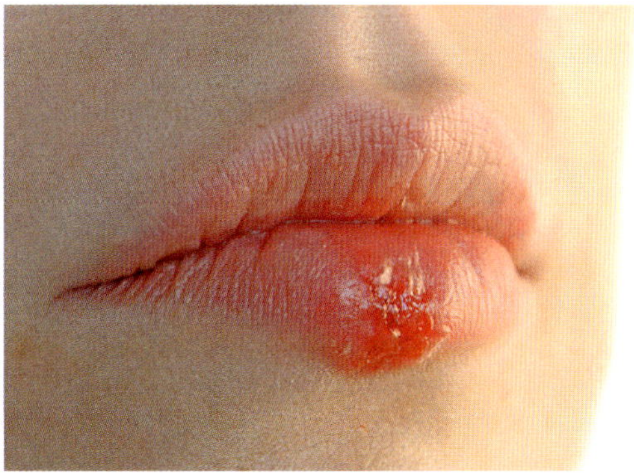

Abb. 3.49 Herpes labialis an der Unterlippe. [J787]

- **Rhagaden** sind schmerzhafte Einrisse an Mund- und Nasenwinkel. Ursache ist meist eine zu trockene und wenig elastische Haut oder ständige Feuchtigkeit. Sie sind auch typisch bei Vitamin- und Eisenmangel und Hauterkrankungen (z. B. Neurodermitis).
- **Herpes labialis** *(Herpes simplex)* ist eine ansteckende Infektion durch Herpes-simplex-Viren (HSV Typ 1). Es entstehen kleine, schmerzhafte Erhebungen, die in Bläschen übergehen (➤ Abb. 3.49). Diese platzen später auf, verkrusten und heilen oft narbenlos ab, rezidivieren aber oft. Typische Auslöser sind psychische Belastung/Stress, Infektionskrankheiten und Abwehrschwäche.

VORSICHT

Solange Herpesbläschen nicht mit Schorf bedeckt sind, sind sie ansteckend.

Veränderungen der Zunge

Veränderungen der Zunge und Beläge können Hinweise auf Erkrankungen der inneren Organe geben, z. B.:

- Eine **trockene Zunge** entsteht u. a. bei längerer Mundatmung, mangelnder Flüssigkeitszufuhr oder als unerwünschte Arzneimittelwirkung (z. B. durch Psychopharmaka).
- Bei der **Candidose** *(Mundsoor)* hat ein Hefepilz (meist Candida albicans) die Mundschleimhaut befallen. Typisch sind weißlich-graue, stippchen- oder flächenförmige, schwer abwischbare Beläge (➤ Abb. 3.50). Der Betroffene leidet unter Mundgeruch und Geschmacksverlust. Die Gefahr einer Candidose ist besonders hoch bei zu pflegenden Menschen mit Abwehrschwäche, Antibiotikatherapie, Diabetes mellitus sowie bei Nahrungskarenz. Der Soor befällt zunächst die Zunge, kann sich aber schnell weiter im Mund ausdehnen.
- Ein **grau-weißlicher Belag des Zungenrückens** entsteht bei ungenügender mechanischer Reinigung, durch fehlendes Kauen bzw. Nahrungskarenz oder bei Magen-, Leber- und Gallenkrankheiten (➤ Abb. 3.51).

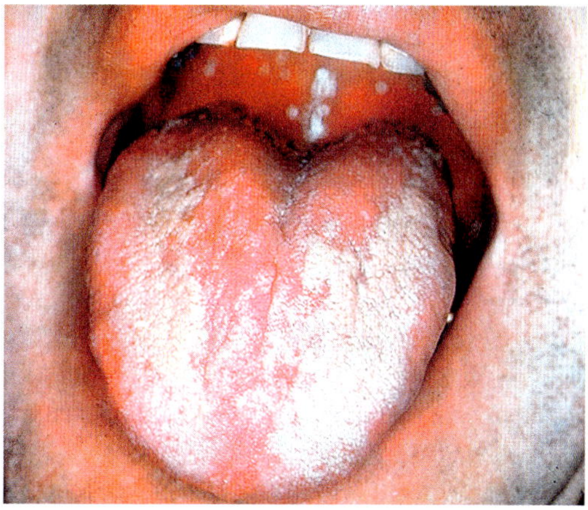

Abb. 3.50 Mundsoor, verursacht durch Candida albicans. [U136]

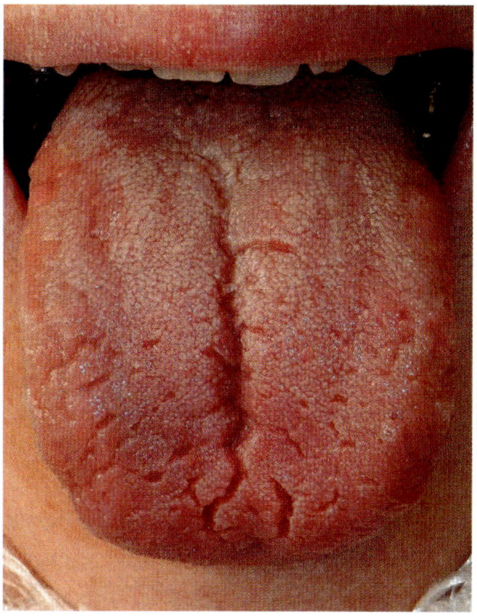

Abb. 3.51 Trockene Zunge mit grau-weißlichem Zungenbelag. [M1420]

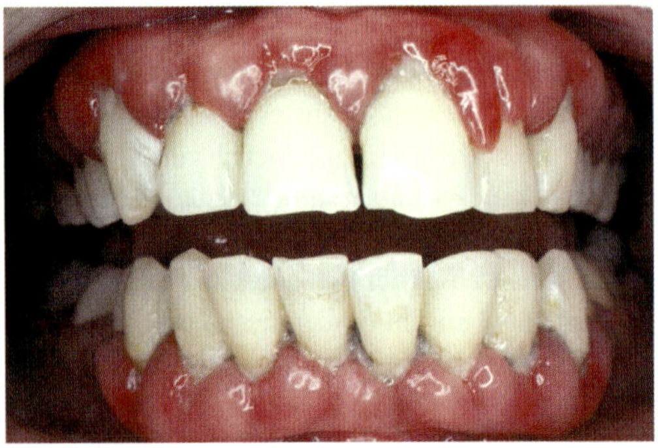

Abb. 3.52 Gingivitis. Durch die Entzündung ist das Zahnfleisch schon zurückgegangen, die Zahnhälse liegen teilweise frei. [G1139-002]

Veränderungen der Zähne und des Zahnfleischs

Typische **Veränderungen der Zähne und des Zahnfleischs,** die meist durch unzureichende Zahnpflege entstehen, sind:

- **Plaque** *(Zahnbelag, weicher Biofilm)* entsteht, wenn die Zähne nicht regelmäßig geputzt werden. Die im Mund physiologisch vorhandenen Bakterien bewirken eine Vergärung der Speisereste und innerhalb der Plaque entsteht eine Säure, die den Zahnschmelz auflöst und gemeinsam mit kariogenen Mikroorganismen (z. B. *Streptococcus mutans*) zu **Karies** führt. Eine Verkalkung der Plaque verursacht **Zahnstein.**
- Eine **Zahnfleischentzündung** *(Gingivitis)* entsteht durch Plaque im Bereich der Zahnhälse. Das Zahnfleisch ist gerötet, geschwollen und schmerzhaft (➤ Abb. 3.52) und blutet beim Zähneputzen oder beim Biss in einen Apfel. Schreitet die Entzündung fort, ist irgendwann der Zahnhalteapparat betroffen, eine **Parodontitis** ist entstanden. Das Zahnfleisch geht zurück, die Zähne erscheinen dann länger und die frei liegenden Zahnhälse sind reizempfindlich. Die zunehmenden Schmerzen verhindern oft eine gründliche Reinigung. Schließlich lockern sich die Zähne und fallen aus.
- Zusätzlich können **Entzündungen im Bereich der Zahnwurzeln** zu Folgeerkrankungen, z. B. Endokarditis, führen. Bei Fehlstellungen einzelner Zähne oder Zahnlücken sind Kauen und Sprechen beeinträchtigt.

Dokumentation

Veränderungen der Mundschleimhaut werden exakt in der Patientendokumentation beschrieben. Gegebenenfalls ist ein spezielles Screening und Assessment sinnvoll (➤ Tab. 3.11). Pflegefachpersonen dokumentieren auch Informations- und Beratungsgespräche mit dem zu pflegenden Menschen.

3.10.4 Mundpflegemittel und -therapeutika

Es gibt eine Vielzahl von **Mundpflegemitteln und -therapeutika** mit entsprechenden Wirkungen und Anwendungsarten. In palliativen Pflegesituationen steht der Wunsch des zu pflegenden Menschen an erster Stelle, was auch zu unkonventionellen Maßnahmen führen kann. ➤ Tab. 3.13 zeigt eine Auswahl verschiedener Mundpflegemittel. Zu beachten sind die jeweiligen Anwendungshinweise der Hersteller.

MERKE

Prinzipien der Mundpflege in der Palliative Care

Ziele sind der bestmögliche Erhalt einer intakten Mundschleimhaut und Zähne, Linderung von Durstgefühl, Behandlung von Munderkrankungen (insbesondere, wenn sie weitere Beschwerden verursachen).

- Immer wieder die individuellen Wünsche bezüglich der Mundpflege erfragen.
- In der terminalen Lebensphase Wohlbefinden und Minderung von Mundtrockenheit (➤ 3.10.6) vor therapeutische Maßnahmen stellen.
- Mundpflege ggf. getrennt von der weiteren Körperpflege durchführen, weil beides nacheinander oft zu viel ist.
- Mundpflege mit Maßnahmen aus der Basalen Stimulation® (➤ 4.6), F.O.T.T.® oder manueller Schlucktherapie anbahnen: Begrüßung und Information, Kontaktberührung mit beiden Händen im Bereich der Wangen, dann zum Mund streichen, Lippen umkreisen, „taktiles Hallo". Geduld haben.
- Zeit zum Mundöffnen lassen, da zu pflegende Menschen, die nichts oder nicht mehr viel oral zu sich nehmen, mitunter den Mund nicht mehr im Fokus haben.
- Mundpflege mit Wertschätzung, Achtsamkeit und Feingefühl durchführen, dem Betroffenen Sicherheit vermitteln. Für eine ruhige Umgebung sorgen. Begegnung auf „Augenhöhe", d. h. im Blickfeld des zu pflegenden Menschen sein, Blickkontakt halten. Spie-

Tab. 3.13 Auswahl verschiedener Mundpflegemittel und -therapeutika einschließlich Wirkung, Anwendung und Bewertung. Einige der Mittel kommen bis zum Schulkindalter nicht infrage, z. B. weil Kinder ihren Geschmack nicht tolerieren oder nicht Kaugummi kauen können, ohne diesen zu schlucken. Vorsicht bei Dysphagie, dann nur Kleinstmengen verwenden.

Pflegemittel	Wirkung	Anwendung	Bewertung
Mundpflegemittel zur Prophylaxe und Therapie			
Pfefferminze z. B. als Tee	• Entzündungshemmend • Desodorierend (geruchsreduzierend) • Erfrischend	Als Tee zum Mundspülen, Auswischen und Gurgeln	• Angenehmer, frischer Geschmack • Gut geeignet bei Mundgeruch • Kann austrocknend wirken
Kamille z. B. als Tee, Lösung, Kamillosan® Mund- und Rachenspray ätherisches Öl	• Entzündungshemmend • Wundheilungsfördernd	• Als Tee zum Mundspülen, Auswischen und Gurgeln • Als Tinktur zum Bepinseln • Als Spray zum Aufsprühen auf die betroffenen Stellen	• Angenehmer Geschmack • Als Tinktur/Lösung schleimhautaustrocknend • Lösung kann einen Film auf der Zunge hinterlassen → ausprobieren
Salbei z. B. als Tee, Lösung, Asperisan® Mundgel	• Desinfizierend • Schutz der Schleimhaut vor bakteriellen, chemischen und mechanischen Einflüssen durch Gerbstoffwirkung	• Als Tee zum Mundspülen, Auswischen und Gurgeln • Zum Auspinseln unverdünnte Tinktur verwenden • Gel mehrmals täglich auf betroffene Stellen auftragen	• Bei Entzündungen im Mund-Rachen-Raum, Gingivitis und Stomatitis • Geschmack wird oft als unangenehm empfunden • Austrocknend
Helago® Pflege-Öl	Enthält Kamille und Salbei	• Öl mehrmals täglich auf die betroffenen Stellen im Mund auftragen, z. B. mit dem Finger, Wattestäbchen • Danach 15 Min. nichts essen und trinken	• Ohne Alkohol, Geschmacks-, Geruchs- und Konservierungsstoffe • Auch für längerfristige Anwendung geeignet
Myrrhetinktur, Myrrhe und Ratanhia z. B. Weleda® Ratanhia Mundwasser	• Desinfizierend • Wundheilungsfördernd • Leicht adstringierend	• Als Tee zur Mundspülung auf das 50- bis 100-Fache verdünnen → einige Spritzer in ein Glas warmes Wasser geben • Als Tinktur unverdünnt auftragen, z. B. mit dem Finger oder Wattestäbchen, und vorsichtig das Zahnfleisch massieren	• Bei infektiösen Munderkrankungen • Bitter, wird nicht von allen zu pflegenden Menschen toleriert • Geschmacksirritation und vorübergehendes Brennen möglich (unverdünnt)
Sanddornfruchtfleischöl, kaltgepresst	Entzündungshemmend bei Muskositis, Aphthen	• 20 ml Wasser + 1 ml Öl (100 ml Wasser + 5 ml Öl); Mund mehrmals täglich ausspülen • Bei schwerer Stomatitis auch pur auftragen, z. B. mit dem Finger oder Wattestäbchen	• Kann prophylaktisch (z. B. während der Chemotherapie) und therapeutisch angewendet werden • Brennt nicht, der Geschmack wird als angenehm empfunden
Bombastus® Mundwasserkonzentrat	• Antibakteriell • Entzündungshemmend • Reguliert die Speichelsekretion • Enthält Salbei, Pfefferminze, Nelke und Zimt	30 Tr. in 100 ml Wasser geben, Mund auswischen oder spülen	Wird von vielen zu pflegenden Menschen gern genommen, ggf. Dosierung anpassen

3

Tab. 3.13 Auswahl verschiedener Mundpflegemittel und -therapeutika einschließlich Wirkung, Anwendung und Bewertung. Einige der Mittel kommen bis zum Schulkindalter nicht infrage, z. B. weil Kinder ihren Geschmack nicht tolerieren oder nicht Kaugummi kauen können, ohne diesen zu schlucken. Vorsicht bei Dysphagie, dann nur Kleinstmengen verwenden. *(Forts.)*

Pflegemittel	Wirkung	Anwendung	Bewertung
Mundwasser z. B. Odol®	• Desodorierend (geruchsreduzierend) • Verbesserung des Geschmacks	Einige Spritzer in ein Glas Wasser geben, Mund auswischen oder spülen	Wird von vielen zu pflegenden Menschen gern genommen
Listerine®	Antimikrobielle Wirkung durch Thymol, Menthol, Eukalyptusöl, Methylsalicylat	• Morgens und abends nach dem Zähneputzen mit 20 ml 30 Sek. lang spülen oder den Mund auswischen • Bis 30 Min. nach der Anwendung nichts essen und trinken	• Verändert das Gleichgewicht der physiologischen Mundflora nicht • Keine Irritation von Geschmack und Schleimhaut, keine Zahnverfärbung • Zur Prophylaxe und Therapie von Stomatitis und Gingivitis
Dexpanthenol z. B. Bepanthen® Roche Lösung, Bepanthen® Roche Lutschtabletten	Fördert die Epithelisierung und Regeneration der Schleimhaut	• Lösung unverdünnt zum Spülen und Auswischen anwenden • Tabletten lutschen lassen	• Geschmack der Lösung wird oft als unangenehm empfunden • Gut wirksam bei Verletzungen, Geschwüren an der Mundschleimhaut
Glandomed® Mundspüllösung	• Zur schonenden Reinigung, löst Beläge und Verkrustungen • Desinfizierend • Zum Feuchthalten der Schleimhaut	• Unverdünnt anwenden • Ca. 2 Min. im Mund behalten bzw. Mund immer wieder auswischen • Bis 15 Min. nach der Anwendung nichts essen und trinken	• Milde, nicht brennende Lösung mit Orangengeschmack, für z. B. Tumorpatienten geeignet • Für Kinder und Erwachsene • Kann mit anderen Produkten angewendet werden, z. B. Licocain bei Schmerzen
Stozzon® Chlorophyll-Dragees	• Geruchsneutralisierend bei Mund- und Körpergeruch • Zur Prophylaxe und Therapie	Mehrmals täglich 1–3 Dragees mit ausreichend Flüssigkeit zu den Mahlzeiten einnehmen, nicht lutschen	• Chlorophyll bindet unangenehme Gerüche • Nicht bei Kindern unter 12 Jahren anwenden • Stuhl kann sich grün färben • Darf gemörsert und kann über enterale Sonde gegeben werden
Lavasept®/ Polyhexanid	Antiseptisch, auch bei MRSA	• Als 0,04 %ige oder 0,12 %ige Lösung unverdünnt anwenden • Einwirkzeit 1 Min.	• Evtl. wird Geschmack als unangenehm empfunden • Zur Prophylaxe und Therapie bakterieller Infektionen
Octenisept®, Octenidol® Mundspüllösung (Wirkstoff Octenidin)	Antiseptisch, auch bei MRSA	• Unverdünnt zur Spülung oder zum Auswischen des Munds • Mit 15 ml Lösung 15–30 Sek. spülen oder die Schleimhaut benetzen • 2- bis 4-mal am Tag anwenden	• Zur Prophylaxe und Therapie bakterieller Infektionen • Alkoholfrei • Keine Verfärbung der Zähne

Tab. 3.13 Auswahl verschiedener Mundpflegemittel und -therapeutika einschließlich Wirkung, Anwendung und Bewertung. Einige der Mittel kommen bis zum Schulkindalter nicht infrage, z. B. weil Kinder ihren Geschmack nicht tolerieren oder nicht Kaugummi kauen können, ohne diesen zu schlucken. Vorsicht bei Dysphagie, dann nur Kleinstmengen verwenden. *(Forts.)*

Pflegemittel	Wirkung	Anwendung	Bewertung
Hexitidin, Chlorhexitidin z. B. in Hexoral®, Doreperol®	• Desinfektion des Mund-Rachen-Raums • Einige Produkte enthalten zusätzlich ein Lokalanästhetikum	• Unverdünnt zur Spülung oder zum Auswischen des Munds • Mit 15 ml Lösung 20–30 Sek. lang spülen oder die Schleimhaut benetzen, nicht nachspülen • 2- bis 4-mal am Tag anwenden • Enthält Alkohol, deshalb nicht bei alkoholkranken Menschen und Patienten im Delir anwenden	• Bei Infektionen im Mund- und Rachenraum und zur Vorbeugung bei Abwehrschwäche • Wird häufig als „scharf" empfunden • Geschmacksirritation, Verfärbung von Zähnen und Zunge möglich
Gelclair®	• Bildet rein physikalisch einen Schutzfilm auf der Schleimhaut, dadurch schmerzlindernd, Essen und Trinken wird erleichtert • Unterstützt die Feuchtigkeit der Schleimhaut • Unterstützt die Wundheilung	• 3-mal tägl. und bei Bedarf anwenden • Beutel mit 3 EL Wasser verdünnen • Lösung gründlich im Mund verteilen, z. B. Gurgeln, Rest ausspucken • 1 Std. vor dem Essen oder Behandlungen anwenden	• Bei schmerzhaften Läsionen im Mund- und Rachenraum • Auch für Kinder geeignet
Nystatin als Lösung, Suspension, z. B. in Moronal® Suspension **Amphotericin B,** z. B. in Ampho-Moronal®-Suspension	• Zur Prophylaxe und Therapie • Antimykotisch gegen Hefepilze der Haut und Schleimhaut	• Mundhöhle sorgfältig reinigen • Lösung auf die Schleimhaut auftragen, nicht nachspülen; kann als Eiswürfel eingefroren werden → durch Lutschen längerer Kontakt mit der Schleimhaut • 30 Min. danach nichts essen und trinken • 2- bis 4-mal tgl. anwenden	• Muss regelmäßig und ausreichend lange auf der gereinigten Mundschleimhaut angewendet werden • Einmalzahnbürsten benutzen, Zahnprothesen in einem farblosen und fungiziden Schleimhautdesinfektionsmittel einlegen (Polyhexanid, z. B. in Lavanid®, Prontosan®) • Nach ärztlicher Anordnung
Benzydamin in Tantum Verde® als Spray oder Lutschtabletten	• Entzündungshemmend • Leicht anästhesierend	• Spray: 2–6-mal tgl. 3–5 Sprühstöße • Tablette: max. 3/Tag langsam im Mund zergehen lassen	• Bei Stomatitis, Parodontitis • Dosierung abhängig vom Alter, tgl. Maximaldosis nicht übersteigen • Enthält Alkohol
Lidocain z. B. in Dynexan® Mundgel, Kamistad® Gel (mit Kamille), InfectoGingi® Gel (mit Salbei und Kamille)	• Lokalanästhetikum, anästhesierend • Zur zeitweiligen symptomatischen Behandlung von Aphthen, Prothesendruckstellen, Zahnfleischentzündungen, Zahnungsschmerzen	• Mehrmals täglich (bis zu 8-mal) ein erbsengroßes Stück (≙ 4 mg Lidocain) auf die schmerzende Stelle auftragen und leicht einmassieren • Bei Säuglingen und Kleinkindern max. 4-mal/Tag anwenden	• Eine Gesamtdosis von 40 mg Lidocain/Tag sollte bei Erwachsenen nicht überschritten werden • Selten sind allergische Reaktionen möglich

3

Tab. 3.13 Auswahl verschiedener Mundpflegemittel und -therapeutika einschließlich Wirkung, Anwendung und Bewertung. Einige der Mittel kommen bis zum Schulkindalter nicht infrage, z. B. weil Kinder ihren Geschmack nicht tolerieren oder nicht Kaugummi kauen können, ohne diesen zu schlucken. Vorsicht bei Dysphagie, dann nur Kleinstmengen verwenden. *(Forts.)*

Pflegemittel	Wirkung	Anwendung	Bewertung
Morphingel	Analgetisch	• Anfänglich 3 ml 4- bis 8-stündl. • Wenn möglich 10 Min. im Mund behalten, dann runterschlucken	Schmeckt leicht bitter
Mundpflegeartikel			
Kokosöl	• Enthält Laurinsäure (Fettsäure) • Antibakteriell, entzündungshemmend • Löst Beläge und vermindert Mundgeruch • Macht die Mundschleimhaut geschmeidig	• Mund mit dem Kokosöl (1 EL) ausspülen, einige Zeit im Mund halten • Auch zum Zähneputzen • Ausspucken und Mund mit Wasser ausspülen	• Unbedingt naturreines Öl in Bioqualität kaufen • Angenehmer Geschmack • Alternative zur Butter, die im Expertenstandard nicht mehr empfohlen wird
Künstlicher Speichel z. B. Glandosane®	Anfeuchtung der Mundhöhle	Unverdünnt als Spray mehrmals täglich in den Mund einsprühen	• Nicht alle mögen den Geschmack • Zusammensetzung ähnelt der des Speichels • Beim Sprühen auf Atmung achten → Aspirationsgefahr
Kaugummi, Bonbons	• Erhöhung der Speichelsekretion • Gleichzeitig ideale Zahnpflege (wenn zuckerfrei)	• Kauen • Lutschen • Nicht bei Dysphagie und Presbyphagie (altersbedingte Schluckstörung)	• Bei Mundtrockenheit • Für kooperative Personen bestens geeignet, nicht jedoch für bewusstseinsgetrübte oder verwirrte → Aspirationsgefahr • Spezielle Kaugummis für Zahnprothesen- und Zahnspangenträger
Lippenpflege und medizinische Lippensalben			
Lippenpflegestift	Zur Prophylaxe und Therapie von rissigen Lippen	Bei Bedarf mehrmals tgl. auftragen	• Günstig • Einfach in der Anwendung • Für verschiedene Bedürfnisse, z. B. besonders trockene Lippen, erhältlich
Dexpanthenolsalbe z. B. Bepanthen® Salbe	• Aufweichen von Borken • Geschmeidighalten der Lippen • Fördert die Heilung bei rissigen Lippen	• Salbe für jeden Patienten in eine 2-ml-Spritze abfüllen, mit Verschlusskappe verschließen • Mehrmals täglich auf die Lippen auftragen	• Vereinzelt können allergische Reaktionen auftreten • Bepanthen® Nasen- und Augensalbe ist weniger gut geeignet, da ihr Fettanteil geringer ist
Aciclovir z. B. Zovirax® Lippenherpescreme	• Wirkt gegen Herpesviren • Schmerz- und juckreizstillend	• Bei den ersten Anzeichen auf die betroffene Stelle dünn auftragen • 5-mal tgl. alle 4 Std. tagsüber anwenden	• Nicht auf der Mundschleimhaut anwenden • Vorübergehendes Brennen möglich • Allergische Reaktion möglich

gelung: Pflegefachperson macht die Pflegehandlung an sich vor oder zeigt an, was jetzt passieren soll.
- Wurde der zu pflegende Mensch von einer anderen Einrichtung/Station verlegt: An- und Zugehörige befragen, was bei der Mundpflege funktioniert und was nicht, sich von ihnen einweisen lassen.
- Nie gewaltsam vorgehen! Es besteht Verletzungsgefahr, wenn etwas zwischen die Zähne gedrückt wird. Stattdessen über mehrere Tage die Mundpflege durch ruhiges Vorgehen anbahnen und sich bis dahin mit den möglichen Maßnahmen zufriedengeben. Feuchthalten der Mundschleimhaut mittels Sprühflasche ist meist möglich.
- Vorgehen bei der Mundpflege und -mittel genau dokumentieren, damit alle im therapeutischen Team gleichermaßen vorgehen können, Maßnahmen ritualisieren.
- Beobachten, ob der zu pflegende Mensch das „Etwas-Gutes-Tun" auch als solches erlebt. Bei abwehrendem Verhalten immer das eigene Tun hinterfragen.
- Zu pflegenden Menschen möglichst selbstständig handeln lassen, vorhandene Ressourcen nutzen. Alternativ: Therapeutisches Führen (nach Affolter), d. h., der zu pflegende Mensch führt die Mundpflege mit Unterstützung durch, indem die Pflegefachperson seine Hände führt. Evtl. ist eine Griffverstärkung sinnvoll.
- An- und Zugehörige, wenn gewünscht und möglich, einbeziehen und anleiten. Sie können z. B. Lieblingsgetränke besorgen und damit „etwas Gutes tun".
- Mundpflege, wann immer möglich, im Bad am Waschbecken durchführen (lassen). Alternativ: gute sitzende Position im Bett.
- Reinigung der Zähne mittels Zahnbürste (weiche Borsten, kleiner Kopf), da eine Reinigung mit Schaumstoffstäbchen nicht ausreicht, um den Biofilm auf den Zähnen zu entfernen. Eine Alternative können Fingerzahnbürsten oder elektrische Zahnbürsten sein. Vorsicht: Schaumstoff- und Wattestäbchen sowie um eine Klemme gewickelte Kompressen werden oft als „fremd" abgewehrt.
- Bei sehr trockenen Lippen und Rhagaden zunächst Lippenpflege durchführen, dann die Mundpflege.
- Bei schwerer Dysphagie kann die Reduktion der Speichelbildung notwendig werden. Bei diesen zu pflegenden Menschen besteht auch Aspirationsgefahr, weshalb die Mundpflege ggf. in Seitenlage durchgeführt wird. Bei den Lösungen bedenken, dass sie einen „Schaden" in Lunge anrichten können, hier ist Wasser am wenigsten problematisch. Wenig Flüssigkeit verwenden, ggf. nur wenig Menge aus einem Sprühfläschchen. Achtung: Bei Dysphagie ist die Befeuchtung der Mundhöhle mittels Sprühfläschchen besser geeignet, als Flüssigkeiten mit einer Spritze in den Mund zu bringen → Aspirationsgefahr! Gegebenenfalls Rücksprache mit dem Schlucktherapeuten/Logopäden halten.

3.10.5 Mundgeruch

DEFINITION

Mundgeruch *(Halatosis, Foeter ex ore)*: Unangenehmer, übelriechender Atem. Wird von anderen wahrgenommen oder subjektiv nur vom Betroffenen. Mundgeruch ist abstoßend und macht einsam.

Ursachen

- Mundhöhle: Mundtrockenheit (➤ 3.10.6), Stomatitis (➤ Abb. 3.48), Soor (➤ Abb. 3.50), maligne Ulzerationen, zerfallende Tumoren
- Tumoren, Ulzerationen, Entzündungen im Bereich Nase, Rachen, Bronchien, Lunge
- Verdauungstrakt: Magenentleerungsstörungen, Karzinome, Ileus, Verdauungsstörungen u. a.
- Schlechte Mund- und Zahnhygiene
- Nahrungskarenz, fehlende orale Nahrungsaufnahme → katabole Stoffwechsellage
- Metabolische Ursachen: Urämie (Ammoniakgeruch), Leberinsuffizienz (Geruch nach roher Leber), Diabetes mellitus (süßlicher, azetonartiger Geruch)
- Nahrungsbedingt, z. B. Knoblauch, Zwiebeln, Alkohol, längeres Fasten.

Bei vielen von Mundgeruch Betroffenen liegt die Ursache in der Mundhöhle.

Maßnahmen

Allgemeine **Maßnahmen** sind:
- Gründliche, mindestens 2-mal tägliche Mund- und Zahn- bzw. Prothesenpflege, Zahnbürste alle 3 Monate wechseln
- Wenn möglich, Zahnarzt aufsuchen und Zähne kontrollieren und eine professionelle Zahnreinigung durchführen lassen, Interdentalbürsten oder Zahnseide verwenden
- Zunge mit einem Zungenschaber oder Zungenbürste reinigen, denn ungefähr 60 % der Bakterien der physiologischen Mundflora befinden sich auf der Zunge
- Schleimhaut ausreichend feucht halten (➤ 3.10.6), für ausreichende Flüssigkeitszufuhr sorgen

- Zur Mundspülung erfrischende Substanzen verwenden, z. B. Odol®, Pfefferminztee, Ratanhia-Mundwasser (➤ Tab. 3.13), auch Weißwein- oder Sektschorle

Spezielle Maßnahmen

- Bei Entzündungen im Mund nur vorübergehend antiseptische Lösungen (z. B. Octenidol®, Hexetidin) anwenden, damit die physiologische Mundflora nicht dauerhaft verändert wird. Glandomed® und Listerine® können täglich angewendet werden (➤ Tab. 3.13).
- Ggf. antibiotische Behandlung von Entzündungen in den oberen und unteren Atemwegen. Bei Soor antimykotische Behandlung.
- Stozzon® Chlorophyll-Dragees: Der grüne Blattfarbstoff hat eine geruchsneutralisierende Wirkung, auch bei Körpergeruch. 3-mal täglich sollen 1–2 Dragees eingenommen werden (nicht lutschen!). Stozzon® Chlorophyll-Dragees dürfen gemörsert und über PEG verabreicht werden. Zunge und Stuhl können sich dunkelgrün färben.
- Grüner Kardamom: Kapsel öffnen und Samen kauen, wirkt geruchsabsorbierend.

3.10.6 Mundtrockenheit

DEFINITION

Mundtrockenheit *(Xerostomie):* Quälendes Symptom, insbesondere bei Menschen in der Terminalphase ihrer Erkrankung.

Die Mundschleimhaut wird durch den Speichel feucht gehalten. Die paarige Ohrspeicheldrüse *(Glandula parotidea),* die paarige Unterkieferdrüse *(Glandula submandibulares)* und die paarige Unterzungendrüse *(Glandula sublinguales)* bilden die größte Menge des Speichels (➤ Abb. 3.47b). Weitere Speicheldrüsen befinden sich in Lippen- und Wangenschleimhaut, am Gaumen und der Zunge.

Mundtrockenheit kann bei sorgfältiger Behandlung oft erheblich verbessert werden, da das Durstgefühl stark von der Feuchtigkeit der oralen Schleimhaut abhängt und nicht von der Flüssigkeitszufuhr bzw. dem Flüssigkeitshaushalt im Körper.

Ursachen

- Verminderte Speichelproduktion und veränderter (zäher) Speichel durch:
  - Medikamente: Opioide, Anticholinergika, Antidepressiva, Antikonvulsiva. Neuroleptika, Diuretika, Antihistaminika, Hypnotika, ACE-Hemmer, Antiparkinsonmittel
  - Eingeschränktes Kauen, z. B. aufgrund von Schmerzen, fehlender/nicht ausreichender oraler Ernährung
  - Verschluss, Verengung der Ausführungsgänge der Speicheldrüsen (➤ Abb. 3.47b), z. B. durch Tumor, Bestrahlung
  - Spezifische Erkrankungen, z. B. Hypothyreose, Hyperkalziämie
- Schleimhautveränderungen:
  - Stomatitis nach Chemotherapie und Bestrahlung
  - Virale, bakterielle Infektionen, Mykosen
  - Granulozytopenische und tumoröse Ulzerationen
- Dehydratation und Speichelverlust:
  - Mangelnde Flüssigkeits- und Nahrungsaufnahme, terminale Anorexie
  - Mundatmung → Austrocknung der Mundschleimhaut
  - Sauerstoffgabe
- Angst, Stress, Depression: „Mir bleibt die Spucke weg“

MERKE

Exsikkose ist nicht allein schuld

Oft wird der Flüssigkeitsmangel allein für die Mundtrockenheit verantwortlich gemacht, und andere Ursachen (z. B. Nebenwirkung von Medikamenten) werden leicht übersehen. Selbst bei ausreichender Flüssigkeitszufuhr klagen viele zu pflegende Menschen über Mundtrockenheit. Im Rahmen der Mundpflege geht es darum, den Mund möglichst feucht zu halten, um ein zusätzlich aufkommendes Durstgefühl zu vermeiden – insbesondere dann, wenn die Zufuhr von größeren Flüssigkeitsmengen nicht mehr gewünscht oder möglich ist.

Symptome

Die **Symptome** der Mundtrockenheit sind typisch und leicht zu erkennen:

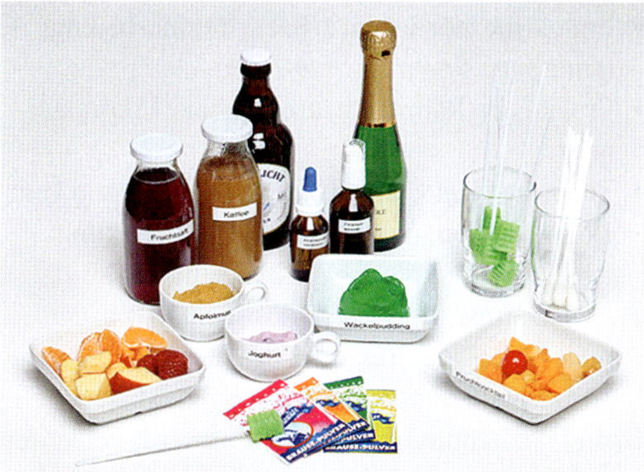

Abb. 3.53 Bei der Mundpflege unter palliativen Aspekten kommt alles infrage, was die Mundtrockenheit lindert und vom zu pflegenden Menschen als wohltuend und positiv erlebt wird. Lieblingsgetränke können mit Spray oder Pipetten auf die Schleimhaut aufgebracht werden. [K115]

- Durst, unstillbares Verlangen, den Mund anzufeuchten
- Schwierigkeiten beim Sprechen, Kauen, Schlucken
- Trockene Mundschleimhaut, furchig wirkende Zunge
- Zungenbrennen, Geschmacksveränderung
- Zungenbeläge, Mundgeruch
- Oft begleitend Rhagaden in den Lippenwinkeln

Maßnahmen

Ziel der Mundpflege bei Mundtrockenheit ist, den Betroffenen ein gutes Gefühl zu geben und weiteres Leiden zu verhindern.

Alle **Maßnahmen** werden individuell dem zu pflegenden Menschen angepasst; bei Bedarf werden auch immer wieder neue, andere Maßnahmen ausprobiert (➤ Abb. 3.53).

- Für ausreichende Flüssigkeitszufuhr sorgen (außer im Sterbeprozess!)
- Engmaschige Mundpflege bzw. Munderfrischung anbieten, z. B. alle 2 Std., ggf. Tee oder Zusätze (➤ Tab. 3.13); Wasser mit ein paar Tropfen Zitrone, Orange, Ananas oder Früchtetee oder Mineralwasser mit Kohlensäure regt die Speichelbildung an.
- Mundschleimhaut häufig mit unterschiedlichen Flüssigkeiten mittels Pipette, kleiner Sprühflasche anfeuchten; Lieblingsgetränke erfragen (z. B. auch Tonic Water, Cider, Bitter Orange, Ananassaft, Sekt). **Achtung:** Zuckerhaltige Flüssigkeiten können Mykosen und Karies begünstigen.
- Beläge mit Zungenschaber, -bürste oder einer weichen Zahnbürste entfernen.
- Xerogene Medikamente wenn möglich absetzen oder reduzieren.
- Speichelersatzlösungen anbieten: Glandosane® Spray mit neutralem Geschmack; GUM Hydral® Gel oder Spray: Feuchtigkeitsgel mit rückfettenden Substanzen und Pfefferminzgeschmack; Biotene® Lösung, Lutschtabletten, Gel, Spray mit Pfefferminzgeschmack; bioXtra® Lösung, Zahnpaste, Mundspray, Gel.
- Kleine gefrorene Fruchtstückchen oder Eiswürfel aus Fruchtsaft lutschen lassen oder in einer Kompresse in die Wangentasche legen.
- Fruchtbonbons lutschen oder Kaugummi kauen lassen, wenn gewünscht auch Brausepulver lecken lassen.
- Lippen mit Lippenpflegestift (nicht auf Mineralölbasis wie Vaseline) geschmeidig halten.

LITERATUR

1. Keller C. Haut- und Körperpflege. In: Menche N, Keller C, Teigeler B (Hrsg.). Pflege Heute. 8. A. München: Elsevier 2023. S. 93–131.
2. Deutsches Netzwerk für Qualitätsentwicklung in der Pflege (DNQP). Expertenstandard Förderung der Mundgesundheit in der Pflege. Osnabrück: 2021. Aus: www.dnqp.de/fileadmin/HSOS/Homepages/DNQP/Dateien/Expertenstandards/Mundgesundheit/Mund_AV_Auszug.pdf (letzter Zugriff: 3.9.2023).
3. Breuer N. Ratgeber Mukositis – Informationen für Betroffene und Angehörige. 2025. Aus: www.mukositis.net (letzter Zugriff: 15.6.2025).
4. Hug MJ. Mukositis. Die Qual im Mund. Pharmazeutische Zeitung. 2016; 36. Aus: www.pharmazeutische-zeitung.de/ausgabe-362016/die-qual-im-mund (letzter Zugriff: 3.9.2023).
5. Hüttmann J. Aphthen. Apotheken-Umschau. 2018. Aus: www.apotheken-umschau.de/krankheiten-symptome/zahnkrankheiten/aphthen-734089.html (letzter Zugriff: 3.9.2023).
6. Kremser K. Lippenherpes: Ursachen, Behandlung, Vorbeugen. Apotheken-Umschau. 2021. Aus: www.apotheken-umschau.de/krankheiten-symptome/hautkrankheiten/lippenherpes-ursachen-therapie-vorbeugen-734287.html (letzter Zugriff: 3.9.2022).
7. Kremser K. Soor und andere Candida-Infektionen. Apotheken-Umschau. 2017. Aus: www.apotheken-umschau.

de/krankheiten-symptome/infektionskrankheiten/soor-und-andere-candida-infektionen-734675.html (letzter Zugriff: 3.9.2023).
8. Bausewein S, Roller S, Voltz R (Hrsg.). Leitfaden Palliative Care. 7. A. München: Elsevier 2021.

3.11 Pruritus

Christine Keller

DEFINITION

Pruritus *(Jucken, Juckempfinden):* Unangenehme, komplexe Empfindung, die das Verlangen, zu kratzen, zu reiben, zu scheuern, zu rubbeln, zu kneten oder zu drücken, verursacht. Eigenständige Sinnesqualität, die von außen nicht beobachtbar oder messbar ist.
Hält das Juckempfinden länger als 6 Wochen an, wird es als chronisch bezeichnet **(chronischer Pruritus, CP).**

Pruritus ist vielleicht eines der quälendsten Symptome überhaupt, denn nicht selten besteht der Juckreiz über 24 Stunden und beeinträchtigt die Lebensqualität massiv. Er kann von Haut und Schleimhäuten ausgehen, generalisiert oder lokal vorkommen und mit weiteren Hauterscheinungen einhergehen.

3.11.1 Ursachen

Pruritus ist ein häufiges Symptom bei dermatologischen Erkrankungen.

Die **Ursachen** im Bereich der Palliative Care sind u. a.:

- Nebenwirkungen und allergische Reaktionen auf eine Vielzahl von Medikamenten, insbesondere auf Opioide, Antibiotika, Ibuprofen, Zytostatika. Sensibilisierung und Pruritus können auch erst nach längerer Einnahme auftreten!
- Pruritus im Rahmen einer malignen Grunderkrankung, z. B. Morbus Hodgkin, Leukämien, Hautmetastasen *(paraneoplastischer Pruritus).*
- Fortgeschrittene Niereninsuffizienz (auch bei Dialysepatienten) hin zur Urämie *(nephrogener Pruritus).*
- Leber- und Gallenwegserkrankungen insbesondere mit Gallenstau *(hepatischer* bzw. *cholestatischer Pruritus).*
- Diabetes mellitus *(diabetogener Pruritus).*
- Endokrine Störungen, z. B. auch tumorbedingt *(endogener Pruritus).*
- Pruritus im Rahmen neurologischer Erkrankungen.
- Trockene Haut *(Xerosis cutis),* z. B. aufgrund von Dehydratation, unangepasster Hautreinigung, fehlender Hautpflege bei Altershaut.
- Angst, Stress, Depression, Einsamkeit u. a. (*somatoformer Pruritus,* d. h., das Jucken kann nicht ausreichend organisch erklärt werden).

Grundsätzlich kommen auch Unverträglichkeiten von Nahrungsmitteln, Hautreinigungs- und Pflegemitteln, Desinfektionsmitteln, Waschpulver u. v. m. in Betracht. Wärme, Kälte und Schwitzen können das Juckempfinden verstärken.

MERKE

Betroffene immer ernst nehmen

Nicht immer kann die Pruritusursache eindeutig geklärt werden. Wahrscheinlich ist er bei vielen Betroffenen multifaktoriell bedingt.
Ärzte und Pflegefachpersonen müssen Patienten, die über Juckreiz klagen, unbedingt ernst nehmen und gemeinsam mit ihnen nach Linderungsmaßnahmen suchen.

3.11.2 Symptome

Das **Symptom** Pruritus führt zu einem erheblichen subjektiven Leiden der Betroffenen. Einschränkungen der gesundheitsbezogenen Lebensqualität zeigen sich u. a. in Schlafstörungen, Stimmungsverschlechterung mit Angst und/oder Depressivität, niedrigem Selbstwertgefühl, Belastung zwischenmenschlicher Beziehungen, Erleben von Stigmatisierung und/oder sozialem Rückzug.

Problematisch ist der **Juck-kratz-Zirkel,** der einen Teufelskreis darstellt: Starkes Kratzen verursacht Schmerzen und lindert das Juckempfinden vorübergehend. Es verursacht oder verstärkt aber auch Entzündungsprozesse in der Haut, welche wiederum den Pruritus fördern (➤ Abb. 3.54).

3.11.3 Diagnostik

Die **Diagnostik** beginnt mit der klinischen Untersuchung und Pruritusanamnese, wenn zu pflegende Menschen von ihrem Juckempfinden berichten

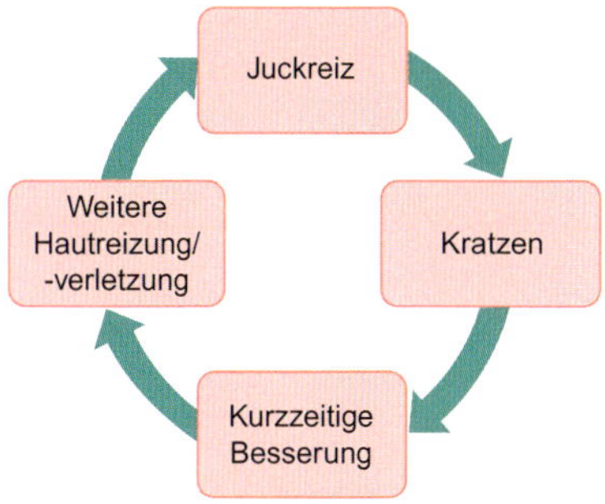

Abb. 3.54 Teufelskreis aus Jucken und Kratzen (Juck-kratz-Zirkel). [L143]

oder Pflegefachpersonen typische Kratzeffekte (➤ Abb. 3.55) feststellen.

Erfragt werden u. a.:

- Bekannte Hauterkrankung, bekannte weitere Erkrankungen, Medikamenteneinnahme, bekannte Allergien
- Zeitpunkt des Beginns, Dauer, Lokalisation, Qualität des Juckempfindens, Intensität (numerische Analogskala: 0 = kein Juckempfinden, 10 = stärkstes vorstellbares Juckempfinden/nicht mehr tolerabel), tageszeitliche Schwankungen, auslösende bzw. beeinflussende Faktoren
- Bisheriger Umgang mit dem Pruritus, z. B. Behandlungen, Pflegemittel
- Auswirkungen des Pruritus auf den Alltag, die Stimmung, soziale Beziehungen

Es stehen verschiedene Assessments zur Verfügung, z. B. der **Eppendorfer Juckreizfragebogen,** der **Fragebogen der Arbeitsgemeinschaft Pruritusforschung** oder **Juckreiz-Kognitions-Fragebogen für Jugendliche (JUCKJU).**

Laborchemische und apparative Verfahren auf der Suche nach organischen Ursachen ergänzen die Diagnostik.

3.11.4 Behandlung

Pruritus gehört zu den am schwierigsten zu behandelnden Symptomen in der Palliativmedizin. Eine allgemeingültige einheitliche **Behandlung** gibt es aufgrund der verschiedenen Ursachen nicht. Nach Möglichkeit wird die Ursache des Pruritus behandelt.

Symptomatische Behandlung

Unterschieden wird zwischen **topischer** (lokaler) und **systemischer Behandlung.**

Bis vor 20 Jahren dachte man, Pruritus wäre der „kleine Bruder" des Schmerzes, man vermutete eine schwache Aktivierung sensorischer Nervenfasern. Heute weiß man, dass histaminspezifische sensorische Neurone, Mastzellen, spezifische Neuropeptide (z. B. Substanz P, Serotonin, Leukotriene) für die Entstehung des Juckempfindens verantwortlich sind. Dementsprechend werden Wirkstoffe eingesetzt, die die juckreizfördernden Stoffe oder deren Rezeptoren blockieren.

Topische Behandlung

Es kommen unterschiedliche Wirkstoffe infrage, die entsprechend auf die juckenden Hautstellen aufgetragen werden:

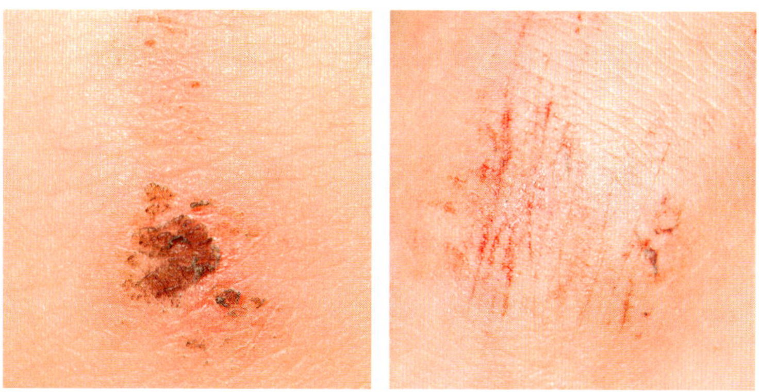

Abb. 3.55 Kratzeffekte. [J787]

- Lokalanästhetika wie Menthol (z. B. in Veil Skin Care®), Lidocain (z. B. in Emla®), Polidocanol (z. B. in Anaesthesulf®, Optiderm®)
- Glukokortikoidsteroide zur kurzzeitigen Anwendung: u. a. Hydrocortisonacetat (z. B. in Hydrocutan®), Betametason (z. B. in Bemon®, Betnesol®)
- Capsaicin als Creme (z. B. Capsamol® Salbe) oder Pflaster
- Calcineurininhibitoren: Pimecrolinus (z. B. in Elidel®), Tacrolismus (z. B. in Protopic®)
- Cannabinoide
- UV-Phototherapie

Auf ärztliche Anordnung stellen Apotheken auch individuelle Mixturen her.

Systemische Behandlung

Kann keine ausreichende Wirkung mit topischen Produkten erreicht werden, stehen für die systemische Behandlung verschiedene Wirkstoffe zur Verfügung:

- Nicht sedierende H1-Antihistaminika: Citirizin (z. B. in Zyrtec®), Loratadin (z. B. in Lorano®)
- Glukokortikoidsteroide zur kurzzeitigen Anwendung
- Immunsuppressiva, z. B. Ciclosporin A, Methotrexat, Azathioprin. **Biologika** (biotechnologisch hergestellte Eiweißsubstanzen, die direkt auf Immunzellen wirken oder Botenstoffe des Immunsystems blockieren, z. B. Dupilumab s. c.)
- Gabapentin (Antiepileptikum), Pregabalin (Antiepileptikum)
- Opioidrezeptor-Antagonisten bzw. -Agonisten, z. B. Naloxon, Naltrexon
- Neurokinin-1-Rezeptor-Antagonisten: Aprepitant (Antiemetikum, z. B. in Emend®)
- Antidepressiva

MERKE

Juckempfinden in der Lebensendphase

Kann/soll der Pruritus nicht ursächlich behandelt werden, ist oft eine leichte Sedierung sinnvoll (➤ 3.9).

Allgemeinmaßnahmen und Pflege

- Kühle Raumtemperatur bevorzugen; zu warme Kleidung, Bettwäsche vermeiden.
- Hautreizende Faktoren vermeiden, z. B. enge, kratzende oder wenig atmungsaktive Kleidung, individuelle Allergene, aber auch unverträgliche Speisen, Farb- und Konservierungsstoffe, z. B. auch in Pflegeprodukten, Deos, Haarspray.
- Geeignete Kleidung aus Naturmaterialien wie Baumwolle oder Leinen tragen, Waschmittel so gering wie möglich dosieren, auf Weichspüler verzichten.
- Angepasste Hautreinigung durchführen:
  - Langes und heißes Duschen/Baden vermeiden.
  - Auf Reinigungsmittel nach Möglichkeit verzichten bzw. pH-neutrale (pH-Wert 5–6) und parfümfreie Reinigungsmittel verwenden und gründlich abspülen; Haut nicht trocken rubbeln, sondern abtupfen.
  - Alternativen: kühle Waschung mit Kamillentee, Pfefferminztee, Lavendeltee; Obstessig ins Waschwasser (2–3 EL/5 l Wasser).
- Haut mit geeigneten Produkten pflegen:
  - Rückfettende Ölbäder (z. B. Linola® Fett Ölbad).
  - Produkte ohne Farb-, Duft- und Konservierungsstoffe verwenden.
  - An die Hautsituation angepasste Pflegeprodukte (z. B. Wasser-in-Öl-Emulsion bei trockener Haut) benutzen, Verträglichkeit von neuen Produkten zunächst an einer kleinen Stelle testen.
  - Bei sehr trockener Haut Produkte mit Harnstoff *(Urea)* verwenden (z. B. Eucerin® 10 % Urea Salbe).
  - Alternativen: Mandelöl, Jojobaöl, Calendulaöl, Aloe-vera-Emulsion (➤ 4.3.4).
- Verzicht auf austrocknende Therapeutika wie Gele, alkoholische Lösungen, Puder, Seifen
- Bei starkem Juckreiz kalte Auflagen anwenden, Hautstellen mit kaltem Wasser abwaschen; statt Kratzen mit den Fingern/der Hand leichten Druck ausüben oder klopfen, auch massieren ist möglich.
- Fingernägel kurz geschnitten und sauber halten, um Hautinfektionen zu vermeiden.
- Juckende Stellen mit Kleidung bedecken; Kindern nachts Handschuhe anziehen.
- Für Ablenkung, Beschäftigung oder Entspannung sorgen, denn Juckreiz kann durch Langeweile oder Angst stärker empfunden werden.

Juckreizlinderndes und pflegendes Öl

Für die Herstellung müssen naturreine ätherische Öle, am besten in Bioqualität, verwendet werden (➤ 4.3). Zwei Mischungen, die sowohl die Haut pflegen als auch den Juckreiz mindern:

- Melisse 2 Tr. – Rose 1 Tr. – Lavendel fein 7 Tr. – Teebaum 5 Tr. – römische Kamille 3 Tr. in 70 ml Johanniskrautöl und 30 ml Jojobaöl geben
- Lavendel fein 20 Tr. – Bergamotte 12 Tr. – Zeder 1 Tr. in 100 ml Mandelöl oder ein anderes fettes Öl geben

Mischung auf die juckenden Stellen auftragen.

Gurkenmus

Gurkenmus kann nachhaltig das Juckempfinden lindern und kühlt. Dazu eine Bio-Salatgurke schälen und zermusen, Saft ablaufen lassen (kann zum Waschen der Haut verwendet werden). Mus auf eine Gaze streichen und diese auf die juckende Hautstelle auflegen, 1 Std. belassen.

MERKE

Anwenden von Lokaltherapeutika

- Neues Lokaltherapeutikum immer erst an einer kleinen Stelle testen
- Anwendung (Häufigkeit, Menge bzw. Dicke) nach Packungsbeilage bzw. nach ärztlicher bzw. dermatologischer Anordnung
- Beim Auftragen immer Handschuhe zum Eigenschutz tragen
- Hygiene beachten: Cremes/Salben aus einem Tiegel nur mit einem Spatel entnehmen, Salbe aus der Tube auf eine Kompresse geben und von dort aufnehmen

LITERATUR

1. Deutsche Dermatologische Gesellschaft e.V. Diagnostik und Therapie des chronischen Pruritus. S2k-Leitlinie. 2022. Aus: https://register.awmf.org/assets/guidelines/013-048l_S2k_Diagnostik-Therapie-des-chronischen-Pruritus_2022-09.pdf (letzter Zugriff: 06.06.2023).
2. Kremer A E. Teufelskreis aus Jucken und Kratzen. Pharmazeutische Zeitung. 6.6.2019. Aus: www.pharmazeutische-zeitung.de/teufelskreis-aus-jucken-und-kratzen/#:~:text=Die topische Behandlung der juckenden,an den Hauttyp angepasst sein (letzter Zugriff: 2.7.2023).
3. DGP Sektion Pflege (Hrsg.). Leitlinie der DGP Sektion Pflege: Juckreiz. Stand: Juni 2014. Aus: www.dgpalliativmedizin.de/images/stories/pdf/Leitlinie_Pruritus_end.pdf (letzter Zugriff: 2.7.2023).
4. Kränzle S, Schmid U, Seeger C (Hrsg.). Palliative Care – Praxis, Weiterbildung, Studium. 6. A. Berlin: Springer, 2018.
5. Sitte T (Hrsg.). Die Pflegetipps. Palliative Care. 17. A. Fulda: Deutscher PalliativVerlag 2022. Aus: https://palliativstiftung.com/images/downloads/pflegetipps_deutsch_17_auflage_web_2022_lesezeichen.pdf (letzter Zugriff: 2.7.2023).
6. Bausewein C, Roller S, Voltz R (Hrsg.). Leitfaden Palliative Care. 7. A. München: Elsevier, 2021.

Weiterführende Literatur

Arbeitsgemeinschaft Pruritusforschung. www.pruritus-forschung.de

3.12 Palliative Wundversorgung

Christine Keller

DEFINITION

Malignom-assoziierte Wunde *(exulzerierender Tumor):* Wunde, die durch einen primären Hauttumor (z. B. malignes Melanom, Basalzellkarzinom), einen die Haut durchbrechenden Tumor (z. B. bei Mammakarzinom) oder Metastasen (z. B. Mamma- und Lungenkarzinom) entstanden ist. Neben der Haut werden auch Blut- und Lymphgefäße infiltriert. Bei etwa 5–10 % aller Patienten mit weit fortgeschrittener Tumorerkrankung [1].

Palliative Wundversorgung: Wundbehandlung, bei der die Wundheilung nicht das Ziel, sondern die Linderung von Symptomen und der Erhalt bzw. die Wiederherstellung der bestmöglichen Lebensqualität ist. Die lokale Wundbehandlung ist somit nur eine unterstützende Maßnahme.

Eine besondere Herausforderung für Pflegefachpersonen stellen Wundsituationen in palliativen Situationen dar. Im Besonderen geht es um **Malignom-assoziierte Wunden** (➤ Abb. 3.56, ➤ Abb. 3.58), aber auch um Dekubitalulzera oder nicht heilende Operationswunden. Kennzeichen einer **palliativen Wundversorgung** ist, dass eine erfolgreiche kausale Therapie (z. B. Tumortherapie, Druckentlastung) nicht möglich ist.

Diese Wunden stellen für den Betroffenen und seine Angehörigen ein anhaltendes und sichtbares Zeichen der Schwere und des Voranschreitens der Erkrankung dar. Teilweise kommt es zu sichtbaren Entstellungen wie bei Malignomen im Gesicht und

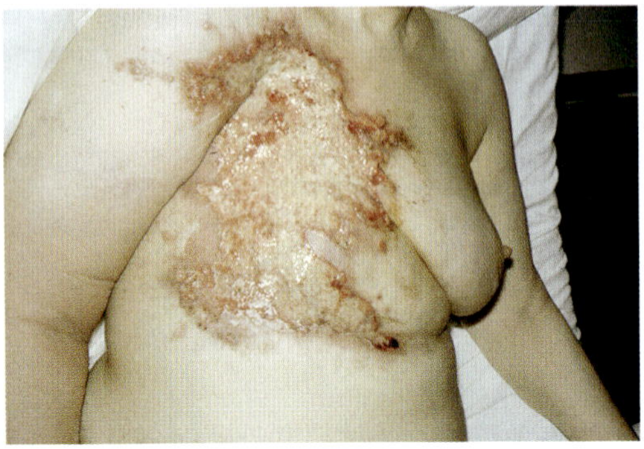

Abb. 3.56 Großflächiger exulzerierender Tumor durch ein Rezidiv eines Mammakarzinoms. Die rechte Brust wurde schon entfernt. [V220]

am Hals. Zusätzlich beeinträchtigen oft Schmerzen, Juckreiz, Geruchsbildung und starke Exsudation die Lebensqualität. Die Betroffenen erfahren Kontrollverlust, Hilflosigkeit und Hoffnungslosigkeit, auch sozialer Rückzug mit Vereinsamung ist nicht selten. Sie berichten auch über Ängste wie „vom Tumor aufgefressen zu werden" oder „bei lebendigem Leib zu verfaulen". Diese Ängste teilen auch ihre An- und Zugehörigen. Der Ekel vor sich selbst und die geschockten und ablehnenden Reaktionen der Mitmenschen kommen hinzu.

Aufwendige Verbandwechsel, die oft mit starkem Geruch, Schmerzen und Blutungsgefahr verbunden sind, stellen auch für Pflegefachpersonen eine große Herausforderung dar.

3.12.1 Ziele

Ziele der palliativen Wundversorgung sind:

- Linderung von wundassoziierten Symptomen wie Schmerzen, Geruchsbildung, Exsudat; Vermeidung von Infektionen bzw. Behandlung einer Wundinfektion
- Gestaltung von Verbandwechseln mit geringstmöglicher Belastung, d. h. mit wenig Schmerzen und geringerer Häufigkeit, von kurzer Dauer
- Erhalt bzw. Verbesserung von Lebensqualität und Wohlbefinden, Würde und Selbstbestimmung bzw. Kontrolle
- Erhalt von sozialen Kontakten

MERKE

Betroffenen ganzheitlich sehen

Der zu pflegende Mensch mit einer malignen oder nicht heilbaren anderen Wunde darf nicht auf seine Wunde reduziert werden. Vielmehr muss im Vordergrund stehen, was seine Wünsche insgesamt sind und wie sein Selbstwertgefühl und seine Selbstkompetenz gestärkt werden kann.

3.12.2 Wunddiagnostik

Wie bei jeder anderen chronischen Wunde findet zunächst eine **Wunddiagnostik** *(Wundamamnese, Wundassessment)* statt, am besten mit einem geeigneten Assessment, das auch eine nachvollziehbare Dokumentation ermöglicht.

Zur Wunddiagnostik gehören:

- **Wunde:** Wunddiagnose/Ursache (Grunderkrankung, Wundart), Lokalisation, Wunddauer (Seit wann besteht die Wunde?), Rezidivzahl, Wundgröße (Länge, Breite, Tiefe, Taschen und Fisteln), Wundgrund (häufigste Gewebeart), Exsudat, Wundgeruch, Wundrand und Wundumgebung, Infektionszeichen
- **Wund- und therapiebedingte Einschränkungen und Selbstmanagementfähigkeiten:**
  - Patienten- bzw. Angehörigenwissen u. a. zur Wundursache, Heilungschancen, Symptomen, Behandlungsmöglichkeiten
  - Konkrete Einschränkungen, z. B. durch Schmerzen, Wundgeruch, Juckreiz, eingeschränkte Mobilität, eingeschränkte Kleidungs- und Schuhwahl
  - Psychosoziale Aspekte, z. B. Isolation, Macht- und Hilflosigkeit, Hoffnungslosigkeit, Gefühl des Kontrollverlusts, Auswirkungen der Wunde auf das Selbstbild und auf Partnerschaft/Beziehung
  - Selbstmanagementfähigkeiten, z. B. Strategien im Umgang mit Symptomen, Verbandwechsel, Maßnahmen zu Hautpflege und -schutz, Ressourcen durch andere

Bei diesen komplexen Wunden sollte die Wunddiagnostik immer durch einen pflegerischen Wundexperten erfolgen.

Zur **Messung der Lebensqualität** gibt es verschiedene Assessments:

- **Wound-QoL** (Questionnaire on Quality of Life with Chronic Wounds): Fragebogen zur Lebensqualität bei chronischen Wunden

- **Würzburger Wundscore**
- **Freiburg Life Quality Assessment for wounds (FLQA-wk)**

3.12.3 Palliative Wundbehandlung

MERKE

Wundursache meist nicht behandel- oder ausschaltbar

Grundsätzlich setzt eine erfolgreiche Wundbehandlung u. a. voraus, dass die Ursache der Wundentstehung beseitigt wird. Das ist im Fall von Malignom-assoziierten Wunden oft nicht möglich, allenfalls kann der Tumor durch Maßnahmen wie Operation, Chemotherapie oder Bestrahlung verkleinert werden.
Auch bei Dekubitus, venösem oder arteriellem Ulkus und diabetischem Fußsyndrom steht in palliativen und Lebensendsituationen selten die Behandlung bzw. Ausschaltung der Wundursache im Fokus. Vielmehr ist das Ziel, den Status quo der Wunde zu halten (was auch nicht immer möglich ist) und begleitende Symptome zu lindern.

Die **palliative Wundbehandlung** berücksichtigt immer die individuelle Situation. Um eine Verbesserung der Lebensqualität zu erreichen, werden manches Mal auch unkonventionelle Wege gegangen.

Pflegefachpersonen bereiten den **Verbandwechsel** gut vor, um zügig arbeiten zu können (> Abb. 3.57).

Meist ist es hilfreich, wenn während des Verbandwechsels die zu pflegende Person abgelenkt wird, z. B. durch Hören der Lieblingsmusik oder Anwesenheit einer Vertrauensperson.

Schmerzvermeidung und -reduktion

Die Qualität einer palliativen Wundversorgung kann auch daran gemessen werden, wie gut es gelingt, Wundschmerzen zu lindern und Schmerzspitzen beim Verbandwechsel zu vermeiden. Der Verbandwechsel stellt für viele zu pflegende Menschen mit palliativer Wundsituation eine extreme Stresssituation dar.

MERKE

Ruhe und Sicherheit ausstrahlen

Strahlen Pflegefachpersonen Ruhe und Sicherheit aus, wissen sie, was zu tun ist, und arbeiten sie zügig und routiniert, dann wirkt sich das auch auf den zu pflegenden Menschen aus.

- Bei zu erwartenden Schmerzen beim Verbandwechsel 30–60 Min. vorher ein schnellwirksames Analgetikum verabreichen
- Verbandwechsel zeitlich mit dem zu pflegenden Menschen absprechen, seine Wünsche diesbezüglich berücksichtigen
- Über das Vorgehen und die geplanten Maßnahmen aufklären
- Aufwendige Verbandwechsel immer mit zwei Pflegenden durchführen
- Patienten für den Verbandwechsel in eine bequeme Position bringen
- Verband sehr vorsichtig ablösen; festhaftende Wundauflage sorgfältig mit körperwarmer Kochsalzlösung anfeuchten. **Achtung:** Das „Abreißen" des Verbands kann zu riskanter Blutung führen!

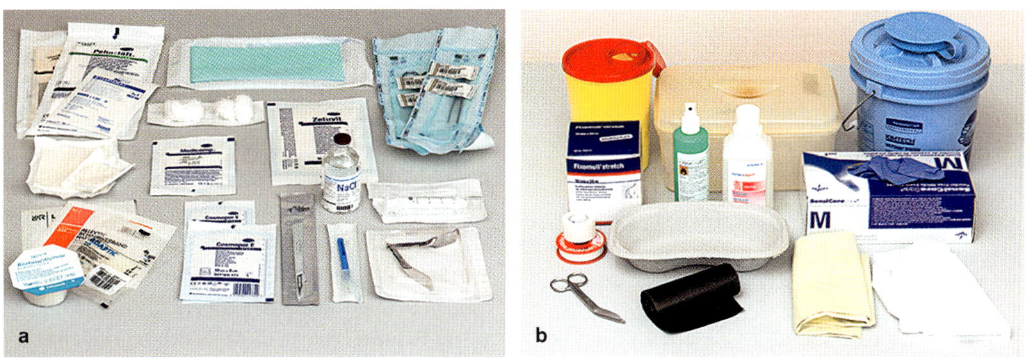

Abb. 3.57 Verbandwechsel, insbesondere bei großflächigen Malignom-assoziierten Wunden, sind meist sehr aufwendig. Um zügig arbeiten zu können, müssen die benötigten sterilen und unsterilen Materialien getrennt voneinander auf einer ausreichend großen Arbeitsfläche bereitgelegt werden. [K115]

- Wundspüllösungen auf Körpertemperatur (37 °C) erwärmen; vor größerer Wundreinigung topisch ein Lokalanästhetikum (z. B. Emla® Creme, Xylocian® Gel, Morphin-Gel: 1 mg Morphium in 1 g Hydrogel, Morphinlösung auf Alginat) auftragen und mindestens 30 Min. wirken lassen, Wunde währenddessen steril abdecken
- Wundauflagen mit hautfreundlicher, nicht anklebender Beschichtung z. B. mit wundseitiger Silikonbeschichtung, verwenden
- Wundauflagen ohne Kleberand verwenden, stattdessen mit Schlauchverband, Mullbinde oder besonders hautfreundlichen Pflaster fixieren

Als weitere Möglichkeiten zur Schmerzreduktion können ausprobiert werden: Wärme- oder Kälteanwendung, Akupunktur/Akupressur, Entspannungsübungen, Lymphdrainage zur Ödementlastung.

MERKE

Umgang mit Ekel

Ekel ist eine physiologische Emotion, die teilweise angeboren, teilweise erworben ist. Auch erfahrene Pflegefachpersonen können sich nicht ganz davon frei machen und müssen es auch nicht. Wichtig ist, dass sie sich gegenüber dem zu pflegenden Menschen und seinen Angehörigen professionell verhalten. Das gelingt u. a. durch folgende Strategien:

- Sich schützen u. a. mit Handschuhen, Schutzkittel, Mundschutz, aber auch emotional, z. B.:
  - Gedanken bewusst umlenken oder die Wunde als etwas „Neutrales" betrachten, um eine mentale Distanz zu schaffen.
  - Ruhig und tief atmen, um das Nervensystem zu beruhigen.
  - Ekel als normale Schutzreaktion akzeptieren.
  - Sich Sinn der Situation bewusst machen: *Ich begleite den Patienten in einer schwierigen Situation, das ist Teil meiner beruflichen Rolle.*
- Zu zweit arbeiten schafft Entlastung.
- Sich bei den Verbandwechseln abwechseln.
- Gerüche überdecken, z. B. ein ätherisches Öl auf den Mundschutz träufeln.
- Offen im Team darüber sprechen, meist geht es den anderen genauso.
- Nach dem Verbandwechsel Reinigungsritual entwickeln, z. B. ganz bewusst die Hände waschen mit der Autosuggestion „Ich lasse jetzt alles los, was ich gesehen, gerochen, erlebt habe".

Auch ein solcher Satz darf gegenüber dem Patienten geäußert werden: „Auch für mich ist der Verbandwechsel eine besondere berufliche Situation/Herausforderung, aber gemeinsam mit Ihnen wird es uns gut gelingen."

Wundreinigung

Insbesondere bei Tumorwunden hat die **Wundreinigung** das Ziel, nekrotisches Gewebe abzutragen und so gut wie möglich die Neubildung von Nekrosen einzudämmen. So können Gerüche vermindert werden, die durch zerfallendes Gewebe entstehen. Außerdem wird durch eine sorgfältige Wundreinigung die Keimbesiedelung verringert, was ebenfalls zur Geruchsreduktion beiträgt.

Mögliche Maßnahmen sind:

- Alle mechanischen Maßnahmen äußerst vorsichtig mit weichen Kompressen ausführen, um Blutungen des Tumorgewebes zu vermeiden. Ein chirurgisches Débridement ist in der Regel kontraindiziert; in Ausnahmefällen wird es unter OP-Bedingungen und Beachtung der aktuellen Gerinnungswerte durchgeführt.
- Antiseptische Wundspülungen (auf Octenidin- und Polyhexanid-Basis, hypochloriger Säure) nur mit geringem Druck durchführen, Spüllösung vorher auf Körpertemperatur anwärmen. Entgegen der allgemeinen Expertenmeinung zu chronischen Wunden kommen hier auch Lokalantibiotika, z. B. Metronidazol-Lösung, zum Einsatz.
- Eine weitere Option sind Produkte zur Nasstherapie (z. B. HydroClean®). Mithilfe der Saug-Spül-Wirkung wird nekrotisches Gewebe aufgeweicht und schonend abgelöst.
- Großflächige Wunden mit warmem Wasser abduschen, am besten mit einem Duschkopf mit Sterilfilter (unter Beachtung der hygienischen Nachsorge), auch wenn dies in der Standard-Wundbehandlung keine Empfehlung ist.

Exsudatmanagement

Tumorwunden und andere chronische Wunden neigen zu starker Exsudation. Das stellt an das Exsudatmanagement hohe Anforderungen.

Mögliche Maßnahmen sind:

- Wundauflagen mit Supraabsorbern verwenden (z. B. Sorbion Sachet S®). Durch die Aufnahme von Exsudat können diese jedoch schnell an Gewicht zunehmen und dadurch Schmerzen verursachen. In diesem Fall muss ein individuelles Wechselintervall gefunden werden.

- Calciumalginate passen sich gut an ungleichmäßige Wundoberflächen an und können auch in Wundhöhlen eingebracht werden.
- Feinporige Polyurethan-Schaumstoffkompressen nehmen ebenfalls größere Exsudatmengen auf.
- Saugkompressen (z. B. Zetuvit®), bei sehr großen Exsudatmengen auch Inkontinenzprodukte zur Flüssigkeitsaufnahme einsetzen. Diese können auch über einer sterilen Wundauflage angebracht werden.
- Ggf. kann bei großen Exsudatmengen auch ein Enterostomabeutel auf die Wunde aufgeklebt werden.
- Auftragen eines transparenten und atmungsaktiven Wundrandschutzes, z. B. mit Cavilon®.

Auch eine Kombination der verschiedenen Produkte ist möglich.

Geruchsreduktion, -eindämmung

Durch die Besiedelung mit anaeroben Bakterien und den Zerfall von Tumorgewebe entsteht häufig ein extrem übler Geruch, der den Betroffenen, An- und Zugehörige sowie die Pflegefachpersonen außerordentlich belastet.

Mögliche Maßnahmen zur **Geruchsreduktion bzw. -eindämmung:**

- Bestmögliche Wundreinigung.
- Häufigere Verbandwechsel – immer in Abwägung mit der damit verbundenen Belastung.
- Optimierte Infektionsbekämpfung, um die geruchsbildenden anaeroben Bakterien zu eliminieren, z. B. durch Wundspülungen mit Antiseptika oder antimikrobiell wirkende, silberhaltige Wundauflagen (z. B. Acticoat® Absorbent).
- Zur Keimeliminierung bei Anaerobiern Metronidazol (Clont®), lokal als Gel oder als Lösung; systemische Antibiotikagabe in Lebensendsituationen nach sorgfältiger Abwägung.
- Aktivkohlehaltige Wundauflagen (z. B. Carbonet®, in Kombination mit Silber z. B. Actisorb® Silver). Alternativ Kohlepulver in eine saugfähige Kompresse füllen und über die Wundauflage legen.
- Topische Applikation von Chorophyll-Lösung (2 %, kann in der Apotheke hergestellt werden) oder Tabletten in den Verband einbringen (nicht direkt auf die Wunde auflegen); auch die orale Einnahme von Chlorophyll-Dragees (z. B. Stozzon®) kann helfen.
- Alternativ Joghurt, Quark oder medizinischen Honig auf die Wunde auftragen.
- Abdecken des Wundverbands mit einer Folie (Polyurethan- oder einfache Haushaltsfolie): Zinkpaste um den Verband aufbringen und Folienränder in die Zinkpaste drücken, mit Klebevlies fixieren. **Achtung:** Dies schafft allerdings gute Wachstumsbedingungen für anaerobe Bakterien und sollte deshalb nur kurzfristig, z. B. zur Besuchszeit, gemacht werden.
- Geruchsbinder Nilodor® als Pumpspray (Raumspray) oder Tropfen (auf den Verband aufträufeln); alternativ Schälchen mit Kaffeepulver oder Katzenstreu aufstellen.
- Ätherische Öle (frische Düfte, z. B. Zitrone) auf den Verband träufeln (➤ 4.3).
- Kräuterduftkissen, Kissen mit aufgetropfter Chlorophylllösung.
- Verbesserung der Raumluft durch Duftlampe/Duftdiffusor; herbe, frische Düfte sind zu bevorzugen bzw. Wunschduft des zu pflegenden Menschen.
- Mit Wundsekret beschmutzte Kleidung und Bettwäsche sofort wechseln.

Blutungen

Exulzerierte Tumorwunden sind extrem blutungsanfällig (➤ Abb. 3.58). Dabei können Blutungen durch das Einwachsen des Tumors in Blutgefäße (Spontanblutung) ausgelöst werden, entstehen aber häufiger durch Manipulationen an der Wunde (Kontaktblutung). Blutungen stellen für den Betroffenen und seine Angehörigen ein sehr bedrohliches Ereignis dar.

Die Maßnahmen richten sich nach Ausmaß und Stärke der Blutung:

- Verbandwechsel durch erfahrene Pflegefachpersonen
- Verbandwechsel nur so oft wie unbedingt nötig durchführen und Manipulationen auf das Nötigste beschränken
- Verwendung von atraumatischen, nicht mit der Wunde verklebenden Wundauflagen. Wundauf-

3

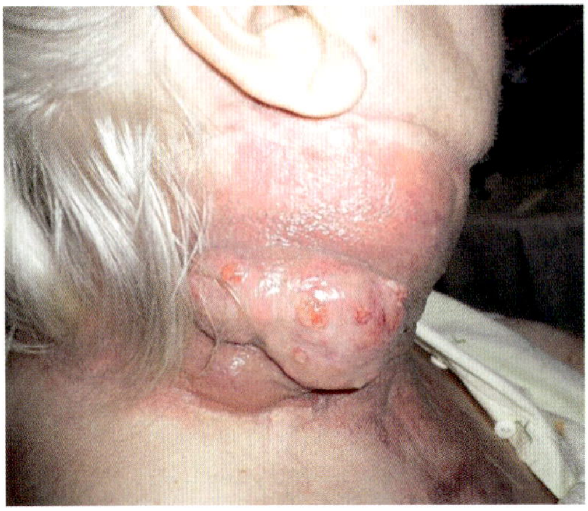

Abb. 3.58 Exulzerierender Tumor am Hals. Die Epidermis ist fast noch intakt, es gibt nur sehr kleine, oberflächliche Läsionen. Doch es besteht die Gefahr, dass der Tumor bald großflächig durch die Haut bricht, was vermutlich mit einer stärkeren Blutung einhergeht. [M845]

lage vor der Entfernung ggf. sorgfältig anweichen, alternativ: Wunddistanzgitter/imprägnierte Gaze (z. B. Adaptic®) verwenden

- Bei drohender Blutung:
  - Notfallplan erstellen, indem gemeinsam mit Betroffenem und Angehörigen geregelt wird, wie im Falle einer Blutung vorzugehen ist
  - Notfallbox mit erforderlichen Materialien bereithalten, u. a. schnell saugende Materialien und dunkle Tücher, mit denen eine Blutung abgedeckt werden kann.

Maßnahmen bei leichter Blutung:

- Calciumalginat-Kompressen/-Tamponaden (z. B. Suprasorb® A) auflegen (Calciumionen wirken leicht blutstillend)
- Alternativ: topische Applikation von Sucralfat-Suspension (z. B. Ulcogant®) auf die Blutungsquelle
- Blutungsstelle leicht komprimieren
- Kühlen mit Eiswürfeln oder Kühlelement
- Auflegen von mit Salbeitee getränkten Kompressen (Gerbstoffe können leichte Blutungen stillen)

Maßnahmen bei stärkerer Blutung:

- Auftropfen von Tranexamsäure (Cyklokapron®) auf eine Kompresse (Wirkstoff hemmt das Fibronolysesystem und wirkt dadurch blutstillend)
- 1 Ampulle Suprarenin® 1:1000 mit 9 ml NaCL 0,9 % verdünnen, auf eine Kompresse auftropfen und auflegen (bewirkt eine Gefäßverengung)
- Resorbierbares (z. B. Tabotamp®) oder nicht resorbierbares Hämostatikum (z. B. Clauden® Gaze) auf die Wunde legen
- Kompresse mit Otriven®-Nasentropfen tränken und auf die blutende Wunde legen (Stillung leichter bis mittlerer Blutungen durch Vasokonstriktion)
- Ggf. chirurgische Intervention (operative Blutstillung)
- Patienten nicht allein lassen, vor allem bei unstillbaren terminalen Blutungen; ggf. Patienten sedieren. Begleitung und Unterstützung der Angehörigen

Ob eine chirurgische Exzision, ggf. mit plastischer Deckung, Bestrahlung oder Chemotherapie zur Reduktion des exulzerierenden Tumorgewebes infrage kommt, muss im Einzelfall entschieden werden.

MERKE

Nicht immer klassisch „schulmedizinisch"

Nicht alle beschriebenen Maßnahmen entsprechen der klassischen Lehrbuchmeinung, manche Medikamente und andere Produkte sind **Off-Label-Anwendungen,** d. h., es gibt keine Indikation/Zulassung für diese Art der Anwendung.

Bei der palliativen Wundversorgung stehen die Symptomlinderung und die Verbesserung der Lebensqualität im Vordergrund, dafür sind auch unkonventionelle Maßnahmen möglich und sinnvoll.

LITERATUR

1. Siegling M, Erfurt-Berge C. Malignom als Ursache für chronische Wunden. Ärztliches Journal. 2023. Aus: https://aerztliches-journal.de/2023/11/16/malignome-als-ursache-von-chronischen-wunden/ (letzter Zugriff: 30.5.2025).
2. DGP Sektion Pflege (Hrsg.). Leitlinien der DGP Sektion Pflege. Exulzerierende Wunden. Stand: Juni 2014. Aus: www.dgpalliativmedizin.de/images/stories/pdf/Leitlinie_exulzerierende_Wunden_end.pdf (letzter Zugriff: 2.7.2023).
3. Protz K. Moderne Wundversorgung, 10. A. München: Elsevier, 2022.
4. Deutsche für Palliativmedizin e.V. (Hrsg.). Erweiterte S3-Leitlinie Palliativmedizin für Patienten mit einer nicht-heilbaren Krebserkrankung. Stand: September 2020. Aus: www.dgpalliativmedizin.de/images/stories/pdf/LL_Palliativmedizin_Langversion_2.2.pdf (letzter Zugriff: 2.7.2023).
5. Keller C. Pflegewissen Wunden. 2. A. München: Elsevier, 2020.
6. Bausewein C, Roller S, Voltz R. (Hrsg.). Leitfaden Palliative Care. 7. A. München, Elsevier, 2021.

3.13 Lymphödem

Christine Keller

DEFINITION

Lymphödem: Chronisch entzündliche Erkrankung des Interstitiums durch Ansammlung eiweißreicher Lymphflüssigkeit (Lymphe) in Haut und Subkutis. Chronisch-progredienter Verlauf, insbesondere ohne Behandlung. Unterteilt in primäre und sekundäre Lymphödeme. Abzugrenzen sind eiweißarme Wasseransammlungen/Ödeme, z. B. als Folge einer Herz- oder Niereninsuffizienz.

Das **Lymphsystem** *(lymphatisches System)* besteht aus Lymphgefäßen, Lymphknoten und lymphatischen Organen und Geweben (lymphatischer Rachenring, Thymus, lymphatische Gewebe im Darm, Milz).

Die Hautaufgabe des Lymphgefäßsystems ist der Abtransport eiweißreicher Flüssigkeit **(Lymphe)** aus dem Interstitium. Über die Lymphe (ca. 2 l/Tag) werden Wasser, Eiweiß, Fett, Zellen (Immunzellen, Krebszellen, Zellbruchstücke), Schmutzpartikel, Bakterien u. v. m. aus dem Interstitium (Zwischenraum zwischen Zellen, Geweben) ins venöse Blutgefäßsystem befördert. In das Lymphgefäßsystem sind regionäre **Lymphknoten** als Filterstationen eingeschalten. Hier wird die Lymphe gereinigt, ggf. findet durch Lymphozyten auch eine spezifische Abwehr statt.

3.13.1 Ursachen

Nach der **Ursache** werden zwei Arten von Lymphödemen unterschieden:

- **Primäres Lymphödem:** Angeboren und durch eine Minderentwicklung von Lymphgefäßen bedingt. Sehr selten.
- **Sekundäres Lymphödem:** Folge einer Erkrankung oder Behandlung (➤ Abb. 3.59, ➤ Abb. 3.60):
  - Chronische oder wiederholte Entzündung in einer Region mit Beteiligung der Lymphgefäße
  - Als Folge einer lang bestehenden chronisch-venösen Insuffizienz
  - Primärtumor, der den Lymphabfluss behindert
  - Lymphknotenbefall und/oder Metastasen im Rahmen einer malignen Erkrankung; Lymphangiosis carcinomatosa: Tumorwachstum entlang von Lymphgefäßen
  - Nach Operationen mit Entfernung von Lymphknoten und Lymphbahnen
  - Bestrahlung, die nahe gelegene Lymphknoten und -gefäße schädigen kann
  - Adipositas

Allen Ursachen ist gemeinsam, dass der Abfluss der Lymphe aus der betroffenen Körperregion behindert ist und sich diese im Interstitium staut.

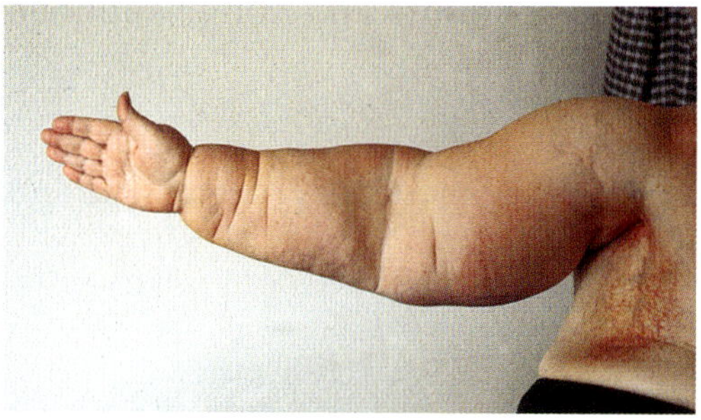

Abb. 3.59 Frau mit sekundärem Lymphödem des rechten Arms und strahlenbedingter Fibrose bei Mammakarzinom. Eine Folge des deutlichen Lymphödems ist die Bewegungseinschränkung des rechten Arms. [M874]

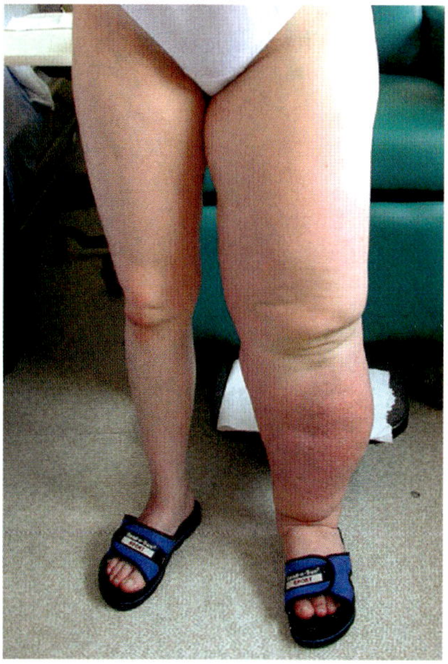

Abb. 3.60 Frau mit sekundärem Lymphödem des linken Beins im Stadium III bei Zervixkarzinom. [E435]

MERKE

Lymphödem belastet die Betroffenen sehr

- Egal, welche Ursache zu einem Lymphödem führt, die Folgen sind für die Betroffenen dramatisch.
- Eine frühe und in der Regel dauerhafte Behandlung kann die Beschwerden lindern. Unbehandelt ist das Lymphödem chronisch-progredient.
- Die sekundären Lymphödeme sind in der Palliative Care von besonderer Bedeutung, insbesondere die, die durch Tumorerkrankungen und ihre Behandlung entstehen.

3.13.2 Symptome und Komplikationen

Symptome

Die **Symptome** sind vielfältig, aber meist sehr eindeutig:

- Spannungs- und Schweregefühl, Taubheitsgefühl und Dysästhesien (z. B. Brennen).
- Blasse Haut, die sich bei Berührung teigig oder derb anfühlt.
- Bewegungseinschränkung in der betroffenen Region, Kraftminderung.
- Psychische Belastung, z. B. leidet das Selbstbild durch die „entstellte" Extremität, Selbstwertgefühl und Selbstvertrauen können abnehmen und Isolation droht. Gleichzeitig müssen sich die Betroffenen meist mit einer bösartigen Erkrankung und der lebenslangen Behandlung des Lymphödems auseinandersetzen. Betroffene im Berufsleben haben Angst, dass sie ihren Beruf nicht mehr ausüben können.

Schmerzen sind eher selten, sie treten nur auf bei:

- Gleichzeitiger Kompression von Nerven
- Gleichzeitiger Entzündung
- Spannung und Schweregefühl im Stadium III
- Fibrotischen Veränderungen und durch Strahlung geschädigtem Nervenplexus

Klinisch werden **drei Stadien** des Lymphödems unterschieden (➤ Tab. 3.14).

Komplikationen

Komplikationen entstehen insbesondere durch die eiweißreiche, gestaute Lymphe. Die Haut ist schon bei kleinsten Verletzungen gefährdeter für schwerwiegende Entzündungen, denn Bakterien finden ideale Wachstumsbedingungen.

- **Erysipel:** akute Entzündung entlang der Lymphgefäße, meist durch Streptokokken, ausgehend von Bagatellverletzungen der Haut. Symptome: anfangs scharf begrenzte Rötung mit Überwärmung, Schwellung, Schmerzen; allgemeines Krankheitsgefühl mit hohem Fieber; auch Blasenbildung möglich
- **Lymphorrhö:** Lymphfluss aus der Haut
- Erosionen, Ulzerationen
- Lymphfisteln, -zysten
- Angiosarkome (Gefäßtumoren)

3.13.3 Diagnostik

Die Diagnose Lymphödem wird meist klinisch gestellt; in Verbindung mit einer bestehenden Erkrankung oder Behandlung ist eine weitere **Diagnostik** in der Regel nicht notwendig. Eventuell werden Lymphszintigrafie, Lymphografie oder CT/MRT durchgeführt.

Differenzialdiagnostisch müssen Lipödem, Herz- und Niereninsuffizienz, Proteinmangel und eine chronisch venöse Insuffizienz ausgeschlossen werden.

Tab. 3.14 Klinische Stadien des Lymphödems.

Stadium	Symptome
Stadium 0	Kein Ödem, verminderte Transportkapazität der Lymphgefäße diagnostisch nachweisbar
Stadium 1	Weiches, teigiges Ödem, Dellen beim Eindrücken; keine tast- oder sichtbaren Gewebeveränderungen; negatives Stemmerzeichen: Hautfalte über dem zweiten Zeh lässt sich abheben; durch Hochpositionierung der Extremität normalisiert sich das Ödem (reversibel)
Stadium 2	Härter werdendes Ödem, Delle nicht/kaum mehr eindrückbar aufgrund von Fibrosierung; positives Stemmerzeichen: Hautfalte über dem zweiten Zeh lässt sich nicht mehr abheben; Hochpositionierung der Extremität normalisiert das Ödem nicht mehr (irreversibel)
Stadium 3	Monströse Schwellung (früher als Elephantiasis bezeichnet); ausgeprägte Veränderungen in der Haut, das Ödem ist hart, die Haut grob-faltig, oft bräunlich verändert

Tab. 3.15 Phasen und Pfeiler der komplexen physikalischen Entstauungstherapie.

Pfeiler	Phase 1: Entstauung	Phase 2: Erhaltung und Optimierung
Hautpflege	Kontinuierlich	Kontinuierlich
Manuelle Lymphdrainage	Tgl., evtl. mehrmals tgl.	Nach Bedarf
Kompressionstherapie	Tag und Nacht lymphologischer Kompressionsverband; Ausziehen nur während der Körper-, Hautpflege	Maßangefertigte Kompressionsbestrumpfung am Tag
Entstauungsübungen, Bewegung	Tgl.	Tgl.

3.13.4 Behandlung

Ein Lymphödem kann nicht geheilt werden. Das Ziel der **Behandlung** ist eine bestmögliche Verbesserung und langfristige Kontrolle des Lymphödems. Eine frühe Behandlung kann die langfristige Prognose verbessern.

Eine erfolgreiche Behandlung erfolgt immer interdisziplinär: Behandelnder Arzt, ggf. Lymphologe, Pflegefachpersonen, Physiotherapeuten, Sanitätshausmitarbeitende arbeiten eng mit dem Patienten und seinen Angehörigen zusammen.

In der Lebensendphase müssen Wünsche des Patienten und seine Vorstellungen von Lebensqualität ggf. auch über die Lymphödembehandlung gestellt werden.

Medikamentöse Behandlung

Es gibt keine grundlegende medikamentöse Behandlung.

- Diuretika sind umstritten, oft sogar kontraindiziert.
- Kortikosteroide sind dann indiziert, wenn eine Abschwellung des Tumors vermutet wird.
- Lymphangiomotorika bringen selten den erhofften Effekt.

Komplexe physikalische Entstauungstherapie

Die Standardtherapie ist die **komplexe physikalische Entstauungstherapie (KPE).** Sie umfasst:

- Hautpflege, ggf. auch eine Hautsanierung (z. B. Behandlung einer Pilzerkrankung)
- Manuelle Lymphdrainage
- Kompressionstherapie
- Entstauende Bewegungstherapie
- Aufklärung und Schulung des Patienten zur Selbsttherapie

Die KPE ist eine Zwei-Phasen-Therapie (➤ Tab. 3.15). Bei fortgeschrittenem Lymphödem findet die Phase 1 am besten in einer lymphologischen Fachklinik statt.

MERKE

Kontraindikationen der KPE

Als **absolute Kontraindikationen** gelten dekompensierte Herzinsuffizienz, tiefe Beinvenenthrombose, Erysipel, erosive Dermatosen, periphere arterielle Verschlusskrankheit III/IV.
Bei einer peripheren arteriellen Verschlusskrankheit müssen die Vorteile der KPE und mögliche Nebenwirkungen auf die pAVK gegeneinander abgewogen werden.
Von einer KPE sollte bei **malignem Lymphödem** und in der Lebensendphase abgesehen werden, wenn sie als zusätzliche Belastung (z. B. beträchtliche Schmerzen) und als Beeinträchtigung der Lebensqualität empfunden wird. Eventuell kann eine begleitende Schmerztherapie die KPE doch ermöglichen. Manches Mal kommt bei malignem Lymphödem auch eine palliative onkologische Therapie in Betracht.

Hautpflege

Eine kontinuierliche **Hautpflege** ist wichtig, weil

- die Haut im Bereich des Lymphödems besonders empfindlich ist und zu Trockenheit, Juckreiz, Pilzerkrankungen und bakteriellen Infektionen neigt,
- jede Verletzung zu einer Verschlechterung des Lymphödems führen kann,
- Lymphdrainage und Kompression die Haut stark beanspruchen und den natürlichen Hydrolipidfilm beeinträchtigen.

Angepasste Hautreinigung und -pflege durchführen:

- Langes und heißes Duschen/Baden vermeiden
- Auf Reinigungsmittel nach Möglichkeit verzichten bzw. pH-neutrale (pH-Wert 5–6) und parfümfreie Reinigungsmittel verwenden und Haut danach gründlich abspülen, Haut vorsichtig trocknen, insbesondere in den Zehenzwischenräumen und Hautfalten
- Haut mit geeigneten Produkten pflegen:
  - Rückfettende Duschöle/Ölbäder, z. B. Linola Fett Ölbad®, Eucerin® ph5 Duschöl
  - Wasser-in-Öl-Emulsion zur Hautpflege, bei sehr trockener Haut Produkte mit Harnstoff *(Urea)* verwenden, z. B. Eucerin® 10 % Urea Salbe
  - Alternativen: Mandelöl, Jojobaöl, Calendulaöl

Lymphflussanregendes und pflegendes Öl

Für die Herstellung müssen naturreine **ätherische Öle,** am besten in Bioqualität, verwendet werden (➤ 4.3). Zwei Mischungen, die sowohl die Haut pflegen als auch den Juckreiz mindern:

- Je 16 Tr. Cistrose, Immortelle, Pfefferminze in 100 ml Jojobaöl geben.
- 19 Tr. Palmerosa, 10 Tr. Cajeput, 6 Tr. Zeder in 100 ml Mandelöl geben.

MERKE

Reine Fettzubereitungen (z. B. Melkfett, Salben) oder Mineralölprodukte (z. B. Vaseline) sind nicht geeignet, da sie nicht einziehen und die Hautporen verstopfen.

Hautsanierung

- Mykosen oder bakterielle Erkrankungen entsprechend behandeln
- Kleine Verletzungen, Insektenstiche, rupturierte Zysten und Fisteln sorgfältig desinfizieren, um eine Superinfektion zu vermeiden
- Bei Interdigitaler Mazeration Kompressen in die Zehenzwischenräume einlegen
- Ekzemtoide und allergische Veränderungen ggf. vorübergehend mit einem topischen Glukokortikoid behandeln

Manuelle Lymphdrainage

Die **manuelle Lymphdrainage (MLD)** wird von speziell ausgebildeten Physiotherapeuten durchgeführt, evtl. können Angehörige in die Technik eingewiesen werden. Sie erhöht die Bewegung der Lymphgefäße, fördert den Abfluss von Gewebewasser in die Lymphgefäße und lockert fibrotisch verändertes Bindegewebe.

Kompressionstherapie

Nach der Lymphdrainage verhindert die **Kompression** der nun entstauten Extremität einen erneuten Flüssigkeitsaustritt in das Gewebe. Sie hat zudem selbst eine entstauende Wirkung.

Die Kompression erfolgt zunächst als **lymphologischer Kompressionsverband (LKV)** mit Binden. In Phase 2 erhält der Patient eine **lymphologische Kompressionsbestrumpfung** (z. B. Strumpfhose, Armstrumpf mit Handschuh, ➤ Abb. 3.61), die konsequent tagsüber getragen werden muss. In der Nacht kann der Strumpf in der Regel ausgezogen werden.

Entstauende Bewegungsübungen

Die **entstauenden Bewegungsübungen** sollen täglich 3- bis 4-mal mit der Kompression durchgeführt werden, jeweils etwa 10 Min. (➤ Abb. 3.62). Die

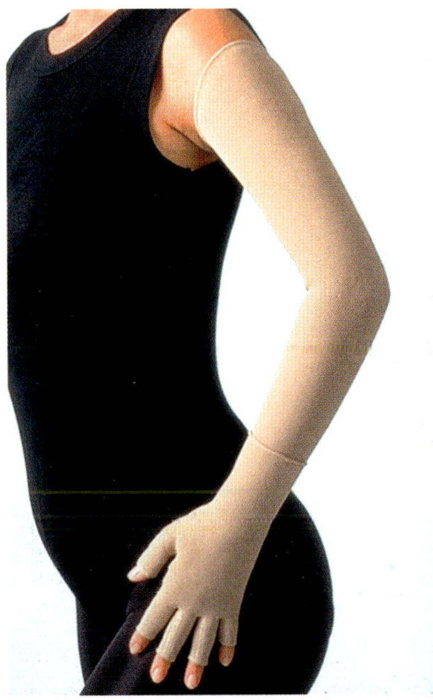

Abb. 3.61 Frau mit Armkompressionsstrumpf mit Handteil. [V154]

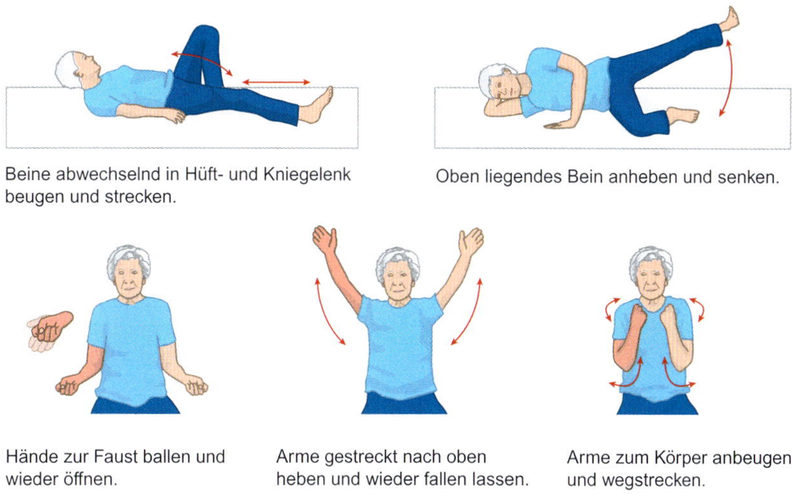

Abb. 3.62 Beispiele für Bewegungsübungen bei Bein- und Armlymphödemen. [L138]

Übungen dürfen keine Schmerzen bereiten, Überdehnung und Muskelkater sollen vermieden werden.

Es gibt eine Vielzahl von Übungen für Menschen mit **Beinlymphödem:**

- Laufen, Laufen auf der Stelle, Knie deutlich anheben, auf die Zehen gehen und zurück, abwechseln auf die Zehen und Fersen gehen
- In Rückenlage: Füße in den Fußgelenken hochziehen, Füße kreisen, Zehen einkrallen, Beine in Hüft- und Kniegelenk abwechselnd beugen, mit jedem Bein einzeln Fahrrad fahren, Gesäß zusammenkneifen und anheben
- In Seitenlage: oben liegendes Bein anheben oder beugen, Bein im Wechsel bauchwärts und zurück bewegen
- Im Vierfüßlerstand: Bein bauchwärts beugen und nach hinten ausstrecken

Für Menschen mit **Armlymphödem** sind folgende Übungen geeignet:

- Für die Hände, Finger: Hände zu Fäusten ballen und öffnen, Handgelenke hochziehen und nach unten klappen
- Bewegung im Ellenbogengelenk: Arme beugen und strecken, mit gebeugtem Ellenbogen „eine Glühbirne eindrehen und wieder herausdrehen“
- Bewegung im Ellenbogen- und Schultergelenk: vor dem Körper gebeugte Arme nach oben strecken, mit der Hand an die gegenüberliegende Schulter fassen, dann Arm vom Körper wegstrecken
- Bewegung im Schultergelenk: Arme gestreckt anheben und absenken und zur Seite heben und absenken, gestreckten Arm nach vorn und nach hinten kreisen lassen, gestreckten Arm nach oben und dann nach unten zum gegenüberliegenden Bein führen

Alle Maßnahmen der Lymphödemprophylaxe müssen weiter konsequent durchgeführt bzw. eingehalten werden.

Aufklärung und Schulung

Menschen mit einem Lymphödem sollte gut aufgeklärt und geschult sein. Dies ist eine wichtige Voraussetzung, um die Behandlung lebenslang durchzuhalten. **Schulungsinhalte** sind:

- Ursache des Lymphödems, Behandlungsmöglichkeiten, Komplikationen und Progredienz bei Nichtbehandlung.
- Konsequente Durchführung der komplexen physikalischen Entstauungstherapie einschließlich Hautpflege.
- **Positionierung:** Intermittierende Hochpositionierung der betroffenen Extremität; Meiden bestimmter Körperhaltungen, z. B. übereinandergeschlagene Beine oder langes Sitzen bei einem Beinödem, langes Herabhängenlassen des Arms bei einem Armödem.

- **Bewegungstherapie:** Auch im Alltag auf die Bewegungen achten. Gleichmäßige, sanfte Bewegungen wirken sich positiv aus, während ruckartige Bewegungen (z. B. beim Kegeln), Überkopfarbeiten (z. B. Wäsche aufhängen), Überanstrengung (z. B. schweres Tragen) und monotone Belastungen (z. B. langes Tippen) der betroffenen Extremität ungünstig sind.
- **Kleidung:** Keine einengenden oder abschnürenden Kleidungsstücke, Schuhe (bei Beinlymphödem).
- **Keine starke Hitze oder Kälte:** Diese führen über eine Durchblutungssteigerung (reaktive Hyperämie bei Kälte) zu einer Ödemverstärkung. → Keine heißen Bäder oder Wickel, keine Sonnenbäder und Saunagänge, aber auch keine Kälteanwendungen, z. B. Eispackungen.
- **Schutz der betroffenen Extremität vor Verletzungen** (z. B. bei der Gartenarbeit, im Umgang mit Tieren): Im Falle einer Verletzung sorgfältige Behandlung und engmaschige Kontrolle der Extremität, z. B. auf Infektionszeichen.
- Keine Injektionen, Blutentnahmen, Blutdruckmessungen an der betroffenen Extremität.

Angehörige werden ggf. zum Anziehen der Kompressionsbestrumpfung angeleitet, ebenso zur Hautpflege.

LITERATUR

1. Wilting J et al. S2k-Leitlinie Diagnostik und Therapie der Lymphödeme. 2017 (LL in Überarbeitung). Aus: https://register.awmf.org/assets/guidelines/058-001l_S2k_Diagnostik_und_Therapie_der_Lymphoedeme_2019-07-abgelaufen.pdf (letzter Zugriff: 5.9.2023).
2. Huch R, Jürgens KD (Hrsg.). Mensch Körper Krankheit. 9. A. München: Elsevier, 2022.
3. Bausewein C, Roller S, Voltz R (Hrsg.). Leitfaden Palliative Care. 7. A. München: Elsevier, 2021.
4. Keller C, Menche N. (Hrsg.). Pflegen. Gesundheits- und Krankheitslehre. 2. A. München: Elsevier, 2021.
5. Kränzle S, Schmid U, Seeger C (Hrsg.). Palliative Care – Praxis, Weiterbildung, Studium. 6. A. Berlin: Springer, 2018.

Weiterführende Literatur

Deutsches Krebsinformationszentrum (dkfz). Lymphödem bei Krebs. www.krebsinformationsdienst.de/leben/lymphoedem/index.php

Deutsche Gesellschaft für Phlebologie und Lymphologie. www.phlebology.de

3.14 Spastisches Syndrom

Merle Stulken

DEFINITION

Spastik *(Spastizität):* Geschwindigkeitsabhängige Zunahme des tonischen Muskeldehnungsreflexes mit gesteigerten Sehnenreflexen – resultierend aus einer Übererregbarkeit der Dehnungsreflexe des 1. motorischen Neurons. Spastik zeichnet sich durch eine intermittierende oder anhaltende Beteiligung der Muskeln in Form eines erhöhten Muskeltonus *(Muskelhypertonie)* aus, welche durch eine gestörte sensomotorische Kontrolle entsteht. Sie ist ein geschwindigkeitsabhängiger Widerstand der Muskulatur gegen passive Bewegungen.

Spastisches Syndrom *(engl. Spastic Movement Disorder, SMD):* Symptomkomplex mit dem Leitsymptom Spastizität und weiteren Symptomen (➤ 3.14.2).

Motorische Neurone *(Motoneurone):* Nervenzellen des zentralen Nervensystems, die die Skelettmuskulatur (und viszerale Muskulatur) innervieren. Die **1. motorischen Neurone** (zentrale oder obere Motoneurone) liegen in der motorischen Großhirnrinde (motorischer Kortex), ihre Axone (Fortsätze der Nervenzellen) führen ins Rückenmark zu den 2. motorischen Neuronen im Rückenmark. Die **2. motorischen Neurone** (periphere oder untere Motoneurone) liegen im Vorderhorn des Rückenmarks. Ihre Axone (Fortsätze der Nervenzellen) treten als vordere Nervenwurzel aus dem Rückenmark aus, werden Teil der Spinalnerven und gehen dann als immer kleiner werdende Nerven zu den Muskeln. Oft wird die Einzahl genannt: 1. und 2. motorisches Neuron.

Neurologische Erkrankungen ➤ 2.5

3.14.1 Ursachen

Spastik bzw. ein **spastisches Syndrom** entsteht durch eine Schädigung des zentralen Nervensystems (Gehirn und Rückenmark), genauer durch eine Schädigung bzw. Erkrankung der 1. motorischen Neurone.

Nach der **Ursache** lassen sich zwei Hauptgruppen unterscheiden (➤ Abb. 2.30):

- **Zentrale Spastik:** Schädigung der 1. motorischen Neurone im Gehirn, z. B. durch Schlaganfall oder Schädel-Hirn-Trauma
- **Spinale Spastik:** Schädigung der Axone der 1. motorischen Neurone im Rückenmark, z. B. bei Rückenmarksverletzung, typisch auch bei Multipler Sklerose

Spastik kann bei verschiedenen **neurologischen Krankheitsbildern** auftreten:

- Hirnläsionen (bei etwa 50 % der Menschen mit Schädel-Hirn-Trauma; bei etwa 35 % der Menschen mit Schlaganfall [5], nach Hirnblutungen, nach Enzephalitis, hypoxisch nach Reanimation).
- Infantile Zerebralparese, entstanden durch Fehlbildung des Gehirns oder Geburtsschaden vor, während oder kurz nach der Geburt
- Rückenmarksläsion (z. B. traumatisch bei etwa 40 % [5]), aber auch durch Metastasen, Rückenmarksentzündung, epidurale Raumforderung
- Multiple Sklerose (Wahrscheinlichkeit ca. 78 % [5]), neurodegenerative Erkrankungen, z. B. Multisystematrophie, amyotrophe Lateralsklerose (Kombination aus zentral und peripher bedingten Paresen, da 1. und 2. Motoneurone geschädigt sind)

Spastik ist daher als ein häufiges neurologisches Symptom zu betrachten.

MERKE

Spastik ist kein statischer Zustand

Obwohl der Muskeltonus generell erhöht ist, variiert er trotzdem situationsabhängig. Spastik wird z. B. durch Bewegung (aktiv, passiv), Emotionen (Angst, Ärger, Trauer u. a.), Hektik/Stress, Schmerzen, Infektion, ungeeignete Positionierung, Unsicherheit, Kälte, Lärm **(Spastiktrigger)** verstärkt.

Im Umgang mit Betroffenen ist gründlich zu erheben, welche Reize konkret auf welche Weise wirken. Spastik wird durch externe, somatische und psychische Stressoren maßgeblich beeinflusst. Daher ist auf eine angepasste Umgebung und Vermeidung von somatischen und psychischen Stressoren zu achten.

3.14.2 Symptome

Die Spastik entwickelt sich verzögert mit einer Latenz von Woche bis Monaten nach der Läsion im zentralen Nervensystem. In der Regel handelt es sich um ein spastisch-paretisches Syndrom, weshalb der Begriff **spastisches Syndrom** meist passender ist, bestehend aus:

- **Plussymptomen:** Muskeltonussteigerung, gesteigerte Muskeleigenreflexe mit Kloni, Beugespasmen, fixierte Fehlstellung
- **Minussymptomen:** Kraftminderung, eingeschränkte Willkürmotorik, Vergröberung der Bewegung, Minderung der Geschicklichkeit, schnelle Ermüdbarkeit der Muskulatur

Betroffen sind vor allem die Beuger der oberen Extremität und die Strecker der unteren Extremität (➤ Abb. 3.63).

Das spastische Muster, d. h. das augenfällige Erscheinungsbild, variiert von sehr stark bis lediglich diskreten Befundzeichen, denn jeder von Spastik Betroffene zeigt ein individuelles Charakteristikum, das von Alter, Körperkonstitution sowie der verursachenden Grunderkrankung und deren Dauer abhängig ist.

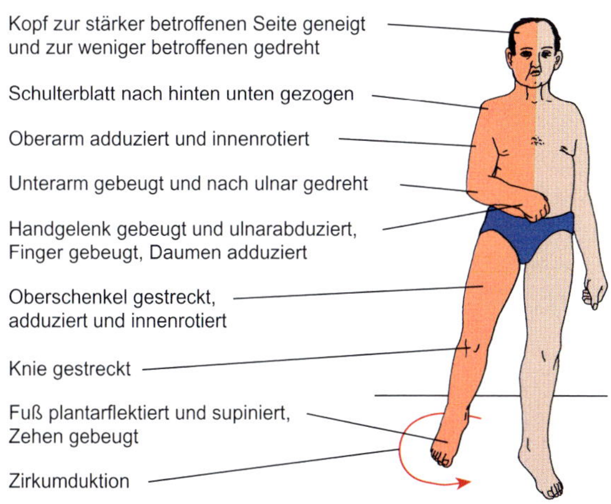

Abb. 3.63 Hemiparese links nach Apoplex. Bild der Wernicke-Mann-Lähmung nach Läsion der absteigenden motorischen Bahnen in der rechten Großhirnhemisphäre. Es besteht eine Beugespastik an der oberen Extremität und eine Streckspastik an der unteren Extremität. Letztere führt dazu, dass der Betroffene das Bein beim Gehen zunächst abduzieren muss, um es anschließend nach vorne zu führen. [L215]

Klassifikation

Es gibt mehrere **Klassifikationssysteme** der Spastik, am einfachsten ist die Klassifikation nach den betroffenen Extremitäten (➤ Abb. 2.30):
- Monospastik: Ein Arm oder Bein ist betroffen.
- Hemispastik: Eine Körperseite ist betroffen.
- Paraspastik: Beide Beine sind betroffen.
- Tetraspastik: Alle Extremitäten sind betroffen.

Eine weitere Einteilung ist:
- Fokale Spastik: Eine Körperregion ist betroffen, z. B. Fuß.
- Segmentale Spastik: Eine Extremität ist betroffen, z. B. Bein.
- Generalisierte Spastik: Der ganze Körper ist betroffen.

3.14.3 Folgen des spastischen Syndroms

Die **Folgen des spastischen Syndroms,** insbesondere unbehandelt, sind gravierend:
- Reduzierte Beweglichkeit der betroffenen Körperregion sowohl im aktiven als auch – bei schwererer Ausprägung – im passiven Bewegungsausmaß.
- Rasche, unrhythmische Bewegungen *(Spasmen),* rhythmische Bewegungen *(Klonus).*
- Fehlhaltungen der Extremität mit Verkürzung von Muskeln und Sehnen, in der Folge schmerzhafte Gelenkfehlstellungen *(Kontrakturen).* Das kann eine vollständige Bewegungsunfähigkeit in den Gelenken der betroffenen Extremitäten zur Folge haben.
- Schmerzen bei Bewegung, aber auch in Ruhe durch Kontrakturen und zunehmende Immobilität, Spasmen und Kloni, aber auch psychisch bedingt. Es kann sich ein chronisches Schmerzsyndrom entwickeln.
- Zunehmende Abhängigkeit bei den Aktivitäten des täglichen Lebens bis hin zur völligen Pflegebedürftigkeit.

MERKE

Teufelskreis der Spastik

Die Spastik kann schmerzhaft sein. Der Schmerz aktiviert das zentrale Nervensystem, was wiederum die Spastik verstärkt. Immobilisation und damit verbundene Bewegungseinschränkungen führen zu dynamischen oder statischen Kontrakturen und Gelenkfehlstellungen, was ebenfalls Schmerzen verursacht und die Spastik verstärkt (➤ Abb. 3.64).
Schmerz wirkt auch als psychischer Stressor, was wiederum zu Unruhe, Angst und Depressionen und somit zu einer Aktivierung des zentralen Nervensystems führen kann. Zudem haben sowohl externe Stressoren wie Lärm, Kälte und Positionierung als auch somatische Stressoren, wie Harn- oder Stuhldrang Einfluss auf das zentrale Nervensystem.

3.14.4 Befunderhebung

Da die Ausprägung der Spastik von vielen unterschiedlichen Faktoren abhängig ist, ist eine interdisziplinäre **Befunderhebung** (Arzt, Physiotherapeut, Ergotherapeut, Pflegefachperson, Logopäde) sinnvoll. Beurteilt wird die Situation in verschiedenen Situationen, zu verschiedenen Tageszeiten und im längerfristigen Verlauf.

Erfasst werden:
- Geschwindigkeitsabhängige Tonussteigerung, gesteigerte Muskeleigenreflexe (z. B. überspringende Reflexe, verbreiterte Reflexauslösezone, Babinski-Reflex) sowie Pyramidenbahnzeichen
- Widerstand bei geschwindigkeitsabhängiger passiver Bewegung mittels **Modifizierter Tardieu-Skala** zur klinischen Beurteilung der geschwindigkeitsabhängigen Tonussteigerung
- Widerstand bei passiver Bewegung mit konstantem Dehnungswiderstand mittels **Modifizierter Ashworth-Skala**
- **Pronator-Snap-Zeichen,** bei dem eine rasche, passive Handgelenkssupination eine Arretierung in Mittelstellung auslöst
- **Spastic-Kick-Zeichen** als reaktive Streckung des Kniegelenks, wenn das auf einer Unterstützungsfläche liegende Bein am Knie passiv rasch hochgezogen wird
- Gelenkbeweglichkeit und Kraftgrade

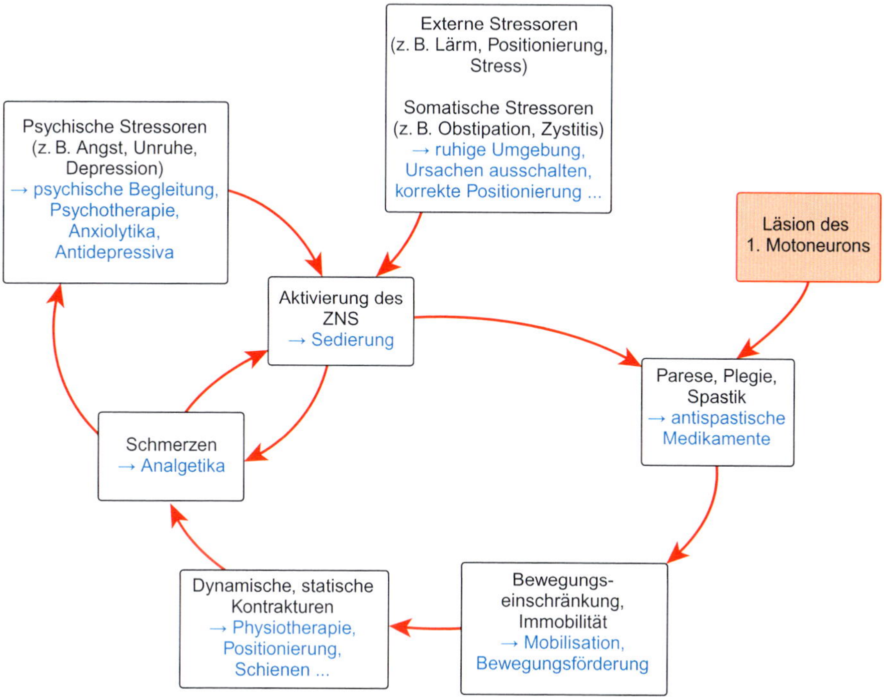

Abb. 3.64 Teufelskreis der Spastik (schwarz) und therapeutische Möglichkeiten (blau) (mod. nach [7]). [G979, L143]

- Aktive Funktionen, passive Funktionen (z. B. Sind Körperpflege und Ankleiden möglich? Ist passives Bewegen ohne/mit Schmerzen möglich?)
- Spastikverstärkende Faktoren (Spastiktrigger, ➤ 3.14.1)
- Schmerzen
- Einschränkungen in den Aktivitäten des täglichen Lebens

Eine Spastik hat nicht nur Nachteile für den Betroffenen. Bei der Befunderhebung werden auch die potenziellen Vorteile beobachtet (➤ Tab. 3.16).

3.14.5 Behandlung

Zur **Behandlung** der Spastik stehen medikamentöse, nicht medikamentöse und ggf. auch chirurgische Maßnahmen zur Verfügung (➤ Abb. 3.64).

Eine Spastik muss behandelt werden, wenn sie Schmerzen verursacht, Aktivitäten, Teilhabe oder Lebensqualität beeinträchtigt oder pflegerische Maßnahmen behindert.

Tab. 3.16 Mögliche Vor- und Nachteile von Spastizität für den Patienten.

Nachteile	Vorteile
• Koordinations- und Funktionsverlust • Zunehmende Immobilisation mit Verkürzung der Muskulatur • Schmerzen bei Bewegung und in Ruhe • Gelenkfehlstellung, Kontrakturen, Luxationen • Erschwerte Körperpflege und Ankleiden • Gefahr von Dekubitalulzera	• Motorisch stabilisierend und teilweise unterstützend bei Transfers und Mobilisationen • Vegetativ unterstützend, z. B. bei orthostatischer Dysregulation • Erhaltung von Kraft und Muskelvolumen, Verbesserung der Mineralisierung der Knochen • Verringerung von venösen Thrombosen und Ödemen

Die **Ziele** der Spastiktherapie erfassen verschiedene Aspekte:

- Besserung der Symptome, u. a. Tonusreduzierung, Schmerzreduzierung, Verhinderung von Massenbewegungen, Verhinderung von Kontrakturen und Subluxationen
- Erleichterung der Pflege, z. B. Beseitigung intertriginöser Räume, Erleichterung hygienischer Maßnahmen, Erleichterung von Aus- und Ankleiden
- Therapierelevante Ziele, z. B. Verbesserung der Ausgangssituation für physio- und ergotherapeutische sowie logopädische Maßnahmen, Erarbeitung von Gelenkfunktionsstellungen für mögliche Aktivitäten des täglichen Lebens, Erarbeitung von Vertikalisierung und Transfers

Nicht medikamentöse Maßnahmen

Ein wesentlicher Bestandteil der Behandlung des spastischen Syndroms sind therapeutische Maßnahmen wie Physiotherapie und Ergotherapie. Auch Logopädie und Atemtherapie können sinnvoll sein. Bei allen Therapieansätzen sind die motorischen Funktionen des zu pflegenden Menschen zu berücksichtigen, eine spastische Tonuserhöhung muss in jedem Fall vermieden werden.

MERKE

Durch einen frühzeitigen Beginn der nicht medikamentösen Maßnahmen zum Management des spastischen Syndroms können Kontrakturen verhindert und die Schmerzintensität reduziert werden. Dabei muss darauf geachtet werden, dass keine Sekundärschäden, z. B. Druckstellen durch eine Schienenanlage, entstehen.

Es gibt eine Vielzahl **nicht medikamentöser Maßnahmen,** die individuell auszuwählen und von geschulten Therapeuten durchzuführen sind, z. B.:

- Physiotherapie und Ergotherapie
- Krafttraining
- Schädigungsorientiertes (an das Ausmaß der Schädigung angepasstes) Training
- Geräteunterstütztes passives Bewegen spastischer Extremitäten (z. B. Arm- und Beinfahrrad), geräteunterstütztes Gehtraining, geräteunterstützte aktive Bewegungstherapie, ggf. auch mittels Robotik
- Schienen, Splints (Luftpolsterschienen), Casts (Gipsverbände) und Orthesen (orthopädische Hilfsmittel zum längeren, in der Regel durchgängigem Tragen) zur Prophylaxe und Behandlung von Kontrakturen
- Physikalische Therapie, u. a. Elektrostimulation z. B. TENS (transkutane elektrische Nervenstimulation), FES (funktionelle Elektrostimulation, Aktivitäten in Verbindung mit Elektrostimulation), periphere repetitive Magnetstimulation (prMS), thermische Reizung, Ganzkörpervibration

Die innerhalb der therapeutischen Maßnahme erreichten Verbesserungen können durch eine Anlage eines Splints im Anschluss an die Maßnahme erhalten werden.

Für Physio- und Ergotherapeuten stehen verschiedene **neurophysiologische Konzepte** zur Verfügung wie z. B. nach Bobath, Voijta, Neuroentwicklungstherapie, propriozeptive neuromuskuläre Fazilitation (PNF). Die Therapeuten leiten Pflegefachpersonen an, damit neurophysiologische 24-Std.-Konzepte umsetzbar sind.

MERKE

Eine regelmäßige Positionierung in bestmöglicher schmerzfreier Dehnung der spastischen Muskulatur, ggf. unterstützt durch intermittierende Schienenpositionierungen über mehrere Stunden am Tag, wird zur Minderung von Muskeltonus und Vermeidung einer Kontrakturentwicklung empfohlen, soweit die Mobilisation in den betroffenen Gliedmaßenabschnitten nicht durch den Betroffenen selbst durch Aktivitäten (z. B. Stehen) ausreichend erfolgen kann.

Medikamentöse Maßnahmen

Wirkungsweise

Antispastisch wirkende Medikamente (*Antispastika*) sind eine Ergänzungstherapie zu den nicht medikamentösen Maßnahmen. Sie beheben nicht die eigentliche Ursache des spastischen Syndroms, haben aber eine funktionsverbessernde Wirkung.

Antispastika senken die Abnahme der Erregbarkeit der 2. motorischen Neurone – außer Dantrolen, das direkt am Muskel wirkt.

Medikamente

Mittel der ersten Wahl sind Baclofen und Tizanidin.

- Baclofen 5–100 mg/Tag. **Achtung:** Senkung der Schwelle für epileptische Anfälle, Halluzinationen sind möglich! Bei therapieresistenter Spastik oder

zu starker Schläfrigkeit auch intrathekale Gabe per Pumpe (intrathekale Baclofen-Behandlung, ITB) möglich.
- Tizanidin 2–36 mg/Tag.
- Clonazepam 0,5–6 mg/Tag.
- THC (Tetrahydrocannabinol) und CBD (Cannabidiol) je zu 50 % in Stativex® bis zu 12 orale Sprühstöße/Tag.
- Dantrolen 25–400 mg/Tag. **Achtung:** Lebertoxizität!
- Botulinumtoxin A ist das Mittel der 1. Wahl für die Behandlung von fokal, multifokal und segmental auftretender Spastik, z. B. bei Beugespastik der Hand- und Fingermuskulatur. Es hemmt die Freisetzung des Neurotransmitters Acetylcholin. Die lokale Injektion in den Muskel muss in der Regel alle 3 Monate wiederholt werden. Vorteil ist, dass es in der Regel keine systemischen (Neben-)Wirkungen gibt. Um den Effekt des Botulinumtoxins A zu verstärken, kann direkt im Anschluss an die Injektion eine Elektrotherapie am jeweiligen Muskel angewandt werden.

Eine Kombinationsbehandlung mit Botulinumtoxin Typ A und der oralen oder intrathekalen Gabe von Baclofen sowie der oralen Medikation mit Baclofen, Tizanidin oder Cannabinoiden ist möglich.

MERKE

Orale Antispastika sollten nur eingesetzt werden, wenn eine alltagsrelevante Spastizität mit Beeinträchtigungen von passiven und/oder aktiven Funktionen trotz adäquater physikalischer und therapeutischer Maßnahmen nicht ausreichend kontrolliert werden kann.
Ein Nachteil der medikamentösen antispastischen Therapie ist, dass die Parese verstärkt werden könnte. Einem gehfähigen Menschen könnte beispielsweise die Gehfähigkeit genommen werden, da die Spastik stabilisierend wirkt.

Anwendungshinweise

- Antispastische Medikamente müssen aufgrund ihrer Nebenwirkungen langsam aufdosiert werden.
- Sie werden nach Bedarf und Behandlungsergebnis dosiert. Ziel ist insbesondere die Verminderung von spastischem Muskeltonus, Kloni und schmerzhaften Muskelspasmen.
- Bei (teil-)mobilen Betroffenen darf die Einnahme durch die Verstärkung von Paresen nicht zu einer Aktivitätsverschlechterung führen.
- Bei immobilen zu pflegenden Menschen ist eine höhere Dosierung möglich, um die Pflege zu erleichtern.

Chirurgische Verfahren

Im Einzelfall können bei schwerstem spastischem Syndrom und nach sorgfältiger Prüfung und Ausschöpfung aller anderen Behandlungsmethoden auch operative Verfahren erwogen werden.

3.14.6 Spastik in neuropalliativen Situationen

Neuropalliative Care ➤ 2.5.3

MERKE

Die Auswirkungen von Spastik auf den gesamten Körper des Betroffenen trägt – wie Luftnot oder Kontrakturen – entscheidend zur Symptomlast in neuropalliativen Situationen bei. Alle Maßnahmen erfolgen mit dem übergeordneten Ziel der Verbesserung der Lebensqualität und gemäß den Wünschen des zu pflegenden Menschen.

Über die Häufigkeit von Spastiken bei palliativ zu versorgenden Menschen gibt es keine validen Daten. Erwiesen ist jedoch, dass zu pflegende Menschen mit neurologischen Beeinträchtigungen mit einer relativ hohen Wahrscheinlichkeit eine Spastik zeigen, z. B. bei amyotropher Lateralsklerose. Bei fortgeschrittener multipler Sklerose weisen 40 % der Betroffenen eine spastikbedingte Luftnot auf [10]. Atem- und Atemhilfsmuskulatur können sowohl durch die Spastik selbst als auch durch die Antispastika eingeschränkt sein.

Zu Unterstützung der Atemmuskulatur und Reduktion der Atemarbeit können physiotherapeutische Maßnahmen, wie die Atemtherapie (ATG) und atemunterstützende aufrechte Positionierung im Bett sowie im Stuhl angewendet werden. Auch eine Sekretolyse in Kombination mit einer Sekretmobilisation ist indiziert (➤ 3.1, ➤ 3.2).

Zu Vermeidung von Kontrakturen ist die regelmäßige Bewegung aller Gelenke wichtig. Dies kann im Rahmen von assistiver oder passiver Positionierung

3

nach den Prinzipien der normalen Bewegung erfolgen (➤ 3.14.7).

3.14.7 Pflege bei spastischem Symptom

Pflegefachpersonen als Teil des interdisziplinären Teams verbringen die meiste Zeit mit dem zu pflegenden Menschen. Sie können sehr genaue Anagben machen, wie sich das spastische Syndrom im Alltag auswirkt bzw. wie therapeutische Maßnahmen anschlagen.

Pflegefachpersonen

- erkennen Spastiktrigger und versuchen, sie bestmöglich gemeinsam mit dem interdisziplinären Team zu vermeiden. An Tagen mit erhöhter Spastik suchen sie nach solchen auslösenden Situationen,
- führen alle Maßnahmen am zu pflegenden Menschen (z. B. Körperpflege) langsam und in Ruhe aus, um eine Muskeltonuserhöhung zu vermeiden, die wiederum die Körperpflege erschwert,
- bitten Angehörige, leicht an- und auszuziehende Kleidung zu besorgen, z. B. weite Pullis, Blusen mit Reißverschluss oder Knöpfen,
- bewegen den zu pflegenden Menschen so, wie er im Normalfall die Bewegungen selbst ausführen würde. Die Bewegungserfahrung des Betroffenen kann auf diese Weise an zuvor automatisierte Bewegungsmuster anknüpfen. Dabei soll langfristig die größtmögliche Selbstständigkeit im Bereich der Mobilität erreicht werden,
- lassen sich von Therapeuten Maßnahmen und Übungen zeigen, die sie täglich oder mehrmals täglich durchführen können, z. B. auch, wie eine Spastik gelöst werden kann,
- wenden kinästhetische Prinzipien (➤ 4.5.3) für Positionsveränderungen an und positionieren nach LiN® (➤ 4.5.4), alternativ kommen z. B. die Prinzipien nach dem Bobath-Konzept infrage (➤ Abb. 3.65),

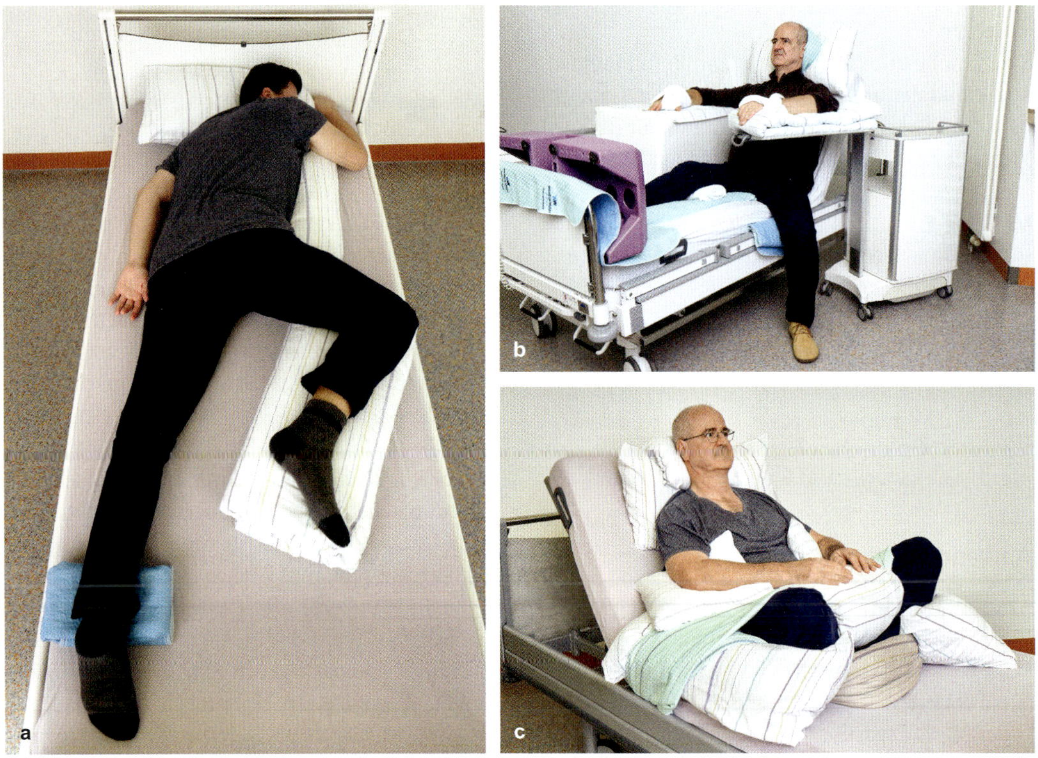

Abb. 3.65 Spastikhemmende Positionen. a) 135°-Positionierung; b) schräger (diagonaler) Bettsitz; c) Schneidersitz. Wichtig bei allen Positionierungen ist, dass viel Unterstützungsfläche vorhanden ist, d. h., Hohlräume werden mit Positionierungsmaterialien „ausgestopft". So kann Körpergewicht auf die Unterlage abgegeben werden, was den Muskeltonus senkt. [K115]

- wenden Prinzipien aus der Basalen Stimulation® (➤ 4.6) an, z. B. Begrüßungsritual mit Initialberührung, somatische Stimulation, um die Spastik positiv zu beeinflussen.

LITERATUR

1. Lance J. Symposium synopsis. In: Feldman R, Young R, Koella W (eds.). Spasticity: Disorderd Motor Control. Chicago: Year Book Medical, 1980. p. 485–494.
2. Picelli A et al. Electrical Stimulation of Injected Muscles to Boost Botulinum Toxin Effect on Spasticity: Rationale, Systematic Review and State of Art. Toxins. 2021; 13(5): 303.
3. Lambrecht S. NeuroReha bei Multipler Sklerose. Stuttgart: Thieme, 2008.
4. Bausewein C, Roller S, Voltz R. Leitfaden Palliative Care. 7. A. München: Elsevier, 2021.
5. Rivelis Y, Zafar N, Morice K. Spasticity. StatPearls. 2023. Aus: www.ncbi.nlm.nih.gov/books/NBK507869 (letzter Zugriff: 12.9.2023).
6. Mathys R, Straub J. Spastizität. Bern: Huber, 2011.
7. Groß M, Kappel S. Spastik. In: Groß M. (Hrsg.). Neurologische Beatmungsmedizin. Heidelberg: Springer 2020, S. 348–353.
8. Deutsche Gesellschaft für Neurologie. S2k-Leitlinie Therapie des spastischen Syndroms. Stand: Mai 2021. Aus: https://register.awmf.org/assets/guidelines/030-078l_S2k_Therapie_spastisches_Syndrom_2019-06-verlaengert.pdf (letzter Zugriff: 12.9.2023).
9. Reebye R et al. Module 2: Nonsurgical management of spasticity. Journal of The International Society of Physical and Rehabilitation Medicine. 2022; 5(Suppl 1): S23–S37.
10. Basedow-Rajwich B, Koehler J. Besonderheiten der neuropalliativmedizinischen Versorgung schwerst betroffener MS-Patienten. Aktuelle Neurologie. 2015; 42(1): 11–15.
11. Hofer AS, Schwab ME. Enhancing rehabilitation and functional recovery after brain and spinal cord trauma with electrical neuromodulation. Current Opinion in Neurology 2019; 32(6): 828–835.
12. Shu X, McConaghy C, Knight A. Validity and reliability of the Modified Tardieu Scale as a spasticity outcome measure of the upper limb in adult with neurological conditions: a systematic review and narrative analysis. British Medical Journal. 2021; 11(12): 1–10.

KAPITEL

4 Therapeutische Konzepte

4.1 Musiktherapie

Lena Eliaß

4

AUS DER PRAXIS

Fallbeispiel „Die Frau mit der Rassel"

Sie, 58 Jahre alt, kam nach einer schweren Operation wegen eines Hirntumors auf die Palliativstation. Von den Pflegefachpersonen erhielt ich (Musiktherapeutin) die Information, sie spreche in Ein-Wort-Sätzen. Nach Angabe der Neuropsychologin reagierte die Patientin positiv, als diese Tanzbewegungen andeutete, weil im Hintergrund Musik lief.
Mit mir hat die Patientin nie gesprochen. Wir haben dafür gemeinsam eine ruhige, friedliche musikalische Atmosphäre erlebt. Ich habe sie fünfmal besucht. Jedes Mal wirkte sie ruhig, zufrieden. Manchmal schaute sie im Raum umher, manchmal waren ihre Augen geschlossen. Einige Male zeigte sie spontane Bewegungen mit dem linken Arm.
Ich gab ihr eine Rassel, mit der sie gern spielte. Zeitweise schien sie die Rassel in ein Spiel mit ihrem Kuscheltier zu integrieren. Manchmal rasselte sie im Takt zu meiner Musik: Gitarre und Gesang. Keine Lieder, sondern improvisiert aus dem Moment heraus. Ich wollte die Atmosphäre musikalisch aufgreifen. Manchmal schien sie in den musikalischen Kontakt treten zu können. Manchmal dämmerte sie einfach weiter. Ich ließ die Rassel bei ihr im Zimmer, da sie eine Bedeutung für sie zu haben schien.
Sie wurde kurzfristig in ein Hospiz verlegt. Leider konnte ich mich nicht von ihr verabschieden und die Rassel wieder mitnehmen. Als ich das nächste Mal auf die Station kam, war auch die Rassel weg. Das Pflegepersonal hatte gedacht, sie gehöre ihr. Ob sie wohl weiter mit ihr spielte?

DEFINITION

Musiktherapie: Gezielter Einsatz von Musik im Rahmen einer therapeutischen Beziehung zur Wiederherstellung, Erhaltung und Förderung seelischer, körperlicher und geistiger Gesundheit.

Im Rahmen der palliativen Komplexbehandlung *(OPS 8-982)* kann **Musiktherapie** als eine Therapieform abgerechnet werden.

Der Einsatz von Musik zur körperlichen, geistigen und seelischen Heilung ist wahrscheinlich sehr alt, wobei die Art und Weise und die Auffassung von Heilung je nach Entwicklung, Wissensstand und Glaubenssystem einer Gesellschaft unterschiedlich waren und sind. Seit Ende des Zweiten Weltkriegs werden Theorie und Praxis der Musiktherapie in enger Wechselwirkung mit Medizin und Psychologie wissenschaftlich fundiert (weiter)entwickelt. Es existieren verschiedene Arbeitsfelder, in denen Musiktherapeutinnen tätig sind, u. a. in der Psychiatrie, der neurologischen Rehabilitation, der Onkologie und Geriatrie und auch in der Palliative Care.

4.1.1 Ziele

MERKE

Musiktherapie in der Palliative Care orientiert sich an den grundlegenden Zielen der Hospizbewegung: Förderung von Lebensqualität, Linderung und Entlastung. Hierzu nutzt sie im Rahmen einer hilfreichen therapeutischen Beziehung die besonderen Qualitäten und Eigenschaften, die der Musik innewohnen.
Da die meisten Menschen zeitlebens mehr oder weniger stark von Musik begleitet wurden, kann sie ein Weg der Kommunikation sein, wenn verbale Kommunikation nicht gewünscht oder möglich ist.

Ziele der Musiktherapie in palliativen Situationen sind die Verbesserung der Lebensqualität des Betroffenen (➤ Abb. 4.1), konkret durch:

- Förderung von Lebensqualität und Erleben von Freude
- Erleben positiver sinnlicher Erfahrungen mittels Musik trotz belastender Krankheitssituation

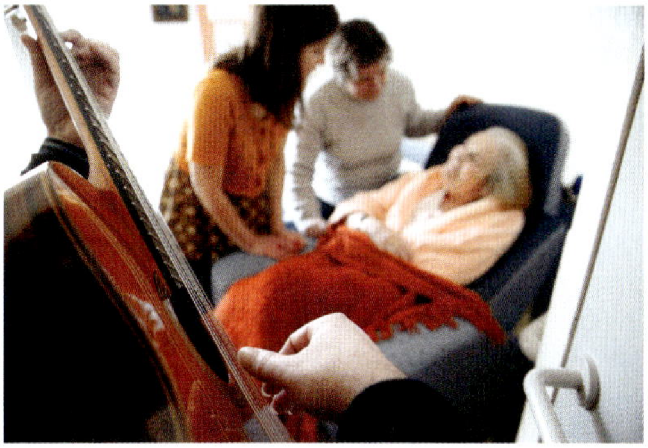

Abb. 4.1 Die meisten Menschen lassen sich von Musik emotional berühren. Insbesondere in palliativen und Lebensendsituationen kann Musik ein unterstützender Begleiter sein. Beim sog. musikalischen Fürspiel kann die Therapeutin die Musik individuell auf die Situation abstimmen (Instrument, Lautstärke, Tempo, Rhythmus usw.). [J748-212]

- Entdecken kreativer Ressourcen jenseits von Krankheit und Schmerzen
- Linderung von Symptomen, z. B. Schmerz: Die Beschäftigung mit Musik ermöglicht Patientinnen, sich von Ängsten, Schmerzen und Sorgen abzulenken. Vegetative Dysregulationen können sich normalisieren. Dies kann auch über den therapeutischen Zeitraum hinaus gelingen.
- Entspannen und Zur-Ruhe-Kommen mit Klängen
- Verbesserung der Emotionsregulation: Häufig benötigen Patientinnen Unterstützung, um Gefühle wahrzunehmen, zu würdigen und auszudrücken. Emotionale Extremlagen mit Wut, Angst, Trauer oder Niedergeschlagenheit können beispielsweise durch die Liedauswahl oder den Selbstausdruck in Improvisationen zum Ausdruck kommen.
- Förderung der Kommunikation: Um Abschied vom Leben und von Angehörigen zu nehmen, brauchen manche Patientinnen Unterstützung. Die Musiktherapie bietet hier vielfältige Möglichkeiten. Musikalische Ergebnisse aus der Therapie können den Angehörigen präsentiert werden. Auf Wunsch können Angehörige auch in die Musiktherapie mit einbezogen werden oder die Musik auswählen, wenn die Patientin dazu nicht mehr in der Lage ist.
- Ermöglichung von spirituellem Erleben: In fast allen Kulturen und Religionen spielen Musik und Klang eine wichtige Rolle bei spirituellen Ritualen. Mithilfe von Musik kann ein spiritueller Raum für die Patientin geschaffen werden, da die Bedeutung von Spiritualität am Lebensende häufig zunimmt.

4.1.2 Indikationen

Musiktherapie kommt bei vielfältigen Situationen und Symptomen infrage, u. a. bei:

- Bewusstseinsstörungen
- Angst, Depression, Unruhe, Delir und Aggression
- Erschwerte Krankheitsbewältigung
- Apathie und Isolation
- Schwierigkeiten im Kontakt zwischen erkrankter Person und Angehörigen
- Schmerzen
- Vegetative Dysregulationen
- Eingeschränktes Kommunikationsvermögen
- Atemnot
- Demenz

4.1.3 Settings

Die Musiktherapie bietet die Möglichkeit, dass sich in einem **geschützten Raum** Musiktherapeutin und Patientin auf Augenhöhe begegnen und sich die Patientin so als schöpferischer Mensch erleben kann. Wichtig dabei ist, dass die Musiktherapie ein Raum der Selbstbestimmung ist und die Patientin Dauer und Intensität des Kontakts bestimmen kann.

Musiktherapie findet in verschiedenen **Settings** statt:

- Auf einer Palliativstation oder im Hospiz in der Regel als Einzelangebot, auf Wunsch unter Einbezug der Angehörigen. Im Beisein Angehöriger kann sich die Intensität des musikalischen Erlebens vertiefen.
- Im geschützten Rahmen eines Musiktherapieraums, der nach den Bedürfnissen der Patientinnen eingerichtet ist. Wünschenswert ist ein Musiktherapieraum auf der Station, der die Auswahl vieler Instrumente, eine gute Musikanlage sowie einen geschützten Rahmen bietet (➤ Abb. 4.2).
- Im Patientenzimmer, wenn es keinen Musiktherapieraum gibt, ggf. in einem anderen geeigneten Raum, z. B. dem Aufenthaltsraum. In Mehrbettzimmern ist besonders sensibel auf den

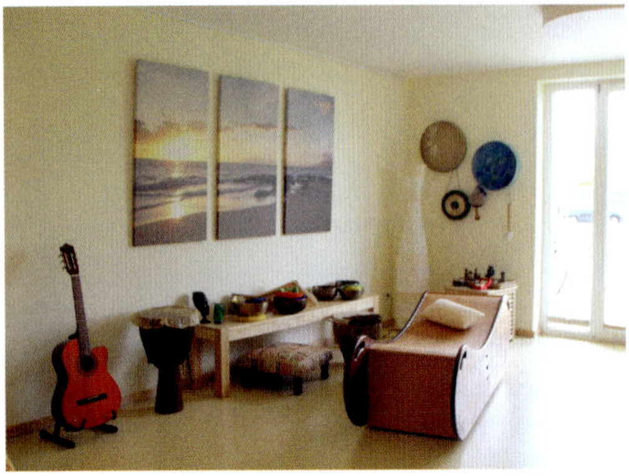

Abb. 4.2 Musiktherapieraum „Oase" im Hospiz Kieler Förde. [T1545]

Schutzraum der Musiktherapiepatientin sowie die Ruhebedürfnisse der Mitpatientinnen zu achten.

- Die Dauer des musiktherapeutischen Kontakts richtet sich nach den Bedürfnissen der Patientin und erfordert daher zeitliche Flexibilität. Manchmal wird nur ein spezielles Lied gewünscht, komplexere Arbeitsformen wie Songwriting hingegen können auch eine Stunde in Anspruch nehmen. Bei Patientinnen, die länger auf der Palliativstation verweilen oder mehrmals auf die Station kommen, kann sich ein längerer Verlauf ergeben.

Musiktherapeutinnen erhalten durch multidisziplinäre Übergaben, Patientenbesprechungen, Ansprache durch Mitarbeitende oder direkte Flurbegegnungen mit Patientinnen die Information über musiktherapeutische Bedarfe. In der einrichtungsüblichen schriftlichen Dokumentation haben sie die Möglichkeit, Rückmeldungen an das interdisziplinäre Team zu geben, wenn musiktherapeutische Kontakte stattgefunden haben.

Um ein passgenaues Angebot zu machen, ist es hilfreich, sich einen Überblick über Sozialanamnese, Erkrankung und Grund des Aufenthalts einer Patientin sowie deren aktuelle körperliche und psychische Befindlichkeit zu verschaffen. Musikalische Vorlieben und Erfahrungen können im Erstkontakt erfragt werden, sofern dies wichtig erscheint. Bei Patientinnen mit Kommunikationseinschränkungen sind diese Informationen von den Angehörigen einzuholen.

MERKE

Ausbildung zum/zur Musiktherapeuten/-therapeutin und Berufsrecht

Derzeit gibt es kein staatlich geregeltes Berufsrecht für Musiktherapeutinnen, und die Ausbildungswege sind sehr unterschiedlich. Doch für die Patientensicherheit ist es unerlässlich, dass die Musiktherapie von ausreichend qualifizierten Personen angeboten wird.
Grundsätzlich empfiehlt die **Deutsche Musiktherapeutische Gesellschaft (DMtG)** grundständige oder aufbauende Bachelor- und Masterstudiengänge staatlich akkreditierter Hochschulen oder berufsqualifizierende, privatrechtliche Ausbildungen, die für die Zertifizierung „Musiktherapeut/-in DMtG" anerkannt sind.
Es gibt auch staatlich akkreditierte Hochschulstudiengänge, die mit einem Bachelor oder Master of Arts abschließen. Differenzierte Informationen sind auf www.musiktherapie.de/musiktherapie/studium-ausbildung zu finden.

4.1.4 Methoden

Es werden aktive von rezeptiven Arbeitsformen unterschieden, wobei der Übergang fließend ist.

- Bei der **aktiven Musiktherapie** macht die Patientin selbst Musik. Dafür stehen ihr eine Vielzahl leicht spielbarer Instrumente aus unterschiedlichen Kulturen zur Verfügung (➤ 4.1.5). Sie wird ermutigt, sich über diese Instrumente oder auch über ihre Stimme (Gesang) auszudrücken.
- Bei der **rezeptiven Musiktherapie** steht das Hören von Musik im Vordergrund, z. B. das Hören von Musik von Tonträgern oder der Therapeutin, die ein Instrument spielt und/oder singt oder verbalisiert.
- Beim **improvisierten musikalischen Fürspiel** kann die Musik den aktuellen Ausdruck und die Stimmung der Patientin spiegeln. Beispielsweise wird im Atemrhythmus musiziert oder Bewegungen werden musikalisch imitiert.

Vielfach kommt es vor, dass Patientinnen während der Musik angenehme Imaginationen, beispielsweise an einen Urlaubsort o. Ä. haben. Diese können auch gezielt angeleitet werden.

AUS DER PRAXIS

Fallbeispiel „Eingeschlafen zur Musik"

Frau Z. hatte auf Nachfrage angegeben, Musiktherapie zu wollen. Sie war nicht orientiert und fragte, ob das etwas

koste. Als ich das verneinte, antwortete sie: „Dann habe ich ja gerade sehr viel Glück, dass Musiktherapie da ist." Sie möge gern Klassik, aber stimmte zu, als ich ihr anbot, ihr etwas auf der Gitarre vorzuspielen.
Sie war bereits sehr schwach und hatte die Augen geschlossen, war aber unruhig, stöhnte und murmelte leise etwas Unverständliches. Ich improvisierte im Sechsachteltakt auf der Gitarre und summte leise dazu, um ihr die Möglichkeit zu geben, sich zu beruhigen und zu entspannen.
Als eine Pflegefachperson hereinkam, fragte Frau Z. nach einer Schaukel, in der sie hin und her gewiegt werden könne. Es liegt nahe, dass die Musik diesen Wunsch in ihr auslöste. Auf Nachfrage, wie sie sich fühle, antwortete Frau Z.: „Die Musik tut mir sehr gut und gefällt mir. Spielen Sie noch weiter auf der Gitarre!" Sie wollte dem Gitarrenspiel ohne Gesang weiter zuhören.
Plötzlich wies sie auf ihre geschwollenen Hände und sagte: „Das geht nicht mehr lange." Ich antwortete: „Spüren Sie das?" „Ja, das spüre ich", erwiderte sie. „Das geht nicht mehr lange." Darauf sagte ich nichts mehr, sondern versuchte, Frau Z.s negative Gefühle und ihre eventuelle Angst in die Musik einzubetten und eine angenehme, beruhigende Atmosphäre zu kreieren. Dies gelang mit offensichtlich, denn Frau Z. beruhigte sich zur Musik motorisch wie auch verbal und schlief schließlich ein. [7]

MERKE

Es kann vorkommen, dass die Patientin musiktherapeutische Angebote mit der Begründung ablehnt, sie sei unmusikalisch, Musik habe in ihrem Leben keine Rolle gespielt oder sie könne nicht singen.
Die meisten Menschen reagierten als Babys und Kinder positiv auf Musik, sangen und tanzten spontan dazu und hatten meist auch Lust, ein Instrument zu lernen. Wichtige Bezugspersonen konnten dies fördern oder abwerten. Für manche Menschen reichte das negative Feedback einer wichtigen Person, um die Freude und das Interesse an Musik zu verlieren.
Musiktherapeutinnen berichten, dass sie immer wieder auf Menschen treffen, die überzeugt sind, unmusikalisch zu sein. Und dann zeigt sich, dass diese Menschen ein wunderbares Gespür für Rhythmus, Timing und Tonhöhen haben. Im gemeinsamen Spiel entsteht dann häufig harmonische Musik.
Zur musiktherapeutischen Behandlung sind keine musikalischen Vorerfahrungen der Patientin notwendig. Die Entscheidung für ein Behandlungsangebot ergibt sich aus der Indikation und dem Wunsch der Patientin.

Liedformen

Über Tonträger oder das Internet kann gemeinsam die Musik gehört werden, die der Patientin gerade in den Sinn kommt. Häufig wird intuitiv Musik gewählt, deren Text in der aktuellen Situation eine wichtige Bedeutung hat.

Musiktherapeutinnen sammeln im Lauf ihres Berufslebens ein breites Repertoire an Rock-, Pop- und Folksongs sowie Schlagern, Kunst- und geistlichen Liedern, die sie aus dem Stegreif interpretieren können. Nach Möglichkeit werden die Patientinnen eingeladen, selbst mitzusingen. **Singen** hat einen positiven Einfluss auf Stimmung, Atmung und das vegetative Nervensystem. Dabei spielt es keine Rolle, wie der Gesang klingt. Häufig gelingt es auch Menschen mit starken kognitiven Einschränkungen, in bekannte Lieder mit einzustimmen.

Nach jeder verklungenen Musik besteht die Möglichkeit, sich über aktuelles Erleben, relevante Themen oder Belastungen auszutauschen. Viele Liedtexte regen hierzu insbesondere an.

AUS DER PRAXIS

Fallbeispiel „Komm großer schwarzer Vogel"

Ich lernte einen Mann auf der Intensivstation kennen. Er befand sich nach einer schweren Erkrankung im Weaning-Prozess. Die Physiotherapeutin fragte ihn, ob ich ihm Musiktherapie zur Aktivierung anbieten könne.
Der Mann kommunizierte schriftlich. Als ich kam, gab er an, kein Interesse zu haben, da Musik für ihn keine Rolle im Leben spiele. Ich erklärte ihm, dass ich verschiedene Formen anbieten könne, und lud ihn ein, unterschiedliche Erfahrungen zu machen. Er deutete an, dass er schlecht höre, was auf meine Nachfrage von seiner nächsten Angehörigen, einer Nichte, bestätigt wurde. In größeren Runden habe er Hörgeräte getragen, sie werde sie ihm schicken.
In den nächsten Tagen wurde deutlich, dass er nicht nur die Musiktherapie, sondern die ganze Behandlung ablehnte. Er wollte sterben. Seine Nichte besuchte ihn noch einmal. Er wünschte sich, dass sie ihm das Lied „Komm großer schwarzer Vogel" vorspielte, was die beiden dann gemeinsam hörten. Wenige Tage darauf telefonierte die Nichte mit der Kollegin aus der Angehörigenbegleitung. Diese fragte mich darauf, ob ich dieses Lied noch mal für den Patienten spielen könne. Er war etwa eine halbe Stunde zuvor verstorben. Gemeinsam gingen wir zu ihm und ich erfüllte diesen Wunsch.

Das Lied ist kraftvoll. Nach den ersten Takten dachte ich, wie passend: schwere Orgelklänge. Erst später stellte ich fest, dass es in diesem Lied um den Sterbeprozess geht. Es war eine intensive Erfahrung für meine Kollegin und mich. Ich war gerührt, dass dieser Mensch, der angab, Musik spiele für ihn keine Rolle, unerwartet in einem Lied so einen starken Selbstausdruck fand. Ich erfuhr, dass seine letzten Tage harmonisch verlaufen waren. Er konnte tags zuvor noch ein Bier trinken. Es gab kein Zerren und kein Ringen mit dem Tod. Er konnte formulieren, dass er den beschwerlichen Weg der Rehabilitation nicht gehen wolle, und alle, mit denen er Kontakt hatte, unterstützten ihn bei seinem Abschied vom Leben.

Improvisationstechnik

Beim spontanen Spiel ohne Noten drücken Menschen ihr Erleben und ihr Befinden bewusst oder unbewusst aus. So kann Zugang zu verborgenen Gefühlen erlangt werden. Je nach Situation hört die Musiktherapeutin aufmerksam zu, spielt dialogisch oder begleitend mit.

Instrumente

Es gibt eine Vielzahl an **Instrumenten,** die in der Musiktherapie eingesetzt werden können, z. B.:

- Vibrationsreiche Instrumente wie die **Körpertambura** (➤ Abb. 4.3), ein Saiteninstrument, welches auf den Körper der Patientin aufgelegt und mit einfachem Streichen oder Zupfen auch von Laiinnen gespielt werden kann. Die Saiten haben nur zwei unterschiedliche Töne, doch die Schwingungen können im ganzen Körper gespürt werden. Um den Klang und vor allem den Kontakt zu verstärken, kann dazu gesummt oder getönt werden. Häufig entsteht ein gleichmäßiger Klangteppich.
- **Klangliegen** (➤ Abb. 4.2) und **Klangstühle,** bei denen die Liege- bzw. Sitzfläche den Resonanzkörper bildet. Darunter sind Saiten gespannt, die durch Streichen oder Zupfen angeschlagen werden und ebenfalls Vibrationen in den Körper übertragen. Eine Klangliege ist ebenfalls eine Form der Körpertambura.
- **Klangschalen.** Sie haben eine eigene Wirk- und Spielweise, die in Fortbildungen oder durch Anleitung von allen Menschen erlernt werden können. Sie haben intensive Klänge und Vibrationen und werden je nach Situation und Befinden neben der Patientin, im Raum oder auf deren Körper angespielt.

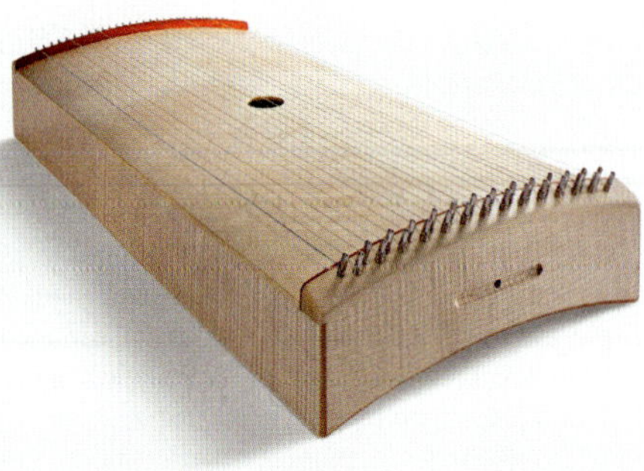

Abb. 4.3 Körpertambura. [V1066]

Aus einer Reihe leicht spielbarer Instrumente können Patientinnen die wählen, die sie selbst oder ihre Angehörigen spielen können und möchten. Hierunter fallen auch unterschiedliche Trommeln, Percussion-Instrumente (➤ Abb. 4.4a) sowie xylofonähnliche Instrumente mit speziell abgestimmten Tonfolgen.

- Eine **Oceandrum** (➤ Abb. 4.4b) ist eine Trommel mit zwei Fellen, eines ist in der Regel durchsichtig. Zwischen den beiden Fellen befinden sich Metallkügelchen, die bei Hin- und Herwiegen der Oceandrum ein Rauschen entstehen lassen, das mit dem des Meeres vergleichbar ist.
- Eine Kalimba ist ein Instrument aus der traditionellen afrikanischen Musik. Mit den Fingern werden Metallzungen zum Schwingen gebracht, welche auf einem Holzkasten, einer Kokosnuss o. Ä. befestigt sind. Diese gibt es in unterschiedlichen Tonleitern.
- Als tragbares Instrument zur Liedbegleitung und harmonischen Begleitung von Improvisationen für die Therapeutin bietet sich die **Gitarre** an. Auch Akkordeon, Keyboard oder Klavier finden ihren Einsatz.

4.1.5 Behandlungserfolge

Es wurden einige wenige groß angelegte randomisiert-kontrollierte Studien zur Wirksamkeit von Musiktherapie bei Menschen in palliativen Situationen durchgeführt [8]. Ihre Ergebnisse geben signifikante Hinweise zur Verbesserung von Wohlbefinden, Ent-

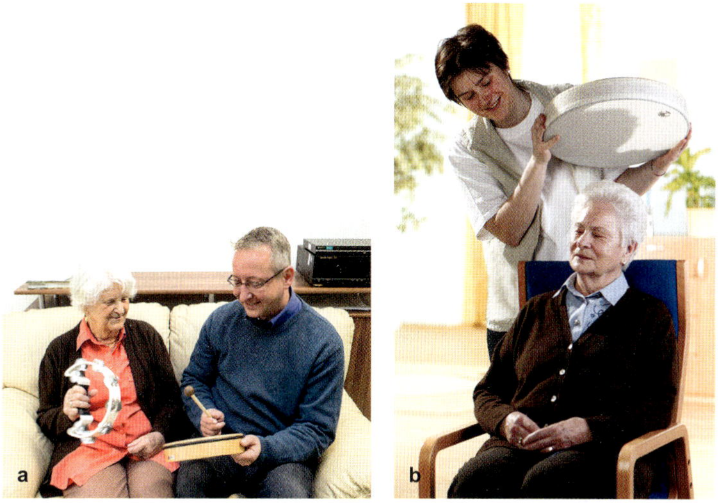

Abb. 4.4 Musiktherapie. a) Gemeinsames Spiel auf Schellenkranz und Tamburin. Beide Musizierenden scheinen ins Spiel vertieft. [K157] b) Die Patientin genießt die sanften Klänge der Oceandrum. Womöglich erinnert sie dieses an ein Erlebnis am Meer. [V384]

spannung und Verminderung von Fatigue, Schmerzreduktion sowie positiven emotionalen Effekten.

4.1.6 Musik in der Pflege

Musik als Kulturgut kann in **Pflegesituationen** Atmosphäre schaffen, Raum für Rückzug und Entspannung sowie Kreativität und Gestaltung bieten. Dies gilt sowohl für Patientinnen als auch für Gäste der Einrichtung sowie für Mitarbeitende. Einige Anregungen, wie Musik in die Pflege integriert werden kann:

- Zur atmosphärischen Gestaltung der Station bietet sich eine Gitarre oder ein Klavier im Aufenthaltsraum an, worauf auch zu Pflegende und Besucher spielen können. Wichtig hierbei ist, dass ein Klavier einmal pro Jahr professionell gestimmt wird, Gitarren brauchen mehrmals im Monat eine Stimmkorrektur, die leicht erlernbar ist.
- Das Vorhalten einiger Liedtexte aus den Genres Volkslieder, Schlager, Oldies und Weihnachtslieder erleichtert das Mitsingen bei spontanen musikalischen Zusammenkünften.
- Das Musizieren mit Instrumenten wie Oceandrum (➤ Abb. 4.4) oder Kalimba kann im achtsamen Kontakt von allen Mitarbeitenden angeboten werden.
- Ein Repertoire an CDs mit Naturklängen wie Meeresrauschen und Vogelgezwitscher sowie Sammlungen von Heimat- und Volksliedern, Schlagern, Rock- und Popsongs aus allen Jahrzehnten sowie klassische Musik aus unterschiedlichen Epochen deckt eine Fülle an musikalischen Bedürfnissen ab.
- Im Einzelkontakt mit der zu pflegenden Person kann auch während der Pflegezeit Musik gehört werden. Die Wahl der Musik erfolgt im Einverständnis von Pflegefachperson und Patientin. Dabei ist denkbar, dass die Pflegefachperson Vorschläge macht und die Patientin diesen zustimmt oder sie ablehnt und umgekehrt.
- Es kann vereinbart werden, dass die zu pflegende Person regelmäßig zu bestimmten Tageszeiten oder in Stresssituationen Gelegenheit hat, Musik zu hören. Dies kann über Radio, Internet oder eigene Tonträger erfolgen. Wichtig ist, die Musik immer im Kontakt mit dem zu Pflegenden auszuwählen bzw. Musik anzubieten, die zu seiner aktuellen Stimmung passt.
- Entspannungs- und Wohlfühlangebote mit Klangschalen können von allen Mitarbeitenden in Wochenendkursen (z. B. beim Peter-Hess-Institut, www.peter-hess-institut.de) erlernt werden. Hierfür ist eine hohe Achtsamkeit und Empathiefähigkeit nötig. Bevor die Schalen bei schwerstkranken Menschen sicher eingesetzt werden können, ist Selbsterfahrung und Übung mit gesunden Menschen unverzichtbar.

MERKE

Da Musik vielfältige Wirkungen haben und starke emotionale Reaktionen auslösen kann, hat ihr Einsatz bei Patientinnen im palliativen Kontext stets achtsam zu erfolgen. Eine Dauerberieselung mit Radio oder Fernseher kann extrem störend wirken. Menschen können ihre Ohren – anders als ihre Augen – nicht verschließen. Es ist bekannt, dass im Sterbeprozess befindliche Menschen noch lange hören können.

Das gemeinsame Hören von Musik, auch während pflegerischer Maßnahmen oder beim Essen, wird meist als wohltuend erlebt.

MERKE

Limitationen

Nicht immer sind Menschen interessiert, neue Erfahrungen mit Musik zu machen. Die Gründe dafür können unterschiedlich sein, z. B.:

- Musik wird von Menschen mit schweren Hörschäden sehr unterschiedlich wahrgenommen, einige spüren die Übertragungen über den Körper. Wenn sie sich nicht mehr über ihr Erleben austauschen können, kann das Angebot nicht passend gestaltet werden.
- Manche Menschen wünschen Rückzug statt Kontaktmöglichkeiten.
- Andere Menschen lehnen Musik ab. Vielleicht haben sie schon lange keine Musik mehr gehört, um sich vor unangenehmen Gefühlen zu schützen. Diese Wünsche sind unbedingt zu respektieren.

AUS DER PRAXIS

Fallbeispiel „Das ist wirklich mein Highlight der Woche!"

Frau X., eine Gästin im Hospiz hatte ein metastasierendes Lungenkarzinom im Endstadium. In ihrem Leben sei sie viel Gewalt ausgesetzt gewesen und mittlerweile habe sie wenig Kontakt mit ihren Kindern, erzählte sie. Zu Beginn ihres Aufenthalts im Hospiz wirkte sie stark ablehnend. Auch ein Musiktherapieangebot am Bett lehnte sie zunächst ab.

Zu meinem Arbeitstag gehört, dass ich zu Beginn – je nach im Hospiz herrschender Stimmung – auf dem Klavier im Flur spiele. Dieses befand sich in der Nähe von Frau X.' Zimmer. In ihrer zweiten Aufenthaltswoche äußerte sie gegenüber den Pflegefachpersonen, dass ihre Tür gerne aufstehen könne. Als ich dies mitbekam, spielte ich zunächst weiter. Dann ging ich nochmals zu ihr, um eine weitere vorsichtige Kontaktaufnahme zu starten.

Frau X. berichtete, dass ihr mein Klavierspiel sehr gut gefalle, da sie gerne Klaviermusik höre. Nun erzählte sie davon, dass sie im Chor gesungen habe und einer ihrer Lieblingskünstler Udo Lindenberg sei. Wir vereinbarten, dass ich ihre Lieblingsmusik auf dem Klavier spielen würde.

Frau X. wurde darauf für das ganze Team zugänglicher, öffnete sich mehr und erzählte aus ihrem Leben. Doch sie blieb während ihres ganzen Aufenthalts wählerisch, was Kontakte anging, und führte nur mit bestimmten Teammitgliedern tiefgehendere Gespräche, u. a. mit mir. Nach und nach verbesserte sich ihr Allgemeinzustand. So konnte sie in der Mitte ihres Aufenthalts über die Flure laufen und sich mit an das Klavier setzen, um sich dort Musik zu wünschen.

Frau X.' Krankheit schritt trotzdem weiter fort, und nach einigen Wochen begann sich ihr Zustand zu verschlechtern. Weil ich durch die Musik einen Zugang zu ihr und ihren Emotionen gefunden hatte, war diese ein Motor für sie, der ihr half, ihre Stimmung zu heben und Kraft zu finden, um aufzustehen. Je näher ihr Tod rückte, umso weniger verließ sie das Bett, umso länger schlief sie und umso ängstlicher wurde sie. Sobald ich aber ins Hospiz kam und sie begrüßte, bekam ich von ihr die Rückmeldung: „Endlich sind Sie wieder da. Ich dachte schon, Sie kommen gar nicht mehr. Die Musik tut mir so gut!" Dann nahm sie ihr Strickzeug zur Hand oder stand auf, um sich mit mir ans Klavier zu setzen. Das Team meldete mir zurück, dass Frau X.' Stimmung an Tagen mit Musiktherapie deutlich besser sei.

Ich kann mich an viele verschiedene Rückmeldungen von Frau X. erinnern, in denen sie ausdrückte, wie gut ihr die Musik tat. „Das ist ja echt Wahnsinn, was Musik mit einem macht, man wird so zurückerinnert an die schöne Zeit!" „Ich merke das gleich, wenn ich die Musik hier am Piano höre, dann geht es mir schon besser und ich habe Kraft aufzustehen." „Die Musik weckt schöne Gefühle in mir und beruhigt mich." Oder: „Das ist wirklich mein Highlight der Woche!" [7]

Danksagung

Vielen Dank an Rieke Tooren, Musiktherapeutin, für die Bereitstellung zweier Fallgeschichten aus dem Hospiz Leer und Margret Schicht, Musiktherapeutin im Hospiz Kieler Förde, für das Musiktherapieraumfoto.

LITERATUR

1. Deutsche Musiktherapeutische Gesellschaft. Kasseler Thesen zur Musiktherapie. 2010. Aus: www.musiktherapie.de/wp-content/uploads/2019/07/Kasseler-Thesen-zur-Musiktherapie.pdf (letzter Zugriff: 20.5.2024).
2. Bundesinstitut für Arzneimittel und Medizinprodukte. Operationen- und Prozedurenschlüssel. Version 2024. 2023. Aus: https://klassifikationen.bfarm.de/ops/

kode-suche/htmlops2024/index.htm (letzter Zugriff: 20.5.2024).
3. Deutsche Musiktherapeutische Gesellschaft. Arbeitsfelder. 2024. Aus: www.musiktherapie.de/arbeitsfelder (letzter Zugriff: 20.5.2024).
4. Baumann M. Indikationskatalog Musiktherapie in der Neurologischen Rehabilitation. Beiträge zur Musiktherapie 455. Berlin: Deutsche Musiktherapeutische Gesellschaft, 2014.
5. Deutsche Musiktherapeutische Gesellschaft. Studium + Ausbildung. 2024. Aus: www.musiktherapie.de/musiktherapie/studium-ausbildung (letzter Zugriff: 20.5.2024).
6. Deutsche Musiktherapeutische Gesellschaft. Musiktherapie in Hospiz und Palliative Care. Aus: www.musiktherapie.de/wp-content/uploads/2019/09/DMtG-Flyer-Musiktherapie-in-Hospiz-und-Palliative-Care.pdf (letzter Zugriff am 20.5.2024).
7. Bericht von: Tooren R. Musiktherapeutin. Hospiz Initiative Leer e.V.
8. Warth M et al. Music Therapy in Palliative Care A Randomized Controlled Trial to Evaluate Effects on Relaxation. Deutsches Ärzteblatt International. 2015; 112, 788–794. Aus: www.aerzteblatt.de/int/archive/article/172984 (letzter Zugriff am 20.5.2024).

4.2 Kunsttherapie

Svea Schüßler

„Ach, Sie sind es! Die Schwester für die Kunst!" Eine interessante Begrüßung, die mir einmal ein Patient freudig beim Betreten seines Zimmers entgegengebrachte und über die ich seither nachdenke. Gerade während des Lockdowns in der Corona-Pandemie zeigte sich, dass Leerstellen entstehen, wenn Kunst- und Kulturangebote wegfallen und den Menschen verwehrt bleiben. Gleichzeitig entstand im Privaten Raum, um (künstlerische) Projekte anzugehen, für die vorher scheinbar nie Zeit war, und die Bedeutung eines künstlerischen und gestalterischen Freiraums wurde nur allzu deutlich.

DEFINITION

Kunsttherapie: Therapeutisches Verfahren der künstlerischen Therapien, das hauptsächlich mit Medien der bildenden Kunst arbeitet. Dazu zählen u. a. grafische, malerische, plastische oder digitale Medien. Durch sie können Menschen innere und äußere Bilder ausdrücken und ihre sinnliche Wahrnehmung ausbilden.

Kunsttherapie ist eine noch relativ junge Disziplin, die eine Vielfalt und Fülle an Konzepten beinhaltet, die sich durch und mit ihren Bezugswissenschaften Psychotherapie, Psychologie, Medizin, Soziologie, Philosophie u. a. erweitert und entwickelt. Den unterschiedlichen Ansätzen gemeinsam ist die Grundidee, die besonderen Qualitäten der bildenden Künste und insbesondere der künstlerischen Prozesse zu nutzen, um *„Menschen in Situationen des Leidens, der Krise und der Krankheit im Schutz einer therapeutischen Beziehung [deren heilsamen Potenziale] zukommen zu lassen"* [1, S. 19].

AUS DER PRAXIS

Fallbeispiel „3 Kilometer"

Eine Runde durch den Park, in den Wald und um den Fischteich herum. So weit spaziere ich mit einer Patientin an einem Frühsommertag. Sie ist seit vielen Wochen im Krankenhaus und freut sich über die Möglichkeit, mit sicherer Begleitung einmal raus an die frische Luft zu kommen, denn allein traut sie sich nicht, so weit zu gehen. Früher hegte und pflegte sie einen großen Garten, den sie wegen ihres Tumorleidens und den damit verbundenen gesundheitlichen Einschränkungen verkaufen musste. Wir sammeln Blüten, Blätter, Äste, erfreuen uns an den duftenden Blumen und der frischen Brise, die uns um die Nase weht. Sie erzählt von ihrem Garten, lässt Erinnerungen Revue passieren. Ich schlage vor, mit den gesammelten Naturmaterialien etwas zu gestalten (➤ Abb. 4.5). In mehreren Wochen intensiver Begleitung werden Blüten und Blätter gepresst und zu Blütenbildern arrangiert, aus Ästen und Rinden entstehen Gestecke und Objekte.
Die Natur regt zum genauen Beobachten an, die Gestaltung lenkt ab, bietet zusätzlich die Möglichkeit, den Kreislauf der Jahreszeiten wahrzunehmen und sich (un) bewusst mit Werden und Vergehen auseinanderzusetzen.

Künstlerische Vorerfahrungen sind für die Teilnahme an einer Kunsttherapie nicht notwendig, jeder Mensch kann auf seine Art und nach seinen Möglichkeiten teilhaben.

Von besonderer Bedeutung ist das künstlerische **Medium** (Farben, Ton usw.), das sich während der gemeinsamen Arbeit zwischen Therapeutin und Patientin befindet und den gemeinsamen Bezugsraum ausdehnt.

Das künstlerische Schaffen bietet Zugang zu unbewussten seelischen Inhalten, die dadurch sichtbar gemacht und geformt werden können. Dabei sind

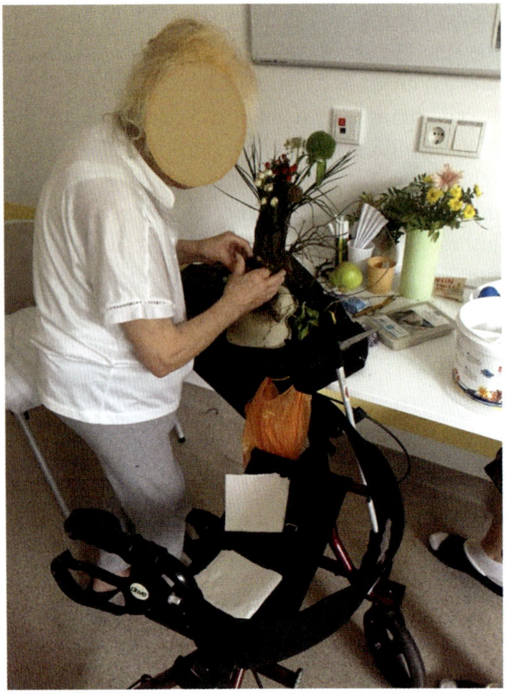

Abb. 4.5 Eine Patientin arrangiert Naturmaterialien. [M1567]

mitunter psychoanalytische Erkenntnisse zur Symbol- und Strukturbildung von Bedeutung. Das Medium bietet dem Gestaltenden einen Weg, sich von etwas zu distanzieren, das Entstehende mit Abstand zu betrachten, und während dieser Betrachtung andere Perspektiven einzunehmen.

MERKE

Die Therapeutin eröffnet einen Raum, die Patientin erlebt diesen Raum. In diesem nicht zensierten Handlungsraum kann die Patientin über Gestaltungsprozesse und Material sinnliches und positives Erleben aktivieren, indem Probehandlungen und Transformationen ermöglicht werden.

AUS DER PRAXIS

Fallbeispiel „1 bis 2 Kilometer"

Einmal zum Kiosk, dann zur Cafeteria, am Haupteingang vorbei und zurück. Was man auf den Fluren eines Krankenhauses alles entdecken kann! Bilder auf den Gängen regen zur gemeinsamen Betrachtung an, bieten eine Annäherung an das eigene künstlerische Tun: „Diese abstrakte Malerei, also DAS kann ich auch!" Ja, wunderbar! Dann nehmen wir uns das doch einfach als Vorbild und legen im Zimmer gleich los. Einfach mal anfangen, sich dem Prozess anvertrauen und dann sehen, wohin die „Reise" führt.

Eine andere Patientin stellte beim Vorbeigehen an Fotografien aus Asien für sich fest, dass sie noch einmal gern dorthin reisen würde. Sie kannte schon einige ferne Länder und war relativ frisch mit ihrer palliativen Situation vertraut. Noch bestand für sie die Möglichkeit, sich diesen Wunsch zu erfüllen.

Zunehmend wird Kunsttherapie in die Leitlinien von Fachgesellschaften aufgenommen, was Voraussetzung für die Abrechnungsfähigkeit ist – auch in der klinischen Palliativversorgung *(OPS 8–98e und 8–982)*. Dennoch besteht weiterhin die Notwendigkeit kunsttherapeutischer Forschung, um in diesem Bereich noch tiefere Erkenntnisse über die vielschichtigen Prozesse und Wirksamkeitspotenziale zu bekommen.

AUS DER PRAXIS

Fallbeispiel „100 Meter"

Es ist Weihnachtszeit. Auf der Station sind aus dem Aufenthaltsraum die Gitarre und der Gesang meiner Musiktherapiekollegin zu hören.

Drei Patientinnen haben Lust, einmal in Gemeinschaft etwas zu gestalten. Ein Winterbild soll entstehen. Da ist zum einen die Patientin mit Glioblastom, die im Rahmen der kunsttherapeutischen Begleitung die expressive Acrylmalerei für sich entdeckt. Ihr Lieblings-Malwerkzeug: ein Spülschwamm. Auf einem großen Papier (DIN A1) entsteht ein bunter Farbwirbel als Hintergrund.

Währenddessen kleckst eine wortkarge, demenziell veränderte Patientin auf ein nasses Aquarellpapier bunte Tropfen, beobachtet, wie diese zerlaufen, wippt mit ihrem Fuß im Takt der Weihnachtslieder, lächelt. Sobald die Farbe getrocknet ist, werden aus dem gestalteten Papier Sterne und Sternschnuppen geschnitten.

Der dritte Teilnehmer, ein Mann mit Korsakow-Syndrom, reißt aus weißem Kopierpapier kleine Papierschnipsel, die sich wie ein Haufen Schneeflocken vor ihm auftürmen. Daraus arrangiert er später eine Schneemannfamilie. Er genießt die Gemeinschaft, denn er hat sonst niemanden mehr, mit dem er in Verbindung steht und der sich um ihn kümmert.

4.2.1 Wirkungen

AUS DER PRAXIS

Fallbeispiel „5 Meter"

Ich sitze im Zimmer einem Mann mit tumorbedingter Aphasie gegenüber. Was im Moment passiert, kann er für sich nicht richtig einordnen, er ist aufgewühlt und

unruhig. Wir sitzen am Tisch, zwischen uns ein DIN-A3-Papier und Buntstifte. Abwechselnd setzen wir im dialogischen Zeichenprozess Striche und Formen auf das Blatt, keiner von uns spricht. Nach und nach entsteht intuitiv eine Landschaft mit Windrädern und einer kleinen Ansammlung von Häusern und Straßen.
Beim Zeichnen wird der Patient sichtlich ruhiger, er konzentriert sich auf das Halten des Stifts, auf jeden einzelnen Strich. Nach der Gestaltungszeit legt er sich hin und schläft ein. Die entstandene Zeichnung hänge ich in seinem Zimmer auf.
Als ich die Angehörigen später kennenlerne, freuen sich diese: Der Vater und Ehemann war Ingenieur von Wind- und Solaranlagen – das hatte ich nicht gewusst.

Die **Wirkfaktoren der Kunsttherapie** [2] zeigen sich in fünf Bereichen. Die Kunsttherapie …

- folgt dem hedonistischen Prinzip, orientiert sich also an der Lust zum Spiel,
- bietet einen Zugang zu Schönheit und authentischem Ausdruck,
- wirkt anregend, lädt ein, etwas zu schöpfen, (mit) zu gestalten,
- die Möglichkeit, sich nonverbal mitzuteilen und (anders) gesehen zu werden,
- eröffnet (Übergangs-)Räume, Orte zum Rückzug, zum Schutz, aber auch die Option, sich auszuprobieren, sich zu präsentieren und zu träumen.

Auch die Weltgesundheitsorganisation (WHO) erkennt an, dass die **künstlerischen Therapien** zur Steigerung der persönlichen Gesundheit beitragen. Die untersuchten Kunstformen wurden in fünf Kategorien eingeteilt:

- Darstellende Künste: Musik, Tanz, Singen, Theater und Film
- Visuelle Künste: Basteln/Handwerken, Design, Malen, Fotografie, Skulptur und Textil
- Literatur: Schreiben, Lesen, Literaturfestivals besuchen
- Kultur: Besuch von Museen, Galerien, Konzerten, Theatervorführungen
- Digitale Künste: Animationen, Filmdreh und Computergrafik

Eine an künstlerischen Angeboten teilnehmende Patientin leistet einen Beitrag zu ihrem persönlichen Wohlbefinden (➤ Abb. 4.6).

Die konkreten Wirkungen sind vielfältig. Beispielsweise kann die Teilnahme an Kunsttherapie bei demenziell veränderten Menschen Agitiertheit und Aggressionen mindern. Bei Menschen mit einer Krebserkrankung können sich die **Therapienebenwirkungen reduzieren** und den Betroffenen wird die Möglichkeit geboten, sich ihren Bedürfnissen entsprechend mit Krankheit auseinanderzusetzen. Die Teilnahme an einem kunsttherapeutischen Angebot fördert zudem Gefühle der sozialen Verbundenheit und regt durch das entstandene Werk den Austausch mit Familienangehörigen und Mitarbeitern an.

Dabei gehört für die Teilnahme an der Kunsttherapie, entgegen der weit verbreiteten Annahme, *„kein Können, oder das Erreichen eines ästhetisch vergleichbaren Zieles“* [4, S. 143]. Man darf kritzeln, knautschen, fühlen, kleckern, klotzen, schubsen, lachen, weinen, schmunzeln. Die Kunsttherapie lädt dazu ein, neugierig zu sein, auszuprobieren, Material und Sinne zu erkunden, den eigenen Körper, die eigenen Gefühlswelten, seine Umwelt wahrzunehmen. Sie bietet die Option, sich auszudrücken, zu entlasten, Abstand zu nehmen, sich neu zu ordnen, neue Perspektiven zu entdecken, nostalgisch zu werden.

Lässt eine Patientin sich auf den Kontakt mit der Kunsttherapie ein, eröffnet sich ein Möglichkeitsraum,

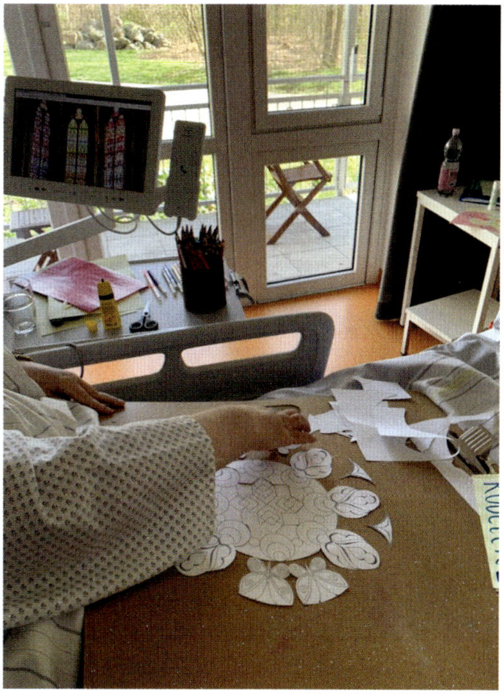

Abb. 4.6 Eine Patientin fertigt eine Collage an. [M1567]

4

der aus dem Moment heraus mit ihren Wünschen und Bedürfnissen gefüllt wird. Wie die Praxisbeispiele in diesem Kapitel zeigen, ist dank ihrer Methodenvielfalt die palliative kunsttherapeutische Begleitung vielfältig auch bei zunehmender physischer Einschränkung und Mobilität noch lange einsetzbar.

AUS DER PRAXIS

Fallbeispiel „1,5 Meter"

Eine ehemalige Grundschullehrerin leidet unter starken Schmerzen. Bei den ersten Kontakten ist sie eher zurückhaltend, stark kontrollbedürftig, schüchtern. Die Gestaltungen im Bett und an der Bettkante schaffen jedoch Abstand und lassen sie den Schmerz (fast) vergessen. Gemeinsam mit mir, aber auch allein erarbeitet sie eine kleine persönliche Ausstellung von Naturmotiven: zwei Lerchen auf einem Ast, die japanische Kirsche im Garten zu Hause, die jetzt blüht, während sie auf der Palliativstation liegt.

Über zwei Aufenthalte hinweg knüpft die Patientin an musikalische und künstlerische Ressourcen an und blüht – für alle im Team und in ihrem Umfeld wahrnehmbar – auf. Nach dem zweiten Aufenthalt auf der Palliativstation verabschiedet sie sich mit den Worten: „Immer wieder kommt ein neuer Frühling" (angelehnt an das Frühlingslied von Rolf Zuckowski). Auch der Ehemann ist beeindruckt und stolz auf sie.

4.2.2 Kunsttherapie auf einer Palliativstation

AUS DER PRAXIS

Fallbeispiel „30 Zentimeter"

Eine Patientin liegt im Bett. Während ich mit ihr über den bisherigen Tag spreche, bemerke ich, wie ihre Finger die ganze Zeit an der Bettdecke nesteln, obwohl sie mit ruhiger Stimme spricht.

Ich biete ihr eine (Entspannungs-)Übung zur Körperwahrnehmung mit Ton an, die sie gern annimmt: Eine Kugel soll entstehen. Sie darf so groß oder so klein werden, wie es zur Tagesform passt. Die Energie fließt ab ins Material, die Patientin wird während meiner Anleitung und der Arbeit mit dem Medium ruhiger.

Als die Kugel fertig ist, bitte ich sie, sie zu umfassen, zu überprüfen, wie sich Gewicht und Temperatur des Materials anfühlen, ob und inwiefern sich etwas beim (Körper-)Gefühl verändert hat. Über diese Reflexion der Übung kommen wir zu den Themen „behütet, beschützt und getragen sein" – wie die Kugel, die mit ihrem Gewicht in der linken Handfläche einsinkt und sanft von der rechten umhüllt wird.

Speziell im palliativen Bereich können künstlerische Therapien dazu beitragen Traurigkeit, Angstzustände oder Depression zu reduzieren, aber auch Raum zum Ausdruck und zur Verarbeitung für Trauer bieten. ➤ Abb. 4.7 zeigt weitere Indikationen und Ziele sowie Methoden.

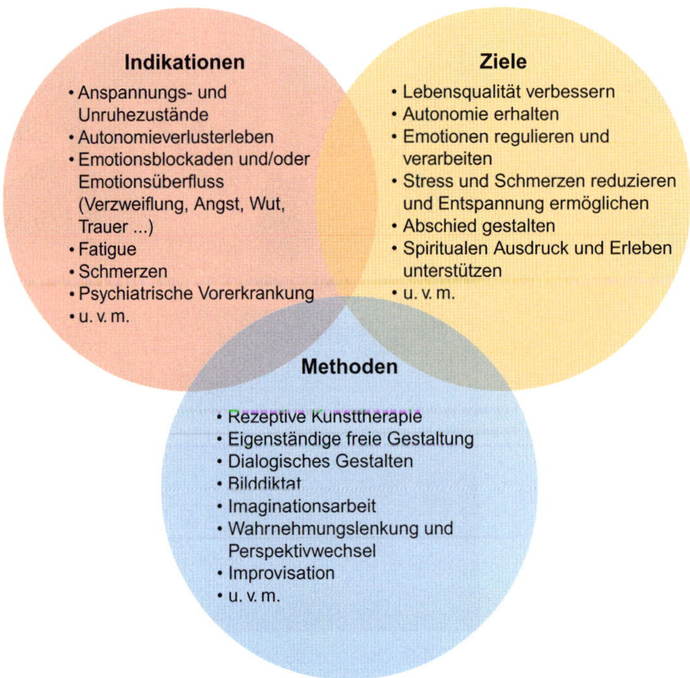

Abb. 4.7 Indikationen, Ziele und Methoden der palliativen Kunsttherapie (Methoden angepasst an die Kunsttherapie). [L143]

Für gewöhnlich finden kunsttherapeutische Angebote in einem eigens dafür vorbereiteten Raum oder sogar in einem Atelier statt, welches die Teilnehmenden von sich aus aufsuchen. Aufgrund der oft eingeschränkten Mobilität palliativer Patientinnen kehrt sich die Situation um: Die Therapeutin sucht die Menschen in ihren Zimmern auf und fügt sich in Stationsabläufe ein.

Das Annehmen einer kunsttherapeutischen Begleitung soll Menschen in palliativen Situationen bei jedem Aufenthalt auf der Palliativstation aufs Neue freistehen. Hilfreich ist, dass die auf einer Palliativstation üblichen Einzelzimmer für einen sicheren und intimen Therapierahmen sorgen, sofern es nicht zu Unterbrechungen kommt. Jede kann für sich entscheiden, wie viel Rückzugsmöglichkeit oder Kontakt sie mit anderen Mitpatientinnen, Mitarbeitenden oder Angehörigen im Therapiesetting wünscht. Die Therapeutin stellt sich, wenn sich die Gelegenheit ergibt, in der Regel auch den Angehörigen vor.

Ob oder mit welchem Material oder wie lange an einem Werk gearbeitet wird, bleibt jeder Patientin selbst überlassen. Einen Raum zur Selbstbestimmtheit und Kontrolle in einem sonst vollkommen fremdbestimmten Umfeld zu erhalten, ist ein großer Anspruch von Therapeutinnen der künstlerischen Therapien. Niemand soll sich bedrängt oder genötigt fühlen.

Ein Rollwagen dient als mobiles Atelier(➤ Abb. 4.8) und Ausstellungsraum und bietet die nötige Freiheit, sich so flexibel wie nötig an die Bedürfnisse der Teilnehmenden anzupassen. Die Arbeit im Zimmer, auf dem Balkon, im Gemeinschaftsraum und auch im Park sind auf diese Weise möglich. Hier probieren sich Patientinnen bezüglich Materialien und Motiven aus:

- Kann man eigentlich auch mit Kaffee malen?
- Wie reagieren Aquarellfarben, wenn man Salz auf die nasse Farbe schüttet?
- Welche Oberflächenstrukturen kann man im Zimmer mit der Grattage-Technik abreiben?
- Regen die entstandenen Formen zur Weitergestaltung an?

Zur **Grundausstattung** einer Kunsttherapeutin gehören diverse Papiere, Farben, Stifte, Kreiden, eine Tischstaffelei, Ton, Gips und Knete. Aber auch Postkarten, Kalenderbilder, Entspannungsübungen und Fantasiereisen, die in einer Person schlummernde Bilder aktivieren, sind mit im Gepäck.

VORSICHT

Es ist dringend erforderlich, dass sich Anbietende von Kunsttherapie mit den Eigenschaften und Wirkungsweisen spezifischer künstlerischer Materialien auszukennen, um Kontrollverlusterfahrungen oder andere Krisen zu vermeiden.

Abhängig vom kognitiven Zustand und der psychischen Stabilität dürfen Patientinnen nicht allein mit künstlerischen Arbeitsmitteln gelassen werden. Das gilt insbesondere für Menschen mit Demenz oder im Delir.

Mit Bedacht sollten Gegenstände wie Scheren zurückgelassen werden. Auch Materialien, die verschluckt werden können, stellen ggf. eine akute Gefahr dar.

Das mobile Atelier (➤ Abb. 4.8) weckt nicht zuletzt auch bei den Angehörigen des ärztlichen und des pflegerischen Teams immer wieder Interesse und kann auch als Angebot einer „kreativen Auszeit" ein nicht unwesentlicher Baustein im Rahmen des betrieblichen Gesundheitsmanagements und der Gesundheitsvorsorge sein. Auch bei Supervisionen (➤ 1.11.4) eignet sich der gezielte Einsatz kunsttherapeutischer Interventionen als Mittel zur (Selbst-)Reflexion.

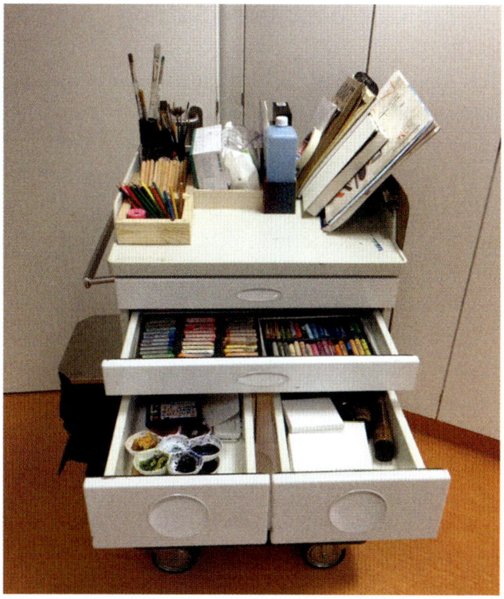

Abb. 4.8 Materialwagen oder Atelier auf Rädern. [M1567]

AUS DER PRAXIS

Fallbeispiel „1 Zentimeter"

Ein Patient, den ich schon viele Wochen bei der palliativen Therapie und der Entscheidung zum Therapieabbruch begleite, liegt kachektisch im Bett. Er hatte niemals etwas mit Kunst oder Vergleichbarem zu tun, dennoch nutzt er jeden Kontakt mit mir, um etwas zu gestalten, meist sind es einfache Zeichnungen mit Buntstiften in kleinen Papierformaten (DIN A6–DIN A4). Er erarbeitet sich im Stillen seinen eigenen Lebensrückblick, persönliche Höhepunkte und Niederlagen. Als er ins Hospiz verlegt werden soll, verschlechtert sich sein Zustand rapide. Sein letzter Wunsch ist es, auf der Palliativstation zu sterben, was ihm zu diesem Zeitpunkt ermöglicht werden kann.

„Die Zeit der gemalten Bilder ist vorbei." Mit diesen Worten beendet er sein eigenes Schaffen. In der Übergangszeit male ich ein letztes Bild für ihn. Es zeigt eine Feldlandschaft mit einem Regenbogen am Himmel, den er als „Brücke in eine andere Welt" definiert. In den letzten Tagen ist es still und leise während unserer Begegnungen. Ich arbeite nur noch mit Imaginationen und inneren Bildern, bin da. Ein seliges Lächeln umspielt sein entspanntes Gesicht, als ich nach einer „Reise an den Wohlfühlort" von ihm zurückgemeldet bekomme: „Es war wunderschön, dort, wo ich war. Es war hell und warm, und es fühlte sich an, als löste ich mich in tausend kleine Teile."

Zukünftige Entwicklung der Kunsttherapie im palliativen Setting

Das Angebot einer kunsttherapeutischen Begleitung im stationären palliativen Setting fokussiert sich derzeit hauptsächlich auf die Patientinnen. In manchen Fällen werden Angehörige mit einbezogen, selten besteht jedoch die Möglichkeit einer engeren Begleitung des oft schwer belasteten Umfelds. Doch insbesondere zur Entlastung und Selbstfürsorge der pflegenden Angehörigen ist ein regelmäßig stattfindendes und speziell an deren Bedürfnissen ausgerichtetes kunsttherapeutisches Angebot wünschenswert. In Kooperation mit Hospizen ist eine ganzheitliche Begleitung von Angehörigen auch über den Tod hinaus in Form von Trauergruppen denkbar.

Als Ergänzung des therapeutischen Angebots könnte jedes Patientenzimmer mit einer kleinen Kiste, die Holzbuntstifte, Klemmbrett und weißes Papier enthält, ausgestattet werden. So könnte die Patientin jederzeit darauf zurückgreifen und ihrem Bedürfnis, sich kreativ auszudrücken, nachkommen, und auch zugehörige Kinder könnten z. B. gemeinsam mit den Großeltern hier gestalten. Alternativ wäre auch eine „Kreativecke" auf der Station denkbar. Als besonders wichtig hat sich eine Pinn- oder Magnetwand gegenüber dem Bett erwiesen, welche es der Patientin ermöglicht, den Raum mitzugestalten, sich einzurichten und eine für sich angenehme und positiv besetzte Atmosphäre zu erzeugen.

MERKE

Ausbildung zum/zur Kunsttherapeuten/-therapeutin und Berufsrecht

Die Berufsbezeichnung Kunsttherapeut/-in ist derzeit noch nicht geschützt, weshalb eine ausreichend qualifizierte und anerkannte Ausbildung der Therapeutinnen zum Schutz der Patientinnen unabdingbar ist.

Der größte Berufsverband, der Deutsche Fachverband für Kunst- und Gestaltungstherapie (DFKGT), empfiehlt eine fundierte Ausbildung, die „wissenschaftliche, psychologische, pädagogische, medizinische und weitere bezugswissenschaftliche Kenntnisse und Fertigkeiten vermittelt, insbesondere auch aus dem Bereich der Bildenden Kunst" [6]. Eine entsprechende Auflistung an empfohlenen und vom DFKGT anerkannten Hochschulen und Instituten findet sich auf dessen Homepage [6].

LITERATUR

1. Mechler-Schönach C. InSzene Kunsttherapie. In: von Spreti F, Martius P, Förstl H (Hrsg.). Kunsttherapie bei psychischen Störungen. 2. A. München: Elsevier, 2012. S. 19–24.
2. Koch SC. Was hilft, was wirkt? Wirksamkeit und Wirkfaktoren der Tanz- und Bewegungstherapie. Zeitschrift für Sportpsychologie. 2017; 24(2): 40–53.
3. Faincourt D, Saoirse F. What is the evidence for the role of the arts in improving health and well-being? A scoping review. Health Evidence Network Synthesis Report 67. WHO, 2019. Aus: https://iris.who.int/bitstream/handle/10665/329834/9789289054553-eng.pdf?sequence=3 (letzter Zugriff: 4.6.2024).
4. Gruber H. „Meine Worte wiederfinden". Kunsttherapie in der Onkologie und der Palliativmedizin. In: Gruber H, Reichelt S (Hrsg.). Kunsttherapie in der Palliativmedizin. Berlin: EBV, 2016. S. 141–160.
5. Deutsche Gesellschaft für Palliativmedizin (DGP). Sektion Künstlerische Therapien. Ein Song, Drama oder rosa? Künstlerische Therapien in Palliative Care. 2020. Aus: www.dgpalliativmedizin.de/images/200831_DGP_KT_Online_A4.pdf (letzter Zugriff: 4.6.2024).
6. Deutscher Fachverband für Kunst- und Gestaltungstherapie (DFKGT). Aus-/Weiterbildung. Aus: www.dfkgt.de/page.cfm?id=1440& (letzter Zugriff: 4.6.2024).

4.3 Aromapflege

Dorothee Steinker, Christine Keller

Die Natur offenbart sich hier in ihrer ganzen Größe. Augen und Gedanken schwelgen. Der Dichter kann es besingen, der Maler in reichen Bildern darstellen, aber den Duft der Wirklichkeit, der dem Betrachter auf ewig in die Sinne dringt und darin bleibt, können sie nicht wiedergeben.

Hans-Christian Andersen

DEFINITION

Aromatherapie: Teilbereich der Phytotherapie (Pflanzenheilkunde), in der ätherische Öle äußerlich oder innerlich angewendet werden. Gilt heute als sichere und zuverlässige Naturheilmedizin, weil wissenschaftliche Erkenntnisse und Studien sowohl die Inhaltsstoffe als auch deren Wirkung belegten. Streng genommen darf der Begriff „Therapie" nur von Ärztinnen, Heilpraktikerinnen und ausgebildeten Aromatherapeutinnen verwendet werden.

Aromapflege: Alternativ (wahlweise) bzw. komplementär (ergänzend) zu klassischen Pflegemethoden eingesetzte Pflegemaßnahmen, bei denen ätherische Öle angewendet werden.

Ätherische/Etherische Öle (griech. *aither* = Weite des Himmels): Konzentrierte Pflanzenessenzen (Vielstoffgemische), die im Sekundärstoffwechsel von Pflanzen gebildet werden. Mehr oder weniger stark und angenehm duftend und weitgehend flüchtig, d. h., sie verdunsten schnell. Erfüllen für die Pflanzen verschiedene Funktionen, z. B. chemische Abwehr von Parasiten, Anlocken von Insekten, Schutz vor UV-Strahlen.

Die **Aromatherapie** bzw. **-pflege** ist keine Erscheinungen der Neuzeit. Vielmehr geht sie auf zum Teil Jahrtausende alte Erfahrungen zurück. Richtig ist, dass die „sanften Heilmittel" in den letzten Jahrzehnten insbesondere in der Pflege eine immer größere Bedeutung erlangt haben, insbesondere in der Pflege chronisch Kranker, bei Schmerzpatientinnen oder in der Palliative Care.

Es gibt rund eine Million Düfte, die unterschiedlich stark vom menschlichen Geruchssinn wahrgenommen werden können. Dabei werden alle intensiven Gerüche im Gehirn gespeichert und oft mit Ereignissen positiv oder negativ verknüpft. Ein „eintreffender" Duft erzeugt fast automatisch ein Gefühl. Düfte sind also die „Hotline" zu Emotionen und beeinflussen entscheidend das Wohlbefinden (➤ Abb. 4.9).

Die **ätherischen Öle** gehören zur „regulativen Medizin", d. h., der Körper bekommt einen sanften Reiz, ein Angebot, das er so verarbeitet, wie es im Moment am besten für ihn ist. Zu beachten ist dabei, dass es Stunden, Tage oder auch Wochen dauert, bis die körperliche und psychische Balance wiederhergestellt ist; der Erfolg ist also meist lang anhaltend, Nebenwirkungen sind kaum oder nicht zu erwarten. Dennoch erfordert die Anwendung ätherischer Öle als aromapflegerische Maßnahmen Wissen von den Pflegefachpersonen und die Beachtung von rechtlichen Grundlagen.

Der Einsatz von ätherischen Ölen in der Palliativmedizin und -pflege gewann in letzter Zeit stark an Popularität. Die angenehmen Aromen ätherischer Öle wirken beruhigend auf Patientinnen und kön-

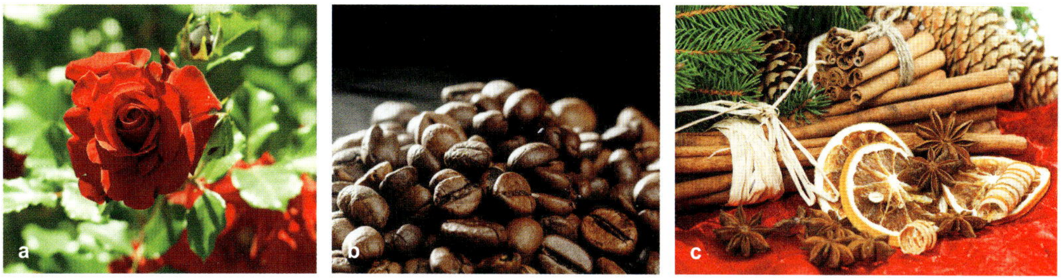

Abb. 4.9 „Düfte sind die Pforte zur Seele." Oder: „Ein Duft sagt mehr als tausend Worte." Wem kommt nicht beim Anblick dieser Motive der für sie typische Geruch in den Sinn und vielleicht auch eine Erinnerung oder Emotion dazu? [J787-230, J787-231, J787-232]

nen eine Vielzahl von Symptomen lindern, darunter Schmerzen, Angstzustände und Depressionen. Ziel ist es, den Patientinnen und ihren Angehörigen ein angenehmes Gefühl zu verschaffen. Ätherische Öle wirken auf Seele, Körper und Geist, also ganzheitlich. So kann die Aromatherapie auch helfen, wenn das Bewusstsein „schlafen gelegt" ist.

4.3.1 Rechtliche Grundlagen

4

Anders als bei einer privaten Anwendung müssen Pflegefachpersonen im beruflichen Kontext **rechtliche Grundlagen** beachten:

- Im **Krankenhaus,** u. a. auf Palliativstationen, ist durch das Sozialversicherungsrecht geregelt, dass die Gesamtverantwortung für die Behandlung von Krankheiten grundsätzlich in der ärztlichen Verantwortung ist. Pflegerische Maßnahmen liegen in der Verantwortung von Pflegefachpersonen (Vorbehaltsaufgaben § 4 PflBG). Die Frage, die sich in diesem Kontext häufig stellt, ist, wo hört Pflege auf und wo fängt Therapie an?
- In der **ambulanten Pflege** und der **stationären Altenpflege,** auch im **Hospiz,** ist die Geschäftsführung/Einrichtungsleitung der Vertragspartner der Klientinnen, Bewohnerinnen, Gästinnen und für die ordnungsgemäße Durchführung der Pflege verantwortlich. Therapeutische Maßnahmen werden von der Haus- oder behandelnden Fachärztin verordnet, die den Pflegenden gegenüber arbeitsrechtlich nicht weisungsbefugt ist.

MERKE

Wo hört Pflege auf und wo fängt Therapie an?

- Ist die fiebersenkende Waschung mit Pfefferminzöl eine pflegerische oder eine therapeutische Maßnahme?
- Wie verhält es sich mit der feucht-warmen Bauchauflage mit Fenchelöl bei Blähungen oder der Kolonmassage mit Rosmarinöl bei Obstipation?
- Oder der Einreibung mit einem fetten Öl mit Lavendel und Bergamotte bei hohem Muskeltonus?

Eine eindeutige Grenze kann zwischen Pflege und Therapie nicht gezogen werden. Es lässt sich so sagen:

- Zur Prophylaxe von Gesundheitsstörungen und zur Behandlung von einfachen Gesundheitsstörungen (z. B. Blähungen, Muskelverspannung, mittelgradigem Fieber) können alternative Maßnahmen (hier: Aromapflege) von Pflegefachpersonen problemlos eingesetzt werden.
- Bei ärztlich verordneten Therapien (z. B. Analgetika) werden alternative Maßnahmen üblicherweise komplementär (ergänzend) eingesetzt und sind deshalb mit der Ärztin abzusprechen.

MERKE

Empfehlungen für Einrichtungen im Gesundheitswesen und Stationen im Krankenhaus für die Einführung der Aromapflege

- Entscheidung für die Einführung der Aromapflege treffen, ggf. vorher eine Umfrage im pflegerischen Team machen.
- Die Anwendung ätherischer Öle in der Pflege mit dem ärztlichen Team absprechen. In den unterschiedlichen Fachbereichen wird es mal mehr, mal weniger Akzeptanz dafür geben.
- Eine oder zwei verantwortliche Pflegefachpersonen bestimmen und in der Aromapflege weiterbilden lassen, damit diese **Aromapflegestandards** für die Erfordernisse des Fachbereichs erstellen und Kolleginnen entsprechend schulen können. Inhalt der Standards:
  - Indikationen bzw. Symptome (➤ Abb. 4.11)
  - Anwendungsmöglichkeiten, z. B. als Einreibung, Badesalz, Diffusor
  - Häufigkeit, Dosierung und Verdünnung
  - Ggf. Vorsichtsmaßnahmen
  - Wer Aromapflege anwenden darf und wann, z. B. nach einer Kurzschulung/Einweisung
  - Wie das Einverständnis der Patientin bzw. der Betreuerin eingeholt wird
  - Wo die Anwendung dokumentiert wird
- Es ist sinnvoll, zunächst mit wenigen ätherischen Ölen und Anwendungen zu beginnen.
- Zudem ist zu klären, wer die Kosten für die ätherischen Öle, die fetten Öle und weiteres Zubehör übernimmt.

4.3.2 Gewinnung, Qualitätskriterien und Aufbewahrung ätherischer Öle

Gewinnung

Ätherische Öle werden aus den unterschiedlichsten **Pflanzenteilen** gewonnen (➤ Abb. 4.10): Blätter

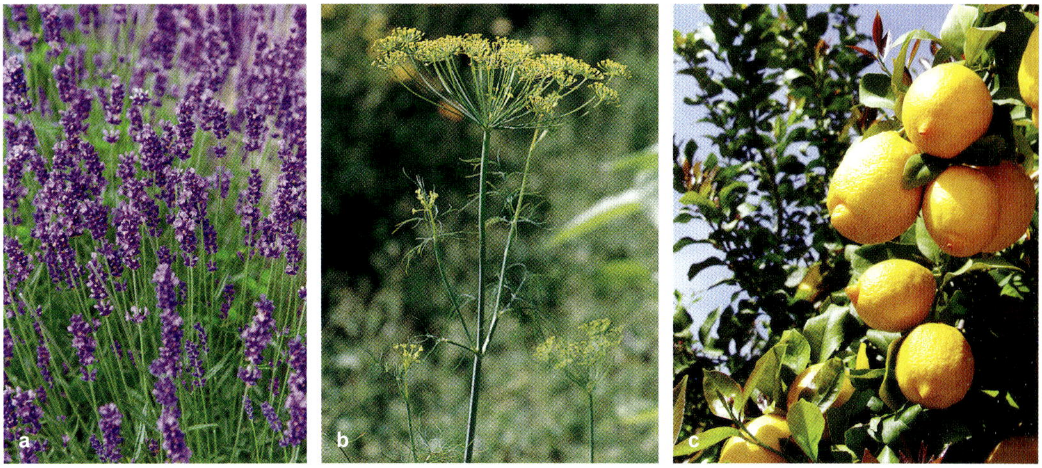

Abb. 4.10 Ätherische Öle werden aus den unterschiedlichsten Pflanzen und Pflanzenteilen gewonnen. Von a) Lavendula angustfolia (echter Lavendel) werden die Blüten verwendet, von b) Foeniculum vulgaris (Fenchel) wird ätherisches Öl aus den Samen gewonnen, und bei c) Citrus limonum (Zitrone) dienen die Schalen als Quelle. [J787-249, O216, J787-250]

(*folium,* fol.), Nadeln, ganze Pflanze/Kraut (*herba,* herb.), Gras, Blüten (*flos,* flos.), Blütenknospen, Fruchtschalen (*percarpium,* per.), Früchte, Beeren (*fructus,* fruct.), Schoten, Holz (*lignum,* lig.), Zweige (*ramus,* ram.), Harze (*resina destillata,* res. dest.), Rinde (*cortex,* cort.), Wurzeln (*radix,* rad.), Zapfen (*strobilus,* strob.).

Qualität und Inhaltsstoffe variieren abhängig von der Jahreszeit, der geografischen Lage und den Umweltbedingungen (z. B. mehr oder weniger Sonne, Regen).

Beim **Anbau** können verschiedene Verfahren unterschieden werden:

- Im **konventionellen Anbau (konv.)** werden oft Insektizide und Pestizide eingesetzt, mit denen die ätherischen Öle belastet sein können.
- Im **kontrolliert biologischen Anbau (kbA)** werden keine Insektizide und Pestizide eingesetzt, die Öle sind (wie auch biologisch angebaute Lebensmittel) teurer.
- Im **biodynamischen** bzw. **Demeter-Anbau** werden keine chemischen Stoffe eingesetzt, zudem werden die Böden gezielt gefördert u. a. durch Fruchtfolgewechsel. Aussaat und Ernte erfolgen nach dem Mondkalender.
- Bei der **Wildsammlung (Ws)** werden natürlich waschsende Pflanzen geerntet, was leider bei manchen Pflanzen und Bäumen zu einer starken Reduzierung des Bestands geführt hat.

Zur **Gewinnung** von ätherischen Ölen werden verschiedene Verfahren genutzt:

- Mechanische Trennung, sog. **Kaltpressung,** z. B. Auspressen von Zitronen- oder Orangenschalen; ebenso wird das Öl in Mandeln, Traubenkernen, Sesam auf diese Art gewonnen (fette Öle, ➤ 4.3.4)
- Trennung von Ölen unter Einsatz von Zusatzstoffen:
  - **Destillation:** Wasser- oder Wasserdampfdestillation. Wasser wird mit den Pflanzenteilen erhitzt, dadurch wird das ätherische Öl aus dem Pflanzenteil gelöst. Durch Abkühlung trennt sich das Wasser vom ätherischen Öl, da Öl schwerer als Wasser ist. Das Destillatwasser wird als Hydrolat verwendet.
  - **Extraktion:** Mit Lösungsmitteln (z. B. Äthanol) werden die ätherischen Öle aus den Pflanzenteilen gelöst.
  - **Enfleurage:** Auf dünn mit Fett bestrichenen Glasplatten werden besonders empfindliche Blüten (z. B. Rose, Jasmin) aufgelegt. Das Fett zieht die ätherischen Öle heraus, die im Anschluss mit Alkohol aus dem Fett abgedampft werden.

4

Qualitätskriterien

Ätherische und auch fette Öle (➤ Abb. 4.12) müssen Qualitätskriterien erfüllen, wenn sie am Menschen eingesetzt werden. Doch festzustellen, ob es sich um ein qualitativ hochwertiges Öl, also ein naturreines ätherisches Öl, handelt, ist nicht einfach, was auch die Vielzahl der vermarkteten Siegel nicht leichter macht.

Folgende Informationen auf dem Etikett helfen, die Qualität einzuschätzen:

- 100 % naturreines ätherisches Öl
- Deutscher Pflanzenname und botanischer Name
- Ursprungsland
- Anbauweise (s. oben)
- Pflanzenteil, aus dem das Öl gewonnen wurde
- Gewinnungsverfahren (s. oben)
- Zusätze und Mischungsverhältnis (100 %ig reines Irisöl ist z. B. fast unbezahlbar und wird deshalb als 1 %ige Mischung in Weingeist angeboten)
- Menge in ml
- Sicherheitshinweise
- Chargennummer

MERKE

Will man Aromapflege in einer Einrichtung im Gesundheitswesen einsetzen, dann ist es sinnvoll, sich mit Anbietern von ätherischen Ölen zu beschäftigen und sich dann für einen oder zwei zu entscheiden, die gute Qualität zu fairen Preisen anbieten. Grundsätzlich sollte man nur dort kaufen, wo man ausführliche Informationen bekommt.

VORSICHT

Naturreine ätherische Öle stammen zu 100 % aus der jeweiligen Pflanze. Hände weg von „naturidentischen" oder „rein natürlichen" Ölen oder „Parfümölen". Diese Öle sind synthetisch hergestellt, eine Wirkung wie bei den naturreinen Ölen kann nicht erwartet werden.

Vorsicht ist auch geboten, wenn bekanntermaßen teure Öle (z. B. Rose, Melisse) sehr günstig verkauft werden. Dann kann es sein, dass sie mit preiswerten Substanzen oder synthetischen Inhaltsstoffen gestreckt wurden. Es ist immer gut, die ungefähren Preise von naturreinen ätherischen und fetten Ölen zu kennen.

Aufbewahrung

Ätherische sowie fette Öle sind Naturprodukte und haben deshalb eine begrenzte Haltbarkeit. Die korrekte **Aufbewahrung** ist wichtig, damit die Qualität der Öle lange erhalten bleibt. Folgende Prinzipien gelten:

- Ätherische Öle sind lichtempfindlich und werden deshalb in Braunglasflachen abgefüllt. Es empfiehlt sich, sie in einem Schrank aufzubewahren.
- Die Öle vertragen keine ständigen Temperaturschwankungen und sollten möglichst bei gleichbleibender mittlerer Raumtemperatur aufbewahrt werden, nicht im Bereich der Heizung oder in Sonneneinstrahlung. Ggf. ist bei großer Hitze die Aufbewahrung im Kühlschrank notwendig.
- Auch zu viel Sauerstoff wirkt sich negativ aus, sodass die Ölfläschchen nicht unnötig lange geöffnet sein sollten.
- Selbsthergestellte Mischungen aus ätherischen Ölen in einem Trägeröl sind maximal 3 Monate zu verwenden.

MERKE

Manche Hersteller geben ein Mindesthaltbarkeitsdatum an.

Öle sind bei korrekter Lagerung sehr lange haltbar. Ausnahme: Zitrusöle (1–2 Jahre, dann riechen sie muffig).

Hat sich der Geruch merklich verändert, hat das Öl an Qualität verloren. Fette Öle können ranzig werden und müssen dann entsorgt werden.

Immer nur die Menge kaufen, die vermutlich auch im Rahmen der Haltbarkeit verwendet wird.

4.3.3 Wirkungsweisen von ätherischen Ölen

Dieses komplexe Thema kann hier nur knapp angerissen werden. Für weiteres Wissen wird auf Weiterbildungen und einschlägige Literatur verwiesen.

Die **Wirkungsweisen** ergeben sich durch die Inhaltsstoffe, die chemisch gut bestimmbar sind und in Stoffklassen eingeteilt sind, z. B. Terpene (Einzelstoffe sind hier u. a. Monoterpene, Sesquiterpene), Alkohole (Einzelstoffe sind u. a. Monoterpenole, Diterpen-Alkohole), Aldehyde und Ketone (Einzelstoff sind u. a. Sesquiterpenaldehyde), Säuren (z. B. Benzoesäure, Essigsäure), Ester, Oxide und Ether, Phenole, Lactone, Coumarine u. a.

Die Zusammensetzung des ätherischen Öls (Vielstoffgemisch) bestimmt dessen Wirkungen (➤ Abb. 4.11). Grundsätzlich wirken ätherische Öle sowohl auf den Körper wie auf die Psyche (➤ Tab. 4.1).

Tab. 4.1 Grundsätzliche Wirkungen von ätherischen Ölen, abhängig von den (Haupt-)Inhaltsstoffen.

Körperliche Wirkungen	Psychische Wirkungen
• Antiseptisch: antibakteriell, viruzid, fungizid	• Antidepressiv
• Schmerzlindernd	• Stimmungsaufhellend
• Verdauungsanregend, appetitanregend	• Angstlösend
• Abschwellend, antientzündlich, antiphlogistisch	• Psychisch stabilisierend
• Krampflösend, spasmolytisch	• Stressmindernd
• Tonisierend	• Beruhigend, entspannend
• Förderung von Granulation und Epithelisierung	• Schlaffördernd
• Mukolytisch und expektorationsfördernd	• Aphrodisierend
• Östrogenartige Wirkung	• Anregend, belebend
• Immunmodulierend	• Nervenstärkend
• Stoffwechselanregend und entgiftend	• …
• …	

Pflanzenporträt Bergamotte

Die Bergamotte ist eine Hybride aus Bitterorange und Zitrone. Sie wird v. a. wegen ihres ätherischen Öls gezüchtet. Bergamottöl hat einen leichten, frischen, grünfruchtigen, süßlichen Geruch. U.a. ist der Earl Grey Tee mit Bergamottöl aromatisiert.

Verwendeter Pflanzenteil
Schalen

Gewinnungsverfahren
Ausspressung, Anritzen der Schale

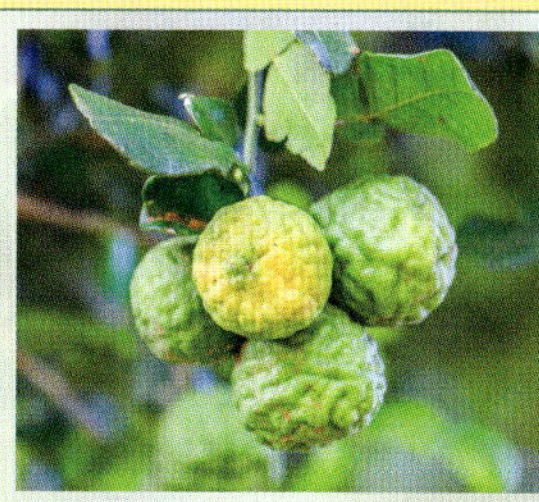

Inhaltsstoffe
- Monoterpene
- Sesquiterpene
- Monoterpenole
- Aldehyde
- Ester
- Cumarine, Furocumarine
- Andere

Die Zusammensetzung bestimmt die Wirkung (siehe einschlägige Fachliteratur)

Somatische Wirkung
++ spasmolytisch: bei Magen-Darm-Krämpfen, Blähungen, Gallenfluss anregend
++ hautregenerierend, stark granulationsfördernd: bei Wunden, Narben, bei reifer und faltiger Haut
++ antiinfektiös: bei bakteriellen, viralen und pilzbedingten Infektionen
+ diuretisch: bei Zystitis
+ mukolytisch: bei Infektionen der Atemwege

Psychische Wirkung
+++ antidepressiv: bei depressiver Verstimmung
++ angstlösend: bei Angstzuständen
+++ sedativ: bei Schlaflosigkeit, Unruhe
++ psychisch ausgleichend: bei Nervosität, Stress

Nebenwirkungen und Kontraindikationen
Die Furocumarine haben bei nicht korrekter Anwendung eine fotosensibilisierende und fotomutagene Wirkung. Wird nach der Anwendung in die Sonne gegangen, können Pigmentflecken und Schäden an der DNA entstehen. Es gibt FCF-(furocoumarinfreies) Öle, allerdings ist dann die entspannende Wirkung geringer, ebenso die Haltbarkeit.

Anwendungen
Je nach Situation und Beschwerden:
- Bäder, Waschungen
- Massagen, Einreibungen
- Auflagen
- Raumspray
- Inhalation, z. B. Duftstift

Bei den Anwendungen sind die entsprechenden Verdünnungen zu beachten!

Mischungen mit anderen ätherischen Ölen (Bsp.)
- Mischt sich gut mit: Eukalyptus, allen Zitrusölen, Kamille, Lavendel, Neroli, Pfefferminze, Ylang-Ylang, Zypresse
- Bei Depression, depressiver Verstimmung mit: Basilikum, Geranie
- Bei Krämpfen im Magen-Darm-Trakt mit: Kamille (blau), Pfefferminze
- Bei Akne mit: Geranie und Sandelholz

Abb. 4.11 Porträt der Bergamotte *(Citrus aurantium)*. Das ätherische Öl wird aus den Schalen der Frucht des Bergamottebaums gewonnen. Im Gegensatz zu anderen Zitrusfrüchten wird die Bergamotte hauptsächlich wegen des ätherischen Öls angebaut. [J787-251, L143]

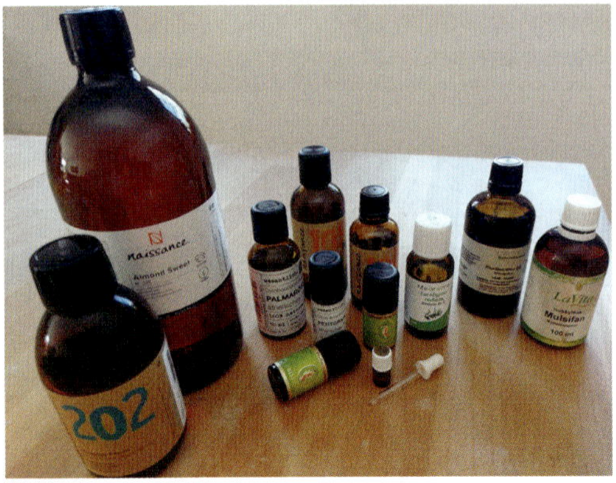

Abb. 4.12 Links Calendulaöl und Mandelöl (fette Öle), in der Mitte verschiedene naturreine ätherische Öle in unterschiedlicher Menge (von 1 ml bis 100 ml) und von verschiedenen Anbietern, rechts zwei Fläschchen mit Emulgatoren (Fluidlecithin, Mulsifan). [M845]

Fachbücher zur Aromatherapie und -pflege enthalten ausführliche **Porträts** der einzelnen ätherischen Öle einschließlich Inhaltsstoffe, Wirkungen und Indikationen und unerwünschte Nebenwirkungen und Kontraindikationen dar (➤ Abb. 4.11).

4.3.4 Fette Pflanzenöle

DEFINITION

Fettes Pflanzenöl: Öl, das durch mechanische Pressung aus Pflanzenteilen (Samen, Kernen der Samen oder Früchten) mit hohem Fettanteil gewonnen wird, z. B. Mandeln, Nüsse, Sonnenblumenkerne.

Fette Pflanzenöle fungieren als **Trägersubstanz** (Trägeröl, Basisöl) für ätherische Öle, in der Regel in Ölmischungen zur Einreibung und Massage (➤ Abb. 4.12). Darüber hinaus enthalten sie wertvolle Inhaltsstoffe, die insbesondere der Haut zugutekommen, u. a. ungesättigte Fettsäuren wie Linolsäure, Linolensäure und Ölsäure.

Es gibt eine große Vielfalt an fetten Ölen, die teilweise sehr teuer sind. Als Trägeröl für Einreibungen eignet sich in der Regel ein relativ geruchsneutrales Öl. Gegebenenfalls werden sehr teure Wirkstofföle (z. B. Sanddorn-, Nachtkerzen-, Traubenkernöl) einer Mischung anteilig zugefügt.

Als Trägeröle eignen sich:

- **Mandel(kern)öl:** zieht schnell ein, wirkt beruhigend bei gereizter Haut, pflegt trockene Haut, ist (fast) geruchslos und günstig (➤ Abb. 4.13)
- **Jojobaöl** (Kaltpressung der Samen): nicht fettend (nicht für Massagen geeignet), zieht schnell ein, bindet Feuchtigkeit, ist sehr verträglich und deshalb gut geeignet bei Hauterkrankungen
- **Calendulaöl** (in Olivenöl eingelegte Blüten der Ringelblume = Mazerat): bei trockener und

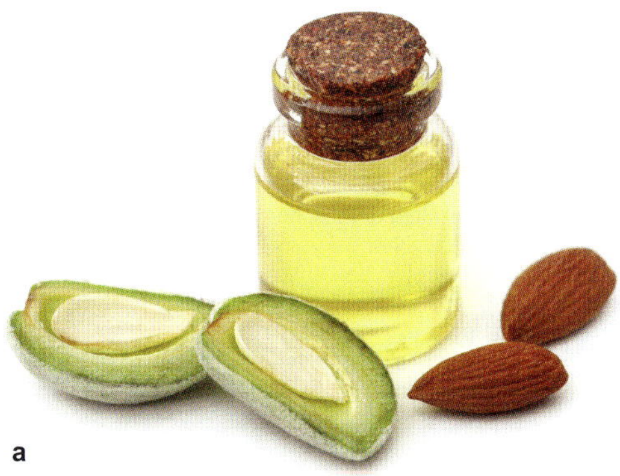

a

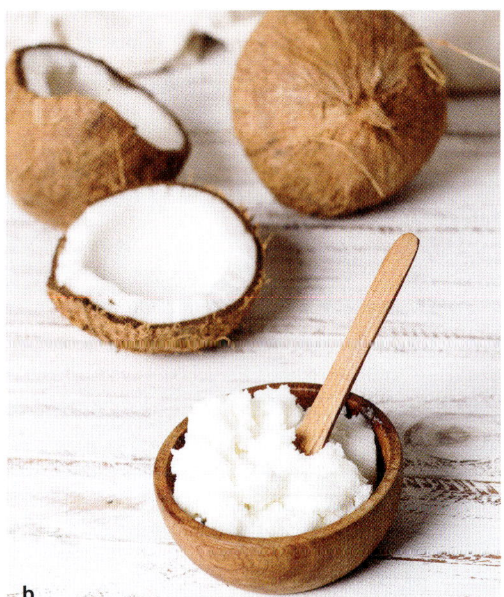

b

Abb. 4.13 Fette Pflanzenöle. a) Mandel(kern)öl, gewonnen aus dem Steinkern der Samen des Mandelbaums. [J787-149] b) Sheabutter, gewonnen aus den sehr fettigen Samen („Nüssen") des Karitébaums. [J787-234]

rissiger Haut, schlecht heilenden Wunden (granulationsfördernd), auch für Babyhaut

- **Sheabutter/Karité-Butter:** vitaminreich, nährend bei sehr trockener Haut und zur Narbenbehandlung, feuchtigkeitsbindend, sehr verträglich, gut für Cremes geeignet, (➤ Abb. 4.13)
- **Kokosöl** (gewonnen aus dem Fleisch im Steinkern der Kokosnuss): leicht nach Kokos duftend, zieht schnell ein, bei trockener, empfindlicher und gereizter Haut, kann auch mit anderen Ölen gemischt werden

MERKE

In der Aromatherapie und -pflege werden weder Mineralöle noch tierische Fette (z. B. Schweineschmalz) eingesetzt. Mineralölprodukte (Mineral Oil) wie Paraffine, Paraffinöl (Weißöl), Vaseline (Petrolatum), Melkfett decken die Haut ab, behindern die Hautatmung und dadurch auch ihre Stoffwechselprozesse. Sie bestehen aus langkettigen, gesättigten Kohlenwasserstoffen, die schlecht abgebaut und verstoffwechselt werden können, d. h., sie werden eingelagert. Sie verändern die Zwischenzellräume so, dass Feuchtigkeit austreten kann, sodass in der Folge die Haut trockener wird und man ständig nachfetten muss.
Für die Aufbewahrung fetter Öle gelten dieselben Prinzipien wie für ätherische Öle, auch was die Haltbarkeit angeht (➤ 4.3.2).
„Babyöle" sind meist Pflanzenölgemische mit Duft- und Konservierungsstoffen sowie Emulgatoren, die deshalb für die Aromapflege nicht geeignet sind.

4.3.5 Anwendungsmöglichkeiten ätherischer Öle

Es gibt verschiedene **Anwendungsmöglichkeiten,** also unterschiedliche Wege, wie ätherische Öle in den Körper gelangen:

- Über die Nase (nasal): per Inhalation, in Duftlampe mit Kerze, in elektrischem Verdampfer (Diffusor), als Raumspray, mittels Duftstein, Duftvlies oder Taschentuch, über einen Duftstift u. a.
- Über die Haut (perkutan): unverdünnt auf einer kleinen Körperstelle auftragen, eine Kompresse damit tränken und auflegen, im Rahmen einer Einreibung oder Massage, bei einem Bad u. a.
- Innere Anwendung:
  - Orale Einnahme über den Mund, die in der Regel ausgebildeten Aromatherapeutinnen vorbehalten ist. Hierunter fallen im weiteren Sinne aber auch Tees sowie frische und getrocknete Kräuter (die Pflanzenteile enthalten ätherische Öle), die beim Zubereiten von Gerichten verwendet werden, die Einnahme von Pflanzentinkturen oder auch von der Pharmaindustrie hergestellte Produkte wie GeloMyrtol®, Soledum® oder Lasea®.
  - Rektale und vaginale Anwendung.

Diese Anwendungsmöglichkeiten sind nicht Thema dieses Kapitels. Einige Teerezepturen finden sich in ➤ 4.3.7.

Über die Nase

MERKE

Erst lüften, dann „düften"!

Wer an Düfte denkt, denkt in der Regel zuerst an deren Aufnahme **über die Nase.** Der Duftstoff gelangt über die Riechschleimhaut (Geruchssinn) in der Nase direkt ins limbische System (Zentrum der Gefühle und Erinnerungen mit dem „Duftgedächtnis", das lebenslang erhalten bleibt) und dann weiter in andere Gehirnregionen. Der Duftsinn lässt das Netzwerk Körper-Geist-Seele entstehen, worauf als relativ neuer Therapiebereich die Aroma-Psychotherapie basiert.

Die Anwendungsmöglichkeiten sind vielfältig (➤ Abb. 4.14). Pro Anwendung kann ein ätherisches

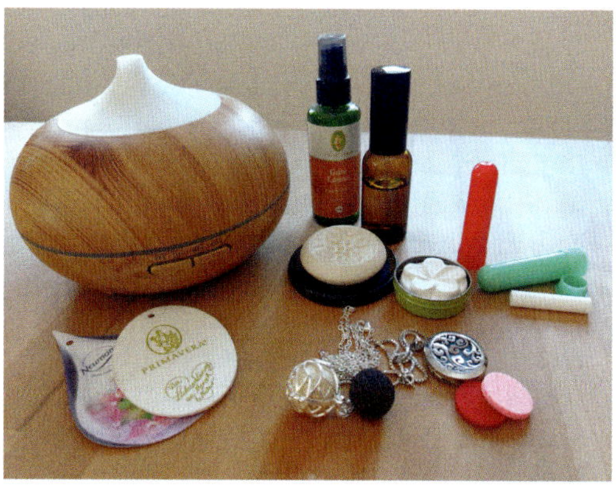

Abb. 4.14 Verschiedene Möglichkeiten für die nasale Anwendung von ätherischen Ölen. Von links nach rechts: zwei Duftvliese, elektrischer Diffusor, zwei Raumsprays (ein handelsübliches, ein selbsthergestelltes), zwei Duftseine, zwei Duftstifte (der türkisfarbene zeigt den Baumwollkern), zwei Duftketten (eine mit Kugeln, die andere mit Vliesen). [M845]

Öl verwendet oder auch zwei oder drei miteinander kombiniert werden.

- Am einfachsten ist das **Schnüffeln** an einem geöffneten Fläschchen.
- Eine einfach anzuwendende Methode ist auch, einige Tropfen eines ätherischen Öls auf ein **Taschentuch oder Wattepad** zu träufeln, sodass bei Bedarf diskret daran gerochen werden kann, z. B. auf dem Weg zum Operationssaal, wofür ein entspannender und angstlösender Duft eingesetzt wird (➤ 4.3.6). Taschentuch oder Wattepad können auch auf das Kopfkissen oder in die Hand der Patientin gelegt werden. Nachteil ist, dass das ätherische Öl an der Luft schnell verfliegt und immer wieder nachgetropft werden muss.
- Ein **Duftstift** (Riechstift, Naseninhalator) enthält einen Baumwollkern (Vlies), auf das das ätherische Öl aufgetropft wird. Durch die Hülle, in dem der eigentliche Inhalator steckt, bleibt der Duft sehr lange erhalten. Insgesamt 6 Tr. sind hier ausreichend, ggf. können auch zwei oder drei ätherische Öle gemischt werden. Der Duftstift kann leicht in der Tasche mitgeführt werden, z. B. bei Arztbesuchen, zu Behandlungen.
- **Duftsteine** bestehen aus offenporigem Gips, der das ätherische Öl leicht aufnimmt und nach und nach wieder in die Luft abgibt. Sie eignen sich zum diskreten Beduften von kleinen Räumen oder können aufs Nachtschränkchen gelegt werden. Das Beduftungsumfeld beträgt etwa 1–2 m (je nach Größe des Duftsteins). Es werden 3–5 Tr. aufgetropft. Duftsteine gibt in verschiedenen, teils sehr schönen Formen, sodass sie sich gut als kleines Geschenk eignen. Eine Alternative sind **Duftvliese,** die auch aufgehängt werden können, sowie Duftkugeln o. Ä. aus Zirben- oder Lindenholz. Auch Holzspäne auf einem Teller eignen sich zum Beduften.
- **Potpourris** aus getrockneten Blättern, Blüten, Früchten sind eine dekorative Alternative zum Duftstein.
- Eine weitere dekorative Möglichkeit sind **Duftketten** mit unterschiedlichsten Anhängern. In diesen befindet sich ein Vlies oder eine Kugel aus einem porösen Material, die mit einem ätherischen Öl beträufelt werden können.
- Die klassische **Duftlampe** mit der kleinen **Kerze** darunter ist **nicht** geeignet. Zum einen gehen Gefahren von der brennenden Kerze aus, zum anderen vermischen sich Wasser und ätherisches Öl nicht und das Öl verflüchtigt sich durch Sauerstoff und Wärme sehr schnell. Zurück bleiben dann klebrige Reste, die Zersetzungsprodukte in die Luft abgeben.
- **Raumsprays** werden in den Raum oder in die direkte Umgebung (Aura) der Patientin gesprüht. Es gibt Hersteller, die fertige Raumspraymischungen anbieten (z. B. Glücksgefühle von der Firma Primavera mit Orange, Mandarine, Grapefruit, Tonka u. a.). Raumsprays können aber auch leicht selbst hergestellt werden: 25 ml Wasser + 5 ml Isopropanol + 10 Tr. ätherisches Öl = 30 ml fertiges Spray.
- **Elektrische Aromadiffuser** (elektrische Duftlampen) basieren meist auf Ultraschalltechnologie, die aus Wasser und ätherischem Öl einen feinen, kalten Nebel produziert. Bei vielen Diffusern kann die Verneblungszeit eingestellt werden, z. B. 1 Std. Je nach Größe werden in das Gerät 200–400 ml zimmerwarmes Wasser gefüllt, denen 3–5 Tr. (bei 200 ml Wasser) hinzugegeben werden. Es empfiehlt sich, destilliertes Wasser zu verwenden, um Verkalken zu vermeiden.

MERKE

Keine Dauerbeduftung

Ätherische Öle nicht dauerhaft und ununterbrochen vernebeln, weil es schnell zu einer Überreizung und Überdosierung kommen kann. Erste Anzeichen dafür sind häufig Kopfschmerzen.

VORSICHT

Menschen mit Asthma bronchiale und chronisch obstruktiver Lungenerkrankung dürfen nur mit ärztlicher Zustimmung ätherische Öle gezielt über die Nase aufnehmen. Insbesondere kampfer-, menthol- oder cinolhaltige Öle können einen Bronchospasmus auslösen.

MERKE

Die Anwendungsmöglichkeiten der Aromatherapie lassen sich auch mit anderen Maßnahmen kombinieren, z. B. als **Verbindung von Klang und Duft.** Dazu werden 3–5 Tr. eines ätherischen Öls auf ein Wattepad o. Ä. aufgetropft und in eine Klangschale gelegt. Beim Anschlagen der Klangschale wird der Duft wellenartig in den Raum gebracht.

Über die Haut

Ätherische Öle gelangen durch verschiedene Mechanismen **über die Haut** in den Körper. Sie können wegen ihres lipophilen Charakters mit Zellmembranen interagieren. Entlang der Talg- und Schweißdrüsen und der Haarausgänge können sie ins Körperinnere eindringen und gelangen entlang der Zellmembranen und über die feinen Blutkapillaren in die Lederhaut.

MERKE

Faktoren, die die perkutane Aufnahme verstärken

- Im Wasserbad auf Körpertemperatur erwärmtes Trägeröl
- Warme oder angewärmte Haut und Hände
- Feuchte Haut: Haut nach dem Duschen nur leicht abtrocknen, dann Trägeröl und ggf. ätherisches Öl auftragen
- Behaarte Haut, fettige Haut (viele Talgdrüsen)
- Dünne Haut, z. B. bei Kindern oder älteren Menschen mit Pergamenthaut
- Abdecken nach dem Auftragen

Dosierung und Verdünnung

Bei der perkutanen Anwendung muss der **Dosierung und Verdünnung** große Beachtung geschenkt werden (➤ Tab. 4.2).

In den meisten Pflanzen kommen die ätherischen Öle in einer 1–2 %igen Konzentration vor, was auch als Richtlinie für die Verdünnung gilt:

- Diese Konzentration wird auch von den meisten Menschen als angenehm empfunden.
- Insbesondere bei großflächiger Anwendung (Ganzkörpereinreibung, Wannenbad) sollte ein nicht höher als 1- bis 2%ig konzentriertes ätherisches Öl enthalten sein.
- Bei kleinen Kindern und alten Menschen mit wenig Lebenskraft reicht eine Konzentration von 0,5 %.
- Bei kleinflächiger Anwendung (z. B. Handmassage, Kolonmassage) kann auch eine 3 %ige Konzentration verwendet werden.
- Bei stabilen Erwachsenen und Kindern ab 13 Jahren sind lokale Anwendungen bei akuten Beschwerden auch mit einer 4- bis 5 %igen Konzentration möglich.

Tab. 4.2 Übersichtstabelle für die Dosierung eines ätherischen Öls in einem Trägeröl.

Dosierung	Fettes Öl (Trägeröl)	Ätherisches Öl
0,5 %	10 ml	1 Tr.
	20 ml	2 Tr.
	50 ml	5 Tr.
	100 ml	10 Tr.
1 %	10 ml	2 Tr.
	20 ml	4 Tr.
	50 ml	10 Tr.
	100 ml	20 Tr.
2 %	10 ml	4 Tr.
	20 ml	8 Tr.
	50 ml	20 Tr.
	100 ml	40 Tr.
3 %	10 ml	6 Tr.
	20 ml	12 Tr.
	50 ml	30 Tr.
	100 ml	60 Tr.

Die Empfehlungen stammen aus den 1970er-Jahren, als die Tropfvorrichtungen noch anders gestaltet waren (1 ml = 20 Tr.). Heute sind je nach Hersteller und verwendeter Tropfvorrichtung 30–40 Tr. 1 ml, d. h., die Tropfvorrichtungen dosieren feiner. Daher ist man mit dieser Tabelle immer auf der sicheren Seite.

- Auf kleine Wunden, Narben, Verbrennungen und Insektenstiche können geeignete ätherische Öle wie Lavendel, Teebaum, Immortelle auch unverdünnt aufgetragen werden.
- Je stärker die Verdünnung, desto mehr spricht das Öl die Psyche an, je höher die Konzentration, umso stärker wirkt es auf körperliche Vorgänge.
- In erprobten Rezepten werden oft genaue Angaben zur Dosierung der ätherischen Öle gemacht; diese sollten nicht überschritten werden.
- Bei Unsicherheit und bei Beginn einer aromapflegerischen Maßnahme empfiehlt sich eher eine geringere Dosierung.

Für **andere Mengen** lässt sich die Dosierung des ätherischen Öls folgendermaßen berechnen:

(Menge gebrauchsfertiges Trägeröl in ml × gewünschte Konzentration) ÷ 100

Beispiel: 40 ml gebrauchsfertiges 1,5 %iges Öl: (40 ml × 1,5) ÷ 100 = 0,6 ml

Wenn 30 Tr. (s. oben) = 1 ml: 0,6 ml × 30 Tr. = 18 Tr. ätherisches Öl in 40 ml Trägerlösung

MERKE

- Das Vermischen von ätherischem Öl und Trägeröl muss sorgfältig geschehen. Dabei sind die hygienischen Kautelen zu beachten: sauberes Zubehör (➤ Abb. 4.15), saubere Arbeitsfläche, hygienische Händedesinfektion.
- Die Herstellende muss die geeigneten Konzentrationen kennen und beachten. Hier bieten sich bewährte Rezepte/Rezepturen an (➤ 4.3.7). Alternativ bieten Hersteller von Aromatherapieprodukten auch fertige Öle für Einreibungen und Massagen mit unterschiedlichen Wirkungen. In diesem Fall entfällt das Mischen, die Mixturen sind allerdings nicht individualisiert.

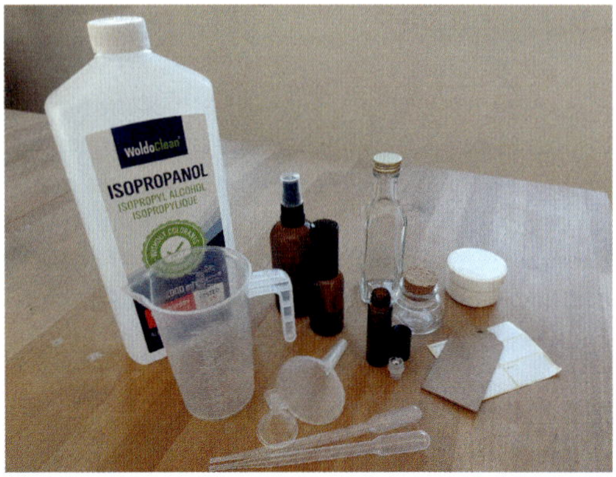

Abb. 4.15 Zubehör zur Herstellung von Anwendungen von ätherischen Ölen. Von links nach rechts: Isopropanol, Messbecher, Trichter und Pipetten, Sprühfläschchen in zwei Größen, je ein Fläschchen für fettes Öl und für ätherisches Öl (besser wären Braunglasfläschchen), Roll-on, Döschen für Badesalz oder Creme, Etiketten/Aufkleber zur Beschriftung. [M845]

Häufigkeit und Zeitpunkt

Zu Häufigkeit und Zeitpunkt lassen sich keine pauschalen Angaben machen, es sind immer die individuelle Situation und Wünsche der Patientin zu beachten. Prinzipiell gilt:

- Therapeutische Einreibungen 2- bis 3-mal/Tag.
- Bei akuten Beschwerden (z. B. Kopfschmerzen, Übelkeit) sofort und so häufig wie notwendig und wie es guttut, in der Regel 3- bis 4-mal/Tag.
- Bei chronischen Funktionsstörungen 1-mal täglich bis 1-mal wöchentlich über einen längeren Zeitraum; nach 3 Wochen sollte auf ein anderes Öl gewechselt werden.
- Stimulierende und aktivierende Einreibungen bevorzugt am Morgen, entspannende und schlaffördernde Einreibungen eher am späten Nachmittag oder Abend durchführen.

MERKE

Vor der ersten Anwendung muss das **gebrauchsfertige** Öl an einer kleinen Körperstelle (z. B. in der Ellenbeuge) getestet werden, da allergische Reaktionen auf das ätherische Öl, aber auch auf Pestizidrückstände grundsätzlich möglich sind.

Einreibung und Massage

Die perkutane Anwendung findet hauptsächlich als **Einreibung** oder **Massage** statt. Neben den Ölen wirken auch die Berührung und der Hautkontakt an sich, insbesondere bei Menschen in palliativen Situationen.

- Stress und Angst können sich lösen, Entspannung kann zunehmen.
- Zuwendung, Nähe und Geborgenheit wird vermittelt.
- Endorphine werden ausgeschüttet, die u. a. für Schmerzlinderung, Zufriedenheit, Wohlgefühl bis hin zur Euphorie verantwortlich sind.
- Der Stoffwechsel von Haut und Muskulatur wird unterstützt.

Einreibungen und Massagen können folgendermaßen durchgeführt werden:

- Ganzkörpereinreibung, -massage (bei Erwachsenen 15–20 ml gebrauchsfertiges Öl)
- Lokale Einreibung oder Massage, z. B. Bauch, Hände, Füße und Beine (5–10 ml gebrauchsfertiges Öl)
- In Verbindung mit einer atemstimulierenden Einreibung (ASE, ➤ 3.1.4) oder Kolonmassage (➤ 3.6.4)

Im Prinzip sind alle Techniken erlaubt, die guttun: Streichen, Drücken, Kreisen, Reiben, Vibrationen oder leichtes Klopfen.

Angehörige können angeleitet werden und mit einer Einreibung oder Massage der Patientin etwas Gutes tun, was auch das Gefühl der Hilflosigkeit vermindert. Eine leichte Hand- oder Fußmassage wird von Sterbenden als wohltuend erlebt – und das ausgewählte ätherische Öl entfaltet zusätzlich seine Wirkung.

Nach der Einreibung bzw. Massage sollte die Patientin nachruhen.

Wickel und Kompressen

Eine weitere Anwendungsmöglichkeit sind **Wickel** und **Kompressen,** z. B.:

- **Halswickel** bei Halsschmerzen: 1 Tr. Bergamotteöl in 5 ml Johanniskrautöl, Hals damit einreiben, Wollschal umlegen
- **Brustkompresse** bei Husten und Bronchitis: Petitgrain- oder Myrtenöl in 5 ml Schwarzkümmelöl (1 Tr. bei Kindern, 5 Tr. bei Erwachsenen), satt auf die Brust auftragen, Bauchwolltuch und ein wenig gefüllte Wärmflasche auflegen
- **Blasenauflage** bei Blasenentzündungen: 10 Tr. Eukalyptusöl in 5 ml Trägeröl, Blasenregion einreiben, Baumwolltuch auflegen
- **Feucht-warme Bauchauflage** bei Blähungen oder Menstruationsbeschwerden: je 1 Tr. Majoran, Fenchel und Mandarine in 5 ml Trägeröl, auf den Unterbauch auftragen, feucht-warmes Baumwolltuch, Wolltuch, evtl. wenig gefüllte Wärmflasche auflegen

Grundsätzlich kann ein ätherisches Öl gegen ein anderes passende sausgetauscht werden, wenn z. B. die Patientin den Duft nicht mag.

Roll-on

Für die Anwendung an kleinen Körperstellen (z. B. am Handgelenk, den Schläfen, auf einer Wunde/Narbe) oder unterwegs eignet sich ein **Roll-on.** Dabei befindet sich das Öl in einem kleinen Braunglasfläschchen mit einer Edelstahlkugel, dank der es auf die Haut aufgerollt werden kann.

Roll-on können mit einem **fetten Öl** herstellt werden (➤ Abb. 4.15):

10 ml fettes Öl, z. B. Mandelöl oder Jojobaöl (fettet nicht)

- + 2 Tr. ätherisches Öl (Kind < 6 Jahre)
- + 3–4 Tr. ätherisches Öl (Kind > 6 Jahre)
- + 6 Tr. ätherisches Öl (Jugendliche, Erwachsene)

Für ein Roll-on auf Wasser-Alkohol-Basis: 4 ml Isopropanol 70 %, 4 ml Wasser.

Folgende ätherischen Öle eignen sich besonders gut für die Verwendung im Roll-on:

- **Lavendel:** wirkt antiseptisch, immunstimulierend, schmerzlindernd, entkrampfend, ist sehr hautfreundlich, wundheilend, z. B. bei Verbrennungen Grad I, durchblutungsfördernd, ausgleichend und beruhigend, angstlösend und antidepressiv, bei Erschöpfung anregend.
- **Bergamotte:** wirkt antiseptisch, desodorierend, entkrampfend, entzündungshemmend und wundheilungsfördernd, als „Lichtblick" in trüben Tagen, Geborgenheit vermittelnd, entspannend, angstlösend

Ätherische Öle in Verbindung mit Wasser

Ätherische Öle werden allgemein in der Pflege gern bei der Körperpflege eingesetzt, indem sie dem Waschwasser, dem Hand- oder Fußbad oder dem Wannenbad zugegeben werden. Da sie nicht wasserlöslich sind, ist ein **Emulgator** (Lösungsvermittler) notwendig, wenn man sie dem Wasser für Bäder und Waschungen zusetzen möchte. Geeignete Emulgatoren sind **Mulsifan** (Salz der Kokosfettsäuren) und **Lezithine** (Grundsubstanz der Zellmembran, fallen u. a. bei der Sojaproduktion an), **Solubol** (➤ Abb. 4.12).

MERKE

- Emulgatoren sollen in einer 10 %igen Konzentrierung beigemischt werden.
- Milch, Sahne oder Honig werden oft als Emulgatoren verwendet, sind aber wenig effektiv.
- Salz, d. h. „pures" Salz (z. B. Meersalz, Salz aus dem Toten Meer), emulgiert nur wenige Minuten, danach trennen sich Wasser und ätherisches Öl wieder. Es eignet sich damit für kurz dauernde Waschungen oder Teilbäder, auch wegen der geringen Kosten. Zudem hat es bei ausreichender Konzentration eine ausleitende Wirkung.

Anwendungsmöglichkeiten

- **Vollbäder** sind in der Pflege selten geworden. Wenn der Wunsch danach besteht, ist ein Aromabad eine schöne Anwendung. Die ideale Badetemperatur liegt bei 37–39 °C. Für ein Bad werden neben dem Emulgator 10–20 Tr. des ätherischen Öls benötigt, eine 1 %ige Konzentration ist hier ausreichend, da der ganze Körper als Aufnahmefläche dient und die Aufnahme durch die Wärme gefördert wird. Auf Wunsch kann zusätzlich ein fettes Öl (Ölbad) dazugegeben werden. Die Badedauer sollte 15 Min. nicht überschreiten; währenddessen muss die Patientin überwacht werden.

- **Waschungen, Fuß-** und **Handbäder** sind unkompliziert und auch bei Schwerkranken gut durchzuführen. In eine Waschschüssel werden etwa 4 l Wasser geben, 10–20 Tr. ätherisches Öl und ein Emulgator (auch Salz ist möglich). Das Gesicht sollte immer nur mit klarem Wasser gewaschen werden.
- **Feuchte Socken** können bei Einschlafstörungen sowohl bei Kindern als auch bei Erwachsenen ausprobiert werden. In 1 l kühles (nicht kaltes) Wasser + 5 Tr. Lavendel und/oder Melisse und/oder Petitgrain + Emulgator werden Baumwollsocken eingetaucht, gut ausgewrungen und angezogen. Darüber werden Wollsocken gezogen und beide über Nacht belassen.

MERKE

Weitere Anwendungen

Es gibt eine Vielzahl weiterer Anwendungsmöglichkeiten von ätherischen Ölen:

- Herstellung von u.a. **Duschgel** und **Shampoo,** indem einem möglichst neutralen Produkt ätherisches Öl hinzugefügt wird: 25–30 Tr. auf 300 ml, in der Regel enthält das gekaufte Produkt bereits Emulgatoren.
- Herstellung von **Salben, Cremes** und **Lotionen:** Die Trägerlösung sollte so natürlich wie möglich sein, z.B. Pflanzenöle und Sheabutter, aber auch Apothekenprodukte z.B. von Biomaris.

Weiteres spezifisches Wissen kann in speziellen Fortbildungen erworben werden.

4.3.6 Aromapflege in der Palliative Care

MERKE

Bei der Anwendung von ätherischen Ölen ist sehr wichtig, auf die Wünsche, Vorlieben und Bedürfnisse der Patientin zu achten, denn ein Duft kann auch unangenehme oder schlechte Erinnerungen hervorrufen.

Es gibt eine Vielzahl von beliebten ätherischen Ölen, die unkompliziert in der Anwendung sind, da sie nur geringe bis keine Nebenwirkungen haben und keine Kontraindikationen bestehen, wenn sie sachgemäß verdünnt und angewendet werden. Zudem sind die meisten dieser Öle kostengünstig. ➤ Tab.4.3 könnte beliebig erweitert werden.

4.3.7 Rezepturen für palliative Situationen

Bei den folgenden **Rezepturen** handelt es sich um bewährte Mischungen. Selbstverständlich ist es bei der Herstellung möglich, einzelne Öle auszutauschen oder auf eines zu verzichten, wenn es z. B. nicht vorrätig ist. Und natürlich sind die individuelle Situation der Patientin und ihre Wünsche zu berücksichtigen.

MERKE

Im pflegerischen Alltag hilft es, wenn für typische Beschwerden fixe Rezepturen mit Dosierung und Anwendungshinweisen zur Verfügung stehen. Und nicht zuletzt lassen sich damit auch Fehler und Falschanwendung vermeiden.

➤ Tab. 4.4 enthält Rezepturen für unterschiedliche palliative Situationen.

Ätherische Öle im Sterbeprozess

MERKE

Alle Düfte, die die Sterbende liebt, werden bevorzugt.

Es gibt ätherische Öle, die sich im **Sterbeprozess** besonders gut eignen. Die Anwendung kann über die Nase oder perkutan erfolgen. Es können auch mehrere Öle gleichzeitig (dann entsprechend weniger Tropfen pro Öl) verwendet werden:

- Benzoe Siam, Tonka, Vanille geben Geborgenheit, Schutz, „Weichheit", lösen Ängste.
- Neroli, Mandarine rot, Orange, Bitterorange, Grapefruit, Bergamotte wirken stark antidepressiv, gelten als „Lichtöle", haben eine frische Note und vermitteln Leichtigkeit.
- Adlerholz (Oud) gilt in vielen Kulturen als „Sterbeöl"; es ist sehr teuer und kann nur in 5 % iger Verdünnung erstanden werden, wirkt aber in kleinsten Mengen entspannend, antidepressiv und angstlösend.
- Rose und Jasmin schenken Wohlbefinden, entspannen und wirken angstlösend, indem sie den

Körper veranlassen, körpereigene Opiate auszuschütten; kaum jemand wird den Duft dieser Blüten nicht mögen; in der Regel in 5- oder 10 %iger Konzentration erhältlich.

- Rose, Rosenholz, Melisse gelten als „Herzöle“ und helfen beim Loslassen.
- Zedernholz und Sandelholz beruhigen, entspannen und helfen beim Loslassen.

Tab. 4.3 Auswahl von ätherischen Ölen, die in der Palliative Care eingesetzt werden, mit Indikationen (Auswahl), Wirkungen und kombinierbaren Ölen.

Ätherisches Öl	Beschreibung
Bergamotte *(Citrus aurantium)*	**Indikation:** Antriebsarmut, mangelnde Lebensfreude, Angst, Müdigkeit, Nervosität, Kummer, depressive Verstimmung, Krämpfe im Magen-Darm-Trakt **Wirkung:** kann fröhlicher stimmen, erfrischt und stärkt die geistigen Kräfte, macht wach, frisch und klar, fördert die Konzentration, steigert Mut und Entschlusskraft, wirkt spasmolytisch und entblähend **Gut kombinierbar mit:** Eukalyptus, Kamille, Lavendel, Neroli, Pfefferminze, Rosmarin, Zeder, Zirbelkiefer
Citronella *(Citronella nardus)*	**Indikation:** Mattigkeit, Erschöpfung, Konzentrationsschwäche, Krämpfe im Magen-Darm-Trakt, Abwehrschwäche, Fieber **Wirkung:** aktiviert und belebt, erfrischt den Geist und fördert die Konzentration, hebt die Stimmung, spasmolytisch, immunmodulierend als Vorbeugung von Infektionen, fiebersenkend **Gut kombinierbar mit:** Bergamotte, Melisse, Orange, Palmerosa Zeder, Zirbelkiefer, Zitrone
Eukalyptus *(Eukalyptus globulus, Eukalyptus radiata* u. a. Arten*)*	**Indikation:** Erschöpfung, Mattigkeit, Bronchitis mit zähem Sekret und/oder bakteriellen und fungiziden Infektionen, Harnwegsinfektionen, Muskel-, Nerven- und Kopfschmerzen **Wirkung:** belebt und vitalisiert, fördert Antrieb und Gedächtnisleistung, wirkt antibakteriell, kühlend, fiebersenkend, entzündungshemmend, klärend, antibakteriell, fungizid, mukolytisch, harntreibend, analgetisch **Gut kombinierbar mit:** Fichtennadel, Lavendel, Pfefferminze, Rose, Rosmarin, Thymian, Zitrone
Fenchel *(Foeniculum vulagaris)*	**Indikation:** Stress, Müdigkeit, Bronchitis mit zähem Sekret und Atemnot, spastische Magen-Darm-Beschwerden, Gallenabflussstörungen **Wirkung:** psychoaktivierend, erleichtert Lockern und Loslassen (in allen Belangen), bronchospasmolytisch, mukolytisch, krampflösend und blähungsfördernd, fördert Gallenfluss und Appetit **Gut kombinierbar mit:** Anis, Kümmel (entblähend)
Grapefruit *(Citrus parisi)*	**Indikation:** körperliche und emotionale Erschöpfung, nervliche Anspannung, Antriebslosigkeit, Traurigkeit, Mutlosigkeit, Ärger und Kummer **Wirkung:** erfrischt, stimmt optimistisch und fröhlich, stärkt die Lebenslust, macht gute Laune, schenkt Selbstvertrauen, besänftigt, steigert die Konzentration. **Gut kombinierbar mit:** Melisse, Minze, Palmarosa, Riesentanne, Salbei, Ylang-Ylang
Lavendel *(Lavendula officinalis)*	**Indikation:** innere Anspannung und Unruhe, Schlafstörungen, nervliche Überreizung, seelische und körperliche Schmerzen **Wirkung:** beruhigt, entspannt und harmonisiert, kann aber auch sanft beleben, stärkt die innere Mitte und das Selbstvertrauen **Gut kombinierbar mit:** Bergamotte, Cajeput, Grapefruit, Immortelle, Riesentanne, Zirbelkiefer Gehört zu den wenigen Ölen, die pur auf die Haut aufgetragen werden können
Lemongras *(Cymbopogon flexuosus, C. citratus)*	**Indikation:** depressive Verstimmung, Unruhe, Stress, Nervosität, Morgenmuffligkeit, Entzündungen **Wirkung:** erfrischt und stärkt die Nerven, stimmt optimistisch, fördert die Konzentration, hilft bei komplizierten Denkvorgängen, wirkt tonisierend auf das Verdauungssystem, entzündungshemmend, auch bei MRSA **Gut kombinierbar mit:** Eukalyptus, Lavendel, Rosmarin, Weißtanne, Zeder, Zirbelkiefer, Zitrone
Melisse *(Melissa officinalis)*	**Indikation:** Unruhe, Angst, Schlaflosigkeit, nervliche Überforderung und Überreizung, Schock, Trauer, Wut, Schmerzen, Übelkeit, Leber- und Galleninsuffizienz, Hypertonie, virale Erkrankungen, z. B. Herpes **Wirkung:** beruhigt die Sinne, mindert Angst, fördert die Serotoninproduktion, schmerzlindernd, unterstützt die Leber- und Gallefunktion, gefäßregulierend mit Blutdrucksenkung, antiviral **Gut kombinierbar mit:** Lavendel, Rose, Zitrusölen, Neroli, Teebaum Neben Rose das meistbenutzte Öl in der Sterbebegleitung. **Achtung:** Melisse wirkt kühlend, es kann beim Baden oder Waschen Gänsehaut verursachen

Tab. 4.3 Auswahl von ätherischen Ölen, die in der Palliative Care eingesetzt werden, mit Indikationen (Auswahl), Wirkungen und kombinierbaren Ölen. *(Forts.)*

Ätherisches Öl	Beschreibung
Neroli/Orangenblüte *(Citrus aurantium)*	**Indikation:** Angst, depressive Verstimmung, Schlafstörungen, nervöse Herzbeschwerden, spastische Magen-Darm-Beschwerden, bakterielle Erkrankungen, Varizen **Wirkung:** beruhigend und stark angstlösend, hebt die Stimmung, beruhigt das vegetative Nervensystem insgesamt, spasmolytisch und entblähend, antibakteriell, tonisierende Wirkung auf das Venensystem **Gut kombinierbar mit:** Bergamotte, Kamille, Lavendel, Melisse, Ylang-Ylang, Zitrone
Orange *(Citrus sinensis)*	**Indikation:** Angst, Nervosität, Schlafstörung, spastische Magen-Darm-Beschwerden, Übelkeit, Appetitmangel, Lymphstau und Ödeme **Wirkung:** stimmt fröhlich und leichter, entspannt und fördert den Schlaf, antispastisch, entblähend, verbessert den Appetit, regt das Lymphsystem an und verbessert Lymphstauungen **Gut kombinierbar mit:** Lavendel, Neroli, Myrrhe, Rose, Vetiver, Weihrauch, Zimt
Palmerosa/ Zitronengras *(Cymbopogon martinii)*	**Indikation:** depressive Verstimmung, Angst, Stress, Erschöpfung, Nervosität, nervöse Herzbeschwerden, Infektionen, Entzündungen **Wirkung:** stärkend und aufmunternd, gleichzeitig beruhigend, kardiotonisch, antiseptisch (antibakteriell, antiviral, fungizid) **Gut kombinierbar mit:** Grapefruit, Lavendel, Neroli, Rose, Sandel-, Zedernholz
Pfefferminze *(Mentha piperita)*	**Indikation:** Müdigkeit, Antriebslosigkeit, geistige Erschöpfung, Jetlag, Konzentrationsschwäche, Unruhe, Schlaflosigkeit **Wirkung:** macht wach, belebt, erfrischt **Gut kombinierbar mit:** Bergamotte, Lavendel, Mandarine, Orange, Rose, Rosmarin, Zitrone Kann gut als Einzelöl angewendet werden **Achtung:** vermittelt starke Kältereize
Rose *(Rosa damascena u. a. Arten)*	**Indikation:** depressive Verstimmung, Unruhe, Schlafstörungen, Migräne/Kopfschmerzen, Hautprobleme, z. B. Hautunreinheiten, schlecht heilende Wunden, Entzündungen, z. B. Bronchitis, Zahnfleischentzündung, Pilzinfektion, Verdauungsstörungen **Wirkung:** entspannend und sedierend, beruhigt das Hautbild, pflegend bei trockener empfindlicher Haut, entzündungshemmend **Gut kombinierbar mit:** Bergamotte, Jasmin, Lavendel, Patchouli, Sandelholz, Thymian
Rosmarin *(Rosmarinus officinalis)*	**Indikation:** nervöse Anspannung, Antriebslosigkeit, geistige Erschöpfung, Kopf- und Muskelschmerzen, Spastiken, Ischialgien, niedriger Blutdruck, Varizen **Wirkung:** kräftigend, stärkend, belebend, antriebssteigernd ausgleichend und entspannend, blutdrucksteigernd, durchblutungsfördernd **Gut kombinierbar mit:** Grapefruit, Kamille, Kiefernnadel, Lavendel, Neroli, Pfefferminze, Thymian **Achtung:** nicht geeignet für Menschen mit hohem Blutdruck und in der Schwangerschaft (kann Blutungen auslösen)
Salbei *(Salvia officinalis)*	**Indikation:** Müdigkeit, Erschöpfung, depressive Verstimmung, bakterielle und virale Infektionen/ Entzündungen, Hypotonie, Bronchitis, Muskel- und Gelenkschmerzen, Verdauungsschwäche **Wirkung:** erfrischt und belebt, aktiviert die Selbstheilungskräfte, reinigt Seele und Geist, entzündungshemmend, tonisiert, analgetisch, verdauungsfördernd **Gut kombinierbar mit:** Bergamotte, Grapefruit, Lavendel, Rose, Rosmarin, Zitrone **Achtung:** Salbei ist sehr stark und kann die Haut irritieren → sparsam dosieren
Teebaum *(Melaleuca alternifolia)*	**Indikation:** innere Unruhe, Angst, Stress und Nervosität, Antriebslosigkeit, Erschöpfung und Müdigkeit, äußere Entzündungen, Immunschwäche, Hautprobleme wie Akne, infizierte Wunden, Sonnenbrand **Wirkung:** angstlösend und stimmungshebend, stark antiinfektiös und entzündungshemmend gegen Bakterien, Viren, Pilze, hautregenerierend **Gut kombinierbar mit:** Bergamotte, Lavendel, Lemongras, Mandarine, Rose, Palmerosa, Sandelholz, Thymian, Zitrone **Achtung:** Teebaumöl kann leicht oxidieren und dann hautreizend wirken → Öl nicht „alt" werden lassen

Tab. 4.3 Auswahl von ätherischen Ölen, die in der Palliative Care eingesetzt werden, mit Indikationen (Auswahl), Wirkungen und kombinierbaren Ölen. *(Forts.)*

Ätherisches Öl	Beschreibung
Thymian *(Thymus vulgaris, officinalis)*	**Indikation:** Nervosität, nervöse Erschöpfung, Gastritis, Bronchitis, Zystitis, Abwehrschwäche **Wirkung:** stark antiinfektiös und entzündungshemmend gegen Bakterien, Viren, Pilze, entzündungshemmend, schleimlösend, krampflösend, bringt die Seele ins Gleichgewicht, herzstärkend, immunstärkend **Gut kombinierbar mit:** Rose, Sandelholz, Vetiver, Ylang-Ylang Das äußerst milde Öl ist besonders für Kinder geeignet
Zitrone *(Citrus limonum)*	**Indikation:** geistige, seelische und körperliche Erschöpfung, Antriebslosigkeit, Schlafstörung, Ängste, Rekonvaleszenz, Verdauungs- und Leberinsuffizienz, bakterielle und virale Infektionen **Wirkung:** vitalisierend, aktivierend und motivierend, verdauungsfördernd, antiinfektiös, desinfiziert die Raumluft **Gut kombinierbar mit:** Lavendel, Neroli, Thymian, Pfefferminze, Rose, Zirbelkiefer, Zypresse **Achtung:** kann bei empfindlichen Personen hautreizend sein → nach der Einreibung direkte Sonnenbestrahlung vermeiden (fotosensibilisierend)
Zirbelkiefer *(Pinus cembra)*	**Indikation:** Erschöpfung, Schwäche, Ängste, depressive Verstimmung, Kälte, Atemwegsinfektionen **Wirkung:** macht frisch und wach, „Bergduft zum Durchatmen", stabilisierend und kräftigend, antidepressiv und angstlösend, mukolytisch **Gut kombinierbar mit:** Lemongras, Melisse, Orange, Pfefferminze, Rosmarin, Zeder **Achtung:** oxidiertes Öl kann Hautreizungen verursachen

Tab. 4.4 Rezepturen für palliative Situationen. Die ätherischen Öle können auf Wunsch oder wenn ein Öl nicht vorhanden ist, auch gegen andere geeignete Öle ausgetaucht werden.

Palliative Situation	Rezeptur
Spastische Atembeschwerden (➤ 3.1)	5 Tr. Rosenholz, 5 Tr. Sandelholz, 3 Tr. Wacholder, 3 Tr. Benzoe, 5 Tr. Lorbeer in 50 ml Mandelöl Morgens und abends Brust und Rücken damit einreiben.
COPD-Mischung (➤ 2.4.3)	5 Tr. Eukalyptus, 5 Tr. Kampfer, 5 Tr. Pfefferminze, 10 Tr. Thymian, 10 Tr. Weißtanne oder Zitrone in 50 ml Mandelöl Nach ärztlicher Rücksprache morgens und abends Brust und Rücken damit einreiben.
Schleimlösung in den Bronchien und Dämpfung von Husten (➤ 3.2)	60 g Süßholzwurzel (expektorierend, 20 g antiphlogistisch, spasmolytisch), 40 g Schlüsselblumenwurzel (sekretolytisch, expektorierend), 35 g Anisfrüchte (hustenreizlindernd), 7 g Königskerzenblüten (expektorierend), 7 g Malvenblüten (hustenreizlindernd) Alle Zutaten mischen, 1 TL auf eine Tasse, mit kochendem Wasser übergießen, 10 Min. ziehen lassen; mehrmals tgl. 1 Tasse trinken
Schleimverflüssigung in den Bronchien	20 g Huflattichblätter (hustenreizlindernd), Thymiankraut (krampflösend in den Bronchien, schleimlösend), 10 g Senegawurzel (expektorierend) Alle Zutaten mischen, 2 TL auf eine Tasse, mit kochendem Wasser, übergießen, 10–15 Min. ziehen lassen; tgl. 2–3 Tassen trinken, die erste am besten vor dem Aufstehen, um das morgendliche Abhusten zu erleichtern
Übelkeit und Erbrechen (➤ 3.4)	Pfefferminze, Zitrone, Kümmel • In der Duftlampe: je 1–2 Tr. • Insgesamt 20 Tr. ätherische Öle in 50 ml Mandelöl: Bauchmassage, Fußmassage • Pfefferminztee, Ingwertee
Obstipation und Meteorismus (➤ 3.6)	3 Tr. Anis, 2 Tr. Fenchel, 2 Tr. Lavendel, 4 Tr. Bitterorange, 2 Tr. Wacholderbeere in 30 ml Mandelöl *Vier-Winde-Mischung:* 2 Tr. Kümmel, 1 Tr. Fenchel, 1 Tr. Anis, 1Tr. Lavendel in 30 ml Mandelöl • Bauchmassage, Kolonmassage • Feucht-warme Bauchauflage *Abführender Tee:* 30 g Rhabarber, 30 g Anisfrüchte, 40 g Kümmelsamen 1 TL mit ¼ l kochendem Wasser übergießen, 5–10 Min. ziehen lassen; 1 Tasse vor dem Schlafengehen trinken (milde Wirkung)

4

Tab. 4.4 Rezepturen für palliative Situationen. Die ätherischen Öle können auf Wunsch oder wenn ein Öl nicht vorhanden ist, auch gegen andere geeignete Öle ausgetaucht werden. *(Forts.)*

Palliative Situation	Rezeptur
Durchfall mit Bauchkrämpfen	*Feucht-warme Bauchauflage* • 3 Tr. Neroli, 2 Tr. Ingwer, 4 Tr. Kamille, 4 Tr. Bitterorange in 30 ml Mandelöl • 3 EL Kamillenblüten mit ½ l siedendem Wasser übergießen, 5 Min. ziehen lassen *Beruhigender Tee:* 1 TL Schwarztee auf 1 Tasse Wasser, kochend übergießen, 10 Min. ziehen, 2–3 Tassen über den Tag verteilt trinken *Getrocknete Heidelbeeren:* Dem Essen beimengen oder als Pulver in Wasser oder Tee aufschwemmen, evtl. kurz aufkochen
Anspannung, Ängstlichkeit, depressive Verstimmung (➤ 3.8.1, ➤ 3.8.2)	*Im Raum/Über die Nase:* • 4 Tr. Mandarine, 2 Tr. Limette, 3 Tr. Benzoe Siam • 6 Tr. Bergamotte, 1 Tr. Rose, 3 Tr. Rosenholz • 4 Tr. Bergamotte, 2 Tr. Mandarine, 2 Tr. Neroli oder 1 Tr. Rose • 6 Tr. Grapefruit, 3 Tr. Lavendel, 1 Tr. Rose, 2 Tr. Zeder *Zum Einreiben* • 8 Tr. Benzoe Siam, 2 Tr. Rose, 4 Tr. Bergamotte in 50 ml Mandelöl • 6 Tr. Bergamotte, 1 Tr. Jasmin, 4 Tr. Sandelholz in 50 ml Mandelöl • 2 Tr. Rose 10 %, 8 Tr. Lavendel, 6 Tr. Sandelholz in 100 ml Mandelöl
Stomatitis (➤ 3.10.3)	Häufige Mund- und Zahnpflege Kokosöl zum Reinigen der Mundhöhle, Mandelöl auf Lippen und Zunge *Mundöl:* 1 Tr. Rose 10 %, 2 Tr. Zitrone, 2 Tr. Niaouli in 20 ml Mandel- oder Kokosöl **Leichte Stomatitis** Malvenblätter (reizlindernd), Salbeiblätter (desinfizierend, adstringierend), Eibischwurzel (reizlindernd, schleimhautschützend) zu gleichen Teilen 1 TL mit ¼ l kochendem Wasser übergießen, 10 Min. ziehen lassen; mehrmals tgl. damit Mund spülen oder gurgeln **Stomatitis mit Ulzerationen** Ringelblume (wundheilungsfördernd), Kamille (entzündungshemmend), Arnikablüten (entzündungshemmend, analgetisch) zu gleichen Teilen 2–3 TL mit 1 Tasse kochendem Wasser übergießen, 10 Min. ziehen lassen; mehrmals tgl. gurgeln oder spülen
Schlaflosigkeit	1 Tr. Kamille blau, 1 Tr. Lavendel und 1 Tr. Orange (wirken sedierend, entspannend und angstlösend) • Auf ein Taschentuch oder Duftvlies auftropfen, dieses aufs Kopfkissen legen • In einem Diffusor verdampfen, ggf. auch 2 Tr. von jedem Öl *Schlaföl* 5 Tr. Orange, 3 Tr. Römische Kamille, 3 Tr. Lavendel, 2 Tr. Vetiver in 50 ml Mandelöl Vor dem Schlafengehen damit Brust und Hände einreiben
Soor (➤ 3.10.3)	3 Tr. Myrrhe, 5 Tr. Teebaum, 2 Tr. Palmarosa in 50 ml Rosenhydrolat Durch Schütteln gut vermengen; die betroffenen Stellen mehrmals tgl. damit einpinseln oder -sprühen
Unruhe, Agitiertheit (➤ 3.8.3)	4 Tr. Bergamotte 3 Tr. Lavendel, 2 Tr. Benzoe Siam, 2 Tr. Sandelholz in 50 ml Mandelöl In einen Duftstift, auf ein Taschentuch/Duftvlies oder in den Diffusor geben
Schmerzen (➤ 3.3)	*Neuperlacher Schmerzöl:* 4 Tr. Zeder, 2 Tr. Tonka, 1 Tr. Orange, 1 Tr. Lavendel fein in 30 ml Mandelöl In einen Duftstift, auf ein Taschentuch/Duftvlies oder in den Diffusor geben
Angst (➤ 3.8.1)	8 Tr. Grapefruit, 8 Tr. Muskatellersalbei, 3 Tr. Rose, 1 Tr. Jasmin in 50 ml Mandelöl In einen Duftstift, auf ein Taschentuch/Duftvlies oder in den Diffusor geben

MERKE

- Ätherische Öle können in der Palliative Care eine wertvolle Rolle bei der Verbesserung der Lebensqualität spielen – auf körperlicher wie psychisch-seelischer Ebene.
- Aromapflege sollte deshalb einen festen Platz in allen Bereichen haben, in denen schwer kranke und sterbende Menschen behandelt werden. Die Wünsche der Betroffenen sind immer zu beachten.
- Ätherische Öle sind auch wertvoll für An- und Zugehörige. Zum einen, weil sie damit der Schwerkranken oder Sterbenden etwas Gutes tun können, zum anderen unterstützen sie den Loslass- und Trauerprozess. Auch Pflegefachpersonen können bei ihrer anspruchsvollen Arbeit davon profitieren – nicht nur in palliativen Bereichen.

LITERATURVERZEICHNIS

1. Nübling KL. Aromatherapie für Einsteiger – Die gebräuchlichsten Öle auf einen Blick. Dorfen: Koha, 2012.
2. Zimmermann E. Aromatherapie für Pflege- und Heilberufe. 7. A. Stuttgart: Haug, 2022.
3. Zimmermann E, Herber S. Aromapraxis für Pflege- und Heilberufe: 20 ätherische Öle für über 150 Indikationen. Stuttgart: Haug, 2024.
4. Werner M, von Braunschweig R. Praxis Aromatherapie Grundlagen – Steckbriefe – Indikationen. 6. A. Stuttgart: Haug, 2020.
5. Wabner D, Beier C (Hrsg.). Aromatherapie Grundlagen – Wirkprinzipien – Praxis. 2 A. München: Elsevier, 2012.

4.4 Traditionelle Chinesische Medizin

Nils Wommelsdorf

DEFINITION

Traditionelle Chinesische Medizin (TCM): Traditionelle fernöstliche Heilkunde, die ihre Ursprünge vor mehr als 2.000 Jahren in China hatte. Das ganzheitliche Heilkundesystem findet in den westlichen Ländern immer mehr Anhänger, insbesondere wenn es um die Therapie chronischer und funktioneller Erkrankungen geht. TCM gilt als funktionelle Wissenschaft (im Gegensatz zur Naturwissenschaft), bei der die Lebensfunktionen, die energetische Harmonie und die Gesamtheit des Menschen im Vordergrund stehen.

Das Prinzip des Yin und Yang, das Qi und die Lehre der Meridiane sind die Grundlage der **Traditionellen Chinesischen Medizin (TCM).**

Yin und Yang sind gegensätzliche Kräfte oder Prinzipien, die sich zu einem „Ganzen" ergänzen (➤ Abb. 4.16). Gesundheit und Wohlbefinden entstehen durch den Ausgleich zwischen diesen beiden Polen. Yin gleicht teilweise dem Parasympathikus, der Entspannung, dem „inneren Ruhen". Dazu gehören auch der Bauchraum, die Speicherorgane, Feuchtigkeit, die Nacht und das Weibliche. Yang hingegen steht für Bewegung, Aktivität, den Sympathikus. Zum Yang gehören der Rücken, die Hohlorgane, Trockenheit, Feuer, der Tag und das Männliche.

Meridiane sind ein verzweigtes System von „Kanälen" zu den Organen, Körperfunktionen und der Psyche, durch die die **Lebensenergie (Qi)** fließt (➤ Abb. 4.17). Im Körperbild der TCM reagiert der Körper mit Symptomen oder Krankheiten, wenn es zu Stagnationen oder Blockaden des Qi (gesprochen „Tschi"), der Lebensenergie, kommt. Das Verhältnis zwischen Yin und Yang ist dann gestört. Die verschiedenen Therapien der TCM dienen dem Ausgleich dieser Energiestörungen, sie haben einen harmonischen Fluss der Lebensenergie zum Ziel.

In der TCM gibt es verschiedene Meridiansysteme, im meistgenutzten sind zwölf Hauptmeridiane *(Jing Mai)* je einem Funktionskreis (Organsystem) zugeordnet.

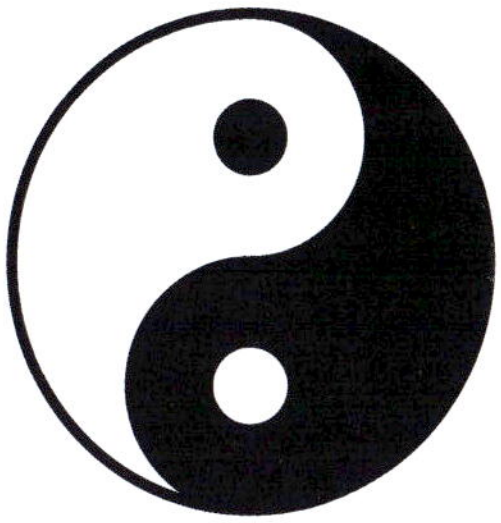

Abb. 4.16 Yin und Yang sind zentrale Begriffe in der chinesischen Philosophie, mit denen entgegengesetzte Energien oder Pole zum Ausdruck gebracht werden, die zusammen eine Einheit bilden. Das schwarze Yin steht für Dunkelheit, Ruhe, passives Empfangen, das Weibliche und Weiche. Das weiße Yang steht für Helligkeit, Aktivität, aktives Geben und das Männliche. [J787-235]

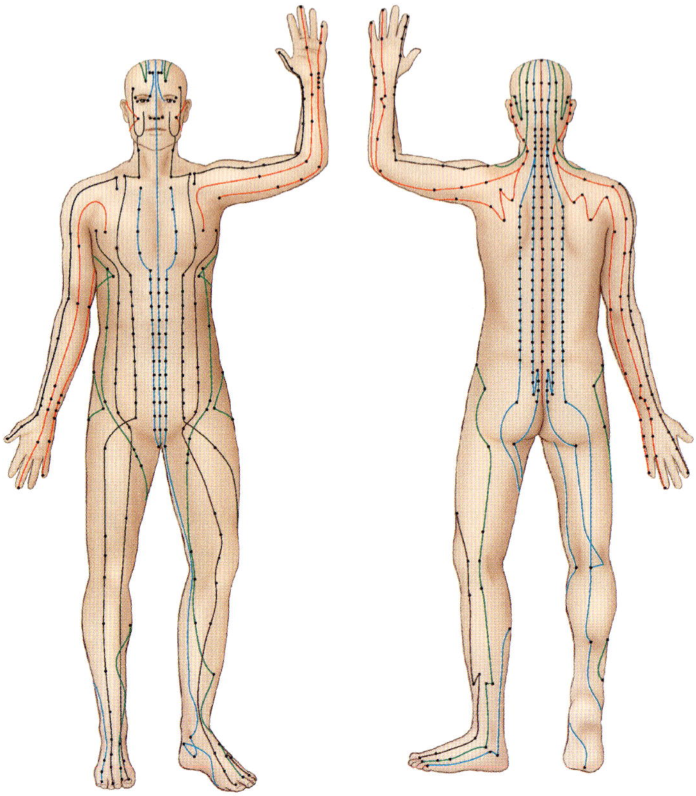

Abb. 4.17 Meridiane (Energiebahnen) und Energiepunkte, die im Rahmen der TCM u. a. für die Akupunktur bedeutsam sind. [E695]

Sie verlaufen längs der Körperachse, während andere Meridiane Seitenzweige der zwölf Hauptleitbahnen sind. Die Meridiane verlaufen an der Hautoberfläche und im Inneren des Körpers, sind also die Verbindung zwischen „innen" und „außen".

MERKE

Grundannahmen der TCM

Für Gesundheit braucht es eine Balance zwischen
- Yin (Parasympathikus, passiv, ruhend) und
- Yang (Sympathikus, aktiv, bewegt).

Ist die Balance gestört, muss diese durch therapeutische Maßnahmen wiederhergestellt werden.
Das Qi fließt durch Meridiane („Kanäle") im Körper und versorgt die Organe mit Lebensenergie.

Obwohl sich die ersten Quellen der chinesischen Heilkunde auf mehrere tausend Jahre vor Christus datieren lassen, gilt „Huangdi Neijing" als Standardwerk der heute genutzten chinesischen Therapieverfahren. Im Lauf der Zeit wurde das Heilkundesystem immer weiterentwickelt.

Als Mitte des 19. Jh.s die westliche Medizin durch die Entwicklung von Wissenschaft und Technik viele Erfolge hervorbrachte, wurden die alten Lehren auch in China in den Hintergrund gedrängt. Etwa hundert Jahre später, als klar wurde, dass die westliche Medizin insbesondere bei chronischen und funktionellen Erkrankungen Grenzen hat, erwachte das Interesse an der alten Medizin wieder. Zudem hatten Mao und die Kommunisten angeordnet, dass die chinesische Heilkunst als nationales Eigenwerk erforscht und verbessert werden sollte. So entstand die heute bekannte Traditionelle Chinesische Medizin, die mit der Öffnung Chinas in den 1970er-Jahren auch in den Westen kam.

MERKE

Fünf Säulen der Traditionellen Chinesischen Medizin

- **Akupunktur** (Stechen von Nadeln) und **Moxibustion** (Behandlung mit Wärme, ➤ 4.4.2)
- **Tuina** (chinesische Massage) und **Akupressur** (manuelle Stimulation von Akupunkten): Mit speziellen Massage- und Grifftechniken wirkt die Tuina meist intensiver und anhaltender als eine herkömmliche Massage. Ziel ist es, Energieblockaden zu lösen und die Lebensenergie Qi sowie die Blutzirkulation anzuregen.
- **Arznei- und Kräuterheilkunde:** Es werden meist komplexe Rezepturen verabreicht, die individuell für die Betroffenen hergestellt wurden. Diese bekommen genaue Einnahmeanweisungen.
- **Ernährungstherapie:** Nahrungsmittel haben eine energetische Heilwirkung und wirken auf das vegetative Nervensystem. Je nach Lebensmittel wird die Energie angehoben oder gesenkt. Für die Heilwirkung spielt auch die Art der Zubereitung eine wichtige Rolle.
- **Qigong** (Meditations-, Konzentrations- und Bewegungsübungen) und **Tai-Chi** (Kampfübungen): spezielle Bewegungsabläufe, Atem- und Konzentrationsübung, die eine bewusste Verbindung von Bewegung, Atmung und geistiger Vorstellungskraft erzeugen. Sie sollen den Körper reinigen und stärken, das Qi lenken, Spannungen und Stauungen lösen und Ruhe vermitteln.

4.4.1 Stellung der TCM als komplementäre Behandlung in der Palliative Care

Aromapflege ➤ 4.3

DEFINITION

Komplementärmedizin, komplementäre Verfahren: Behandlungsmethoden, die auf anderen Modellen der Entstehung von Krankheiten und deren Behandlung basieren als jener der evidenzbasierten Medizin (EBM). Beispiele sind Traditionelle Chinesische Medizin, indische Gesundheits- und Krankheitsvorstellungen, Homöopathie, Anthroposophie. Sie können ergänzend (komplementär) zur eigentlichen Therapie eingesetzt werden.

Die S3-Leitlinie „Komplementärmedizin in der Behandlung onkologischer PatientInnen" [1] enthält 155 Empfehlungen und Statements. Eingeteilt in vier thematische Blöcke (medizinische Systeme, Mind-Body-Verfahren, Körpertherapien, biologische Therapien), teilweise auch nach Symptomen (z. B. Appetitlosigkeit, Fatigue).

Als traditionelle Heilkunde des nach Einwohnern größten Staats der Erde ist die Wirkung der TCM Gegenstand vieler Studien. Traditionelle Behandlungen wie Akupunktur, Akupressur oder Qigong werden auch in westlichen pflegerischen und medizinischen Einrichtungen genutzt.

Obwohl sich die Existenz der Meridiane und des Qi in der evidenzbasierten Naturwissenschaft nicht nachweisen lässt, werden in verschiedenen Leitlinien Methoden der TCM empfohlen. So wird in der S3-Leitlinie „Komplementärmedizin in der Behandlung onkologischer PatientInnen" [1] **Akupressur** bei Übelkeit und Erbrechen, Fatigue und Tumorschmerzen als mögliche ergänzende Behandlung genannt. **Akupunktur** wird in derselben Leitlinie als sinnvolle, ergänzende Maßnahme bei chemotherapieinduzierter Übelkeit und Erbrechen genannt. Sie wird ebenso für onkologisch Erkrankte mit Gelenk-, Tumor-, postoperativen und peripheren neuropathischen Schmerzen, Ein- und Durchschlafstörungen, Fatigue, Xerostomie, Obstipation, Angst und Depressivität und Hitzewallungen empfohlen. Zur Anwendung von **Tuina** und **Shiatsu** gibt es darin keine Empfehlung.

In der 2020 aktualisierten Fassung des Expertenstandards zum Schmerzmanagement in der Pflege wird **Akupunktur** bei Schmerzen im unteren Rückenbereich, Spannungskopf- und Nackenschmerzen sowie Fibromyalgie als wirksam bezeichnet.

Onkologische Abteilungen, Palliativstationen und Hospize bieten inzwischen häufig auch Therapien aus der TCM an.

4.4.2 TCM-Behandlungsmethoden in der Palliative Care

Akupunktur, Akupressur und Moxibustion

DEFINITION

Akupunktur: Behandlungsmethode, bei der spezielle Nadeln im Bereich der Meridiane an klassischen Akupunkturpunkten eingestochen werden. Es handelt sich um eine Reiztherapie, die die körpereigenen Regulations- und Selbstheilungsmechanismen anregt, damit sich der Körper wieder in Balance bringen kann. Durch die Akupunktur kann die blockierte Qi-Energie wieder frei fließen.

Akupressur: Akupunkturpunkte am Körper werden mit der Fingerkuppe anstelle einer Nadel stimuliert.

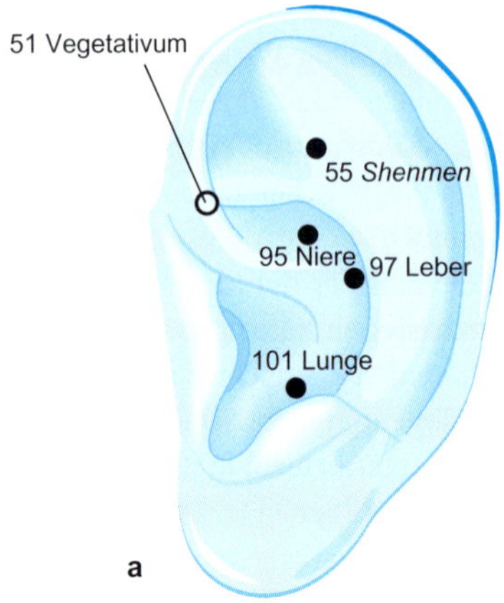

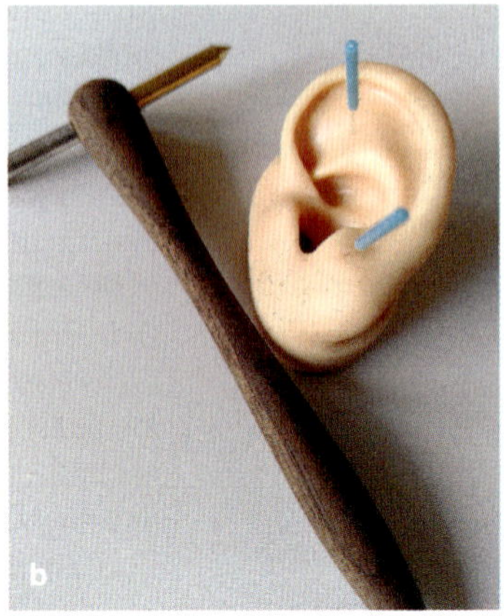

Abb. 4.18 Ohrakupunktur. a) Verschiedene Ohrakupunkturpunkte; b) Ohrakupunktur zur Schmerztherapie der Punkte Shen-Men (oben, in der Anthelix) und Thalamus (unten, im Antitragus), daneben RAC-Hämmerchen. [M1442]

Moxibustion *(Moxen, Moxa-Therapie):* Verfahren, bei dem Akupunkturpunkte mit Hitze stimuliert werden. Dafür werden sog. Moxizigarren aus gepressten Blättern der Artemisia vulgaris (Beifuß) über/am Akupunkturpunkt abgebrannt.

Aku(punktur)punkte können mit verschiedenen Methoden stimuliert werden, um die Energie im Körper wieder in ein Gleichgewicht zu bringen. Die genaue Punktfindung auf den Meridianen gelingt über die Orientierung an festen Körperstrukturen und über einen veränderten Hautwiderstand, der mit verschiedenen Methoden erspürt wird (➤ Abb. 4.18, ➤ Abb. 4.21). In die so ermittelten Punkte werden bei der **Akupunktur** spezielle Nadeln (Durchmesser < 0,5 mm) eingestochen (➤ 4.18b); die Behandlung dauert maximal 1 Stunde. Daneben können auch kurze **Dauernadeln** eingesetzt werden zum Tragen, die über Tage im Akupunkturpunkt verbleiben.

MERKE

Ohrakupunktur

In Europa ist die Ohrakupunktur heutzutage weit verbreitet. In China wurde sie über viele Jahrhunderte kaum genutzt und erst 1950 durch den französischen Arzt Paul Nogier wiederentdeckt. Nach Nogier befinden sich Reflexzonen aller Organe des Körpers am Ohr, es ist also ein Mikroakupunktursystem.

Über die Stimulation des Ohrs können Erkrankungen und Schmerzen im Körper behandelt werden. Der dort mit einem Drucktaster oder „Hämmerchen" (➤ Abb. 4.18 b) fühlbare Puls verändert sich, wenn bestimmte Regionen berührt werden. Diese Reaktion nannte Nogier RAC *(Réflexe Auriculo Cardiaque,* dt. vaskuläres autonomes Signal*).* Sie war der entscheidende Durchbruch für die Entwicklung einer objektiven und sicheren Methode zur Lokalisation der therapiebedürftigen Ohrpunkte.

Häufig werden auch sog. **Akupunktur-** oder **(Ohr-) Samenpflaster** mit einem Saatkorn des Kuhkrauts *(Vaccaria)* aufgeklebt (➤ Abb. 4.19). Sie sind eine Alternative zur Ohrakupunktur mit Dauernadeln. Diese Pflaster haben durch den ausgeübten Druck den gleichen Effekt wie Dauernadeln und werden über einen Tag oder länger getragen. Samenpflaster können auch an anderen Akupunkturpunkten angebracht werden.

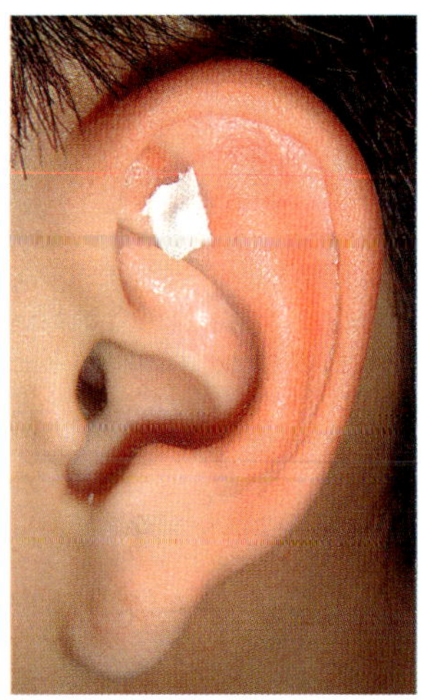

Abb. 4.19 Ohrsamenpflaster, eine Variante der Ohrakupunktur mit Pflanzensamen. [M997]

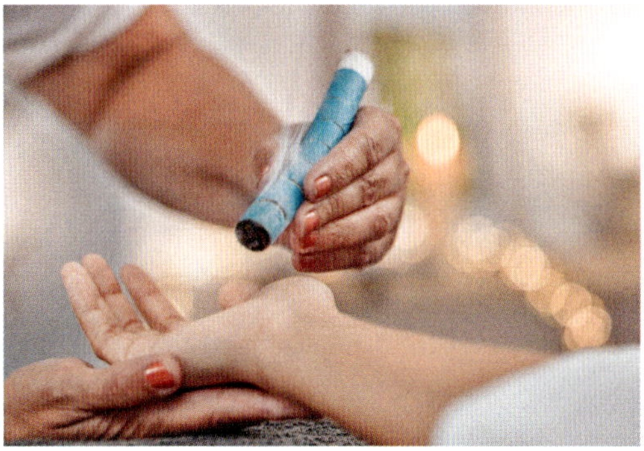

Abb. 4.20 Moxibustion. [J787-183]

In der **Akupressur** geschieht die Stimulation über das Reiben mit den Fingern oder den Daumen (➤ Abb. 4.22, ➤ Abb. 4.23). Im Gegensatz zur Akupunktur kann diese daher auch leicht von Patientinnen, Angehörigen oder Pflegenden angewendet werden.

Die **Moxibustion** ist ein in China weit verbreitetes Verfahren, bei dem durch Abbrennen von Moxazigarren, meist aus gepressten Blättern der Artemisia vulgaris (Beifuß), Hitze auf die Akupunkte einwirkt. Die Zigarren können dabei intermittierend über den Punkt gehalten, auf die Haut geklebt oder in Moxakisten über der Haut langsam abglimmen (➤ Abb. 4.20).

Ohrakupunktur als pflegerische Maßnahme

VORSICHT

Die Akupunktur, auch am Ohr, ist prinzipiell eine ärztliche Tätigkeit, die auch Heilpraktikerinnen und Hebammen in ihren jeweiligen Fachbereichen nutzen dürfen – eine entsprechende Fortbildung vorausgesetzt.

Die am wenigsten nebenwirkungsbehaftete und am einfachsten anzuwendende Akupunkturmethode ist die **Ohrakupunktur.** Daher beschränken sich auch Fortbildungen für Pflegefachpersonen auf diese Akupunkturmethoden einschließlich standardisierter Punktionsbereiche für ausgewählte Symptomlagen (➤ Abb. 4.18b). Pflegefachpersonen können nach Delegation und unter Berücksichtigung der bundeslandstypischen Vorgaben derzeit zwei Ohrakupunkturprotokolle in Deutschland nutzen: Das **NADA-Protokoll** (National Acupuncture Detoxification Association) und das **p-e-ac®-Protokoll** (Pain Ear Acupuncture). Während sich das NADA-Protokoll hauptsächlich zur spezifischen Anwendung für Menschen mit Suchterkrankung oder sozialen und psychischen Problemen eignet, wird p-e-ac® hauptsächlich als komplementäre Behandlung in der Schmerztherapie genutzt. Die verpflichtenden Fortbildungen zur Ausübung umfassen mehrere Tage, Rezertifizierungen sind notwendig. Beide Protokolle basieren auf fünf „Basispunkten“ am Ohr, die in Behandlungen von jeweils 20–45 Min. punktiert werden. Die Sitzungen werden mit verschiedenen Abständen wiederholt.

Akupressur als pflegerische Maßnahme

Die Akupressur durch Pflegefachpersonen, aber auch als Selbstbehandlung durch die Patientin ist nebenwirkungsfrei. Pflegefachpersonen können Akupressur in Fortbildungen erlernen. Am weitesten verbreitet ist in Deutschland **MediAkupress®**, die gezielt Seminare für verschiedene Symptomlagen in der Palliative Care anbieten.

Akupressur-Armbänder gegen Übelkeit (z. B. Reiseübelkeit, Übelkeit in der Schwangerschaft oder im Rahmen einer Chemotherapie) werden an beiden Handgelenken getragen. Durch eine kleine Noppe auf der Bandinnenseite wird der Punkt Pe6 (Neiguan-Punkt, ➤ Abb. 4.21, s. unten) stimuliert. Diese Armbänder werden als Komplementärbehandlung in entsprechen-

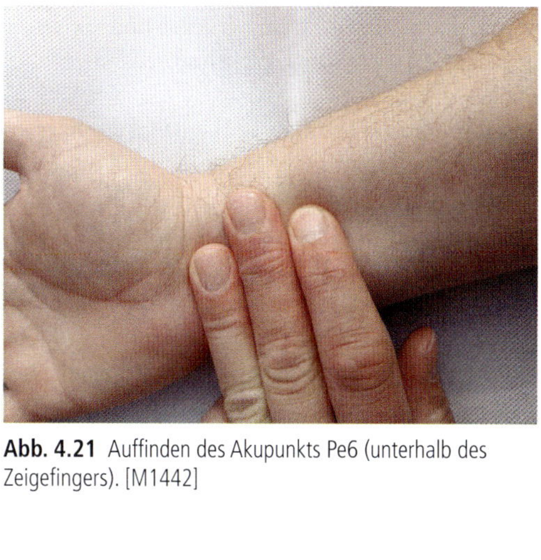

Abb. 4.21 Auffinden des Akupunkts Pe6 (unterhalb des Zeigefingers). [M1442]

4

den Leitlinien empfohlen und können problemlos genutzt werden. Sie sind im Handel erhältlich.

Beispiele für häufig genutzte Akupressurpunkte (Akupunkte)

Folgende **Akupressurpunkte** zur unterstützenden Symptomlinderung in palliativen Situationen sind leicht zu finden und werden daher häufig genutzt:

Pe6/PC6 (Perikard-Meridian 6): Neiguan (inneres Tor)

- **Indikationen:** Übelkeit und Erbrechen, Schluckauf, Blähungen und Völlegefühl
- **Lokalisation:** Unterhalb Mittel-, Zeige- und Ringfinger ab Beugefalte des Handgelenks. Mittig zwischen Elle und Speiche, zwischen den tastbaren Beugesehnen der Finger (➤ Abb. 4.21)

4

VORSICHT

Zur Punktbestimmung immer die Fingermaße der zu behandelnden Person nutzen.

- **Technik:** Mit dem Daumen durch kreisende Bewegung den Punkt erwärmen (1 Minute, leichter Druck) danach 2–3 Min. kräftig drücken und kreisen. Beide Seiten so mehrmals täglich behandeln

He7 (Herz-Meridian 7): Shenmen (Tor des Geistes)

- **Indikationen:** Anspannung, innere Unruhe, Trauer, Angstzustände, Schlaflosigkeit
- **Lokalisation:** Am Handgelenk, an der radialen Seite des M. flexor carpi ulnaris
- **Technik:** Mit dem Daumen durch kreisende Bewegung den Punkt erwärmen (leichter Druck) und danach 2 Min. kräftig drücken und kreisen. Beide Seiten mehrmals täglich so behandeln (➤ Abb. 4.22)

Di4 (Dickdarm-Meridian 4): Hegu (Tal der harmonischen Vereinigung)

- **Indikation:** Spasmolytische Wirkung im Magen-Darm-Trakt, bei Obstipation, Gesichtsschmerzen
- **Lokalisation:** An der Spitze des Dreiecks, das bei abgespreiztem Daumen und Zeigefinger entsteht
- **Technik:** Mit Daumen oder Daumennagel 20–30 Sekunden lang drücken, bis sich die Haut an diesem Punkt rötet (➤ Abb. 4.23)

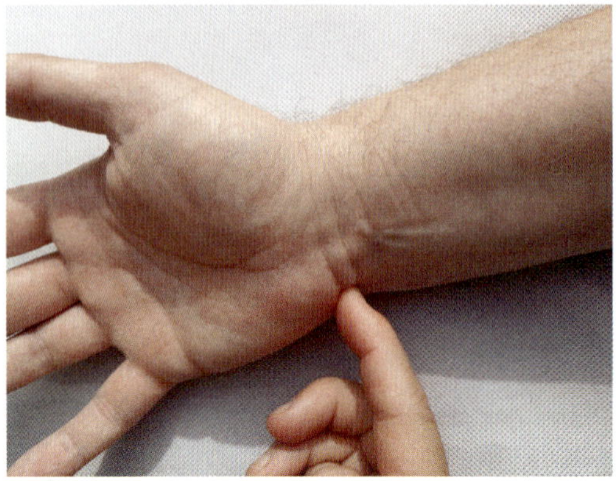

Abb. 4.22 Stimulation des Akupunkts He7 mit dem Zeigefinger. [M1442]

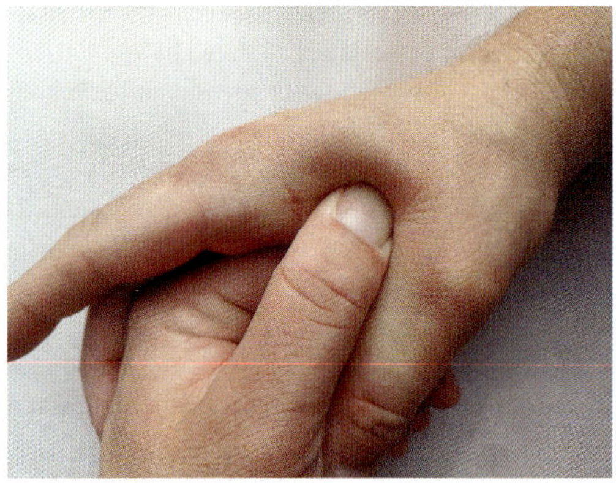

Abb. 4.23 Stimulation des Akupunkts Di4 mit dem Daumen [M1442]

LITERATUR

1. Leitlinienprogramm Onkologie (Deutsche Krebsgesellschaft, Deutsche Krebshilfe, AWMF). Konsultationsfassung S3-Leitlinie Komplementärmedizin in der Behandlung von onkologischen PatientInnen. Langversion 2.01, Stand 11/2023. Aus: www.leitlinienprogramm-onkologie.de/fileadmin/user_upload/LL_Komplementarmedizin_Langversion_2.01_Konsultationsfassung.pdf (letzter Zugriff: 19.3.2025).
2. Deutsches Netzwerk für Qualitätsentwicklung in der Pflege (DNQP). Expertenstandard Schmerzmanagement in der Pflege. Osnabrück: 2020.
3. Angermaier M. Leitfaden Ohrakupunktur. 7. A. München: Elsevier, 2018.

Informationen und Fortbildungen zu Akupunktur und Akupressur

NADA Deutsche Sektion e.V., www.nada-akupunktur.de
p-e-ac® Ohrakupunktur, www.p-e-ac.com
MediAkupress®, www.mediakupress.de

4.5 Mobilisation und Positionierung – Kinaesthetics und LiN®

Christine Keller

Mobilisierungen und **Positionierungen** sind bei schwerstkranken und sterbenden Menschen oft nicht einfach durchzuführen, und nicht selten gehen die Meinungen im pflegerischen Team hier auseinander. Fragen, die häufig diskutiert werden, sind u. a.:

- Was ist notwendig und sinnvoll in Bezug auf Mobilisation und Positionierung?
- Wie lange ist die Mobilisation aus dem Bett bei fortgeschrittener Erkrankung sinnvoll?
- Erlebt die Patientin die regelmäßige Umpositionierung eher als angenehm oder unangenehm?
- Wann kann oder soll man aufhören umzupositionieren?
- Was bedeutet das für die Prophylaxen, z. B. der Dekubitusprophylaxe? Welche Positionierungen sind unbedingt notwendig?
- Was ist, wenn die Patientin nicht umpositioniert werden möchte, es den Pflegenden aber unbedingt notwendig erscheint?
- Wie sollen Pflegefachpersonen damit umgehen, wenn die Patientin ihren Wunsch nach Autonomie und Selbstbestimmung überschätzt und die Situation nicht richtig einschätzt?

Diese Fragen lassen sich nicht standardmäßig beantworten. In der Palliative Care gibt es auch keine Standardpositionierungen, vielmehr muss im pflegerischen und interdisziplinären Team immer wieder neu besprochen werden, welches Vorgehen und welche Mobilisierungen und Positionierungen in einer individuellen Situation sinnvoll, notwendig und gerechtfertigt sind – immer unter Einbeziehung der Patientin und ihrer Angehörigen.

Kinaesthetics (➤ 4.5.3) und **LiN**® (➤ 4.5.4) sind zwei Konzepte, mit denen Mobilisationen und Positionierungen schonend durchgeführt werden können – auch in der letzten Lebensphase.

MERKE

Beweglichkeit und Mobilität als Voraussetzungen für Teilhabe am Leben

Eine grundlegende Voraussetzung für Lebensqualität ist das körperliche Wohlbefinden, zu dem auch gehört, körperlich beweglich und mobil zu sein, denn nur so ist das **Einbezogensein in Lebenssituationen** möglich. Beweglichkeit und Mobilität sind Voraussetzung dafür, dass Menschen selbstbestimmt und eigenverantwortlich essen und trinken, sich waschen und kleiden, aber auch berufstätig sein und soziale Kontakte pflegen können (➤ Abb. 4.24). Sie stärken den Menschen in seinem Bedürfnis nach Eigenmächtigkeit.

4.5.1 Situation von Patientinnen in der letzten Lebensphase

Schwere und lang andauernde Erkrankungen verbrauchen über katabole Stoffwechselprozesse Energie und sorgen dafür, dass die körperlichen Kräfte nach und nach schwinden. Das zeigt sich u. a. am Verlust der Skelettmuskulatur *(Sarkopenie, Kachexie,* ➤ 3.5.3*)* und in einer zunehmenden Bewegungseinschränkung. Schmerzen (➤ 3.3), Übelkeit und Erbrechen (➤ 3.4), Atemnot (➤ 3.1), Fatigue (➤ 3.7),

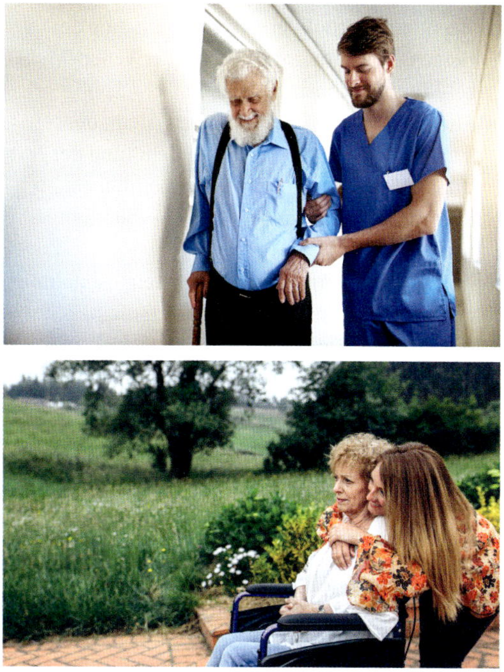

Abb. 4.24 Auch wenn die Kraft im Verlauf einer chronischen Erkrankung oder zum Lebensende hin abnimmt, sollten Mobilität und Bewegungsfähigkeit sowie soziale Kontakt so lange wie möglich erhalten werden – immer unter Berücksichtigung der individuellen Situation und Wünsche der Betroffenen. [J787-183, J787-182]

Appetitlosigkeit (➤ 3.5.2) und Infektionen verstärken diesen Prozess.

Die Patientinnen sind daher zunehmend auf Unterstützung bei der Mobilisation und alltäglichen Tätigkeiten, z. B. der Körperpflege, angewiesen. Bewegungen, selbst das Umdrehen im Bett auf die Lieblingsseite zum Schlafen, brauchen Zeit und Kraft. Die Betroffenen müssen sich nach und nach von ihren Bewegungsmöglichkeiten verabschieden bis zu dem Moment, an dem sie das Bett nicht mehr allein verlassen können. Der Verlust von Mobilität und die damit verbundene Abhängigkeit von Pflegenden und Angehörigen verstärken das Krankheitserleben und werden nicht selten schmerzvoll erlebt.

Folgen und Komplikationen eines Inaktivitätssyndroms

Ein **Inaktivitätssyndrom** hat vielschichtige Folgen, u. a.:

- Auswirkungen auf das Herz-Kreislauf-System: Hypotonie, verminderte Auswurfleistung des Herzens → Tachykardie; Ausfall der Venen-Muskel-Pumpe→ Thormbosegefahr
- Auswirkungen auf das Atmungssystem: oberflächliche Atmung → schlechte Belüftung der Unterlappen der Lunge → Sauerstoffmangel im Körper; Sekretstau in der Lunge → Pneumoniegefahr
- Auswirkungen auf das Immunsystem: Abnahme der Immunzellen → erhöhte Infektanfälligkeit
- Auswirkungen auf den Flüssigkeitshaushalt: geringer Muskeltonus → vermehrt Wasser in den Blutgefäßen statt in der Muskulatur → Belastung von Herz und Kreislauf; vermehrte Flüssigkeitsausscheidung der Nieren → Flüssigkeitsmangel
- Auswirkungen auf Knochen, Muskeln, Gelenke: Knochenabbau und Knochendemineralisierung, Abnahme von Muskelkraft, Abnahme der Gelenkbeweglichkeit inkl. Wirbelsäule → Kontrakturgefahr
- Auswirkungen auf das Blut: gerinnungsfördernde Substanzen nehmen zu, Erythrozyten werden weniger
- Auswirkungen auf die Wahrnehmung: Abstumpfung und Gewöhnung bei allen Sinnesreizen (sensorische Vereinsamung); Verlust der Oberflächensensibilität, des Körpergefühls und der Orientierung im Raum → Angst, Depression, Langweile, Tagträume, Halluzinationen, Verlust des Zeitgefühls
- Auswirkungen auf die Kognition: Konzentrationsschwäche, höhere Denkleistungen nehmen ab, Intelligenzquotient nimmt ab

Diese pathophysiologischen Veränderungen zeigen, wie bedeutsam der Erhalt der Bewegungsfähigkeit so lange wie möglich auch bei chronischer Krankheit ist.

Die Krankenschwester und Pflegewissenschaftlerin **Angelika Zegelin** beschreibt in ihrem Phasenmodell der Entstehung von Bettlägerigkeit die 4. und 5. Phase und ihre Folgen:

4. Ortsfixierung: *Die Patientin kann nicht mehr selbstständig zwischen Orten wie Bett und Stuhl wechseln, sie betrachtet sich als „festgenagelt" oder „angekettet", nur passives Heraussetzen in den Stuhl ändert dieses Gefühl nicht. Demzufolge wird alles Notwendige griffbereit ums Bett platziert (sich einrichten), von weiter entfernten Dingen verabschiedet sich die Patientin. Langweile und ein Verlust des Zeitgefühls kommen auf, Zeit spielt keine Rolle mehr. Die Patientin döst vor sich hin und führt ein Leben zwischen Alltäglichkeiten und Verzweiflung. Besuche sind willkommen, allerdings hat die Patientin kaum mehr was zu erzählen; in ihr entsteht ein Gefühl von Angewiesensein, Wartenmüssen, langsamem Sterben.* [3, S. 129]

5. Bettlägerigkeit: *Die Patientin liegt rund um die Uhr im Bett und steht nicht mehr auf. Oft wird über sie hinweg gesprochen, es gibt keine Privatsphäre mehr, das Bett ist öffentlicher „Arbeitsort". Sie erlebt einen großen Macht- und Kontrollverlust, was ihren Körper, ihr Eigentum und die „eigenen vier Wände" angeht.* [3, S. 141]

4.5.2 Ziele und Prinzipien von Mobilisationen und Positionierungen

Mögliche **Ziele** von Mobilisationen und Positionierungen in palliativen Lebenssituationen sind:

- Das Wahrnehmungsumfeld und die Körperwahrnehmung werden durch regelmäßige Bewegungen und Umpositionerungen erhalten, unterstützt durch Maßnahmen der Basalen Stimulation® (➤ 4.6).

- Die (selbstständige) Bewegungsfähigkeit wird so lange wie möglich erhalten.
- Die Patientin erfährt Positionierungen und Mobilisationen, die ihren Bedürfnissen entsprechen und ihr Wohlbefinden fördern.
- Sie erfährt Positionierungen, die körperliche Symptome wie Schmerzen, Muskelhypertonie oder Atemnot lindern.
- Sie kennt die Risiken eines Positionierungsverzichts und erfährt Akzeptanz und Respekt, wenn sie sich gegen Mobilisation und Umpositionierung entscheidet.
- Mobilisationen und Positionierungen sind sicher gestaltet und werden schonend und scherkräftearm mit geeigneten Techniken durchgeführt.
- Die Patientin sitzt oder liegt bequem, die Position verursacht keine zusätzlichen Beschwerden.

MERKE

Alle Maßnahmen in palliativen Lebenssituationen haben zum Ziel, die **Lebensqualität** von schwer erkrankten und sterbenden Menschen bestmöglich zu **erhalten** bzw. zu **verbessern.** Das setzt voraus, dass Pflegende und An- und Zugehörige täglich neu versuchen, in Erfahrung zu bringen, was in der momentanen Situation Lebensqualität für den schwerkranken oder sterbenden Menschen bedeutet.

Da die Folgen von Bettlägerigkeit beträchtlich sind – auch in Hinblick auf die Lebensqualität –, ist die **Bewegungsfähigkeit** erhalten bzw. angemessen zu fördern. Hier kann es notwendig sein, die Betroffenen zu motivieren und hin und wieder auch zu überreden. Wichtig ist, dass Absprachen (z. B. bezüglich der Sitzzeit im Stuhl) unbedingt eingehalten werden.

In der **Sterbephase** wünschen sich viele Patientinnen maximale Ruhe. Umgebungsreize werden als störend wahrgenommen und Veränderungen der Körperposition häufig als irritierend oder gar bedrohlich erlebt. Der Wunsch nach Ruhe lässt sich mit dem Rückzug aus dem Leben erklären – die Wahrnehmung der Sterbenden scheint sich immer mehr nach innen zu richten. Hier widerspricht ein bedingungsloses Festhalten an regelmäßiger Umpositionierung (meist mit Dekubitusprophylaxe begründet) dem palliativ-pflegerischen Anspruch nach bedürfnisorientierter und individueller Pflege.

Es gibt auch Patientinnen, die in der Sterbephase einen erhöhten Bewegungsdrang haben, der sich z. B. in Aufstehversuchen oder fluchtähnlichen Aktivitäten zeigt. Das kann darauf hindeuten, dass die Sterbende einen anderen Sterbeort (z. B. Sessel) wünscht oder eine andere Sterbeposition als das Liegen (z. B. Sitzen).

Das komplette Entfernen der Bettdecke sowie der Positionierungs- oder Lieblingskissen zum Positionswechsel kann bei der Patientin ein Gefühl von Nacktheit und Blöße, von Scham und Ausgeliefertsein auslösen – die „schützende Hülle" ist entfernt und sie hat keine Möglichkeit, diese Situation aus eigener Kraft zu ändern.

Prinzipien bei der Mobilisation und Positionierung, die individuell an die Situationen der Patientin anzupassen sind:

- Für geistige Anregung und sinnvolle Beschäftigung sorgen, An- und Zugehörige dabei einbeziehen
- Soziale Kontakte anregen und fördern
- Tageskleidung anziehen, z. B. Jogginganzug, auch bei hauptsächlicher Bettlägerigkeit
- Geeignete Hilfsmittel, z. B. Rollator, einsetzen, Patientin auch wenige Schritte gehen lassen
- Patientin täglich aus dem Zimmer bringen, ggf. im Rollstuhl oder im Bett (wenn möglich)
- Zu möglichst viel Bewegung im Bett motivieren, z. B. Patientin und/oder An- und Zugehörige zu aktiven Bewegungsübungen anleiten, bei Bedarf Patientin passiv durchbewegen
- Bei jeder Umpositionierung Bewegungsressourcen nutzen, z. B. Kopf seitlich drehen lassen, Beine anstellen lassen
- Bett als „Wohn, Schlaf- und Esszimmer" der Patientin respektieren, sich nicht ungefragt auf die Bettkante setzen oder Nachtschränkchen aufräumen
- Wertschätzung und Respekt zollen, die Lebensleistungen der Patientin und auch, wie sie mit der jetzigen Situation umgeht, anerkennen, indem sie z. B. um Rat gebeten und nach Ideen, Vorschlägen oder Wünschen gefragt wird
- Mobilisation und Positionierung an der aktuellen Situation ausrichten, z. B. Oberkörperhoch- oder Herzbettposition bei Atemnot, Sitzen am Bettrand, auf dem Stuhl oder im Bett bei Unruhe, Lieblingsschlafposition zum Einschlafen – wenn möglich, aktuelle Wünsche der Patientin erfragen
- Patienteneigene Decken und Kissen verwenden, zumindest teilweise; ausreichend viele und unterschiedliche Positionierungsmaterialien bereithalten

- Mobilisationen sinnvoll und individuell im Tagesablauf durchführen, z. B. nach dem Ausruhen nach der Körperpflege
- Bei Bedarf vor der Mobilisation Schmerzmittel verabreichen

MERKE

Haltung und Können von Pflegenden sind entscheidend

Pflegefachpersonen strahlen Ruhe und Sicherheit bei Transfers und Positionierungen aus. Dazu gehört auch, dass sie Bewegungskonzepte wie Kinaesthetics (➤ 4.5.3) und LiN (➤ 4.5.4) sowie den Umgang mit Mobilisationshilfen beherrschen.
Sie geben den Patientinnen nie das Gefühl, dass sie zur Last fallen, und gehen bei Ängsten zugewandt und motivierend auf diese ein.
Sie kümmern sich um bequeme und der Patientensituation angepasste Sitzmöbel und lassen die Patientinnen nicht zu lange außerhalb des Betts sitzen.
Sie vermeiden unreflektiertes Gezerre (z. B. mittels Laken oder Griff unter die Achseln nach oben ziehen) und statisches Mobilisieren (z. B. mittels Lifter) und Positionieren ohne Einbeziehung der Patientin und ihrer Bewegungsressourcen.

Situation von An- und Zugehörigen

Angehörigenbegleitung ➤ 1.9

An- und Zugehörige erleben durch die zunehmende Bewegungseinschränkung das Fortschreiten der Erkrankung. Das kann Traurigkeit, Unsicherheit und Angst vor dem Tod auslösen. Viele fürchten zudem die Entstehung von Dekubitalulzera. War die Patientin zuvor sehr unruhig oder „bettflüchtig", kann die zunehmende Bettlägerigkeit jedoch auch als Erleichterung erlebt werden.

Im häuslichen Bereich sind Angehörige oftmals körperlich kaum in der Lage, regelmäßige Positionswechsel durchzuführen, insbesondere nicht in der Nacht. Hinzu kommt oft, dass sie Angst haben, durch ungeschicktes Tun zusätzliche Schmerzen zu verursachen. Zudem kommt es beim Umpositionieren zu enger körperlicher Nähe und zur Konfrontation mit dem drohenden Verlust. Die Rollen „Betroffener" und „Angehöriger" wandeln sich unaufhaltsam hin zur hilfsbedürftigen und helfenden Person, was für beide Seiten sehr schwer anzunehmen sein kann und nicht selten auch zum Rückzug führt.

Angehörige können manchmal nur schwer akzeptieren, dass eine Krankheit fortschreitet und das Sterben des geliebten Menschen unausweichlich ist. Dieses Nichtwahrhabenwollen zeigt sich mitunter in der Forderung nach Mobilisationen, die zu diesem Zeitpunkt nicht mehr sinnvoll sind. Pflegefachpersonen können Angehörigen in dieser Situation wertvolle Unterstützung geben:

- Sie honorieren die enorme Leistung der Angehörigen, was diese stärken kann.
- Sie fragen nach dem Befinden und ob und wie sie Unterstützung geben können.
- Sie zeigen angemessene Positionierungen sowie Kniffe und Tricks beim Positionieren und informieren über mögliche Hilfsmittel.
- Sie informieren, dass das Bewegungsbedürfnis in der Sterbephase meist stark abnimmt und respektiert werden muss, und erarbeiten gemeinsam mit den Zugehörigen, wie sie erkennen, ob die Kranke bzw. Sterbende bequem liegt.

Gemeinsam mit den Angehörigen können Pflegende herausfinden, was die Patientin braucht, wenn sie sich nicht mehr ausreichend selbst äußern kann.

4.5.3 Kinaesthetics

DEFINITION

Kinaesthetics, dt. **Kinästhetik** (griech. *kiniesis* = Bewegung; *aisthesis* = Empfindung; *Kinaesthesie* = Bewegungsempfindung): Bewegungs- und Handlungskonzepte zur Förderung der eigenen Bewegungswahrnehmung und daraus folgend das Erlernen von kraft- und bewegungsökonomischer Bewegung. Pflegefachpersonen können über Berührung und Bewegung mit der Patientin ressourcenorientiert kommunizieren, interagieren und sich selbst und sie bewegen.
Lenny Maietta und Frank Hatch begründeten in den 1980er-Jahren die sechs Kinaesthetics-Konzepte. Seitdem wurde Grundlagenforschung betrieben und Inhalte und Curriculum der Weiterbildungen (Grund- und Aufbaukurs) kontinuierlich weiterentwickelt.

Die sechs Kinaesthetics-Konzepte

Die **Kinaesthetics-Konzepte** basieren darauf, dass jede Aktivität des Körpers eine bestimmte sensible Wahrnehmung erzeugt und diese wiederum Ein-

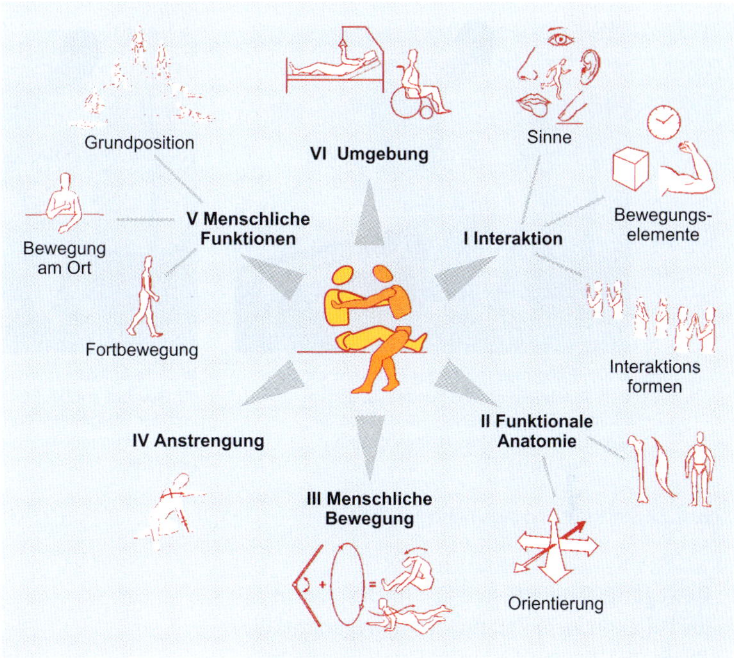

Abb. 4.25 Die sechs Konzepte der Kinästhetik. [A400]

fluss auf die folgende Aktivität hat. So ist Lernen bis zum Lebensende möglich. In der Pflege beschäftigen sich daher die Konzepte der Kinaesthetics mit dem **physiologischen Ablauf von Bewegungen,** den zugrunde liegenden **Wahrnehmungen** und den daraus folgenden **Lern- und Fördermöglichkeiten.**

Eine Grundannahme des Kinästhetik-Konzepts ist, dass Menschen, solange sie leben, Lebensprozesse selbst regulieren können und wollen. Auch der Umgang mit einer chronischen Krankheit und das Sterben sind Lebensprozesse, in den die Betroffene beständig lernt, u. a. indem sie ihre Einstellung zum Leben, zum Sterben und zum Tod immer wieder überprüft und ggf. verändert.

Die Kinästhetik kann mit ihren **sechs Konzepten** Mobilisationen und Positionierungen in der Palliative Care sehr gut unterstützen (➤ Abb. 4.25):

1. **Interaktion.** Interaktionen zwischen Patientin und Pflegenden werden immer wieder angepasst – von der reinen Information zur bestmöglichen Bewegung über die schrittweise Anleitung bis hin zu einer gemeinsamen Interaktion, wenn sich die Patientin nicht mehr alleine bewegen kann. Interaktion findet über die **Sinne** statt – verbal durch Sprache oder taktil durch Berührung (➤ Abb. 4.26). Es werden drei **Interaktionsformen** unterschieden: einseitige Interaktion (Patientin oder Pflegefachperson führen die Bewegung alleine aus), schrittweise Interaktion (Informieren, Vorzeigen und Anleiten der Bewegung finden abwechselnd statt), gleichzeitig-gemeinsame Interaktion (Patientin und Pflegefachperson führen die Bewegung zusammen durch).

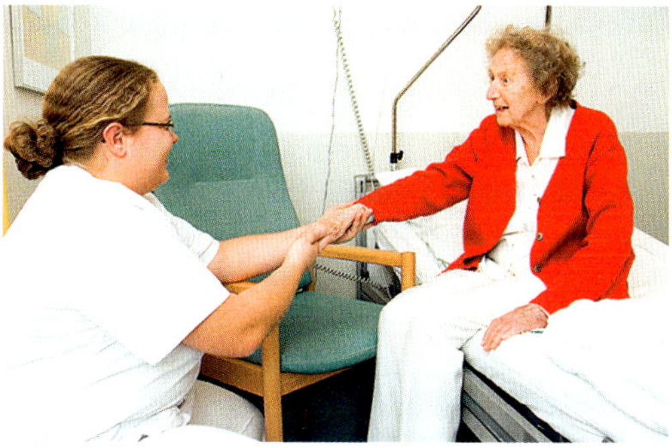

Abb. 4.26 Die Pflegende verdeutlicht der Patientin, wie sie selbst in mehreren kleinen Schritten (schrittweise Interaktion) mit wenig Anstrengung den Weg vom Bettrand zum Stuhl zurücklegen kann. Die Pflegende wartet auf die Reaktion der Patientin und hilft ihr während des Transfers mit Erklärungen und ggf. durch Unterstützung am Körper. Dabei gibt sie ihr ausreichend Zeit – sowohl zum Verstehen der Erklärung als auch für die Bewegung selbst. [K115]

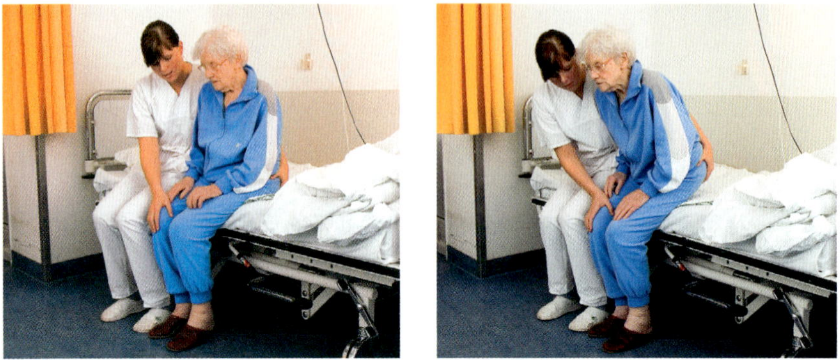

a Die Pflegende macht der Patientin vor dem Aufstehen durch Druckausübung in Richtung Boden deutlich, dass diese ihr Gewicht auf die Füße verlagern kann.

b Zum Aufstehen verlagert die Patientin ihr Gewicht auf die Füße und wird dabei von der Pflegenden durch Druck auf das Knie und im unteren Rückenbereich unterstützt.

Abb. 4.27 Unterstützung beim Aufstehen. [K115]

Bewegungselemente sind Zeit (meist braucht die Patientin mehr Zeit für eine Bewegung als die Pflegende), Raum (der innere Bewegungsraum ergibt sich durch die Beweglichkeit der Gelenke, der äußere Bewegungsraum ergibt sich durch den Platz der äußeren Umgebung), Anstrengung (Ziel ist immer, die Anstrengung für Patientin und Pflegende so gering wie möglich zu halten).

2. **Funktionelle Anatomie.** Über die stabilisierenden Bereiche – die **Massen** Kopf, Brustkorb, Arme, Becken und Beine – findet die taktile Kontaktaufnahme statt (➤ Abb. 4.27). Über die beweglichen Bereiche, die **Bewegungsräume** Hals, Schultern, Taille und Hüftgelenke, findet Bewegung statt. Für die Unterstützung der Bewegung einer Patientin ist eine gemeinsame Orientierung im Raum wichtig. Bezugspunkte sind: höchster Punkt (Scheitel) und tiefster Punkt (großer Zeh), Körperlängsachse (rechte und linke Körperseite), Körperquerachse/Mitte (Hüfte, u. a. für das Sitzen, parallele Bewegung), Diagonale in der Länge (spiralige Bewegung), Vorder- und Rückseiten (Beuge- und Streckseiten des Körpers). Knochen sind hart und stabil und können gut Gewicht tragen, während Muskeln weich, instabil und beweglich sind, sie bewegen die Knochen.
3. **Menschliche Bewegung.** Menschliche Bewegung besteht aus der Haltungsbewegung **(Stützmotorik)** und Transportbewegung/Bewegung **(Zielmotorik).** Haltungsbewegung ist nach außen hin kaum sichtbar, die Beziehung der Körperteile wird gegen die Schwerkraft im Raum gehalten. Transportbewegung wird zum Fortbewegen benötigt. Wird das Gewicht einer Masse auf eine andere Masse oder auf eine Unterstützungsfläche geleitet, dann wird eine Transportbewegung mit weniger Anstrengung möglich. Menschen entwickeln im Lauf ihres Lebens **Bewegungsmuster.** Unterschieden werden: **parallele** Bewegungen

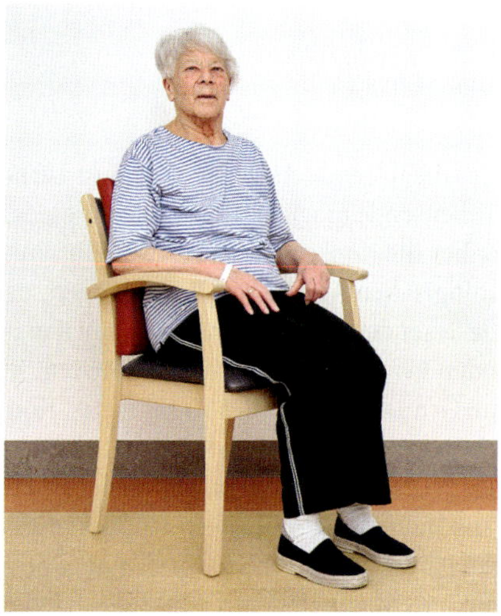

Abb. 4.28 Aktives Sitzen auf einem Stuhl. Durch die große Unterstützungsfläche (Gesäß, Oberschenkel, Füße) ist wenig Haltungsenergie notwendig, sodass die Patientin Schultern und Arme leicht für Tätigkeiten bewegen kann. [K115]

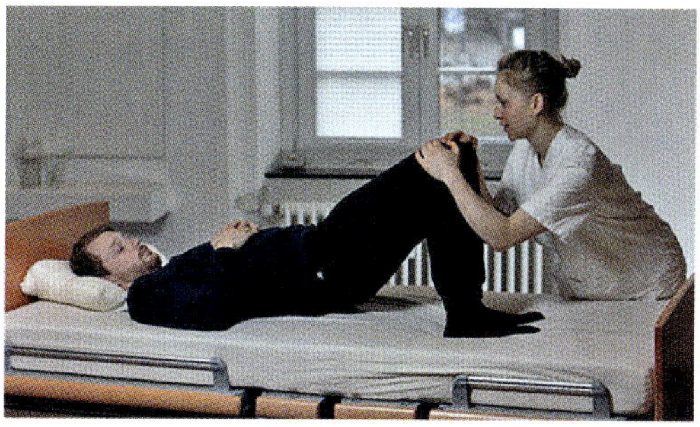

Abb. 4.29 Der Patient hat die Beine angestellt, sodass das Gewicht des Beckens zum Oberkörper und zu den Füßen abgeleitet wird. Die Pflegende unterstützt durch Druck auf die Knie, ggf. stabilisiert sie die Beine. Jetzt kann der Patient leichter sein Becken anheben und z. B. zur Seite bewegen. [O166]

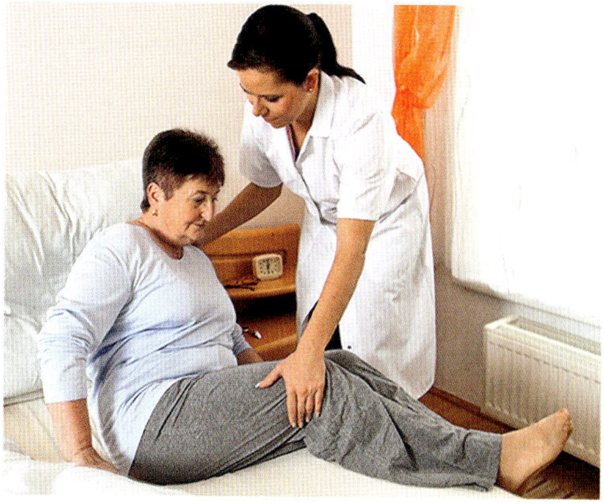

Abb. 4.30 Spiraliges Aufstehen einer Patientin aus dem Bett, unterstützt durch die drückende Kraft an der Schulter und die ziehende Kraft am Bein durch die Pflegende. [J787]

(nutzen eine Achse, brauchen weniger Raum, aber mehr Kraft, z. B. Bein anbeugen, Aufsetzen durch Beugung in der Hüfte , ➤ Abb. 4.27b, ➤ Abb. 4.29, ➤ Abb. 4.31) – **spiralige** Bewegungen (nutzen zwei Achsen, brauchen mehr Platz im Raum, aber weniger Kraft, ➤ Abb. 4.30).

4. **Anstrengung.** Die Anstrengung einer Bewegung soll minimiert werden, indem die Patientin ihre Bewegungsressourcen bestmöglich einsetzt. Dafür braucht sie Zeit, um sich auf eine Bewegung einzustellen. Es gibt zwei **Anstrengungsformen: Ziehen** und **Drücken.** Durch Ziehen oder Drücken kann die Pflegefachperson die Bewegung unterstützen und die Kraftaufwendung für die Patientin verkleinern (➤ Abb. 4.27, ➤ Abb. 4.29, ➤ Abb. 4.30, ➤ Abb. 4.31, ➤ Abb. 4.32). Sie darf aber nicht gegenteilig stören, z. B. am Arm ziehen, wenn die Patientin sich mit diesem abdrücken will.
5. **Menschliche Funktionen.** Die **einfachen Funktionen** sind die sieben Grundpositionen (Rückenlage, Bauchlage mit Ellenbogenstütz, Sitzen, Hand-Knie-Stand, Einbeinkniestand, Einbeinstand, Zweibeinstand, ➤ Abb. 4.25). In diesen Grundpositionen kann Bewegung am Ort (z. B. Essen, sich ankleiden) stattfinden, was umso besser gelingt, je stabiler die Haltungsbewegung bzw. Grundposition ist (➤ Abb. 4.28). **Komplexe Funktionen** wie das Gehen/Fortbewegen benötigen eine ausreichende Stabilität in der

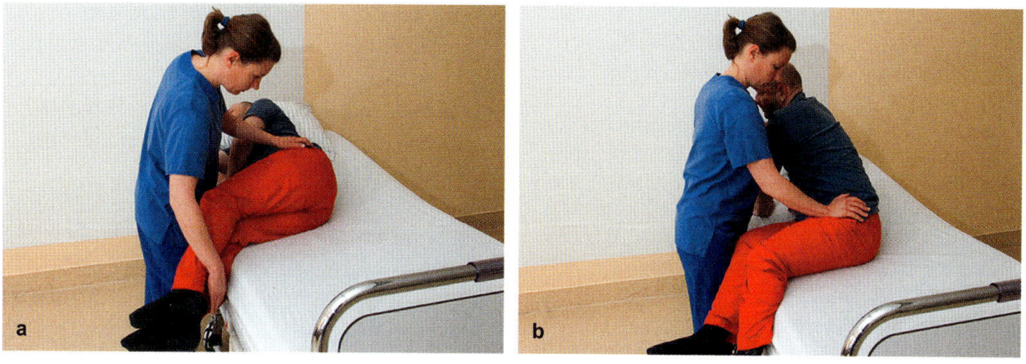

Abb. 4.31 Paralleles Aufsetzen auf den Bettrand, postoperativ nach einer Bauchoperation. Patient und Pflegefachperson agieren gleichzeitig gemeinsam. a) Die Pflegende hat den Patienten unterstützt, in die Seitenlage zu kommen, und schiebt nun dessen Beine über den Bettrand. b) Der Patient drückt sich nach Möglichkeit von Bett hoch, während die Pflegende durch Druck am Becken die Bewegungsrichtung signalisiert und durch Druck an der Schulter das Aufsetzen unterstützt. [K115]

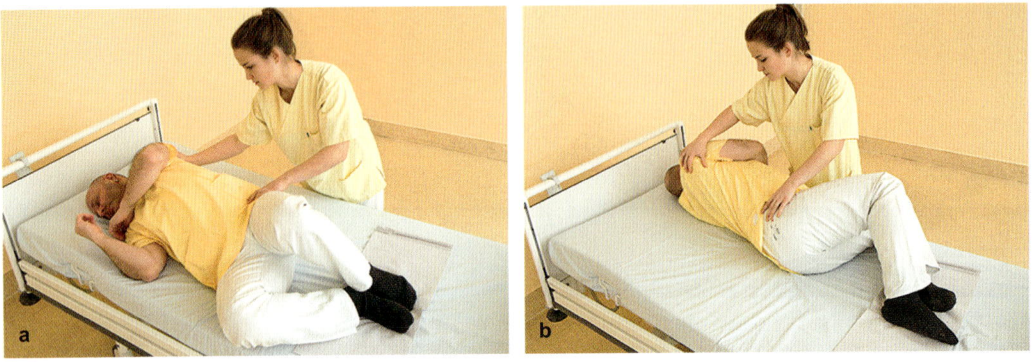

Abb. 4.32 Gehen im Liegen kopfwärts durch eine Pflegende. Kopf in die jeweilige Richtung drehen (lassen). a) Patienten Masse für Masse seitlich drehen, die nun gewichtsfreie Seite kann nach oben bewegt werden: mit einer Hand Thorax am Schulterblatt nach oben schieben (Zug) und mit der anderen Hand am Becken nach oben drücken. Patienten in die Rückenlage zurückdrehen. b) Patienten Masse für Masse zur anderen Seite drehen. Mit einer Hand am Schulterblatt nach oben ziehen und mit der anderen Hand am Becken nach oben drücken. [K115]

Grundposition (Ein- und Zweibeinstand) und eine Gewichtsverlagerung – beide Funktionen werden beim Gehen miteinander kombiniert.

6. **Umgebung.** Pflegefachpersonen gestalten die Umgebung so, dass die Ressourcen der Patientin unterstützt werden und die Bewegung so einfach wie möglich wird. Dazu gehört ausreichend Platz, aber auch der individuelle Einsatz von Hilfsmitteln (z. B. elektrisch verstellbares Bett, Hocker, Haltegriffe, Strickleiter, Rollator).

Die Kinaesthetics-Konzepte in der praktischen Anwendung

MERKE

Neue Bewegungsmuster können erlernt werden, wenn die herkömmlichen nicht mehr möglich sind. Pflegefachpersonen unterstützen die Patientin dabei und nutzen das Wissen aus den sechs Konzepten.

Pflegende machen sich die Wechselwirkung und die Wechselbeziehung zwischen der Patientin und sich selbst bewusst. Für eine gelungene achtsame Interaktion muss sich die Pflegefachperson ihres eigenen Körpers bewusst sein und gleichzeitig bewusst und achtsam den Körper der Patientin und deren Bedürfnisse wahrnehmen.

Bewegung findet statt, solange der Mensch lebt: Atmung, Verdauungsarbeit, kleine Alltagsbewegungen sind Ausdruck von Bewegungsfähigkeit, über die sich auch der sterbende Mensch noch selbstwirksam erfahren kann. Voraussetzung dafür ist, dass Pflegende und Angehörige Bewegungsangebote machen, die er annehmen oder ablehnen kann.

Nachfolgend werden die Konzepte anhand konkreter Interventionen vertieft, zur besseren Nachvollziehbarkeit nacheinander. Bei einer Intervention werden immer mehrere oder alle sechs Konzepte **gleichzeitig** benötigt.

Interaktion

Beispiele für die Nutzung des Konzepts der **Interaktionen** sind:

- Sich als Pflegefachperson folgende Fragen stellen: *Wie wirkt die Patientin heute auf mich? Wie ist ihre Haltung und Belastbarkeit für die geplante Maßnahme? Welche Eigenaktivitäten sind von der Patientin möglich? Welche Interaktionsform braucht die Patientin?* … Aber auch: *Wie ist meine Beziehung zur Patientin? Ist Nähe für mich möglich? Wie ist meine eigene körperliche und psychische Situation im Moment?*
- Patientin verbal ansprechen und das Vorgehen für den Transfer oder die Positionsveränderung erklären.
- Bei Bedarf kleinschrittig über einzelne Schritte informieren und zu einzelnen Schritten anleiten, z. B.: „Drehen Sie nun den Kopf auf die Seite", „Stellen Sie jetzt das rechte Bein an" usw. (➤ Abb. 4.26, ➤ Abb. 4.27).
- Bei eingeschränkten körperlichen Möglichkeiten, Bewegungen unterstützen bzw. übernehmen (= wechselseitig gemeinsames Vorgehen), dabei

die Bewegungsgeschwindigkeit an die Patientin anpassen. Diese braucht Zeit zur Wahrnehmung und zur Einstellung auf die Anforderung wie auch für die Bewegung selbst.
- Taktile Reize an den Massen geben, insbesondere bei Patientinnen, die verbale Anleitungen nicht (ausreichend) verstehen.

Funktionelle Anatomie

Beispiele für die Nutzung des Konzepts der **funktionellen Anatomie** sind:
- Masse für Masse bewegen, dabei folgen die weiteren Körperteile und die Patientin kann Bewegungsressourcen einsetzen. Zum Beispiel die Patientin auffordern, den Kopf zur Seite zu drehen, dann den Arm der gegenüberlegenden Seite zu sich holen und an der Masse Arm die seitliche Bewegung einleiten, an Brustkorb und Becken fassen und Patientin zur Seite drehen.
- Kontakt an den Massen fördert die Bewegung der Patientin, Kontakt an den Zwischenräumen hemmt die Bewegung. Berührung an den Massen eindeutig gestalten. **Grundsatz:** an Massen fassen, die Zwischenräume spielen lassen.
- Eindeutige Orientierung bieten: Unterschieden werden die Orientierung im Raum und am Körper. Ein Beispiel für die Orientierung im Raum ist, die Patientin anzuleiten, sich im Bett kopfwärts zu bewegen. Ein Beispiel für die Orientierung am Körper ist, Druck auf das Knie der Patientin auszuüben, damit sie ihr Gewicht auf die Füße verlagern kann (➤ Abb. 4.27, ➤ Abb. 4.31).

MERKE

„Hauruck"-Abläufe oder En-bloc-Drehen sind für die Patientin nicht geeignet, weil sie so keine geeignete Bewegung erfährt. Sie verlernt Bewegungsmuster bzw. erlernt Muster, die sie nicht alleine ausführen kann. Zudem sind solche Bewegungsmuster für Pflegende körperlich anstrengend und gefährden deren Gesundheit.

Menschliche Bewegung

Beispiele für die Nutzung des Konzepts der **menschlichen Bewegung** sind:
- Nicht gleich mit der Bewegungsunterstützung beginnen, sondern abwarten, ob die Patientin selbst eine Beziehung zwischen den Körpermassen herstellen kann (ggf. nach Anleitung), und dann das Bewegungsangebot aufgreifen.
- Für einen stabilen Sitz (im Stuhl wie im Bett) mit ausreichend Unterstützungsfläche sorgen, denn so reduziert sich die notwendige Haltungsarbeit und die Patientin kann leichter Schultern und Hände bewegen, um Tätigkeiten auszuführen (➤ Abb. 4.28).
- Sitzen am Bettrand (z. B. zum Essen) ist nur sinnvoll, wenn die Patientin genügend Haltungsstabilität hat und eine ausreichende Unterstützungsfläche im Bereich von Gesäß und Oberschenkel zur Verfügung steht. Zudem ist darauf zu achten, dass die Füße flächig auf dem Boden stehen.
- Die Beine der Patientin in Rückenlage aufstellen (lassen), sodass das Gewicht der Masse Becken zum Oberkörper und zu den Fußsohlen abgeleitet wird. Dadurch lässt sich das Becken nun leichter z. B. zur Seite bewegen oder anheben (➤ Abb. 4.29).
- Individuelles Bewegungsmuster der Patientin aufgreifen. Beuge- und Streckbewegungen sind Parallelbewegungen und anstrengend (➤ Abb. 4.27, ➤ Abb. 4.31). Weniger anstrengend und daher für geschwächte Patientinnen geeignet sind Spiralbewegungen, die jedoch mehr Platz brauchen (➤ Abb. 4.30). Bei Bedarf der Patientin ein anderes Bewegungsmuster anbieten und ausprobieren, ob die Bewegung dann leichter funktioniert.

Anstrengung

Beispiel für die Nutzung des Konzepts der **Anstrengung:**

Ziehen oder Drücken kann die Bewegung der Patientin unterstützen und die Anstrengung bei Bedarf reduzieren (➤ Abb. 4.27, ➤ Abb. 4.29, ➤ Abb. 4.30, ➤ Abb. 4.32). Wichtig ist, dass die Pflegende die Kraftentwicklung der Patientin nicht stört, z. B. durch Ziehen am Arm, wenn sie sich gerade mit dem Arm hochdrücken will. In diesem Fall wäre das Hochdrücken ineffektiv und die Anstrengung würde sich für beide erhöhen.

Menschliche Funktionen

Beispiele für die Nutzung des Konzepts der **menschlichen Funktionen** sind:

- Grundlage jeder Bewegungsaktivität ist, dass die Grundposition stabil ist. Zum Beispiel kann niemand sicher gehen, wenn die Grundpositionen Zwei- und Einbeinstand nicht stabil sind. Oder eine Patientin kann sich nicht am Bettrand sitzend waschen, wenn sie nicht ausbalanciert sitzen kann. Es muss also zunächst immer eine ausbalancierte Grundposition eingenommen werden.
- Je besser das Gewicht über knöcherne Strukturen abgegeben werden kann, umso geringer ist die Anstrengung in der Haltungsbewegung und umso ausbalancierter ist die Grundposition, was wiederum die Voraussetzung für Bewegung ist.
  - Sitzen: Stuhl mit großer Sitzfläche und Rückenlehne, bei Bedarf Seitenlehnen, Hüft- und Kniegelenke sind 90° gebeugt, das Becken ist ggf. leicht nach vorne gekippt (kleines Kissen im Bereich der Lendenwirbelsäule), und die Füße stehen flächig auf dem Boden (➤ Abb. 4.28).
  - Sitzen am Bettrand: Die Patientin sitzt „tief" im Bett (nicht nur auf dem Gesäß, sondern auch auf dem Oberschenkel), die Bettebene ist abgesenkt, damit die Füße flächig Fußbodenkontakt haben; ggf. wird sie seitlich gestützt (z. B. durch eine Person, durch zwei Kissen, durch Anlehnen am Fußteil).

Umgebung

Beispiele für die Nutzung des Konzepts **Umgebung** sind:

- Ausreichend Platz im Bett und in der Umgebung des Betts für die Mobilisation schaffen, ggf. das Mobiliar umstellen.
- Geeignete Sitzmöbel bereitstellen, z. B. Stuhl mit hoher Rückenlehne und Seitenlehnen. Ein Rollstuhl muss an die Patientin angepasst sein. Toilettenstühle sind nicht zum Sitzen geeignet.
- Sitzgelegenheiten bereithalten, wenn Wege noch zu Fuß zurückgelegt werden.
- Hilfsmittel individuell auswählen, z. B. Antirutschmatte unter die Füße, Gleitunterlage, um Massen leichter zu bewegen, Strickleiter/Band zum Aufrichten im Bett, Patientenaufrichter, Rutschbrett als Brücke zwischen Bett und Stuhl, Drehteller, Rollator, Unterarmgehstützen, höhenverstellbarer Stuhl, um Betthöhe und Sitzfläche aneinander anzugleichen.
- Haltegriffe, insbesondere im Bereich von Waschbecken und Toilette, ermöglichen der Patientin, allein oder mit Unterstützung aufzustehen.
- Ein Patientenlifter sollte nur zum Einsatz kommen, wenn ein Transfer ohne Heben und Tragen nicht mehr möglich ist. Er ängstigt Patientinnen oft und bringt sie in die Passivität. Ist der Einsatz unvermeidbar, können beim Einbringen des Liftertuchs kinästhetische Prinzipien berücksichtigt werden, z. B. Masse für Masse bewegen und auch kleinste Bewegungsressourcen der Patientin nutzen.

MERKE

Es ist nicht notwendig (wenn auch sinnvoll), dass alle Pflegenden in einem Team einen Grundkurs in Kinaesthetics haben.
Haben eine oder zwei Pflegefachpersonen einen Grund- und ggf. Aufbaukurs absolviert, können diese für konkrete Patientensituationen Positionierungs- und Mobilisationsstrategien erarbeiten und die Kolleginnen darin anleiten. Sie sind in der Lage, Bewegungsressourcen kontinuierlich einzuschätzen und die notwendige Unterstützung kontinuierlich und präzise auf die Patientin abzustimmen. Sie können auch zeigen, wie Eigenbewegungen durch die Patientin ermöglicht werden, dann das Erfahren der Selbstwirksamkeit ist für diese sowohl auf körperlicher als auch auf psychischer Ebene von großer Bedeutung.

Positionsveränderungen im Bett

In palliativen Pflegesituationen benötigen Patientinnen häufig Unterstützung, um die **Position im Bett zu verändern.** Auch hierbei können die Kinaesthetics-Konzept genutzt werden.

Ziel ist, dass bei den Mobilisationen immer die vorhandenen Bewegungsressourcen genutzt werden. Durch schrittweise Veränderung der Position erfährt auch eine Patientin, die sich selbst nicht mehr bewegen kann, Bewegung und Orientierung im Körper.

MERKE

Pflegefachpersonen vermeiden das Hoch- oder Seitwärtsziehen der Patientin mit dem Lacken. Es kommt nur infrage, wenn andere Bewegungsmöglichkeiten nicht möglich sind.
Pflegefachperson vermeiden zum Eigenschutz das Heben/Tragen der Patientin.
Das Hochziehen der Patientin alleine oder zu zweit unter den Achselhöhlen ist verboten. Die Schultergelenke werden hauptsächlich durch Muskeln und Bänder stabilisiert, ein Hochziehen führt zur Überdehnung von Muskeln und Bändern und im Weiteren zu einer (Sub-)Luxation des Oberarmkopfs im Schultergelenk, sodass eine schmerzhafte Schulter entsteht.

Bewegung zur Seite

Beim **Bewegen zu einer Bettseite** wird Masse für Masse bewegt. Die Pflegende unterstützt an den Massen, die die Patientin nicht selbst bewegen kann. Sie steht dazu auf der Seite, zu der sich die Patientin bewegen will.

- Die Patientin dreht den Kopf zu Seite.
- Sie überkreuzt die Arme vor der Brust.
- Seitwärtsbewegung des Thorax: Die Pflegende fährt mit Hand und Arm unter den Thorax. Dann zieht sie den Arm zurück, während sie mit der anderen Hand Druck am Oberarm in die Bewegungsrichtung ausübt. Der Thorax „gleitet“ auf ihrem Arm seitwärts.
- Seitwärtsbewegung des Beckens: Entweder kann die Patientin mit angestellten Beinen das Becken anheben und seitlich bewegen (➤ Abb. 4.29), oder die Pflegende verfährt wie bei der Bewegung des Thorax.
- Anschließend Beine nacheinander seitlich verlagern (lassen).
- Bei Bedarf Vorgang wiederholen.

Bewegung zum Kopfende – Variante 1

Beim **gehenden Bewegen** nach oben verlagert die Patientin ihr Körpergewicht wie beim Gehen abwechselnd von rechts nach links und bewegt dabei die entlastete Seite jeweils ein Stück nach oben. So kann sich die Patientin selbst mit wenig Anstrengung nach oben bewegen, ggf. unterstützen eine oder zwei Pflegefachpersonen dabei (➤ Abb. 4.31).

Bewegung zum Kopfende – Variante 2

Die **gleitende Bewegung** nach oben eignet sich für Patientinnen, die keine Dreh-beuge-Bewegungen durchführen können, z. B. aufgrund von Kontrakturen oder Schmerzen. Dazu das Kopfteil des Betts entfernen, Bett flach stellen.

- Patientin auffordern bzw. unterstützen, die Beine anzustellen. Eine Antirutschmatte oder Antirutschsocken verhindern, dass die Füße wegrutschen.
- Die Pflegende schiebt ihre Hände und Unterarme von oben unter die Schulterblätter der Patientin, sie dienen als „Gleitschiene“.
- Wenn die Patientin sich mit den Beinen nach oben schiebt, folgt die Pflegende der Bewegung, sie hebt oder zieht nicht (➤ Abb. 4.33).

Dieses Vorgehen kann auch mit zwei Pflegenden durchgeführt werden.

VORSICHT

Diese Variante ist nur geeignet, wenn die Patientin die Beine aufstellen und Gewicht an die Unterlage abgeben kann. Wird sie nur hochgezogen, entstehen gewebeschädigende Scherkräfte, insbesondere im Bereich des Gesäßes, die einen Dekubitus mitverursachen können.

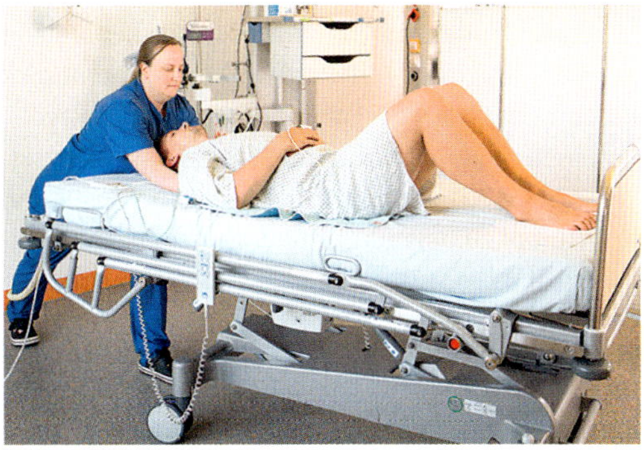

Abb. 4.33 Gleitende Bewegung zum Kopfende. Wenn sich die Patientin mit den Füßen Richtung Kopfende abdrückt, gleitet sie auf den Unterarmen der Pflegenden nach oben. [K115]

4

4.5.4 Lagerung in Neutralstellung

DEFINITION

Lagerung in Neutralstellung (LiN): Pflegetherapeutisches Lagerungskonzept, das 1998 von **Heidrun Pickenbrock** entwickelt wurde. Dabei werden die Körperabschnitte möglichst in einer Stellung zwischen Beugen und Strecken, Abspreizen und Kreuzen, Innen- und Außenrotation positioniert, d. h. in Neutralstellung. So wird sowohl die Überdehnung als auch die Verkürzung von Muskeln vermieden. Außerdem wird die Unterlage an die Patientin angepasst, indem Hohlräume mit Positionierungsmaterialien ausgestopft werden.

4

Die **Lagerung in Neutralstellung (LiN)** ist ein Positionierungskonzept, das sehr gut in der Palliative Care eingesetzt werden kann. Davon profitieren insbesondere neurologische Patientinnen mit einem erhöhten Muskeltonus, doch Ziele und die Wirkungsweise entsprechen auch den Bedürfnissen von Patientinnen in der letzten Lebensphase.

Entwicklung

Die Geschichte seiner Entwicklung erklärt auch das Prinzip des Positionierungskonzepts.

Heidrun Pickenbrock, eine promovierte Physiotherapeutin, beobachtete in den 1990er-Jahren, dass viele Patientinnen schief mit weit vom Körper gestreckten Armen im Bett lagen. Sie stellte fest, dass bei diesen Patientinnen häufig der Muskeltonus in einigen Körperabschnitten erhöht war. Pickenbrock begann – zunächst bei Patientinnen in Rückenlage –, Positionierungsmaterialien anders als üblich einzusetzen, um die Arme rumpfnaher zu positionieren und den Rumpf zu begradigen und zu stabilisieren. Dadurch sank der Muskeltonus, die Patientinnen waren beweglicher und gaben an, bequemer zu liegen.

Schließlich übertrug Pickenbrock die Prinzipien auch auf andere Positionierungen einschließlich des Sitzens im Stuhl oder Rollstuhl.

Inzwischen belegen Studien die Wirksamkeit des Konzepts – es kann als evidenzbasiert angesehen werden.

Prinzipien

Bei der LiN werden die Körperabschnitte so weit wie möglich in Neutralstellung positioniert. Neutralstellung hat die **Neutral-Null-Methode (NNM)** als Grundlage, einen orthopädischen Index, der die Beweglichkeit eines Gelenks angibt. Von einem definierten Nullpunkt (= Neutralstellung) aus wird ein Gelenk in die möglichen Bewegungsrichtungen, z. B. gebeugt und gestreckt, innen- und außenrotiert.

Neutralstellung im Rahmen der LiN meint die Position der Gelenke zwischen Flexion und Extension, Abduktion und Adduktion, Innen- und Außenrotation.

MERKE

Die Pflegefachperson kann sich einen entspannt stehenden Menschen vorstellen – in dieser Position befinden sich alle Gelenke in einer Neutralstellung. Dann überträgt sie dieses Bild auf die zu positionierende Patientin.
Im Sitzen befinden sich Hüft- und Kniegelenk in 90°-Stellung, der Neutralstellung im Sitzen.
Die Körperkonstitution (z. B. Schmerzen) oder bestehende Kontrakturen erlauben nicht immer eine Neutralstellung.

Ein weiteres Prinzip der LiN ist, dass die nun positionierten Körperabschnitte mit alltagsüblichen Positionierungsmaterialien (z. B. Handtüchern, unterschiedlichen Kissen, Decken), die **modelliert** und **gestopft werden,** unterlegt und gegen die Schwerkraft stabilisiert werden (➤ Abb. 4.34, ➤ Abb. 4.35). So werden Hohlräume vermieden und ein dadurch bedingter erhöhter Muskeltonus reduziert sowie insbesondere paretische und spastische Körperteile stabilisiert. Anders ausgedrückt: Die Unterlage passt sich durch das Modellieren und Stopfen an den Körper der Patientin an.

Lücken, Hohlräume, z. B. wenn ein oben liegendes Bein in Seitenlage nicht genügend unterlagert ist, bedingen, dass das Bein von der Schwerkraft nach unten gezogen wird. So entsteht im Hüftgelenk eine Adduktion, die unangenehm ist und nicht der Neutralstellung im Hüftgelenk entspricht (➤ Abb. 4.34 links, ➤ Abb. 4.35 oben). Die Patientin hält bewusst oder unbewusst mit einem erhöhten Muskeltonus der Schwerkraft entgegen.

Da alltagsübliche Materialien zum Einsatz kommen, müssen keine teuren Positionierungsmaterialien

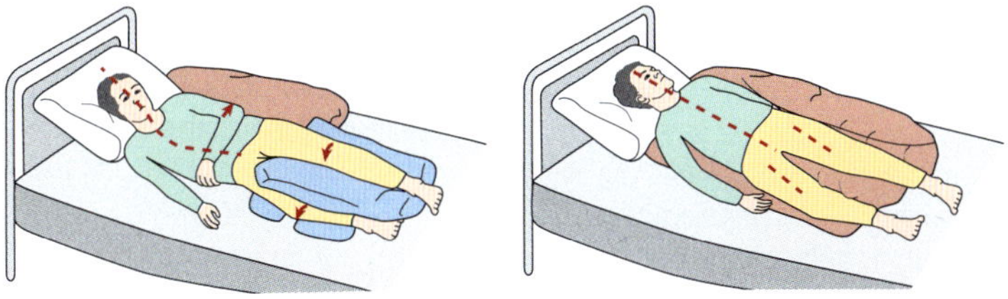

Abb. 4.34 Konventionelle Positionierung (links) und Lagerung nach LiN (rechts), hier bei der 30°-Positionierung. Bei der konventionellen Positionierung sind die Körperabschnitte weder ausreichend stabilisiert noch Hohlräume ausgestopft. Durch die Schwerkraft sinken diese Körperteile nach unten, nun sind die Gelenke nicht mehr in einer Neutralstellung – Unbequemlichkeit, Schmerzen und Erhöhung des Muskeltonus sind zu erwarten. [L143]

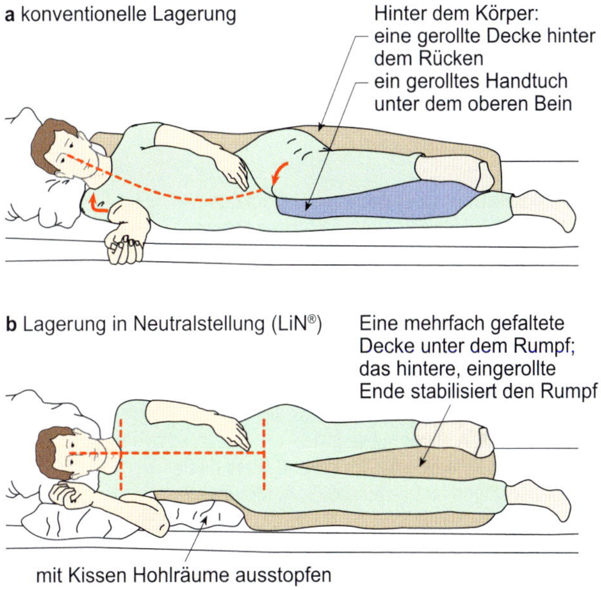

Abb. 4.35 Konventionelle Positionierung (links) und Lagerung nach LiN (rechts), hier bei der 90°-Positionierung. Bei LiN wurde die Taille unterlagert, wodurch die Wirbelsäule gerade bleibt. Der Kopf befindet sich nun in der Verlängerung der Wirbelsäule und die Hüftgelenke sind in Neutralstellung. Das oben liegende Bein ist so weit unterlagert, dass Oberschenkel und Knie nicht nach unten ziehen können und eine Adduktion im Hüftgelenk verursachen. [L141]

angeschafft werden. Im Prinzip kann verwendet werden, was in den meisten Haushalten und Einrichtungen vorhanden ist. Benötigt werden in der Regel drei Decken, zwei große und zwei kleinere Kissen.

Ziele

Die LiN-Ziele, die teilweise in Studien belegt wurden und auch von Patientinnen und Pflegenden beobachtet werden können, sind:

- Verbessert die Bequemlichkeit, weil das gesamte Körpergewicht an die Unterlage abgegeben werden kann
- Reduziert den Auflagedruck durch Druckverteilung und damit Risiko für Dekubitalulzera
- Lässt Ruhe finden
- Erleichtert durch eine stabile Grundposition Eigenaktivitäten
- Fühlt sich für die Patientin sicher an
- Reduziert positionierungsbedingte Schmerzen
- Unterstützt die Behandlung von Kontrakturen, z. B. durch spezifische Dehnpositionierungen

Jede Positionierung, z. B. auch das Sitzen oder „Halbsitzen“ in einem Pflegerollstuhl, kann nach LiN modifiziert werden. Zuerst wird die Positionierung durchgeführt, dann werden die Körperabschnitte durch Positionierungsmaterialien stabilisiert und Hohlräume durch gestopfte Materialien gefüllt.

MERKE

Menschen in der letzten Lebensphase profitieren von der Lagerung in Neutralstellung. Die Positionierungsmaterialien schaffen ein „Nest" und geben so auch Sicherheit und Geborgenheit.

MERKE

Es ist nicht notwendig, dass alle Pflegenden auf einer Station/in einem Team einen Grundkurs (2 Tage) und einen Aufbaukurs (2 Tage) absolviert haben – wenn auch wünschenswert. Ein oder zwei Pflegefachpersonen mit Grund- und Aufbaukurs können als Multiplikatorinnen tätig sein und die Kolleginnen anleiten. Denkbar ist auch, sich eine Trainerin inhouse zu holen, um ein Team zu schulen.

LITERATUR

1. Deutsche Gesellschaft für Palliativmedizin, Sektion Pflege. Pflegeleitlinie Lagerung in der letzten Lebensphase. Stand 10/2004. Aus: www.dgpalliativmedizin.de/images/stories/pdf/PLL_410_Lagerung_RV.pdf (letzter Zugriff: 19.3.2025).
2. Emmersberger L. Bettlägerigkeit. In: Keller C (Hrsg.). Pflegen. Grundlagen und Interventionen. 3. A. München: Elsevier 2021. S. 546–548.
3. Zegelin A. Festgenagelt sein. Der Prozess des Bettlägerigwerdens. 2. A. Bern: Huber, 2013.
4. Emmersberger L. Kinaesthetics. In: Keller C (Hrsg.). Pflegen. Grundlagen und Interventionen. 3. A. München: Elsevier, 2021. S. 548–555.
5. Asmussen-Clausen M. Kinästethetik. In: Menche N, Keller C, Tegeler B (Hrsg.). Pflege Heute. 8. A. München: Elsevier, 2023. S. 221–226.
6. LiN-Arge e.V. LiN – was ist das? Aus: www.lin-arge.de/de/definition (letzter Zugriff: 19.3.2025).
7. Kramer A, Kachelski C. Lagerung in Neutralstellung. Not. 2023; 4. Aus: https://not-online.de/wp-content/uploads/2023/08/01_Titelseite_not_04_23-zusammengefuegt-2.pdf (letzter Zugriff: 19.3.2025).

4.6 Basale Stimulation®

Tanja Jandl

DEFINITION

Basale Stimulation® (basal = ursprünglich, elementar; Stimulation = über die Sinne Reize setzen) **nach Fröhlich und Bienstein:** Konzept zur Stimulierung von Menschen mit Wahrnehmungsbeeinträchtigungen über ihre Sinne, um sie in krisenhaften Lebenssituationen zu fördern und ihnen damit Ausdruck ihrer selbst zu verleihen. Die ganzheitliche Betrachtung des Menschen, verbunden mit allen Gefühlen und Bedürfnissen, die zum Ausdruck kommen, steht dabei im Vordergrund.

Im Zentrum des **Konzepts der Basalen Stimulation®** steht die Fähigkeit zur Wahrnehmung, Bewegung und Kommunikation – in jeglichen Lebenssituationen. Es geht um einen Dialog zwischen zu pflegenden Menschen und Pflegenden, bei der Verständigung und Kommunikation auch ohne Sprache möglich ist. Basis der Basalen Stimulation® ist eine wertschätzende Lebenseinstellung der durchführenden Person, die eine hohe Wahrnehmungsfähigkeit und Sensibilisierung der eigenen Sinne erfordert.

Gerade in der **Palliative Care** ist Basale Stimulation® ein sehr schöner Ansatz, um Menschen im letzten Lebensabschnitt zu begleiten. Pflegende können sich diese Fragen stellen: *Was, wie und wann kann ich diesem Menschen in dieser Lebenssituation unterstützend zur Seite stehen? Was tut ihm gut? Welche Alternativen aus dem Konzept gibt es, um ihn bestmöglich in den verschiedenen Situationen zu begleiten?*

4.6.1 Das Konzept

Basale Stimulation® in der Pflege wurde von dem Sonderpädagogen **Andreas Fröhlich** aus pädagogischer Sicht in den 1970er-Jahren entwickelt und später durch die Pflegewissenschaftlerin **Christel Bienstein** in die Erwachsenenpflege integriert. Mittlerweile ist das Konzept nicht nur im europäischen Raum, sondern auch international verbreitet und wird weltweit geschult. Basiskurse, Aufbaukurse und Thementage dazu finden sich auf der Homepage des Internationalen Fördervereins Basale Stimulation® e. V. (www.basale-stimulation.de) ebenso wie eine Literaturübersicht.

MERKE

Annährung an den beeinträchtigten Menschen

Basale Stimulation ist keine Methode, keine Technik. Basale Stimulation versteht sich als ein Konzept, das heißt, eine gedankliche Annäherung an die Probleme und Schwie-

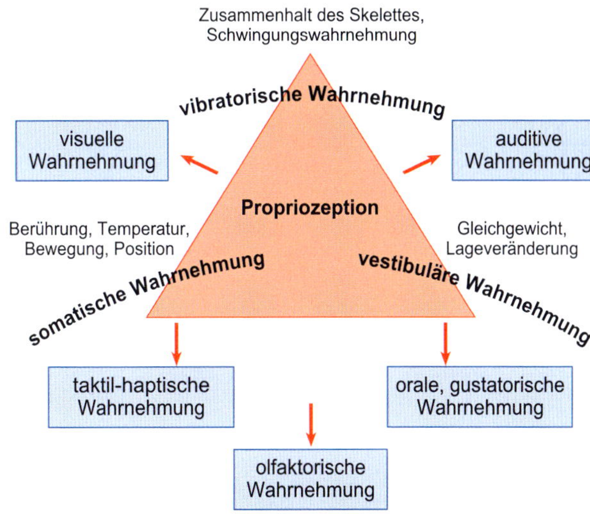

Abb. 4.36 Die Sinne bzw. Wahrnehmungsbereiche in der Basalen Stimulation®. Unter Propriozeption wird die Wahrnehmung des Körpers im Raum, u. a. Position im Raum und die Stellung der Gliedmaßen zueinander, verstanden. [L141]

rigkeiten sehr schwer beeinträchtigter Menschen. Konzept meint, dass es nicht um eine fertig formulierte und endgültig festgelegte Therapie bzw. Pädagogik handelt, sondern um einige essenzielle Grundgedanken, die immer wieder neu bedacht und angepasst werden sollten und müssen. Im Zentrum steht der Mensch in seiner physischen Realität, die uns auch dann einen persönlichen Zugang eröffnet, wenn scheinbar alle kommunikativen und geistigen Beziehungen verhindert sind. [1, S. 10]

Die Sinne in der Basalen Stimulation®

Das Konzept der Basalen Stimulation® unterscheidet folgende **Sinne** bzw. Wahrnehmungen (➤ Abb. 4.36):

- Ur-Sinne: somatischer Sinn, vestibulärer Sinn und Vibration
- Fern-Sinne: oral/gustatorischer, olfaktorischer, visueller, auditiver und taktil-haptischer Sinn

Die **Ur-Sinne** entwickeln sich schon pränatal ab der 12. Schwangerschaftswoche. Diese drei Sinne sind somit ur-verankert und haben eine große Bedeutung beim Dialogaufbau mit schwerstbeeinträchtigten Menschen. Mit ihnen können Pflegende die Patientinnen zur Kontaktaufnahme einladen, ohne Sprache einsetzen zu müssen:

- Über die somatische Wahrnehmung: alles über die Haut Spür- und Erfahrbare, wie Berührung, Temperaturempfinden, Druck
- Über das Gleichgewichts-/vestibuläre System: die Orientierung zum eigenen Körper, zur Position und Lage im Raum durch Bewegungen und Positionierungen
- Über die Vibrationen: z. B. Herzschlag, Stimme, Stimulierung mittels Klangschale, Musik

Diese elementare Kommunikation und Wahrnehmung setzen voraus, dass sich der Mensch in seinem Körper spüren kann, sich selbst im Körper wahrnimmt.

Daher ist es bei Menschen ohne Eigenbewegung essenziell, ihnen ihr Körperbild bewusst zu machen (➤ Abb. 4.37). Oftmals sind Menschen in palliativen und Lebensendsituation nicht mehr imstande, sich über Sprache mitzuteilen. Oder das gesprochene Wort kann kognitiv nicht mehr verknüpft werden. Bei diesen Menschen kann wesentlich Kontakt über die drei Ur-Sinne aufgebaut werden.

Die **Fern-Sinne** entwickeln sich erst später, teilweise auch erst nachgeburtlich. Sie können für Stimulationen genutzt werden, wenn der Erstkontakt bereits aufgebaut ist. Einzelne Sinne können auch gut miteinander verknüpft werden.

MERKE

Nicht mehr als zwei Fern-Sinne zusammen stimulieren, sonst kommt es leicht zu einer Reizüberflutung oder zu einer Habituation (Gewöhnung, abnehmende Antwortbereitschaft bei zu vielen Reizen).

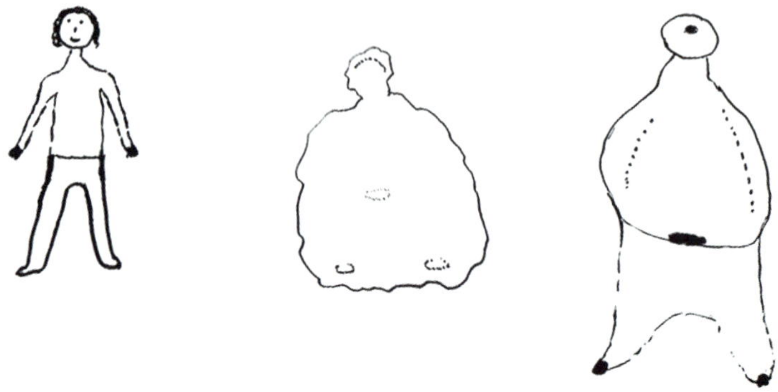

Abb. 4.37 Verlust der Körpergrenzen durch Stillliegen bzw. Bewegungsarmut. Zeichnung einer Teilnehmerin in einem Kurs für Basale Stimulation® vor (links), nach 30-minütigem Liegen auf einer weichen Unterlage (Mitte) und auf einer harten Unterlage (rechts). [G832]

AUS DER PRAXIS

Selbsterfahrung 1

Das Konzept der Basalen Stimulation® lässt sich am besten durch **Selbsterfahrungen** verstehen, weil es am eigenen Körper erspürt wird. Pflegende können so fühlen, was bewegungseinschränkte oder immobile Menschen dabei fühlen. Diese Selbsterfahrung kann sie bei ihren Interventionen leiten.

Legen Sie sich in Rückenlage auf ein Bett, nur mit einem Kissen unter dem Kopf, die Beine strecken Sie aus. Versuchen Sie, 25 Min. so liegen zu bleiben. Sie dürfen nur die Augen bewegen, nicht aber den Kopf oder den restlichen Körper. Nehmen Sie sich in Ihrem Körper wahr. Spüren Sie, wie sich Ihre Auflagefläche anfühlt, Ihre Atmung, Ihre Darmgeräusche, Ihr Puls.

Nehmen Sie alle Eindrücke über Ihre Sinne auf:

- Was sehen, hören, riechen Sie?
- Wie fühlt sich Ihr Köper an, z. B. kalt oder warm, angespannt oder entspannt, groß oder klein, leicht oder schwer? Juckt es vielleicht irgendwo?
- Wohin gehen Ihre Gedanken?
- Wie fühlen Sie sich in dieser Position, z. B. bequem oder unbequem? Tut es irgendwo weh?
- Was wünschen Sie sich nach dieser Zeit der Unbeweglichkeit?

Beenden Sie die Übung.

- Was tun Sie als Erstes? Wie nehmen Sie Ihren Körper nun wahr?
- Was nehmen Sie aus dieser Übung in die Praxis mit?

Nur durch **Bewegung** können sich Menschen in ihrem Körper wahrnehmen und sich im Raum orientieren. Erst dann wird Kommunikation möglich – mit dem Gegenüber und mit der Umwelt, verbal oder nonverbal. Wenn sich ein Mensch nicht mehr ausreichend bewegt, verliert er sich im eigenen Körper (➤ Abb. 4.37). Er kann mit seinem Gegenüber nicht mehr kommunizieren. Häufig kommt es zu einem Blickkontakt, der wirkt, als sehe der immobile Mensch durch einen hindurch, was ein typisches Beispiel für einen Körperbildverlust ist.

Basale Stimulation® und Palliative Care

Für gesunde Menschen ist es nicht leicht, sich in die Situation von Menschen in palliativen Lebenssituationen einzufühlen. Grundsätzlich hilft es, sich immer wieder zu überlegen: Was würde ich in dieser Situation benötigen? Was würde mir guttun?

Zur Bewegungsarmut in palliativen Situationen, die dazu führt, dass sich Menschen in ihrem Körper verlieren (➤ Abb. 4.37) kommen meist noch Schmerzen und Fatigue. Die Basale Stimulation® setzt genau dort an und holt die Menschen in dieser Situation ab, ohne etwas zu erwarten.

MERKE

Pflegende legen ein großes Augenmerk auf das Sich-Spüren und Sich-Erleben. Sie fragen sich:

- *Was benötigt dieser zu begleitende Mensch wirklich?*
- *Was tut ihm gut?*

Es geht dabei nicht um bloßes Waschen oder Positionieren nach Standard, sondern um Wohlfühlangebote, die ihn in seiner Lebenssituation unterstützen und dabei nicht überfordern.

4.6.2 Die Ur-Sinne

Somatischer Sinn

Die Haut ist das größte Organ des menschlichen Körpers. Als Flächenorgan bildet sie die äußere Abgrenzung des menschlichen Organismus zur Außenwelt. Durch Sinneszellen, Rezeptoren und Nervenenden nimmt sie Berührung, Druck, Schmerz und Temperaturreize wahr.

Der **somatische Sinn** ist einer der wichtigsten Sinne in der Basalen Stimulation®. Ab der 12. Schwangerschaftswoche nimmt sich der Fötus im Fruchtwasser eingebettet dadurch wahr. Bei der natürlichen Entbindung (durch den Geburtskanal) erfährt jedes Kind eine hochsomatische Prägung. Kinder, die durch eine Sectio entbunden werden, werden somatisch nachstimuliert, indem man sie in *Tücher körperbildgebend wickelt* oder *in einen Nestbau legt* (Umrandung der Körpergrenzen durch Positionierungsmaterialien) – um nur zwei der Möglichkeiten zu nennen.

In der Palliativpflege ist der somatische Sinn einer der wichtigsten Sinne, über den Stimulierungen gestaltet werden können. Berührung an sich ist lebensnotwendig. In palliativen Pflegesituationen geht es aber weniger um die Berührung im Rahmen von pflegerischen Tätigkeiten, sondern mehr um sich spüren dürfen, sich wohlfühlen dürfen, sich geborgen fühlen dürfen, um Nähe.

Haut-zu-Haut-Kontakte sind die intensivste Form der Berührung. Pflegende müssen auch hier den Wunsch nach Nähe und Distanz immer individuell betrachten. Wenn sie merken, dass diese Berührung zu nah oder unangenehm ist, können sie ein Medium verwenden, z. B. einen Waschlappen, eine Decke, ein Handtuch oder Kleidung. Die Patientin erlebt trotzdem Berührung, die aber eine gewisse Distanz wahrt, was meist sehr gut angenommen wird. So können Pflegende Vertrauen aufbauen und Sicherheit dabei erleben lassen – eines der zentralen Ziele im Konzept der Basalen Stimulation®.

Berührungsqualitäten

Die **Qualitäten** einer guten Berührung sind:

- **Beziehung:** bewusst gestaltete Berührung mit Fokus auf die Patientin, deutlich beginnend und deutlich beendend (Initialberührung)
- **Druck** (Intensität): eindeutige, klare Berührung, individuell angepasst (weder zu leicht, noch zu stark), direkt (d. h. ohne Handschuhe, Handtuch), außer es wird von der Patientin mehr Distanz gewünscht
- **Fläche** (je mehr Fläche, desto eindeutiger): mit geschlossenen Fingern/der ganzen Hand berühren
- **Rhythmus:** rhythmisch mit konstantem Druck, Berührungen ritualisieren, um Sicherheit zu geben, insbesondere bei ängstlichen, verwirrten oder somnolenten Patientinnen
- **Richtung** (beruhigend mit der Haarwuchsrichtung, belebend entgegen der Haarwuchsrichtung): individuell angepasst
- **Zeit und Geschwindigkeit:** ruhige Berührung und Arbeitsweise (hastiges Arbeiten schafft Verwirrung, die Berührung wird unklar wahrgenommen)

MERKE

Beziehung aufbauen, Beziehung gestalten

Basale Stimulation ist immer auch Beziehung, und diese gilt es, aufzubauen und zu gestalten.
Jeder Mensch hat ein anderes Bedürfnis von Nähe und Distanz.
Pflegefachpersonen fragen sich immer und beobachten:

- Wo darf ich den Menschen in der letzten Lebensphase berühren, um Grenzen zu wahren?
- Wie viel Raum benötigt die Patientin? Und wie viel Raum benötige ich?

Somatische Angebote

Es gibt eine Vielzahl von **somatischen Angeboten** in der Palliativbegleitung:

Körperausstreichung

Körperausstreichungen fördern die Körperwahrnehmung und können auch den Muskeltonus, z. B. bei Muskelhypertonie, regulieren. Prinzipien bei der Durchführung sind:

- Immer mit dem Gesicht zur Patientin stehen, um auch an ihrer Mimik erkennen zu können, ob Druck und Intensität angenehm sind
- Mit den Händen oder mit zwei warmen oder kühlen Waschlappen oder Socken (wenn die Haut bereits sensibilisiert ist) ausstreichen

- Mit beiden Händen großflächig die Körperkonturen ausstreichen, intime Stellen (Brüste, Intimbereich) und Gesicht auslassen

Stempeln

Zum **Stempeln** werden zwei Frotteewaschlappen benötigt, die kühlend (an heißen Tagen gern auch mit Pfefferminztee zur zusätzlichen Kühlung) oder wärmend nass gemacht werden. Dann wird ein Waschlappen in den anderen gestülpt und so ein Stempel geformt.

- Körperstellen betupfen.
- Die Stempelung nicht abtrocknen, sondern trocknen lassen oder mit einem Handtuch trocken wedeln. Bei der Verwendung von Pfefferminztee oder ätherischen Ölen (➤ 4.3) wird durch das Wedeln zusätzlich ein olfaktorischer Reiz gesetzt.

Gesichtsausstreichung

Gesichtsausstreichungen können gut zur Vorbereitung der Mundpflege oder zur Befeuchtung des Munds angewendet werden. Für die Ausstreichung kann ein Hautöl o. Ä. verwendet werden. Prinzipien bei der Durchführung sind:

1. Achtsam mit je zwei Fingern über die Stirn streichen: von der Mitte nach außen, vom Haaransatz zu den Augenbrauen. Auf diese Weise wellenartig drei bis vier Linien ziehen
2. Von der Augenbrauenlinie an der Außenseite des Gesichts nach unten bis zu den Schläfen streichen, diese ein- bis zweimal mit weniger Druck umkreisen
3. Wangen mit je zwei Fingern wellenartig ausstreichen, an der Nase beginnend nach außen
4. Ober- und Unterlippe achtsam von der Mitte beginnend nach außen ausstreichen
5. Wenn diese Berührungen gut angenommen werden, können anschließend die Lippen mit einem Fingertipp (oder auch Handschuh) befeuchtet werden.

Die Gesichtsausstreichung dient wesentlich dazu, die Akzeptanz der Pflege des sehr intimen Mundbereichs vorzubereiten. Das gesamte Gesicht wird dadurch besser wahrgenommen, und die Ausstreichung des Gesichts kann ritualisiert als Vorstufe der Mundpflege angewendet werden. Die Technik kann auch den Angehörigen gezeigt werden, um sie ins pflegerische Tun einzubinden. Das ist insbesondere bei einer Abwehrhaltung der Patientin dienlich, um deren Akzeptanz für die Mundpflege zu verbessern.

> **MERKE**
> **Druck immer individuell anpassen**
> Pflegende achten auf Zeichen, ob die Berührung im Gesicht angenommen oder abgelehnt wird und ob der Druck zu stark ist. Bei Ablehnung können Pflegende auch mit den Fingern der Patientin die Ausstreichung durchführen und diese über das Gesicht führen.

Einwickeln

Beim **Einwickeln** wird die Wahrnehmung von Druck und Fläche in Kombination gefördert. Es eignet sich hervorragend bei Unruhe oder Delir. Druck und Fläche wirken in Symbiose auf den Körper über die Hautsensoren ein, das zentrale Nervensystem wird beruhigt. Die Patientin kann sich durch das Medium Decke im gesamten Körper spüren. Dieses Angebot lädt auch zum „Loslassen“ ein – physisch und psychisch. Gewichtsdecken wirken nach demselben Prinzip.

Für das Einwickeln eignet sich eine Decke, die unter die Patientin eingezogen wird. Alternativ kann das Laken (kein Spannlaken) genutzt werden, wenn der Aufwand, eine Decke einzuziehen, zu groß ist. Die Decke ist abhängig von der Jahreszeit zu wählen (➤ Abb. 4.38).

1. Die vier Ecken der Decke/des Lakens locker nach oben holen

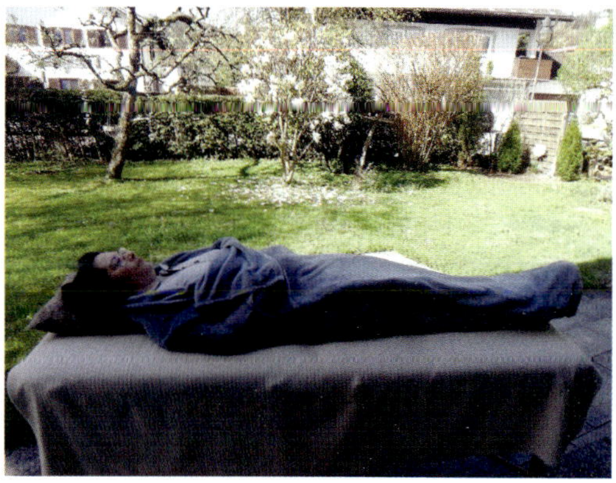

Abb. 4.38 Einwickeln. Wenn möglich, wird die Patientin in einer palliativen Lebenssituation immer wieder mit dem Bett nach draußen gefahren. [M1582]

2. Ein kleines Kissen an beide Fußsohlen legen, danach die Decke/das Laken an den Füßen einschlagen
3. Beine, Hüfte und Bauch einschlagen. Der Thorax bleibt frei, damit die Atmung nicht behindert wird
4. Nun die oberen Ecken an die Schultern einrollen, den Thorax frei lassen

MERKE

Druck achtsam dosieren

Je mehr Zug Decke oder Laken ausüben, desto höher ist der Druck auf den Körper. Decke oder Laken dürfen nur so fest sein, dass sich die Patientin leicht herauslösen kann. Sie dürfen nicht beengend auf sie einwirken.
Pflegende achten in den ersten 10 Min. darauf, ob sich die Patientin in der Enge wohlfühlt, anderenfalls lösen sie diese wieder. Das Einwickeln muss immer individuell angepasst und ausgetestet werden.

Vestibulärer Sinn

Das **vestibuläre System** informiert über die Lage im Raum und sichert das Gleichgewicht. Es ist gekoppelt mit dem Sehsinn und den **Propriorezeptoren** (Rezeptoren, die über die Wahrnehmung von Stellung und Bewegung im Raum informieren) an der Fußsohle und sitzt im Innenohr.

Da bei bettlägerigen Menschen die Eigenbewegung stark reduziert ist, kommt es zu einer Unterreizung des Gleichgewichtssinns, was wiederum Aufmerksamkeit und Wachheit reduziert. Zudem ist die räumliche Orientierung stark betroffen. Die Reizsetzung im vestibulären Bereich ist deshalb äußerst wichtig, damit die Betroffenen die Schwerkraft und die Position im Raum weiterhin erleben lassen können.

Vestibuläre Angebote

Angebote zur vestibulären Stimulation sind:

Fußsohlen erfahrbar machen

In den **Fußsohlen** sitzen wesentlich mehr Propriorezeptoren als im gesamten restlichen Körper. Die Propriorezeptoren in den Fußsohlen sorgen dafür, dass es zu einer sehr schnellen Reizweiterleitung ins Gehirn kommt. Man spricht auch von **Tiefensensibilität,** ohne die jegliche Empfindung für Lage oder

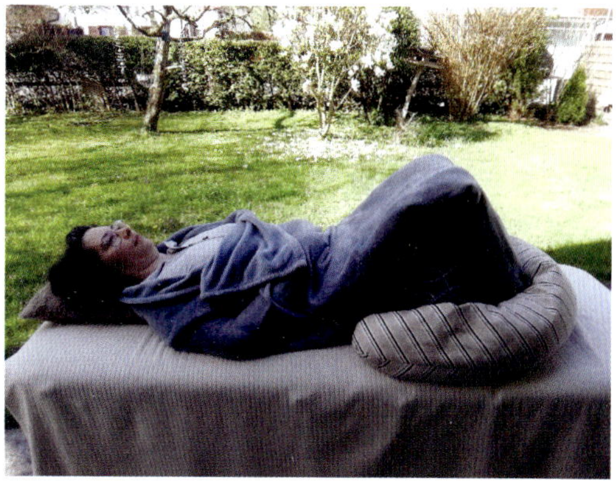

Abb. 4.39 Die Fußsohlen haben flächigen Kontakt mit der Unterlage. Durch die Stabilisierung der Füße mit einem Kissen sind Beine und Füße auch bei einer Muskelhypertonie stabil. [M1582]

Position des eigenen Körpers im Raum, gekoppelt mit der Position der Gelenke, dem Tonus der Muskulatur und der Haut, fehlen würde.

Menschen, die schwer krank und teilweise nur noch bedingt mobilisationsfähig sind, verlieren die Orientierung im Raum. Sie haben ein sehr instabiles Gleichgewichtsempfinden und erleben schnell ein Schwindelgefühl *(Vertigo),* sobald sie aufgesetzt oder an die Bettkante gesetzt werden. Der erste Bodenkontakt findet meist erst nach dem Sitzen am Bettrand statt, nämlich dann, wenn das Bett nach unten gebracht wurde, was zu spät ist. Daher empfiehlt es sich,

- die Beine der Patientin so oft wie möglich im Bett aufzustellen, sodass die Fußsohlen in Kontakt mit der Matratze kommen. So kann sich das Gleichgewichtssystem besser koordinieren.
- bei hypotonem Muskeltonus die aufgestellten Beine mit seitlichen Kissen zu stabilisieren (➤ Abb. 4.39).

Somatisches, vestibuläres und vibratorisches Angebot über die Fußsohle

Mit diesem Angebot werden alle drei Ur-Sinne gemeinsam stimuliert (➤ Abb. 4.40).

1. Fußteil des Betts entfernen.
2. Patientin so im Bett positionieren, dass die Füße am Bettende über die Matratze hinausragen.
3. Die Höhe des Bett so einstellen, dass die Pflegende auf einem Stuhl sitzend beide Fußsohlen auf ihre Brust legen kann. Alternativ kann sie am

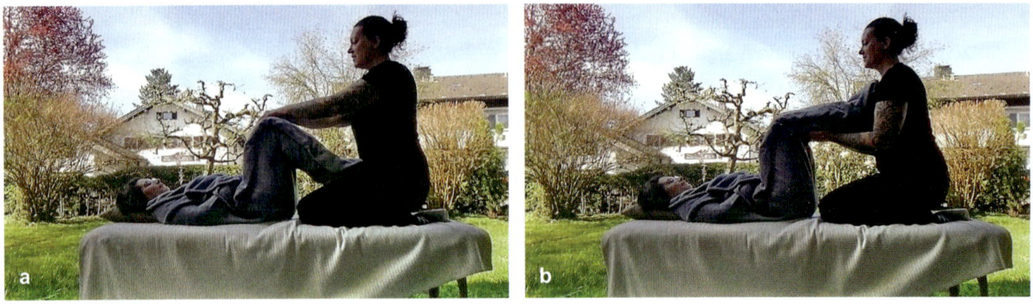

Abb. 4.40 Stimulierung aller drei Ur-Sinne. Die Pflegende stellt die Füße der Patientin zunächst auf ihre Oberschenkel (links), dann führt sie diese an ihre Brust (rechts). [M1582]

Bettende sitzen, wenn die Patientin damit einverstanden ist.

4. Die Pflegende legt ein Handtuch auf ihren Brustbereich und stellt beide Füße der Patientin mit den Fußsohlen gegen ihre Brust.
5. Anfangs atmet und spricht die Pflegende ganz bewusst, damit die Patientin über die Propriorezeptoren in ihren Fußsohlen die Vibrationen von Stimme, Atmung und Herzschlag wahrnehmen kann. Die Pflegende passt ihren Atemrhythmus dem der Patientin an.

Dieses basale Angebot für einen Dialog, für Kommunikation leistet mehr, als es scheint: Die Pflegende ist da, leitet eine erwartungsfreie Berührung ein und kommt über die Somatik und die Vibration in einen stillen Dialog mit der Patientin. Nebenbei gibt sie einen vestibulären Reiz und „Halt" in Herznähe. Trotzdem bleibt die Distanz gewahrt, da der Patientin noch sehr viel Raum für sich selbst bleibt.

AUS DER PRAXIS

Selbsterfahrung 2

Probieren Sie dieses Angebot erstmalig zu Hause mit einer vertrauten Person aus und tauschen Sie sich mit dieser darüber aus, was sie über ihre Fußsohlen wahrnimmt. Achten Sie dabei auch auf eine gemeinsame Atmung, die tief, rhythmisch und als Dialog, ohne Worte, stattfindet.

Vibratorischer Sinn

Menschen kennen **Vibrationen** schon aus der pränatalen Zeit, als ungeborenes Kind, das im Mutterleib, umgeben von Fruchtwasser, Herzschlag, Stimme und Bewegungen der Mutter erlebt und abspeichert. So entsteht eine ständige Rückkopplung mit dem Körper, mit Knochen, Muskeln, Sehnen und Bändern.

Vibrationen machen Menschen aufmerksamer, wacher und entspannter. Sie ermöglichen ein „Nach-innen-Hören" und Sich-erleben-Können durch Schwingung. Sie können auch zu einer Kommunikationsmöglichkeit werden, wenn die Sprache wegfällt, z. B. über die Atmung (s. oben).

Vibratorische Angebote

Vibrationen durch Wasser

1. Eine Waschschüssel mit Wasser füllen in einer angenehmen und der Situation angepassten Temperatur. Bei Bedarf oder auf Wunsch Kräuter, Rosenblätter oder Lavendelblüten in das Wasser hinzufügen, alternativ ätherisches Öl (➤ 4.3)
2. Wassertemperatur und Duft von der Patientin testen bzw. riechen lassen und auf Akzeptanz (z. B. sich entspannende Mimik) oder Ablehnung (z. B. deutliches Verziehen der Gesichtsmuskulatur) achten
3. Handtuch unter die Beine oder Arme der Patientin legen. Waschschüssel so im Bett positionieren, dass entweder die Hände oder die Füße (oder nur ein Fuß) in die Schüssel gestellt bzw. gelegt werden kann
4. Nun das Wasser mit der Hand oder einem geeigneten Hilfsmittel zum Vibrieren bringen:
   - einer Klangschale als besonders intensiven vibratorischen Reiz (➤ Abb. 4.41)
   - einen kleinen Stein ins Wasser fallen lassen
   - mit einem Löffel an die Schüssel klopfen

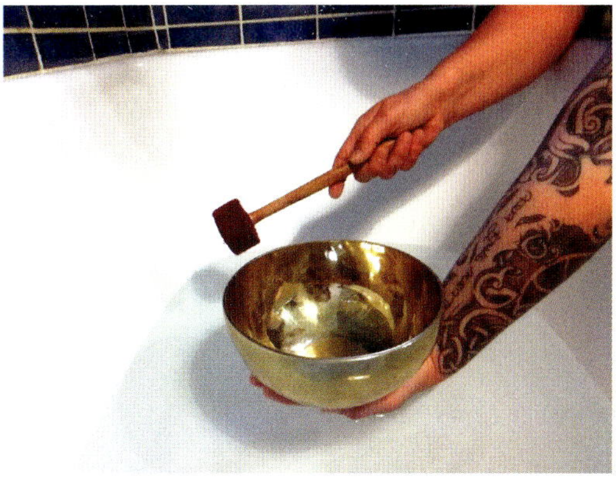

Abb. 4.41 Eine Klangschale, die im Wasser angeschlagen wird, vermittelt einen besonders intensiven vibratorischen Reiz, wenn die Patientin in einer Badewanne sitzt. [M1582]

Die Vibrationen werden über das Element Wasser verstärkt. Das Erleben, wie im Mutterleib im Fruchtwasser zu schwimmen, kann nachstimuliert werden. Am deutlichsten kann dies in einer Badewanne liegend empfunden werden. Tiefe Entspannung der Muskulatur stellt sich ein – ein wunderbares Angebot für Menschen, die sich in ihrem Körper nur noch schwer erleben können.

MERKE

Auf die Reaktion der Patientin achten

Pflegende achten bei allen Maßnahmen der Basalen Stimulation® auf die Reaktionen der Patientinnen, was Mimik, Gestik, Lautieren oder eine Veränderung der Atmung betrifft. Pflegende erhalten durch gezielte Beobachtungen viele Rückmeldungen, auch wenn sich die Patientinnen nicht mehr verbal äußern können.

Vibrationen mit der Atmung

Die Pflegende legt eine oder beide Hände auf eine Körperstelle (es muss nicht zwingend der Thorax sein) und vibriert mit der Hand/den Händen im **Atemrhythmus** der Patientin – entweder während der Ein- oder der Ausatmung. Die Hand/Hände können z. B. an den Fußsohlen liegen, am Arm oder am Rücken. Auch hier gilt es, individuell auszuprobieren, welche Körperstelle geeignet ist. Für ein Angebot wird immer nur eine Stelle ausgewählt.

- Vibration bei der **Einatmung** können zu einer tieferen Atmung führen, die die Wachheit steigert und die Aufmerksamkeit auf diese Körperstelle steigern.
- Vibration bei der **Ausatmung** lösen Atemwegssekrete und unterstützen so das Abhusten. An einer schmerzhaften Körperstelle (z. B. bei Arthrose) verschaffen sie Linderung.

Stellt sich die Pflegefachperson vor, dass die Vibrationen Schwingungen sind, die in den Körper hineingeschickt werden, so werden diese tiefer und bleiben nicht oberflächlich.

Vibrationen an den Gelenken

Die Pflegende streicht den gesamten Körper der Patientin aus, beginnend an einer Schulter. Über einem **Gelenk** vibriert sie kurz mit beiden Händen und hält das Gelenk dabei gut umschlossen. Dann fährt sie mit den Ausstreichungen fort bis zum nächsten Gelenk, wo sie wieder vibriert. Auf diese Art wird der Patientin ihr gesamter Körper bis in die Finger- und Fußspitzen bewusst gemacht.

Vibrationen an den Gelenken führen dazu, dass die einzelnen Gelenke wieder besser wahrgenommen werden können, sie regen die Durchblutung an und erwärmen somit. Dieser Effekt wirkt lange nach und kann einen chronifizierten Schmerz lindern. Abschließend kann die Pflegende noch angewärmte Handtücher über die oberen und unteren Extremitäten legen. Dann ist der Patientin Zeit zum Nachspüren und Entspannen zu geben.

Insbesondere in der präfinalen Phase, wenn Bewegung schon schmerzhaft und als Anstrengung wahrgenommen wird, ist dies ein Angebot, mit dem der Mensch sich im Körper besser erleben und spüren kann.

MERKE

Persönliche Haltung bei der Basalen Stimulation®

Alle Angebote sind immer der momentanen Situation anzupassen und jederzeit veränderbar. Kreativität und Wahrnehmung, ein geschulter Beobachtungssinn und die innere palliative Haltung aufseiten der Pflegenden sind hierbei wesentlich.

Pflegende dürfen den Mut haben, offen und bedürfnisorientiert zu begleiten. Es gibt kein Tabuthema. Wenn sie dem Konzept entsprechend mit allen Sinnen handeln, handeln sie menschlich. Dies ist Ausdruck einer wertschätzenden und authentischen Begleitung.

4

4.6.3 Die Fernsinne

Visueller Sinn

Der **Sehsinn** ist wohl der primär wahrgenommene Sinn, denn über die Augen findet ein Großteil der Orientierung im Außen statt. Licht, Dunkelheit, Farben und Eindrücke werden darüber wahrgenommen. Die Augen sind sozusagen das Tor in die Welt eines Menschen.

Visuelle Angebote

Es gibt viele verschiedene Möglichkeiten in der Basalen Stimulation®, dem Sehsinn Anreize zu verschaffen, also **visuelle Angebote** zu machen. In der palliativen Betreuung liegt der Fokus auf kleinen Dingen, die jedoch viel bewirken, z. B.:

- Das Bett im Raum anders stellen, z. B. ans Fenster
- Wenn möglich, das Bett mit der nicht mehr mobilisierbaren Patientin auf die Terrasse fahren
- Bilder von den Liebsten so positionieren, dass die Patientin sie im Bett liegend sieht
- Fragen, ob eine Landschaft, ein Ort oder ein Motiv eine besondere Wichtigkeit hat und davon ein Bild besorgen und aufhängen
- Darauf achten, dass sich Lichtquellen nicht direkt über der zu Betreuenden befinden, sondern in gedimmter Variante hinter ihr
- Mit der Patientin eine (digitales) Fotoalbum ansehen (➤ Abb. 4.42)

Häufig hat die Patientin in einer palliativen Lebenssituation keine Möglichkeit mehr, sich **zurückzuziehen.** Hier besteht die Möglichkeit, einfarbige Tücher auf Höhe des Kopfteils an der Decke zu befestigen. Entweder über die Aufrichtevorrichtung hängen, wenn vorhanden, oder einen Haken an der Decke montieren. Das Tuch, das meist als „Schutz“ empfunden wird, wird vorgezogen, wenn eine Ruhephase eingeleitet wird, und wieder zurückgezogen, wenn Beschäftigung oder pflegerische Maßnahmen anstehen.

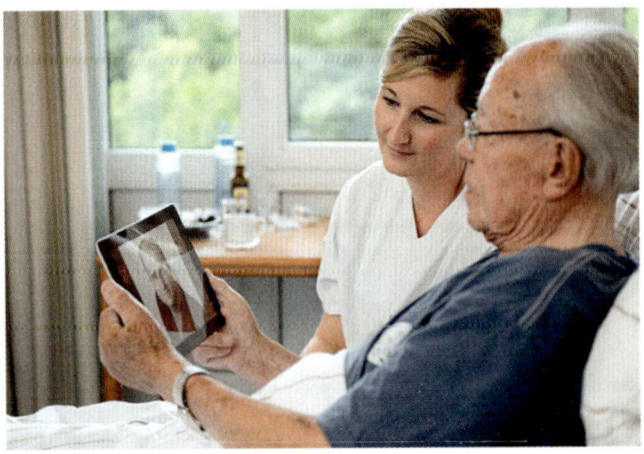

Abb. 4.42 Tablets und digitale Fotoalben bieten die Möglichkeit, individuelle Bilder für die Patientin zusammenzustellen und mit ihr gemeinsam durchzublättern. [K115]

Akustischer Sinn

Das Leben ist ohne **auditive Reize** nicht denkbar. Der Mensch verfügt schon vor der Geburt über die Fähigkeit, Geräusche wahrzunehmen. Im Lauf seines Lebens lernt er immer mehr Geräusche kennen und zu unterscheiden, sodass Menschen mit der Zeit über ein breites Spektrum an Hörerfahrungen verfügen.

Das Hören ist ein wesentlicher Teil der Kommunikation. Über das Gehör können viele Eindrücke aufgenommen werden wie die Stimmung der Sprecherin, ihre Emotionen und der Sinn des Gesagten. Musik wird in erster Linie gehört, aber auch gefühlt und gespürt. Stimme bringt Stimmung zum Ausdruck, sie verrät sehr viel über die momentane Gemütsverfassung eines Menschen.

Akustische/Auditive Angebote

Musiktherapie ➤ 4.1

Insbesondere hier ist die Biografiearbeit wichtig: Welche Musik hört die Patientin gern? Was lässt sie entspannen, eher laute oder leise Musik? Welche Musik macht sie traurig? Letztere kann auch ganz bewusst eingesetzt werden, um zum Weinen einzuladen, als Ventilöffnung – natürlich immer mit Begleitung.

- Die Lieblingsmusik kann als Playlist von Angehörigen mitgebracht werden.
- Vertraute Stimmen können aufgenommen werden, u. a. können Angehörige Geschichten vorlesen, die der Patientin vorgespielt werden.
- Klangschalen sind ein weiteres akustisches Angebot, das auch intensiv vibratorisch stimuliert (➤ 4.6.2).

Ungünstig ist ein auditives Umfeld, bei dem eine Fülle an Geräuschen, Klängen und Gesprächen ungefiltert bei der Patientin ankommt. Sie versinkt dann meist

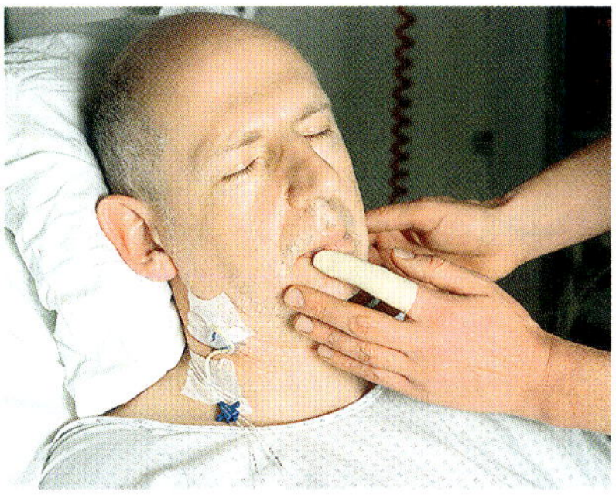

a Die Pflegefachperson fährt die Lippen des Patienten nach, damit dieser sie wieder zu spüren lernt.

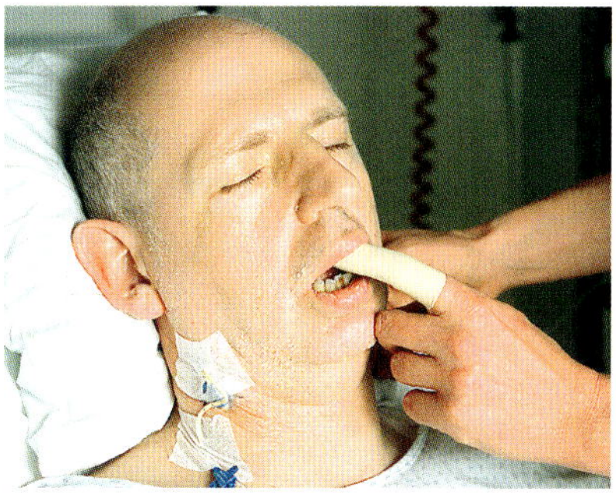

b Mit dem angefeuchteten Finger massiert und sensibilisiert die Pflegefachperson das Zahnfleisch, die Wangentaschen und die Zunge.

Abb. 4.43 Links: Orale Stimulation der Lippen, die auch mit einer wohlschmeckenden Flüssigkeit oder Ähnliches bestrichen werden können. Rechts: Stimulation und Massage des Zahnfleischs, auf Wunsch auch mit einer Substanz mit Geschmack. [K115]

in einem „auditiven Rauschen", weil sie die Geräusche nicht mehr differenzieren kann.

MERKE

Die Stimme als akustisches Angebot

In jedem Kontakt mit zu Pflegenden stellt die Stimme ein akustisches Angebot dar. Deshalb achten Pflegende immer darauf, was sie wie sagen, und setzen ihre Stimme ganz gezielt ein. Zu viel und zu laut Gesagtes kann ebenso problematisch sein wie zu wenig oder gar keine Ansprache. Die Sprache soll eindeutig und verständlich sein und kann ggf. mit Mimik, Gestik und Berührungen unterstützt werden. Aber auch die Muttersprache, ein Dialekt oder Lieder können eine hohe Bedeutung für den Betroffenen haben.

Oraler/Gustatorischer Sinn

Dieser Sinn betrifft die bewusste **Wahrnehmung des Mundraums.** Der Mund ist einer der intensivsten, empfindsamsten und intimsten Bereiche des Körpers. Schon ein Neugeborenes ist in der Lage zu schlucken. Im Lauf der Zeit lernt es immer neue Geschmäcker und Konsistenzen kennen und entwickelt Geschmacksvorlieben. Der Mund ist u. a. auch Kommunikations- und Lustorgan. Kein anderes Körperteil erfüllt so viele Funktionen. Daraus leiten Fröhlich und Bienstein die Hypothese ab, je mehr und gezielter die Aktivitäten im Mund sind, umso wacher ist der Mensch und umgekehrt.

Häufig kommt es in fortgeschrittenen Krankheitssituationen zu einer sensorischen Verarmung des Munds, weil die Patientin nur noch wenig isst und trinkt, ggf. erhält sie passierte Nahrung oder wird sogar enteral ernährt. Mundpflegemaßnahmen werden häufig standardisiert und mit wenig Feingefühl durchgeführt. Nicht selten verschließen zu Pflegende den Mund, wenn sie in Abwehrhaltung gehen möchten – oft ist dies eine der letzten Möglichkeiten, mit der sie deutlich zeigen können, dass ihn etwas unangenehm ist. Pflegende sollten sich dessen immer bewusst sein!

Orale Angebote

Mundpflege ➤ 3.10, *Schluckstörung* ➤ 3.5.1

In palliativen Situationen ist für die orale Stimulation (➤ Abb. 4.43) alles erlaubt, was die Patientin an Wünschen äußert oder zeitlebens gemocht hat.

- Nicht selten darf es ein Schluck Sekt oder Bier sein. Der Konsum alkoholischer Getränke wird wegen eventueller Medikamentenwechselwirkungen immer mit der betreuenden Ärztin abgesprochen.
- Ein Kausäckchen mit einem Stück Apfel, Schweinebraten oder auf was immer die Patientin Lust hat, sind meist wahre Highlights. Auf diesen Säckchen kann die Patientin kauen und den Geschmack erleben, ohne das Risiko zu schlucken bzw. sich zu verschlucken.
- Eine Massage des Zahnfleischaußenbereichs mit Marmelade regt nicht nur die Selbstreinigung der Mundhöhle durch Speichelfluss an, es för-

dert auch die Durchblutung – und das mit Geschmackserlebnis.
- Im Sommer bieten sich kleine Eisstäbchen aus Fruchtsaft oder anderen Flüssigkeiten an, die kühlen und leicht selbst gemacht werden können. Das Gleiche gilt auch für Sprühfläschchen mit dem Lieblingsgetränk ➤ Abb. 3.53)

MERKE

Dysphagie und Aspirationsgefahr beachten

Häufig befinden sich Pflegefachpersonen in einem Konflikt: Auf der einen Seiten möchten sie der Patientin ein orales Angebot machen, auf der anderen Seite haben sie Angst vor einer möglichen Aspiration.
Kategorische Verbote, der Patientin etwas in den Mund zu geben, sind hier falsch, das gilt auch für An- und Zugehörige. Vielmehr steht die Förderung der Lebensqualität bei gleichzeitig größtmöglicher Sicherheit im Vordergrund und durch eine geeignete Positionierung, den Verzicht auf kritische Konsistenzen oder den Einsatz von Kausäckchen zu erreichen.

4

Geruchssinn

Selbst bei beeinträchtigten oder komatösen Patientinnen ist die **Geruchswahrnehmung** in vielen Fällen erhalten. Sie findet in einem entwicklungsgeschichtlich sehr frühen Bereich des Gehirns statt. Geruchsinformationen sind daher für den Menschen von elementarer Bedeutung. Im Lauf des Lebens entwickelt der Mensch Geruchsvorlieben und -abneigungen. Meist verbinden sich mit Gerüchen spezielle Erinnerungen, z. B. an eine frisch gemähte Wiese beim Haus der Großeltern.

Die Situation in Einrichtungen ist für zu Pflegende in Bezug auf das Riechen außerordentlich verwirrend. Hier fehlen vertraute Gerüche, dafür gibt es eine große Zahl unbekannter Geruchseindrücke. Diese erleben sie oft in Verbindung mit Schmerzen, Unwohlsein, Desorientierung oder Ausgeliefertsein. Die Heimatgerüche vermissen Patientinnen oftmals besonders. Das Bett, die darin befindliche Wäsche und das Zimmer vermitteln keine Vertrautheit. Auf der anderen Seite sind Gerüche in einer immer gleichen Umgebung auch immer gleich, es fehlt an verschiedensten und unterschiedlichsten olfaktorischen Reizen.

Olfaktorische Angebote

Aromapflege ➤ 4.3

Den Angeboten sind hier keine Grenzen gesetzt. Es muss nur ausgetestet oder abgefragt werden, wo die Vorlieben liegen. Mögliche Angebote sind:
- Saisonal ausgewählte Kräuter oder Blumen (fördern den Seh- und Geruchsinn) in das Zimmer bringen
- Eine Tasse dampfenden Kaffee am Morgen servieren, um beim Aufwachen zu unterstützen
- Eigene Pflegeprodukte, z. B. Lieblingsduschgel, -rasierwasser oder -parfüm, nutzen und die Patientin vor der Anwendung daran riechen lassen
- Möglichkeiten aus der palliativen Aromapflege für die Anwendung über die Nase (➤ 4.3.6) nutzen
- Schlaföl abends auf die Stirn reiben
- Fenster öffnen, wenn es gerade geregnet hat
- Aus dem Wald einen Tannenzweig mitbringen und ins Zimmer legen, weil die Patientin vielleicht mit Holz gearbeitet hat oder zeitlebens gern in den Wald gegangen ist. Weitere Angebote aus dem früheren beruflichen Bereich sind möglich; es wird kaum einen Beruf ohne spezifische Gerüche geben
- Heimatgerüche durch getragene Tücher oder Kopfkissen von Angehörigen vermitteln

Taktil-haptischer Sinn

Der Mensch „begreift" die Welt mit wahrsten Sinn des Wortes. Ein Schlüssel, ein Apfel, ein Wollknäul, Banknoten und Münzen, eine Uhr – durch Tasterfahrungen lernen auch Kinder ihre Welt kennen. Dabei spielt vor allem das Umgreifen und aktive Erkunden der Oberflächen und der Dreidimensionalität eine wichtige Rolle **(haptische Wahrnehmung)** im Gegensatz zum passiven Wahrnehmen von Berührung, Temperatur u. a. **(taktile Wahrnehmung).** Diese Greiferfahrungen und Greifbilder bleiben nachhaltig im Gedächtnis. Auch Füße dienen zur Orientierung in der Welt und sind mit vielen Rezeptoren ausgestattet, d. h., über sie können Menschen ebenfalls taktil-haptische Erfahrungen machen.

Die Wirklichkeit von vielen Menschen in Pflege- und palliativen Situationen ist, dass sie die meiste Zeit im Bett verbringen (müssen). Alle gewohnten, vielleicht auch geliebten Gegenstände sind verschwunden, Dinge, die z. B. in Hand- und Hosentaschen verstaut wurden, gibt es nicht mehr, weil es auch keine Hand- und Hosentaschen mehr gibt. Die Hände sind zum Nichtstun verdammt, nachdem sie das ganze Leben immer tätig waren.

Der Verlust aktiver und gesuchter taktiler Eindrücke führt zum Gefühlsverlust der Hände und letztendlich auch des Körperbilds und dann zum Rückzug. Nesteln und andere stereotype Handlungen, z. B. an Bettdecke und Kleidung, aber auch an PEG und Blasenkatheter, mit den Füßen über die Matratze reiben – all das sind Versuche der zu pflegenden Person, sich taktil-haptische Informationen zu beschaffen.

Taktil-haptische Angebote

Den Angeboten sind auch hier kaum Grenzen gesetzt, und viele Angebote lassen sich leicht in den pflegerischen Alltag integrieren:

- Welche unterschiedlichen Materialien sprechen die Patientin an, z. B. aus ihrem Beruf oder Freizeitbereich? Pflegende und Angehörige können ihr diese Materialien in die Hand geben und sie dabei unterstützen, den Gegenstand haptisch zu erfassen. Alles ist denkbar: weich, rau, hart, glitschig, feucht – es braucht nur Kreativität. Ideen: Wollknäul, Obst, Holzstücke, Muscheln.
- Den eigenen Körper begreifen lassen, indem die Hände der Patientin auf ihren Brustkorb gelegt oder über ihren Körper geführt werden (➤ Abb. 4.44).

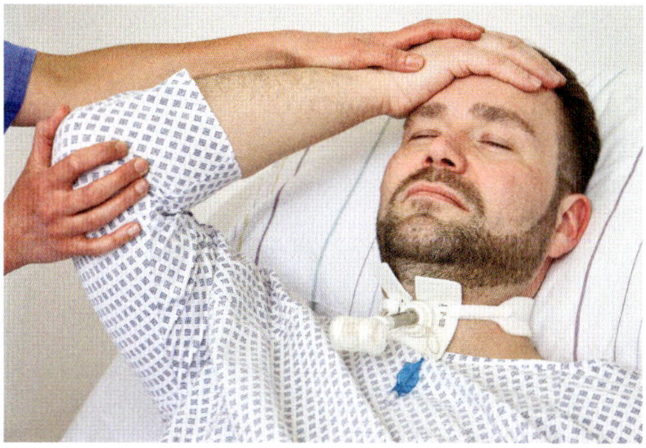

Abb. 4.44 Der Patient kann sein Gesicht und Kopf mit seiner Hand erfahren, indem die Pflegefachperson seine Hand führt. [K115]

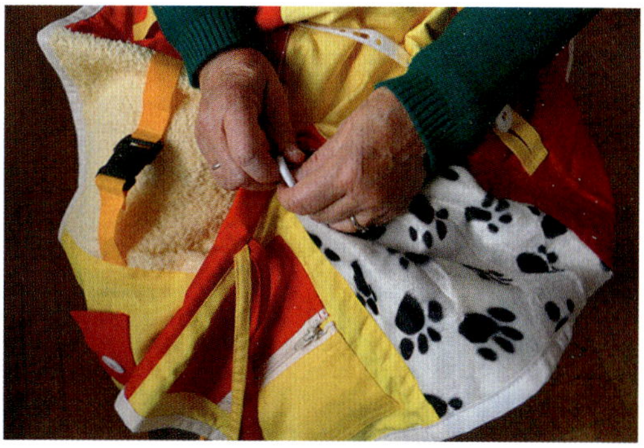

Abb. 4.45 Nesteldecke. [P1280]

- Im Rahmen der Körperpflege Hände und Füße ins Wasser tauchen und darin bewegen (lassen); der Patientin Bodylotion oder Gesichtscreme auf die Hand geben und ihr beim Eincremen die Hand führen; Hand- und Fußpeeling oder -massage.
- **Tastsäckchen** mit verschiedenen kleineren Gegenständen, z. B. Knöpfen, Schlüsseln, Uhr, Löffeln, herstellen; alternativ ein **Tastbrett,** auf dem unterschiedliche Gegenstände mit doppelseitigem Klebeband fixiert werden, z. B. Schwamm, Handtuch, Haarbürste, Rasierpinsel.
- **Nesteldecken** gibt es zu kaufen oder können selbst gefertigt werden. Sie bestehen aus verschiedenen Materialien (Stoffe, Fell, Leder) und haben Knöpfe, Schnallen, Bänder, Ringe, Fransen, Schläuche u. Ä., an denen sich die Hände „satt" tasten können (➤ Abb. 4.45). Eine weitere Möglichkeit ist, diese Utensilien an einen Pyjama zu nähen.

Auch den Füßen können Wahrnehmungsangebote durch geführtes Tasten gemacht werden:

- Eine quadratische Wanne voll frischem, feuchtkühlem Moos lädt zu einem „Waldspaziergang" ein, mit angewärmten Sand zum „Strandspaziergang", ein Fußbad mit runden Steinen zum „Gang ins Meer", Rindenmulch zum „Gang durch den Garten".
- Socken aus unterschiedlichen Materialien, Badeschuhe mit Gumminoppen.
- Füße/Fußsohlen der Patientin am anderen Beinen entlangführen oder über die Matratze oder Fußmatten (im Bett oder beim Sitzen im Rollstuhl) mit unterschiedlichen Qualitäten führen.

MERKE

Angebote können angenommen oder abgelehnt werden

Basale Stimulation® macht dem Menschen in der letzten Lebensphase ein Angebot. Es handelt sich **nie** um durchzuführende Maßnahmen! Das bedeutet, die zu pflegende Person kann entscheiden, ob sie das Angebot annehmen oder ablehnen möchte. Die Entscheidung liegt immer bei ihr. Insbesondere in der letzten Lebensphase sollte sie spüren, dass Pflegende und Angehörige ihre Selbstbestimmung und Entscheidungskompetenz wahren.

Wenn die Lautsprache nicht mehr eingesetzt werden kann, gibt es deutliche körperliche Zeichen und Reaktion als Rückmeldung auf ein Angebot.

Zeichen, die eine **Annahme** vermuten lassen:

- Augenkontakt wird gesucht oder bleibt bestehen
- Entspannte Gesichtsmimik
- Zugewandtes Gesicht
- Tonusverhalten verändert sich nicht oder wird durch das Angebot reduziert (bei erhöhtem Muskeltonus)
- Ruhige, gleichmäßige Atmung

Zeichen, die eine **Ablehnung** vermuten lassen:

- Zukneifen der Augen
- Verziehen des Gesichts, Abwenden des Kopfs
- Sich erhöhender Muskeltonus
- Erhöhung der Atem- und der Pulsfrequenz
- Unruhe

Eine Ablehnung bedeutet nicht, dass die Pflegefachperson etwas falsch gemacht hat, sie bedeutet lediglich „Mir gefällt das Angebot nicht". Pflegende spiegeln die Patientin in diesem Fall sofort: Sie nehmen die Reaktion bewusst wahr und geben ihre Wahrnehmung wieder, indem sie sie aussprechen und wertschätzend rückmelden, wie sie mit dieser Reaktion umgehen werden.

Beispiel: *„Vielen Dank, dass Sie mir so deutlich zeigen, dass Ihnen dieses Angebot nicht gefällt! Sie drehen sich von mir weg und Ihr Muskeltonus hat sich verändert. Daraus schließe ich, dass Sie dieses Angebot nicht als angenehm empfinden. Ihre Reaktion hilft mir weiter, und ich werde ein anderes Angebot für Sie aussuchen."*

Pflegende sollten mutig sein und weitere Angebote ausprobieren, denn: **Der Mensch in der letzten Lebensphase steht mit seinen Bedürfnissen im Mittelpunkt.**

LITERATUR

1. Fröhlich A. Basale Stimulation: Ein Konzept zur Arbeit mit schwer beeinträchtigten Menschen. Düsseldorf: Bundesverband für körper- und mehrfachbehinderte Menschen, 2015.
2. Fröhlich A, Bienstein C. Basale Stimulation® in der Pflege: Das Arbeitsbuch. 3. A. Bern: Hogrefe, 2016.
3. Fröhlich A, Bienstein C. Basale Stimulation® in der Pflege: Die Grundlagen. 9. A. Bern: Hogrefe, 2021.
4. Fröhlich A. Basale Stimulation®: Ein Konzept zur Arbeit mit schwer beeinträchtigten Menschen. Düsseldorf: Verlag selbstbestimmtes Leben, 2015.
5. Nydahl P, Bartoszek G (Hrsg.). Basale Stimulation®: Neue Wege in der Pflege Schwerstkranker. 7. A. München: Elsevier, 2020.

Register

T